Gesundheitstelematik

Peter Haas

Gesundheits-telematik

Grundlagen
Anwendungen
Potenziale

Mit 193 Abbildungen, 13 Tabellen
und 21 Merktafeln

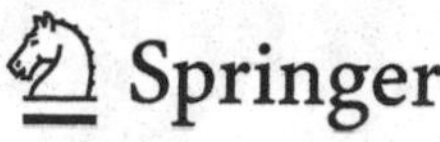

Peter Haas
Medizinische Informatik
Fachhochschule Dortmund
Emil-Figge-Str. 42
44227 Dortmund
haas@fh-dortmund.de

Bibliografische Information der Deutschen Bibliothek
Die Deutsche Bibliothek verzeichnet diese Publikation in der Deutschen Nationalbibliografie; detaillierte bibliografische Daten sind im Internet über http://dnb.ddb.de abrufbar.

ISBN-10 3-540-20740-6 Springer Berlin Heidelberg New York
ISBN-13 978-3-540-20740-5 Springer Berlin Heidelberg New York

Springer ist ein Unternehmen von Springer Science+Business Media
springer.de

Satz: Druckfertige Daten des Autors
Herstellung: LE-TEX, Jelonek, Schmidt & Vöckler GbR, Leipzig
Umschlaggestaltung: deblik, Berlin
Gedruckt auf säurefreiem Papier 33/3100 YL – 5 4 3 2 1 0

Vorwort

Die *Gesundheitstelematik* – ein Fachgebiet benannt nach einem Kunstwort aus Gesundheitswesen, Telekommunikation und Informatik – ist ein wesentlicher Gestaltungsfaktor für Reformen der Gesundheitssysteme in vielen Ländern der Welt geworden. Damit hält die „digitale Revolution" auch Einzug in das Gesundheitswesen. Digitale Dokumentation und Kommunikation wird auch hier in einigen Jahren die Normalität sein. Heute ist jedoch noch der IT- und Telematikeinsatz im Gesundheitswesen weit hinter der Entwicklung in anderen Branchen zurück.

Gestaltungsfaktor für Gesundheitssysteme

Die politischen Initiativen sind weltweit ähnlich und haben die gleichen Ziele: Verbesserte Qualität, Effektivität, Koordination, Steuerung und Transparenz der Gesundheitsdienstleistungen. Dabei rücken die einrichtungsübergreifenden Prozesse und deren elektronische Verzahnung durch die Interoperabilität institutioneller Informationssysteme auf Basis einer sicheren Gesundheitstelematikplattform ins Zentrum des Interesses. Die Unterstützung von Managed Care unter Einsatz von klinischen Pfaden und Leitlinien ist dabei eine wesentliche Konsequenz: Nicht nur die retrospektive Betrachtung des Behandlungsgeschehens anhand der Medizinischen Dokumentation zu einem Patienten ist nunmehr möglich, sondern auch die prospektive Planung und Steuerung in einer für alle Mitglieder des Behandlungsteams eines Patienten transparenten Form.

Politische Initiativen allerorten

Dieser Wandel vollzieht sich in einem sozialpolitisch, rechtlich, ökonomisch und organisatorisch schwierigen Umfeld. In einer Branche, in der die Vertraulichkeit oberstes Gebot ist und in der sich in den vergangenen 100 Jahren eine Kultur des weitgehend isolierten und nach innen gerichteten Handelns der Institutionen mit nur minimalen Schnittstellen zu kooperierenden Einrichtungen etabliert hat, ist die Einführung einrichtungsübergreifender Dokumentations- und Organisationsprozesse eine Friktion ohnegleichen. Dementsprechend sind auch die Widerstände groß – ungeachtet der für den Patienten in der Gesundheitstelematik liegenden großen Chancen für mehr Selbstbestimmtheit, Transparenz und bessere Versorgung. In-

Komplexes Umfeld, tradierte Strukturen und insuläres Denken

formationstechnologie schafft neue sozio-technische Systeme, der Mensch – ob in der Rolle des Patienten, des Arztes oder anderer Professionen im Gesundheitswesen – ist wesentlicher Faktor hierbei und seinen Ängsten und Bedürfnissen muss ausreichend Rechnung getragen werden.

Aufgabenangemessene und vertrauenswürdige Lösungen notwendig

Dies kann nur durch eine aufgabenangemessene und vertrauenswürdige Gestaltung der Gesundheitstelematik unter Einbezug aller Betroffenen und Beteiligten geschehen. Das vorliegende Lehrbuch gibt vor diesem Hintergrund einen umfassenden Einblick in Grundlagen und Aspekte vor allem der patientenbezogenen Anwendungen der Gesundheitstelematik. Dabei werden nicht nur technische Aspekte behandelt, sondern auch politische, rechtliche und organisatorische und es wird ein Überblick zu den relevanten internationalen Standards gegeben. Besondere Berücksichtigung finden im Grundlagenteil auch aufgrund der Bedeutung des Themas für gesundheitstelematische Plattformen die praxisorientierten Aspekte verteilter Systeme sowie Sicherheitstechnologien, deren Kenntnis Basis für ein Verständnis gesundheitstelematischer Anwendungen sind.

Grundlage, Aspekte, Standards und Anwendungen

Dementsprechend gliedert sich das Buch in eine *Einführung* mit einem Fallbeispiel, ein *Grundlagenkapitel*, ein Kapitel zu den vielfältigen *Aspekten der Gesundheitstelematik*, ein Kapitel zu den *Standards* und je ein Kapitel zu den Anwendungsklassen *eCommunication*, *eDocumentation* und *eCollaboration*. Trotz des Umfanges des Werkes konnten nicht alle Facetten dieses in den letzten 10 Jahren explodierenden Fachgebietes gleichrangig behandelt werden, sodass auf eine Abhandlung zu Anwendungen der Klasse eInformation und eResearch verzichtet wurde.

Ganz herzlichen Dank meinen Mitarbeitern Herrn Schiprowski und Herrn Breil, die viele Stunden Korrektur gelesen und wertvolle Hinweise gegeben haben. Für die thematische Zuarbeit in Teilbereichen bedanke ich mich bei Frau Eckenbach und Herrn Plagge. Frau Dr. Pedersen danke ich für die Genehmigung, die UML-Modelle zu Standards aus ihrer Dissertation abdrucken zu dürfen und dem Vorstand des VHitG für seine Genehmigung, Teile der durch den Verband vorgelegten Spezifikation zum elektronischen Arztbrief in das Manuskript einarbeiten zu können. Meinen Studenten danke ich für das Nachsehen gewisser Zerstreutheit in der Endphase des Buchprojektes.

Meiner Frau Angelika und meinen Kindern Isabel, Julian und Eliane sei dieses Buch gewidmet, die nun schon zum zweiten Mal innerhalb von 2 Jahren ein solches Projekt unterstützt haben und mir auch immer wieder Kraft und Mut gegeben haben. Danke!

Dortmund , im Mai 2006 *Peter Haas*

Inhaltsverzeichnis

1 Einführung

1.1 Hintergrund und Intentionen

Telematikeinsatz durchdringt alle Lebensbereiche

In allen Lebensbereichen – im privaten, öffentlichen und geschäftlichen Umfeld – kommen zunehmend *telematische Anwendungen* zum Einsatz, so z.B. im Bankwesen, in der Umweltüberwachung, im Verkehrswesen, in der öffentlichen Verwaltung, im Polizeiwesen und im privaten Bereich z.B. für die Kommunikation und für Reisebuchungen und Einkäufe.

Auch im Gesundheitswesen wird der Einsatz telematischer Anwendungen in vielen Ländern weltweit inzwischen vorangetrieben (Balas 2000, Blobel 2005). Ein aus 24 Experten besetztes Beratungsboard des Amerikanischen Präsidenten schreibt in seiner Zusammenfassung im „Report to the President – Transforming Health Care Through Information Technology“ (Reddy 2001):

> „New information technologies have the potential to dramatically improve our health care system as it exists today. Information technology can help ensure that health-related information and services are available anytime and anywhere, permit health care practitioners to access patient information wherever it may be located, and help researchers better understand the human body, share information, and ultimately develop more beneficial treatments to keep Americans healthy.“

Verbesserung und Effektivierung der Patientenbehandlungen sind wesentliche Ziele

Telematikanwendungen im Gesundheitswesen sollen aus Sicht des Bürgers, der Patienten und der Ärzte vorrangig zur *Verbesserung der Patientenversorgung* beitragen. Aus Sicht des Gemeinwesens bzw. der Politik steht aber auch die *Effektivierung* und damit das ökonomische Einsparpotential bzw. eine gezieltere und bessere Verwendung der nur begrenzt zur Verfügung stehenden Finanzmittel durch einen optimierten Ressourceneinsatz und die Vermeidung von Medienbrüchen im Fokus. Aber auch die Effektivierung und Intensivierung der medizinischen Forschung ist von Interesse. Aus politischer Sicht formuliert Schröder (2004) vor dem Hintergrund einer weiter zunehmenden Spezialisierung der Medizin und damit verbundener komplexerer Prozesse:

> „... Von der Telematik wird hier eine Lösung im Gesundheitswesen erwartet. Dies gilt insbesondere für die Bereiche Transparenz, Koordination und Integration, aber auch für die Verbesserung der Entscheidungs- und Planungsgrundlagen."

Schröder spricht damit auch die Grundlage für das politische Handeln in Form einer ausreichenden Datenbasis im Rahmen der Gesundheitsberichterstattung an.

Zunehmende Digitalisierung schafft neue Möglichkeiten

Die fortschreitende Immaterialisierung der Informationsobjekte in der Medizin – sei es in Form von digitalen Röntgenbildern, Befunden oder digitalen Krankenakten – und die damit einrichtungsübergreifende Kommunizierbarkeit und Verfügbarkeit patientenbezogener Informationen bietet einerseits neue Potenziale für eine verbesserte Kommunikation, Dokumentation, Kooperation und Koordination innerhalb des Gesundheitswesens, wirft aber auch andererseits neue ethische, inhaltliche, technische und sicherheitstechnische Fragen auf (Haas 2005), für deren Beantwortung – unter Berücksichtigung der Interessen von Bürgern, Patienten, Leistungserbringern und Kostenträgern – ausbalancierte und vertrauenswürdige Lösungen gefunden werden müssen.

Telematik wird zum Gestaltungsfaktor für Gesundheitssysteme

Der Aufbau von *nationalen Infrastrukturen* für die Gesundheitstelematik ist ein hochkomplexes Vorhaben, bei dem die Ängste und Interessen aller gesellschaftlich relevanten Gruppen berücksichtigt werden müssen. Die Informations- und Kommunikationstechnologie ist dabei nicht nur ein technisches Artefakt, sondern hat „Auswirkungen auf die Struktur, die Prozesse und die Kultur des Gesundheitssystems", wie es Denz (2004) treffend formuliert. In diesem Sinne wird die Technologie auch zu einem wesentlichen Gestaltungsfaktor gesundheitspolitischen und systemimmanenten Handelns. In einer Studie zur Zukunft der Gesundheitssysteme in den Ländern Europas (Coopers & Leybrand 1997) bemerken die Autoren zu diesem Zusammenhang:

> „... Trotz großer Unterschiede im europäischen Gesundheitswesen gibt es viele Aspekte, die den Reformprogrammen der verschiedenen Länder gemein sind. Sie sind Reaktion auf den überall herrschenden Druck und die durch zeitgemäßes Management und moderne Informationssysteme gegebenen Möglichkeiten. ... Verbesserte Entscheidungsfindungsprozesse basieren auf jeder Stufe auf Information. Es kann gar argumentiert werden, dass bessere Informationssysteme und bessere Verwendung von Informationen die Grundlagen für jede wirksame Reform von Gesundheitssystemen sind."

Verstärkt wird die Notwendigkeit der Ausschöpfung von Effektivierungspotenzialen durch telematische Anwendungen vor allem auch durch die *volkswirtschaftliche Bedeutung der Gesundheitswirtschaft* und die *zunehmende Alterung der Gesellschaft*: Insgesamt 11,3 Prozent des Bruttoinlandsproduktes flossen laut Statistischem Bundesamt im Jahr 2003 in Deutschland in das Gesundheitswesen. Dieser Anteil wird auch aufgrund der demographischen Entwicklung weiter zunehmen.

Als Wissenschaftsdisziplin ist die Gesundheitstelematik ein Teilgebiet der Medizinischen Informatik (Lehmann 2006). Während die Telematik als Teildisziplin der praktischen Informatik „als Forschungsinhalt die technische Infrastruktur verteilter Systeme, die Netzdienste und die darauf aufbauenden Anwendungen, die Regeln zum Austausch von Nachrichten sowie auch die Werkzeuge zur Entwicklung verteilter Anwendungen" hat (Krüger 2004), stehen im Zentrum des Forschungs- und Entwicklungsinteresses der Gesundheitstelematik vor allem gesundheitstelematische Anwendungen unter Nutzung der durch die Informatik und Telematik zur Verfügung gestellten Technologien. Gegenstand der Disziplin „Gesundheitstelematik" ist es also nicht, selbst telematische Basistechnologien zu entwickeln, sondern auf Basis der vorhandenen Technologien nutzbringende Anwendungen für Patienten, Ärzte, ambulante und stationäre Gesundheitsversorgungseinrichtungen, Pflegedienste und Krankenkassen zu realisieren. Es steht also der Aufbau *verteilter Systeme* unter Berücksichtigung der besonderen Branchenspezifika des Gesundheitswesens im Mittelpunkt (Kuhn 2001).

Gesundheitstelematik ist Teilgebiet der Medizinischen Informatik

Hauptaufgabe: Sichere und vertrauenswürdige verteilte Systeme implementieren

Vor dem eingangs geschilderten gesellschaftlichen Hintergrund des Einsatzes von Telematikanwendungen im Gesundheitswesen sowie den fachlichen Aspekten als Teilgebiet der Medizinischen Informatik sollen im Folgenden die logischen, technischen, organisatorischen, politischen und anwendungsbezogenen Aspekte der Gesundheitstelematik behandelt werden.

1.2 Begriffsbildung und Definitionen

Der Begriff „Telematik" tauchte bereits 1979 in der umfangreichen Abhandlung zur Informatisierung der Gesellschaft von Nora u. Minc (1979) auf. Zu jener Zeit wurde erstmals deutlich, dass in der digitalen Übertragungstechnik mit ihren Vorzügen bezüglich Qualität und Stabilität sowie einer effektiven softwarebasierten Vermittlungstechnik wesentliche Vorteile gegenüber den konventionellen Verfahren liegen. Die Informatik besetzte damit immer mehr Teilgebiete der Telekommunikation bzw. die Telekommunikation nutzte immer extensiver informatische digitale Verfahren. Dies führte zur Begriffsbildung „Telematik". Die Europäische Union (European Commission 1994) definierte Telematik als die „getrennte oder gemein-

Digitale Übertragungstechnik revolutionierte die Telekommunikation

same Anwendung von Telekommunikationstechnik und Informatik".

Telematische Basisverfahren und Infrastrukturen sind im Grunde branchen- und anwendungsneutral. Durch die Realisierung von neuen Anwendungen auf Basis telematischer Infrastrukturen und Dienste kam es jedoch zur Ausprägung spezieller fachlicher Orientierungen und Begriffsbildungen. Oftmals werden die Begrifflichkeiten Anglizismen unterworfen, wobei den Anwendungsbereichen bzw. Anwendungen der Buchstabe „e" oder „E-" für „electronic" vorangestellt wird. Anwendungsdomänen für die Telematik sind z.B.

Vielfältige Anwendungsdomänen für die Telematik

- der allgemeine Geschäftsbetrieb: eBusiness und eCommerce,
- Zusammenarbeit zwischen Betrieben und ihren Beschäftigten: Telearbeit bzw. eWork,
- das Verkehrswesen: Verkehrstelematik bzw. eTraffic,
- die öffentliche Verwaltung: Verwaltungstelematik bzw. eAdministration,
- das Regierungswesen: eRegieren bzw. eGovernment und eDemocracy,
- das Umweltwesen: Umwelttelematik bzw. eEnvironment,
- das Bildungswesen: Telelernen bzw. eLearning und eEducation,
- die Forschung: eForschung bzw. eResearch

und natürlich

- das Gesundheitswesen: *Gesundheitstelematik* bzw. *Health Telematics* bzw. *eHealth.*

Einen wesentlichen Schub haben telematische Anwendungen in allen Branchen durch die Verfügbarkeit des Internet erhalten. Dieses realisiert für sich genommen schon eine weltweite anwendungsneutrale Infrastruktur für telematische Anwendungen.

Grundsätzliche Merkmale von Telematikanwendungen

Was ist nun das generelle Wesen von Telematikanwendungen? *Es handelt sich immer um einrichtungsübergreifende und ortsunabhängige vernetzte Anwendungen zur Überbrückung von Raum und Zeit, um damit betriebliche oder überbetriebliche Geschäftsprozesse jeglicher Art zwischen Unternehmen oder diesen und/oder ihren Kunden abzuwickeln und/oder ganz oder teilweise zu automatisieren.* In der Regel werden hierfür betriebliche Informationssysteme verschiedenster Institutionen miteinander verbunden oder aber Funktionen bestimmter Informationssysteme in einfacher Weise in der Fläche für viele Nutzer verfügbar gemacht. Diese betrieblichen Informationssysteme selbst haben meist eine komplexe Struktur und stellen in sich schon Rechnernetze dar. Eine ausführliche Darstellung zu betrieblichen Informationssystemen und Elektronischen Krankenakten im Gesundheitswesen findet sich bei Haas (2005 A).

Wesentliche Ziele: Wertschöpfung erhöhen und neue Wertschöpfungen schaffen

Das wesentliche Ziel von Telematikanwendungen in allen Branchen ist die *Erhöhung der Wertschöpfung* dieser überbetrieblichen Geschäftsprozesse. Dabei stehen aber nicht nur die vorzufindenden traditionellen Prozesse im Mittelpunkt, sondern der Einsatz der Technologie selbst ermöglicht die Schaffung neuer Prozesse und Geschäftsmodelle und damit neuer Wertschöpfungen und Wertschöpfungsketten. So kann eine zeitnahe Verkehrssteuerung auf Autobahnen in Ballungsräumen nur durch Telematikanwendungen realisiert werden, eine Teleüberwachung von Patienten z.B. nach Herzinfarkt ist nur mittels Telematik möglich, spontane und bedarfsgerechte interdisziplinäre Konsile werden erst durch Telematik möglich. Telematik kann also nicht nur die Wertschöpfung bestehender Prozesse erhöhen, sondern auch neue Wertschöpfungen und Wertschöpfungsketten schaffen.

Initiative i2010 der EU

Diesem Aspekt zollt die Europäische Union seit Anfang der 90er Jahre mit gezielten Förderprogrammen Rechnung und fand mit der Verabschiedung der Initiative i2010 „A European Information Society for growth and employment" ihren Höhepunkt (http://europa.eu.int/information_society/eeurope/i2010/index_en.htm, letzter Zugriff 02.07.2005). Das Programm hat zum Ziel, durch die Förderung des Einsatzes der Informations- und Kommunikationstechnologien in allen Lebensbereichen Wachstum, Arbeitsplätze, Wohlstand, Zusammengehörigkeit und eine bessere Lebensqualität für alle Bürger der EU zu schaffen. Auch die Bundesregierung hat mit ihrem Aktionsprogramm „Informationsgesellschaft Deutschland 2006" (BMWA 2003) entsprechend reagiert.

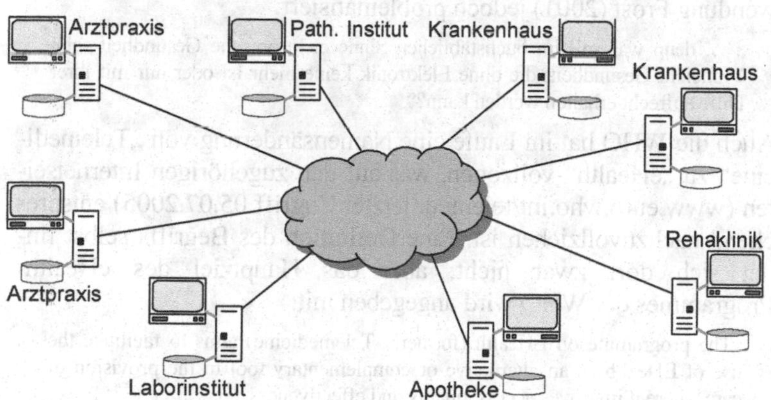

Abb. 1.1: Beispiel telematischer Vernetzung

Gesundheitstelematik – ein Kunstwort

Gesundheitstelematik als *Kunstwort* aus Gesundheitswesen, Telekommunikation und Informatik umfasst also demnach alle einrichtungsübergreifenden und ortsunabhängigen Anwendungen der Informations- und Kommunikationstechnologie im Gesundheitswesen zur Überbrückung von Raum und Zeit.

Abb. 1.2: Gesundheitstelematik – drei Fachgebiete und ein Kunstwort

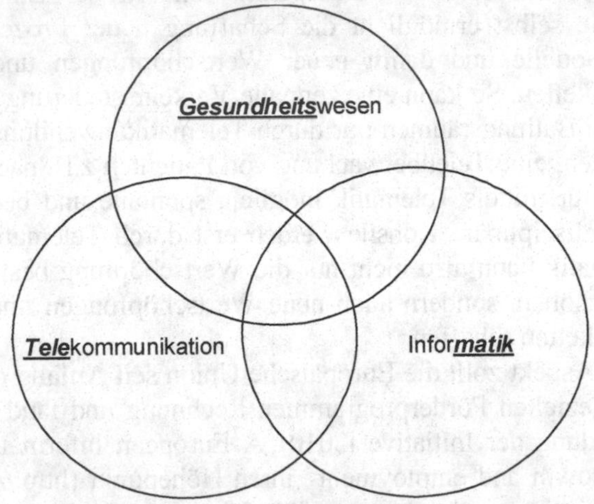

In einer frühen Zeit der Diskussion wurde statt des Begriffes „Gesundheitstelematik" der Begriff der „Telemedizin" (z.B. Roland Berger 1998, Schulenburg 1995) verwendet. Dieser findet jedoch heute nur noch für eng medizinisch orientierte Zweitmeinungs- und Konsultations-Anwendungen wie Verfahren der Telepathologie, Teleradiologie, Telechirurgie usw. Anwendung. Zunehmend eingebürgert hat sich auch der Begriff „eHealth", dessen unreflektierte Verwendung Frost (2001) jedoch problematisiert:

> „ … denn was soll im buchstäblichen Sinne elektronische Gesundheit sein. Vielleicht Gesundheit, die ohne Elektronik keine mehr ist oder nur mit ihrer Hilfe aufrecht erhalten werden kann?"

Auch die WHO hat im Laufe eine Namensänderung von „Telemedicine" zu „eHealth" vollzogen, was auf den zugehörigen Internetseiten (www.euro.who.int/telemed, letzter Zugriff 05.07.2005) entsprechend nachzuvollziehen ist. Eine Definition des Begriffs selbst findet sich dort zwar nicht, aber das Hauptziel des eHealth-Programmes der WHO wird angegeben mit:

> „The programme on EHealth (formerly Telemedicine) aims to facilitate the use of EHealth as an alternative or complementary tool to the provision of care where it improves access, quality and effectiveness."

Im Folgenden sollen die Begriffe „Gesundheitstelematik", „Health Telematics" und „eHealth" als Synonyme betrachtet werden.

Synonyme Begriffe

In der allgemeinen Literatur und Projektpapieren finden sich vielfältige Begrifflichkeiten und Definitionen, die alle keine gemeinsame Wurzeldefinition oder Quelle aufweisen. Je nach Intention und Fachgebiet des Verfassers werden teilweise sehr verschiedene Schwerpunkte gesetzt. Ohne Anspruch auf Vollständigkeit sollen im Folgenden einige dieser Definitionen vorgestellt werden.

EU-Projekt HERMES

Im Rahmen des Projektes HERMES (www.hermes.ed.ac.uk/telemedicine.htm, letzter Zugriff 08.07.2005) wurde Mitte der 90er Jahre definiert:

> „Telemedicine can be defined as the investigation, monitoring and management of patients, using systems which allow ready access to expert advice and to patient information, no matter where the patient or relevant information is located."

Diese Definition weist auf die Möglichkeit des schnellen Zugriffes auf Patientendaten und medizinisches Wissen hin.

CEN/TC 251

Im Glossary des CEN/TC 251 – der europäische Standardisierungsorganisation im Bereich der Gesundheitsinformatik – taucht der Begriff „eHealth" noch nicht auf, unter dem Begriff „Telemedicine" ist jedoch zu finden:

> „Telemedicine: Investigation, monitoring and management of patients which allow ready access to expert advice and patient information, irrespective of the distance or location of the patient or expertise or relevant information." (www.centc251.org/Ginfo/glossary/glosmen2.htm, letzter Zugriff 18.01.2005)

Health Data Management Journal

Im Health Data Management Journal wird definiert:

> „eHealth is: The application of the Internet and other related technologies in the healthcare industry to improve the access, efficiency, effectiveness, and quality of clinical and business processes utilized by healthcare organizations, practitioners, patients, and consumers to improve the health status of patients." (www.Healthdatamanagement.com/html/news/NewsStory.cfm?DID=10182, letzter Zugriff 18.01.2005)

Interessant an dieser Definition ist die Fokussierung auf die Geschäftsprozesse („to improve … of clinical and business processes") und die Unterscheidung von klinischen und administrativen Prozessen.

Dietzel

Dietzel (1999) adressiert bereits sehr weitgehend die Aspekte sowohl der Prozessverbesserung als auch des Zugriffs auf bzw. der Vermittlung von Wissen und führt aus:

> „Gesundheitstelematik bezeichnet die Anwendung moderner Telekommunikations- und Informationstechnologien im Gesundheitswesen, insbesondere auf administrative Prozesse, Wissensvermittlungs- und Behandlungsverfahren. "

Australisches Ministerium

Der australische Minister für Communications, Information Economy and Arts und der australische Gesundheitsminister schreiben in ihrem gemeinsamen Kommentar zur Studie von Mitchel (1999):

> „The new term ‚e-health‘ describes the information technology and telecommunications applications being used increasingly for clinical, educational and business purposes in the health system.“ (www.dcita.gov.au/Article/0,_0_4-2_4008-4_14379,00.html, letzter Zugriff 07. Juli 2005)

Dies ist insofern interessant, da unterschieden wird zwischen klinischen – also versorgungsorientierten – Anwendungen, Anwendungen für die Ausbildung und Anwendungen zur Abwicklung von allgemeinen (administrativen) Geschäftsprozessen im Gesundheitswesen.

DIMDI

Das DIMDI schreibt in zum Thema eHealth auf seinen Internetseiten:

> „Gesundheitstelematik (international ‚health-telematics‘) bezeichnet Anwendungen von Telekommunikation und Informatik im Gesundheitswesen. International bürgert sich dafür zunehmend der Begriff ‚eHealth‘ ein, der den Nutzen von IuK-Technologien für eine patientenorientierte und gesundheitliche Versorgung umfassend beschreibt. Als enger gefasster Begriff bezeichnet dagegen Telemedizin konkret den Einsatz von Telematikanwendungen (-Diagnostik, -Konsultation, -Radiologie etc.), bei denen die Überwindung einer räumlichen Trennung von Patient und Arzt oder zwischen mehreren Ärzten im Vordergrund steht.“ (www.dimdi.de, letzter Zugriff 10.03.2005)

Insgesamt wird deutlich, dass eine Vielzahl von Definitionen zum Begriff eHealth existieren, die verschiedene Anwendungsaspekte in den Mittelpunkt stellen. Unter Berücksichtigung der in diesen verschiedenen Definitionen angesprochenen Facetten soll in der Folge daher gelten:

Kurze Definition zur Gesundheitstelematik

Unter dem Begriff „Gesundheitstelematik“ – synonym auch „eHealth“ oder „Health Telematics“ – werden alle Anwendungen des integrierten Einsatzes von Informations- und Kommunikationstechnologien im Gesundheitswesen zur Überbrückung von Raum und Zeit subsummiert.

1.3 Ziele der Gesundheitstelematik

Die Ziele des integrierten Einsatzes von Informations- und Kommunikationstechnologien sind nach der World Health Organisation „die Verbesserung des Zugriffs auf Informationen sowie eine Verbesserung der Qualität und Effektivität der Gesundheitsversorgung“ (www.euro.who.int/telemed, letzter Zugriff 05.07.2005).

Im Abschlussbericht der AG 7 des Forums Info 2000 (Brenner 1998) heißt es in der Einleitung:

„… Die Herausforderung ist, mehr Qualität und Innovationen mit einer Begrenzung der Ausgabenentwicklung in Einklang zu bringen. Ein gezielter Einsatz patientenorientierter Telematikanwendungen kann dazu beitragen:

- die Qualität der Versorgung zu sichern und zu verbessern,
- die Patientenbetreuung zwischen den Versorgungssektoren besser abzustimmen,
- die Effizienz und Effektivität des Gesundheitswesens zu steigern,
- verfügbare Ressourcen gezielter zu verteilen."

Haux (2004) diskutiert die Ziele und Auswirkungen des Informatikeinsatzes in einem modernen Gesundheitswesen und formuliert:

„Die drei wesentlichen Ziele sind:

- Patientenbezogene Nutzung von medizinischen Daten für die kooperative Versorgung,
- Integrierte Entscheidungsunterstützung mittels aktuellem Wissen,
- Umfassende Nutzung von Patientendaten für Forschung und Gesundheitsberichtserstattung."

Wie eingangs erläutert, erwartet die Politik (Schröder 2004), dass

- die Koordination und Integration der Versorgungsinstitutionen,
- die Transparenz und
- die Datenlage für Entscheidungs- und Planungsprozesse

verbessert wird.

Vor dem Hintergrund dieser Zieldefinitionen und zusammenfassend können die *strategischen Ziele* aus Sicht der Politik bzw. der Solidargemeinschaft der Versicherten bzw. der Krankenkassen und die *operativen Ziele* aus Sicht der einzelnen Akteure im Gesundheitswesen wie folgt definiert werden:

Die strategischen Ziele der Gesundheitstelematik sind:

Strategische Ziele der Gesundheitstelematik

- *Effektivierung* der Versorgung und dadurch Erreichung von Kosteneinsparungen,
- *Qualitätssteigerung* der Versorgung,
- Vollständige *Transparenz* des Leistungs- und Behandlungsgeschehens,
- Zeitnahe *Steuerungsmöglichkeiten,*
- *Erschließung neuer Märkte* durch neue Anwendungen und damit Stärkung der Gesundheitswirtschaft.

Aus operativer Sicht sind Hauptziele:

Operative Ziele der Gesundheitstelematik

- die *Ablaufvereinfachung* von Abrechnungs- und Verwaltungsvorgängen,
- eine einrichtungsübergreifend *bessere Informationstransparenz* zum individuellen Behandlungsprozess bzw. der aktuellen Krankheitssituation eines Patienten für behandelnde Ärzte und Patienten,

- die Verbesserung der einrichtungsübergreifende prospektiven *Behandlungsplanung und -koordination* zur Realisierung eines umfassenden patientenbezogenen Disease- oder Case Managements,
- ein besserer *Zugang und die zeitnahe Nutzung aktuellen medizinischen Wissens* – auch während der konkreten Behandlung

und

- eine flexibler durch die Akteure wahrzunehmende *Weiterbildung* unabhängig von Ort und Zeit.

1.4 Unterstützungsdimensionen

Fragt man nach den Unterstützungsmöglichkeiten telematischer Anwendungen für die im Gesundheitswesen tätigen Akteure, so können sich diese Betrachtungen an den prinzipiellen Unterstützungsdimensionen von IT-Systemen (Haas 2005 A) orientieren. Im Unterschied zu den dort angestellten Betrachtungen geht es bei der Gesundheitstelematik jedoch nicht um institutionelle, sondern um verteilte offene und einrichtungsübergreifende Anwendungen. Betrachtet man diese fünf Unterstützungsdimensionen vor dem Hintergrund telematischer Aktivitäten, ergeben sich folgende Aspekte:

Verarbeitungsunterstützung

Die Unterstützung der entfernten Verarbeitung von Daten ist eine mögliche Anwendung – in diesem Sinne dann das so genannte „*Telecomputing*". Dabei werden Daten von lokalen institutionellen Systemen – z.B. Biosignale oder medizinische Bilder, aber auch Versichertendaten – an entfernte Anwendungsdienste zur aufwändigen und entfernten Verarbeitung und zur Rückgabe der Ergebnisse übermittelt. Die technische Realisierung kann heute auch über Web-Services erfolgen. Geht jedoch die Verarbeitung über einfache Berechnungen hinaus und werden die Daten im Rahmen eines gemeinsamen Geschäftsvorfalles geprüft oder verarbeitet, handelt es sich dann schon um eine kooperative Anwendung.
Synonyme: Telecomputation, eComputation
Beispiele: Anwendungsdienste für die Verarbeitung von Biosignalen oder von Bildern wie z.B. die 3D-Rekonstruktion aus CT-Schnittbildern, Überprüfung der Versichertenangaben.

Dokumentationsunterstützung

Bei der Dokumentationsunterstützung geht es um die Ermöglichung einer einrichtungsübergreifenden gemeinsamen Dokumentation von Fakten über Entitäten der realen Welt oder aber von Wissen der verschiedenen Wissensarten.
Synonyme: Teledokumentation, eDocumentation

Beispiele: Einrichtungsübergreifende Elektronische Krankenakten, Leitlinienserver, Ontologieserver.

Bei der Unterstützung der einrichtungsübergreifenden Kommunikation zwischen Anwendungen oder personellen Aktionsträgern steht die Beschleunigung des Nachrichtenaustausches zwischen den verschiedenen Partnern zur effektiveren Erzeugung, Versendung und dem Empfang und der Weiterverarbeitung von Nachrichten bzw. Dokumenten im Mittelpunkt der Anwendungen.

Kommunikationsunterstützung

Synonyme: eCommunication, Telekommunikation
Beispiele: E-Mail, Versand von elektronischen Überweisungen, Arztbriefen, Terminen, Abrechnungen u.v.a.m.

Durch eine Organisationsunterstützung bei einrichtungsübergreifenden Planungs- und Handlungsprozessen und Kooperationen können u.a. Behandlungen effektiver abgewickelt werden.

Organisationsunterstützung

Synonyme: eOrganisation, eCollaboration
Beispiele: Terminmanagement, Case Management, Planung von Telekonferenzen und Durchführung von Telekonferenzen.

Durch Verfahren der Entscheidungsunterstützung werden dem Arzt in klinischen Entscheidungssituationen durch kontextsensitive patientenbezogene Recherche und/oder Anwendung von Wissen bzw. neuesten Studienergebnissen Entscheidungshilfen gegeben.

Entscheidungsunterstützung

Synonyme: eEntscheidung, eDecision
Beispiele: Zugriff auf Literaturdatenbanken wie MEDLINE, auf Leitlinien- und Pfadserver, auf Studienergebnisse etc.

Handelt es sich bei telematischen Anwendungen um die reine Informationsbereitstellung, spricht Wirtz (Wirtz 2000) von „eInformation". Hierbei stellen Informationsanbieter themenbezogen Informationen von beliebigen Orten erreichbar zur Verfügung. Einen guten Überblick zu medizinischen Informationsangeboten geben Beier (2004) und und Jähn (2004). Als gesonderte Anwendung sieht Wirtz das „eEducation". Genau genommen können „eInformation" und „eEducation" auch als eingeschränkte Spezialisierungen der „eDocumentation" angesehen werden.

Informationsangebote, Ausbildungsunterstützung und Fernüberwachung

Besonders im Gesundheitswesen spielt auch die Fernüberwachung von Patienten bzw. von Vitalfunktionen eine zunehmend wichtige Rolle – was als „Teleüberwachung" oder „Telemonitoring" bezeichnet wird.

1.5 Nutzen und Nutznießer der Gesundheitstelematik

Nutznießer und Nutzen im Überblick

Welcher Nutzen kann durch den Telematikeinsatz im Gesundheitswesen nun konkret erreicht werden und wer sind die Nutznießer? Eine Fixierung des Nutzens in allgemeiner Weise fällt leicht, da im Wesentlichen qualitative und quantitative Effekte resultieren. Eine differenzierte Untersuchung zum Nutzen hat Schulenburg (1995) vorgelegt. Er unternimmt den Versuch der Systematisierung von Nutznießern und Nutzen und gliedert die Nutznießer dabei in:

Die Gesellschaft

- Die *Gesellschaft* insgesamt durch
  - die Erzielung gesamtwirtschaftlicher Effekte,
  - die Effektivierung der gesundheitspolitischen Steuerung,
  - die Steigerung der Verteilungsgerechtigkeit der Versorgung und
  - die Steigerung der Effektivität und Effizienz wissenschaftlicher Forschung und Ausbildung.

Die Regionen

- Die *Regionen* als räumlich zu betrachtende Wirtschaftsräume profitieren durch
  - die Erzielung regionalwirtschaftliche Effekte,
  - eine Förderung der regionalen Versorgungsgerechtigkeit und
  - die Unterstützung der regionalen gesundheitspolitischen Steuerung.

Die Patienten

- Die *Patienten* durch
  - eine Verbesserung der Inanspruchnahmebedingungen und
  - eine Verbesserung der Versorgungsqualität

Die Arztpraxen

- Die *Ärzte* in den Arztpraxen durch
  - eine Steigerung der Qualität der medizinischen Arbeit,
  - die Senkung der Praxiskosten,
  - eine Steigerung der Effektivität und Effizienz der Praxisorganisation,
  - eine Stärkung der Wettbewerbsfähigkeit und
  - eine bessere Nutzung von Aus- und Weiterbildungsangeboten.

Die Krankenhäuser

- Die *Krankenhäuser* durch
  - eine Steigerung der Versorgungsqualität,
  - die Senkung der Kosten,
  - eine Steigerung der organisatorischen Effektivität und Effizienz,

- die Stärkung der Wettbewerbsfähigkeit und
  - die Stärkung der Effektivität von Forschung, Aus- und Weiterbildung.
- Die *Kostenträger* durch
  - die Reduzierung der Aufwendungen für Versorgungsleistungen,
  - die Senkung der Verwaltungskosten,
  - die Effektivierung und Effizienzsteigerung der internen Kassenorganisation,
  - der Stärkung in der Beteiligungsfunktion bei der gesundheitspolitischen Steuerung und
  - der Stärkung der Wettbewerbsfähigkeit.

Die Kostenträger

- Die *Kassenärztlichen Vereinigungen* durch
  - eine Effektivierung der Kommunikation mit niedergelassenen Ärzten,
  - die Stärkung in der Beteiligungsfunktion bei der gesundheitspolitischen Steuerung,
  - einer Senkung der Verwaltungskosten und
  - der Effektivierung und Effizienzsteigerung der internen Kassenorganisation.

Die KVen

- Die Anbieter von Telematiktechnologien bzw. die einschlägige *IT-Industrie* durch
  - eine Ausweitung des Marktes und dem daraus entstehenden Absatzpotential.

Die Industrie

Zu jedem Nutzen gibt Schulenburg Beispiele, merkt aber an:

> „Die kategoriale und inhaltliche Präzisierungen kann nur in der Konkretion, im Kontext je spezifischer Anwendungsszenarien erfolgen. Die ist am präzisesten, wenn die Positionen operationalisiert, empirisch erfasst und quantifiziert werden können."

Nutzen bisher nicht evidenzbasiert

Damit spricht er ein ganz wesentliches Problem der Gesundheitstelematik an, welches bis heute ungelöst ist: In vielen Diskussionen werden Nutzenpotentiale prophezeit, die aber noch nicht evidenzbasiert sind. Es handelt sich also um Mutmaßungen, deren empirische Sicherung erst mit dem Betrieb und Vorhandensein telematischer Plattformen beweisen lassen, vorausgesetzt es werden dementsprechende Evaluationen durchgeführt. Ein weiteres Problem liegt in dem Umstand, dass Nutzen oftmals nicht dort anfällt, wo die Kosten zur Implementierung und zum Betrieb gesundheitstelematischer Anwendungen entstehen. Dies bedeutet, dass für jedes Anwendungsszenario die folgenden Fragen zu untersuchen bzw. zu beantworten sind:

- Welche Kosten entstehen?
  - Investitionskosten für Hardware, Software, Installation und Anpassung, Schulung, Einführung.
  - Laufende Kosten für Wartung, Pflege, Transaktionen sowie für eventuell zusätzlichen Arbeits- und Organisationsaufwand zur Teilnahme am telematischen Anwendungsszenario.
- Welcher Nutzen entsteht quantitativ und welche Nutzergruppe des Anwendungsszenarios profitiert?
- Welcher Nutzen entsteht qualitativ und welche Nutzergruppe des Anwendungsszenarios profitiert?

1.6 Systematisierung der Anwendungen

Vielzahl von Anwendungen und Anwendungsszenarien

Ein weiteres wesentliches Problem in der Diskussion gesundheitstelematischer Anwendungen ist die Vielzahl möglicher Anwendungsfälle und -szenarien, die dafür sehr unterschiedlich benutzten Begriffe und damit die Problematik der klaren Einordnung von konkreten Anwendungen in einen *Gesamtkontext*. Hilfreich ist hier, eine Systematisierung bzw. Taxonomie der Anwendungen zu entwickeln. Auch hierzu gibt es für den Telematikeinsatz im allgemeinen Wirtschaftsbetrieb (eBusiness) Bemühung der Kategorisierung von Telematikanwendungen und Wirtz (2000) schlägt als klassenbildende Merkmale vor:

- Beteiligte Akteure
  Hier erfolgt die Einteilung der einzelnen Anwendungen hinsichtlich der an den Anwendungsfällen beteiligten Akteuren, orientiert an der ABC-Klassifkation (⌦ Kap. 3.2, S. 182).
- Umfang der Geschäftsprozessunterstützung
  Hier werden die Anwendungen danach klassifiziert, in welcher Weise Geschäftsprozesse unterstützt werden. Prinzipiell könnte sich eine weitere Untergliederung in „Anwendungsklassen" an den in ⌦ Kap. 1.4, S. 10 aufgeführten prinzipiellen Unterstützungsdimensionen orientieren, da diese Art und Umfang der Geschäftsprozessunterstützung kennzeichnen. Eine neue Dimension erhält die Geschäftsprozessunterstützung durch die Möglichkeit des automatischen Verhandelns in elektronischen Markplätzen durch Anwendungssysteme selbst (Müller 2003).

- Anwendungstypen
  Anwendungstypen als Teilmengen des eBusiness wie z.B. eEducation, eCommunication, eCollaboration, eInformation, und eCommerce.

Insgesamt zeigt sich, dass alle diese Kriterien einen gewissen mehrdimensionalen Betrachtungsraum aufspannen, innerhalb dem konkrete Telematikanwendungen platziert werden können. Dies soll bei den nachfolgenden Betrachtungen Berücksichtigung finden.

Behandlungsbezogene und nicht behandlungsbezogene Anwendungen

Bei der Festlegung einer entsprechenden Taxonomie für die Gesundheitstelematik ist vorab zu berücksichtigen, dass *prinzipiell die drei folgenden großen Anwendungsbereiche unterschieden werden können*:

- Medizinische und administrative Anwendungen, die direkt mit der Patientenbehandlung im Zusammenhang stehen und deren Abwicklung dienen bzw. auch Einfluss auf diese haben.
- Anwendungen die dazu dienen, Informationen und Wissen den Bürgern, Patienten oder institutionellen Anwendungssystemen zur Verfügung zu stellen. In diesen Anwendungsbereich fallen auch die telematikgestützte Ausbildung von ärztlichem und nichtärztlichem Personal.
- Anwendungen zur Unterstützung von Forschung und Gesundheitsberichtserstattung.

Natürlich kann es auch eine Verzahnung verschiedener Anwendungen aus diesen Bereichen geben, z.B. die automatische Belieferung einer Registerdokumentation mit pseudonymisierten Behandlungsdaten durch eine Elektronische Patientenakte.

Direkt behandlungsbezogene Anwendungen

Direkt behandlungsbezogene Anwendungen betreffen die Patienten sowie die verschiedenen Gesundheitsdienstleister und unterstützen die direkte Patientenbehandlung bzw. die Organisation dieser. Sie greifen also in mehr oder weniger intensiver Weise in die Patienten-Arzt-Beziehung oder die Arzt-Arzt-Beziehung ein. Wesentliche Akteure sind die einzelnen Versorgungsinstitutionen sowie die Patienten, die gemeinsam ein Beziehungsgeflecht darstellen, innerhalb dessen verschiedene telematische Anwendungen Nutzen stiften können. In dieser Anwendungsklasse finden sich die in der ⌧ nachfolgenden Abbildung gezeigten Facetten.

Abb. 1.3: Behandlungsbezogene Telematikanwendungen

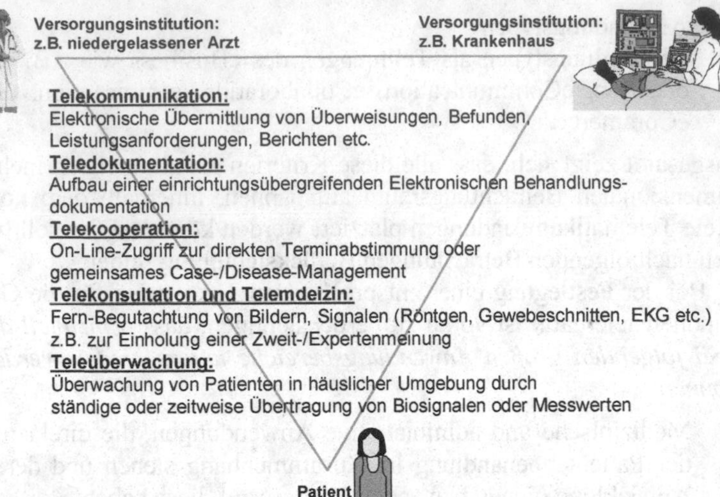

Versorgungsinstitution:
z.B. niedergelassener Arzt
Versorgungsinstitution:
z.B. Krankenhaus
Telekommunikation:
Elektronische Übermittlung von Überweisungen, Befunden, Leistungsanforderungen, Berichten etc.
Teledokumentation:
Aufbau einer einrichtungsübergreifenden Elektronischen Behandlungsdokumentation
Telekooperation:
On-Line-Zugriff zur direkten Terminabstimmung oder gemeinsames Case-/Disease-Management
Telekonsultation und Telemdeizin:
Fern-Begutachtung von Bildern, Signalen (Röntgen, Gewebeschnitten, EKG etc.) z.B. zur Einholung einer Zweit-/Expertenmeinung
Teleüberwachung:
Überwachung von Patienten in häuslicher Umgebung durch ständige oder zeitweise Übertragung von Biosignalen oder Messwerten
Patient

Am Anfang standen telekommunikative Anwendungen

Erste flächige telematische Anwendungen im Gesundheitswesen bedienten sich vor allem der *Telekommunikation* (eCommunication) und dienten dem Austausch elektronischer Nachrichten und Dokumente zwischen den Informationssystemen der verschiedenen Gesundheitsversorgungseinrichtungen.

Abb. 1.4: Anwendungsszenario „Telekommunikation" mit LDT

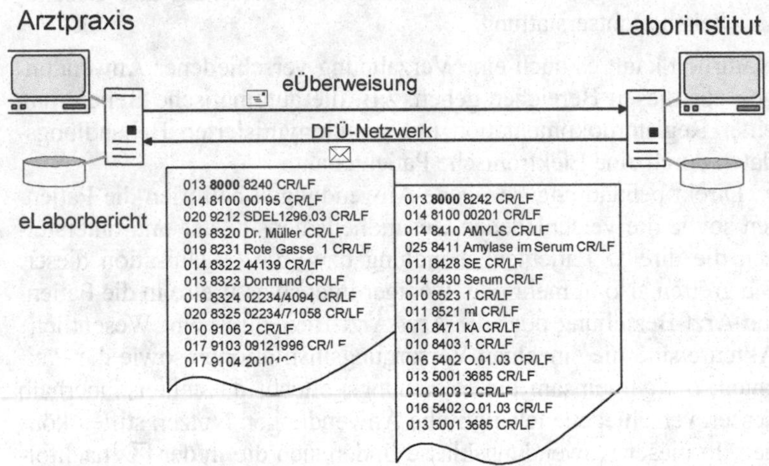

DFÜ-Netzwerk
eLaborbericht
013 8000 8240 CR/LF
014 8100 00195 CR/LF
020 9212 SDEL1296.03 CR/LF
019 8320 Dr. Müller CR/LF
019 8231 Rote Gasse 1 CR/LF
014 8322 44139 CR/LF
013 8323 Dortmund CR/LF
019 8324 02234/4094 CR/LF
020 8325 02234/71058 CR/LF
010 9106 2 CR/LF
017 9103 09121996
013 8000 8242 CR/LF
014 8100 00201 CR/LF
014 8410 AMYLS CR/LF
025 8411 Amylase im Serum CR/LF
011 8428 SE CR/LF
014 8430 Serum CR/LF
010 8523 1 CR/LF
011 8521 ml CR/LF
011 8471 kA CR/LF
010 8403 1 CR/LF
016 5402 O.01.03 CR/LF
013 5001 3685 CR/LF
010 8403 2 CR/LF
016 5402 O.01.03 CR/LF
013 5001 3685 CR/LF

So war eine der ersten Implementierungen in Deutschland der elektronische Datenverkehr zwischen Praxen und Kassenärztlichen Vereinigungen auf Basis von Disketten mittels dem Ende 1987 vorgestellten Abrechnungsdatenträger (ADT) (www.kbv.de/ita/4274.html, letzter Zugriff 14.02. 2006) sowie die Online-Kommunikation eigenständiger ambulanter Laboreinrichtungen und den zuweisenden

Arztpraxen in Form der Übermittlung von Laboruntersuchungsergebnissen basierend auf dem vom Zentralinstitut der Kassenärztlichen Bundesvereinigung (ZI) definierten Kommunikationsstandard „Labordatenträger" (LDT). Weitere Anwendungen z.B. für Arztbriefe und andere Behandlungsdaten folgten sukzessive.

Unterstützung häufiger Kommunikationsvorgänge von Interesse

Insgesamt steht bei kommunikativen Anwendungen die Unterstützung häufiger Kommunikationsvorgänge im Vordergrund. Folgende kommunikativen Anwendungen sind daher von zentraler Bedeutung:

- eRezept (⌧ Kap. 5.4 S. 394)
- eÜberweisung (⌧ Kap. 5.5, S. 398)
- eKrankenhauseinweisung (⌧ Kap. 5.6, S. 406)
- eArztbrief (⌧ Kap. 5.7, S. 408)
- eVerordnung (⌧ Kap. 5.8, S. 421)

Wunsch nach gemeinsamer Dokumentation

Der Wunsch nach einer gemeinsamen und einrichtungsübergreifenden Dokumentation führte jedoch ab dem Jahr 2001 mehr und mehr zu Anwendungen der *Teledokumentation* – d.h. einer orts- und zeitunabhängigen Möglichkeit des Zugriffs auf und der Ergänzung von einrichtungsübergreifenden Patientendokumentationen. Wesentlichste Anwendung ist hier die einrichtungsübergreifende „Elektronische Patientenakte" (eEPA). Diese wird als Rückgrat einer effektiven Gesundheitstelematik angesehen. Zu weitergehenden Aspekten wird auf ⌧ Kapitel 6, Seite 427 verwiesen.

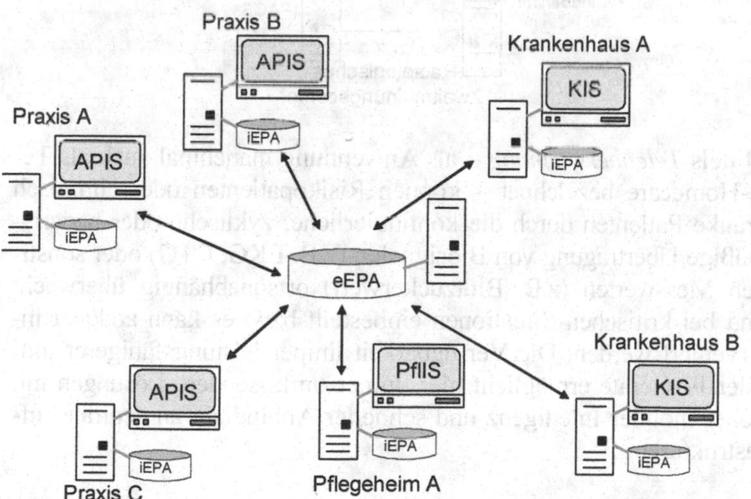

Abb. 1.5: Anwendungsszenario „Teledokumentation"

Dabei muss auf absehbare Zeit sowohl aus technischen als auch aus rechtlichen Gründen davon ausgegangen werden, dass einrichtungsübergreifende Elektronische Patientenakten die institutionellen Akten (*i*EPA) nicht ersetzen. Ganz im Sinne der ⌧ nachfolgenden Abbildung 1.5 werden die institutionellen Systeme daher einerseits ihre Akten oder Teile davon in diese *e*EPA einstellen und Teile dieser oder alle Informationen daraus in die eigene Dokumentation importieren.

Wunsch nach besserer Kooperation

Anwendungen der *Telekooperation* ermöglichen unter Nutzung von Anwendungen der Telekommunikation und Teledokumentation sowie durch die Implementierung von elektronischen einrichtungsübergreifenden Geschäftsprozessen eine erhöhte gemeinsame Wertschöpfung, da die kooperative Zusammenarbeit der Versorgungsinstitutionen verbessert wird. Dies kann z.B. durch einen geschlossenen Kreis aus elektronischer Beauftragung von Leistungen und zeitnaher Ergebnisrückmeldung, aber auch durch die einrichtungsübergreifende Planung von Behandlungsprozessen, Platzbuchungsverfahren etc. erreicht werden. Mit Verfahren der *Televisite*, *Telekonsultation* und *Telekonsile* kann Expertise über beliebige räumliche Distanzen und ggf. auch zeitlich asynchron zurate gezogen werden.

Abb. 1.6: Anwendungsszenario „Telekooperation"

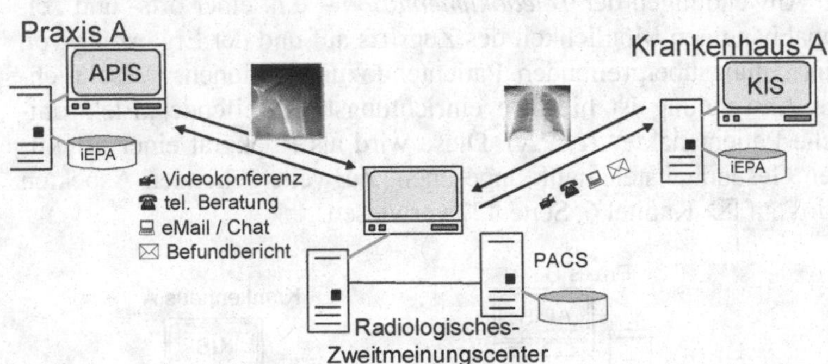

Mittels *Teleüberwachung* – als Anwendung manchmal auch als Tele-Homecare bezeichnet – können Risikopatienten oder chronisch kranke Patienten durch die kontinuierliche, zyklische oder bedarfsmäßige Übertragung von Biosignalen (z.B. EKG, CTG) oder sonstigen Messwerten (z.B. Blutzuckerwert) ortsunabhängig überwacht und bei kritischen Situationen einbestellt bzw. es kann adäquat interveniert werden. Die Verfügbarkeit immer leistungsfähigerer mobiler IT-Geräte ermöglicht hier immer umfassendere Lösungen mit hoher mobiler Intelligenz und schneller Anbindung an zentrale Infrastrukturen.

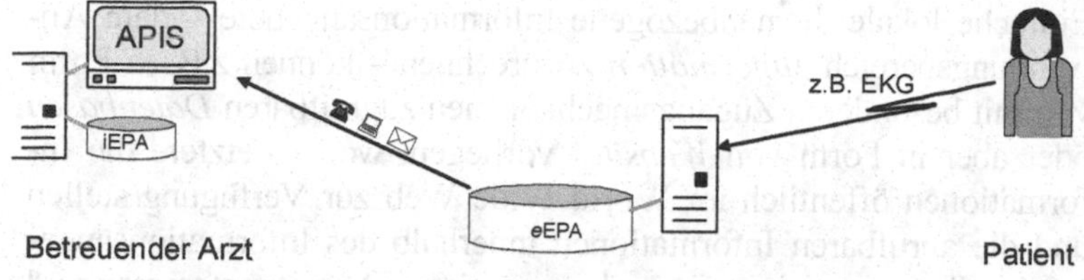

Abb. 1.7: Anwendungsszenario „Teleüberwachung“

Richtig eingesetzt kann durch Teleüberwachung die Hospitalisierungsrate bei chronisch kranken Patienten zum Teil erheblich gesenkt werden, was durch Studien in den USA gezeigt werden konnte. Voraussetzung ist jedoch eine sichere Technologie und eine für den Patienten handhabbare technische Ausstattung.

Anwendungen für Informations- und Wissenstransfer

Im Gegensatz zu diesen behandlungsbezogenen Anwendungen sind jene zu nennen, die nicht in einem direkten Behandlungskontext stehen und hauptsächlich dazu dienen, Informationen und Wissen sowohl für menschliche als auch maschinelle Akteure zur Verfügung zu stellen oder zu vermitteln. Diese Anwendungen stellen den zweiten großen Anwendungsbereich dar.

Durch internetbasiertes *Telelearning* und *Telezugriff* wird ortsunabhängig die medizinische grundständige oder berufsbegleitende Ausbildung unterstützt. Hierzu sind in den vergangenen Jahren umfangreiche Angebote entstanden, einen aktuellen Querschnitt gibt Matthies (2005). Während *Telelearning* auf Lernziele bezogene gezielte und didaktisch aufbereitete Angebote sind, kann mittels *Telezugriff* bzw. *eInformation* situationsbezogen auf entfernte medizinische Faktendatenbanken und Wissensbasen zugegriffen werden. Dies muss nicht zwingend durch menschliche Akteure geschehen, sondern kann auch durch Interoperation von betrieblichen Anwendungen und entsprechenden Informationsangeboten erfolgen.

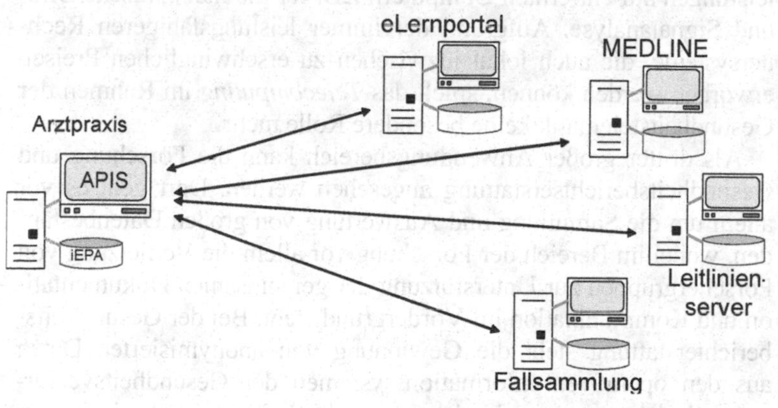

Abb. 1.8: Anwendungsszenario „Telelearning“ und „Telezugriff“

Einfache lokale themenbezogene Informationsangebote – dem Anwendungsbereich *eInformation* zuzurechnen – können z.B. in Form von mit besonderen Zugangsmechanismen zugreifbaren *Datenbasen* oder aber in Form von *Websites* vorliegen, wobei Letztere die Informationen öffentlich im World Wide Web zur Verfügung stellen und die abrufbaren Informationen innerhalb des Informationsangebotes selbst gespeichert sind, also von einem Anbieter stammen und gepflegt werden. Demgegenüber stellen *Teleportale* oder allgemein als *Portale* bezeichnete Anwendungen fachgebiets- oder themenbezogen Informationen zur Verfügung, wobei diese Informationen zum Großteil nicht selbst originärer Inhalt des Portals sind, sondern durch eine Verlinkung mit entsprechend ausdifferenzierten anderen Informationsangeboten – die selbst wieder Portale oder aber nur Websites oder Datenbasen sein können – in das Portal integriert werden. Ein wesentliches Problem dieser Informationsangebote ist die Sicherung der Aktualität, Integrität und Validität der enthaltenen Links und Informationen.

Lernplattformen – mehr als ein Informationsangebot

Eine fortgeschrittene Anwendung des *eInformation* sind *Lernplattformen*, die nicht nur wie die vorangehend aufgeführten Anwendungen dazu dienen, Informationen einer Community öffentlich zur Verfügung zu stellen, sondern in integrierter Weise und strukturierter Form zur Lernstoffvermittlung dienen und zusätzlich das Lernen in Gruppen durch Chats, Foren, schwarze Bretter usw. unterstützen. Hierfür wird auch der Überbegriff *eEducation* oder *eLearning* verwendet. Vor dem Hintergrund der Notwendigkeit des lebenslangen berufsbegleitenden Lernens insbesondere für die in der Medizin Tätigen stellen diese Anwendungen ein hohes innovatives gesellschaftliches Potenzial dar.

Telecomputing

Telecomputing ermöglicht die Nutzung umfangreicher Rechnerleistungen auf entfernten Computern z.B. für die medizinische Bild- und Signalanalyse. Aufgrund der immer leistungsfähigeren Rechnersysteme, die auch lokal inzwischen zu erschwinglichen Preisen erworben werden können, spielt das *Telecomputing* im Rahmen der Gesundheitstelematik keine besondere Rolle mehr.

Anwendung für Forschung und Gesundheitsberichtserstattung

Als dritter großer Anwendungsbereich kann die Forschung und Gesundheitsberichtserstattung angesehen werden. Dort geht es vor allem um die Sammlung und Auswertung von großen Datenbeständen, wobei im Bereich der Forschung vor allem die Vernetzung von Forschergruppen zur Unterstützung der gemeinsamen Dokumentation und Kommunikation im Vordergrund steht. Bei der Gesundheitsberichterstattung steht die Gewinnung von anonymisierten Daten aus den operativen Informationssystemen der Gesundheitsversorgungseinrichtungen zur Verbesserung der Informationsbasis für gesundheitspolitische Entscheidungen und Strategien im Vordergrund.

Basierend auf den vorangehenden Betrachtungen und Einteilungen kann die in ⌧ nachfolgender Abbildung 1.9 gezeigte *Taxonomie* für gesundheitstelematische Anwendungen festgelegt werden.

Taxonomie notwendig

Behandlungsbezogene Anwendungen

- **Telekommunikation („eCommunication")**
  - eArztbrief
  - eÜberweisung
    - eÜberweisung
    - eKrankenhaus-Einweisung
  - eVerordnung
    - eRezept (§ 291a, Abs. 2, Satz 1)
    - eHilfsmittel
    - weitere Verordnungen entsprechend KV-Formularen
  - eMeldung
  - eAntrag
    - Kostenübernahmeantrag
    - Verlängerungsantrag
    - ...
  - eAbrechnung
    - ambulante Abrechnung
    - stationäre Abrechnung
    - BG-Verfahren
    - ...
- **Teledokumentation („eDocumentation")**
  - Notfalldaten
  - Medizinische Basisdokumentation
  - Verordnungsdokumentation
  - Medikationsdokumentation
  - Patientenselbstdokumentation
  - Leistungskostendokumentation
  - einrichtungsübergreifende Elektronische Patientenakte (eEPA)
  - Elektronische Gesundheitsakte (EGA)
  - Elektronische Krankheitsregister
  - ...
- **Telekooperation („eCollaboration")**
  - Versichertendatenabgleich
  - Einweiserportale
  - Behandlungsmanagement
  - Telekonsil
  - Televisite
  - Telezweitmeinung
  - Telebefundung
    - Teleradiologie
    - Telepathologie
    - Telechirurgie
    - .....
  - Teleüberwachung
- **Teleexpertise („eDecisionSupport")**
  - kontextsensitive Wissensrecherche
  - Watchdoc Functions
  - Decision Suport Moduls
  - Intelligente Agenten
  - ...

Informations- und ausbildungsbezogene Anwendungen

- Krankheitsartenbezogene Portale
- Daten- und Wissensbasen
- Literaturdatenbanken
- Projektdatenbanken
- Prozessbibliotheken
- Terminologieserver
- eLearning
- ....

Forschungsbezogene Anwendungen

- Kompetenznetze
- Register
- Fall- und Prozessdatenbaken

Abb. 1.9: Anwendungs–taxonomie

Gesundheitstelematische Anwendungen bergen erhebliche Potenziale für die Effektivierung und qualitative Verbesserung der Gesundheitsversorgung sowie für die Planung und Entscheidungsfindung bei der Gesundheitssystemplanung. Es wird jedoch oftmals übersehen, dass gesundheitstelematische Anwendungen und hier besonders die patientenbezogenen Anwendungen nicht nur hochkomplexe technische Artefakte sind, sondern durch diese auch neue umfangreiche Fragestellungen und Gefährdungen der Privatsphäre aufgeworfen werden, deren Lösung erhebliche technische und organisatorische Vorkehrungen notwendig machen und damit selbst wesentliche Aspekte der Ausgestaltung einer gesundheitstelematischen Plattform sind. Oberstes Gebot ist daher, die Vertrauenswürdigkeit der Anwendungen aus Sicht des Patienten und des Arztes zu gewährleisten, ohne ihre Handhabbarkeit erheblich zu behindern.

1.7 Ein fiktives Fallbeispiel

Fallbeispiel 1: Telematiknutzung bei Brustkrebs-Verdacht

Eine Frau – nennen wir sie Elisabeth Knaspers – mittleren Alters hat aufgrund eines Hinweises einer Freundin von der Notwendigkeit einer regelmäßigen Selbstuntersuchung der Brust erfahren. So begibt sie sich abends an ihren heimischen PC und findet im INTERNET ein umfangreiches Informationsangebot zu diesem Thema – 21.400 deutsche Seiten in denen die Wortkombination „Selbstuntersuchung" und „Brust" in Kombination auftauchen, bei Eingrenzung auf die genaue Wortgruppe noch 493 Treffer (www.google.de, letzter Zugriff: 19.07.2005).

Abb. 1.10: Beispiel Trefferliste bei Internetrecherche

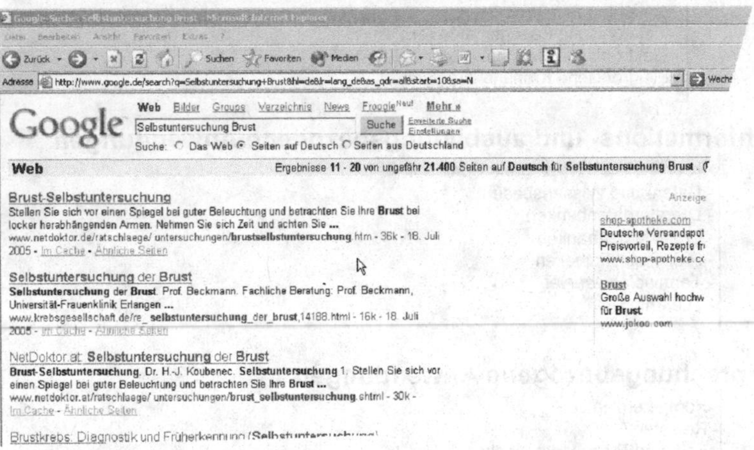

- *Hinweis* !
  Medizinische Informationsangebote sind vielfältig und für den Laien ist oft nicht zu ersehen, wie valide ein Informationsangebot ist. Auch ist die Frage der Vollständigkeit oftmals offen.

Dem Leser seien hier „Precision“ und „Recall“ in Erinnerung gerufen!

Nach intensiver Durchsicht der Trefferlisten kommt sie zum Ergebnis, dass es folgende Gruppen von Informationsanbietern gibt:

Problematik der Vertrauenswürdigkeit von Informationsanbietern

- Entsprechende Fachabteilungen von Universitäten,
- Niedergelassene Ärzte, v.a. Gynäkologen,
- Selbsthilfevereine,
- Privatpersonen,
- einschlägige Verbände wie die Krebsgesellschaft,
- öffentliche Stellen wie Gesundheitsministerien, Gesundheitsämter etc. und
- allgemeine Gesundheitsportalanbieter.

Sie beschließt daher, hauptsächlich bei anerkannten öffentlichen Anbietern nach genaueren Informationen und einem Video zu suchen, wie Sie bei der Selbstuntersuchung vorzugehen hat. Nach Besuch mehrerer Seiten die zwar zum Teil sehr informativ hinsichtlich Krankheitsursachen und -verlauf sind, aber wenig zur Selbstuntersuchung informieren, findet sie dann unter www.netdoktor.de/ratsch laege/untersuchungen/brustselbstuntersuchung.htm (letzter Zugriff 19.07.20050) ausführlichere Anleitungen mit Bildern. Da sie sich aber nicht ganz sicher hinsichtlich des Informationsanbieters ist – da kommerziell – sucht sie noch weiter und findet unter der Adresse www.brustkrebs-info.de/patienten-info/index.php?id=4.4&stat=open &substat=open#oben (letzter Zugriff 19.07.20050) weiteres ausführliches Material mit Bildern von einem Krankenhausarzt, der laut Impressum der Internetseite seit 25 Jahren Spezialsprechstunden zu diesem Thema abhält. Hier vertraut sie nun der Information schon mehr, aber da sie ja an einem Video interessiert ist, ergänzt sie ihre beiden Suchbegriffe um den Begriff „Video“ und findet noch 4.640 Treffer, wobei aber nicht sicher ist, dass auf den gefundenen Informationsseiten auch ein Video abrufbar ist. Aber gleich beim ersten Eintrag in ihrer Trefferliste findet sie einen Link zu den Seiten www.sicher-fuehlen.de (letzter Zugriff 19.07.20050) und stößt dort auf vertonte kleine Videosequenzen zu den einzelnen Untersuchungsschritten.

- *Hinweis !*
  Das Beispiel macht deutlich, wie schwierig es für einen Bürger oder Patienten sein kann, qualifizierte und sachgerechte Informationen im Internet herauszusuchen. Dabei stellt sich nicht nur die Frage, ob etwas gefunden wird, sondern welche Informationen vertrauenswürdig, korrekt und relevant sind.

Gleich an diesem Abend nimmt sie gemäß den Informationen von einer anderen Seite ein entspannendes Bad zur Lockerung des Gewebes und eventueller Verspannungen und führt dann die Selbstuntersuchung sorgfältig so wie in den Videos gezeigt durch. Zu ihrem Schrecken fühlt sie in der linken Brust eine ganz kleine Verhärtung. Nach der ersten Aufregung findet sie aber im Internet, dass es dafür eine Reihe verschiedener Ursachen geben kann.

Trotzdem ist sie natürlich sehr beunruhigt und möchte dringend einen Arzttermin vereinbaren, um eine schnelle Abklärung herbeiführen zu können. Da es schon 22 Uhr ist und sie in der Arztpraxis sicher niemanden erreichen wird, sucht sie über das Gesundheitsportal NRW – in dem alle wesentlichen Versorgungsinstitutionen in NRW enthalten sind – alle gynäkologischen Praxen im Umkreis von 5 km ihrer Wohnung heraus.

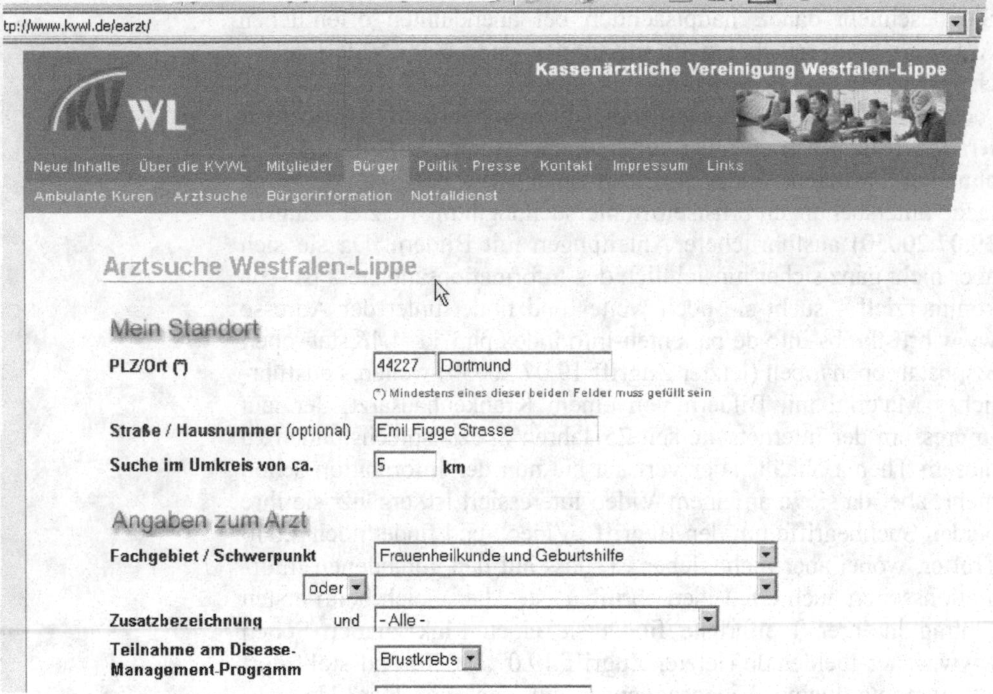

tp://www.kvwl.de/earzt/
Kassenärztliche Vereinigung Westfalen-Lippe
KV WL
Neue Inhalte
Über die KVWL
Mitglieder
Bürger
Politik · Presse
Kontakt
Impressum
Links
Ambulante Kuren
Arztsuche
Bürgerinformation
Notfalldienst
Arztsuche Westfalen-Lippe
Mein Standort
PLZ/Ort (*)
44227
Dortmund
(*) Mindestens eines dieser beiden Felder muss gefüllt sein
Straße / Hausnummer (optional)
Emil Figge Strasse
Suche im Umkreis von ca.
5
km
Angaben zum Arzt
Fachgebiet / Schwerpunkt
Frauenheilkunde und Geburtshilfe
oder
Zusatzbezeichnung
und
- Alle -
Teilnahme am Disease-Management-Programm
Brustkrebs

Abb. 1.11: Suchmaske für die Suche nach einer Arztpraxis

Insgesamt 36 Praxen erhält sie und schränkt daher den Umkreis auf 3 km ein. Da sie lieber zu einer Ärztin gehen möchte, gibt sie dieses zusätzlich bei der Suche an. Sie erhält so nur noch 13 Treffer.

Nun startet sie über das Portal mittels einer dort speziell zur Verfügung gestellten Funktion eine Terminanfrage für den nächsten Tag an alle diese Praxen. Nach 4 Sekunden hat Sie eine Liste der Terminvorschläge der einzelnen Praxen und entscheidet sich, den zweitmöglichsten Termin um 09:30 Uhr in einer Praxis, die an ihrem Arbeitsweg liegt, zu buchen. Nach der Bestätigung – wobei Sie die Buchung mit ihrer persönlichen Gesundheitskarte signiert – wird dieser Termin mit der genauen Adresse und einer Lageskizze der Praxis automatisch in ihren elektronischen Organizer eingetragen. Zum Schluss benachrichtigt sie per E-Mail ihre Arbeitsstelle, dass sie am nächsten Tag aus gesundheitlichen Gründen vermutlich erst gegen 11 Uhr zur Arbeit kommen wird.

- *Hinweis !*
  Elektronische Platzbuchungsverfahren haben sich inzwischen in vielen Branchen bewährt, tatsächlich gibt es z.B. Flugbuchungen über das Internet, bei denen – sofern der Benutzer dies zulässt und ein entsprechendes PlugIn lokal installiert ist – der gebuchte Flugtermin direkt in den persönlichen Organizer eingetragen wird.

Am nächsten Morgen erscheint Frau Knaspers pünktlich in der Praxis der Gynäkologin Frau Dr. Klein, wo sie auch nach kurzer Wartezeit der Ärztin ihre Beobachtungen schildern kann. Die Ärztin führt als ersten Schritt eine gynäkologische Anamnese durch und dokumentiert das Ergebnis mittels einer speziellen Dokumentationsfunktion in ihrem Arztpraxisinformationssystem in die institutionelle Elektronische Patientenakte (*i*EPA).

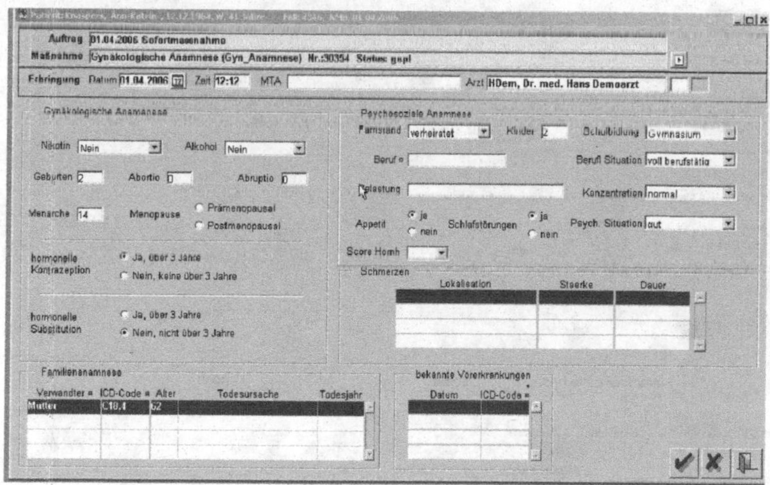

Abb. 1.12: beispielhafte Dokumentationsfunktion „Gynäkologische Anamnese"

Danach führt Frau Dr. Klein eine körperliche Untersuchung und eine sorgfältige Untersuchung der Brust durch und kommt zum gleichen Befund wie die Patientin, den Sie elektronisch dokumentiert. Sie bespricht nun das weitere Vorgehen mit der Patientin und stellt eine elektronische Überweisung zur Mammographie aus. Damit der Radiologe ausreichend informiert ist, fügt sie der Überweisung nach Einverständnis durch die Patientin die Ergebnisse der Anamnese und der körperlichen Untersuchung mit an. Alle diese Dokumente und relevanten Einträge ihrer elektronischen Karteikarte stellt sie nun nach Zustimmung der Patientin in die einrichtungsübergreifende Elektronische Patientenakte (*e*EPA) ein.

Abb. 1.13: Dokumentationsverlauf im Praxissystem

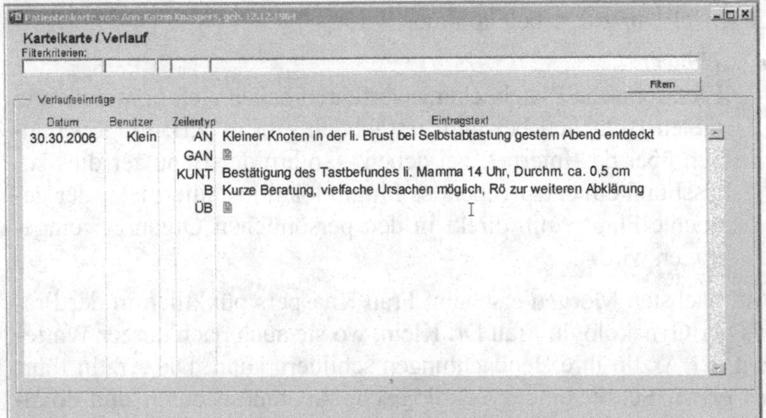

Patientenkarte von: Ann-Katrin Knaspers, geb. 12.12.1964

Karteikarte / Verlauf

Filterkriterien:

Filtern

Verlaufseinträge

Datum	Benutzer	Zeilentyp	Eintragstext
30.30.2006	Klein	AN	Kleiner Knoten in der li. Brust bei Selbstabtastung gestern Abend entdeckt
		GAN	
		KUNT	Bestätigung des Tastbefundes li. Mamma 14 Uhr, Durchm. ca. 0,5 cm
		B	Kurze Beratung, vielfache Ursachen möglich, Rö zur weiteren Abklärung
		ÜB	

AOK | LKK | BKK | IKK | VdAK | AEV | Knappschaft

AOK Westfalen-Lippe

Name, Vorname des Versicherten

Knaspers
Ann-Katrin — geb. am 12.12.1964
Rote Gasse 17
44139 Dortmund

Kassen-Nr. 3411401 — Versicherten-Nr. 18111 — Status

Vertragsarzt-Nr. — VK gültig bis 30.08.2008 — Datum 01.04.2006

Überweisungs-/Abrechnungsschein — **06-1**

[x] Kurativ — Präventiv — Sonstige Hilfen — bei belegärztl. Behandlung — Quartal 02

Unfall Unfallfolgen — AU bis — Lfd. Nr. 1662

Überweisung an

Ausführung von Auftragsleistungen — Konsiliaruntersuchung — Mit-/Weiterbehandlung

Mobilität: gehfähig — schwanger: nein

Probenkennung:

Auftrag (bitte auch wichtige Befunde / Medikation angeben) / **Diagnose / Verdacht**

Anamnesen / relevante Befunde

Tastbefund li. Mamma 14 Uhr

Beauftragte Leistungen

Code	Text	Wunschdatum Beginn	Wunschdatum Ende	Menge / Dauer	Dringl.	Anmerkung
	Mammographie bds.	sofort			hoch	

Diagnosen (ggf. Abrechnungsbegründungen)

ICD-10-SGBV	Diagnosensicherheit	Lokalisation	Erläuterung
D48.6	Verdacht auf	links	

Tag	Monat	GNR	Begründung

Dr. med. Hans Demoarzt

Vertragsarztstempel überweisender Arzt

Abb. 1.14: elektronische Überweisung

Die Patientin bittet darum, dass sehr schnell ein Termin zum Röntgen stattfindet. Die Ärztin ruft daher mittels einem rechten Mausklick auf die Überweisung die Kontextfunktion „Terminanfrage“ auf. Nach wenigen Sekunden erscheinen die möglichen Termine bei Radiologen die ihre Praxis im Umkreis von 5 km der Praxis von Frau Dr. Klein und der Wohnung von Frau Knaspers haben.

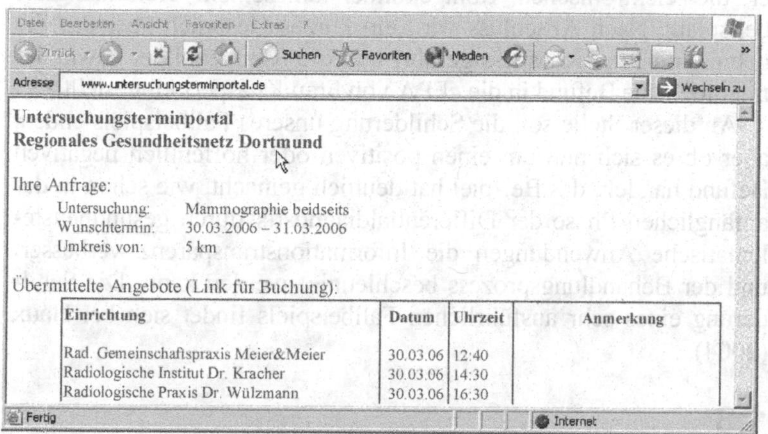

Abb. 1.15: Terminliste

Schnell ist gemeinsam besprochen, welcher Termin wahrgenommen werden soll und da Frau Knaspers eine rasche Abklärung wünscht, möchte Sie den Termin am gleichen Tag noch um 16.30 Uhr in der Radiologischen Praxis Dr. Wülzmann wahrnehmen. Mit einem Knopfdruck bestätigt Frau Dr. Klein den Termin, wobei automatisch – da die Gesundheitskarte von Frau Knaspers noch im Lesegerät steckt – die Überweisung und die dafür relevanten Dokumente sowie auch das Einverständnis der Patientin an die *e*EPA übermittelt werden. Frau Knaspers verlässt das Behandlungszimmer und lässt sich beim Praxisempfang gleich für den nächsten Tag um 16 Uhr noch einen Termin zur Besprechung des Untersuchungsergebnisses der Mammographie geben, der elektronisch sofort in den Kalender des Praxisinformationssystems eingebucht wird.

Nach der Arbeit fährt Krau Knaspers also zur Radiologischen Praxis Dr. Wülzmann und nachdem sie ihre Gesundheitskarte in der Anmeldung vorgelegt hat – von der alle Versicherungsangaben gelesen werden – und die Versichertendatenprüfung zwischen Praxissystem und Informationssystem der Krankenkasse erfolgreich verhandelt wurde, können nun die Überweisung und die dieser angehängten Dokumente aus der *e*EPA von Frau Knaspers in das radiologische Informationssystem eingelesen werden. Alle Informationen und Dokumente können dabei direkt aus der elektronischen radiologische Akte des Radiologischen Informationssystems (RIS) gesteuert durch die zugriffsberechtigten Mitarbeiter der Praxis abgerufen werden.

Frau Knaspers wird nun in den entsprechenden Warteraum gebeten und während eine RTA kurz danach die Bilder anfertigt, schaut sich der die Untersuchung betreuende Radiologe Dr. Durchblick die von Frau Dr. Klein übersandten Unterlagen durch. Danach befundet er die elektronischen Röntgenbilder an seinem Befundungsarbeitsplatz. Nach Abschluss wird ein kurzes Gespräch über das Ergebnis mit Frau Knaspers geführt und die Röntgenbilder sowie der radiologische Befund in die *e*EPA von Frau Knaspers eingestellt.

An dieser Stelle soll die Schilderung unseres Fallbeispiels enden, aber ob es sich nun um einen positiven oder hoffentlich negativen Befund handelt, das Beispiel hat deutlich gemacht, wie schon in der anfänglichen Phase der Differentialdiagnostik durch gesundheitstelematische Anwendungen die Informationstransparenz verbessert und der Behandlungsprozess beschleunigt werden kann. Die Schilderung eines sehr ausführlichen Fallbeispiels findet sich bei Haux (2004).

1.8 Zusammenfassung Kapitel 1

Die Verbindung von Telekommunikations- und Informationstechnologie hat zu neuen so genannten *Telematikanwendungen* geführt, die in vernetzten Branchen grenzenlos weltweit betrieben werden können. Eine wesentliche technische Basis stellt die durch ihre breite Akzeptanz im privaten Bereich und im Geschäftsleben zum Katalysator digital vernetzter Welten gewordene *Internet-Technologie* dar (Sackmann 2005). Merkmal telematischer Anwendungen ist die *orts- und zeitunabhängige Verfügbarkeit von Diensten* und damit die Möglichkeit der orts- und zeitunabhängigen Information, Dokumentation, Kommunikation, Organisation und Arbeitsverrichtung. Telematikanwendungen effektivieren aber nicht nur die heute gängigen Tätigkeiten, Aufgaben und Prozesse, sondern schaffen selbst *neue Wertschöpfungen*, in dem durch sie völlig neue Dienstleistungen möglich werden. Telematik ist daher nicht nur zu einem technischen Artefakt der modernen Welt geworden, sondern zu einem Gestaltungsfaktor schlechthin, der auch wirtschaftliche, politische und kulturelle Veränderungen bewirkt. Vor diesem komplexen Hintergrund müssen eine Reihe von Voraussetzungen vorliegen, damit telematische – hier speziell gesundheitstelematische – Anwendungen überhaupt entstehen und betrieben werden können: Es müssen *technische, organisatorische und rechtliche Komponenten* (⌦ Kap. 3.8, ab S. 244) unter Berücksichtigung der *internationalen Standardisierung* (⌧ Kap. 4, ab S. 293) im Bereich der Gesundheitstelematik implementiert werden.

Wichtigster Aspekt für einen erfolgreichen und akzeptierten Einsatz telematischer Anwendungen im Gesundheitswesen ist die Wahrung der *Vertraulichkeit des Patienten-Arzt-Verhältnisses* und insgesamt der Vertrauenswürdigkeit des Gesundheitswesens (⌧ Kap. 2.6, S. 167 und Kap. 3.8.3, S. 250). Dies erzwingt den vielfältigen Einsatz kryptographischer Verfahren und elektronischer *Heilberufsausweise* (⌧ Kap. 3.8.3.2., S. 253) für die im Gesundheitswesen Tätigen sowie *elektronischer Gesundheitskarten* (⌧ Kap. 3.8.3.3, S. 257) für die Patienten.

Merktafel 1
zu Kapitel 1: Einführung

- Telematik als Kunstwort entstand zur Benennung von kombinierten Anwendungen aus Telekommunikations- und Informationstechnik. *M1.1*
- Telematikanwendungen sind einrichtungsübergreifende und ortsunabhängige vernetzte Anwendungen zur Überbrückung von Raum und Zeit, um betriebliche oder überbetriebliche Geschäftsprozesse jeglicher Art abzuwickeln und/oder ganz oder teilweise zu automatisieren. *M1.2*
- Das Fachgebiet, das sich mit Telematikanwendungen im Gesundheitswesen beschäftigt, wird als *Gesundheitstelematik* bezeichnet. Synonyme dafür sind *eHealth* und *Health Telematics*. Dabei handelt es sich um ein Teilgebiet der Medizinischen Informatik. *M1.3*
- Wesentliche *strategische Ziele* der Gesundheitstelematik sind die Effektivierung und Qualitätssteigerung der medizinischen Versorgung sowie die Verbesserung der Transparenz und Steuerungsmöglichkeiten des Behandlungsgeschehens. Ebenso können neue Märkte erschlossen werden. *M1.4*
- Die wesentlichen *operativen Ziele* der Gesundheitstelematik sind: Vereinfachung von Abläufen, Verbesserung der einrichtungsübergreifenden Informationstransparenz, verbesserte Behandlungsplanung und -koordination, besserer Zugang zu aktuellem medizinischen Wissen und flexible Weiterbildungsmöglichkeiten. *M1.5*

M1.6 ■ Der Nutzen der Gesundheitstelematik ist vielfältig und kommt der Solidargemeinschaft, den einzelnen Patienten, den Leistungserbringern und der Gesellschaft insgesamt zu Gute. Die *Balancierung von Kosten und Nutzen* ist ein wichtiger Aspekt gesundheitstelematischer Anwendungen.

M1.7 ■ Telematische Anwendungen im Gesundheitswesen können in *drei große Klassen von Anwendungen* eingeteilt werden:

- □ Anwendungen, die unmittelbar der Patientenbehandlung oder damit verbundener administrativer Vorgänge dienen,
- □ Anwendungen zur Bereitstellung oder Vermittlung von Informationen und Wissen für Bürger, Patienten oder Beschäftigte im Gesundheitswesen

und

- □ Anwendungen zur Unterstützung von Forschung, Lehre und Gesundheitsberichtserstattung.

M1.8 ■ Für die Unterstützung der Patientenbehandlung kommen Anwendungen verschiedensten Typs zum Einsatz. Teilbereiche hiervon sind Anwendungen der Telekommunikation, Teledokumentation, Telekooperation, Teleüberwachung und Telekonsile.

M1.9 ■ Anwendungen zur Vermittlung von Informationen und Wissen sind Internet-Informationsangebote, Portale oder eLearning-Anwendungen.

M1.10 ■ Anwendungen für die Gesundheitssystemplanung und -berichterstattung fokussieren auf aus den operativen Anwendungen gewonnenen anonymisierten Informationen, um differenzierte Statistiken und darüber hinaus auch die Entwicklung der Versorgungssituation darstellen zu können.

2 Grundlagen

2.1 Einführung und Übersicht

Grundlage für Telematik sind Kommunikationsvorgänge

Für ein Verständnis der Möglichkeiten sowie zur Entwicklung gesundheitstelematischer Anwendungen sind Kenntnisse prinzipieller logischer und technischer Grundlagen der Telematik hilfreich. Telematische Anwendungen basieren letztendlich immer auf einer Kommunikation zwischen zwei technischen Systemen – zumeist Anwendungssystemen – deren Nutzer je nach Anwendung die telematischen Dienste als höherwertige IT-Anwendungen – wie z.B. E-Mail, Anwendungen zur Kommunikation elektronischer Arztbriefe oder die einrichtungsübergreifende elektronische Krankenakte – erleben.

Kommunikation von Mensch zu Mensch

Im einfachsten Fall wird die technische Plattform ausschließlich zur Kommunikation genutzt, diese dient quasi nur zum Empfang und zur Darstellung der übermittelten Informationen – ähnlich einem Telefonapparat. Solche relativ einfachen und ausschließlich für die Kommunikation geschaffenen Anwendungen sind z.B. E-Mail-Programme, die im Wesentlichen das Verfassen, Versenden und Verwalten von elektronischen Nachrichten ermöglichen. Andererseits ist aber auch denkbar, dass zwei Anwendungssysteme automatisch direkt miteinander kommunizieren, z.B. wenn ein Krankenhausinformationssystem (KIS) und ein Arztpraxisinformationssystem (APIS) Einweisungen und Arztbriefe austauschen.

Mittels zwei Fallbeispielen soll der Unterschied von unmittelbarer Kommunikation zwischen menschlichen Akteuren und der mittelbaren Kommunikation dieser auf Basis einer Kommunikation zwischen Anwendungssystemen erörtert werden.

Darüber hinaus ist es auch üblich, dass ein menschlicher Akteur mit einem entfernt agierenden Anwendungssystem kommuniziert – z.B. beim internetbasierten Kauf von Bahnfahrtkarten, der Buchung von Hotels und Flugreisen etc. Der menschliche Akteur sendet also aktiv Anfragen, Wünsche, Formulare an dieses entfernte Anwendungssystem und dieses reagiert darauf, indem es automatisch entsprechende Antworten generiert und zurücksendet.

Fallbeispiel 2: Kommunikation zwischen Personen

Herr Meier aus der Zentralstelle eines Produktionsmaschinenherstellers in Köln möchte Frau Müller in der Vertriebsaußenstelle in Hamburg eine Nachricht zukommen lassen, dass der Kunde Moser unbedingt innerhalb der nächsten 2 Wochen wegen eines Angebotes zum Ausbau seiner Produktionsanlage besucht werden muss. Herr Meier setzt sich also an seinen Computer, ruft sein E-Mail-Programm auf und gibt die Nachricht ein. Am Ende wählt er als Adressaten Frau Müller und betätigt die Schaltfläche „Senden".

Als Frau Müller 3 Stunden später von einem Außendienst-Termin in das Büro zurückkehrt, ruft Sie Ihr E-Mail-Programm auf und betätigt die Schaltfläche „Empfangen". Sie erhält nun alle seit ihrem letzten Abruf eingegangenen Nachrichten vom E-Mail-Server in ihren Posteingangskorb überspielt – auch die von Herrn Meier, und ruft kurz darauf den Kunden Moser zwecks Terminabstimmung an. Ebenfalls per E-Mail bestätigt sie Herrn Meier, dass die Erledigung erfolgreich durchgeführt wurde.

Abb.2.1: Unmittelbare Kommunikation per E-Mail

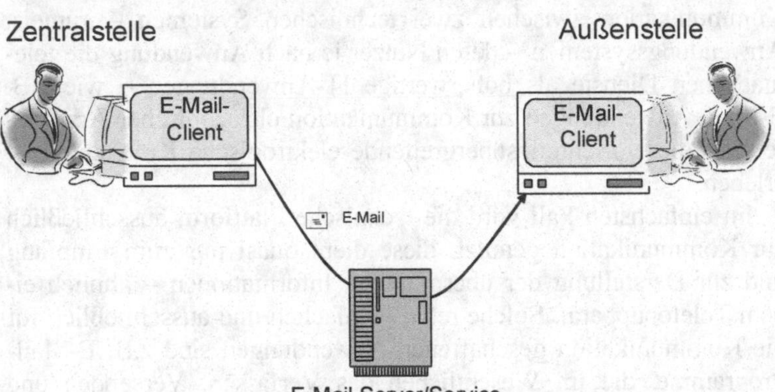

Wie deutlich wird, nimmt sowohl der Sender – hier ein menschlicher Handlungsträger – eine aktive Rolle ein, in dem er einen E-Mail-Text aktiv verfasst und dann nach Abschluss mit einer speziellen Funktion seiner E-Mail-Software den Versand veranlasst, als auch der Empfänger, der aktiv seine E-Mails abruft, liest und danach ablegt.

In diesem Fallbeispiel kommunizieren also zwei Menschen zwar asynchron aber trotzdem unmittelbar mittels einer technischen Infrastruktur – den internen lokalen E-Mail-Systemen und der allgemeinen Infrastruktur – gezielt miteinander. Mittels Chat-Software, bei der zeitgleich Nachrichten bzw. Texte erfasst und gesendet werden können – ist sogar eine weitgehend zeitnahe synchrone Kommunikation möglich.

Fallbeispiel 3: Kommunikation zwischen Awendungssystemen

Beim in der Abbildung 2.2 dargestellten Szenario kommunizieren zwei Anwendungssysteme in bedingt intelligenter Weise miteinander, und der Benutzer des jeweiligen Systems erlebt diese Kommunikation indirekt als in seine Arbeitsumgebung integriertes Artefakt – d.h. er ist sich beim Umgang mit der Überweisung oder dem Arztbrief gar nicht bewusst, dass dafür zwei Anwendungssysteme miteinander kommuniziert haben und er selbst musste auch keine speziellen manuellen Arbeiten zur Kommunikation durchführen, denn aus dem Krankenhausinformationssystem oder dem Radiologieinformationssystem (RIS) heraus wird der Brief direkt automatisch oder halbautomatisch an die über- bzw. einweisende Institution versandt, dort nimmt das Arztpraxisinformationssystem (APIS) den elektronischen Arztbrief entgegen und integriert diesen in die entsprechende institutionelle Elektronische Patientenakte (*i*EPA) der Patientin bzw. des Patienten.

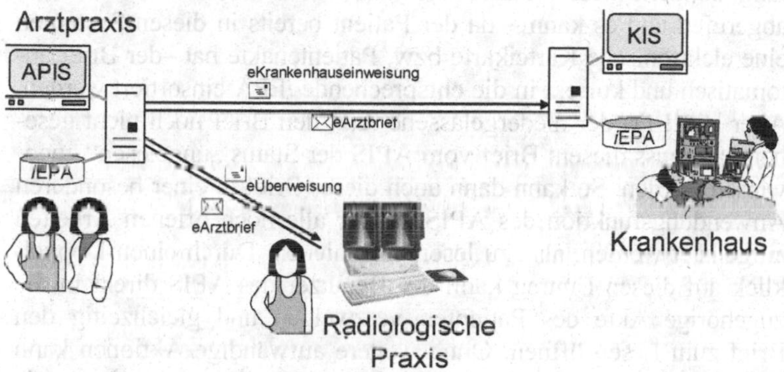

Abb. 2.2: Kommunikation mittels Anwendungssystemen

Krankenhausinterner Ablauf der Brieferstellung und automatischer Versand

Der Ablauf z.B. für die Arztbriefkommunikation zwischen KIS und APIS kann wie folgt beschrieben werden: Im KIS werden die Arztbriefe elektronisch mittels einem Textverarbeitungssystem erstellt und gespeichert. Der krankenhausinterne Workflow der gesamten Brieferstellung ist komplex, denn zuerst wird der Text digital diktiert, eine Schreibkraft ruft dann dieses Diktat über eine entsprechende Arbeitsliste ab, schreibt den Arztbrief, der dann wieder als Text zur Kontrolle dem Arzt elektronisch über eine entsprechende Arbeitsliste vorgelegt wird. Dieser kann dann wenn notwendig noch kleinere Änderungen vornehmen und/oder den Brief direkt mit seinem elektronischen Heilberufsausweis signieren. Automatisch erkennt nun das KIS aufgrund des Signaturvorganges, dass dieser Arztbrief bereit ist, an den einweisenden Arzt und gegebenenfalls an andere mitbehandelnde Ärzte versandt zu werden. Da die Ärzte selbst bzw. die Praxen und deren elektronische Adressen ebenfalls im KIS bekannt sind oder aber mittels eines öffentlich zugänglichen Dienstes im Netz automatisch abgerufen werden können, kann das KIS nun automatisch den Arztbrief z.B. per sicherem E-Mail-Versand an die Praxis des einweisenden Arzt und wenn notwendig an andere Mitbehandler versenden.

Im Gegensatz zum vorangehenden Beispiel der manuellen E-Mail-Kommunikation muss sich also der Arzt hier nicht aktiv um das Versenden eines Dokumentes – z.B. mittels eines E-Mail-Programmes wie im vorangehenden Fallbeispiel 2 gezeigt – kümmern, sondern dies übernimmt das von ihm genutzte KIS automatisch, der Arzt oder andere Mitarbeiter haben also keinen Zusatzaufwand für die Kommunikation mehr – es kommunizieren also zwei Anwendungssysteme miteinander.

Elektronischer Posteingang in der Arztpraxis

Bei den Empfängern – also in den Arztpraxen – nehmen ebenfalls nicht menschliche Aktionsträger die elektronischen Briefe in Empfang, sondern diese werden von dem jeweiligen APIS automatisch abgerufen und es kann – da der Patient bereits in diesen Systemen eine elektronische Karteikarte bzw. Patientenakte hat –der Brief automatisch und korrekt in die entsprechende *i*EPA einsortiert werden. Aber halt!! Da der niedergelassene Arzt den Brief noch nicht gesehen hat, muss diesem Brief vom APIS der Status „ungelesen" zugewiesen werden. So kann dann auch dieser Brief in einer besonderen Anwendungsfunktion des APIS, in der alle noch offenen Arbeiten aufgelistet werden, als „zu lesen" erschienen. Durch einen Doppelklick auf diesen Eintrag kann der Benutzer des APIS direkt in die zugehörige Akte des Patienten verzweigen und gleichzeitig den Brief zum Lesen öffnen. Ohne weitere aufwändige Aktionen kann also der Arzt in der Praxis den Brief abrufen und lesen – ganz so wie früher in der papierenen Vorlagenmappe – mit dem Vorteil, dass er auch sofort der Patientenkontext durch die bereits geöffnete zugehörige Patientenakte im Blick hat. Ein manueller elektronischer Empfang des Briefes mit nachfolgender aufwändiger manueller elektronischer Ablage entfällt!

Keine zusätzlichen aufwendigen manuellen Arbeiten

In beiden voran stehenden Fallbeispielen wird für den Transport der Briefe die gleiche Infrastruktur verwendet – ein E-Mail-System. Während aber im erstgenannten Fallbeispiel menschliche Handlungsträger mittels E-Mail aktiv kommunizieren, übernehmen im zweiten Beispiel die Anwendungssysteme KIS und APIS die kommunikativen Aufgaben.

Verteilte Systeme

Das zweite Beispiel macht ebenfalls deutlich, dass sogenannte „Verteilte Systeme" (⌧ Kap. 2.5 S. 87) die Grundlage einer effektiven Gesundheitstelematik sind. Hierbei werden verschiedene Anwendungssysteme gekoppelt, indem diese in einer globalen Infrastruktur Anwendungen und Dienste lokal und global zur Verfügung stellen.

> „Bei einem verteilten System arbeiten Komponenten zusammen, die sich auf vernetzten Computern befinden und die ihre Aktionen durch den Austausch von Nachrichten koordinieren." (Coulouris 2002)

Ob diese Systeme fähig sind, sinnvoll und gewinnbringend miteinander zu kommunizieren und zu interoperieren, hängt von vielen Faktoren ab, die technischer, inhaltlicher und organisatorischer Art sind.

Vor dem Hintergrund der geschilderten Fallbeispiele sollen im Folgenden ausgehend von den grundsätzlichen Aspekten der Kommunikation (⌦ Kap. 2.2 S. 35) zuerst die prinzipiellen Bausteine verteilter Systeme – nämlich die einzelnen institutionellen Anwendungssysteme (⌦ Kap. 2.3 S. 55) – betrachtet und sodann die Grundlagen zur Vernetzung von Rechnersystemen (⌦ Kap. 2.4, S. 59) und zum Aufbau verteilter Systeme (⌦ Kap.2.5, S. 87) dargestellt werden.

Nach dem Überblick zu diesen Gesamtzusammenhängen werden dann abschließend einige wichtige Basistechnologien und Basisanwendungen kurz erläutert.

2.2 Prinzipielle Aspekte der Kommunikation

2.2.1 Der Kommunikationsvorgang

Kommunikation = aktiver Austausch von Nachrichten zwischen Kommunikationspartnern

Wie bereits schon angedeutet, beruhen alle telematischen Dienste und Anwendungen im Prinzip auf Kommunikationsvorgängen auf verschiedensten technischen und inhaltlichen Ebenen. Für das Verständnis und die Diskussion von telematischen Anwendungen ist daher ein Verständnis vom prinzipiellen Wesen der Kommunikation hilfreich. Hierzu gibt es unzählige Modelle, die je nach modellierender Fachrichtung (Soziologie, Psychologie, Kommunikationswissenschaft, Technik, Informatik) sehr verschiedene Aspekte eines Kommunikationsvorganges in den Mittelpunkt rücken. Allgemein kann jedoch festgehalten werden:

- Unter Kommunikation wird der Austausch von Nachrichten oder Botschaften zwischen Kommunikationspartnern über Raum und Zeit verstanden.
- Kommunikationsprozesse setzen – klammert man Selbstgespräche aus – mindestens zwei Kommunikationspartner voraus.

Kommunikationspartner sind Menschen und/oder Anwendungssysteme

- Kommunikationspartner sind Lebewesen oder technische Systeme, die in der Lage sind, Botschaften zu generieren und an ein Übertragungsmedium weiterzugeben sowie Botschaften zu empfangen. Für die im Kontext der telematischen Anwendungen zu betrachtenden Kommunikationsvorgänge muss also zumindest differenziert werden zwischen den menschlichen Kommunikationspartnern, die am Ende des Kommunikationsvorganges stehen und durch höherwertige technisch Verfahren nur mittelbar kommunizieren, und den evtl. dazwischen geschalteten und ebenfalls aber unmittelbar kommunizierenden technischen Artefakten. Technische Artefakte bzw. Systeme können aber auch isoliert und eigenständig kommunizieren und agieren.

Träger- und Übertragungsmedium notwendig

- Für die Übermittlung von Nachrichten muss ein Trägermedium für die Nachricht und ein Übertragungsmedium bzw. -kanal zur Verfügung stehen. Beides kann – muss aber nicht – identisch sein. So kann auch eine Übermittlung mittels Diskette (Trägermedium) und Postbote (Übertragungsmedium) erfolgen. Mediale Umwandlungen während des Vorganges sind denkbar, Beispiel: Ein Anwendungssystem generiert und versendet ein FAX, das beim Empfänger als Papierausdruck aus dem Gerät läuft.

Wissens- und Erfahrungshintergrund

- Der Sender einer Nachricht formuliert den Inhalt vor einem ihm inhärenten Kontext – Fakten und Wissen jeglicher Art sowie auch vor seinem lebensweltliche Erfahrungshintergrund. Für ein gegenseitiges Verständnis muss der Empfänger über einen ähnlichen Hintergrund verfügen.

Kommunikation hat Intention

- Der Sender verfolgt mit der Übermittlung einer Nachricht eine bestimmte Intention – initial oder als Reaktion auf eine zuvor erhaltene Nachricht.
- Eine Nachricht/Botschaft ist eine abgeschlossene zu übermittelnde bzw. im Sinne des Kommunikationsvorganges übermittelte Einheit.
- Der Empfänger der Nachricht muss über eine Empfangstechnik verfügen, die ihm erlaubt, die Nachricht aufzunehmen sowie über den notwendigen sprachlichen (syntaktischen) und lebensweltlichen (semantischen) Hintergrund verfügen, um eine Nachricht verarbeiten bzw. verstehen zu können.

Eine bilaterale Kommunikation impliziert also auch das „Verständnis“ zwischen den Kommunikationspartnern bzw. das „Verstehen“ der Nachrichten. Eine Nachricht soll also nicht nur technisch korrekt empfangen also perzeptiert, sondern muss auch apperzeptiert werden können. Um also kompetent miteinander kommunizieren zu können, müssen eine Reihe von Voraussetzungen erfüllt sein. Wichtig sind vor allem

Kommunikation = Austausch und Verstehen von Nachrichten

- das Vorhandensein eines verlässlichen technischen Übertragungsweges (Übertragungsmediums) zur Übermittlung der Nachrichten,
- die Vereinbarung auf eine im gewissen Maße standardisierte „Sprache“, in der die Nachrichten abgefasst sind und mittels der sowohl syntaktische als auch semantische Aspekte für die Kommunikation vereinbart sind,

und

- das Vorhandensein eines zwischen dem Sender und Empfänger gemeinsamen Verständnisses über den Gegenstand der Kommunikation bzw. eines gemeinsamen Wissens- und Erfahrungshintergrundes.

Letzteres wird oftmals übersehen, denn Sprache bzw. Nachrichten zu verstehen hat immer auch etwas mit dem semantischen Gehalt einer Nachricht und dessen Verstehen durch den Empfänger zu tun. Ein Beispiel macht diesen Sachverhalt deutlich: Eskimos verfügen über ca. 20 Begriffe, um die Beschaffenheit von Schnee zu charakterisieren. Ein westlicher Besucher könnte also eine Nachricht eines Eskimos über die derzeitige Schneesituation an einem bestimmten Ort – selbst wenn sie korrekt übermittelt und empfangen wurde und er auch die Sprache der Eskimos spricht – nicht verstehen, da er nur 2-3 Schneebeschaffenheiten kennt.

Gemeinsames Verständnis notwendig

Der Aspekt eines gemeinsamen Wissens- und Erfahrungshintergrundes gilt nicht nur für die Kommunikation zwischen Menschen, sondern auch für die Kommunikation zwischen Anwendungssystemen – dort oftmals als *semantische Interoperabilität* bezeichnet.

Zwei wichtige Gedanken sollen an dieser Stelle in Anlehnung an die Ausführungen unter www.mediamanual.at/mediamanual/workshop/index.php (letzter Zugriff 10.10.2005) noch abschließend aufgegriffen werden:

Kommunikation verbindet

- Kommunikation in ihrer Gesamtheit ist ein Prozess, der verbindet und kann als eine Sammlung von erneut setzbaren Handlungen über Zeit und Raum verstanden werden, um Beziehungen zwischen Objekten (Menschen, technischen Systemen, Tieren) zu gestalten. Kommunikation verändert den Wissens- und gegebenenfalls Erfahrungshintergrund der Kommunikationsteilnehmer – sofern wie bereits vorangehend beschrieben – die Voraussetzungen um miteinander zu kommunizieren überhaupt erfüllt sind.

Kommunikation findet statt

- Kommunikation kann durch die isolierte Betrachtung von „Dingen" nie zur Gänze erfasst werden. Um Kommunikation zu begreifen, müssen die Beziehungen zwischen den „Dingen" und die Umwelt der Dinge sowie die lokalen Wissens-/Datenspeicher der „Dinge" in die Betrachtung einbezogen werden.

Unter Berücksichtigung der vorangehend diskutierten Aspekte ergibt sich das nachfolgend gezeigte Bild.

Abb. 2.3: Kommunikation und Kontext

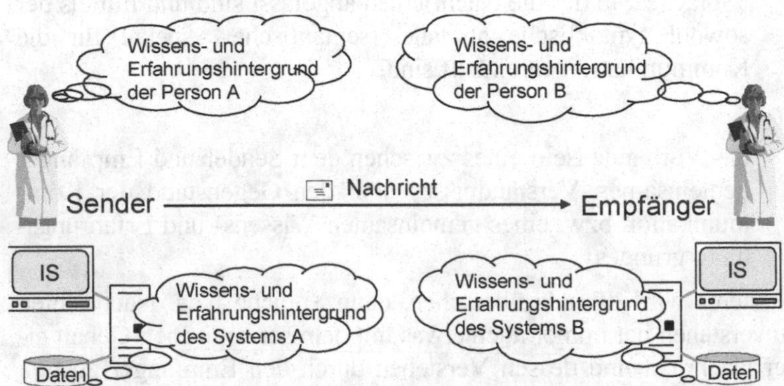

Die einzelnen Aktivitäten, die bei Kommunikationsvorgängen zu durchlaufen sind, zeigt die nachfolgende ⌧ Abbildung 2.4 im Überblick, wobei dies sowohl für menschliche Kommunikation als auch für die Kommunikation zwischen technischen Systemen gilt.

Betrachtet man also nochmals das ⌧ Fallbeispiel 3 auf Seite 33, so wird vor dem oben stehenden Zusammenhang deutlich, dass beim Vorgang der Übermittlung des Arztbriefes vom Radiologischen Institut zur Arztpraxis der beschriebene Ablauf nur sachgerecht funktionieren kann, wenn die Patientin zu der das RIS einen Befund an das APIS sendet dort auch bekannt ist – also zum „Wissenshintergrund" des APIS in Form einer bereits existierenden Patientenakte gehört. Davon kann natürlich in diesem speziellen Fall ausgegangen werden, da ja zuvor eine elektronische Überweisung erfolgte. Aber im umgekehrten Fall ist es sehr wohl möglich, dass im RIS die überwiesene Patientin noch nicht bekannt war. Dementsprechend muss also der Wissenshintergrund zur Überweisung – nämlich die gesamten Patientenstammdaten und eventuell Versicherungsangaben sowie wichtige klinische Informationen – vom APIS mit der

Überweisung übermittelt und vom RIS in seinen „Wissenshintergrund" eingefügt werden.

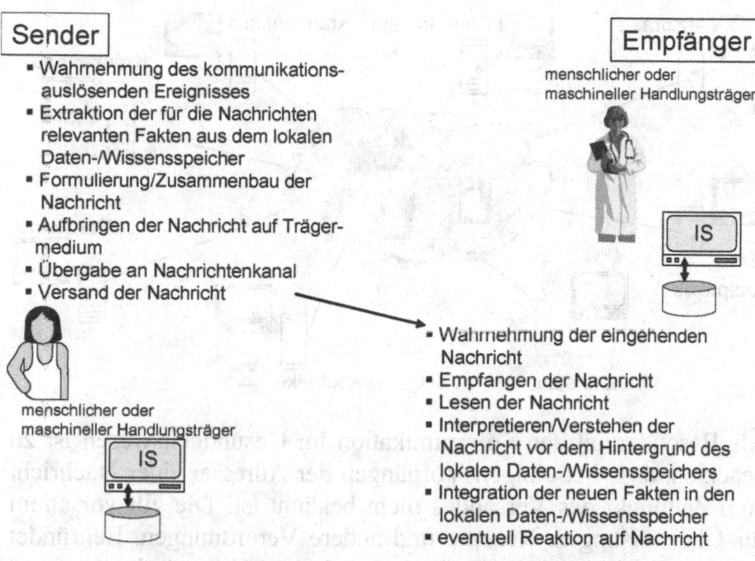

Abb. 2.4: Aktivitäten bei Kommunikationsvorgängen

Krüger (2004) unterscheidet zwischen den inhaltlichen (anwendungsbezogenen) und den unterstützenden (formalen) Komponenten einer Kommunikation. Die inhaltlichen Komponenten umfassen dabei die Syntax und Semantik der auszutauschenden Informationen, während die unterstützenden Komponenten all jene sind, die in Form von physikalischen/technischen Einrichtungen und Diensten die Kommunikation ermöglichen. Diese Unterscheidung ist insofern wichtig, da hinsichtlich des Entwurfs von verteilten Systemen sowohl die Festlegung der Syntax als auch der Semantik auszutauschender Nachrichten wesentlich (⌧ Kap. 2.5.6.4, S. 127) für branchenspezifische Telematikanwendungen sind – unabhängig von der Nutzung einer konkreten Kommunikationsinfrastruktur.

Sollen in einem komplexeren Kommunikationsgeflecht mehrere Teilnehmer bzw. Informationssysteme kommunizieren, stellt sich die Situation gegenüber jener in ⌧ Abbildung 2.2. auf Seite 33 wie folgend gezeigt komplexer dar.

Dabei wird deutlich, dass neben einer für alle Teilnehmer erreich- und nutzbaren allgemeinen Kommunikationsinfrastruktur zusätzlich nun ein entsprechendes technisches *Vermittlungs- bzw. Routingsystem* – also eine Kommunikationsinfrastruktur – notwendig wird, das einerseits alle Kommunikationsteilnehmer kennt und dem einzelnen Teilnehmer erlaubt, einen anderen Teilnehmer als Adressaten anzuwählen und das die Nachrichten korrekt an den Adressaten weiterleitet bzw. einen korrekten Verbindungsaufbau gewährleisten kann.

Abb. 2.5: Beispielhaftes Kommunikationsgeflecht im Gesundheitswesen

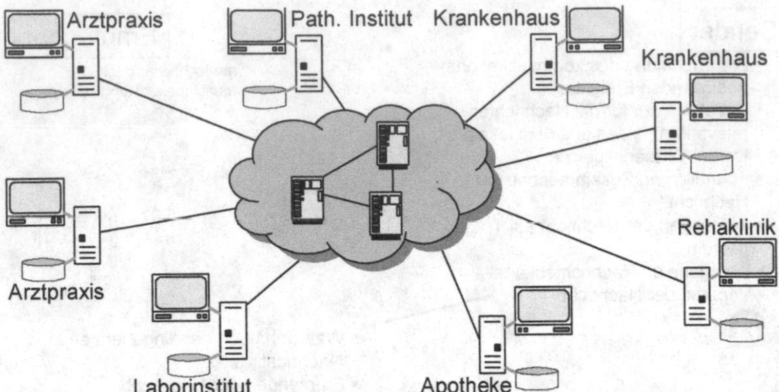

Als Besonderheit der Kommunikation im Gesundheitswesen ist zu beachten, dass bei einigen Vorgängen der Adressat einer Nachricht zum Zeitpunkt des Versandes nicht bekannt ist! Die gilt vor allem für Überweisungen, Rezepte und andere Verordnungen. Begründet ist dieser Sachverhalt in der Tatsache, dass Patienten freie Arzt- und Apothekenwahl haben (⌧ Kap. 5.4, S. 394).

Ausgehend von den vorangehend beschriebenen Modellvorstellung der Kommunikation stellt sich nun die Frage, mittels welcher weiterer Merkmale Kommunikationsbeziehungen qualifiziert werden können.

2.2.2 Merkmale von Kommunikationsbeziehungen

Zur allgemeinen Klassifikation von Kommunikationsvorgängen bzw. -beziehungen bzw. deren Qualifizierung können verschiedene Kriterien herangezogen werden. Die nachfolgend erläuterten Kriterien können – wenngleich sie nicht erschöpfend sind – als wesentlich zu berücksichtigend angesehen werden.

2.2.2.1 Art der Kommunikationspartner

Wie bereits in den vorangehenden Abbildungen deutlich wurde, können Kommunikationspartner sowohl menschliche Handlungsträger oder aber isolierte technische Artefakte oder ganze Anwendungssysteme – in diesem Sinne bei telematischen Anwendungen hauptsächlich institutionelle Anwendungssysteme (⌧ Kap. 2.3 S. 55) – sein.

Von Mensch zu Mensch

Die Kommunikation zwischen Menschen ist uns vertraut und erfolgt heute neben dem direkten persönlichen Gespräch, bei dem sich die Kommunikationspartner gegenüberstehen, auch mittels Telefon bzw. Tonübertragung, mittels Ton-/Bildübertragung im Rahmen von Videokonferenzen, mittels klassischem Briefverkehr oder elektronischer Verfahren wie Chat- oder E-Mail-Anwendungen.

Von Anwendungssystem zu Anwendungssystem

Die Kommunikation zwischen Anwendungssystemen beschränkt sich heute oftmals auf den einfachen Austausch von Dokumenten, die aufgrund bestimmter Bearbeitungsaktionen oder Zustandsänderungen von Daten automatisch generiert und versandt werden – wie in ⌧ Fallbeispiel 3 auf Seite 33 aufgezeigt. Neben Dokumenten werden aber auch zunehmend formal definierte Nachrichten ausgetauscht, die eine bessere automatisierte Interpretation und Integration der Nachrichteninhalte in das Empfängersystem ermöglichen. Komplexe Szenarien des automatischen Beschaffens und Verhandelns innerhalb von eCommerce-Marktplätzen zwischen Anwendungssystemen – eine ausführliche Darstellung findet sich bei Müller (2003) – haben aber bereits Merkmale einer intelligenten dialogischen Kommunikation zwischen technischen Artefakten bzw. Anwendungssystemen.

Von Mensch zu Anwendungssystem

Zunehmend sind Anwendungssysteme aber auch Kommunikationspartner von Menschen, in dem sie automatisch auf Anfragen und menschliche Aktionen wie Buchungen, Bestellungen o.Ä. reagieren, Antworten generieren und an den menschlichen „Kommunikationspartner“ gezielt zurücksenden. Auch wenn es sich dabei bisher semantisch gesehen um sehr einfache Kommunikationsbeziehungen handelt, werden die Fortschritte der Sprach- und Texterkennung und maschinellen Interpretation dieser sowie im Bereich der wissensbasierten Systeme solche Anwendungen mehr und mehr in semantische höhere Ebenen transferieren.

Unabhängig von der Art der Partner sind dabei die in ⌧ Abbildung 2.4, S. 39 gezeigten Aktionen notwendig.

2.2.2.2 Kommunikationsrichtung

Unidirektional

Kann im Rahmen eines Kommunikationsvorganges nur von einem Sender zu einem Empfänger kommuniziert werden – ist also die Kommunikation nur unidirektional, so spricht man von einer Kommunikationsverbindung des Typs „Simplex“. Beispiel hierfür sind z.B. die Medien Radio und Fernsehe, die keine Antworten des „Empfängers“ ermöglichen. Aber auch Informationsangebote im Internet, die hauptsächlich den Leser informieren sollen, sind von ihrem Wesen her unidirektional, auch wenn der Nutzer eventuell eine reflektierende E-Mail an den Administrator der Web-Seiten senden kann. Auch das elektronische Versenden von durch Anwendungssysteme generierte Dokumente und Nachrichten an zentrale Meldestellen hat den Charakter einer unidirektionalen Kommunikation – so z.B. die Datenübermittlung von Krankenhausinformationssystemen an die Statistischen Landesämter auf Basis der Krankenhausstatistikverordnung oder die Übermittlung der DMP-Bögen durch die Arztpraxen an die zentralen Sammelstellen z.B. bei den Kassenärztlichen Vereinigungen.

Bidirektional

Ist der Empfänger jedoch auch in der Lage, Nachrichten zu senden, ist also die Kommunikation bidirektional, spricht man von einer Duplex-Kommunikation, die unterschieden werden kann in eine Halbduplex-Kommunikation, bei der der Kommunikationskanal nur wechselseitig genutzt werden kann, oder eine Vollduplex-Kommunikation, bei der beide Kommunikationspartner auch zeitgleich Nachrichten senden und empfangen können – wie dies beim Telefon oder Chatten der Fall ist.

2.2.2.3 Dialogität der Kommunikation

Dialog = sich unterhalten

Unter dem Begriff Kommunikation wird IT-technisch in der Regel die Übertragung einer Nachricht von einem Sender zu einem Empfänger verstanden, im allgemeinen Sprachgebrauch aber eher ein Dialog zwischen Kommunikationspartnern. Unter einem Dialog – aus dem altgriechischen „dialégomai" übersetzt „sich unterhalten" – wird ein Gespräch, im engeren Sinne ein Zwiegespräch zwischen zwei Personen, verstanden. In diesem Sinne handelt es sich also um eine bidirektionale und reaktive Kommunikationsform, bei der beide Partner wechselseitig Sender und Empfänger sind und jeweils auf Nachrichten des anderen Partners – z.B. mit Antworten oder Erwiderungen – reagieren. Dies erfordert also das wechselseitige Senden von Nachrichten zwischen den Kommunikationspartnern als Reaktion auf eine vorangegangene Nachricht, wobei der Bezug zu dieser implizit oder explizit erkennbar sein muss. Der Absender wartet nach dem Senden einer Nachricht also auf eine „Antwort". Eine Solche Kommunikation wird als synchron bezeichnet. Wird demgegenüber nicht auf eine Antwort gewartet, handelt es sich um eine asynchrone Kommunikation. Wie deutlich wird, muss eine Informationsmedium für eine dialogische Kommunikation also zumindest einen halbduplexen Betrieb erlauben.

Logisch gesehen haben einfache Nachrichtenübermittlung wie in ⌧ Abbildung 2.2 auf Seite 33 dargestellt keinen dialogischen Charakter. Wird jedoch ein gesamter Geschäftsprozess betrachtet und der Arztbrief als Antwort auf die zuvor erfolgte elektronische Krankenhauseinweisung betrachtet, entsteht also logisch gesehen ein Dialog, denn der Arzt in der Praxis bzw. dessen Arztpraxisinformationssystem „wartet" nach Einweisung eines Patienten in das Krankenhaus auf die Rücksendung eines Entlassbriefes.

Einrichtungsübergreifende elektronische Geschäftsprozesse haben in der Regel dialogischen Charakter, da auf eine Nachricht zumeist auch eine Antwort – und sei es nur in Form einer elektronischen Eingangsbestätigung – erwartet wird.

Bei der Betrachtung der Dialogität muss jedoch zwischen technischer Sicht und der logischen Sicht auf die dem eigentlichen Kommunikationsanliegen zugrunde liegende Intention unterschieden werden: Technisch gesehen ist die elektronische Abgabe der DMP-Bögen durch die Arztpraxen eine halbduplexe dialogische Kommunikation, denn die zentrale Sammelstelle meldet den korrekten Empfang der eingesandten Bögen zurück. Logisch gesehen ist es aber vom Gesamtverfahren her eine unidirektionale und nicht dialogisch angelegte Kommunikation, bei der der Sender – hier die Arztpraxis – keine auf semantischer Ebene verwertbare Antwort auf seinen eingesandten Bogen erwartet.

2.2.2.4 Kommunikationsstreuung

Ein oder mehrere Empfänger?

Ein weiterer wichtiger Aspekt ist, ob Nachrichten nur an einen Empfänger oder aber an mehrere Empfänger gleichzeitig übermittelt werden können. Die Unterstützung von Broadcast- (= an alle angeschlossenen Teilnehmer) und Multicast- (= an eine bestimmte Gruppe von Teilnehmern) Übertragungen ist ein Merkmal des technischen Kommunikationsnetzes bzw. der Kommunikationsinfrastruktur. Während die Übermittlung an alle angeschlossenen Teilnehmer bei telematischen Anwendungen weniger notwendig ist, stellt das Multicasting an fest definierte Empfängergruppen bzw. einen definierten Verteiler ein üblicher Anwendungsfall dar und ist ein wichtiges Leistungsmerkmal einer Telematikplattform.

Kontextueller Nachrichtenversand

Im Gesundheitswesen ergibt sich die Empfängerliste oftmals kontextuell aus dem Inhalt der Nachricht selbst bzw. aus dem Sachzusammenhang der im Sendersystem verfügbar ist. Nimmt man z.B. das Szenario aus ⌧ Abbildung 2.2 auf Seite 33 und ergänzt dieses durch die Anforderung, dass das KIS den Entlassungsbrief auch an die mitbehandelnden Fachärzte der Fachgruppe sendet, die jener der behandelnden Fachabteilung im Krankenhaus entspricht, so ergibt sich also eine Multicast-Nachricht an mindestens 2 Ärzte – an den Hausarzt und den mitbehandelnden Facharzt der entsprechenden Fachrichtung.

Eine gezielte Streuung von Nachrichten ist auch im eCommerce üblich, z.B. wenn eine Angebotsaufforderung an alle Lieferanten bzw. Anbieter versandt wird, die den zu beschaffenden Artikel im Angebot haben. Auch hier ergeben sich die Adressaten aus den im Sendersystem gespeicherten Stammdaten zu den einzelnen Lieferanten.

2.2.2.5 Erscheinungsform

Nachrichten können in verschiedensten Erscheinungsformen materialisiert und je nach Übermittlungsmedium flüchtig oder persistent sein. Im Wesentlichen können mündliche, schriftliche und bildliche Nachrichten unterschieden werden, die alle auch in elektronischer Form vorliegen können. Je nach Erscheinungsform sind automatische oder intellektuelle Konvertierungen zwischen diesen Erscheinungsformen möglich. So kann eine schriftliche Nachricht von einem Rechnersystem vorgelesen werden, eine mündliche Nachricht in einen schriftlichen Text konvertiert werden oder ein Bild textuell beschrieben werden.

2.2.2.6 Nachrichten-/Kommunikationsstandardisierung

Automatisierte Weiterverarbeitung nur bei Standardisierung der Nachrichten möglich

Neben der Erscheinungsform ist die Standardisierung von Nachrichten ein weiterer wesentlicher Aspekte – gerade für eine automatisierte Weiterverarbeitung im Empfängersystem. Eine ausführliche Diskussion der Standardisierung von Inhalten findet sich bei Haas (2005). Dort wird für die Bestimmung des Standardisierungsgrades weiter unterteilt in den *Strukturierungsgrad* und den *Formalisierungsgrad* von Dokumenten. Eine solche Betrachtung kann analog für Nachrichten übernommen werden. Wenig standardisiert sind Nachrichten, deren Inhalte aus Freitext oder Bildern bestehen. Hoch standardisiert sind Nachrichten, deren Syntax und Semantik durchgehend vereinbart ist. Aufgrund der Bedeutung der Nachrichtenstandardisierung für telematische Anwendungen wird auf diesen Aspekt in ⌧ Kapitel 2.5.6.4, S. 127 und Kapitel 4.4, S. 320 gesondert intensiv eingegangen.

2.2.2.7 Bindungsgrad

Inhalt legt mögliche Empfänger fest

Unter Bindungsgrad soll die Bindung der möglichen Empfänger an den Inhalt einer Nachricht verstanden werden. In einem völlig freien System können beliebige Nachrichten an beliebige Empfänger die an die Infrastruktur angeschlossen sind übermittelt werden. Demgegenüber ist es aber auch denkbar, dass bei definierten Geschäftsvorgängen der Inhalt bzw. Teile der Nachricht selbst den Kreis der erlaubten Empfänger einschränkt. So sollte z.B. ein Entlassungsbrief des Krankenhauses nur an die mitbehandelnden Ärzte übermittelt werden können. Ein Rezept darf nur an Apotheken übermittelt werden, eine Röntgenüberweisung nur an radiologische Institute usw. Der Bindungsgrad legt also fest, inwieweit die Art der Nachricht oder deren Inhalt den oder die Empfänger determiniert. Inhalt und mögliche Empfänger sind also aneinander gebunden.

2.2.2.8 *Zurückgelegte Strecke*

Kommunikation bedeutet immer, dass eine Nachricht eine gewisse Wegstrecke zwischen dem Sender und dem Empfänger zurücklegen muss. Infrastruktur- bzw. Leistungsmerkmale der Kommunikationsplattform und zurückzulegende Strecke zusammen mit der Größe der Nachricht determinieren die Zeit, die eine Nachricht vom Sender bis zum Empfänger benötigt.

2.2.2.9 *Aktivierung der Nachrichtenübertragung*

Push oder Pull

Hinsichtlich der Aktivierung der Nachrichtenübertragung können zwei unterschiedliche Mechanismen Anwendung finden. Beim so genannten *Push-Verfahren* übermittelt der Sender aktiv die Nachricht an den Empfänger, veranlasst also den Transport genau zu einem bestimmten Zeitpunkt und genau bis hin zum Empfänger – zumindest logisch gesehen. Beim *Pull-Verfahren* stellt der Sender die Nachrichten zwar zur Verfügung, aber nur an einem definierten Platz in seinem System oder üblicherweise auf einem zentralen Server in der Infrastruktur. Der Empfänger holt zu einem beliebigen Zeitpunkt diese ab. Da der Empfänger keine Nachricht erhält, ob neue Nachrichten für ihn bereitliegen, muss er also in (un)regelmäßigen Zeitpunkten beim Sender nachschauen, ob etwas für ihn vorliegt. Diesen Vorgang nennt man *Polling*.

2.2.2.10 *Zusammenfassung*

Zusammenfassend ergeben sich also für Kommunikationsvorgänge folgende charakterisierenden Merkmale:

- Art der Kommunikationspartner
  - Mensch/Mensch
  - Mensch/Anwendungssystem
  - Anwendungssystem/Anwendungssystem
- Richtung des Kommunikationsflusses

- einseitig (unidirektional) d.h. ohne Rückfluss oder Antwortmöglichkeit, was auch als „simplex“ bezeichnet wird
- zweiseitig (bidirektional) d.h. mit der Möglichkeit für den Empfänger, Antworten etc. zurückzusenden. Kann nur jeweils ein Partner zur gleichen zeit senden, spricht man hierbei von „halbduplex“, können beide gleichzeitig senden, von „vollduplex“

■ Dialogität
- asynchron
- synchron

■ Kommunikationsstreuung
- Nachrichten können im Rahmen eines Kommunikationsvorganges nur an einen Empfänger übermittelt werden („Unicast“)
- Nachrichten können an alle angeschlossenen Teilnehmer versandt werden („Broadcast“)
- Nachrichten können an eine definierte Gruppe von Teilnehmern übersandt werden („Multicast“)

■ Erscheinungsform (=Träger)
- mündlich
- schriftlich
- bildlich
- datenmäßig in elektronischer Form

■ Nachrichtenstandardisierung
- nicht strukturiert (Freitext, Skizzen)
- strukturiert (Datenfelder und Freitext)
- strukturiert und weitgehend formalisiert (definiertes Format, definierte Felder, definierte Wertebereiche zu vielen Feldern)

■ Bindungsgrad
- ungebunden (Empfänger frei wählbar)
- gebunden (der Empfänger ist abhängig vom Sachverhalt bzw. vom Nachrichtenbezug)

■ Zurückzulegende Strecke
- nah
- mittlere Entfernung
- große Entfernung

■ Aktivierung der Nachrichtenübertragung
- Push-Verfahren
- Pull-Verfahren

2.2.3 Technische Aspekte der Kommunikationsinfrastruktur

Neben den vorangehend aufgezeigten prinzipiellen Merkmalen von Kommunikationsbeziehungen/-verbindungen ergeben sich eine Reihe von technischen und sicherheitstechnischen Fragestellungen, deren Lösung eine Kommunikationsplattform bzw. -infrastruktur zur Verfügung stellen muss, damit sinnvoll, sicher und vertraulich kommuniziert werden kann. Auf Basis dieser technischen Plattform können dann höherwertigere Dienste und Anwendungen implementiert werden können. Diese Infrastruktur stellt sich dabei für den Benutzer transparent dar, d.h. er braucht nicht zu wissen, was technisch zwischen ihm und seinem Kommunikationspartner für technische Systeme und Mechanismen zusammenwirken, um den ganzen Vorgang zu ermöglichen.

2.2.3.1 Qualität des Übertragungsmediums

Des Weiteren stellt sich natürlich die Frage nach der Qualität der Übertragungsstrecke. Jeder kennt das Problem schlechter Handyverbindungen, wobei Teile der Nachrichten des Gesprächspartners verloren gehen bzw. wenn dies erkannt wird, die Nachricht wiederholt werden muss. Verlässliche Plattformen stellen sicher, dass Nachrichten technisch unverfälscht den Empfänger erreichen. Differenzierte Verfahren der Fehlerkontrolle und -prüfung stellen dies sicher.

Nichts darf verstümmelt werden oder verloren gehen

2.2.3.2 Durchsatz

Ganz wesentlich für eine aufgabenangemessene Benutzung elektronischer Kommunikationsinfrastrukturen ist der im Alltagsbetrieb erreichbare Durchsatz einer Übertragungsstrecke, der abhängig ist von der Übertragungsgeschwindigkeit des Kanals und der Anzahl der korrekt übertragenen Nutzdaten (auch Netto-Daten). In der Regel werden die Datenraten pro Sekunde in der Einheit Bit pro Sekunde (bps) angegeben. Es werden aber auch Bezugsgrößen wie Kilobit/Sekunde, Megabit/Sekunde und Gigabit/Sekunde benutzt. Dabei sind aber Brutto- und Nettoangaben zu unterscheiden. Da zur Sicherstellung einer korrekten Übertragung und für eine effiziente Übertragung in verteilten Systemen Nachrichten zerlegt und auch mehrmals verpackt und durch die technischen Schichten der Infrastruktur gesandt werden müssen, kommen zeitraubende Verwaltungsvorgänge und zusätzliche Verwaltungsdaten hinzu, die eben-

So schnell wie möglich

falls mit übertragen werden müssen. Der Netto-Durchsatz ist also in der Regel um einiges geringer, als die Brutto-Datenrate und liegt ca. bei 60 %. Wichtige Angaben zu einer Verbindung sind also der garantierte Durchsatz sowie maximaler und durchschnittlicher Durchsatz. Durchsatzraten für heute gängige Verbindungen in Rechnernetzen bzw. im Internet sind:

- *Schnelle LAN-Verbindungen* (Local Area Network) z.B. auf Basis von Fast Ethernet (100 MBit/s) oder Gigabit Ethernet (1–10 Gigabit/s). Die Segmentlängen also die Netzausbreitung ist je nach Betriebsmodus beschränkt auf 25 bis 5000 m. Durch Verwendung mehrere Leitungen kann der Durchsatz erhöht werden.
- Wireless LAN mit 2 bis 54 Mbit/s und beschränkter Ausbreitung von einigen zig-Metern je nach baulichen Gegebenheiten.
- Schnelle WAN-Verbindungen z.B. das deutsche Forschungsnetz mit einem schnellen Backbone auf Gigabit-Basis oder die Verbindungen zwischen Internet-Knoten.
- DSL-Verbindungen zur Realisierung von WANs mit bis zu 8 Mbit/s Empfangsdurchsatz bei maximaler Entfernung zu einem Netzknoten von ca. 5,5 km, unter Nutzung von VDSL bis zu 52 Mbit/s bei 0,5 km bis 1,5 km Entfernung.

Letztgenannte Verbindungen werden über das Telefonnetz realisiert und ermöglichen damit einer breiten Masse von Anwendern den Zugang zum Internet.

Abb. 2.6: Internet und Telefonnetz

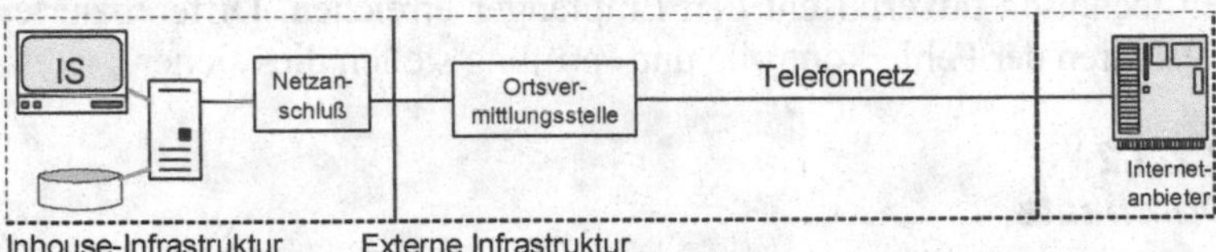

Dabei wird auch mit asymmetrischen Übertragungsraten gearbeitet, sodass die Geschwindigkeit zum Teilnehmer hin (downstream) größer ist (z.B. 8 Mbit/s) als vom Teilnehmer ausgehend (upstream) z.B. mit 1 Mbit/s. Dies zollt der Eigenschaft der Internet-Nutzung Rechnung, da in der Regel das Volumen empfangener Informationen weitaus größer ist als das zu sendende Volumen, was jedoch bei Telematik-Anwendungen nicht zutrifft.

Wie bereits angesprochen, zählt aus Sicht der Anwendung aber nicht die Brutto-Datenrate, sondern der durchschnittliche Durchsatz an Nutzdaten, also die Netto-Datenrate, die oftmals auch in „character per second“ (cps) angegeben wird. Diese hängt von vielen Faktoren ab – der benutzten Hardware, ob eine Verschlüsselung der Übertragung erfolgt usw. ⌧ Tabelle 2.1 gibt einige Beispiele für Übertragungszeiten vom Sender aus gesehen unter der Annahme, dass der Nettodurchsatz bei ca. 60 % des Bruttodurchsatzes liegt.

Tabelle 2.1: Übertragungszeiten für medizinische Dokumente

Zu Übertragen	Sehr schnelles LAN (1.000 Mbps)	Normales LAN (10 Mbps)	DSL (ca. 1 Mbps)
Arztbrief ca. 350 KB	vernachlässigbar.	vernachlässigbar	4 Sek.
Rö-Bild ca. 5 MB	vernachlässigbat	ca. 5–10 Sek.	ca. 60 Sek.
Mammographie ca. 40 MB	ca. 1 Sek.	ca. 40–60 Sek.	ca. 10 Min.

2.2.3.3 Teilnehmerverzeichnis

Wer ist wie erreichbar?

In einer offenen technischen Kommunikationsinfrastruktur (⌧ Abb. 2.5, S. 40) müssen die einzelnen Teilnehmer adressiert werden können. Dies ist durch zweierlei Mechanismen denkbar: Entweder es existiert ein global erreichbares Teilnehmerverzeichnis gleich einem Adressbuch, mittels dem Teilnehmer gezielt – auch automatisiert durch Anwendungssysteme – recherchiert werden können (⌧ Kap. 3.8.7.2, S. 279), oder aber jeder Teilnehmer muss lokal gespeichert haben, welche Adressaten vorhanden bzw. für ihn von Interesse sind. Lokale Adressbücher in Mailprogrammen sind ein Beispiel für letztgenannte Variante aber für eine funktionierende Telematikplattform relativ uneffektiv.

Technisch gesehen muss eine Infrastruktur auf jeden Fall eine eindeutige Adressierungssystematik haben, damit Nachrichten gezielt zugestellt werden können (⌧ Kap. 2.4.2.4, S. 69).

2.2.3.4 Verbindungsaufbau und Routing

Ein optimaler und sicherer Weg von Nachrichten durch die Infrastruktur

In großen Netzen mit vielen Teilnehmern spielt ein effizienter Verbindungsaufbau bzw. ein effektives Routing von Nachrichten durch das Netz eine entscheidende Rolle, da das Netz eigentlich aus sehr vielen verschiedenen Subnetzen und Netzknoten besteht (⌧ Abb. 2.12, S. 62) und keine direkten Verbindungen zwischen den Teilnehmern bestehen, also nicht jeder mit jedem physikalisch direkt verbunden ist. Die Verantwortung für das Routing übernehmen Routing-Algorithmen auf der Vermittlungsschicht der verschiedenen Netzknoten. Diese verfügen mittels Routing-Tabellen über Informationen über die im Netz verfügbaren Knoten und wie diese zu erreichen sind. Außerdem werden diese Informationen ständig automatisch aktualisiert. Damit nicht jeder Knoten über alle Netzknoten und Teilnehmer im gesamten Netz Bescheid wissen muss, wird z.B. im INTERNET auf Basis von TCP/IP mit hierarchisch strukturierten Adressräumen gearbeitet. Damit muss ein Knoten, der eine Nachricht versenden will nicht die gesamte Route bis zum Empfänger bestimmen, sondern nur den sinnvoll nächsten Knoten.

2.2.4 Datenschutzrechtliche Aspekte

Elektronische Kommunikation im Geschäftsleben – aber auch im Privatleben – erfolgt meistens zwischen Teilnehmern, die in der Regel mehr oder weniger vertrauliche Inhalte austauschen: Eine Bestellung, eine Rechnung, ein Arztbrief, eine Überweisung u.v.a.m. Sie erfolgt aber auch in einem rechtlichen Kontext, der sichergestellt bleiben muss. Greifen wir die Kommunikation zwischen Krankenhaus und Arztpraxis aus ⌧Abbildung 2.2, Seite 33 nochmals auf, so sind hierfür die nachfolgend gezeigte Aspekte zu berücksichtigen.

Abb. 2.7: Nachrichtenübermittlung und rechtliche Aspekte

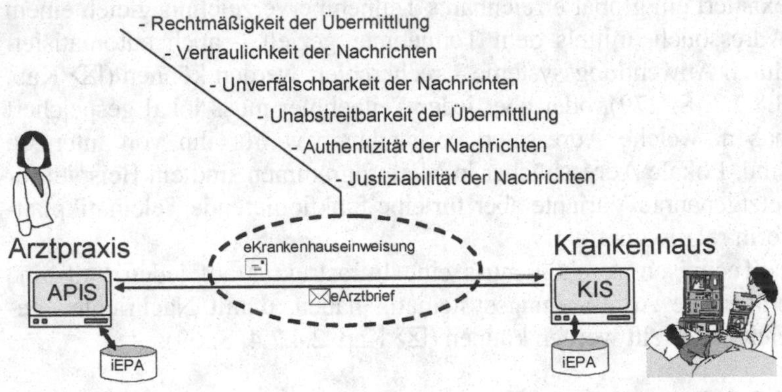

Zentrale Anforderungen sind also:

Vertraulichkeit

- Kein unbefugter Dritter soll auf dem Übermittlungsweg der Nachrichten diese bzw. angehängte Dokumente einsehen können.

Authentizität

- Nachrichten bzw. angehängte Dokumente sollen authentisch sein, d.h. dass der angegebene Absender bzw. Autor auch der tatsächlich ist.

Integrität

- Niemand soll die Nachricht oder angehängte Dokumente verändern – in diesem Sinne verfälschen – können bzw. Änderungen sollen sofort erkennbar werden.

- Der Empfänger soll sich auf die Nachricht berufen können, also der Sender nicht abstreiten können, dass er diese Nachricht bzw. die angehängten Dokumente verfasst und an den Adressaten gesendet hat.

Unabstreitbarkeit

- Nachrichten bzw. angehängte Dokumente sollen justiziabel sein, d.h. einem unterschriebenen Dokument ebenbürtig sein.

Justiziabilität

2.2.4.1 Vertraulichkeit der Kommunikation

Ungeschützte E-Mail-Kommunikation ist gefährlich!

In den meisten Fällen handelt es sich bei den Inhalten von Kommunikationsvorgängen um vertrauliche Sachverhalte. Umso erstaunlicher erscheint es heute, dass auch im allgemeinen Geschäftsbetrieb die E-Mail-Kommunikation weitgehend ungeschützt betrieben wird. Vertriebspläne, Jahresabschlüsse etc. werden oft als Anlagen unverschlüsselt und ohne starken Passortschutz mittels unverschlüsselter und unsignierter Nachrichten in Form von E-Mails versandt. Das ist eigentlich nur dann unkritisch, wenn der Übertragungskanal an und für sich sicher ist – also sich physikalisch unter der alleinigen Hoheit der beiden Kommunikationsteilnehmer befindet und ein Zugriff auf Nachrichten bzw. deren „Abhören" durch Unbefugte völlig ausgeschlossen ist. Während dies in abgeschlossenen institutionellen hausinternen Netzen und Anwendungen sichergestellt werden kann, ist dies bei telematischen Szenarien, deren Ziel ja die einrichtungsübergreifende Vernetzung und Kommunikation ist, nicht mehr gegeben. Es müssen daher besondere Mechanismen geschaffen werden, um die Vertraulichkeit der Kommunikation sicherzustellen. Prinzipiell kann dies auf zwei Arten geschehen:

- Es wird physikalisch ein sichererer Kommunikationskanal geschaffen in Form einer bilateralen eigenen und für niemanden anderen zugänglichen Leitung oder
- die ausgetauschten Nachrichten werden in einer Weise verschlüsselt, die es nur dem Adressaten erlaubt, diese zu lesen.

Interne Netze brauchen meist nicht abgesichert werden

Dabei ist der erste Fall in einer offenen verteilten Infrastruktur nicht realisierbar, denn dann müssten beide kommunizierenden Partner innerhalb eines Areals lokalisiert sein, dass sich unter dem alleinigen Zugang/Zugriff einer Institution befindet – was nur für unternehmensinterne Netze zutrifft. Diese werden daher meistens auch nicht abgesichert betrieben werden müssen. Ansonsten wir es notwendig, durch entsprechende Verschlüsselungsmechanismen den Kommunikationskanal oder die Nachrichten vor fremder Lesbarkeit abzusichern (⌧ Kap. 2.6, S. 167) beziehungsweise virtuelle sichere Teilnetze zu schaffen.

2.2.4.2 Authentizität des Senders und Empfängers

Ist der Sender auch wirklich der, für den er sich ausgibt?

Ein weiterer wichtiger Aspekt ist die zweifelsfreie Identifikation des Senders und des Empfängers. Heute kennt jeder die Problematik der SPAM-Mails und erhält viele Mails – auch von scheinbar ihm bekannten Personen, die diese Mails aber gar nicht verschickt haben. Die Möglichkeit der Feststellung bzw. Verifikation von Kommunikations- bzw. Infrastrukturteilnehmern ist daher im Geschäftsbetrieb und vor allem für die Gesundheitstelematik ein wichtiger Aspekt, denn erhält eine Arztpraxis einen elektronischen Arztbrief aus einem Krankenhaus, auf Basis dessen die weitere Behandlung erfolgt, so muss sie zweifelsfrei verifizieren können, dass dieser Arztbrief tatsächlich von diesem Krankenhaus bzw. sogar vom als Unterzeichner angegebenen Arzt stammt.

Die Lösung: Digitale Signatur und PKI

Eine einfache Überprüfung ist hier mit den gängigen E-Mail-Verfahren nicht möglich, die Authentizität kann nur über entsprechende spezielle Authentifizierungsmechanismen sichergestellt wird. Hierzu werden Verfahren der *Digitalen Signatur* verbunden mit einer *Public-Key-Infrastruktur* genutzt (⌧ Kap. 2.6.4, S. 172). Grundprinzip ist hierbei, dass der Absender die Nachricht quasi mit einem nur von ihm erzeugbaren Stempel versieht, anhand dem der Empfänger dann zweifelsfrei feststellen kann, dass der Sender tatsächlich auch jene Person oder Institution war, die in der Nachricht angegeben ist.

2.2.4.3 Authentizität der Nachricht

Ist ein Dokument von der Person oder Institution, die als Unterzeichner angegeben ist?

Empfangene Nachrichten und die angehängten Dokumente sollen authentisch sein. Es muss also sichergestellt sein, dass die angegebene Identität des Verfassers auch der tatsächlichen Identität entspricht. Dafür müssen natürlich Verfahren zur Verfügung stehen, die es dem Empfänger ermöglichen, dies zu überprüfen. Es kommen also die gleichen Verfahren zum Einsatz, wie dies für den voran stehenden Kapitelpunkt diskutiert wurde. Dabei ist die Prüfung der Authentizität nicht immer nur zum Zeitpunkt des Eintreffens einer Nachricht bzw. angehängter Dokumente relevant, sondern es ist auch notwendig, dass eine erneute Überprüfung zu einem späteren Zeitpunkt möglich sein muss. Werden z.B. elektronische Dokumente in einer einrichtungsübergreifenden Elektronischen Patientenakte abgelegt (⌧ Kap. 6.4, S. 455), so müssen auch Benutzer die zu späteren Zeitpunkten – und sei es nach Jahren – diese Akte einsehen die Authentizität von darin gespeicherten Dokumenten nachprüfen können.

2.2.4.4
Integrität der Kommunikationsinhalte

Wurden Informationen unterwegs auch nicht verfälscht?

Ein weiterer wichtiger Aspekte elektronischer Kommunikation ist die Unverfälschbarkeit und damit die Integrität von Nachrichten. Es muss für den Empfänger – also eine Arztpraxis neben der Authentizität der Absenders auch zweifelsfrei verifiziert werden können, dass die eingetroffene Nachricht und ihre Anhänge – also z.B. ein elektronischer Arztbrief – auch noch in genau der Form und mit dem Inhalt vorliegen, wie diese vom Absender versandt bzw. signiert wurden. Die Sicherstellung dieser Anforderung kann einerseits durch die Digitale Signatur erreicht werden, da mittels dieser Änderung am Dokument nach Unterzeichnung erkannt werden können, andererseits kann eine unberechtigte Modifikation auf dem Transportweg durch die voran stehend genannten Verschlüsselungsverfahren verhindert werden.

2.2.4.5
Unabstreitbarkeit

Kann ich mich auf die Informationen berufen?

Im Streitfall muss auch sichergestellt sein, dass sich der Empfänger auf die erhaltenen Nachrichten bzw. Dokumente berufen kann. Gerade im Gesundheitswesen werden aufgrund der spezialisierten Aufgabenteilung und der daraus resultierenden Organisation von Behandlungsprozessen (⌧ Kap. 3.2.2, S. 185) umfangreiche Informationen und Dokumente ausgetauscht, die beim Empfänger Basis für Entscheidungen zum weiteren Behandlungsprozess sind. In Streit- und Schadensersatzfällen muss er sich also auf die ihm von anderen Gesundheitsinstitutionen übermittelten Aufträge, Überweisungen und Befunde berufen können. Diese Unabstreitbarkeit kann nur erreicht werden, wenn zweifelsfrei nachgewiesen werden kann, dass die Authentizität des Autors integer und auch die Integrität des Dokumentes unangetastet ist. Unabstreitbarkeit wird also durch Mechanismen zur Sicherung der Authentizität und Integrität von Nachrichten und Dokumenten erreicht.

Empfangsbestätigung

Daneben ist es aber auch von Bedeutung, dass ein Sender nachweisen kann, dass er eine Nachricht – also z.B. einen Röntgenbefund – übermittelt hat und dieser auch beim Empfänger angekommen ist. Ein solcher Vorgang entspricht dem klassischen Einschreiben. Im elektronischen Verfahren muss dafür im Empfängersystem quasi eine Quittung ausgestellt und zurückgesandt werden. Diese kann sich auf den rein technischen Empfang beziehen (System A hat Nachricht X von System B erhalten) oder aber auch auf das tatsächliche Kenntnisnehmen durch einen Benutzer (Arzt Meier hat als Benutzer des Systems A die Nachricht X geöffnet). Man spricht dann auch von einem „Commit“ bezüglich des Nachrichtenaustausches.

2.2.4.6 *Justiziabilität*

Halten die Informationen in einem Rechtsstreit stand?

Die rechtliche Gleichstellung elektronischer Dokumente mit unterzeichneten Papierdokumenten – also in diesem Sinne mit Urkunden – wird im deutschen Signaturgesetz (SigV 2001) geregelt. Nur qualifizierte elektronische Signaturen von zertifizierten Diensteanbietern sind rechtlich Papierdokumenten bzw. -urkunden gleichgestellt. Zu Details der Digitalen Signatur ⌧ Kapitel 2.6.4, Seite 172.

2.2.5 Zusammenfassung Kapitel 2.2

Insgesamt ergeben sich also die in der nachfolgenden Abbildung gezeigten Aspekte für Kommunikationsinfrastrukturen.

Abb. 2.8: Wesentliche Aspekte elektronischer Kommunikation

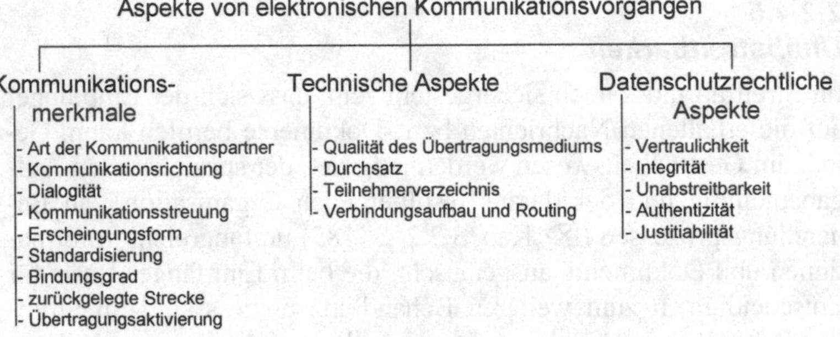

Merktafel 2:
Zu Kapitel 2.2: Prinzipielle Aspekte der Kommunikation

M2.1 ■ Kommunikation ist der Austausch von Nachrichten oder Botschaften zwischen Kommunikationspartnern.

M2.2 ■ Kommunikationspartner können Lebewesen oder technische Artefakte bzw. Systeme sein.

M2.3 ■ Kommunikation setzt ein verlässliches Übertragungsmedium voraus.

M2.4 ■ Kommunikation setzt syntaktische und semantische Vereinbarungen zur Formulierungen von Nachrichten voraus.

M2.5 ■ Kommunikation setzt einen gemeinsamen Wissens- und Erfahrungshintergrund der Kommunikationspartner voraus.

M2.6 ■ Kommunikation erweitert oder modifiziert den Wissens- und Erfahrungshintergrund der Kommunikationspartner.

- Kommunikationspartner müssen über geeignete Sende- und Empfangseinrichtungen verfügen. M2.7
- Elektronische Kommunikation kann adressiert, gerichtet oder ungerichtet sein. M2.8
- Merkmale von Kommunikationsbeziehungen sind M2.9
  - □ die Art der Kommunikationspartner,
  - □ die Kommunikationsrichtung,
  - □ die Dialogität der Kommunikation,
  - □ die Kommunikationsstreuung,
  - □ die Erscheinungsform,
  - □ der Standardisierungsgrad,
  - □ der Bindungsgrad,
  - □ die zurückgelegte Strecke und
  - □ die Aktivierungsereignisse für die Kommunikation.
- Umfangreiche technische Eigenschaften beeinflussen die Möglichkeiten, Quantität und Qualität der Kommunikation. Diese sind M2.10
  - □ die Qualität des Übertragungsmediums,
  - □ der mögliche Durchsatz,
  - □ die Verfügbarkeit eines Teilnehmerverzeichnisses und
  - □ die Mechanismen für Verbindungsaufbau und Routing.
- Vertrauenswürdige Kommunikation muss die M2.11
  - □ Vertraulichkeit,
  - □ Authentizität von Teilnehmern und Inhalten,
  - □ die Integrität der Inhalte,
  - □ die Unabstreitbarkeit und
  - □ die Justiziabilität gewährleisten.

2.3 Rechner-, Anwendungs- und Informationssysteme

Eine ausführliche Diskussion des Begriffes „Informationssystem" findet sich bei Haas (2005 A, dort ⌧ Kap. 2.1), ebenso eine detaillierte Beschreibung der Module und Komponenten von Medizinischen Informationssystemen mit integrierter Elektronischer Krankenakte (Haas 2005 A, dort ⌧ Kap. 5 und 6). Dort wird deutlich gemacht, dass Informationssysteme insgesamt als sozio-technische Systeme betrachtet werden müssen, wobei die personellen und maschinellen Handlungsträger sowie das verbindende Organisationssystem zu berücksichtigen sind. Hinsichtlich der prinzipiellen Bestandteile von rechnerbasierten Informationssystemen können also das *Anwendungssystem* bestehend aus *Rechnersystem* mit Spezialperipherie und *Anwendungssoftware* und das *Organisationssystem* betrachtet werden. Für diese einzelnen Systeme sollen folgende Definitionen gelten:

Rechnersystem

Ein *Rechnersystem* – oder Synonym auch DV-System – ist die Gesamtheit der Hardware, Betriebssystem-, Datenbank- und Kommunikationssoftware, das anwendungsunabhängig in allen Branchen und für alle Aufgaben als Grundlage eingesetzt werden kann. Rechnersysteme alleinc tragen jedoch nicht zur betrieblichen Wertschöpfung bei, da sie keine speziellen betrieblichen Probleme lösen bzw. Prozesse unterstützen. Das Rechnersystem ist Teil des Anwendungssystems.

Anwendungssoftware, Branchensoftware

Die Unterstützung der betrieblichen Aufgaben in einem bestimmten Gegenstandsbereich wird erst mittels spezieller Anwendungssoftware möglich. Die *Anwendungssoftware* – oftmals auch nur als *Anwendung* bezeichnet – ist die Gesamtheit der Softwarebauteile, die für einen konkreten Gegenstandbereich, z.B. eine Arztpraxis, ein Krankenhaus, eine Krankenkasse oder eine radiologische Abteilung, die geforderte Unterstützung bieten. In der Regel wird Anwendungssoftware für die Unternehmen spezieller Branchen realisiert und man spricht dann von *Branchensoftware*. Beispiele sind die Softwaresysteme für Arztpraxen, Krankenhäuser, Pflegeheime usw., die einerseits für spezielle Einrichtungen entwickelt wurden, aber durch Parametrierung in einem gewissen Rahmen noch an die spezifischen Bedürfnisse einer konkreten Gesundheitsversorgungseinrichtung angepasst werden können. Eine detaillierte Diskussion hierzu findet sich bei Haas (2005 A, dort ⌧ Kap. 2.9).

Anwendungssystem

Ein *Anwendungssystem* ist das für die betriebliche Aufgabenerfüllung anwendbare IT-System – im Sinne von Hesse (1994) das Techniksystem. Es besteht aus dem eigentlichen *DV-System* und den zusätzlichen sonstigen technischen Einrichtungen – wozu evtl. spezielle Peripherie, Messwertaufnehmer, Medizingeräte etc. gehören können. Das Anwendungssystem selbst besteht also aus *Rechnersystem* inklusive spezieller Peripherie und der *Anwendungssoftware*. In diesem Sinne ist ein Anwendungssystem ein vollständiges anwendbares IT-System mit allen erforderlichen Komponenten. Auch Stahlknecht (1999) benutzt diesen Begriff entsprechend bei der Abhandlung über verschiedene branchenbezogene Informationssysteme der Wirtschaftsinformatik, ebenso wird der Begriff bei Ferstl (1998) sinngemäß verwendet.

Tatnal (1995) unterscheidet hinsichtlich der Anwendungssysteme prinzipiell zwischen

„functional information systems which support specific business functions e.g. accounting, human resource management …“

und

„integrated information systems which provide information flow across all areas of application.“

Letztgenannte Systeme werden in der Regel auch als „gesamtbetriebliche Informationssysteme“ oder „Unternehmensinformationssysteme“ bezeichnet. Beispiele dafür sind

- Krankenhausinformationssysteme (KIS),
- Arztpraxisinformationssysteme (APIS),
- Apothekeninformationssysteme (APOIS),
- Laborinformationssysteme (LIS),
- Radiologie-Informationssysteme (RIS),
- Krankenkasseninformationssysteme,
- Betriebsarztinformationssysteme,

aber auch die Informationssysteme der ambulanten Pflegedienste und sonstiger nichtärztlichen Gesundheitseinrichtungen.

Dabei können diese gesamtbetrieblichen Systeme selbst aus einer Vielzahl einzelner und in der Regel gekoppelter spezieller Anwendungssysteme bestehen, stellen also in sich schon ein verteiltes System dar. Es wird daher zwischen monolithischen und heterogenen Unternehmensinformationssystemen unterschieden.

Nachfolgende Abbildung verdeutlicht bildlich die zuvor erläuterten Zusammenhänge.

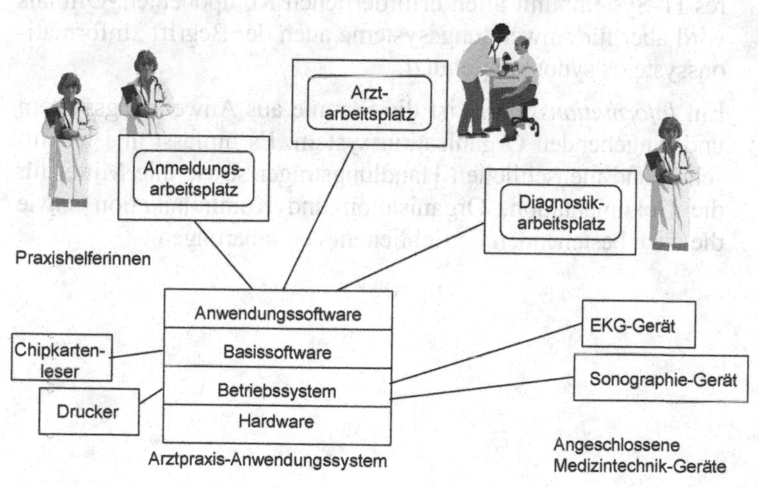

Abb. 2.9: Anwendungssystem im Gesamtkontext

Rechnerbasierte bzw. IT-gestützte Informationssysteme bestehen also aus Organisationssystem und eingesetzten Anwendungssystemen.

Organisationssystem

Ein *Organisationssystem* ist die Gesamtheit der im betrieblichen Umfeld eines Anwendungssystems vorhandenen personellen Aktionsträger, Aufgaben, Aufbau- und Ablauforganisation sowie die zugehörigen Vereinbarungen und Richtlinien. Es umfasst also Aufgaben und Aufgabenträger.

Rechnerbasiertes Informationssystem

Ein rechnerbasiertes Informationssystem ist dementsprechend die Summe aus Anwendungssystemen und Organisationssystem. Eine allgemeine Definition hierzu findet sich unter http://www.atis.org /tg2k/_information_system.html (letzer Zugriff 22.10.2005):

> „The entire infrastructur, organization, personnel, and components for the collection, processing, storage, transmission, display, dissemination, and disposition of information."

Zusammenfassend kann also festgehalten werden:

Merktafel 3:
Abgrenzung Rechner-, Anwendungs- und Informationssysteme

M3.1 ▪ Ein *Rechnersystem* ist die Gesamtheit der Hardware, Betriebssystem-, Datenbank- und Kommunikationssoftware, das anwendungsunabhängig in allen Branchen und für alle Aufgaben als Grundlage eingesetzt werden kann.

M3.2 ▪ Ein *Anwendungssystem* ist das für die betriebliche Aufgabenerfüllung anwendbare IT-System und besteht aus dem *Rechnersystem* und den zusätzlichen sonstigen technischen Einrichtungen bzw. Peripherie sowie der *Anwendungssoftware*. In diesem Sinne ist ein Anwendungssystem ein „vollständiges anwendbares IT-System" mit allen erforderlichen Komponenten. Oftmals wird aber für Anwendungssysteme auch der Begriff „Informationssystem" synonym genutzt.

M3.3 ▪ Ein *Informationssystem* ist die Summe aus Anwendungssystem und umgebenden Organisationssystem. Es umfasst alle technischen und menschlichen Handlungsträger sowie alle Mittel für die Dokumentation, Organisation und Kommunikation sowie die dazu bestehenden betrieblichen Vereinbarungen.

2.4 Rechnernetze

2.4.1 Einführung

Unter Rechnernetzen wird ein Verbund von Rechner- oder Anwendungssystemen verstanden, wobei eine Kommunikation zwischen den verschiedenen Systemen ermöglicht wird. Rechnernetze können z.B. als geschlossene Netze innerhalb von Unternehmen zum Einsatz kommen z.B. im Krankenhaus im Rahmen des Einsatzes von heterogenen Krankenhausinformationssystemen aber auch durch Zusammenschluss von Systemen verschiedener Einrichtungen im Rahmen telematischer Anwendungen.

Vernetzung der Informationssysteme verschiedener Einrichtungen

Wie bereits in der Einführung dargestellt, ist es wesentliches Ziel der Telematik, durch die Kopplung von betrieblichen Informationssystemen verschiedenster Einrichtungen ein einrichtungsübergreifendes „digitales Wirtschaften" zu ermöglichen – im Rahmen der Gesundheitstelematik also die Abwicklung von Behandlungsprozessen über Einrichtungsgrenzen hinweg. Ein *weltweites offenes Rechnernetz* stellt z.B. das INTERNET dar, in dem zig Millionen von Rechnersystemen bzw. betrieblichen Rechnernetzen verschiedenster Komplexität – also vom kleinen Heim-PC bis hin zu komplexen betrieblichen Informationssystemen wie z.B. dem Bahnbuchungssystem – vernetzt sind. Dabei nehmen bestimmte Rechnersysteme spezielle Aufgaben wahr, um den Daten- und Nachrichtenverkehr innerhalb des Netzes zu organisieren.

Betrachten wir nochmals ⌧ Abbildung 1.1 auf Seite 5, so sind zwar alle *Anwendungssysteme* vernetzt, aber kann damit schon ein Nutzen produziert werden?

Vernetzung alleine sichert nicht gewinnbringende Potentiale

Schließen wir heute ein Arztpraxissystem und ein Krankenhausinformationssystem an das Internet an, so sind diese also Teil eines Rechnernetzes und die beiden Systeme können nun technisch gesehen Daten austauschen – also miteinander kommunizieren. Aber wie bereits in ⌧ Kapitel 2.2 ab Seite 35 deutlich wurde, müssen für eine erfolgreiche Kommunikation weitaus mehr Bedingungen erfüllt sein, als nur das Vorhandensein einer technischen Infrastruktur zum Austausch von Nachrichten zwischen Kommunikationspartnern – hier zum Austausch von Nachrichten, Daten und Dokumenten zwischen betrieblichen Informationssystemen.

Rechnernetz als notwendige aber nicht hinreichende Voraussetzung für telematische Anwendungen

Ein Rechnernetz für sich stiftet also noch keinen Nutzen im Sinne telematischer Anwendungen – erst organisatorische, syntaktische und semantische Vereinbarungen für die Kommunikation sowie entsprechend implementierte Mechanismen in den einzelnen Informationssystemen zur Fähigkeit der technischen und anwendungslogischen Kommunikation und zur Abwicklung einrichtungsübergreifender Geschäftsprozesse – insgesamt unter dem Stichwort *Interoperabilität* diskutiert – erschließen die der Telematik inhärenten Potenziale. Kooperieren Informationssysteme in geeigneter und intelligenter Weise miteinander, spricht man von einem „verteilten System" (⌧ Kap. 2.5, S. 87), wobei natürlich die Grundvoraussetzung zur Implementierung und Betrieb eines verteilten Systems Rechnernetze sind. Rechnernetze sind also die allgemeine technische Basis und stellen das Kommunikationsmedium zur Verfügung. Aufgrund der Bedeutung von Rechnernetzen für gesundheitstelematische Anwendungen soll im Folgenden auf einige wichtige Aspekte von Rechnernetzen eingegangen werden.

2.4.2 Netzwerkstrukturen

2.4.2.1 *Topologien*

Topologie = Anordnung des Netzes

Unter der Topologie eines Netzwerkes wird die Anordnung bzw. Art und Weise wie die verschiedenen Rechnersysteme verbunden sind verstanden, wobei natürlich jedes teilnehmende Systeme mit jedem anderen kommunizieren – also alle „erreichen" können muss. Die logisch trivialste und gleichzeitig technisch kaum realisier- und handhabbare Variante ist es, alle Rechner im Netz bilateral physisch zu verbinden. Es entsteht also tatsächlich optisch ein „Netzwerk". Dies ist in der Praxis aber nicht praktikabel, denn wer wollte so viele Kabel quer durch die Welt ziehen?

Ein ganz anderes Extrem wäre, dass man nur genau einen zentralen „Vermittlungsknoten" installiert, an dem alle Rechnersysteme angeschlossen sein müssen, die am Netzwerk partizipieren wollen. Es entsteht also eine sternförmige Struktur (*Sternstruktur*). Sternstrukturen lassen sich in einem überschaubaren Rahmen von teilnehmenden Systemen gut implementieren. Typischerweise werden z.B. heute in den meisten Krankenhäusern sogenannte *Kommunikationsserver* (⌧ Kap. 2.5.6.8, S. 139) eingesetzt, über die der gesamte Datenaustausch zwischen den verschiedenen Anwendungssystemen abgewickelt wird. Logisch gesehen realisiert also der Kommunikationsserver mit den angeschlossenen Anwendungssystemen eine Sternstruktur, wenngleich er technisch natürlich auch in ein Netzwerk anderer Topologie eingebunden sein könnte. In Sterntopologien muss die gesamte Kommunikation über das zentrale Rechnersystem laufen, welches die gesamte Netzkommunikation koordiniert. In der Regel übernimmt dieses Rechnersystem sonst keine anderen Funktionen, ist also kein betriebliches Anwendungssystem im eigentlichen Sinne sondern ein Element der technischen Integrationsinfrastruktur.

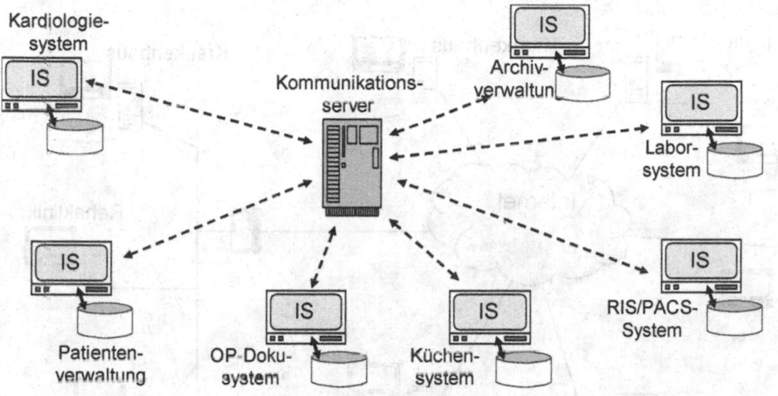

Abb. 2.10: Beispiel einer Sternstruktur bei heterogenem KIS

Eine andere Variante besteht darin, alle Rechnersysteme in einen Ring zu integrieren. Nachrichten zirkulieren dann in diesem Ring und werden von jedem beteiligten Rechner solange weitergereicht, bis der Empfänger an der Reihe ist. Wird der Ring nicht geschlossen, erhält man eine Bustopologie.

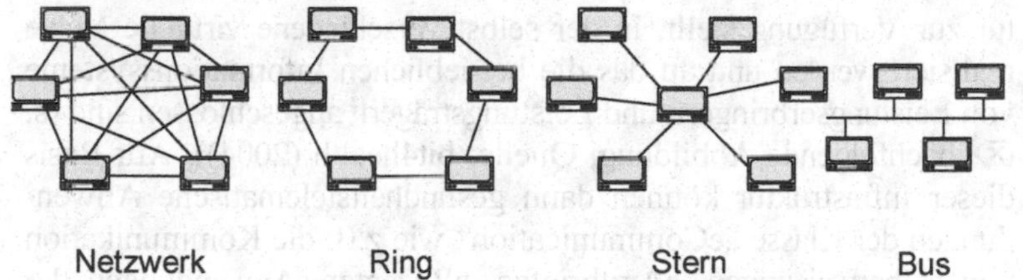

Abb. 2.11: Prinzipielle Netzwerktopologien

Um Rechnernetze überhaupt adäquat betreiben zu können, muss also eine sinnvolle Topologie gefunden werden. Eine solche Infrastruktur besteht aus Verbindungen und Knotenrechnern, über die man von jedem Bereich und jedem Rechner des Netzes zu jedem anderen Bereich und Rechner des Netzes kommunizieren kann – in der Regel also mittels Nutzung verschiedener Zwischenknoten. Große Rechnernetze bestehen aus verschiedenen Subnetzen, zwischen denen einzelne oder doppelt ausgelegte Verbindungen bestehen. Das Routing von Nachrichten durch ein solches komplexes Netz ist wichtigste Aufgabe, wobei Nachrichten dann z.B. von „übergeordneten“ Verbindungsknoten zu weiter untergeordneten Knoten gleitet werden – so lange, bis sie den Empfänger erreicht haben.

Für ein gesundheitstelematisches Netz könnte man dann in einer Region eine wie in der nachfolgenden Abbildung gezeigten Topologie realisieren, in der verschiedene Subnetze über entsprechende Gateways mit anderen Netzen oder Informationssystemen gekoppelt sind.

Abb 2.12: Beispielhafte Topologie eines regionalen gesundheitstelematischen Netzes

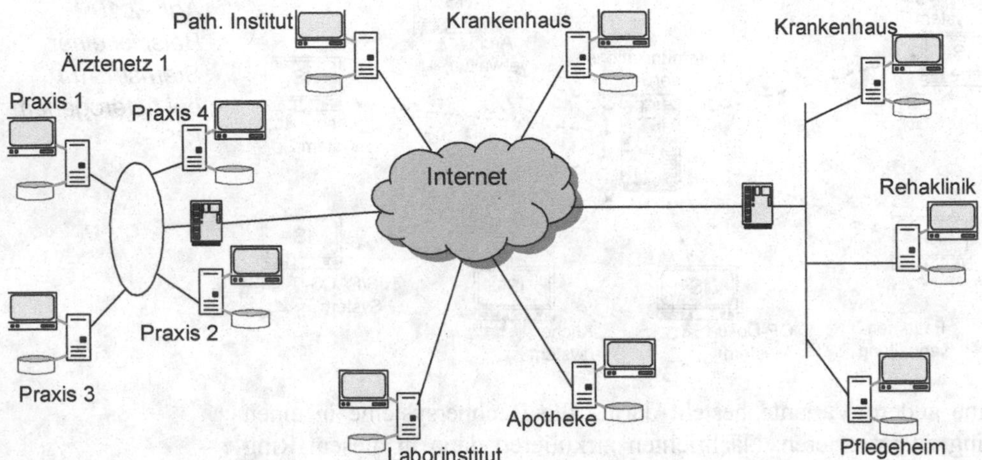

Für die Implementierung der nationalen Gesundheitstelematikplattform in Deutschland ist ebenfalls ein komplexes Rechnernetz vorgesehen, das auf Basis der Internettechnologie eine sichere Infrastruktur zur Verfügung stellt, in der selbst verschiedene virtuelle Netze realisiert werden und an das die betrieblichen Informationssysteme von Leistungserbringern und Leistungsträgern angeschlossen sind (s. ⌧ nachfolgende Abbildung, Quelle: bit4health (2004)). Auf Basis dieser Infrastruktur können dann gesundheitstelematische Anwendungen der Klasse „eCommunication“ wie z.B. die Kommunikation von eÜberweisungen, eArztbriefen, eRezepten, Anwendungen der Klasse „eDocumentation“ wie der Betrieb von einrichtungsübergreifenden Elektronischen Patientenakten oder Anwendungen der Klass „eInformation“ wie die zentrale Zurverfügungstellung von medizinischen Portalen, Fakten- und Wissensbasen betrieben werden. Einen Überblick zu den notwendigen Infrastrukturkomponenten einer solchen Gesundheitstelematikplattform gibt ⌧ Kapitel 3.8 ab Seite 244.

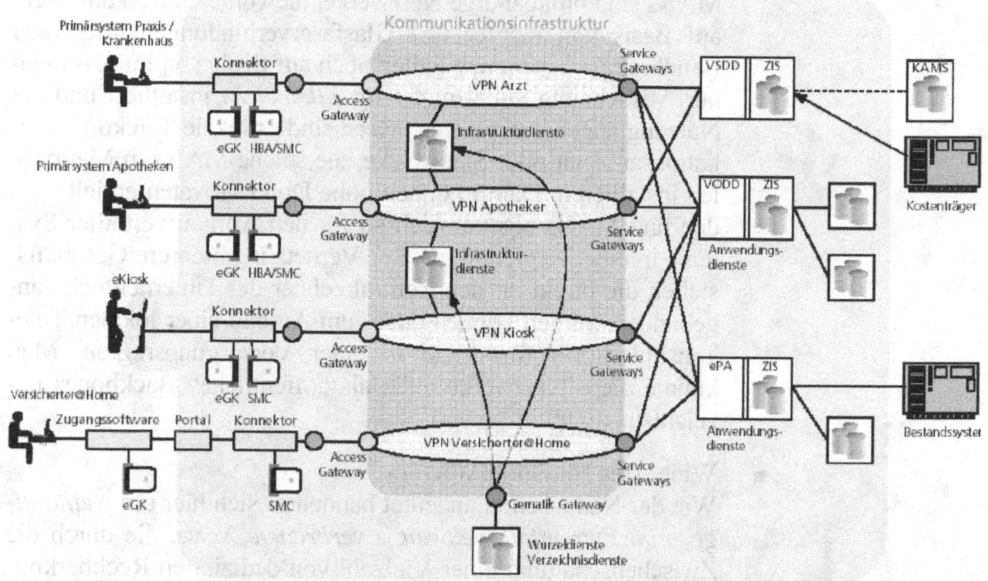

Abb. 2.13: *Topologie der geplanten nationalen Telematikplattform*

2.4.2.2 Ausdehnung von Netzwerken

Aufgrund der physikalischen Gegebenheiten hängt die mögliche Ausdehnung von Netzwerken einerseits von der Übertragungsinfrastruktur und andererseits den benutzten Protokollen ab. Hierbei haben sich in der Vergangenheit *vier wesentliche Unterscheidungen* und damit einhergehende Bezeichnungen für Netzwerkausdehnungen herausgebildet:

- Local Area Network (LAN)
  Solche Netzwerke übertragen Daten mit hoher Geschwindigkeit bis zu 100 GBit/s. Ihre räumliche Ausbreitung ist beschränkt auf ein Gebäude oder einen Campus bzw. *maximal etwa 2 km* und sie sind in der Regel Grundlage für die betrieblichen Informationssysteme, für die ein oder mehrere Server und viele PCs zu einem Gesamtsystem vernetzt werden müssen. Sie bestehen in größeren Organisationen aus vielen Segmenten, die über entsprechende technische Komponenten (⌧ Kap. 2.4.2.5 S. 74) gekoppelt sind und in dem gemeinsam Ressourcen und Anwendungen zur Verfügung gestellt werden. Während bei einem LAN alle Rechner direkt an das Übertragungsmedium angeschlossen sind und kein Routing notwendig wird, erfordern größere Netze ein Routing.

- Metropolitan Area Network (MAN)
  MANs sind breitbandige Netzwerke, die von Netzwerkanbietern auf Basis von Kupfer und Glasfaserverbindungen mit hoher Bandbreite – in seltenen Fällen auch auf Basis von Funk – in einer Ausdehnung von *einigen zig-Kilometern* installiert und zur Nutzung angeboten werden. Meist sind es lokale Telekommunikationsanbieter oder Stadtwerke, die solche MANs in Metropolen installieren. Damit können hohe Durchsatzraten erzielt werden und MANs eigenen sich so für den Aufbau verteilter Systeme in einer Region – z.B. zur Vernetzung mehrere Geschäftsstellen die direkt an den Zentralrechner des Unternehmens angebunden werden können oder zum Aufbau einer lokalen Telekonsilplattform für Ärzte in einer Versorgungsregion. Man könnte diese Netzwerke auch als „öffentliche" Backbones bezeichnen.

- Wide Area Network (WAN)
  Wie der Name schon andeutet handelt es sich hier um *weitläufige – im Extremfall weltweit – verbreitete Netze*, die durch die Zwischenschaltung einer Vielzahl von dedizierten Rechnerknoten und Routern entstehen. Die Globalisierung international tätiger Unternehmen hat solche WANs notwendig gemacht, man denke an die schnelle und weltweit verfügbare Prüfung der Kartengültigkeit und Kreditwürdigkeit eines Kreditkartenkunden beim Bezahlen mit einer Kreditkarte. Während also multinationale Konzerne auf Basis einer komplexen Infrastruktur in der Regel geschlossene WANs realisiert haben, stellt das Internet ein offenes weltweites WAN dar. Auch durch den Zusammenschluss z.B. von MANs können solche weit reichenden Netzwerke realisiert werden. Aufgrund der weit verzweigten Infrastruktur führen Übertragungs- und Routinggegebenheiten zu kleineren Durchsatzraten, als jene in LANs. Mit Blick auf das ⌧ Fallbeispiel 4 ab Seite 94, bei dem eine Krankenhauskette 5 Standorte mit verschiedenen Anwendungssystemen – z.T. unter Nutzung der Ressourcen externer Netzanbieter – zusammenschließen muss, handelt es sich dort zum Beispiel um ein WAN.

- Global Area Network (GAN)
  Unter einem GAN versteht man ein Netz das weltweit mehrere WANs verbindet. Oft wird bei einem GAN Satellitenübertragung eingesetzt. Der Übergang zwischen WAN und GAN ist aber fließend, in einigen Lehrbüchern wird nur das WAN aufgeführt und darunter werden dann auch die GANs subsummiert.

Werden Netzwerke nicht durch eine Kabelinfrastruktur realisiert, sondern mittels Funktechnologie, spricht man auch von Wireless

LAN (WLAN) oder Wireless WAN (WWAN). Ein WLAN hat nur eine eingeschränkte Reichweite, ein WWAN wird z.B. in Form von Metropolitan Area Networks realisiert, sodass sich Benutzer mit Zugangsberichtigung in einem größeren Umkreis kabellos in das Netz einwählen können. Eine Hybridform sind MANs, bei denen so genannte Hot Spots in zentralen Gebäuden wie Bahnhöfen, Hotels etc. installiert werden, die einen kabellosen Zugang zu einer schnellen kabelbasierten Infrastruktur erlauben.

Insgesamt ist für den Durchsatz aus Sicht des einzelnen Anwenders das schwächste Glied in der Kette zu betrachten – meist der Endanschluss bzw. die als „letzte Meile" bezeichnete Verbindungsstrecke zwischen dem Endsystem und dem Zugangspunkt zur Kommunikationsinfrastruktur. Da die vorhandene weltweite funktionierende Kommunikationsinfrastruktur das Telefonnetz ist, determinieren die physikalischen Gegebenheiten dieser Anschlüsse – 4 Draht-Kupferleitungen – den erreichbaren *Durchsatz* (⊠ Kap. 2.2.3.2 S. 47).

2.4.2.3 OSI Referenzmodell

Weltweit gültige allgemeine Referenzarchitektur notwendig

Für eine technisch standardisierte Kommunikation in Rechnernetzen und für eine weltweit funktionierende Kommunikation haben sich seit 1974 *Schichtenmodelle* bewährt, die in einer ersten Definition in Form des TCP/IP-Protokolls (Transmission Control Protocol/Internet Protocol Architecture) und seit ca. 1984 mehr differenziert in Form des OSI-Referenzmodelles (OSI = Open Systems Interconnection Reference Model) vorliegen. Damit sollen einerseits Verfahren und Regeln für die Kommunikation herstellerunabhängig definiert und andererseits die Möglichkeit der Realisierung verschiedenster Komponenten für die einzelnen Schichten durch beliebige Hersteller geschaffen werden. Ziel war es – und dies wurde in der Folge auch erreicht – dass Rechnersysteme verschiedenster Hersteller miteinander transparent – d.h. ohne genaue Kenntnisse der im Netz verwendeten Verfahren – sicher und verlässlich kommunizieren können. Mittels der Spezifikationen werden *Syntax und Semantik der technischen Kommunikation* sowie geschuldete Leistungsmerkmale hinsichtlich Antwortzeiten, Durchsatz, Verhalten im Fehlerfall usw. definiert. Dies geschieht unter Verwendung eines Schichtenmodells, in dem je nach Level einfache bis komplexere Dienste angesiedelt sind.

Gekapselte Dienste in den Schichten

Den Diensten der verschiedenen Schichten bleiben dabei die Details der Implementierungen darunter- oder darüber liegender Schichten verborgen, sodass Funktionalitäten und Dienste der einzelnen Schichten isoliert entwickelt und getestet werden können.

Generell kann zwischen *transport- und anwendungsorientierten Schichten* unterschieden werden, wobei misslicherweise der Begriff „Anwendung" für technisch orientierte kommunikationsbezogene Anwendungen wie Dateitransfer, E-Mail-Porgramme oder WEB-Browser benutzt wird. Nicht gemeint sind damit telematische Anwendungen auf einem sehr hohen Niveau (z.B. die Anwendung „eArztbrief"), die auf den Diensten der 7 Schichten des ISO-Modells aufsetzen – also auf der nicht spezifizierten Schicht 8 ablaufen – und Anwendungen der Schicht 7 als Dienste nutzen. Die transportorientierten Schichten umfassen die Ebenen 1-4, darüber liegen die anwendungsorientierten Schichten.

Bei den Techniken zur Datenübertragung werden die verschiedenen Protokolle nun den Schichten im OSI-Referenzmodell zugeordnet. Die sieben Schichten des OSI-Referenzmodells mit entsprechenden Diensten sowie die zugeordneten Schichten des 4-schichtigen TCP/IP-Referenzmodells sind:

Nr.	*OSI-Layer*	*Beispiele*	*TCP/IP-Schichten*
7	Application layer (Anwendungsschicht)	HTTP, FTP, POP3, SMTP	Anwendung
6	Presentation layer (Darstellungsschicht)	ASCII, HTML, MIME, SSL	
5	Session layer (Sitzungsschicht)		
4	Transport layer (Transportschicht)	TCP, UDP, SPX, NetBeui	Transport
3	Network layer (Vermittlungsschicht)	IP, IPX, X.25, T.70, ATM	Internet
2	Data link layer (Sicherungsschicht)	PPP, X.75, LAP, HDLC, T.30	Netzzugang
1	Physical Layer (Physikalische Schicht)	IEEE 802, ATM, V.110, ISDN	

Tabelle 2.2: Schichten des OSI-Modells

Für die Leistungen und Dienste der einzelnen Schichten werden mittels des Referenzmodells Standards und Leistungsmerkmale definiert, sodass Produkte vieler Hersteller zum Aufbau eines Rechnernetzes eingesetzt werden können und dieses trotzdem reibungslos funktioniert.

Schicht 1

Auf Schicht 1 werden die *technisch-/physikalischen Eigenschaften von Datenübertragungswegen* wie Kupferkabel, Lichtwellenleiter, Funkstrecken, Stromleitungen etc. beschrieben. Geräte für diese Schicht sind z.B. eine Antenne und der Verstärker zur Funkübertragung von Signalen oder Stecker für Netzwerkkabel und passive Netzwerkkomponenten wie Repeater, HUBs oder Terminatoren. Alle Definitionen und technischen Ausstattungen auf dieser Ebene dienen dazu, Daten in Form von Bit-Strömen zu übertragen.

Schicht 2

Damit nun eine Verbindung zwischen zwei Systemen auch hergestellt werden kann, muss das *Verbindungsmanagement* definiert werden. Ebenso soll die Kommunikation technisch verlässlich sein, wozu Verfahren zur *Fehlererkennung und -korrektur* bzw. die Definition einheitlicher Fehlermeldungen notwendig werden. Dies geschieht in Schicht 2. Realisiert werden entsprechende Funktionen in Bridges und Switches.

Schicht 3

Die Vermittlungsschicht auf Ebene 3 sorgt dafür, dass bei leitungsorientierten Netzen bzw. Diensten eine *Verbindung zwischen zwei Partnern* geschaltet wird. Oftmals handelt es sich um paketorientierte Dienste, d.h. die Kommunikation läuft nicht auf Basis einer „durchgeschalteten" Verbindung zwischen den Kommunikationspartnern, sondern die zu übertragenden Daten – also Nachrichten, Dokumente etc. – werden beim Absender durch entsprechende Dienste dieser Schicht in kleinere Portionen – die so genannten Datenpakete – zerteilt und auf den Weg geschickt. Jedes Paket wird einzeln und unabhängig von den anderen Paketen der gleichen Nachricht übermittelt und beim Empfänger werden nach Erhalt aller Pakete die Nachrichten und Dokumente wieder korrekt zusammengesetzt. Dienste der Schicht 2 sorgen dafür, dass dabei kein Paket verloren geht oder während der Übermittlung durch Übertragungsfehler verfälscht wird. Damit dies alles funktionieren kann, bedarf es in den einzelnen Netzknoten Routingtabellen, die ständig aktualisiert werden sowie Mechanismen für die Flusskontrolle. Auch die gesamte Adressierung der Teilnehmer auf der technischen Ebene mittels entsprechender Netzadressen wird durch Funktionalitäten in dieser Schicht sichergestellt. Alle Dienste dieser Schicht sind in Routern realisiert.

Schicht 4

Für die optimale Transportsteuerung sorgen Dienste der Schicht 4, welche die *End-zu-End-Kontrolle* übernehmen, Datenpakete je nach Netzauslastung und Verfügbarkeit von Verbindungen segmentieren und weiterleiten. Sie ist die oberste bzw. letzte transportorientierte Schicht und stellt den an der Kommunikation beteiligten Partnern ein Transportprotokoll zur Verfügung und damit den darüber liegenden Diensten in der Schicht 5 auch eine transparente Kommunikation zur Verfügung, sodass diese Dienste nicht wissen müssen, wie die technische Kommunikation darunter abläuft.

Alle Mechanismen der Schichten 1 bis 4 spielen sich quasi „im Netz" ab und stellen den eigentlichen Transport von Daten zwischen den teilnehmenden Systemen sicher. Oftmals wird für die schematische Darstellung einer Kommunikation auf Basis des OSI-Modells daher auch die ⌧ folgende Abbildung benutzt. Auf den lokalen Rechnersystemen wird also für einen Kommunikationsvorgang der von einer Anwendung angestoßen wird – also z.B. ein E-Mailversand – zuerst einmal die Nachricht in eine protokollgerechte Darstellung gebracht, eine Sitzung eröffnet (quasi ein „Anruf" getätigt) und dann die Nachricht an das Netz zum Transport übergeben. Egal wir komplex das Netz ist, die Infrastruktur baut nun eine entsprechende Verbindung auf und wickelt die Kommunikation sachgerecht ab.

Abb. 2.14: OSI-Schichten und Kommunikation

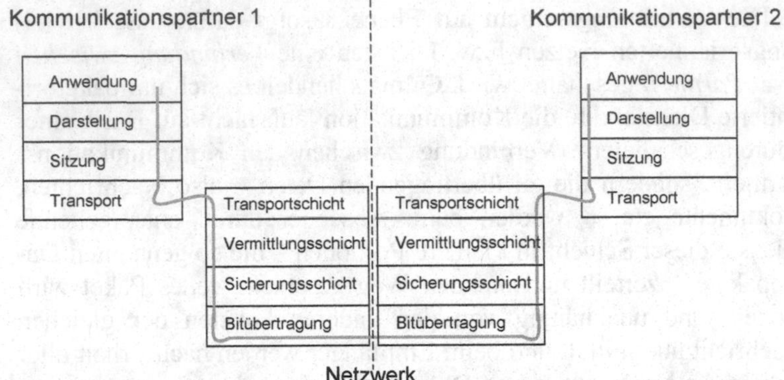

Schicht 5 In der Schicht 5 – als *Sitzungsschicht* bezeichnet – wird für bestimmte Anwendungen sichergestellt, dass eine Sitzung – in diesem Sinne eine konkrete Kommunikationsverbindung während eines Kommunikationsvorganges – durchgängig betrieben werden kann. Durch automatisches Setzen von Synchronisationspunkten ermöglichen die Dienste bei Fehlerfällen ein Wiederaufsetzen der Kommunikation bzw. Datenübermittlung.

Schicht 6 Die Dienste der *Darstellungsschicht* 6 sorgen dafür, dass nun erfolgreich übermittelte Nachrichten und Dokumente in ein für das Zielsysteme bzw. die Anwendung im Zielsystem weiterverarbeitbare Syntax und Semantik umgesetzt wird. Normalerweise handeln Dienste auf dieser Ebene mit dem Kommunikationspartner den technischen Kommunikationskontext aus – also z.B. den benutzten Zeichensatz, Codierungen etc. oder nehmen entsprechende Konvertierungen nach Erhalt einer Nachricht vor. Auch die Datenkompression oder die Datenverschlüsselung sind Dienste dieser Ebene.

Schicht 7 Auf der obersten Schicht 7 – der *Anwendungsschicht* – befinden sich die einzelnen standardisierten Anwendungen, die die transparente Kommunikation der darunter liegenden Schichten verwenden, um dem Endbenutzer bzw. den Anwendungen auf den Rechnersystemen eine entsprechende Interaktion zu ermöglichen. Hierzu zählen Anwendungen wie z.B. Datenübertragung mittels FTP, E-Mail, Remote Login usw.

Alle Dienste der anwendungsorientierten Schichten sind zumeist in Form entsprechender Kommunikationssoftware in den Rechnersystemen als Teil des Betriebssystems bzw. in den aktiven Netzwerkkomponenten (☒ Kap. 2.4.2.5 S. 74) realisiert.

2.4.2.4
TCP/IP und -Adressen, -Routing

Vom Wunsch der Militärs zum Internet für alle Bürger

Das TCP/IP-Referenzmodell ist älter als das OSI-Referenzmodell und wurde im vom amerikanischen Verteidigungsministerium betriebenen Projekt ARPA entwickelt, im Rahmen dessen ein weltumspannendes Datenkommunikationsnetz für militärische Zwecke entwickelt werden sollte. Schnell wurde diese Technologie dann auch für die Kommunikation zwischen Forschungsgruppen verfügbar gemacht und ist heute Basis für das INTERNET.

Das Modell umfasst nur 4 Schichten (⌧ Tab. 2.2, S. 66), wobei in der Netzzugangsschicht die Schichten 1 und 2 des OSI-Modelles zusammengefasst sind, in der Internetschicht (IP = Internet Protocol) ist entsprechend der Schicht 3 des OSI-Modells das Routing und die Paketvermittlung angesiedelt und in der Transportschicht – die durch das Transmission Control Protocol (TCP) definiert ist – werden die Mechanismen für eine technisch gesicherte Punkt-zu-Punkt-Datenübermittlung definiert. Die anwendungsorientierten Schichten 5-7 des OSI-Modells sind in der vierten Schicht zusammengefasst und hier werden alle Protokolle beschrieben, die für die Zusammenarbeit von Anwendungsprogrammen bzw. -systemen und zu deren transparenten Kommunikation notwendig sind.

Von besonderer Bedeutung für die technische Kommunikation in offenen Netzen ist die eindeutige Adressierung der Teilnehmer für das Routing von Nachrichten bzw. Datenpaketen. Hierzu wurde es notwendig, ein Schema zu finden, mittels dem jedes einzelne im Netzwerk angeschlossene Rechnersystem identifiziert und adressiert werden kann. Ein solches Schema muss sehr universell sein (Colouris 2002), den verfügbaren Adressraum effizient ausnutzen und ein flexibles effizientes Routing ermöglichen. Dementsprechend wurde ein hierarchisch organisiertes numerisches Schema entwickelt, das auf Basis von 32-Bit langen Adressen die Adressierung – zumindest rechnerisch – mehrerer Milliarden Rechner erlaubt.

Dieses Adressierungsschema adressiert quasi Netze und innerhalb der Netze dann einzelne Rechnersysteme. Es enthält als Bestandteile die zwei wesentlichen Adressen:

- die Netzwerk-ID des Subnetzes an das ein Rechnersystem angeschlossen ist

und

- eine innerhalb dieses Subnetzwerkes eindeutige ID des Rechnersystems selbst (Host-ID).

Die Hierarchie der Adressen wird durch eine Aufteilung in vier Einzelangaben – meist dargestellt als Dezimalzahlen mit einem Punkt dazwischen – realisiert, d.h. jede Ziffernfolge wird durch ein Oktet von Bits bzw. ein Byte repräsentiert.

Dabei wurden verschiedene Klassen von Netzwerken definiert, die sich an der Menge der zu erwartenden Rechner in einem Netzwerk und an weiteren Verwendungszwecken orientieren. Die wesentlichen Klassen sind:

Klasse A

Klasse-A-Adressen werden an Netzwerke mit sehr großer Rechnerzahl wie z.B. nationale WANs vergeben und benutzen 24 Bit zur Adressierung von einzelnen Rechnern in einem solchen Netz. Da damit nur 7 Bit für die Netzwerkadresse verbleiben bzw. vergeben werden können und damit die Anzahl solcher identifizierbaren Netze sehr beschränkt ist, sind solche Adressen also nur sparsam und auf nationaler Ebene verfügbar. Das erste Bit ist dabei immer „0".

Klasse B

Bei *Klasse-B-Netzwerken* ist das erste Bit immer auf „1" gesetzt und das zweite Bit auf „0", sodann stehen 14 Bit für die Netzwerkadresse und 16 Bit für die Adressen der Rechner in diesen Netzen zur Verfügung. Sie werden Unternehmen zugeordnet, die mehr als 255 Rechner betreiben wollen.

Klasse C

Bei *Klasse-C-Netzwerken* ist das erste und zweite Bit auf „1" und das dritte Bit auf „0" gesetzt, es stehen 21 Bit für die Netzwerkadresse und 8 Bit für die Host-ID zur Verfügung.

Den Gesamtzusammenhang zeigt ⌦ nachfolgende Abbildung.

Abb. 2.15: Aufbau von IP-Adressen

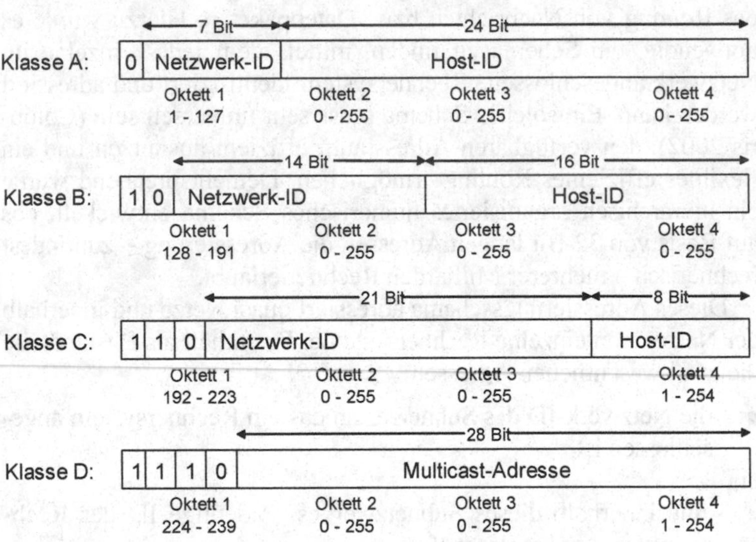

In der Folge zeigte sich, dass durch die schlechte Adressraumausnutzung und die immens gestiegene Zahl an Computern und größeren Netzwerken ein Redesign der Adressierung notwendig wurde.

Dies hat zur Definition von IPv6 Mitte der 90er Jahre und ein modifiziertes Verfahren für die Adresszuordnung geführt, um die verfügbaren Adressräume besser ausnutzen zu können.

Das CDIR – Classless Interdomain Routing – erlaubt es, innerhalb von B-Klasse-Netzen mehrere C-Klasse-Netze zu definieren und ermöglicht so eine bessere Ausnutzung der verfügbaren Adressräume. 1993 wurde eine weltweite Zuteilung definiert, die festlegt, dass Adressen von 194.0.0.0 bis 195.255.255.255 für Europa genutzt werden, Adressen von 198.0.0.0 bis 199.255.255.255 für Nordamerika. Weitere Adressräume für Zentral- und Südamerika und andere Regionen wurden entsprechend definiert. Die Definitionen erfolgten vor allem auch, um ein Routing optimiert an regionalen Gegebenheiten optimal auszulegen zu können.

Das für das Internet genutzte IP-Protokoll ist ein verbindungsloses Protokoll dessen wesentliche Leistung in der Adressierung von Rechnern mittels der zuvor erläuterten IP-Adresstruktur und das Zerlegen von Daten in technisch sachgerechte Übertragungspakete besteht. Es enthält keine Funktionen für die Flusskontrolle oder sonstige Sicherungseinrichtungen. Zur Kommunikation werden die Übertragungspakete mit einem Protokollkopf versehen – man könnte auch von einem mikroskopischen „Nachrichtenheader" sprechen –, in dem wichtige Eigenschaften wie z.B. über Absender, Empfänger, Länge des Paketes enthalten sind. In der Regel besteht ein IP-Protokollkopf aus fünf 32-Bit Worten. Die Gesamtgröße der Übertragungspakete hängt von verschiedenen Parametern wie z.B. von dem darunter liegenden Übertragungsnetzwerk und der momentanen Netzauslastung ab und kann bis zu 64 Kilobyte umfassen.

Version	IHL	ToS	Paketlänge	
Kennung			Flags	Fragment-Offset
TTL	Protokoll		Header-Checksumme	
Quell-IP-Adresse				
Ziel-IP-Adresse				
Optionen und Füllbits				
Nutzdaten				

Abb. 2.16: Aufbau von IP-Paketen

Die einzelnen Angaben im Header haben die auf der folgenden Seite aufgelistete Bedeutung in Anlehnung an http://www.elektronik-kompendium.de/ (Letzter Zugriff 28.10.2005).

Feldinhalt	Bit	Beschreibung
Version	4	Version des IP-Protokolls, nach der das IP-Paket erstellt wurde.
IHL - Internet Header Length	4	Länge des IP-Headers als Vielfaches von 32 Bit. Der Maximalwert von Binär 1111 (15) entspricht einer Länge von 15 x 32 Bit = 480 Bit = 60 Byte.
ToS: Type of Service	8	Legt die Qualität des angeforderten Dienstes fest. Das Feld unterteilt sich in Priorität (Priority - 3 Bit lang) und Eigenschaften für die Übertragung (5 Bit lang).
Paketlänge	16	Gesamtlänge des IP-Pakets inkl. des IP-Headers.
Kennung	16	Wert wird Nummerierung der Datenpakete verwendet. Die Kennung ist eindeutig und fortlaufend für alle Pakete einer Nachricht.
Flags	3	Informationen zur Fragmentierung. Das erste Flag ist immer 0. Das zweite Flag (DF) verbietet die Fragmentierung des Datenpaketes, wenn es gesetzt ist. Das dritte Flag (MF) gibt weitere Datenpaket-Fragmente an, wenn es gesetzt ist.
Fragment-Offset	13	Enthält ein IP-Paket fragmentierte Nutzdaten, steht in diesem Feld die Ab-Position der Daten im ursprünglichen IP-Paket.
TTL: Time to Live	8	TTL ist die vom Sender angegebene Lebensdauer des Paketes. Jede Station, die ein IP-Paket weiterleiten muss, zieht von diesem Wert 1 ab. Hat der TTL-Wert 0 erreicht, wird das IP-Paket verworfen. Damit wird verhindert, dass Pakete ewig leben, wenn sie nicht zustellbar sind. TTL-Werte liegen zwischen 30 und 64.
Protokoll (Protocol)	8	Dieses Feld enthält den Port des übergeordneten Transport-Protokolls (z. B. TCP oder UDP).
Header Checksumme (Header Checksum)	16	Diese Checksumme sichert die Korrektheit des IP-Headers. Für die Nutzdaten muss ein übergeordnetes Protokoll die Fehlerkorrektur übernehmen. Da sich die einzelnen Felder des IP-Headers ständig ändern, muss jede Station auf dem Weg zum Ziel die Checksumme prüfen und auch wieder neu berechnen. Um die Verzögerung gering zu halten wird deshalb nur der IP-Header des Paketes geprüft.
Quell-IP	32	IP-Adresse sendenden Rechnersystems.
Ziel-IP	32	IP-Adresse des empfangenden Rechnersystems, für die das IP-Paket bestimmt ist. Soll das IP-Paket an mehrere Stationen zugestellt werden, muss hier ein Multicast-Adresse stehen.
Optionen/Füllbits	32	Das Optionsfeld des IP-Headers enthält Informationen zu Routing-, Debugging-, Statistik- und Sicherheitsfunktionen. Dieses Feld ist optional und kann bis zu 40 Byte lang sein. Es ist immer in 32 Bit aufgeteilt und wird bei Bedarf mit Nullen aufgefüllt.

Tabelle 2.3: Attribute des IP-Headers

Der Übertragungsvorgang von Daten spezieller Dienste geschieht im Internet derart, dass die zu übertragende Datei beim Sender oder später in Knotenrechner normalerweise in Übertragungspakete zerlegt wird, die alle getrennt und meist auf verschiedenen Wegen durch das Netz zum Empfänger gelangen. Beim Empfänger werden diese dann – sobald alle zu einer Übermittlung gehörenden Pakete angekommen sind – wieder korrekt unter zu Hilfenahme der Fragementkennung zur Ursprungsdatei zusammengefügt.

Routing: Pakete durch ein komplexes Netz navigieren

Die IP-Schicht des TCP/IP-Protokolles sorgt dafür, dass jedes Paket so schnell wie möglich durch das Netz geleitet wird. Dieser Vorgang wird mit *Routing* bezeichnet. Jeder Router bzw. Netzknotenrechner im Netz verfügt hierfür über eine Routing-Tabelle und einen Routing-Algorithmus, mittels dem entschieden wird, an welchen benachbarten Knoten das Paket weitergegeben wird. Dabei wird auch berücksichtigt, wie viele „hops", also Sprünge von knoten zu Knoten auf einem Weg notwendig sind und wie die momentane Netzverfügbarkeit ist. Theoretisch wäre es natürlich das Einfachste, wenn jeder Router alle am Netz angeschlossenen Rechner kennt. Das ist aber bei der Größe des Internets nicht mehr möglich, sodass einerseits mittels der topologischen Zuordnung von Adressen eine gewisse Unterstützung möglich ist, indem das erste Oktett der Adresse etwas über die geographische Lage des Empfängers aussagt und damit ein „hierarchisches" Routing möglich wird. Dies ist aber aufgrund der Tatsache, dass vor 1993 eine solche IP-Vergabe nicht existierte, für viele Adressen die davor vergeben wurde noch nicht möglich und daher keine durchgehende schlüssige Lösung. Eine zweite Lösung ist daher, gewisse „Schlüssel-Router" zu installieren, die sehr nahe an wesentlichen Backbone-Verbindungen liegen und über relativ vollständige Routingtabellen verfügen. Damit müssen die einzelnen Router der angeschlossenen Rechnersysteme nur noch einen Standard-Zieleintrag in ihren Routingtabellen für gewisse Adressbereiche kennen.

Eine Besonderheit, die aber für eine gewisse Effizienzsteigerung sorgen kann, ist die Möglichkeit des Multicast. Dabei können Pakete unter Verwendung nur einer einzigen speziell für diesen Bereich reservierten Adresse aus dem Klasse-D-Bereich versandt werden, wobei die Router im Netzwerk über die Information verfügen, welche Netzknoten zu diesem „Verteiler" gehören. Multicast-Nachrichten können zu mehr Fehlertoleranz und Performanz beitragen, z.B. durch das Replizieren von Diensten, das Replizieren von Daten oder die Verteilung von Ereignisbenachrichtigungen.

Eine detaillierte Beschreibung der Mechanismen zum Routing findet sich z.B. bei Coulouris (2001).

2.4.2.5
Passive und aktive Komponenten

Um Netzwerke aufzubauen, bedarf es verschiedener Komponenten auf System- und Netzebene, z.B. um Rechnersysteme mit dem Netzwerk zu verbinden, die Qualität zu verbessern oder die Übertragungsstrecke zu verlängern oder aber eine Verbindung zwischen verschiedenen Netzwerken zu schaffen.

Netzwerkkarte

Um überhaupt ein Rechnersystem an ein Netz anbinden zu können, muss dieses über eine hard- und softwaretechnische Komponente verfügen – meist in Form einer Netzwerkkarte mit zugehöriger Software für die Netzkommunikation. Eine Anbindung z.B. direkt über das digitale Telefonnetz erfordert z.B. eine ISDN-Karte oder eine über USB angeschlossene kleine ISDN-Box. Damit kann ein Rechnersystem dann gezielt eine Verbindung mit einem anderen über das Telefonnetz erreichbaren Rechnersystem aufbauen und realisiert damit eine direkte Punkt-zu-Punkt-Verbindung. Alternativ kann bei Zugang zu einem LAN oder WLAN eine Netzwerkkarte oder eine Funknetzwerkkarte zum Einsatz kommen.

Repeater und Hub

Als passives Element kann mittels Repeater oder Verstärker die Qualität der Übertragung und die Reichweite eines lokalen Netzes vergrößert werden. Repeater verarbeiten keine Daten oder analysieren diese nicht, sondern sind reine physikalische Baueinheiten. Werden Repeater für die sternförmige Versendung von Signalen an mehrere Ausgangsleitungen als Verteiler eingesetzt, spricht man von einem Hub. Ein Hub wird z.B. benutzt, wenn ein Server mit mehreren Rechnern verbunden werden soll und in einem kleinräumigen Areal jeder dieser Rechner sternförmig von einem Verteilraum aus verkabelt wird.

Switches

Während ein Hub die Netzauslastung nicht optimiert und am Verzweigungspunkt alle Datenpakete in alle abgehenden Leitungen weitergibt, können mit Switches Nachrichten gezielt über Ports an Rechner versandt und somit die Netzlast verringert bzw. der mögliche Durchsatz erhöht werden. Hierzu wird im Switch gespeichert, welcher Rechner an welcher ausgehenden Leitung des Switches (also an welchem Port) angeschlossen ist. Durch intelligente Puffermechanismen in Verbindung mit der Kommunikation mit dem internen LAN-Teilnehmer zu Realisierung eines Flow-Controls kann damit eine optimale Netzauslastung erreicht werden. Im Prinzip erlauben Switches, lokale Netze zu segmentieren und die Kommunikation segmentweise zu steuern.

Wie in ⌧ Abbildung 2.12. auf Seite 61 deutlich wird, müssen verschiedene Netze in geeigneter Weise verbunden werden.

Brücken

Hierzu können einerseits Brücken dienen, mittels denen mehrere lokale Netzwerke miteinander verbunden werden und eine Kommunikation zwischen diesen Netzen ermöglicht wird. Da Brücken intelligent den Datenverkehr filtern und nur netzübergreifende Kommunikationen zulassen und auch bei Kopplung heterogener Netze verschiedenen Typs gewisse Konvertierungen vornehmen, bieten sie Dienste, die in der Schicht 2 des OSI-Modells angesiedelt sind. Brücken können auch genutzt werden, um zwei oder mehrere LANs über ein WAN miteinander transparent zu koppeln.

Router

Intelligentere Implementierungen auf Schicht 3 des OSI-Modells sind Router, die auch wesentliche Bauteile globaler Netze wie dem Internet sind. Router ermöglichen die Kopplung von LANs über ein oder mehrere WANs. Dabei speichern Router in ihren Routing-Tabellen die von ihnen erreichbaren anderen Router, wobei sie das hierarchische Design der IP-Adressierung (⌦ Kap. 2.4.2.4, S. 69) nutzen, um den optimalen nächsten Rechner zur Weiterleitung eines Datenpaketes zu ermitteln. Router sind also intelligente Datenvermittler, die auch eine optimierte Datenpaketzusammenlegung oder -zerteilung je nach aktuellem Verkehrsaufkommen vornehmen.

Firewall

Aufgrund ihrer lokalen Intelligenz und zentralen Funktion können Router natürlich auch eingesetzt werden, um den Datenverkehr zu überwachen und Datenpakete die von nicht erwünschten Adressen eingehen herauszufiltern. In dieser Funktion werden sie dann auch als Firewalls bezeichnet, die vor allem dazu dienen, lokale Netze vor unerwünschten Zugriffen und Datenübertragungen zu schützen. Router sind die entscheidenden Netzinfrastrukturkomponenten zum Aufbau effektiver, verteilter und sicherer Rechnernetze.

Gateways

Während Router auf Ebene 3 des OSI-Modells arbeiten, können Gateways als noch intelligentere Komponenten zur Netzkopplung angesehen werden. Während Router nur die Adressköpfe der Datenpakete betrachten, haben Gateways – da sie als „Übersetzer" zwischen verschiedenen Netzen dienen – auch Zugriff auf den Inhalt von Datenpaketen. Gateways können somit intelligenter als Firewalls genutzt werden, da nicht nur Pakete unerwünschter Absender gefiltert werden können, sondern nun auch Pakete unerwünschten Inhaltes.

2.4.2.6 Virtuelle private Netze VPN

Offenes Netz aber vertrauliche Kommunikation vonnöten

Die Tatsache, dass für die Implementierung von verteilten Anwendungen Wide Area Netzwerken Infrastrukturen und Netzknoten verschiedener externen Anbieter genutzt werden müssen, erfordert, dass auf Basis dieser im Prinzip offenen technischen Infrastruktur „eigene" sichere private geschlossene Netze aufgebaut und betrieben werden können. Natürlich hat unsere Krankenhauskette aus ⌦ Fallbeispiel 4, Seite 94 keine Interesse, dass andere als die zu ihrem Verbund gehörenden Rechnersysteme am WAN teilnehmen und Ressourcen und Dienste nutzen oder sogar auf betriebswirtschaftliche oder medizinische Daten die kommuniziert werden zugreifen.

Sicherstellung der Vertraulichkeit ist oberstes Gebot

Es muss also ein Verfahren gefunden werden, dass einerseits die *Vertraulichkeit* der Kommunikation im verteilten System sicherstellt und nur berechtigten Teilnehmern ermöglicht, sich in das Netz einzuklinken, für das aber andererseits trotzdem die öffentliche weltweite Infrastruktur genutzt werden kann. Vor dem Hintergrund dieser Fragestellung wurde die Technik des VPN entwickelt, die quasi den Betrieb „virtueller" Netze auf Basis des physischen allgemein verfügbaren Netzes ermöglicht. In der Einführung zu VPNs unter http://www.uni-muenster.de/ZIV/Rechnernetz/VN/VPN/Allgemeine_Einfuehrung.html (letzter Zugriff 20.10.2005) heißt es:

> „VPN erlaubt Angehörigen einer Organisation den Zugriff auf Ressourcen im privaten Netz der Organisation von beliebigen Endgeräten im Internet aus. Der Zugriff auf das private Netz kann dabei auch entsprechend strengen Sicherheitsanforderungen erfolgen, Authentifizierung und Verschlüsselung können die Datensicherheit gewährleisten. Das Endgerät befindet sich bei Nutzung von VPN virtuell im privaten Netz."

Sicherer Zugang zum Firmennetz

Ziel von VPNs ist es, geographisch entfernten Partnern wie Vertriebsmitarbeitern in Außenstellen oder engen Geschäftskunden Zugang zu einem bestimmten Rechnernetz eines Unternehmens über das öffentliche Netz – i.A. das INTERNET – zu ermöglichen. Dabei steht die Abhör- und Verfälschungssicherheit zur Sicherstellung der in ⌧ Kapitel 2.2.4 Seite 50 dargestellten datenschutzbezogenen Anforderungen im Vordergrund, aber auch das Abwehren von Angriffen auf das Firmennetz. Der Vorteil von VPN gegenüber der Alternative einer fest gemieteten eigenen Leitung (Standleitungen) besteht einerseits in der jederzeitige kostengünstigen Verfügbarkeit des Internets aber auch in der Möglichkeit der Mobilität des Anwenders, da er sich über jeden Zugangspunkt der Infrastruktur in das VPN einwählen kann. Prinzipiell können VPNs über IP-basierte Rechnernetze zum Einsatz kommen.

Üblicherweise werden für VPNs so genannte „getunnelte" und verschlüsselte Verbindungen benutzt, wenngleich die Verschlüsselung nicht zwangsläufig innerhalb eines VPN eingesetzt werden muss. Ein Tunnel erlaubt die gesicherte Durchquerung einer Infrastruktur – beim Internet beliebig vieler Subnetze und Knoten wie es beim Routing notwendig wird – um eine Verbindung zwischen zwei Rechnersystemen herzustellen. Dabei wird die paketorientierte Übertragungsweise des Internet sowie dessen Adressierungsverfahren über IP-Adressen genutzt, um innerhalb dieser Pakete eigene verschlüsselte und mit privaten Adressen versehene Pakete zu kommunizieren. Es werden also „Pakete im Paket“ verschickt, wobei nur die beiden beteiligten Partner die Nutzpakete entschlüsseln können.

Internet-IP-Paket	IP-Header Internet	Nutzlast im aus Sicht des Internet			
VPN-Pakt	IP-Header Internet	GRE Header	PPP-Header	IP-Header privates Netz	Nutzlast im aus Sicht des privaten Netzes
IP-Pakt im privaten Netz				IP-Header privates Netz	Nutzlast im aus Sicht des privaten Netzes

Abb. 2.17: Prinzip der VPN-IP-Pakete

Zur Kommunikation wird ein PPTP-Protokoll (Point-to-Point Tunnel Protokoll) eingesetzt, das also quasi eine „Direktverbindung“ zwischen den zwei kommunizierenden Rechnersystemen realisiert. Es wird von einem VPN-Client eine Verbindung auf Basis des PPP-Protokolls zu einem VPN-Server „angewählt“ und aufgebaut und zwischen diesen beiden Partnern erfolgt sodann eine IP-Paket-Kommunikation im Internet so, als hätte man einen gegenüberliegenden Telefonanschluß angewählt. Dabei enthalten die „Internet-IP-Header“ Ziel- und Quell-IP-Adressen von Client und Server bzw. Gateway im Internet, aber die in diesen Paketen versteckten und verschlüsselten eigentlichen Datenpakete enthalten tatsächlich die „privaten“ IP-Informationen und zusätzlichen Protokollelemente. Der VPN-Server übernimmt dann innerhalb des privaten Netzes das weitere Routing zum eigentlichen Zielrechner. Der originäre Datenverkehr wird also durch den allgemeinen Internet-Datenverkehr ummantelt bzw. in diesen eingekapselt. Anwendung findet diese Technik, um

- zwei Rechnersysteme über das Internet sicher zu koppeln, z.B. einen mobilen Rechner und ein Serverrechner zu Hause,
- ein Rechnersystem mit einem LAN über das Internet zu koppeln, z.B. das Rechnersystem eines Außendienstmitarbeiters mit dem LAN des Unternehmens, um diesem Mitarbeiter betriebliche Anwendungen sicher verfügbar zu machen und um
- zwei oder mehrere Netze über VPN-Router so zu koppeln, als wäre es ein Netz, z.B. die Netze verschiedener Firmenstandorte.

Den allgemeinen Zusammenhang für Fall 2 und 3 zeigt die nachfolgende ⌧ Abbildung.

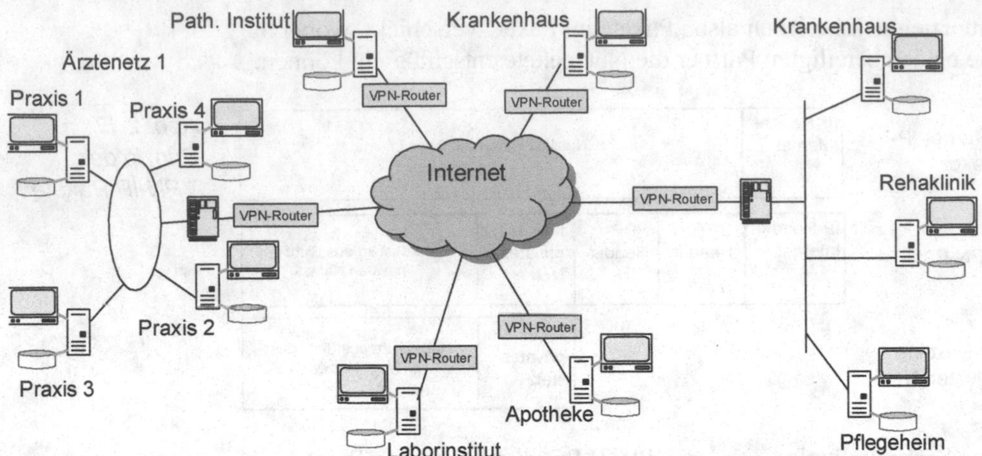

Abb. 2.18: Beispiel VPN-Topologie

Während VPN-Router spezielle Hardware darstellen, die eine Verbindung nach außen für das interne Netz transparent erscheinen lassen, müssen auf den nicht an ein beteiligtes Netz direkt angeschlossenen Rechnersystemen so genannte „VPN-Clients" installiert werden, also eine Software, die die VPN-Kommunikation realisiert. Diese Software nimmt die entsprechende „Verpackung" der Nutzlast und Adressierung vor und sorgt gleichzeitig für eine Authentifizierung des Teilnehmers, wobei Zertifikate benutzt werden können, die dem VPN-Router des LANs in das der Teilnehmer sich einwählen möchte bekannt sind. Verfahrenstechnisch sind die zur Realisierung von VPNs notwendigen Dienste auf Schicht 2 oder 3 des OSI-Modells angesiedelt. Layer-2-Tunneling erfolgt mittels der Protokolle PPTP (Point to Point Tunneling Protocol), L2F (Layer 2 Forwarding) und L2TP (Layer 2 Tunneling Protocol); Layer-3-Tunneling erfolgt meist mittels IPSec. Während beim Layer-2-Tunneling Frames der OSI-Schicht 2 in IP-Pakete gepackt werden und damit auch Nicht-IP-Protokolle getunnelt werden können, werden beim Layer-3-Tunneling IP-Pakete als Nutzdaten neuer IP-Pakete verschickt, wie in der ⌧ Abbildung 2.17 Seite 77 gezeigt.

Die Verschlüsselung kann dabei durch das SSL-Protokoll (Secure Socket Layer) oder aber IPSec (IP Security) geschehen. Während erstgenannte Lösung in der OSI-Schicht 5 realisiert ist und daher nicht anwendungsunabhängig – da z.B. gebunden an einen HTTPS-Datenstrom – ist, arbeitet IPSec auf Netzwerkebene bzw. Schicht 3 und ist daher unabhängiger und hinsichtlich Durchsatz und Verschlüsselungsalgorithmen und Schlüssellängen leistungsfähiger. Dafür wird zur Nutzung von IPSec die Installation einer speziellen IPSec-Client-Software auf jedem für das Netz zuzulassenden Client bzw. Router notwendig, während die für eine SSL-Verbindung notwendige Software bereits in Standard-Browsern enthalten ist. Damit können auch Nutzer, die dem Zielsystem nicht namentlich bekannt sind sichere Verbindungen aufbauen und nutzen, wenn der entsprechende Dienst auf dem Server dies erlaubt. Dies ist z.B. der Fall bei Kreditkartenzahlungen im Internet.

Beide Verfahren haben ihre Vor- und Nachteile, die von Skornia (2005) wie folgt gelistet werden:

IPsec

\+
- unabhängig von der Applikation: Alle IP-Typen und -Dienste werden unterstützt
- generell hohes Sicherheitsniveau
- hohe Performanz
- Unterbrechungsfreies Failover möglich

−
- Hoher Aufwand und Kosten durch speziell notwendige Client-Software
- eingeschränkte Verfügbarkeit
- korrumpierte Verbindung lässt sich als Router ins Private Netz mißbrauchen

SSL

\+
- HTTPS-Clients nahezu überall verfügbar
- geringer Aufwand für Einrichtung und Administration
- in der Regel nicht von Firewall-Einstellungen blockiert

−
- generische Beschränkung auf begrenzte Menge von Applikationen
- kein unterbrechungsfreies Failover möglich
- niedrige Leistung
- problematische Endpoint-Security

Abb. 2.19: SSL versus IPsec

Da im Gesundheitswesen Aspekte des Datenschutzes von besonders hoher Bedeutung sind, hat sich der Einsatz von VPNs für viele gesundheitstelematische Anwendungen etabliert.

Krankenhäuser realisieren zunehmend so genannte „Einweiserportale“ (⌧ Kap. 7.3, S. 518), mittels der einweisenden Ärzten Informationen zur Behandlung ihrer Patienten im Krankenhaus zeitnah zur Verfügung gestellt werden sollen. Zumeist wird eine spezielle Anwendung vor das Krankenhausinformationssystem geschaltet, welches Daten und Funktionalität des Portals zur Verfügung stellt. Dieses ist dann mittels VPN-Technologie von autorisierten Arztpraxen aus – also solchen die einen VPN-Client für dieses Netz installiert haben – erreichbar. Der Nachteil dieser Portale: Möchte eine Arztpraxis mehrere Einweiserportale verschiedener Krankenhäuser nutzen, muss sie auch mehrere VPN-Clients installieren und aus diesen bei Verbindungsaufnahme gezielt auswählen. Auch die nationale Gesundheitstelematikplattform (⌧ Abb. 2.13, S. 63) setzt auf den Einsatz von VPNs.

2.4.3
Netzwerk- und IT-Sicherheit

2.4.3.1
Einführung

Ein Rechnernetz kann prinzipiell als sicher betrachtet werden, wenn es nicht an eine externe Infrastruktur angeschlossen ist. Viele Krankenhäuser betreiben daher ihre Krankenhausinformationssysteme in einem geschlossenen Netz ohne Verbindung zu einem anderen externen Netz oder zum Internet. In einigen Fällen werden lediglich Wahlleitung – manchmal mit automatischem Rückruf durch den Kommunikationspartner – eingesetzt, z.B. zur Übermittlung von Daten gemäß § 301 SGB an die Krankenkassen. Prinzipiell ist ein solches Netz zwar geschützt vor fremdem Zugang – so genannten Einbrüchen –, aber erst durch die Elimination aller Geräte zur Nutzung mobiler Datenträger wie CDs, Disketten oder USB-Sticks kann auch verhindert werden, dass Schädlinge in das Netz eindringen können. In diesem Sinne sind damit auch die zwei wesentlichsten Klassen von Sicherheitsrisiken genannt:

Einbruch

- Einbruch von außen in das Rechnernetz durch Unbefugte, die sich dann als Nutzer des Netzes ausgeben und Daten ausspähen, kopieren oder verändern und

Schädlinge

- Schädlinge verschiedenster Art, deren Ziel die Behinderung des Betriebes, Zerstörung der Funktionsfähigkeit von Rechnersystemen, das Ändern oder Ausspähen von Daten ist.

Wird also eine Verbindung mit anderen Netzen technisch ermöglicht bzw. notwendig, muss zweifelsfrei sichergestellt sein, dass alle Aspekte des Datenschutzes und der Datensicherheit weiterhin gewährleistet sind. Man stelle sich hier vor, Unbefugte bekämen die Möglichkeit, elektronisch gespeicherte medizinische Daten von Patienten einzusehen oder sogar heimlich zu entfernen oder zu verändern.

Vernetzung unabdingbar und Gefahren nehmen zu

Andererseits zwingen heute Wettbewerbsfähigkeit und auch das Potential für Kundenbindung und effizientere Geschäftsprozesse zunehmend die Firmen und Einrichtungen in Industrie, öffentliche Verwaltung und eben auch im Gesundheitswesen, ihre institutionellen Rechnernetze mit externen Netzen zu verbinden. Aufgrund dieser Vernetzungsnotwendigkeit im Rahmen von Telematikanwendungen oder für die Verfügbarmachung von Internetangeboten am Arbeitsplatz der Mitarbeiter haben sich in den vergangenen Jahren Angriffe und Schädlinge drastisch erhöht und die Aufwendungen und Anstrengungen zur Abwehr ebenfalls entsprechend zugenommen. Spezialisierte Hardware, Software und ganze Unternehmenszweige stehen heute für Produkte der IT-Sicherheit zur Verfügung.

Bundesamt für Sicherheit in der Informationstechnik

Bereits in den frühen 80er Jahren wurde dies von der Bundesregierung und dem Parlament erkannt und 1986 der Zentralstelle für das Chiffrierwesen zusätzlich der Aufgabenbereich „Computersicherheit" übertragen. Diese Entwicklung wurde konsequent fortgesetzt und im von der Bundesregierung im Juni 1989 verabschiedeten „Zukunftskonzept IT" festgelegt, dass es Aufgabe der Bundesregierung sei, dafür sorgen, dass alle Betroffenen und Interessierten über Risiken, Schutzmaßnahmen und das Zusammenwirken verschiedener Stellen (Hersteller, Sicherheitsbehörden, Anwender) unterrichtet werden – was 1990 mit dem BSI-Errichtungsgesetz (http://www.bsi.de/bsi/gesetz.htm, letzter Zugriff 20.10.2005) zur Gründung des Bundesamtes für Sicherheit in der Informationstechnik (BSI) führte.

IT-Sicherheit ist im gesellschaftlichen Interesse aller

Heute ist „digitales Wirtschaften" ein wesentlicher Faktor für Innovation, Wettbewerbsfähigkeit und IT-Sicherheit eine gesellschaftliche Notwendigkeit. Dementsprechend formuliert der Präsident des BSI (http://www.bsi.de/bsi/index.htm, letzter Zugriff 20.10.2005):

> „Sicherheit ist ein menschliches Grundbedürfnis. Ohne Sicherheit ist das gesellschaftliche Zusammenleben undenkbar. Und der Wunsch nach Sicherheit steigt. Auch - oder vor allem gerade - im Bereich der IT-Sicherheit. Denn schließlich ist unsere Gesellschaft immer abhängiger von funktionierender Informations- und Kommunikationstechnik. Das Bundesamt für Sicherheit in der Informationstechnik (BSI) hat hierbei eine besondere Aufgabe: Wir sind der zentrale IT-Sicherheitsdienstleister des Bundes. Durch die Grundlagenarbeit im Bereich der IT-Sicherheit übernehmen wir Verantwortung für unsere Gesellschaft und sind damit eine tragende Säule der inneren Sicherheit in Deutschland."

2.4.3.2 Firewalls

Frühe Filterung fängt den Wurm

Wie bereits in ⌦ Kapitel 2.4.2.5 Seite 74 ausgeführt, werden lokale Rechnernetze in firmeninternen LANs über Router oder Gateway mit anderen Netzen verbunden. Diese zentralen Elemente können also auch genutzt werden, um unerwünschte Datenübermittlungen oder Angriffe abzufangen. Dazu müssen sie intern oder extern durch entsprechende Software ergänzt werden, die in der Lage ist, Datenpakete zu filtern und eingehenden sowie abgehenden unerwünschten Datenverkehr zu unterbinden. Dazu können die Sender- und Empfänger-IP-Adressen der Datenpakete (Datenpaketfilter) oder sogar der Inhalt (Content-Filter) ausgewertet werden. Im einfachsten Fall ist es also denkbar, dass nur die Datenpakte von einer Reihe bekannter Absender durchgelassen werden. Ein Content-Filter demgegenüber kann überprüfen, ob ActiveX- oder JavaScript-Elemente enthalten sind, Spam-Mails kennzeichnen, Mails mit Viren erkennen und abweisen oder vertrauliche Firmeninformationen herausfiltern.

Hardware-/Software-Kombinationen, die diese Funktionen erfüllen werden als „Firewalls" bezeichnet. Um den Durchatz des Netzes durch diese Zusatzfunktionen nicht stark einzuschränken, kommen oftmals optimierte Hardware-/Software-Kombinationen in Form von intelligenten Routern und Gateways zum Einsatz.

Eine zweite Variante kann darin bestehen, dass auf einem Rechnersystem eine Firewall-Software installiert wird, die quasi hinter der Netzwerkkarte liegt und somit nur dieses spezielle Rechnersystem absichert. Da die Verwaltung der Firewall-Einstellungen sehr aufwendig ist, macht es aber bei Netzen mit vielen Rechnersystemen wenig Sinn, jedes Rechnersystem einzeln derart abzusichern, sondern es kommt die in ⌦ Abbildung 2.20 gezeigte Variante zum Einsatz, wobei jene Rechnersysteme, die direkt vom externen Netz – also z.B. dem Internet aus – erreichbar sind als demilitarisierte Zone bezeichnet werden. Auf solchen Rechnersystemen können dann weitere abgestufte Sicherheitskonzepte realisiert oder Daten in gewissem Maße zwischengespeichert werden. Prinzipiell ist das Prinzip des Firewalls auch kaskadierend nutzbar, sodass Firewalls mit verschiedenen Sicherheitsstufen nach Bedarf auch hintereinander geschaltet werden können.

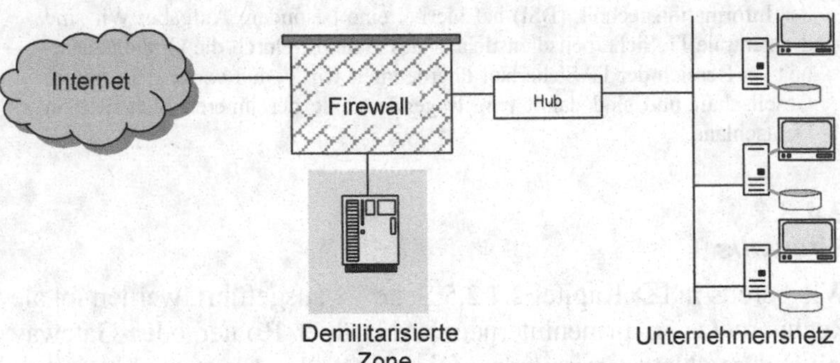

Abb. 2.20: Beispielhafter Firewall-Einsatz

2.4.3.3 Schädlinge und Spione

Im Allgemeinen können fremde unerwünschte Programme die auf ein Rechnersystem meist unbefugt eingeschleust werden in *Adware*, *Spyware* und *Malware* eingeteilt werden.

Adware

Der Name Adware setzt sich zusammen aus den Begriffen „advertising" und „Software" und bezeichnet. Dabei handelt es sich in der einfachen Form um Werbebanner und Werbe-Popups, die automatisch beim Besuch einer Internetseite mit geladen werden. In einer unangenehmeren Form schneidet Adware aber auch anonymisierte Daten zu Marketingzwecken mit, um zum Beispiel die Surfgewohnheiten eines Anwenders oder eine Statistik über die Nutzung spezieller Funktionen installierter regulärer Software zu erstellen. Diese ausspionierten Informationen werden dann vom Adware-Provider an Marketingfirmen weitergegeben. Auf der Basis dieser Daten können diese Unternehmen dann gezielt Werbung versenden, die genau auf die Interessen eines Nutzers zugeschnitten ist. Adware dieser Art ist meistens an kostenlos downloadbare Anwendungen gekoppelt, kann aber auch durch das Besuchen bestimmter Websites auf den lokalen Rechner kommen. Der Anwender merkt beim Download bzw. beim Betrachten der Internetseiten nicht, dass diese Adware auf dem System installiert wird.

Spyware

Unter Spyware sind Programme zu verstehen, die generell Daten vom Computer aufzeichnen können. Das reicht vom Mitschneiden der Tastaturfolgen über Auslesen von E-Mails und Instant Messages bis hin zur gezielten Aufzeichnung von sensiblen Daten wie Kontoinformationen oder Kennwörtern. Spyware gelangt unbemerkt auf den Computer, in dem der Nutzer sie unwissentlich zum Beispiel von Webseiten herunter lädt oder auf Links in E-Mail-Botschaften klickt. Spyware arbeitet in der Weise, dass sie sensible Informationen abfängt – gegebenenfalls auch, bevor diese für die Übertragung verschlüsselt werden. Es wird quasi eine Kopie heimlich an einen zweiten Adressaten übermittelt. Auf diese Weise können also auch im Rahmen der Kommunikation übermittelte persönliche Daten wie Namen, Kontonummern u.v.a.m. ausspioniert werden. Neben dem Ausspionieren der Kommunikation ist es aber genauso denkbar, dass Spyware auf dem Rechnersystem gespeicherte Daten und Programme ausspioniert und unbefugt Kopien an den Spion verschickt. Auch Keylogger – also Programme die die Benutzung der Tastatur mitschneiden – fallen unter diese Rubrik.

Malware

Unter Malware werden tatsächliche Schädlinge bezeichnet, die in irgendeiner Form den Betrieb des Rechnersystems stören oder sogar ganz außer Kraft setzen bzw. den Betrieb im Rechnetz stören oder zum Erliegen bringen. Dabei können unterschieden werden:

- Cookies

  Cookies sind kleine Datenpakete, die bei der Internetnutzung durch Webseiten auf dem lokalen Rechner in einem bestimmten Bereich abgelegt werden, sie meistens die IP-Adresse des Rechnersystems, Angaben zu benutztem Browser, eine Session-Identifikation und Informationen über aufgerufene Seiten. Sie sind quasi das lokale Gedächtnis einer Internet-Präsenz und dienen einerseits dazu, Angaben während einer Sitzung (z. B. was z.B. während einer Internet-Shopping-Sitzung bereits im Warenkorb liegt) zu speichern. Andererseits können mittels Cookies auch Surfverhalten in einem gewissen Rahmen ausspioniert werden, also wie sich ein Interessent in einem Internetshop bewegt. Das mögliche Ausschalten der Cookie-Nutzung durch Internetseiten schränkt bei manchen Angeboten dann die Nutzbarkeit dieser durch den Benutzer ein.

- Viren
  Viren sind Programme, die sich selbst vervielfältigen können, indem sie sich an andere Dateien anhängen. Dabei kann es sich um gewöhnlich genutzte Dateien – z.B. regulär installierte Programme oder Textdateien – handeln und das Virenprogramm wird z.B. bei jedem Aufruf einer solchen Datei aktiviert. Ein Virus kann aber auch einen Boot- oder Partitionssektor infizieren oder Dokumente, die Makros unterstützen, indem sich das Virusprogramm dort selbst einfügt oder an die Datei anhängt. Die meisten Viren vervielfältigen sich lediglich, doch können sie auch den Computer oder die Daten beschädigen. Viren sind sehr Hardware- und Betriebssystemspezifisch. Außerdem bestehen zwischen Boot- und Datei-Viren Unterschiede bei der Verbreitung: Boot-Viren werden durch das Laden des Betriebssystems („Booten“) oder den Boot-Versuch von einer infizierten Diskette auf den Boot - oder Partition-Sektor der Festplatte übertragen, Datei-Viren durch den Start eines infizierten Programms.

- Würmer
  Ein Wurm ist ein Programm, das Kopien von sich selbst anfertigt und diese verteilt, beispielsweise von einem CD-ROM-Laufwerk zu einem anderen oder via E-Mail oder anderen Transportmechanismen. Der Wurm kann Schäden anrichten und die Sicherheit des Computers gefährden. Meistens wird er durch System- und Programmierschwachstellen auf das Rechnersystem kopiert oder indem der Benutzer eine infizierte E-Mail aufruft beziehungsweise einen entsprechenden Anhang öffnet.

- Trojanische Pferde
  Trojanische Pferde sind Schadprogramme, die meist in Verbindung mit Würmern auf Rechnern installiert werden. Andere Trojaner tarnen sich als nützliche Programme und gelangen so auf den Computer. Sie manipulieren den Computer für den Anwender unmerklich, z.B. indem sie Daten zerstören, Hintertüren für Hacker öffnen oder sensible Daten ausspähen. Die Grenzen zur Spyware sind somit fließend.

- Backdoor
  Ein Backdoor-Programm verschafft Unbefugten Zugang zum infizierten Rechnersystem, wobei Backdoor-Programme meistens durch Viren, Würmer oder Trojanische Pferde eingeschleust und installiert werden.

Neben den aufgeführten Programmen können noch „Dialer" erwähnt werden, die eigentlich nicht auf die Beeinträchtigung oder Beschädigung des Rechnersystems abzielen, sondern auf die finanzielle Schädigung des Rechnerbetreibers, indem automatisch und immer wieder teuere Telefonnummern wie z.B. 0900er Nummern oder bestimmte kostenpflichtige Internetseiten angewählt werden. Diese Programme haben aber nur dann eine Chance finanziellen Schaden anzurichten, wenn das befallene Rechnersystem Wahlanschlüsse zum Verbindungsaufbau mit dem Internet nutzt. *Dialer*

Allen diesen für Rechnernetze schädlichen Programme begegnet man heute mit dem kombinierten Einsatz spezieller Sicherheitssoftware wie Firewalls, Virenscannern, Spam-Filtern u.v.a.m.

2.4.4 Zusammenfassung Kapitel 2.4

Merktafel 5
Rechnernetze

- Ein Rechnernetz ist ein Verbund von Rechnersystemen, die miteinander in geeigneter Weise kommunizieren können. *M5.1*
- Das Internet ist ein weltweit offenes Rechnernetz. *M5.2*
- Die Realisierung telematischer Anwendungen setzt eine Infrastruktur auf Basis eines Rechnernetzes Voraus. *M5.3*
- Netzwerke können netzwerkartig oder in Stern-, Bus- oder Ringtopologie realisiert werden. *M5.4*
- Die Ausdehnung von Netzwerken determiniert auch die möglichen Übertragungsgeschwindigkeiten bzw. umgekehrt. Man unterscheidet Local Area Networks, Metroplitan Area Networks, Wide Area Networks und Global Area Networks. *M5.5*
- Die Kommunikation in Netzwerken soll für die Teilnehmer transparent sein. Für offene Systeme werden technische Standrads und Kommunikationsstandards benötigt, die im Rahmen des OSI-Referenzmodelles definiert werden. *M5.6*

M5.7 ■ Das OSI-Modell unterscheidet 7 Schichten, wodurch die unabhängige Entwicklung von technischen und softwaretechnischen Komponenten für Rechnernetze möglich wird, die trotzdem problemlos miteinander arbeiten können.

M5.8 ■ Im OSI-Schichtenmodell werden Physikalische Schicht, Sicherungsschicht, Vermittlungsschicht, Transportschicht, Sitzungsschicht, Darstellungsschicht und Anwendungsschicht unterschieden.

M5.9 ■ Anwendungen im Sinne des OSI-Modells sind z.B. Dateitransfer, das Internetprotokoll HTTP, SMTP und POP3.

M5.10 ■ Das TCP/IP-Protokoll ermöglicht den Transport von Daten in einem offenen großen Rechnernetz. Dabei werden Daten in Form von einzelnen Paketen durch das Netz geleitet. Für eine eindeutige Adressierung sorgen die IP-Adressen in Form eines hierarchisch gegliederten Adresssystems.

M5.11 ■ Die Kommunikation in Rechnernetzen wird durch passive und aktive Komponenten ermöglicht wie Repeater, Hubs, Switches, Brücken, Router, Gateways und Firewalls.

M5.12 ■ Die Vertraulichkeit der Kommunikation in offenen IP-Netzen kann durch Virtuelle Private Netze realisiert werden. Dabei wird durch getunnelte Verbindungen ein „Netz im Netz" realisiert, in dem zwischen zwei Netzen eine verschlüsselte Verbindung für den Datenverkehr aufgebaut wird.

M5.13 ■ Die Netzwerksicherheit ist ein wesentliches Kriterium für telematische Anwendungen. Neben der Vertraulichkeit Müssen Schädlinge wie Viren, Würmer, Trojanische Pferde oder Backdoor-Programme abgewehrt werden.

M5.14 ■ Firewalls sind Router oder Gateways, die neben einer Vermittlung auch die Filterung von Paketen vornehmen und unerwünschte Pakete abblocken bzw. Schädlinge erkennen und Eliminieren. Ihre Einrichtung und Pflege ist mit großem Aufwand verbunden.

2.5 Verteilte Systeme

2.5.1 Einführung

Koordiniert zusammenarbeitende Systeme auf Basis des Austauschs von Nachrichten

Ein verteiltes System ist eine Menge voneinander unabhängiger Computer, die dem Benutzer wie ein einzelnes, kohärentes System erschienen.

> Tanenbaum (2003) Coulouris (2001) definieren ein verteiltes System „als System, in dem sich Hardware- und Software-Komponenten auf vernetzten Computern befinden und nur über den Austausch von Nachrichten kommunizieren und ihre Aktionen koordinieren."

Ein globales offenes verteiltes System ist z.B. das Internet, in dem Millionen von Rechnern vernetzt sind und miteinander auf Basis definierter Standards und Diensten wie TCP/IP, http, FTP oder TFTP kommunizieren können. Das Szenario einer gesundheitstelematischen Vernetzung (⌧ Abb. 1.1, S. 5) zeigt also deutlich die Eigenschaft eines verteilten Systems. Dabei bietet ein verteiltes System in der Regel mehr Nutzen, als reine Rechnernetze wie sie im vorangehenden Kapitel erläutert wurden, denn bei verteilten Systemen geht es um die Zusammenarbeit von Anwendungssystemen (zum Begriff des Anwendungssystems ⌧ Kap. 2.3 S. 55) auf hoher semantischer Ebene zur Realisierung rechnersystemübergreifender und meist einrichtungsübergreifender Anwendungen und Geschäftsprozessen. Es geht also um die Zusammenarbeit von Anwendungssystemen und nicht von Rechnersystemen! Zur Unterscheidung wird auf im ⌧ Kapitel 2.3 ab Seite 55 verwiesen.

Rechnernetze sind die Plattform für höherwertige Dienste und Anwendungen

Rechnernetze wie in ⌧ Kapitel 2.4 ab Seite 59 behandelt und die nach der Definition von Coulouris in sich schon verteilte Systeme darstellen, sind technisch verteilte Infrastrukturen zur Verfügbarmachung von verteilten technischen Ressourcen. Sie dienen damit als Plattform für einfache oder höherwertige Dienste und Anwendungen. Auf Basis von Rechnernetzen können also – wie Hammerschall (2005) differenziert – *einfache verteilte Anwendungen* oder aber *verteilte Informationssysteme* realisiert werden.

Einfache Dienste sind Basis für höherwertige Anwendungen

Als *einfache verteilte Anwendungen* bezeichnet Hammerschall im Wesentlichen intelligente Anwendungsprotokolle und einfache Anwendungen auf Sender- und Empfängerseite zum Versenden, Empfangen und Verarbeiten von Nachrichten. Als Beispiele werden Internetanwendungen wie das WWW, Dateizugriffsdienste wie FTP oder E-Mailprogramme auf Basis von SMTP genannt. In diesem

Sinne könnte man auch von *Basistechnologien und -diensten* sprechen. Diese einfachen verteilten Anwendungen – z.B. ein Dateitransfer von einem Rechnersystem zu einem anderen Rechnersystem – können aber nicht nur isoliert benutzt werden, sondern auch selbst wiederum Basis für komplexere Interoperabilitätsmechanismen in verteilten Informationssystemen sein.

Verteilte Informationssysteme: Verteilung von Daten und Funktionen

Bei *verteilten Informationssystemen* geht es nicht nur wie bei Rechnernetzen um die Herstellung einer verteilten integriert nutzbaren technischen Plattform, sondern um die Verteilung oder Kopplung von Anwendungssystemen auf hohem Kooperations- und Verarbeitungsniveau und damit im Kern *um die Verteilung von Daten und Funktionen*, um ortsunabhängig komplexe Geschäftsprozesse – in der Regel auch solche, die einrichtungsübergreifend ablaufen – abzuwickeln und Daten und Funktionalitäten global zur Verfügung zu stellen bzw. insgesamt oder partiell gemeinsam zu nutzen.

Benutzer bzw. Teilnehmer an einem solchen System können im Sinne der Betrachtungen unter ⌧ Kap. 2.2.2.1, Seite 40 sowohl menschliche Aktionsträger als auch Anwendungssysteme sein.

Transparenz für Benutzer und Anwendungssoftware

Für die Teilnehmer soll sich ein verteiltes System nicht mehr als Addition vieler nebeneinander stehender Systeme darstellen, sondern als ein Gesamtsystem, mit dem sie transparent arbeiten können. Transparenz wird dabei so verstanden, dass für die Teilnehmer der Infrastruktur die bezüglich ihrer Aufgaben „unwichtigen" Mechanismen versteckt sind bzw. verborgen bleiben. Transparent heißt hier also nicht, dass alles sichtbar und gewahr ist, sondern im Gegenteil, dass man unbehelligt von der technischen Komplexität „hindurchschauen" und damit arbeiten kann. So interessiert den Benutzer eines E-Mail-Systems eben nicht, wie seine Mail an einen fernen Ort der Welt zu seinem Kommunikationspartner gelangt, bzw. wie und von wo aus dieser die Mail abruft. Transparenz in verschiedenster Hinsicht (⌧ Kap. 2.5.1, S. 87) ist eine Kernanforderung für verteilte Systeme.

geschlossene und offene verteilte Systeme unterscheiden!

Dabei kann generell *zwischen proprietär orientierten „geschlossenen" verteilten Informationssystemen und „offenen" verteilten Informationssystemen unterschieden werden.* Während bei Ersteren die Verteilungsarchitektur speziell von einem Hersteller oder von einem Unternehmen das viele Anwendungssysteme über viele Standorte integrieren muss (z.B. Banken, Automobilindustrie) entworfen und realisiert wird und es daher per se nicht gewollt und auch nicht realisiert ist, dass sich weitere Systeme beliebig „dazuschalten", basieren offene verteilte Systeme auf Standards und standardisierten Architekturprinzipien, die es jedem System – sofern es diese Standards einhält bzw. implementiert hat – erlaubt, sich in die Infrastruktur zu integrieren, daran teilzunehmen und von den Leistungen der Infrastruktur und der teilnehmenden Systeme zu profitieren.

In der Regel entziehen sich also bei offenen verteilten Systemen die einzelnen teilnehmenden Anwendungssysteme einer zentralen Kontrolle. Im Rahmen des ANSA-Projektes (http://www.ansa.co.uk/ANSATech/ANSA html/95-97-websites/architecture.html, letzter Zugriff: 18.07.2005) wird hierzu treffend formuliert:

> „ANSA emphasises a view of systems as being made up of autonomous domains. Within a domain, technology and administrative policies are taken to reflect the needs of the users served by that domain. Thus different domains may comprise different technologies and be managed in different ways. Within a domain ANSA sees applications, data, machines and networks all as ‚objects' providing ‚services'. A service is a high level statement of what an object does. For example a database of customer accounts might underpin a ‚banking' service which provides credit, debit and balance query functions. An object is simply a software component which can be installed, upgraded, replaced or relocated independently of any other object - i.e. it is encapsulated."

Partner sind gekapselte in sich geschlossene Anwendungssysteme

In diesem Sinne stellen die einzelnen am verteilten System teilnehmenden Anwendungssysteme also *gekapselte in sich geschlossene Systeme* dar, die sich hinsichtlich verwendeten Designprinzipien, Programmierparadigmen und -sprachen, Datenbankschemata, verwendeter Datenhaltungstechnologie und Bedienungsoberfläche wesentlich unterscheiden. Dies entspricht den realen Gegebenheiten in jeder Branche. Die Durchführung von Telematikprojekten bzw. der Aufbau telematischer Plattformen muss also immer vor dem Hintergrund einer Vielzahl von Unternehmen bzw. Einrichtungen mit unterschiedlichsten Anwendungssoftwareprodukten und Rechnersystemen bzw. Anwendungssystemen erfolgen.

Notwendigkeit der Integration verschiedener Anwendungssysteme

Der wesentlichste Aspekt bei der Implementierung verteilter Systeme wie sie u.a. gesundheitstelematische Anwendungen darstellen ist die Integration der verschiedenen institutionellen Anwendungssysteme; deren Fähigkeit zur „Zusammenarbeit"– die auch als *Interoperabilität* bezeichnet wird – kommt also eine ganz besondere Bedeutung zu. Zur Erinnerung sei wiederholt: Durch eine solche Zusammenarbeit sollen prinzipiell verteilte offene Gesamtsysteme entstehen, die so transparent sind, dass teilnehmende Informationssysteme bzw. deren Benutzer diese komplexe Infrastruktur nicht kennen müssen und das Gesamtsystem als „Ganzes" erfahren.

2.5.2 Problemstellungen verteilter Systeme

2.5.2.1 Generelle Aspekte

Was sind nun die wesentlichen Problemstellungen für verteilte Systeme? Coulouris (2003) gibt dazu einen guten Überblick und führt die folgend aufgelisteten Problembereiche auf:

Verschiedenste Hardware und Software

- Heterogenität
  Verteilte Systeme bestehen aus verschiedensten Anwendungssystemen und einer zentralen Infrastruktur, die hinsichtlich Netzwerk, Hardware, Betriebssystemen, verwendeten Programmiersprachen und Anwendungssoftware völlig verschieden sein können – trotzdem aber ein Ganzes bilden müssen. Die Überwindung der Heterogenität ist also eine zentrale Problemstellung verteilter Systeme. Auf technischer Ebene tragen hier viele Standards für die Kommunikation zwischen Rechnersystemen bei, auf höherer Ebene Middleware (⌦ Kap. 2.5.6.7, S. 137).

Jeder der befugt ist, soll teilnehmen können

- Offenheit
  Offenheit erlaubt beliebigen Systemherstellern isolierte Implementierungen zur Teilnahme an einem verteilten System, da alle Schnittstellen und Mechanismen offen gelegt sind. Das verteilte System ist also im doppelten Sinne „offen" – offen bezüglich der Struktur und den Definitionen zu den benutzten Standards und offen für jeden neuen Teilnehmer.

Vertrauenswürdige Lösungen notwendig

- Sicherheit
  Trotz der Forderung nach Offenheit muss in einem verteilten System die Sicherheit bzw. der Datenschutz gewährleistet sein. So dürfen Daten bzw. Informationen weder während der Übermittlung noch durch unberechtigte Zugriffsmöglichkeit bei der speichernden Stelle Unberechtigten
  - offen gelegt werden (Sicherstellung der Vertraulichkeit),
  - verändert oder beschädigt werden (Sicherstellung der Integrität) oder
  - in ihrer berechtigten Verfügbarkeit beeinträchtigt werden (Verfügbarkeit gilt auch für Methoden und Ressourcen) und
  - die Identität der Teilnehmer – ob menschliche oder maschinelle – zweifelsfrei und juristisch belastbar sichergestellt sein. Nur so kann Missbrauch ausgeschlossen werden.

Nur eine durch die Sicherstellung dieser Aspekte vertrauenswürdige Infrastruktur darf Basis für telematische Anwendungen sein. Missbrauchsbeispiele beim eBanking oder bei Internet-Kaufvorgängen zeigen, wie wichtig sichere Infrastrukturen sind, da sie sonst von den Anwendern nicht mehr genutzt werden.

- Skalierbarkeit
  Verteilte Systeme sollen skalierbar sein, d.h. unabhängig von der Anzahl der teilnehmenden Anwendungssysteme und der abgewickelten Vorgänge muss das Zeit- und Durchsatzverhalten akzeptabel bleiben. Skalierbarkeit wird per se durch offene modulare Systeme möglich, bei denen Dienste und Anwendungen auf mehrere Rechner verteilt und problemlos im laufenden Betrieb neue Ressourcen bzw. Rechnerleistung hinzugeschaltet werden können.

Von der Teilnehmerzahl unabhängige Performanz

- Fehlerverarbeitung
  Während die Fehlererkennung und -behebung bei den technischen Kommunikationsvorgängen bereits durch die Netzwerkprotokolle abgewickelt wird, können in einem verteilten System jedoch auch Teilnehmer und damit Ressourcen ausfallen, also z.B. ein Arztpraxissystem zeitweise nicht erreichbar sein. Darauf muss ein verteiltes System adäquat reagieren können – z.B. in Form der Pufferung von Nachrichten bis der Teilnehmer wieder aktiv ist – oder durch Mehrfachübertragung und -versuche, Wiederherstellung nach Fehlern usw.

Selbstheilende Infrastruktur

- Nebenläufigkeit
  In einem verteilten System werden Daten, Dienste und Ressourcen von vielen Teilnehmern gemeinsam genutzt. Es muss also gewährleistet sein, dass in einer nebenläufigen Umgebung, in der Teilnehmer zeitlich parallel Aktionen und Transaktionen durchführen, alle Bearbeitungsschritte korrekt durchgeführt werden, d.h. die einzelnen Operationen müssen so synchronisiert werden, dass die Daten konsistent bleiben.

Konkurrenz ohne Integritätsverlust

- Transparenz
  Transparenz bedeutet bei verteilten Systemen das Verstecken von Komplexität. International werden durch ISO und ANSA acht Aspekte hierzu definiert:

Komplexes System, einfache Nutzung durch:

  Die *Zugriffstransparenz* sichert den Zugriff auf lokale und entfernte Ressourcen, ohne dass für den Benutzer bzw. das die Dienste in Anspruch nehmende Anwendungssystem die Mechanismen und den Weg des Zugriffes bekannt sein müssen. Entfernte Objekte wie z.B. Dokumente kann also wie auf lokal gespeicherte Daten zugegriffen werden.

Zugriffstransparenz

Ortstransparenz

Dabei stellt die *Positions- bzw. Ortstransparenz* sicher, dass der Benutzer die Position bzw. den Ort der Ressource – also auf welchem Rechner im Netz und auf welcher lokalen Ressource Daten gespeichert sind oder Dienste angeboten werden – nicht kennen muss.

Nebenläufigkeitstransparenz

Ein Problem besteht natürlich, wenn eine Ressource von mehreren Teilnehmern gleichzeitig genutzt werden muss. Dann wird es notwendig – ähnlich wie bei den Synchronisationsmechanismen in Datenbanksystemen – dass konkurrierende Anforderungen nicht zum Verlust der Integrität bzw. zu Fehlerfällen führen, was durch Mechanismen zur Sicherstellung der *Nebenläufigkeitstrasparenz* gewährleistet wird.

Replikationstransparenz

Dabei kann es in manchen Fällen sinnvoll und möglich sein, Dienste oder Objekte zu Zwecken der Verbesserung der Performanz oder zur Vereinfachung der Nebenläufigkeitstransparenz oder zur Kosteneinsparung – wie dies z.B. in unserem Fallbeispiel ⌦ Fallbeispiel 4 ab Seite 94 für die Datenhaltung der Fall war – redundant auszulegen, also kontrollierte Replikate zu schaffen. Die Sicherstellung, dass diese Replikate zum Original integer bleiben und der Nutzer auch nicht notwendigerweise darüber Bescheid wissen muss, ob er das Original oder ein Replikat benutzt, wird als *Replikationstransparenz* bezeichnet.

Fehlertransparenz

Sollten bei der Benutzung einer verteilten Infrastruktur Fehler auftreten, gewährleisten Mechanismen für die *Fehlertransparenz* – zumindest wenn dies für die aufgetretenen Fehler möglich ist – diese zu umgehen oder zu reparieren, sodass der Nutzer bzw. Anforderer einer Ressource hiermit nicht belastet wird.

Mobilitätstransparenz

Zwar stellt die Ortstransparenz sicher, dass ein Anforderer nicht über Ort/Position der Ressource Bescheid wissen muss, aber die Ressourcen können prinzipiell auch gegebenenfalls verschoben werden. Ist die transparent möglich, spricht man von *Mobilitätstransparenz*.

Leistungstransparenz

Die Gesamtleistung des Systems bzw. dessen Reaktion auf unterschiedliches Lastverhalten sollte vor dem Anforderer ebenfalls versteckt werden, was durch Mechanismen zur Sicherstellung der *Leistungstransparenz* – durch dynamisches oder statisches Hinzufügen neuer Leistungskomponenten – gewährleistet wird.

Skalierungstransparenz

Letztendlich stellt die *Skalierungstransparenz* sicher, dass neue Dienste, Ressourcen oder Anwendungen hinzugefügt werden können, ohne das die bis dahin verfügbare Funktionalität beeinflusst wird. Man könnte hier auch von der inkrementellen Erweiterbarkeit der gesamten Infrastruktur sprechen.

Nur durch die Gewährleistung dieser Transparenzanforderungen kann ein Teilnehmer in einem verteilten System überhaupt sinnvoll und aufwandsadäquat seine Interoperabilitätsmodule realisieren, denn müsste er sich selbst jeweils um die Erfüllung aller dieser Aspekte bemühen, wäre der Einzelaufwand zur Anbindung von Anwendungssystemen an verteilte Infrastrukturen zu hoch, um noch wirtschaftlich zu sein. Außerdem könnte nicht tatsächlich sichergestellt werden, dass das verteilte System in sich integer ist und bleibt.

Weitere Integritätsanforderungen wichtig!

Neben diesen von Coulouris aufgezeigten Problem-/Aufgabenstellungen gibt es auf der Ebene der Anwendungen und hier vor allem in Bezug auf eine integere verteilte Datenhaltung noch weitere Aspekte, die analog zu den Integritätsanforderungen für Datenbanken auch im verteilten System gelten. Demnach sollte die *Datenintegrität* des Gesamtsystems jederzeit gewährleistet sein. Hierzu zählen in Analogie zu den Anforderungen an Datenbankmanagementsysteme und Datenhaltungen generell

- Die Objektintegrität,
- die refrentielle Integrität,
- die Ablaufintegrität,
- die semantische Integrität und die
- die funktionale Integrität.

Evolutionäre Entwicklung ist wichtig

Mahr (1995) stellt für verteilte offene Systeme in der Medizin insgesamt 36 Prinzipien zusammen, ergänzend zu den vorgenannten Punkten ist sein Hinweis auf die Notwendigkeit einer evolutionären (Weiter)Entwicklung der gesamten Infrastruktur zu erwähnen. Die Erfüllung dieser Anforderung ist eines der wichtigsten Aspekte für verteilte offene Systeme und hat in der Vergangenheit zur Definition und Standardisierung offener Architekturen geführt. Grundgedanke ist, dass ein offenes verteiltes System nicht auf einmal geplant, realisiert und installiert und ab dann betrieben werden kann, sondern dass sich dieses evolutionär entwickelt: In einem fortwährenden Prozess kommen neue Systeme hinzu, teilnehmende Systeme stellen neue Daten, Funktionen und Dienste zur Verfügung und auch die technische und softwaretechnische Infrastruktur selbst mit ihren zentralen Diensten entwickelt sich evolutionär weiter. Die Erfüllung dieser Anforderung kann durch Rekonfigurierbarkeit, Wiederverwendbarkeit und Skalierung der Infrastruktur sichergestellt werden. Zum Begriff der Offenheit schreibt Mahr:

> „Openess of systems means the absence of certain assumtptions, such as homogenity of hardware and networks, controllability of wage, throughout

agreement of standards and guaranteed availibility of facilities and services. In open systems, a certain degree of autonomy of systems components is instead assumed. … Openess also matches with difficulties of standardization and evolving applications.Openess also has a major impact on the systems architecture and funcionality, mainly on the infrastructure component and the application management. Openess is not easy to achieve. A balanced approach mediating between closed components and features of openess should therefore be found."

Die Realisierung verteilter Systeme erfordert also ein hohes Maß an konsentierten Vereinbarungen bzw. Standards, deren Verwendung für die Teilnehmer die Investitionssicherheit ihrer Entwicklungen gewährleistet und gleichzeitig durch die Verlagerung von für alle Teilnehmer wichtigen Funktionen und Diensten auf die Infrastruktur den Herstellern von Anwendungssystemen ermöglicht, effektiv und ökonomisch die Anbindung ihres Systems an die Infrastruktur zu realisieren.

2.5.2.2 Integrationsfallbeispiel Krankenhauskette

Fallbeispiel 4: Informationssysteme einer Krankenhauskette

Eine Krankenhauskette betreibt drei Akutkrankenhäuser, eine Rehabilitationsklinik und ein Pflegeheim. Nach dem sukzessiven Zukauf dieser verschiedenen Einrichtungen stellt sich die IT-Ausstattung wie in der folgenden Abbildung gezeigt dar: Zwei der Akutkrankenhäuser haben ein Krankenhausinformationssystem des Herstellers A (KIS-A), das dritte Akutkrankenhaus des Herstellers B (KIS-B), die Rehabilitationsklinik hat aufgrund der speziellen Problemstellung in diesem Bereich ein System des Herstellers C (RehaSys) und das Pflegeheim hat eine spezielle Pflegeheimsoftware des Herstellers D (PflegeSys). Alle diese Einrichtungen haben in ihren Systemen eine eigene Patientendatenverwaltung und -abrechnung sowie eigene Software für das Rechnungswesen.

Abb. 2.21: Ausgangssituation bei Fallbeispiel 4

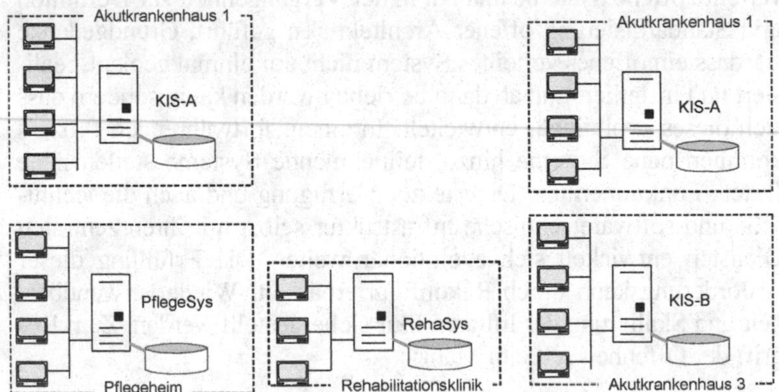

Für die Unternehmensleitung bzw. die IT-Leitung der Krankenhausgruppe stellt sich nun die Frage einer sinnvollen und an den strategischen Unternehmenszielen orientierten IT-Architektur für das Gesamtunternehmen, wobei bestimmte Anforderungen berücksichtigt werden müssen. Diese sind:

An den Unternehmenszielen orientierte IT-Architektur gefragt

- Die Unternehmensleitung möchte ein einheitliches mandantenfähiges Rechnungswesen und eine Materialwirtschaft über alle Einrichtungen hinweg mit der Möglichkeit zur Datendarstellung und Nutzung auf Konzernebene.
- Patientenstammdaten und wichtige medizinische Daten von Patienten – da die Einrichtungen in einer definierten Region liegen – sollen bei Überweisungen zwischen den Einrichtungen oder bei Aufnahme eines Patienten in einer Einrichtung der Gruppe, der bereits in einer anderen Einrichtung der Gruppe behandelt wurde, automatisch einrichtungsübergreifend zur Verfügung stehen.
- Stammdaten bzw. Daten zu Bezugsobjekten wie Krankenkassenstammdaten, Tarifwerke etc. sollen nur einmal an zentraler Stelle gepflegt werden müssen.

Die naheliegende Lösung wäre es, für alle Einrichtungen der Krankenhausgruppe nur ein einziges mandantenfähiges Informationssystem zu installieren und zu betreiben. Leider lässt sich dies aus Kostengründen aber auch aus sachlichen Gründen nicht realisieren, denn es gibt am Markt kein Softwareprodukt, dass alle Anforderungen von Krankenhäusern, Reha-Kliniken und Pflegeheimen integriert abdeckt.

Ein einziges System leider nicht möglich

Da also einige Systeme verbleiben aber orientiert an den Zielsetzungen integriert werden müssen, wird ein entsprechendes Integrationsprojekt – auch als EAI-Projekt (Enterprise Application Integration) bezeichnet – notwendig. Der Begriff macht deutlich, dass es sich bei solchen Projekten nicht um eine reine hardwaretechnische Integration geht, sondern Anwendungslösungen auf hohem fachspezifischen Datenhaltungs- und Verarbeitungsniveau miteinander integriert werden müssen. Dementsprechend beauftragt die Konzernleitung die IT-Abteilung, einen Vorschlag zur Integration und Migration zu erarbeiten, damit die formulierten Ziele erreicht werden.

EAI-Projekt wird notwendig

Nach einer eingehenden Analyse der eingesetzten Informationssysteme und der am Markt verfügbaren Anwendungslösungen werden die nachfolgend aufgelisteten Entscheidungen von der IT-Leitung der Krankenhausgruppe getroffen und der Konzernleitung vorgestellt. Das Lösungskonzept wird sodann auch aufgrund der von der IT-Leitung vorgelegten Kostenvergleichsanalyse zu anderen Varianten von der Konzernspitze genehmigt. Das Konzept enthält folgende Kernpunkte:

Kernpunkte des Integrationskonzeptes

- Es wird konzernweit eine leistungsfähige und speziell für Konzerne ausgelegte Software für das Rechnungswesen und die Materialbewirtschaftung installiert, die in allen Einrichtungen zum Einsatz kommt (ZFLS – Zentrales Finanz- und Logistik System). Die operativen Systeme behalten die eigenen sehr spezifischen Abrechnungsverfahren und sind entsprechend mit dem Rechnungswesen und gegebenenfalls mit der Materialwirtschaft zu koppeln. Dabei sollen neben dem Datenaustausch Funktionen des ZFLS direkt aus den operativen Systemen heraus aufgerufen werde können.
- Im dritten Akutkrankenhaus wird das eingesetzte KIS durch das KIS des Herstellers A ersetzt. Eine an den Anforderungen orientierte Integration mit dem ZFLS wird realisiert.
- Die Systeme in der Reha-Klinik und dem Pflegeheim bleiben im Einsatz. Eine an den Anforderungen orientierte Integration mit dem ZFLS wird realisiert.
- Es wird ein zentraler Referenz- und Austauschserver (ZRA-Server) installiert. Dieser dient zum Einen zur Speicherung aller Patientenstammdaten (MPI – Master Patient Index), mittels denen die einzelnen Systeme erkennen können, ob in einem der zur Gruppe gehörenden Einrichtungen ein Patient schon einmal behandelt wurde. Andererseits sollen auf diesem Server sukzessive die für alle Systeme relevanten Stammdaten zu Bezugsobjekten (Krankenkassen, Tarifwerke, Einweiser, Materialkataloge etc.) verwaltet und in die einzelnen operativen Systeme repliziert werden. Letztendlich soll über diesen Server die gesamte Kommunikation laufen, dieser als auch als Kommunikationsserver dienen.
- Es werden für jene Patienten, die bei Überweisungen oder Aufnahmen als bereits in einer der Einrichtungen der Krankenhausgruppe bekannt erkannt werden, die wichtigen medizinischen Daten von der zuletzt behandelnden Einrichtung an die den Patienten nun aktuell behandelnde Einrichtung bilateral übermittelt.
- Als technische Integrationsplattform wir ein gestuftes konzernweites VPN mit Sterntopologie installiert.

Die Gesamtarchitektur stellt sich somit wie in der ⌧ nachfolgenden Abbildung gezeigt dar.

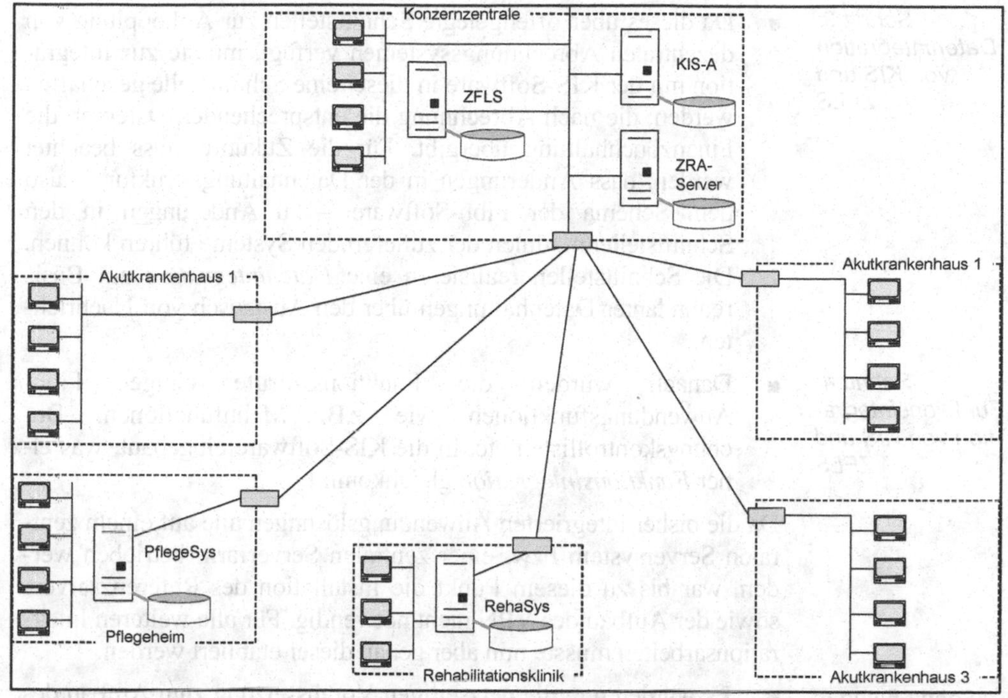

Abb. 2.22: Situation nach EAI-Projekt im Fallbeispiel 4

Das Beispiel zeigt, dass aufgrund finanzieller und organisatorischer Rahmenbedingungen eine pragmatisch funktionierende *Integrationsarchitektur* entworfen werden musste, bei der vier – zählt man den Kommunikationsserver dazu fünf – unterschiedliche Softwareprodukte zum Einsatz kommen. Mit der Architektur können alle formulierten Ziele erfüllt werden. Von Vorteil ist hierbei, dass ausgehend von der Ist-Situation alle Einrichtungen prinzipiell in der Lage waren, isoliert zu arbeiten: Damit wurde es möglich, das EAI-Projekt schrittweise umzusetzen, ohne dass die einzelnen Einrichtungen Einschränkungen bei ihrer IT-gestützten Betriebsführung hinnehmen mussten. Welche Migrations- und Integrationsimplementierungen mussten nun tatsächlich erfolgen?

Schritt 1: Migration der KIS-Systeme

- In einem ersten Schritt wurde das KIS in Krankenhaus C abgelöst durch die KIS-Software des Herstellers A. Alle drei Akutkrankenhäuser wurden an den KIS-Zentralrechner angeschlossen und das KIS wird sodann im Mandantenbetrieb für alle 3 Häuser identisch betrieben.

Schritt 2: Einführung der zentralen Finanz- und Materialwirtschaftssoftware

- Als Nächstes wurde die zentrale Finanz-/Logistiksoftware installiert und in Betrieb genommen, d.h. entsprechende Hardwarevoraussetzungen geschaffen, die Software installiert und die Parametrierung und Schulung der Mitarbeiter durchgeführt.

Schritt 3: Datenintegration von KIS und ZFLS

- Da dieses über offengelegte Schnittstellen zur Ankopplung von dezentralen Abrechnungssystemen verfügt, musste zur Integration mit der KIS-Software in dieser eine Schnittstelle geschaffen werden, die nach Abrechnung die entsprechenden Daten an die Finanzbuchhaltung übergibt. Für die Zukunft muss beachtet werden, dass Änderungen in der Datenhaltungsstruktur – also dem Schema der Fibu-Software – zu Änderungen in den Schnittstellenmodulen der zuliefernden Systeme führen können. Die Schnittstellen realisieren eine *Datenintegration* auf Basis redundanter Datenhaltungen über den Austausch von Nachrichten.

Schritt 4: Funktionsintegration von KIS und ZFLS

- Danach wurden die Funktionsaufrufe einiger Fibu-Anwendungsfunktionen wie z.B. Mahnfunktionen, Buchungskontrollisten etc. in die KIS-Software eingebaut, was einer *Funktionsintegration* gleichkommt.

Da die bisher integrierten Anwendungslösungen alle auf einem zentralen Serversystem bzw. einer zentralen Serverfarm betrieben werden, war bis zu diesem Punkt die Installation des Referenzservers sowie der Aufbau des VPN nicht notwendig. Für alle weiteren Integrationsarbeiten musste nun aber genau dieser etabliert werden.

Schritt 5 und 6: Installation ZRA-Server des VPN

- Es wurden nun die netzseitigen Voraussetzung zum Aufbau des VPN geschaffen und der zentrale Referenz- und Austauschserver (ZRA-Server) implementiert.

Schritt 7: Installation der Kommunikationsserver-Software

- Auf dem ZRA-Server wurde dann die Kommunikationsserver-Software installiert und die entsprechenden Verbindungen zwischen den einzelnen Systemen parametriert sowie die Beschreibung der Nachrichtentypen erfasst. Danach wurden die Verbindungen aktiviert und getestet.

Schritt 8: Daten- und Funktionsintegration des RehaSys und PflegeSys mit dem ZFLS

- In einem nächsten Schritt wurden in der Reha- und Pflegeheimsoftware analog zu den bereits durchgeführten Arbeiten in der KIS-Software die entsprechenden Schnittstellen zur Buchhaltung sowie die Integration der Funktionsaufrufe in die Oberfläche der Systeme implementiert. Zur Kommunikation kam der Kommunikationsserver zum Einsatz. Die Kommunikation des KIS zur Buchhaltung wurde ebenfalls umgestellt, damit diese auch über den Kommunikationsserver abläuft.

Schritt 9: Implementierung des Master Patient Index (MPI)

- Als nächstes musste nun der zentrale Master-Patient-Index realisiert werden. Da die Krankenhauskette diesen als strategisches IT-Element ansah, wurde beschlossen, diesen nach den eigenen Erfordernissen implementieren zu lassen. Dementsprechend wurden die Patientendatenverwaltungsmodule der einzelnen

Systeme analysiert und ein *förderiertes Schema* entworfen und implementiert.

- Für alle operativen Systeme wurde sodann eine schreibende Schnittstelle zum zentralen Patientenstammdatenserver implementiert, mittels der ein zeitnaher Export von Patientenstammdaten auf den zentralen Referenzserver möglich wird. Da alle Anwendungssysteme auf Basis moderner Datenbanksysteme implementiert sind, konnte dies in relativ einfacher Weise durch entsprechende *Datenbanktrigger* realisiert werden: Bei allen Einfügungen, Änderungen oder Löschungen von Patientenstammdatensätzen werden die Daten in der zentrale Patientendatenbank synchronisiert.

Schritt 10: Datenintegration von KIS, Reha-Sys und Pflege-SYS mit MPI

- In einem nächsten Schritt wurde die Anpassung der Patientenaufnahmefunktionen in allen Systemen realisiert, damit beim Suchen von Patienten im Rahmen der *Reidentifikation* auf diese zentrale Datenhaltung zugegriffen wird bzw. dort eine Anfrage gestartet wird und an der Oberfläche des operativen Systems als Treffermenge die Vereinigungsmenge aus lokal und zentral gespeicherten Treffern erscheint.

Schritt 11: Funktionale Integration von KIS, RehaSys und PflegeSYS mit MPI

- Es mussten funktionale Mechanismen in den einzelnen Systemen implementiert werden, die bei Bedarf eine Anforderung für medizinische Daten an die jeweils anderen Systeme senden. Prinzipiell kann dieses auch gekoppelt werden an das Ereignis, bei dem eines der Systeme einen Patientenstammdatensatz vom Referenzserver abholt.

Schritt 12: Anforderungsmodul in KIS, PflegeSys und RehaSys

- In den drei operativen Systemen musste eine anfrageorientierte Schnittstelle realisiert werden, mittels denen die wichtigen medizinischen Daten auf Anforderung zwischen den einzelnen Systemen ausgetauscht werden können. Hierzu mussten Exportmodule in den einzelnen Systemen geschaffen werden, die relevante medizinische Daten von Patienten auf Anforderung aus der lokalen Datenhaltung zusammenstellen und an das lokale Interoperabilitätsmodul zur Übermittlung an ein anderes System über den Kommunikationsserver der Krankenhauskette übergeben.

Schritt 13: Implementierung Exportfunktionen für medizinische Basisdaten

- In den drei operativen Systemen mussten Importmodule realisiert werden, die auf Anforderung erhaltene medizinische Daten von Patienten in die lokale Datenhaltung übernehmen. Dabei müssen diese also von extern importiert gekennzeichnet werden.

Schritt 14: Implementierung Exportfunktionen für medizinische Basisdaten

Schritt 15: Sukzessive Implementierung der zentralen Referenzdatenverwaltung mit Synchronisation

- Am Ende wurden sukzessive Referenzdatenbestände mit entsprechenden Verwaltungsfunktionen auf dem ZRA-Server implementiert und die Replikation dieser Daten in die operativen Systeme realisiert.

2.5.2.3 Enge und lose Kopplung

Das vorangehende Fallbeispiel hat gezeigt, dass die Intensität der „Kopplung" von Systemen sehr unterschiedlich sein kann – von der losen Übermittlung von zwischengespeicherten Nachrichten über Datenbanktrigger bis hin zu Direktzugriffen auf gemeinsame Datenhaltungen. Dabei handelte es sich im Fallbeispiel um sehr spezifische Kopplungen, die nicht per se zu einem offenen System geführt haben, denn für den Fall dass neue Einrichtungen dazukommen, müssen die spezifischen Schnittstellen und Kopplungen in den Anwendungssystemen dieser neuen Einrichtungen in entsprechender Weise nachimplementiert werden, da diese projektindividuell sind und nicht zum Standardfunktionsumfang kommerzieller Produkte gehören. Zur Offenheit schreibt Coulouris (2002):

> „Offenheit kann nur erreicht werden, wenn den Software-Entwicklern die Spezifikation und Dokumentation der wichtigsten Softwareschnittstellen der Komponenten eines Systems bereitgestellt werden. Mit anderen Worten, die Schlüsselschnittstellen werden veröffentlicht."

Eine innerhalb einer Branche konsentierte Festlegung und Dokumentation von Schnittstellen, Austauschformaten oder Aufrufschnittstellen von Services wird als „*Standard*" bezeichnet. Für den Bereich des Gesundheitswesens existieren inzwischen eine ganze Reihe solcher Kommunikationsstandards (⌧ Kap. 4.4, S. 320), aber auch Architekturstandards.

Enge Kopplung

Eine *enge Kopplung* liegt definitionsgemäß dann vor, wenn die Schnittstellen zwischen den Systemen von den Systemen selbst nicht in eigene Module verlagert und gekapselt werden, sondern direkt in die Anwendungssoftware der Teilnehmer integriert sind und Änderungen innerhalb einzelner Systeme sich direkt auf andere Systeme bzw. deren Schnittstellen auswirken, die Interoperabilität also nicht von den konkreten teilnehmenden Anwendungssystemen entkoppelt und in eigene Interoperabilitätsmodule verlagert ist. Dadurch können zusätzliche Teilnehmer nicht beliebig und in einfacher Weise hinzugenommen werden und es kommt bei Änderungen in einzelnen Systemen unter Umständen zu Seiteneffekten.

Lose Kopplung

Bei *losen Kopplungen* bleiben die einzelnen teilnehmenden Anwendungssysteme der Souverän in ihrer Domäne und können autonom weiterentwickelt und betrieben werden. Die Interoperabilität mit den anderen Systemen bzw. der zentralen Telematikplattform wird in Form eines eigenständigen gekapselten *Interoperabilitätsmodul* – in manchen Veröffentlichungen als „Softwarekonnektor" bezeichnet – realisiert (⌧ Abb. 2.23, S. 104). Änderungen an den Interoperabilitätsvereinbarungen betreffen in der Regel zuerst einmal dieses „Interoperabilitätsmodul", das genau genommen neben den kommunikativen Funktionen auch die Aufgabe eines datentechnischen und funktionalen Mappings externer Sachverhalte auf systeminterne Strukturen und Funktionen hat. Trotzdem können sich natürlich gravierende Änderungen der Interoperabilitätsvereinbarungen auch auf die Interna eines teilnehmenden Systems auswirken.

Die Nutzung loser Kopplungen ist eine technische Forderung, die aber nicht zwangsläufig zu einem offenen System führt. Erst wenn die in einem Verbund von Anwendungssystemen realisierten losen Kopplungen auf offen gelegten (nationalen oder internationalen) Standards basieren, kann man von einem *offenen System* sprechen. Eine besonders offene Form wird dann erreicht – wie das z.B. bei Web-Services möglich ist – wenn die einzelnen teilnehmenden Anwendungssysteme ihre Dienste und Leistungen maschinenverarbeitbar im Netz anbieten.

Offenes System = lose Kopplungen auf Basis offen gelegter Standards

Im zuvor dargestellten Fallbeispiel 4 werden sowohl lose als auch enge Kopplungen genutzt. Lose sind jene Schnittstellen, die quasi ergänzend zu vorhandenen Funktionen aufgesetzt werden und relativ autonom und unabhängig funktionieren. Die angesprochenen Datenbanktrigger zur Synchronisation des zentralen Patientenstammdatenservers sind also weitgehend „lose" und tangieren nicht die Funktionalität der einzelnen Systeme. Demgegenüber stellt die funktionale Erweiterung der Patientenaufnahmefunktion zum integrierten Zugriff auf die Daten des zentralen Patientenstammdatenservers eine enge Kopplung dar, da die Interoperabilität hier eng verkoppelt mit den eigentlichen Anwendungsfunktionen ist und sich Änderungen z.B. der Datenbankstruktur der zentralen Datenhaltung direkt auf diese originären Anwendungsfunktionen im operativen System auswirken – also auch hier zu funktionalen Änderungen führen. Alternativ hätte auch hierfür eine lose Kopplung realisiert werden können, indem z.B. alle Patientenstammdaten jeweils in die lokalen Systeme repliziert werden, denn dann wäre eine Änderung der Patientenaufnahmefunktion in den lokalen Systemen nicht notwendig geworden. Andererseits hat eine solche Lösung erhebliche Auswirkungen auf die Sicherstellung der Integrität dieser dann mehrfach verteilten Daten.

Bei *geschlossenen verteilten Systemen* mit vielen engen Kopplungen ist die Integration neuer Teilnehmer aufwändig und die Investitionssicherung der Anpassungen innerhalb der einzelnen Systeme nicht sehr hoch. Geschlossenheit kann aber auch marktstrate-

Geschlossen verteilt nur bedingt sinnvoll

gisch gewollt sein. So entwickeln heute manche Hersteller von Arztpraxis- und Krankenhausinformationssystemen einrichtungsübergreifende Elektronische Patientenakten und koppeln diese sehr eng mit ihrer eigenen Software, legen aber die Schnittstellen nicht offen. Damit können nur Kunden dieses Unternehmens gemeinsam mit dieser einrichtungsübergreifenden Krankenaktenlösung arbeiten.

Zusammenfassend kann in Erweiterung an Coulouris (2002) für *offene verteilte Systeme* formuliert werden:

- Die technischen bzw. softwaretechnischen Schnittstellen sind offen gelegt und dokumentiert. Sind diese innerhalb einer Branche national oder international konsentiert und verabschiedet, spricht man von Standards. Insofern kann man auch sagen, dass offene Systeme auf Standards basieren müssen.
- Offene Systeme basieren auf einheitlich vereinbarten Kommunikationsmechanismen und veröffentlichten Schnittstellen für den Zugriff bzw. die Nutzung entfernter Ressourcen – bei verteilten Systemen vor allem betreffend Daten und Funktionen.
- Offene Systeme setzen sich aus einer heterogenen Menge von Anwendungssystemen zusammen, die autonom entwickelt und betrieben werden, eine installationsspezifische Anwendungssystemarchitektur haben und von unterschiedlichen Herstellern stammen.
- In offenen Systemen existiert oftmals eine zentrale (Telematik)Infrastruktur, die allen teilnehmenden Anwendungssysteme gewisse die für eine effektive Interoperabilität notwendigen Dienste bereitstellt. Elemente dieser zentralen Infrastruktur („Telematikplattform") sind z.B. die Kommunikationsinfrastruktur, ein Teilnehmerverzeichnis und auf einer konsentierten Policy basierende Datenschutzmechanismen. Auch die Public Key Infrastructure (PKI) zählt hierzu.
- Offene Systeme bieten einerseits den Systemherstellern ein Maximum an Investitionssicherheit für die Implementierung ihrer Interoperabilitätsmodule aber auch andererseits dem Kunden, dass er neue Systeme ohne Zusatzkosten in ein offenes System integrieren kann.

Wie das vorangehende Fallbeispiel deutlich gezeigt hat, werden also in verteilter Weise sowohl Daten als auch Funktionen – je nachdem welche Funktionen in den einzelnen Krankenhäusern notwendig werden – vorgehalten und allen Nutzern in den verschiedenen Einrichtungen je nach Aufgabe in integrierter Weise transparent zur Verfügung gestellt.

Dabei muss unterschieden werden zwischen den prinzipiellen *Ebenen der Integration* (⌧ Kap. 2.5.3, S. 107), den prinzipiellen *Strategien für die Datenintegration* (⌧ Kap. 2.5.5, S. 119) und den *technischen Lösungsansätzen* (⌧ Kap. 2.5.6, S. 121) für die gewünschten Integrationen.

2.5.2.4 Die kombinatorische Explosion

Ein wesentliches Problem beim Aufbau verteilter Systeme ist der enorme Aufwand der Systemkopplungen, wenn keine zentrale normierende Plattform unter Nutzung von Standards dazwischengeschaltet wird. Mit einem kleinen Fallbeispiel soll dies in der Folge verdeutlicht werden.

Fallbeispiel 5: Verteiltes System durch Direktverbindungen

Auf Basis einer technischen Infrastruktur wie sie z.B. das digitale Telefonnetz darstellt, soll ein verteiltes System für ein Ärztenetz und zwei Krankenhäuser aufgebaut werden. Jedes dieser Anwendungssysteme wird also in einfacher Weise z.B. mit einer ISDN-Karte ausgestattet und kann somit zu jedem anderen System im Netz eine Verbindung aufbauen und Befunde und Überweisungen kommunizieren. Im einfachsten Fall wollen nur 2 Anwendungssysteme miteinander kommunizieren und Daten austauschen – das Arztpraxissystem von Praxis 1 (APIS 1) und das Arztpraxissystem von Praxis 2 (APIS 2), die beide von verschiedenen Herstellern stammen. Nun stellt sich die Frage was zwischen diesen beiden Systemen ausgetauscht werden soll. Wir wollen uns im Beispiel auf die Patientenstammdaten, Diagnosen und einfache Textbefunde beschränken – also drei unterschiedliche zu kommunizierende *Datenobjekte*. Jedes System muss also in der Lage sein, vom anderen System diese Informationen empfangen und in die eigene Datenhaltung zu integrieren zu können. Damit ergibt sich die in ⌧ nachfolgender Abbildung gezeigte Ausgangssituation.

Jedes der Systeme muss innerhalb seines Interoperabilitätsmoduls in der Lage sein, die Daten jedes Datensatztyps vom andern System zu empfangen, entsprechend für die eigene Datenhaltung zu konvertieren und in diese einzufügen. Es werden also genau genommen in der Empfangs-Import-Funktion *drei spezielle Programmmodule* – je eines für die Patienten-, Diagnosendaten und Textbefunde – benötigt, um eingehende Nachrichten verarbeiten und in der Export-Sende-Funktion ebenfalls drei spezielle Programmmodule, um eigene Nachrichten dieser Typen verschicken zu können.

Insgesamt werden also 6 Programmmodule je Anwendungssystem notwendig.

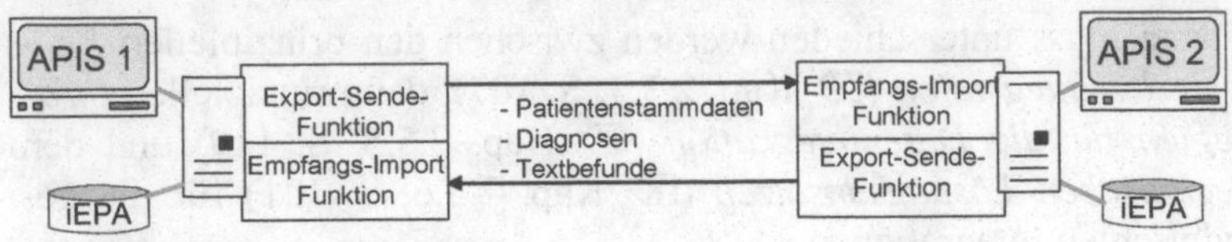

Abb. 2.23: Bilaterale Kommunikation von 2 Arztpraxissystemen

Da aber nicht nur neue Datensätze gesendet werden können sollten – was einer Einfügeoperation im Empfängersystem zur Folge hat – sondern auch die grundsätzlichen Operationen „Ändern" und „Löschen" von bereits gesandten Daten möglich sein soll – oft auch als „Änderungsdienst" bezeichnet –, besteht jedes der 6 Module aus 3 Submodulen für diese einzelnen Operationen – wir haben es also nun mit 18 Einzelalgorithmen bzw. Programmmodulen zu tun, die je teilnehmendes System erstellt und gepflegt werden müssen.

Bei 2 teilnehmenden Systemen ergeben sich also 36 kleine Kopplungsprogramme. Allgemein sind das bei N teilnehmenden Systemen N• (N-1)•2•DA•3 – in diesem Fall also 2•1•2•3•3=36, wobei DA die Datensatztypanzahl ist. Nachfolgende ⌦ Abbildung verdeutlicht dies nochmals graphisch.

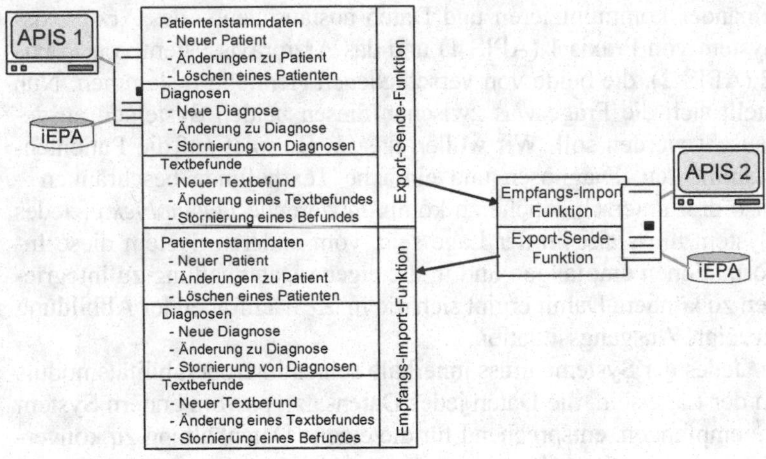

Abb. 2.24: Programmkomplexität bei Kopplung von 2 Arztpraxissystemen

Insgesamt wollen aber in unserem Fallbeispiel 6 Praxen und 2 Krankenhäuser teilnehmen. Damit ergibt sich das nachfolgend gezeigte Bild mit insgesamt N• (N-1) = 8•7 = 56 Kommunikationsbeziehungen – der geneigte Leser möge die Linien zählen. Da auf beiden Seiten je Beziehung ein spezieller Algorithmus notwendig wird, sind das insgesamt 56•2 = 112 Empfangs-/Sende-Algorithmen.

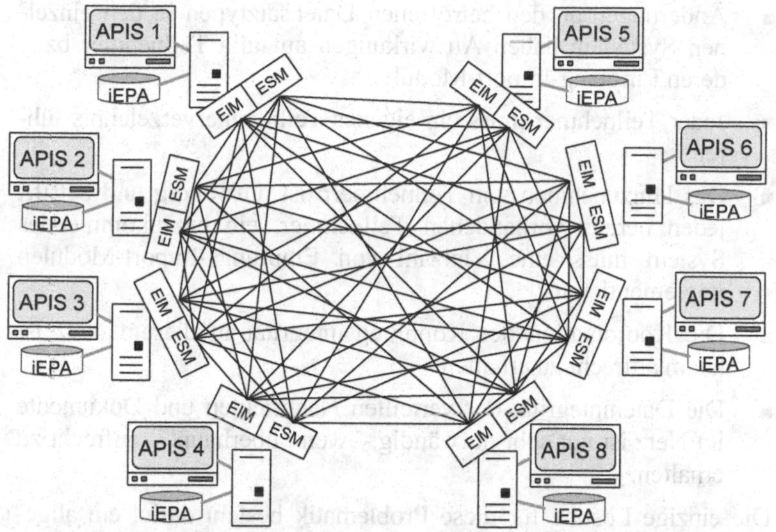

Abb. 2.25: Beziehungs-komplexität bei Kopplung von 8 Systemen

Des Weiteren ist zu berücksichtigen, dass 3 verschiedene Datensätze (Patientenstammdaten, Diagnosen, Textbefunde) mit je 3 Transaktionsmodi (Einfügen, Ändern, Löschen) zu berücksichtigen sind. Da jedes System die Daten so verschickt, wie es ihm möglich ist, sind also pro Teilnehmer beim Sendemodul DA*3 Einzelalgorithmen notwendig für den Empfang je Teilnehmer entsprechend ebenfalls 3. In Summe sind also 112•3•3 = 1008 einzelalgorithmische Problemlösungen notwendig, um dieses relativ kleine Netz kooperierenden Anwendungssysteme zu realisieren und zu betreiben. Für jedes neu hinzukommende Informationssystem erhöht sich die Komplexität und der Aufwand enorm, sodass bei 10 Teilnehmern sich entsprechend schon 1620 Einzelalgorithmen ergeben, bei 20 Teilnehmern mit verschiedenen Informationssystemen schon 6840 usw. Dabei haben wir nun erst 3 Datensatztypen in die Betrachtung einbezogen, in der Realität müssten es aber sicher zwischen 10 oder 20 sein. Schon bei 10 Datensatztypen und 20 teilnehmenden Systemen wächst die Zahl der Einzelmodule zur Kopplung auf 22.800 Kopplungsalgorithmen, die für das Netz zu realisieren und zu pflegen sind! Selbst wenn man davon ausgeht, dass die Sendemodule nicht empfängerspezifisch sind, sondern jedes Anwendungssystem mit dem identischen individuellen eigenen Modul an alle anderen Anwendungssysteme die gleichen Nachrichten schickt – was dann zu der modifizierten Formel für die Gesamtzahl der notwendigen Algorithmen aus (N-1)•DA•3 + N•(N-1)•DA•3 führt – verbleiben trotzdem bei 8 Systemen und 3 Nachrichtentypen noch 567 und bei 20 Systemen und 10 Nachrichtentypen noch 2.970 Einzelalgorithmen. Das Beispiel zeigt aber noch weitere *unangenehme Effekte*:

- Änderungen an den betroffenen Datensatztypen in den einzelnen Systemen haben Auswirkungen auf alle Teilnehmer bzw. deren Empfang-Import-Module.
- Jeder Teilnehmer muss ein eigenes Teilnehmerverzeichnis führen.
- Das Hinzunehmen von Teilnehmern ist aufwändig und betrifft jeden bereits vorhandenen Teilnehmer, ein hinzukommendes System muss eine Vielzahl von Empfangs-Import-Modulen implementieren.
- Die Koordination der Kopplungsintegrität in diesem Netz ist kaum aufrecht zu erhalten.
- Die Datenintegrität der verteilten Nachrichten und Dokumente im Netz ist nur sehr aufwändig – wenn überhaupt – aufrecht zu erhalten.

Notwendigkeit der Definition von Datenaustauschformaten

Die einzige Lösung für diese Problematik besteht darin, ein allgemein gültiges *Datenaustauschformat* zu definieren, an das sich alle Teilnehmer halten müssen – was einem *Kommunikationsstandard* entspricht (zu allgemeinen Aspekten ⌧ Kap. 2.5.6.3, S. 123, zu Kommunikationsstandards im Gesundheitswesen ⌧ Kap. 4.4, S. 320). Alternativ dazu kann statt der isolierten Definition von Nachrichtentypen auch ein zentrales Austauschschema definiert werden – auch *föderiertes Schema* genannt (Conrad 2006) – von dem dann die transaktionsorientierten Nachrichtentypen abgeleitet werden können. Die standardisierten Nachrichten – *Nachrichtentypen* genannt – können dann also Teil-Inkarnationen des Austauschschemas bzw. als View darauf angesehen werden. So stellt das Reference Information Model (RIM) der HL7-Organisation (⌧ Kap. 4.5.4, S. 359) ein solches förderiertes Schema dar, von dem die HL7-Nachrichtentypen der Version 3 abgeleitet worden sind.

Zentral koordinierende Infrastruktur notwendig

Neben der Festlegung eines Kommunikationsstandards bzw. eines föderierten Schemas ist natürlich eine zentral koordinierende Infrastruktur sinnvoll, die dafür sorgt, dass Nachrichten sicher und fehlerfrei übertragen werden, ein Teilnehmerverzeichnis abrufbar ist und eventuell noch weitere Dienste zwischen den Systemen genutzt werden können. Diese Aufgaben kann z.B. ein *Kommunikationsserver* (⌧ Kap.2.5.6.8, S. 139) übernehmen.

Wird ein solcher Lösungsansatz realisiert, ergibt sich dann das ⌧ folgende Bild: Jedes teilnehmende System muss tatsächlich nur noch DA•3•2 Algorithmen beinhalten – egal wie viele Anwendungssysteme am nun offenen System teilnehmen. Für das Beispiel mit 8 Teilnehmern und 3 Datensatztypen ergeben sich in Summe also 8•3•3•2= 144 statt 567 Einzelalgorithmen, bei 20 Teilnehmern und 10 Datensatztypen also 20•3•3•2=360 statt 2970. Es wird deutlich, dass ein solcher Lösungsansatz vor allem bei zunehmender Teilnehmerzahl äußerst effizient wird.

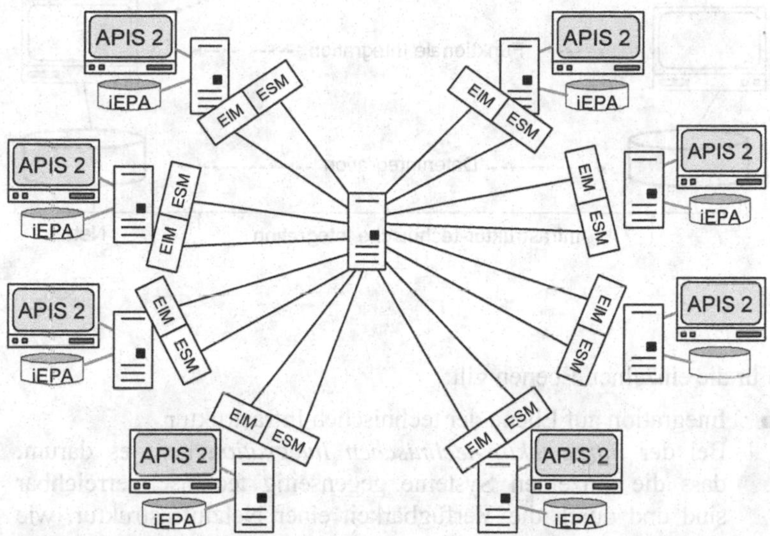

Abb.2.26: Beziehungskomplexität bei Nutzung eines Kommunikationsservers

Durch die zentrale Definition der Austauschformate und eine zentrale technische Infrastruktur sind die Anwendungssysteme auch soweit entkoppelt, dass sich Änderungen in den einzelnen Systemen nicht auf die anderen Teilnehmer auswirken. Lediglich Änderungen an den zentralen Definitionen der Nachrichtentypen oder des föderierten Schemas müssen in allen Teilnehmersystemen auch weiterhin nachvollzogen werden.

Eine solche zwischen die Systeme geschaltete Software innerhalb der Infrastruktur wird auch „Middleware" bezeichnet (⌧ Kap. 2.5.6.7, S. 137).

2.5.3 Prinzipielle Ebenen der Integration

Bei Integrationsprojekten zum Aufbau verteilter Systeme müssen Integrationsleistungen auf verschiedenen Ebenen geleistet werden: Auf Ebene der technischen Infrastruktur, der Daten- und Funktionen, der Semantik und der überbetrieblichen Prozesse, wobei die funktionale Integration weiter aufgeteilt werden kann in die Applikationsintegration und Präsentationsintegration (Conrad 2006).

Abb. 2.27: Integrationsebenen bei heterogenen Systemen

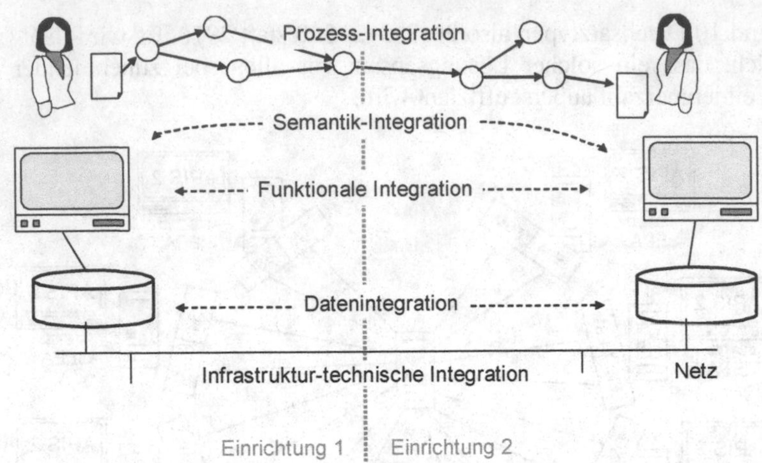

Für die einzelnen Ebenen gilt:

Technikintegration

- Integration auf Ebene der technischen Infrastruktur
  Bei der *infrastruktur-technischen Integration* geht es darum, dass die einzelnen Systeme gegenseitig technisch erreichbar sind und durch die Verfügbarkeit einer Netzinfrastruktur, wie sie heute z.B. durch das Internet bereits verfügbar ist, miteinander kommunizieren können. Denkbar ist aber auch die Benutzung gemeinsamer Speichermedien und Datenbanken mit entsprechenden wechselseitigen Zugriffsmöglichkeiten.

Datenintegration

- Integration auf Datenebene
  Das Konzept der *Datenintegration* bedeutet, dass alle Anwendungssysteme hinsichtlich der für die gemeinsame Aufgabenerfüllung relevanten Schnittmenge von Daten mit physikalisch denselben Daten bzw. Dokumenten arbeiten – entweder indem sie gemeinsam physikalisch nur auf eine Datenhaltung zugreifen oder aber jedes System über eine eigene kontrollierte Kopie (auch Replikat genannt) der relevanten Daten bzw. Dokumente verfügt oder mit einer wo auch immer verfügbaren Kopie arbeitet. Damit die Integrität aller Kopien gewahrt bleibt, müssen entsprechende Synchronisations- und Kontrollmechanismen im Netz realisiert werden. Die Kopien sind dann *kontrolliert redundant*, d.h. es ist immer sichergestellt, dass jeder Teilnehmer die aktuellen und gleichen Daten/Dokumente besitzt wie alle anderen Teilnehmer. Datenintegration wird vor allem durch die den einzelnen Anwendungssystemen zugrunde liegenden unterschiedlichen Datenmodelle erschwert. Dieser Aspekt wird als *Schema-Missmatch* oder bei Conrad (2006) als „Heterogenität der Modellierung“ bezeichnet.

- Integration auf funktionaler Ebene

  Funktionsintegration

  Die *funktionale Integration* erfordert, dass gleiche Funktionen bzw. Funktionalitäten die von allen im Netz beteiligten Anwendungssystemen benötigt werden auch in allen Systemen in gleicher Weise verfügbar sind. Dies kann erreicht werden, in dem die Funktionen verschiedener Systeme kontextsensitiv zusammenarbeiten – sich also auch gegenseitige aufrufen können und damit gegenseitige nutzbar sind – oder aber, dass Funktionen des einen Systems in einem anderen System entsprechend nachgebildet (nachimplementiert) werden. Darüber hinaus bedeutet dies aber auch, das eine transparente funktionale Zusammenarbeit zwischen den Systemen möglich wird. Ein kleines Beispiel soll dies verdeutlichen: In den meisten Krankenhäusern wird im klinischen Labor ein Subsystem für die Labordatenverarbeitung betrieben. Dieses verfügt über eine Anwendungsfunktion zur Darstellung der Laborwerte eines Patienten („Laborwertmatrix"). Normalerweise werden diese Daten nach Untersuchungsfertigstellung an das zentrale Krankenhausinformationssystem kommuniziert und dort redundant gespeichert. Damit muss aber im KIS auch eine Funktion realisiert sein, mittels der die Laborwertmatrix eines Patienten anzeigt werden kann – also die identische Funktionalität wie im Laborinformationssystem. Alternativ könnte natürlich das KIS auch die Funktion des Laborinformationssystems aufrufen und bräuchte somit überhaupt keine eigene Anwendungsfunktion und eventuell sogar keine eigenen Labordaten mehr enthalten. Für eine solche kontextuelle gegenseitige Aufrufbarkeit von Anwendungsfunktionen medizinischer Informationssysteme wurde von der HL7-Arbeitsgruppe „Clinical Context Object Workgroup" (CCOW) der CCOW-Standard entwickelt.

  > „By synchronizing and coordinating applications so that they automatically follow the user's context, the CCOW Standard serves as the basis for ensuring secure and consistent access to patient information from heterogeneous sources." (Seliger 2001)

  Aufgrund der unterschiedlichen Benutzeroberflächen in den verschiedenen Systemen hat sich aber dieser Lösungsansatz zur Erreichung einer Funktionsintegration in der Praxis nicht durchgesetzt.

- Integration auf semantischer Ebene

  Semantikintegration

  Wie bereits in ⌧ Kapitel 2.2 ab Seite 35 erläutert, ist bei Kommunikationsvorgängen das gegenseitige Verstehen u.A. auch vor einem gemeinsamen Wissens- und Erfahrungshintergrund der Kommunikationspartner notwendig. Dies setzt das Wissen um lebensweltliche Konzepte und die Benutzung gleicher Begriffe und deren Semantik voraus und gilt auch für die Kommunikation bzw. Interoperabilität von Informationssystemen. Es müssen also in den interoperierenden Systemen sowohl bearbeitungsrelevante Bezugsobjekte – das sind Daten über Objekte der realen Welt, auf die bei der Bearbeitung bzw. der Kommunikation Bezug genommen wird – als auch semantische Bezugssysteme z.B. in Form von kontrollierten Vokabularen in gleicher Weise vorhanden sein. Ist dies gewährleistet, spricht man von *semantischer Interoperabilität*. Ein Beispiel soll dies verdeutlichen: Sollen im Rahmen des eBusiness automatisierte elektronische Bestellungen von einem Anwendungssystem bei einem andern getätigt werden, kann dies nur auf Basis vereinbarter Produktkataloge geschehen, denn das bestellende System muss die Produkte des Anbieters und deren Eigenschaften kennen um im Rahmen der Bestellung darauf Bezug nehmen zu können. Die Nutzung von vereinbarten semantischen Bezugssystemen bzw. von kontrollierten Vokabularen, Terminologien und Ontologien innerhalb der interoperierenden Systeme stellt sicher, dass alle beteiligten Systeme mit derselben semantischen Interpretation und Menge von Begriffen arbeiten, also gleiche Begriffe für gleiche Sachverhalte benutzen. Im voran stehenden Beispiel könnten das einheitliche Produktklassifikationen bzw. -taxonomien und Vokabulare zu Bestellattributen wie Wichtigkeit, Rabattstufen, Lieferkonditionen etc. sein.

Prozess-integration

- Integration auf organisatorischer Ebene der Prozesse
  Ein wesentliches Ziel verteilter Systeme bzw. telematischer Anwendungen ist wie eingangs erläutert die Realisierung einrichtungsübergreifender Geschäftsprozesse zur Erhöhung der Wertschöpfung. Geschäftsprozessintegration bedeutet, dass für die Benutzer der einzelnen Anwendungssysteme einrichtungsübergreifende Geschäftsprozesse transparent abgewickelt werden können – also ein Gesamtmodell des Prozesses existiert und in den beteiligten Systemen die zur Abwicklung notwendigen Funktionen dazu vorhanden sind und ineinander greifen bzw. sich die Systeme gegenseitig über den Status des Prozesses informieren und synchronisieren können. Der Benutzer selbst braucht dabei keine Kenntnis mehr davon haben, wo und in welchem System gewisse Bearbeitungsschritte ablaufen – er kümmert sich nur um die ihn betreffenden Funktionen bzw. Bearbeitungsschritte, die er in der Regel über Arbeitslisten abrufen und durchführen kann.

2.5.4 Integrationsfallbeispiel Ärztenetz

Fallbeispiel 6: eEPA und Ärztenetz (1)

An einem kleinen Beispiel sollen die verschiedenen Ebenen der Integration erläutert werden: Vier Ärzte in niedergelassenen Praxen wollen zusammen zur Verbesserung der Zusammenarbeit eine einrichtungsübergreifende krankheitsspezifische Dokumentation aufbauen. Alle haben in ihrer Praxis ein Arztpraxisinformationssystem (APIS) im Einsatz, jedoch jeweils von einem anderen Hersteller.

Zum Verständnis: Elektronische Karteikarte in Arztpraxen

Prinzipiell sind sich die Systeme ähnlich, da alle für die Dokumentation über eine so genannte elektronische „Karteikarte" für die behandelten Patienten verfügen. In diese werden alle Diagnosen, Maßnahmen, Symptome Verordnungen etc. zeitorientiert eingetragen und mittels Zeilentypen – die jeder Anwender jedoch selbst frei definieren kann – gekennzeichnet. Prinzipiell stellt sich also in den einzelnen Arztpraxisinformationssystemen – natürlich mit entsprechend unterschiedlicher optischer Aufbereitung – die institutionelle Patientenakte (*i*EPA) an der Oberfläche in einer beispielhaften Karteikarte wie nachfolgend gezeigt dar, wobei auch ein entsprechendes individuelle strukturiertes Datenbankschema diesen Anwendungssystemen zugrunde liegt.

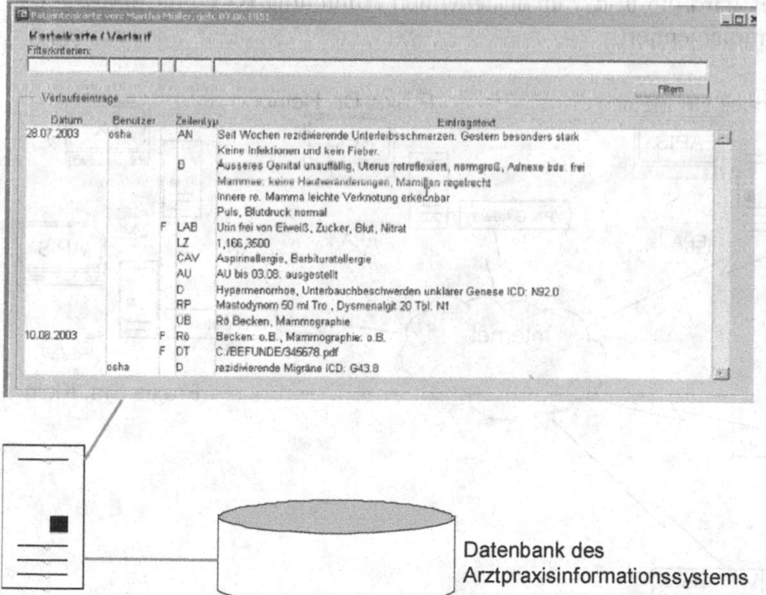

Abb. 2.28: Beispiel Elektronische Karteikarte für Arztpraxen

Mittels verschiedener Filter bzw. der Selektionszeile im oberen Bereich ist es möglich, sich nur bestimmte Einträge – z.B. jene eines bestimmten Zeilentyps, also z.B. nur die Diagnosen oder nur die Rezepte etc. – anzeigen zu lassen um so bestimmte Aspekte der Dokumentation zu betrachten.

Schritt 1: Infrastrukturtechnische Integration

Da die vier Arztpraxisinformationssysteme bisher technisch isoliert betrieben wurden, muss in einem ersten Schritt ermöglicht werden, dass die Systeme miteinander in Verbindung treten können: Eine *infrastrukturtechnische Integration* wird also notwendig. Die weitere Planung und der Aufbau dieses Ärztenetzes hängt dabei jedoch von der gewünschten Implementierungsvariante der gemeinsamen Elektronischen Krankenakte ab (zu den insgesamt möglichen Varianten ⌧ Kap. 6.4.5, S. 483). Nachdem die Gruppe der Ärzte erwogen hat, wechselseitig direkt auf die Daten der jeweils anderen Praxen zuzugreifen, erscheint dies aus Aufwands- und Kostengründen als nicht realisierbar und es wird beschlossen, einen zentralen Aktenserver in einer der beteiligten Praxen zu installieren, auf dem die gemeinsam geführten Krankenakten gespeichert werden sollen. Damit dieser Aktenserver von den beiden anderen Praxen auch physikalisch erreichbar ist und gegebenenfalls auch weitere Praxen einfach in das Netz integriert werden können, sollen alle teilnehmenden Praxissysteme mittels der VPN-Technologie (⌧ Kap. 2.4.2.6, S. 75) den Aktenserver erreichen.

Die infrastrukturtechnische Integration ist damit entschieden und es wird die in der untenstehenden Abbildung gezeigte Infrastruktur implementiert.

Abb. 2.29: Infrastrukturtechnische Integration im Ärztenetz

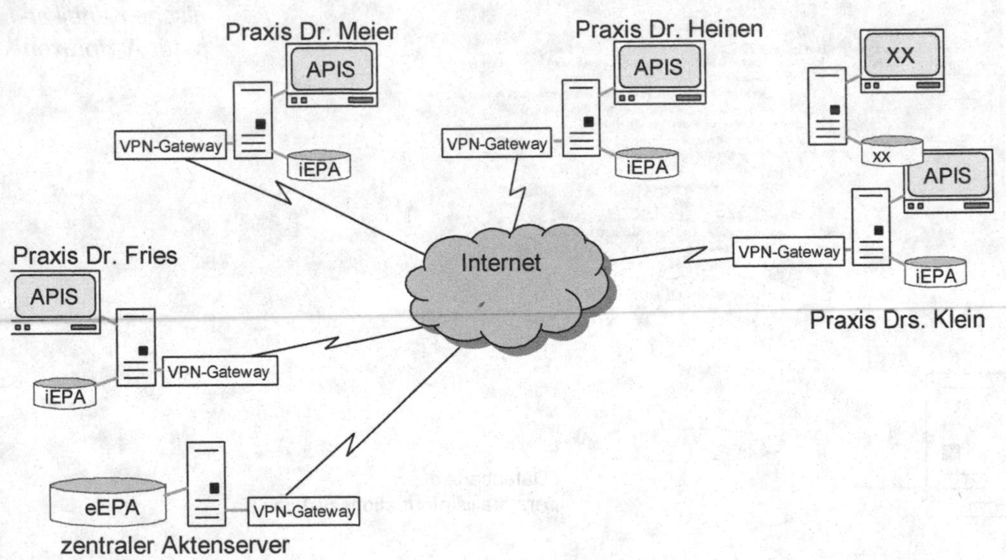

Schritt 2: Datenintegration

Nun stellt sich jedoch die Frage, wie die Informationen aus den verschiedenen Informationssystemen der Praxen in die gemeinsam geführten Akten gelangen sollen, wie also eine geeignete *Datenintegration* zwischen der Datenhaltung des *e*EPA-Systems und den Arztpraxisinformationssystemen erreicht werden kann. Einig sind sich die Netzteilnehmer, dass die behandlungsrelevanten Informationen aus rechtlichen Gründen eigentlich auch in den beteiligten Arztpraxissystemen verbleiben sollten bzw. auch lokal gespeichert werden müssen – zumal der beteiligte Hausarzt noch weitere nicht für die gemeinsame Akte bestimmte Informationen führt.

In der Konsequenz bedeutet dies, dass der zentrale Aktenserver quasi Kopien der in den beteiligten Praxissystemen relevanten Daten und Dokumente enthalten muss.

Doppelerfassung ist nicht akzeptabel

Im Prinzip ist es denkbar, dass alle Beteiligten die Informationen und Dokumente quasi manuell doppelt erfassen – einmal im lokalen APIS und andererseits in der gemeinsamen Akte, die dann auch über eine entsprechende Benutzeroberfläche verfügen müsste. Dafür findet sich aber im Kreis der Netzteilnehmer sowohl wegen des dafür zusätzlich notwendigen Arbeitsaufwandes für die einzelnen Praxen als auch der Gefahr einer unkontrollierten nicht integeren Redundanz in der so manuell zusätzlich geführten gemeinsamen einrichtungsübergreifenden Akte keine Zustimmung. Unter Berücksichtigung dieser Überlegungen erscheint als optimale Kompromisslösung, eine entsprechende Datenintegration durch eine (teil)automatische redundante Ablage der für alle teilnehmenden Praxen relevanten Informationen und Dokumente auf dem zu installierenden „Aktenserver" zu realisieren. Statt einer „Doppelerfassung" sollen die Daten und Dokumente „automatisch" durch die lokalen Informationssysteme in die gemeinsame Akte abgelegt werden.

2 Lösungsvarianten

Zur Implementierung dieses Lösungsansatzes gibt es nun zwei Varianten:

- Lösungsvariante 1: Kontrollierte Redundanz
  Die einzelnen APIS erzeugen bei Neueingaben oder Änderungen in den lokalen Karteikarten der betreffenden Patienten eine Nachricht mit den für den zentralen Aktenserver relevanten Daten, die automatisch an den zentralen Aktenserver gesandt wird, der diese entgegen nimmt und die Daten bzw. Dokumente korrekt in die entsprechende zentrale Patientenakte einfügt. Diese ist also eine redundante Dokumentation zu den lokalen Dokumentationen, kann aber nicht davon abweichen, da Mechanismen in den einzelnen Systemen sicherstellen, dass genau dieselben Daten und Dokumente die lokalen vorhanden sind in Kopie an den Aktenserver übermittelt werden. Die einzelnen Systeme

„kontrollieren" also die Redundanz bzw. stellen diese sicher. Änderungen auf dem Aktenserver direkt sind nicht möglich.

- Lösungsvariante 2: Zentrale Datenbank
Die lokalen Systeme operieren direkt auf der Datenbank des zentralen Aktenservers, d.h. sie greifen bei entsprechenden Eingaben im lokalen APIS direkt auf die Datenbank des Aktenservers zu und führen dort die entsprechenden Einfügungen bzw. Änderungen durch.

Nach Gesprächen mit den vier Herstellern der lokalen Arztpraxisinformationssysteme kristallisiert sich schnell heraus, dass diese zu finanzierbaren Konditionen lediglich bereit sind, die Variante1 zu implementieren: In jedem der vier APIS werden Mechanismen implementiert, die für Patienten, bei denen der Arzt in den Stammdaten angegeben hat, dass es sich um einen für die integrierte Versorgung relevante Patienten handelt, alle Akteneinträge – bzw. solche eines bestimmten Zeilentyps – in die zentrale Akte übermittelt werden. Diese Mechanismen sollen im Folgenden als „*Export-Sende-Modul*" bezeichnet werden, da sie ereignisgesteuert automatisch Daten aus der lokalen Datenhaltung exportieren und an ein anderes Rechnersystem – hier das *e*EPA-System – senden.

Abb. 2.30: Datenintegration zwischen Praxen und zentralem Aktenserver

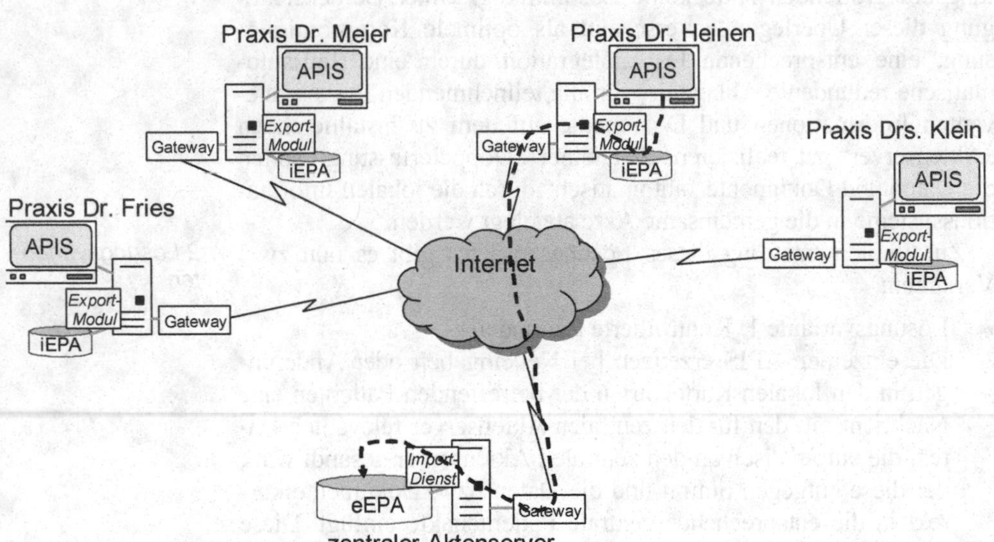

Im zentralen Server muss als Gegenstück ein Programm – also ein „*Empfangs-Import-Modul*" – implementiert werden, das die eingehenden Daten entgegennimmt und in die entsprechende zentrale Patientenakte importiert. Damit ergibt sich also auf Basis der bereits implementierten infrastrukturtechnischen Integration die in ⌦ vorangehender Abbildung gezeigte Situation.

Nun ist zwar eine Datenintegration bezogen auf die lokalen Systeme und die zentrale Akte erreicht, eine Integration zwischen den Daten der verschiedenen Ärzte in ihren Systemen und der zentralen Akte ist damit aber nicht erreicht, denn die Einträge z.B. von Arzt 2 und Arzt 3 sind natürlich nicht im APIS des Arztes 1 gespeichert.

Schritt 3: Funktionsintegration – aber wie?

Des Weiteren stellt sich die Frage, wie es um die *Funktionsintegration* bestellt ist? Wie können denn nun die einzelnen Praxen diese zentrale Akte auch funktional nutzen – d.h. diese ansehen und darin navigieren? Wie verhält sich diese zentrale Akte(*e*EPA) zur lokalen institutionellen Akte (*i*EPA)?

Wie bereits voran stehend diskutiert, gibt es für die Funktionsintegration drei mögliche Lösungsvarianten:

- Lösungsvariante 1: Integrierter Zugriff auf zentrale Akte durch lokale Funktionen.
  In jedem Arztpraxissystem wird die lokale Anwendungsfunktion – hier speziell die Karteikartenansicht wie in ⌦ Abb. 2.28, S. 111 gezeigt – so geändert, dass nicht nur auf die lokalen Karteikarteneinträge zugegriffen wird, sondern auch auf jene in der zentralen Akte und damit alle Einträge aus lokaler und zentraler Akte an der Oberfläche des lokalen APIS erscheinen. Dies erfordert natürlich einen entsprechenden transparenten Zugriffsdienst z.B. in Form einer Datenbankschnittstelle auf dem zentralen Aktenserver sowie eine weitgehende Schemagleichheit der beiden Datenhaltungen für die zentrale Akte und lokale Akte. Ebenso müssen die betroffenen lokalen Anwendungsfunktionen programmtechnisch geändert werden.
- Lösungsvariante 2: Integriert aufrufbarer Ansichtsdienst der zentralen Akte.
  Im lokalen System wird z.B. in der Karteikartenfunktion eine Möglichkeit zum Aufruf einer externen Funktion des zentralen Aktenservers zur Verfügung gestellt, sodass eine Einsichtnahme in die *e*EPA kontextsensitiv möglich ist. Realisiert werden kann dies z.B. über eine Web-Oberflächenfunktion der zentralen Akte, die mittels Aufruf und Übergabe der Patienten-ID direkt die entsprechende zentrale Karteikarte anzeigt.
- Lösungsvariante 3: Rückspiegelung der zentralen Daten.
  Es erfolgt eine Rückspiegelung der Einträge der zentralen Akte in alle lokalen Systeme. D.h. auch im zentralen Aktenserver existiert ein Export-Trigger, der nach dem Importieren von Daten in eine zentrale Akte allen lokalen Systemen – ausgenommen jenem, das diese Daten zuvor gesendet hat – diese zusen-

det, damit das lokale System mit einem entsprechenden Import-Programm diese Daten in die lokale Datenhaltung integrieren und als integralen Bestandteil der lokalen Karteikarte behandeln kann. Damit können zur funktionalen Nutzung der zentralen Akteneinträge die unveränderten lokalen Anwendungsfunktionen genutzt werden. Die zentrale Akte dient somit auch als Austausch- bzw. Kommunikationsserver (s. ⌦ Kap. 2.5.6.8, S. 139) mit persistenter Speicherung für den Fall neu hinzukommender Behandler. Alle teilnehmenden APIS müssen aber ein individuelles spezielles Import-Programm implementieren! Bei sehr vielen Teilnehmern ergibt sich das Problem der vorangehend beschriebenen *kombinatorischen Explosion* (⌦ Kap. 2.5.2.4, S. 103).

Konträre Diskussion in der Projektgruppe

An diesem Punkt im Projekt ergibt sich nun eine konträre Diskussion, denn zwei der beteiligen Ärzte wollen die Akteneinsicht aus ihrem Praxissystem heraus gemäß Lösungsvariante 2 realisiert haben – d.h. mittels einer Funktionstaste soll aus der lokalen Karteikarte heraus die zentrale Akte derart eingesehen werden, indem ein Browserfenster geöffnet und die Karteikarte der zentralen Akte angezeigt wird –, die beiden anderen Ärzte halten dies jedoch aus juristischen Gründen für kritisch und möchten die Einträge der anderen Kollegen automatisch in ihre lokalen Karteikarten – also in ihr lokales APIS – gemäß Lösungsvariante 3 integriert haben.

Technische sind zwar beide favorisierten Lösungen realisierbar, aber nach einigen Diskussionen mit den Herstellern zeigt sich, dass die Kosten für die Realisierung von Mechanismen zur Rückspiegelung der Daten aus dem zentralen Aktenserver in die lokalen Systeme enorm sind, der Aufruf einer Ansichtsfunktion jedoch weitgehend einfach zu bewerkstelligen ist.

Funktionale Integration

Es wird also entschieden, dass die funktionale Integration in der bereits angesprochenen Weise mittels einem kontextsensitiven Aufruf einer Browser-Ansicht der zentralen Karteikarte aus der lokalen Karteikarte heraus unter Nutzung des https-Protokolls realisiert wird: Damit ergibt sich die in ⌦ Abbildung 2.31 Seite 117 gezeigte Situation.

Nachdem die Ärzte sich nun für diese endgültige Variante entschieden haben, werden die entsprechenden Entwicklungsaufträge an die vier Hersteller sowie für den zentralen Aktenserver an die am Ort ansässige Fachhochschule vergeben, wobei folgende Anpassungen und Entwicklungsarbeiten vorgenommen werden müssen:

- Je Arztpraxisinformationssystem:
  - Ergänzung der Patientenstammdatenfunktion um ein Kennzeichen, mit dem angegeben werden kann, dass ein Patient

eine *e*EPA hat. Hierzu muss auch die notwendige Datenbankergänzung erfolgen.

- Implementierung eines Export-Triggers inklusive des zugehörigen Event-Mechanismus.
- Implementierung des Browser-Aufrufes in der Karteikartenfunktion inkl. Parameterübergabe

■ Für den zentralen Aktenserver:

- Design des Datenschemas und Implementierung der Datenbank.
- Implementierung des Import-Dienstes zur Entgegennahme von Nachrichten aus den lokalen Systemen.
- Implementierung der WEB-Applikationsmaske zur Anzeige der einrichtungsübergreifenden Karteikarte1.

Nach einigen Wochen haben alle beteiligten Hersteller ihre Anpassungen vorgenommen und das verteilte System kann in Betrieb genommen werden.

Abb. 2.31: Funktionale Integration mittels WEB-Anwendung

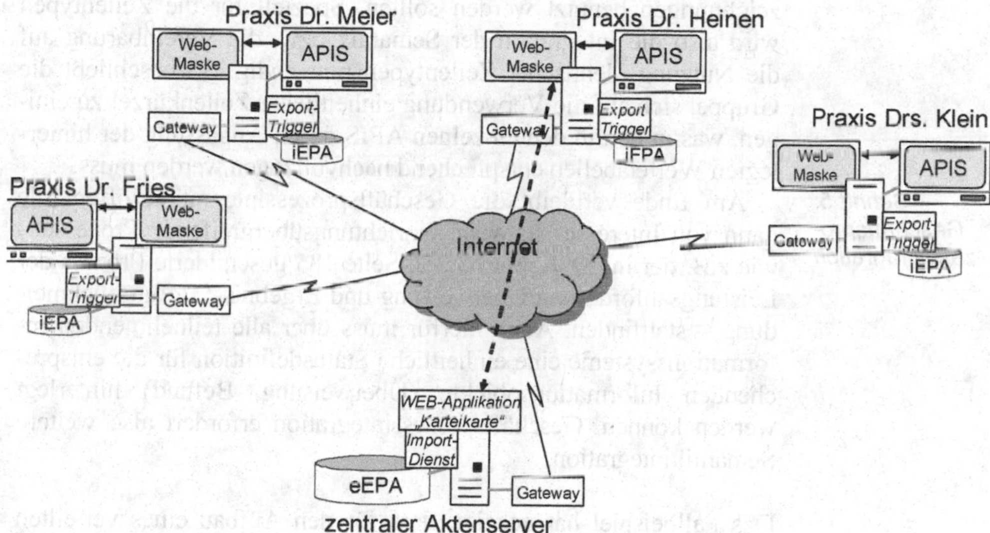

4. Schritt: Semantik-Integration

Hoch motiviert wird diese Lösung sodann in Betrieb genommen.

Aber schon nach einigen Tagen stellt sich ein weiteres Problem ein: Da alle beteiligten Ärzte in ihren Karteikarten unterschiedlichste Kürzel für die Zeilentypen in ihrer Dokumentation benutzen und auch für andere zentrale Angaben ein sehr verschiedenes Vokabular verwenden, stellen sich die Inhalte der zentral geführten Akte sehr inhomogen dar (⌧ Abb. 2.32, S. 118) und gewohnte Funktionen wie die Filterung der Karteikarte nach Zeilentypen können gar nicht mehr zur Anwendung kommen.

Abb. 2.32: Problematik der semantischen Inhomogenität

Patientenkarte von: Martha Müller, geb. 07.06.1951

Karteikarte / Verlauf

Filterkriterien:

Filtern

Verlaufseinträge

Datum	Benutzer	Zeilentyp	Eintragstext
17.01.06	Arzt 1	AN	Seit 3 Wochen unregelmässig Schmerzen nach dem Essen
		KUNT	Oberbauch unauffällig
		DV	Chronische Gastritis
		R	Gelusil
19.01.06	Arzt 2	AN	Starke Atembeschwerden heute Nacht
		U	Asthmatisches Pfeiffen
		Diag	Allergisches Asthma
		RP	Sultanol-Spray
22.03.06	Arzt 3	Anamn	Sturz beim Kochen (nasser Boden) und Hand an Herdplatte verbrannt
	Arzt 3	DD	Leichte Verbrennungen an der Handfläche
	Arzt 3	MV	Fenestil Creme
...	...	...	

So benutzt Arzt 1 für Rezepte das Kürzel „R", Arzt 2 das Kürzel „RP" und Arzt 3 das Kürzel „MV" für „Medikative Verordnung". Ebenso sieht es bei den Diagnosen aus („D", „Diag", „DV"). Schnell wird also deutlich, dass für eine adäquate und kompatible zentrale Aktenführung für gleiche Sachverhalte auch gleiche Bezeichnungen benutzt werden sollten. Speziell für die Zeilentypen wird also die Integration der Semantik bzw. die Vereinbarung auf die Nutzung identischer Zeilentypen notwendig. So beschließt die Gruppe, sich auf die Verwendung einheitlicher Zeilenkürzel zu einigen, was in den in den einzelnen APIS durch Anpassung der hinterlegten Wertetabellen entsprechend nachvollzogen werden muss.

Schritt 5: Geschäftsprozessintegration

Am Ende verbleibt die Geschäftsprozessintegration offen, die dann von Interesse ist, wenn einrichtungsübergreifende Prozesse – wie z.B. der in ⌧ Kapitel 3.2.2, Seite 185 geschilderte Prozess der Leistungsanforderung/Überweisung und Ergebnis-/ Befundrückmeldung – stattfinden. Auch hierfür muss über alle teilnehmenden Informationssysteme eine einheitliche Statusdefinition für die entsprechenden Informationsobjekte (Überweisung, Befund) hinterlegt werden können. Geschäftsprozessintegration erfordert also weitere Semantikintegration.

Das Fallbeispiel hat gezeigt, dass für den Aufbau eines verteilten Systems eine ganze Reihe von Entscheidungen getroffen und Implementierungen auf den verschiedenen Integrationsebenen durchgeführt werden müssen. Trotz des im Fallbeispiel beschriebenen Vorgehens ist keine optimale Lösung entstanden, denn der funktionale Mix aus lokalem System und zentralen Anwendungsfunktionen sowie das Belassen von durch die einzelnen Arztpraxen eingesehenen Einträge in der zentralen Akte– was ja auch forensische Bedeutung hat – ohne entsprechende Rückspiegelung in das lokale System ist problematisch. Eine ausführliche Diskussion zur Realisierung einrichtungsübergreifender Patientenakten findet sich in ☒ Kapitel 6.4, Seite 455.

2.5.5 Datenhaltungs- und -verteilungsstrategien

Entscheidende Bedeutung hat bei verteilten Systemen eine angemessene Strategie für die Verfügbarmachung von für viele bzw. alle Teilnehmer – also die Community – relevanten Daten. Kritischer Erfolgsfaktor für verteilte Systeme ist daher die aus technischer, organisatorischer und rechtlicher Sicht optimale Datenverteilung, die auch hinsichtlich Integrität sicher und hinsichtlich Performanz befriedigend betrieben werden können muss.

Kritischer Erfolgsfaktor: optimale Datenverteilung

Dabei spielt auch eine wichtige Rolle, in welchem Verhältnis Daten bzw. Informationsobjekte zu den einzelnen teilnehmenden Anwendungssystemen stehen – handelt es sich um so genannte „Stammdaten“ wie die Daten zu einer Krankenkasse, zu einem Krankenhaus, zu Einweisern oder kontrollierte Vokabulare, die als Bezugsobjekte im gesamten verteilten System identisch Verwendung finden aber zentral gepflegt werden sollen? Handelt es sich um „Bewegungsdaten“ wie Befunde oder Überweisungen, die aber nur von einem System erzeugt und dann zentral zur Verfügung gestellt werden oder handelt es sich um Bewegungsdaten, die von allen Teilnehmern gleichzeitig oder sukzessive gemeinsam bearbeitet bzw. fortgeschrieben werden z.B. die Diagnosendokumentation?

Verhältnis zwischen Daten und Anwendungssystem wichtig

Als prinzipielle Varianten können in Anlehnung an die von der Konferenz der Datenschutzbeauftragten mit Stand vom Oktober 2002 definierten (http://www.lfd.m-v.de/informat/telemedi/telemedi.html, letzter Zugriff 31.03.2006) aus technisch-strategischer Sicht die folgenden angegeben werden:

- Zentrale Datenhaltung

  Nur zentral

  „Bei der zentralen Datenhaltung werden Daten, deren Verarbeitung in der Verantwortung verschiedener medizinischer Einrichtungen liegt, (technisch) zentral zusammengeführt und in einem zentralen System gespeichert. Es gibt keine redundanten Datenbestände, d.h. bei den verschiedenen beteiligten Einrichtungen selbst werden keine Daten gespeichert.“ (Bultmann 2002)

- Dezentrale Datenhaltung

  Nur dezentral

  „Bei der dezentralen Datenhaltung werden die Daten dort gespeichert, wo sie auch erzeugt wurden. Somit hat jede medizinische Einrichtung ihre eigene Datenhaltung. Die Datenhaltungssysteme der verschiedenen Einrichtungen können zwar über ein Netz miteinander kommunizieren, sind aber ansonsten als vollständig autonom anzusehen. Systemübergreifende einheitliche Dienste gibt es nicht.“ (Bultmann 2002)

  - Dezentrale Datenhaltungen mit wechselseitigen anforderungsbezogenen Replikaten bzw. Übermittlungen

Nur dezentral mit zentraler Koordination

- Verteilte Datenhaltung

  „Bei der verteilten Datenhaltung werden, wie im Falle der dezentralen Datenhaltung, die Daten auf den Systemen der Einrichtungen gespeichert, die sie auch erzeugt haben. Darüber hinaus gibt es aber systemübergreifende Dienste, die dafür sorgen, dass die einzelnen dezentralen Systeme zu einem Kommunikationsverbund zusammengeschlossen werden. Damit sind die dezentralen Systeme Subsysteme des durch den Verbund entstandenen Gesamtsystems. Den Nutzern eines verteilten Systems bleibt die physikalische Verteilung der Daten auf eine Vielzahl von Subsystemen verborgen (Verteilungstransparenz) und ihnen wird der Eindruck vermittelt, als arbeiten sie mit einem Zentralsystem. Ein verteiltes System benötigt Metainformationen über die bei den einzelnen Subsystemen gespeicherten Dokumente sowie einen systemweiten Zugriffskontrollmechanismus." (Bultmann 2002)

  - Zentrale Datenhaltung nur mit Metadaten („Repository") und dezentrale mit den Detaildaten und Dokumenten
  - Dezentrale Datenhaltungen mit koordinierenden Agenten

Dezentral und zentral

- Dezentrale Datenhaltung mit zentraler Komponente

  „Bei dieser Datenhaltungsform findet eine dezentrale Datenhaltung bei den einzelnen medizinischen Einrichtungen statt. Außerdem können Dokumente der verschiedenen Einrichtungen an einer zentralen Stelle temporär (technisch) zusammengeführt werden." (Bultmann 2002)

  - Zentrale Datenhaltung mit bijektiven Replikaten in den dezentralen Datenhaltungen

Die datenschutztechnischen Aspekte je Variante werden in der angegeben Quelle ausführlich diskutiert. An einem kleinen Fallbeispiel in Anlehnung an das bereits ab ⌧ Seite 111 erläuterte Fallbeispiel werden diese einzelnen Varianten für die Realisierung einrichtungsübergreifender Elektronischer Patientenakten und ihre Auswirkungen in ⌧ Kapitel 6.4.5 ab Seite 483 ausführlich diskutiert.

Anforderungen an Agenten

Agenten sind über eine Kommunikationssprache zur Zusammenarbeit mit anderen Teilnehmersystemen befähigt und bieten spezielle Dienste innerhalb eines verteilten Systems an (Grütter 2006). An Agenten werden besondere Anforderungen gestellt, wie z.B.:

- Aufrichtigkeit

  Der Agent darf nur Verpflichtungen eingehen, die er glaubt auch erfüllen zu können. Er darf Daten nicht verändern oder falsche Tatsachen vorspiegeln, also korrekt und integer handeln.

- Autonomie

  Der Agent darf Teilnehmer nicht zu Diensten zwingen, er muss deren Autonomie akzeptieren und auch selbst autonom handeln. Er agiert nur mit anderen Agenten bzw. lokalen Diensten, wenn diese ihre Bereitschaft zur Zusammenarbeit angezeigt haben.

- Verpflichtung

  Hat ein Agent im Netz Dienste angeboten, ist er auch verpflichtet, entsprechende Anfragen zu bearbeiten. Er muss also eine verlässliche Komponente der Infrastruktur darstellen.

Agenten können auch dazu dienen, einrichtungsübergreifende Prozessketten zu überwachen, zu steuern und den Stand konkreter Bearbeitungen für alle Teilnehmer deutlich zu machen. Hierzu können Agenten auch eigene lokale Datenhaltungen betreiben. In dieser Form werden Agenten auch Koordinatoren genannt.

In Abgrenzung zu den anderen Lösungsvarianten wird also bei einer Agentenlösung weder eine zentrale Datenhaltung notwendig, noch replizieren die Teilnehmer des offenen Systems gegenseitig Daten, sondern es wird situativ angepasst im Netz abgefragt, welcher Teilnehmer über gerade benötigte Informationen verfügt. Besteht das offene System aus sehr vielen Teilnehmern, entsteht aber für zeitkritische Aktionen das Problem der Antwortzeit des Agenten.

2.5.6 Integrationstechniken für Daten- und Funktionsintegration

2.5.6.1 *Einführung*

Je nach benutzten Techniken haben Systemkopplungen sehr unterschiedliche Reifegrade und Konsequenzen für die Interoperabilität der einzelnen Systeme bzw. deren Abhängigkeit vom Funktionieren des Rechnernetzes. Folgende prinzipiellen technischen Lösungen sind denkbar:

Einmalige nicht redundante Datenhaltung

- Gemeinsame Datenhaltung
  Für eine Datenintegration bietet es sich an, eine zentrale und nicht redundante für alle teilnehmenden Systeme einmalig vorhandene *gemeinsame Datenhaltung* zu implementieren – z.B. in Form eines für alle Systeme erreichbaren Dateisystems („verteiltes Dateisystem“) oder einer zentralen Datenbank – die logisch oder physisch zentral sein kann. Da solche Implementierungen erhebliche Rückwirkungen auf die einzelnen Systeme haben, kann hier eigentlich nicht mehr von offenen Systemen im Sinne des Betriebs souveräner voneinander unabhängiger Systeme gesprochen werden. So beeinflussen Änderungen der Dateisystemstruktur oder Schema-Änderungen der zentralen Datenbank direkt die Lauf- und Betriebsfähigkeit der beteiligten Anwendungssysteme. Es handelt sich um sehr enge Kopplungen. Im Fallbeispiel der Krankenhauskette ab Seite 94 stellt die zentrale Patientenstammdatenhaltung auf die alle Aufnahme-

module der beteiligten Systeme direkt zugreifen einen solchen Lösungsansatz dar.

Wechselseitiger Nachrichtenaustausch zum Datenabgleich

- Nachrichtenaustausch
  Die *Kommunikation von Nachrichten* wird dazu benutzt, um Daten auszutauschen und/oder im Empfängersystem Folgeaktionen auszulösen. In der Regel werden mit Nachrichten redundante Datenhaltungen in den Empfängersystemen erzeugt – wie dies im Fallbeispiel des Ärztenetzes ab Seite 111 für die zentrale Patientenakte gezeigt wurde – oder aber Verarbeitungen angestoßen. Nachrichtenbasierte Integrationen gehören dann zu den losen Kopplungen, wenn die Nachrichten in für beide Systeme erreichbare Zwischenspeicher abgelegt, also nicht über RPC oder lokale Shared Disks übertragen werden. Aufgrund der hohen Bedeutung dieser Technik für gesundheitstelematische Lösungen werden Aspekte hierzu detaillierter in den ⌧ Kapiteln 2.5.6.3, S. 123 und 2.5.6.4, S. 127 behandelt.

Kommunizierende Prozesse zum Datenabgleich

- Interprozesskommunikation
  Mittels der *Interprozesskommunikation* treten zwei Programme der verschiedenen Systeme direkt in Kontakt und tauschen Daten – im Allgemeinen in Form von Anforderungs- und Antwortnachrichten gegenseitige aus. Die Kommunikation kann synchron oder asynchron sein. Die Kommunikation wird in der Regel durch *entfernte Prozeduraufrufe* (RPC Remote Procedure Call) realisiert, was ein einfaches und schnelles Verfahren darstellt. Mittels Interprozesskommunikation kann sowohl eine Daten- als auch Funktionsintegration erreicht werden. Es handelt sich dabei ebenfalls um sehr enge Kopplungen – zumindest, wenn die kommunizierenden Prozesse direkt Anwendungsfunktionen der einzelnen Systeme sind.

Verteilte Objekte mit entfernten Methodenaufrufen

- Verteilte Objekte
  Objekte kapseln Daten, Status und Verarbeitungslogik und stellen über Methodenaufrufe mit entsprechenden Schnittstellen den Zugriff auf oder die Modifikation von Objekten zur Verfügung. Werden die Objektinstanzen ausschließlich in den eigentlichen Daten haltenden Systemen belassen und sind diese *Methodenaufrufe* (RMI Remote Method Invocation) jedoch transparent von anderen Systemen aus nutzbar, spricht man von *verteilten Objekten*. Genau genommen handelt es auch um eine Ausprägung der zuvor aufgeführten Interprozesskommunikation, jedoch auf einem softwaretechnisch „höheren" und entkoppelteren Niveau. In einem transparenten System braucht das anfordernde System weder Implementierungsspezifika der Objekte

bzw. der Methoden noch die örtliche Lokalisation dieser Objekte zu kennen.

- Middleware
  Unter *Middleware* wird Software verstanden, die als eigene Schicht zwischen den verteilten Applikationen und der Infrastruktur liegt. Middleware verbirgt die Heterogenität der Infrastruktur und verbessert die Verteilungstransparenz, in dem zentrale und von den einzelnen Teilnehmersystemen unabhängige Dienste angeboten werden, die eine lose Kopplung aller Anwendungssysteme erlauben. Aufgrund der hohen Bedeutung dieser Technik für gesundheitstelematische Lösungen werden Aspekte hierzu detaillierter in den Kapiteln 2.5.6.7, S. 142 und Kapitel 2.5.6.8 S. 143 behandelt. Herausragende Implementierungen diesen Typs sind aktuell die Kommunikationsserver.

Infrastrukturdienste, die alles Regeln

2.5.6.2 Gemeinsame Datenhaltung und Datenbankkopplungen

Als naheliegendste Lösung zur Realisierung einer Datenintegration erscheint die Verwendung einer gemeinsamen Datenhaltung. Müssen mehrere verschiedene Anwendungssysteme die gleichen Daten benutzen, könnte also eine zentrale Datenbank implementiert werden, auf die alle Systeme integriert zugreifen. Werden lokale und zentrale Datenbanken benutzt, kann über entsprechende Datenbankkopplungen und Sichten (Views) eine transparente Nutzung erfolgen. Techniken hierfür sind die herstellereigenen Mechanismen für eine verteilte Datenhaltung – nutzbar sofern nur das Datenbanksystem eines Hersteller zum Einsatz kommt –, die Realisierung verteilter Zugriffe in einer Anwendungssoftware durch eine spezielle Datenzugriffsschicht – nutzbar wenn Softwareprodukte in einer Mehrschichtarchitektur realisiert sind – oder aber durch entsprechende über RPC kommunizierende Dienste zwischen den Datenhaltungen des lokalen und zentralen Datenhaltungssystems.

2.5.6.3 Nachrichtenaustausch

Die einfachste Variante, zwei oder mehrere Informationssysteme lose interoperieren zu lassen, besteht im einfachen Austausch von Nachrichten – auch als „Message Queueing" bezeichnet. Dabei können die technischen Mechanismen des Nachrichtenaustausches bzw. der Kommunikation beliebig sein. Mögliche Alternativen sind z.B.:

Systeme kommunizieren mittelbar über persistente Nachrichten

- Die Nachrichtenübertragung erfolgt mittels Dienstes des Rechnernetzwerkes wie FTP, es werden also Dateien zwischen Rechnern transferiert.

- Die Nachrichten werden über einen gemeinsamen Speicherbereich in einem Dateisystem (so genannte „Shared Disk") oder einer von allen Teilnehmern zugreifbaren Datenbank kommuniziert. Empfänger müssen dann diesen Speicherbereich regelmäßig auf neue nachrichten Prüfen („Polling").
- Die Nachrichten werden mittels E-Mail übermittelt. Jedes Anwendungssystem hat also eine E-Mail-Adresse und pollt seinen Posteingangskorb.
- Es kommt eine Kommunikations-Middleware wie Kommunikationsserver zum Einsatz, die mittels spezieller Dienste den Anwendungssystemen ermöglicht, Nachrichten an andere Systeme zu übermitteln. In der Regel verläuft dabei die Kommunikation asynchron, ist flexibel und es ist ein Broadcasting, eine Pufferung und intelligentes Nachrichtenmanagement möglich.

Der gesamte Vorgang entspricht logisch den in ⌧ Kapitel 2.2.1 ab Seite 35 geschilderten Aspekten allgemeiner Kommunikationsmodelle, sodass analog die kommunizierenden Informationssysteme über einen gemeinsamen „Wissens- und Erfahrungshintergrund" verfügen müssen. In der Regel wird man zur besseren Entkopplung der Interoperabilität den einzelnen Anwendungssystemen – wie bereits bei ⌧ Fallbeispiel 4 ab Seite 105 gezeigt – so genannte Im- und Exportmodule beistellen, die sowohl den Nachrichtenverkehr als auch die notwendigen Folgeaktionen zur Integration empfangener Daten in die eigene Datenhaltung durchführen.

In den Planungspapieren zur nationalen Gesundheitstelematikplattform in Deutschland (gematik 2005) werden diese Module auch als „Konnektor" bezeichnet (⌧ Kap. 3.8.3.7, S. 265).

Abb. 2.33: Integration durch Nachrichtenaustausch

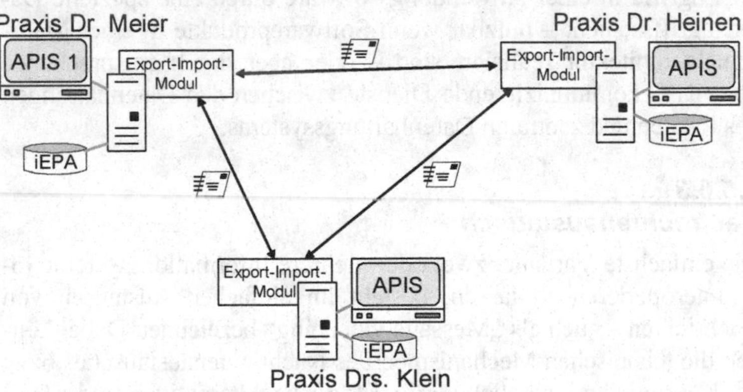

Im HL7-Standard (⌧ Kap. 4.4.3, S. 323) werden solche Nachrichtenübermittlungen, die dazu dienen, die Datenhaltung eines anderen

Systems zu synchronisieren, auch als „Unsolicited Updates“ bezeichnet – d.h. ein Anwendungssystem erzwingt durch die Nachrichtenübermittlung unaufgefordert eine Änderung in der Datenhaltung des Empfängersystems, um so *kontrollierte Redundanz* zu ermöglichen.

Für einen solchen Ablauf sind eine Reihe von Verarbeitungsschritten in den Empfängersystemen durchzuführen, die in nachfolgender Abbildung dargestellt sind (in Anlehnung an Haas 2005 A).

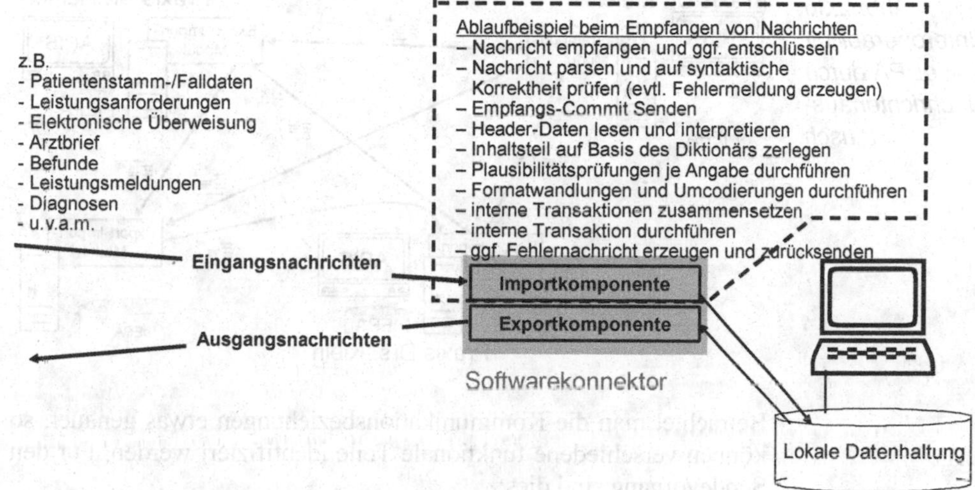

Abb. 2.34: Notwendige Aktionen bei Nachrichtenempfang

Während dieser Lösungsansatz für zwei oder wenige in das Kommunikationsgeflecht zu integrierende Systeme noch möglich ist, entsteht bei mehreren bzw. vielen einzubindenden Systemen das Problem der kombinatorischen Explosion (⌧ Kap. 2.5.2.4, S.103), welches nur durch eine weitergehende Entkopplung gelöst werden, durch

- die Definition und Nutzung eines genormten Austauschformates (Kommunikationsstandard) auf Basis eines föderierten oder normativen Schemas (⌧ nachfolgender Kapitelpunkt) und
- den Einsatz eines zentralen Kommunikationsservers, der die Nachrichtenverteilung und -pufferung übernimmt (⌧ Kap. 2.5.6.8, S. 139).

Nachrichtenorientierte Middleware für Entkopplung und Offenheit

Kommunizieren die Systeme technisch nicht direkt miteinander, sondern über eine speziell für diese Zwecke realisierte Software bzw. ein Anwendungssystem wie z.B. einen *Kommunikationsserver*, so kann eine weitere Entkopplung erreicht und die Offenheit des Gesamtsystems erheblich erhöht werden. Man spricht dann auch von einer *nachrichtenorientierten Middleware,* da alle System nur mit einem logisch zentralen Partner kommunizieren. Logisch deshalb, da als transparente Infrastruktur auch mehrere Kommunikationsserver verteilt miteinander interoperieren können.

Betrachten wir unser ⌧ Fallbeispiel 6 einer einrichtungsübergreifenden Elektronischen Patientenakte von Seite 111, so ist natürlich auch der Aktenserver selbst Kommunikationsteilnehmer, der Nachrichten erhält, die der Fortschreibung der *e*EPA dienen.

Abb. 2.35 Interoperabilität mit eEPA durch Nachrichtenaustausch

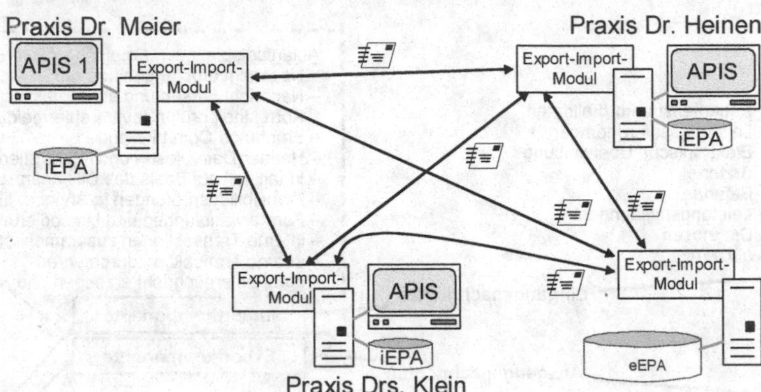

Betrachtet man die Kommunikationsbeziehungen etwas genauer, so können verschiedene funktionale Teile identifiziert werden. Für den Sendevorgang sind dies:

- Ein Event-basierter Mechanismus im lokalen Informationssystem oder eine manuelle Funktion (z.B. E-Mail-Client), mittels denen eine Nachrichtenzusammenstellung angestoßen wird.
- Ein Nachrichtengenerierungsmodul, das die für eine Nachricht notwendigen Daten aus der lokalen Datenhaltung heraussucht und die Nachricht gemäß dem benutzen Kommunikationsstandard zusammenstellt. Sodann übergibt dieses Modul die Nachricht an ein Sendemodul oder legt sie auf einem für den Sendeprozess überwachten persistenten Speicherbereich – z.B. in einem Ordner des Dateisystems – ab.
- Ein Nachrichtensendemodul, das zu versendende Nachrichten über eine Anwendung auf Schicht 7 des ISO-Modells – also z.B. mittels FTP oder E-Mail – an den Empfänger verschickt.

Entsprechend gilt dies auf der Empfängerseite in umgekehrter Reihenfolge, d.h. das Empfangsmodul des Empfängersystems ruft z.B. zyklisch durch Polling die für es bereitstehenden Nachrichten ab und übergibt diese via Interprozesskommunikation oder Shared Disk an das Importmodul, dass dann die in ⌧ Abbildung 2.35 gezeigten

Schritte durchführt und die empfangenen Daten in die lokale Datenhaltung importiert. Insgesamt ergibt sich also in einer weiteren Detaillierung – am Beispiel von 2 Anwendungssystemen gezeigt – das nachfolgende Bild.

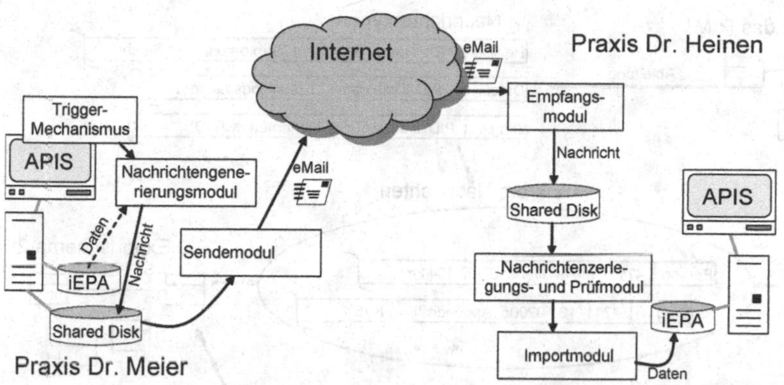

Abb. 2.36: Module für Nachrichtenaustausch

2.5.6.4
Standardisierung von Nachrichten, Austauschschema

Werden wie zuvor erläutert zwischen den Systemen komplexere Nachrichten ausgetauscht, bedarf es natürlich Vereinbarungen über die Struktur (die *Syntax*), die Nachrichtenelemente (die *Konzepte*) und den Inhalt bzw. die benutzten Bezugssysteme (die *Semantik*) der Nachrichten (Lenz 2005). In vielen Projekten in der Vergangenheit wurden die Nachrichtendefinitionen pragmatisch projektbezogen festgelegt und die Import-/Export-Module entsprechend implementiert, wenngleich im Gesundheitswesen im ambulanten Bereich in Deutschland der xDT-Standard (⌧ Kap. 4.4.2, S. 321) und im stationären Bereich der HL7-Standard (⌧ Kap. 4.4.3, S. 323) bereits seit längerer Zeit im Einsatz sind.

Nachrichtentypen aus einem Austauschschema ableiten

Methodisch gesehen ist es sinnvoll, den Aufbau der möglichen Nachrichten – die so genannten *Nachrichtentypen* – aus einem konzeptuell definierten zentralen Schema – dem *Austauschschema* – abzuleiten. Dieses Schema kann entweder selbst für die Domäne normativ definiert werden – z.B. ein Schema für eine einrichtungsübergreifende Elektronische Patientenakte – oder aber als Vereinigungsmenge der Exportschemata der einzelnen Teilnehmersysteme verstanden werden, wie dies bei Conrad (2006) hergeleitet und dann als „föderiertes Schema" bezeichnet wird.

Während ersterer Ansatz einem „Top-Down-Approach" entspricht, handelt es sich beim zweiten um einen „Bottom-Up-Approach". Ein Beispiel für ein normatives Schema ist das Reference Information Model (⊠ Kap. 4.5.4, S. 359) von HL7, das Basis für die Ableitung der HL7-Nachrichten des Kommunikationsstandards HL7 in der Version 3 ist. Den Gesamtzusammenhang zeigt ⊠ nachfolgende Abbildung.

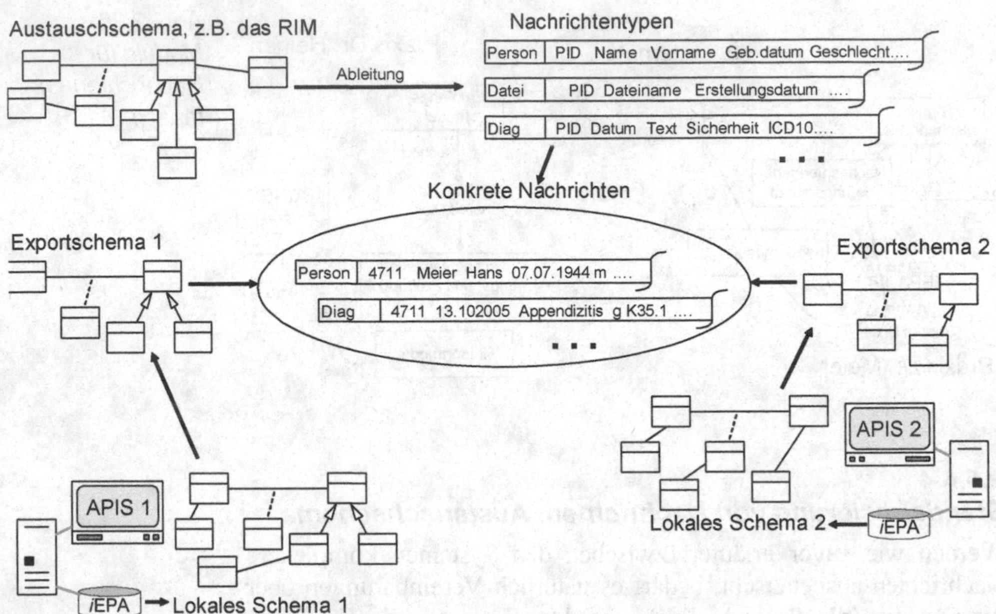

Abb. 2.37 Zusammenhang von Austauschschema und Nachrichtentypen

Wie deutlich wird, werden aus dem Austauschschema die Nachrichtentype abgeleitet, die Syntax und Semantik der für die Kommunikation zwischen den Informationssystemen benutzten Nachrichten vorgeben. Da jedes teilnehmende Anwendungssystem ein eigenes Schema besitzt, muss für diese um an der Kommunikation teilzunehmen ein zum globalen Austauschschema kompatibles Exportschema definiert werden, das quasi das Mapping zwischen lokalem und globalem Schema darstellt. Im Exportschema können natürlich nur jene Klassen auftauchen, die das lokale System als Schnittmenge mit dem Austauschschema hat. Fehlen z.B. Klassen, kann dieses System dann bestimmte nachrichten nicht senden und empfangen. In der Praxis hat sich gezeigt, dass Strukturen aus dem Austauschschema in einem „Top-Down"-Prozess meist auch mit der Zeit von den Entwicklern in die lokalen Systeme übernommen werden, um den vollen Kommunikationsumfang unterstützen zu können.

In der Regel ergibt sich in einer Anwendungsdomäne im Verlaufe der Standardisierung von Nachrichtentypen sogar ein Wechselspiel, da ein existierendes Austauschschema auf anzuschließende Systeme rückwirkenden normativen Einfluss hat und damit „Top-Down" wirkt – nur wer das lokale Schema im Überschneidungsbereich kompatibel hat, kann auch sinnvoll kommunizieren –, andererseits führen Anforderungen aus lokalen Systemen oder von Herstellerverbänden zur Ergänzung des globalen Austauschschemas, was einem „Bottom-Up" entspricht.

Austauschschema ist Teil des gemeinsamen Wissenshintergrundes

Die Grundidee bei beiden Ansätzen ist, dass auszutauschende Nachrichten innerhalb einer Domäne immer mit den in dieser Domäne zu verwaltenden Objekttypen und deren Beziehungen zu tun haben. Wollen Systeme also Nachrichten austauschen, um wechselseitig eine Patientendokumentation zu synchronisieren, so müssen sie über ein gewisses Maß an Gemeinsamkeiten hinsichtlich Struktur und Inhalt der lokalen Dokumentationen verfügen – im Kommunikationsmodell als Wissens- und Erfahrungshintergrund bezeichnet. Das föderierte Schema wäre also im Minimalfall die Schnittmenge der in den einzelnen Systemen verwalteten Objekttypen mit ihren Attributen. In diesem Zusammenhang sieht Conrad (2006) sogar eine „Fünf-Ebenen-Schema-Architektur" aus lokalem Schema, Komponentenschema, Exportschema, föderiertem Schema und externem Schema. Das Komponentenschema ist dabei das lokale Schema in einer gemeinsamen Notation bzw. Modellierungstechnik. Das Exportschema ist der für die Interoperabilität notwendige Ausschnitt aus dem Komponentenschema, der in das föderierte Schema eingehen soll, das föderierte Schema ist das aus den Export-Schemata assemblierte Austauschschema und externe Schemata sind für spezielle globale Anwendungen definierte Sichten auf das Austauschschema.

Kommunikationsstandard beschreibt Syntax und Semantik von Nachrichten

Insgesamt wird hinsichtlich der granularsten auszutauschenden Einheiten von *Nachrichtentypen* gesprochen, gesamtheitliche Beschreibungen aller in einer Domäne verwendbaren Nachrichtentypen nennt man *Kommunikationsstandard*. Der im Gesundheitswesen weltweite anerkannteste Kommunikationsstandard ist der Health Level 7 Standard (HL7) (⌦ Kap. 4.4.3, S. 323).

Kopfteil für die Logistik, Inhaltsteil für die zu übermittelnden Inhalte

Nachrichtentypen bestehen in der Regel aus einem Kopfteil (Header), der wichtige Angaben zur „Logistik" für die Verteilung und Zuordnung von Nachrichten enthält. Dies sind u.a. Angaben wie: Eindeutige Nachrichtennummer (Nachrichten-ID) des Absenders, Angaben zum Absender, Angaben zum bzw. den Empfängern, Zeitstempel zur Information über Nachrichtengenerierungs- und Absendezeitpunkt, eventuelle Bezugnahmen auf vorangehende Nachrichten und vor allem der Nachrichtentyp. Letzterer gibt an, welche Inhalte mittels des folgenden Inhaltsteils übermittelt werden.

Man kann den Kopfteil (Header) der Nachrichten (in vorangehender Abbildung nicht mit eingezeichnet) analog den TCP/IP-Headern sehen, dessen Angaben auch für die Logistik der Kommunikation dienen. Bei anwendungsbezogenen Nachrichten handelt es sich jedoch um einen sehr „semantischen" Kopfteil, der aus Sicht des Übertragungsprotokolls quasi zum Inhalt eines IP-Paketes gehört und nur vom IP-Nachrichten-Empfänger selbst ausgewertet wird. Denkbar ist, dass eine Kommunikations-Middleware z.B. den Nachrichtenkopfteil bzw. die darin enthaltenen semantischen Angaben zum Empfänger derart auswertet, dass daraus das technische Empfängersystem mit seiner IP-Adresse ermittelt werden kann und die technische Kommunikation dann via TCP/IP abgewickelt wird.

Prinzipiell existieren technisch drei grundlegende Strukturierungs- bzw. Implementierungsvarianten für Nachrichtentypen, wobei auch Mischformen denkbar sind:

- Festes Satzformat
- Segmentbasiertes Satzformat
- Variables (Tag-basierter) Satzformat

Festes Satzformat

Beim *festen Satzformat* ist der Aufbau der Nachrichten fest vorgegeben. Welche Felder mit welcher Länge enthalten sind, ist dabei invariant: Jede übermittelte Nachricht des gleichen Typs ist identisch aufgebaut und wird über eine lange Zeichenkette repräsentiert. Die Interpretation einer solchen Nachricht geschieht über eine explizite Beschreibung des Satzaufbaues, die z.B. pro Nachrichtentyp die Reihenfolge der Felder und ihre Länge sowie zusätzliche Angaben zu Datentyp und zugehörigen Wertebereichen enthält. Diese Beschreibungen können zu Implementierungszwecken maschinenverarbeitbar z.B. in einem Diktionär abgelegt sein oder aber direkt im implementierten Programmcode zur Generierung und Zerlegung von Nachrichten.

Die Feldlänge ist bei dieser Variante fest und damit auch die Satzlänge. Das Feld „Name" könnte z.B. 25 Zeichen lang sein, ist ein Name kürzer, muss mit Leerzeichen aufgefüllt werden.

Abb. 2.38: Nachrichtentypen mit festem Satzaufbau

Nachrichtentyp	Feldinhalt1	Feldinhalt2	Feldinhalt3	Feldinhalt4	...

Diktionär mit Satzbeschreibungen:

Nachrichtentyp	Feld	Länge
PATSTAMM	Name	25
	Vorname	25
	Geschlecht	1
	Geburtsname	25
	usw.	

Beispiel: Patientenstammdaten bei fester Satzlänge:

PATSTAMM	Meier	Hans	m	Meier	...

Beim *segmentbasierten Satzformat* besteht die Nachricht aus verschiedenen Segmenttypen, die enthalten sein oder fehlen können. Segmente sind also die Bausteine von Nachrichten. Der Beginn eines Segmentes wird durch eine Kennung oder Sonderzeichen angegeben. Innerhalb der Segmente wird dann ein festes oder variables Format genutzt.

Segmentbasiertes Satzformat

Nachrichtentyp	Segment1	Segment2	Segment3	Segment4	...

Dictionär mit Satzbeschreibungen

Nachrichtentyp	Segment
PATSTAMM	Namen
	Adresse
	Geburtort
	Titel
	Versicherung
	usw.

Segmentbeschreibungen:

Segment	Feld	Länge
001 Namen	Name	25
	Vorname	25
	Geschlecht	1
	...	
002 Adresse	Strasse	25
	PLZ	5
	...	
005 Versicherung ...		

Beispiel: Patientenstammdaten bei variabler Satzlänge:

PATSTAMM	001Meier§Hans§m§..../005AOK Villingen;M;...

Abb. 2.39: Nachrichtentypen mit segmentbasiertem Satzaufbau

Beim *variablen Satzaufbau* wird jeder Angabe in der Nachricht ihr Feldname bzw. ein Bezeichner (auch „Tag" genannt) vorangestellt. Reihenfolge und Anzahl der in der Nachricht enthaltenen Felder sind prinzipiell beliebig, zur Integritätsprüfung von Nachrichten ist jedoch im Diktionär festgelegt, ob und welche Felder enthalten sein müssen und welche Felder prinzipiell erlaubt sind. Für eine sinnvolle Zuordnung sind erlaubte Tags meistens zu Gruppen zusammengefasst, die als Attribute zu einem Objekttyp aufgefasst werden können. So könnten „Tags" für die Übermittlung einer Diagnose z.B. „Datum", „Text", „ICD-Code" und „Sicherheitsgrad" sein.

Variabler Satzaufbau

Nachrichtentyp	Feldname	Feldinhalt2	Feldname	Feldinhalt	...

Nachrichtentypen:

Typ-ID	Name
1	Namo
2	Vorname
3	Geschlecht
...	usw.

Nachrichtentypinhalt:

Typ-ID	Feld-ID
1	20
1	21
1	22
...	usw.

Feldverzeichnis:

Feld-ID	Feldname	Länge
0020	Name	25
0021	Vorname	25
0022	Geschlecht	1
usw.		

Beispiel: Patientenstammdaten bei variabler Satzlänge

PATSTAMM	0020§Meier#0021Hans0022m ...

Abb. 2.40: Nachrichtentypen mit variablem Satzaufbau

Als besondere Form solcher variabler Nachrichtentypen bedient man sich in Telematikanwendungen zunehmend des XML-Formates, da hiermit sowohl maschinenles- und interpretierbare Nachrichten versandt werden können, die aber auch mittels entsprechender Stylesheets durch den Menschen direkt gelesen werden und mittels XML-

Zunehmend Einsatz von XML für variable Nachrichten

Schemadateien auch einfach auf ihre syntaktisch und semantische Korrektheit überprüft werden können. Letztendlich ist der Austausch ganzer Dokumente – z.B. im CDA-Format (⌧ Kap. 4.4.4 S. 331) – im Rahmen von eCommunication-Anwendungen (⌧ Kap. 5, S. 379) ein solcher Lösungsansatz. Damit können dann sowohl maschinenlesbar aber auch von Menschen lesbare Dokumente wie Überweisungen, Arztbriefe oder spezielle Befunddokumente effektiv elektronisch ausgetauscht werden.

Abschließend sei erwähnt, dass auch Mischformen der zuvor angeführten Implementierungsvarianten zu finden sind sowie die Möglichkeit, dass Segmente des Öfteren in Form von Wiederholgruppen vorkommen können.

2.5.6.5 Interprozesskommunikation

Systeme kommunizieren unmittelbar

Bei der *Interprozesskommunikation* tauschen zwei laufende Prozesse direkt gegenseitig Nachrichten aus. Im Unterschied zu dem im vorigen Kapitel erläuterten Verfahren geschieht der Austausch nicht entkoppelt über eine persistente und von den kommunizierenden Anwendungssystemen entkoppelte Zwischenspeicherung der Nachrichten (⌧ Abb. 2.36, S. 127), sondern direkt zwischen den transient laufenden Prozessen (⌧ Abb. 2.42, S. 135). Im Wesentlichen steht die Idee dahinter, über eine transparente Infrastruktur beliebiger Komplexität entfernte Prozessen genau so aufrufen zu können, wie dies für lokale Prozeduraufrufe möglich ist. Dies erlaubt den Entwicklern, die in einer prozeduralen Sprache entwickeln, eine transparente Verwendung sowohl lokaler als auch entfernter Dienste. Das Verfahren wird mit RPC (Remote Procedure Call) bezeichnet und ist ein auf der Anwendungsschicht – also Schicht 7 – des OSI-Modells angesiedelter Dienst, auf dessen Basis dann höhere Dienste wie RMI, CORBA, DCOM und Dot-Net aufbauen können. Das Verfahren hat gegenüber einem entkoppelten Nachrichtenaustausch Vorteile hinsichtlich der Performanz und der Möglichkeit, neben dem asynchronen Betrieb auch eine *zeitnahe dialogischen Kommunikation* zwischen Anwendungssystemen zu realisieren. Damit wird aber auch eine äußerst enge Kopplung realisiert, die jeweils die Verfügbarkeit der kommunizierenden Prozesse bzw. eine Hochverfügbarkeit der an der Telematikanwendung teilnehmenden Anwendungssysteme voraussetzt. Erschwerend hinzu kommt, dass auch eine isolierte Entwicklung der Interoperabilitätsmodule auf beiden Seiten nur bedingt möglich ist. Außerdem werden damit meist synchrone Verfahren implementiert, die sowohl eine dauerhafte Verfügbarkeit der Teilnehmer als auch eine direkte Netzwerkverbindung zwischen diesen voraussetzt.

Soll also eine Interoperabilität nicht über persistente Nachrichten erfolgen, so müssen die beteiligten Anwendungssysteme im Rechnernetz lokal Prozeduren zur Verfügung stellen, die hinsichtlich ihres Verhaltens global vereinbart werden und entsprechende Operationen auf den lokalen Datenbeständen ausführen.

Denkbare wäre also, dass statt einer E-Mail-Kommunikation oder eines Dateitransfers mittels FTP die gleichen Nachrichten an eine Prozedur im Empfängersystem direkt übergeben werden. Zur Kommunikation kann dabei ebenfalls ein Anwendungsdienst auf Schicht 7 des OSI-Modells – hier der Dienst für Remote Procedure Call (RPC) – benutzt werden. Dabei entspricht die Kommunikation dem Client-Server-Modell, wobei der sendende Prozess der Client ist und der empfangende Prozess der Server.

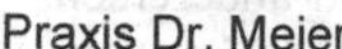

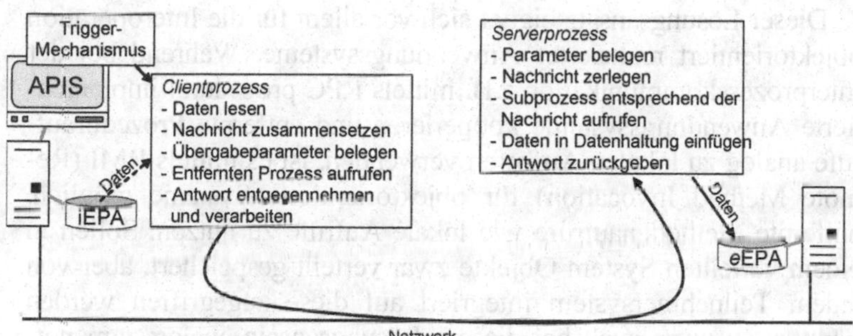

Abb. 2.41: Interoperabilität mit eEPA durch Interprozess-kommunikation

Die Nachrichtenübergabe entspricht also einem Prozeduraufruf mit einer klassischen Parameterübergabe – denkbar, dass eine Nachricht genau einem Parameter bestehend aus einer langen Zeichenkette entspricht. Die Empfangsprozedur wertet dann die Nachricht aus und ruft seinerseits dann die entsprechenden Prozeduren zum Zerlegen der Nachricht und zum Import der Daten in die lokale Datenhaltung auf, kann aber auch direkt für nachfragen mit dem aufrufenden Prozess kommunizieren, also sich z.B. Daten über in der lokalen Datenhaltung nicht enthaltener Bezugsobjekte zu den kommunizierten Objekten nachfordern. Trifft zum Beispiel eine Diagnose zu einem Patienten ein, der noch nicht in der *e*EPA existiert, kann der Serverprozess als Antwort die Nachricht dem Sendeprozess eine Nachforderung der zugehörigen Patientenstammdaten direkt rückübermitteln. Wie sich zeigt ist also ein weiterer Vorteil der Interprozesskommunikation, dass zwischen den zwei Prozeduren eine zeitnahe dialogische Kommunikation stattfinden kann.

Insgesamt wird deutlich, dass mittels RPC einerseits eine qualitativ höherwertigere und zeitnahe Interoperabilität durch Interprozesskommunikation möglich wird, andererseits nimmt aber auch der Abhängigkeitsgrad zu – es handelt sich also um eine engere Kopplung als beim Nachrichtenverfahren. Zu Details des Verfahrens wird auf Tanenbaum (2003) verwiesen.

2.5.6.6 Verteilte Objekte und entfernte Aufrufe

Objektorientiertes Paradigma

Bei verteilten Objekten handelt es sich um Interprozesskommunikation auf Basis des objektorientierten Paradigmas. Die Anwendungssysteme interoperieren untereinander, indem sie einerseits ihre eigenen Methoden für alle im Netz angeschlossenen Teilnehmer interessierende Objekte öffentlich zur Verfügung stellen, und andererseits Methoden anderer Systeme nutzen, um auf entfernte Objekte zuzugreifen.

... vor allem für objektorientierte Systeme

Dieser Lösungsansatz eignet sich vor allem für die Interoperation objektorientiert realisierter Anwendungssysteme. Während bei der Interprozesskommunikation z.B. mittels RPC prozedural implementierte Anwendungssysteme kooperieren und entfernte Prozeduraufrufe analog zu lokalen Aufrufen verwenden, ist es mittels RMI (Remote Method Invocation) für objektorientierte Systeme möglich, entfernte Methodenaufrufe wie lokale Aufrufe zu nutzen. Sollen in einem verteilten System Objekte zwar verteilt gespeichert, aber von jedem Teilnehmersystem integriert auf diese zugegriffen werden können, so muss auch bei diesem Lösungsansatz analog zum notwendigen Austauschschema bei Nachrichten- oder Interprozesskommunikation ein allen Teilnehmern gemeinsam bekanntes Schema – in diesem Fall ein *domänenspezifisches Objektmodell* – vereinbart sein, auf dessen Basis die allgemeingültigen Methodenaufrufe definiert werden. Dieses Objektmodell entspricht hinsichtlich seiner Rolle im verteilten System dem Austauschschema bei der Kommunikationslösung.

Datenkapselung, Polymorphismus und Vererbung

Kernstück eines auf verteilten Objekten basierenden verteilten Informationssystems sind die Prinzipien Datenkapselung, Polymorphismus und Vererbung. Vor diesem Hintergrund entstand der CORBA-Standard (Common Object Request Broker Architecture), dessen Kernelemente eine Object Management Architecture und eine Referenzarchitektur bestehend aus Standards für Object Request Broker, Common Services für Basisoperationen, Common Facilities und Application Objects sind. CORBA stellt den generischen Rahmen zur Implementierung domänenspezifischer ORB-basierter verteilter Systeme. Teilnehmer brauchen nur die Objekt-IDs von Objekten zu kennen um mit den zugehörigen Methoden mit den Objekten zu arbeiten, nicht aber deren Ort und Implementierung. Damit wird die Hauptforderung an verteilte System, nämlich ein Höchstmaß ein Transparenz in ausgezeichneter Weise erfüllt. Wollen Anwendungssysteme miteinander interoperieren, können sie nun die Methodenaufrufe mit entsprechender Parameterübergabe auf dem entfernten System ausführen, diese werden dort wie lokale Methodenaufrufe behandelt. Die Vermittlung übernimmt entsprechende Middleware – der Object Request Broker – der die Lokalisation des angesprochenen Objektes ermittelt, die Anfrage an den entsprechenden Server weiterleitet, auf das Ergebnis wartet und diese dann an das anfragende System zurück überträgt.

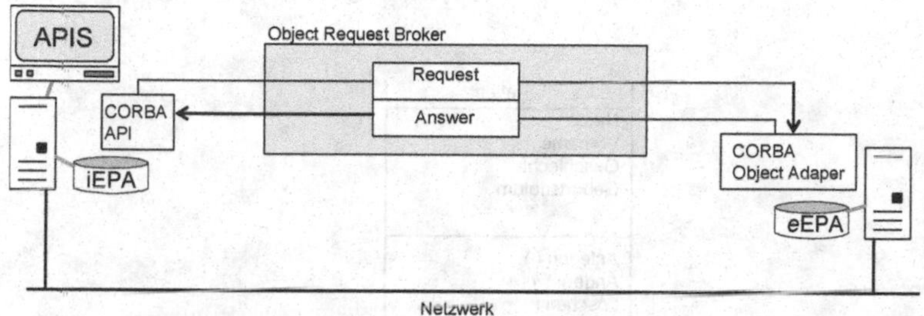

Abb. 2.42: Interoperabilität mit eEPA durch CORBA

Auch bei diesem Lösungsansatz ergibt sich das bereits im Rahmen der Nachrichtenkommunikation angesprochenen Problem eines konsentierten branchenspezifischen Schemas, das als Ausgangsmodell zur Ableitung möglicher Methodenaufrufe benötigt wird.

Für das ⌧ Fallbeispiel 6 ab Seite 111 müsste ein minimales förderiertes Schema die Objekttypen „Patient", „Karteikarteneintrag" mit entsprechenden Spezialisierungen für Diagnose-, Symptom- und Massnahmeneinträge und „Dokument" enthalten. Das vereinfachte Klassenmodell dazu zeigt die ⌧ folgende Abbildung 2.42.

Datenintegration ohne manuelles Zutun

Fügt also ein Arzt im APIS A einen Karteikarteneintrag – z.B. eine Diagnose – in der lokalen Karteikarte eines in der *e*EPA geführten Patienten ein, ruft sein System nach dieser Aktion die Methode „Diagnose Einfügen" des Objekttyps „Karteikarteneintrag" des entfernten *e*EPA-Systems auf und übergibt die entsprechenden Diagnose-Angaben. Dort wird dann entsprechend durch Überladen in der *e*EPA ein Karteikarteneintrag des Typs „Diag" eingefügt und die zugehörigen Diagnosenangaben zum Patienten gespeichert. Analog funktioniert dies auch bei Abfragen des lokalen Systems beim *e*EPA-System, wobei in verteilten Systemen mit verteilten Objekten der Methodenaufruf an alle beteiligten Systeme erfolgt und damit transparent, also ohne Wissen welche Objekte wo gespeichert sind, auf alle im verteilten System betreffenden Objekte zugegriffen werden kann.

Mittels der Technik von verteilten Objekten wäre es denkbar, dass für das Ärztenetz aus unserem Beispiel gar keine physisch zentrale *e*EPA realisiert werden müsste, denn im Fall dass alle beteiligten Systeme die gleichen Objekttypen und Methoden besitzen und ihre Methoden öffentlich zur Verfügung stellen, könnte wechselseitig transparent auf die relevanten lokalen Patientenakten zugegriffen und damit eine Lösung ohne redundante zentrale Speicherung genutzt werden. An der Oberfläche der einzelnen Praxissysteme besteht kein Unterschied, ob die angezeigten Einträge aus der lokalen Akte oder aus entfernten Akten stammen. Die angezeigte Karteikarte mit Inhalten aus verschiedenen Systemen repräsentiert dann also eine virtuelle Akte, die in dieser Form nirgends zentral gespeichert ist.

Abb. 2.43: Beispielhaftes förderiertes Schema einer APSIS-eEPA (Ausschnitt)

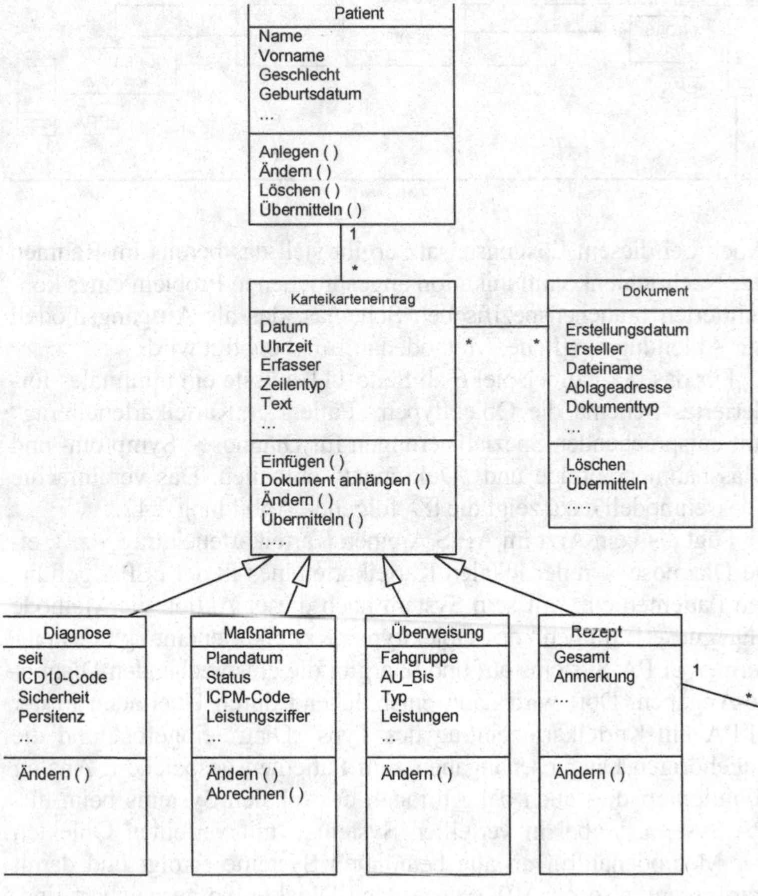

Welche Methoden müsste nun z.B. das *e*EPA-System in unserem Fallbeispiel 6 auf Basis des zuvor gezeigten Schemas anbieten, um eine sinnvolle Interoperabilität mit den teilnehmenden Arztpraxissystemen zu ermöglichen? Im Einzelnen wären dies z.B.:

- Patient (anlegen, ändern, löschen)
- Akte (anlegen, abrufen)
- Karteikarteneintrag (anlegen – mit oder ohne angehängtem Dokument, ändern, löschen)
- Dokument an Karteikarteneintrag anhängen
- Dokument (neue Dokumentversion einfügen)
- Diagnose (einfügen, ändern, löschen)
- Maßnahme (einfügen, ändern, löschen)
- Symptom (einfügen, ändern, löschen)

Zum detaillierten Studium dieser Technologie wird auf Orfali (1996), Tanenbaum (2003) und Coulouris (2002) verwiesen.

2.5.6.7 Middleware

Middleware: Vermittelnd in der Mitte

Als Middleware wird eine vom konkreten Anwendungssystem unabhängige Software bezeichnet, die wörtlich genommen zwischen verschiedenen autonomen Anwendungen „vermittelnd in der Mitte steht". Eine Middleware kann daher als *Softwareschicht* betrachtet werden, die aus Sicht der einzelnen Anwendungssysteme Heterogenität verbirgt und ein Programmiermodell bereitstellt, mittels dem die einzelnen Teilnehmersysteme in ein offenes verteiltes System relativ unaufwendig integriert werden können.

Eine Middleware stellt im Unterschied zu den bisher beschriebenen Kopplungsverfahren einen *gesamtheitlichen Software-Werkzeugsatz* dar, um offene verteilte Systeme zu realisieren. Middleware ist daher nicht als einfache technische Kommunikationssoftware anzusehen. Ein Middleware-Server stellt selbst auf hohem Software-Niveau seine Dienste allen teilnehmenden Anwendungssystemen zur Verfügung, er schaltet sich als Vermittler zwischen konkreter Anwendungssystemen und den Diensten der OSI-Schichten ein. Dabei kann eine Middleware auf verschiedenen Ebenen der Integration (⌧ Abb. 2.27, S.108) operieren. So trägt z.B. SQL-Middleware zur datenhaltungsorientierten Integration relationaler Datenhaltungen bei, Kommunikationsserver unterstützen die Synchronisation beliebiger Datenhaltungen und ORB-Middleware hilft bei der Daten- und Funktionsintegration bis hin zur Semantik- und Prozessintegration.

Middleware kann also die zentralen Probleme verteilter Systeme (⌧ Kap. 2.5.2, S. 90) durch auf internationalen Standards basierende Frameworks lösen. Implementierungen hierfür sind z.B. Corba (Common Object Request Broker Architekture) der OMG, DCOM (Distributed Common Object Model) von Microsoft oder RM-ODP (Reference Model for Open Distributed Porcessing) der ISO oder J2EE (Java 2 Plattform, Enterprise Edition).

Middleware wird durch Prozesse oder Objekte auf den verschiedenen Rechnern repräsentiert, wobei die einzelnen Anwendungssoftwareprodukte Methoden und Mechanismen der Middleware nutzen, um transparent mit anderen Anwendungssoftwareprodukten zusammenzuarbeiten. Hierbei können auch Anwendungen bzw. spezielle Server eine besonders zentrale Rolle einnehmen, z.B. wenn sie einen netzweit verfügbaren persistenten Speicher verwalten – wie das z.B. ein System für die Verwaltung einrichtungsübergreifender Elektronischer Krankenakten realisiert.

Abb. 2.44: Client, Server und Middleware in Anlehnung an Tresch (1996)

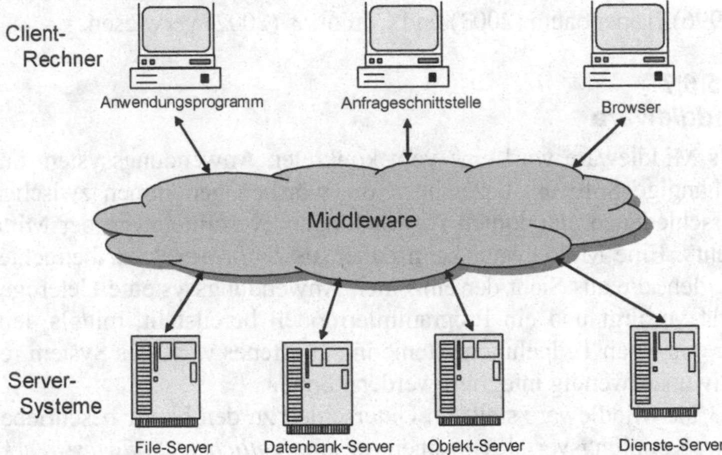

Insgesamt organisiert also die Middleware den Transport komplexer Daten (Messaging, Kommunikationsdienst), vermittelt Funktions- oder Methodenaufrufe zwischen den Komponenten (also RPC und RMI), stellt die Transaktionssicherheit über ansonsten unabhängige Teilsysteme her (Funktion als Transaktions-Monitor) und bietet z.B. einen Namensdienst, Sicherheitsdienst, Ereignisbenachrichtungsdienst u.v.a.m. an.

Eine typische Implementierung von Middleware für eine verteilte Nachrichtenkommunikation bei gesundheitstelematischen Anwendungen sind die im nächsten Abschnitt angesprochenen *Kommunikationsserver*.

2.5.6.8 Kommunikationsserver

Kommunikationsserver sind genau genommen Middleware, die nicht in Protokolle o.ä. integriert ist, sondern als funktionale Anwendungssysteme mit dem Zweck der *Nachrichtenpufferung und -verteilung* aufgesetzt auf verfügbare technische Protokolle eingesetzt werden. Ein Kommunikationsserver ist also nicht nur wie viele Rechner im Internet ein technischer Transportknoten, sondern ein intelligentes Anwendungssystem, dass Informationen über Teilnehmer und über die kommunizierten Nachrichtentypen selbst gespeichert – also einen Wissenshintergrund – hat und dadurch eine intelligente Steuerung der Kommunikation möglich macht. Auf technischer Ebene unterstützen Kommunikationsserver eine Informationsübergabe mittels RPC, Objektmethoden, E-Mail oder über Zwischenspeicher-basierende Verfahren. Sie unterstützen auch Kommunikationsprotokolle auf höheren Anwendungsebenen wie z.B. den HL7-Standard, in dem spezielle Methoden zum Umgang mit solchen Nachrichten den Anwendungssystemen zur Verfügung gestellt werden. Hierzu besitzt ein Kommunikationsserver ein vollständiges Repository des unterstützten Kommunikationsstandards und Informationen über die teilnehmenden Anwendungssysteme. Das Repository versetzt den Kommunikationsserver also in die Lage, ebenfalls einen gemeinsamen Wissenshintergrund mit den interoperierenden Anwendungssystemen zu besitzen um damit die Kommunikation zwischen diesen intelligent zu unterstützen.

Kommunikationsserver sind nicht nur technische Transportknoten

Mit Kommunikationsservern kann das Problem der kombinatorischen Explosion (⌧ Kap. 2.5.2.4, S. 103) in einem Netz mit vielen Teilnehmern weitgehend umgangen werden. Ein entsprechende Topologie zeigt die ⌧ nachfolgende Abbildung.

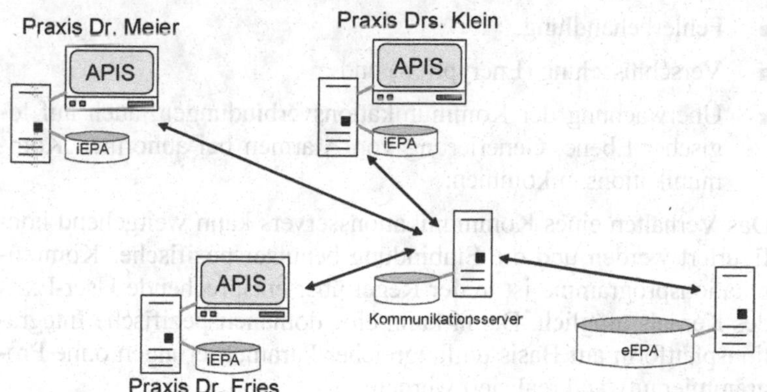

Abb. 2.45: Topologie mit Kommunikationsserver

Folgende Leistungen übernimmt typischerweise ein Kommunikationsserver:

- Unterstützung verschiedener Transport-Protokolle zur Kommunikation wie TCP/IP, FTP, http usw. inklusive Protokollswitching,
- Unterstützung des asynchronen und synchronen Datenaustausches,
- Unterstützung relevanter Kommunikationsstandards auf hohem Anwendungsniveau (z.B. HL7, DDICOM, CDA, xDT),
- Versorgung mehrerer Empfänger mit Daten aus einer Quelle, ggf. inhaltsabhängig also uni-/multidirektional, damit auch Unterstützung eines beliebigen Routings,
- Umcodierung von Inhalten auf Basis von Übersetzungsdefinitionen für bilaterale Beziehungen (z.B. „1" für männlich in „m", „2" für weiblich in „w"),
- Zusammenführung oder Aufteilung von Nachrichten,
- Versorgung einer Anwendung mit Daten aus mehreren Quellen,
- Zwischenspeicherung (Pufferung) von kommunizierten Daten z.B. zu Zwecken des Datenschutzes (Kommunikationsprotokollierung) oder wenn ein Empfänger ausgefallen ist,
- Verfügbarkeit eines Data Repository, das alle Nachrichtentypen und Kommunikationsbeziehungen enthält,
- automatisches Weiterleiten oder Bereitstellen von Kommunikationssätzen auf Anforderung,
- Durchführung von Integritätskontrollen vor Übermittlungen,
- Veranlassung Event-basierter Folgeaktionen
- Fehlerbehandlung,
- Verschlüsselung (Encryption) und
- Überwachung der Kommunikationsverbindungen, auch auf logischer Ebene, Generierung von Alarmen bei abnormen Kommunikationsaufkommen.

Das Verhalten eines Kommunikationsservers kann weitgehend konfiguriert werden und die Einbindung benutzerspezifischer Kommunikationsprogramme ist in der Regel über entsprechende User-Exits des Kernels möglich. Damit kann eine domänenspezifische Integrationsplattform auf Basis umfangreicher Parametrierungen ohne Programmieraufwand realisiert werden.

Welchen Nutzen bietet ein Kommunikationsserver nun für unser Fallbeispiel des Ärztenetzes? Wie in ⌧ Abbildung 2.34 auf Seite

125 deutlich wurde, müssen die einzelnen Anwendungssysteme zur Teilnahme am Kommunikationsnetz eine ganze Reihe von Funktionalitäten besitzen – so z.B. das Parsen und Zerlegen der Nachrichten sowie die syntaktische und semantische Korrektheitsprüfung und die Format- und Inhaltsumwandlung von einzelnen Attributausprägungen. Wird ein Kommunikationsserver eingesetzt, der den der Kommunikation zugrunde liegende Kommunikationsstandard unterstützt bzw. kennt, können alle diese Funktionen schon vom Kommunikationsserver übernommen werden und der konkrete Implementierungsaufwand je teilnehmendem Informationssystem wird damit ganz erheblich reduziert. Hinzu kommt, dass die Umstellungen dieser Algorithmen auf neue Versionen des Kommunikationsstandards nur einmal für das gesamte Netz vorgenommen werden müssen.

2.5.6.9 WEB-Services

Das W3C-Konsortium (Haas 2003) definiert Web-Services als

> „A Web Service is a software system designed to support interoperable machine-to-machine interaction over a network. It has an interface described in a machine-processable format (specifically WSDL). Other systems interact with the Web Service in a manner prescribed by its description using SOAP-messages, typically conveyed using HTTP with an XML serialization in conjunction with other Web-related standards."

In einer übersichtlichen Abhandlung zu Web-Services schreiben Kossmann und Leymann (2004):

> „Unter WEB-Services versteht man ein ganzes Bündel von Technologien zur Beschreibung von Schnittstellen, Implementierungen der Schnittstellen, Beschreibung von Datenaustauschformaten und Qualitätseigenschaften des Austauschs, der Registrierung von Komponenten, Komposition von Komponenten und Sicherheit im Austausch mit Komponenten."

Anwendungssysteme bleiben autonom

Ein wesentliches Ziel ist die Ermöglichung verteilter Systeme innerhalb derer die einzelnen interoperierenden Anwendungssysteme isoliert weiter entwickelt werden und autonom agieren können. Ein wesentliches Problem bei individuell realisierten Kopplungen ist der notwendige Aufwand, die entsprechenden Import- und Export-Module für die einzelnen Anwendungssysteme zu implementieren bzw. jeweils an die aktuellen Anforderungen anzupassen. Auch kann es durch solche Kopplungen zu Seiteneffekten kommen und es werden dieselben Daten in mehreren Systemen redundant verwaltet.

Mit Web-Services wird eine Infrastruktur definiert, innerhalb der auf Basis von so genannten „losen Kopplungen" über einen Nachrichtenaustausch kommuniziert wird. Dabei sind die Definitionen für Syntax, Protokolle und Qualitätseigenschaften eines im Netz verfügbaren Services sowie seine Sicherheitseigenschaften und die Registrierung und Verwaltung von Services implizit berücksichtigt und die Services beschreiben sich selbst. Damit wird ein zentrales Repsitory wie bei Kommunikationsservern die bestimmte Kommunikationsstandards unterstützen eigentlich nicht mehr notwendig bzw. kann automatisiert durch Abfrage der verfügbaren Web-Services erstellt und fortgeschrieben werden.

Middleware mit Service-Broker

Prinzipiell handelt es sich beim Web-Service-Ansatz um einen Middleware-Ansatz, in dessen Mittelpunkt ein Service-Broker steht, der für die Verteilung von Nachrichten zuständig ist. Diese nachrichten werden in einem standardisierten XML-Format übermittelt. Web-Services basieren auf einer allgemein akzeptierten formalen Spezifikation, an die sich inzwischen viele der großen Hersteller halten und sind damit verlässliche, offene, interoperable und austauschbare Anwendungen. Der Service Broker besitzt einen Regelsatz für das Message-Routing und kann auch Nachrichten wenn notwendig in ein für das Empfängersystem kompatible Form transformieren – ähnlich dem Leistungsumfang von Kommunikationsservern.

Realisierte Prinzipien

Kossmann und Leymann (2004) sehen vier wesentliche Prinzipien mittels dem Web-Services umgesetzt:

- Es wird eine lose Kopplung erreicht, da die Anwendungssysteme nicht direkt miteinander kommunizieren.
- Es wird durch die Regeln bzw. das Regelwerk im Messagebroker eine Virtualisierung erreicht.
- Teilnehmersysteme müssen einheitliche Konventionen einhalten, die nicht nur domänenspezifische Aspekte betreffen, sondern die gesamte Interoperabilitätslogistik.
- Durch den Messagebroker wird die Einhaltung von Standards erzwungen.

Als wesentliche Eigenschaften werden von ihnen angesehen:

- Jeder WEB-Service wird durch einen eindeutigen „Unique Resource Identifier“ (URI) im Netz eindeutig identifiziert.
- Die Schnittstelle eines Web Services ist maschinenlesbar, also von darauf zugreifenden Anwendungssystemen les- und auswertbar.
- Die Kommunikation mit Web Services erfolgt über XML-Nachrichten und auf Basis von Internetprotokollen wie http oder SMTP.
- Web Services sind autonome Komponenten in einem verteilten offenen Rechnernetz und garantieren damit ein Höchstmaß an Funktionalität bei gleichzeitig loser Kopplung.

Die drei wesentlichen technologisch Ansätze sind

Technologische Web-Service-Ansätze

- die Web Service Description Language (WSDL), mittels der formal und maschinenauswertbar die Schnittstelle und Leistung des Services spezifiziert und öffentlich bereitgestellt wird,
- das Simple Object Access Protocol (SOAP), mittels dem der Nachrichtenaustausch bzw. die Serviceaufrufe übertragen werden und
- die Universal Description, Discovery and Integration (UDDI), ein logisch zentraler Verzeichnisdienst, mittels dem Services identifiziert, gesucht und gefunden werden können.

Moderne gute Basis für verteilte Systeme

Damit sind die wesentlichen Aspekte für eine verteilte offene Kommunikation wie sie in ⊠ Kapitel 2.2, Seite 35 aufgezeigt wurden erfüllt: Es existiert ein *globale Infrastruktur* über die jeder Teilnehmer erreicht werden kann (hier das Internet mit seinen Protokollen), ein *Teilnehmerverzeichnis*, eine von jedem Teilnehmer verstandene *gemeinsame Sprache* (SOAP) – Conrad spricht hier von SOAP als eine Lingua Franca – und ein *gemeinsamer Wissens- und Erfahrungshintergrund* in Form der öffentlich publizierten Struktur und Funktionalität der angebotenen Dienste. Vor diesem Hintergrund kann auf Basis der Web Service Technologie nicht nur ein offenes verteiltes System realisiert werden, sondern dieses ist auch „selbstorganisierend". Anwendungssysteme sind also in gewisser Weise – mehr als bei den zuvor geschilderten Integrationsansätzen über Nachrichtenkommunikation, Interprozesskommunikation oder verteilten Objekten – selbstständige intelligente Kommunikationspartner, die das miteinander auch selbstständig organisieren und aushandeln können.

Schritte zum Web-Service

Wie ist nun das generelle Vorgehen? Anwendungssysteme, die bestimmte Services zur Verfügung stellen wollen (Service Provider) – also z.B. in der Domäne Gesundheitswesen *e*EPA-Systeme –, müssen in einem ersten Schritt den SOAP-Service implementieren und diesen mittels WSDL beschreiben. Danach kann der Service mittels UDDI bei einem Service-Broker registriert werden. Möchte nun ein anderes Anwendungssystem mit diesem Service interoperieren, kann dieses – nachdem der Service mittels dem Service Broker gefunden wurde –, die Beschreibung laden, interpretieren und eventuell dynamisch einen Service-Client generieren.

Zum Finden von geeigneten Services müssen diese natürlich beim Service-Broker kategorisiert, also z.B. anhand einer Taxonomie eingeteilt werden. Den Gesamtzusammenhang zeigt ⊠ nachfolgende Abbildung 2.46.

Die Schnittstelle der Services ist auf Basis von WSDL maschinenlesbar, jedes Anwendungssystem mit einer Webservice-Schnittstelle kann automatisiert die Beschreibung der Dienste eines Services abrufen und interpretieren. Hierzu wurde WSDL als Beschreibungssprache definiert, mittels der angegebenen werden kann,

- wie der Service heißt und unter welcher Adresse er zu finden ist,
- welche eingehenden Nachrichten verarbeitet werden,
- welche ausgehenden Nachrichten existieren,
- welche Operationen aufgerufen/ausgeführt werden können,
- welche Protokolle unterstützt werden

und

- wie Nachrichten zu kodieren sind.

Die Beschreibungen werden ebenfalls als XML-Dokumente abgelegt und können von im Netz kooperierenden Anwendungssystemen automatisiert vom UDDI-Server abgerufen werden.

Abb. 2.46: Web-Service Infrastruktur

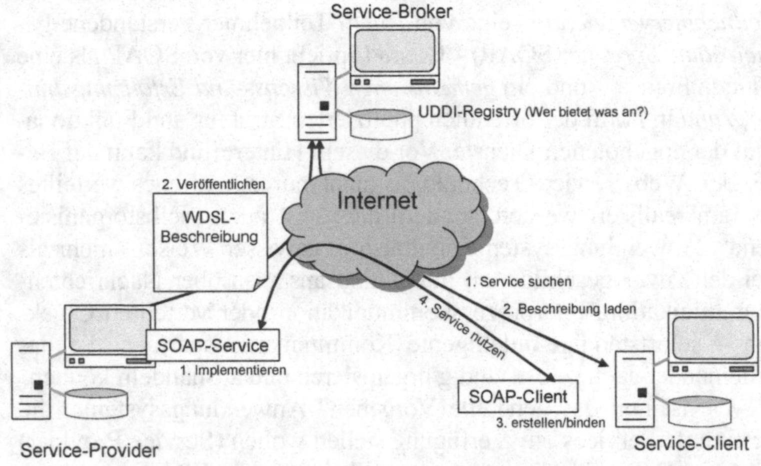

WSDL

Die End-zu-End-Kommunikation zwischen den Anwendungssystemen besteht nun aus syntaktisch standardisierten Nachrichten in Form von XML-Dateien im so genannten SOAP-Format (Simple Object Access Protocol). Die benutzten Technologien und deren Zusammenhang können anschaulich in einem Schichtenmodell dargestellt werden. SOAP-Aufrufe werden mittels definierten XML-Dateien durchgeführt, wobei damit Struktur und Verarbeitungsvorschrift von Nachrichten festgelegt werden.

SOAP-Nachrichten mit Header und Body

Der Aufbau der Nachrichten sowie Verarbeitungsvorschriften werden mittels SOAP beschrieben. In SOAP ist definiert, dass Nachrichten einen Header und einen Body besitzen. Der *Header* enthält Daten

- für die Steuerung des Kommunikationsprozesses,

- für die Verarbeitung auf dem Transportweg,
- für die Endverarbeitung

und

- Metadaten zur Nachricht selbst.

Header

Der *Header* dient der „Logistik" der Interoperationen und enthält alle Informationen, die für den Transport und den intelligenten Empfang bzw. die Weiterverarbeitung notwendig sind. Mittels der Header-Informationen können aber auch sogenannte „Intermediaries" – das sind Dienste bzw. Programme, die auf dem Transportweg Nachrichten auswerten oder protokollieren – in beschränkten Rahmen die Nachrichten verarbeiten. Für Sicherheitszwecke ist es denkbar, dass der Body verschlüsselt wird, sodass dessen Inhalt auf dem Transportweg verborgen bleibt.

Body

Der *Body* enthält die entsprechenden Nutzdaten, d.h. die speziellen Anweisungen für den WEB-Service oder die Nutzdaten die nach einer Anfrage zurückgeliefert werden. Im Body können auch BLOBS wie Bilder gekapselt sein.

Teilnehmerverzeichnis: Wer bietet was an?

Letztendlich fehlt nun noch ein zentraler Dienst, der das „Teilnehmerverzeichnis" im Netz repräsentiert. Hierzu wurde UDDI geschaffen, ein Dienst, der Webservices katalogisiert und für die Anwendungssysteme erste zentrale Anlaufstelle ist, wenn diese einen Webservice mit einem bestimmten Namen oder einer bestimmten Eigenschaft suchen. Folgende Informationen werden im UDDI gespeichert und sind damit zentral dort abrufbar:

- Informationen zum Provider bzw. Serviceanbieter.
- Informationen zum Service selbst in Form der WSDL-Dateien.

Den Gesamtzusammenhang zeigt ⊠ Abbildung 2.46. Für das Ausgangsbeispiel (⊠ Fallbeispiel 6, Seite 111) dieses Kapitels bedeutet dies, dass z.B. die *e*EPA von außen betrachtet als Web-Service implementiert werden könnte und die einzelnen Arztpraxisinformationssysteme über SOAP-Nachrichten mit dem *e*EPA-System kommunizieren. Aber auch die Arztpraxisinformationssysteme selbst könnten nun ihren Beitrag am verteilten System bzw. der integrierten Versorgung als Web-Service implementieren und die „eigenen" Leistungen mittels WSDL beschreiben und sich beim zentralen UDDI-Server registrieren lassen. In einem solchen verteilten Netzwerk intelligent interoperierender Informationssysteme wäre es also denkbar, dass Anfragen nach Untersuchungsterminen und speziellen medizinischen Leistungen zwischen den Systemen direkt getätigt und ausgehandelt werden.

2.5.7
Semantikintegration

2.5.7.1
Einführung

Gemeinsames Verständnis

Blicken wir nochmals zurück auf ⌧ Kapitel 2.2.1 ab Seite 35 und rufen in Erinnerung, dass für eine gewinnbringende Kommunikation ein gegenseitiges Verständnis der kommunizierten Inhalte notwendig ist und dies nur vor einem gemeinsamen Wissens- und Erfahrungshintergrund möglich ist.

... durch gemeinsamen Wissens- und Erfahrungshintergrund

Es stellt sich also auch für kommunizierende Anwendungssysteme die Frage, wie ein solcher Wissens- und Erfahrungshintergrund realisiert werden kann. Aber nicht nur zu Zwecken der Kommunikation ist ein solcher gemeinsamer Wissens- und Erfahrungshintergrund relevant, sondern auch für die Führung einer gemeinsamen (zentralen) Dokumentation ist ein solcher für alle an dieser Dokumentation Partizipierenden notwendig. Am ⌧ Fallbeispiel 6 ab Seite 111 wurde bereits die Notwendigkeit einer Semantikintegration deutlich gemacht.

Gemeinsames Schema löst nicht alleine das Problem

Was also für die menschliche Kommunikation gilt, muss auch auf die Kommunikation bzw. Interoperation zwischen Anwendungssystemen gelten. Während einerseits auf Ebene der syntaktischen und strukturellen Datenintegration wie in ⌧ Kapitel 2.5.6 ab Seite 121 geschildert sich dieser Wissenshintergrund in einem globalen Austauschschema (⌧ Abb. 2.37, S. 128) wieder findet und dieses jedem einzelnen teilnehmenden System – zumindest teilweise – inhärent sein muss und damit ein „strukturelles Verständnis" über die Objekte der Domäne und ihre Zusammenhänge erreicht wird, wird durch ein gemeinsames Schema aber das Problem des gegenseitiges inhaltlichen Verständnisses der Inhalte nicht gelöst. Hierzu ist es notwendig, dass die teilnehmenden Anwendungssysteme auch über ein gemeinsames semantisches Verständnis der benutzen Begrifflichkeiten und Konzepte verfügen – was als *semantische Interoperabilität* bezeichnet wird. Semantische Interoperabilität ist nach IEEE (1990)

Definition von semantischer Interoperabilität

> „die Fähigkeit von zwei oder mehr Systemen oder Komponenten zum Informationsaustausch sowie zur adäquaten Nutzung der ausgetauschten Information."

Ein solches Verständnis kann im Wesentlichen durch die Nutzung gemeinsamer semantischer Bezugssysteme – z.B. in Form von kontrollierten Vokabularen oder Terminologien – erreicht werden. In einer erweiterten Form können auch Ontologien zum Einsatz kommen, mittels denen die Beziehungen zwischen Begriffen abgebildet werden. Ein Beispiel soll dies verdeutlichen: Terminologien beinhalten die Fachbegriffe, z.B. für ein Medizinisches Informationssystem die Symptome, Diagnosen und Maßnahmen. Der ontologische Zusammenhang zwischen diesen Bezeichnungen bildet z.B. ab, welche Maßnahmen bei welchen Symptomen sinnvollerweise zur weiteren Abklärung durchgeführt werden können oder welche therapeutischen Maßnahmen bei bekannten Diagnosen anwendbar sind.

Das Ziel: Gleiche Konzepte und Interpretationen für Bezeichnungen

Ziel der semantischen Interoperabilität ist, dass für gleiche Konzepte auch systemübergreifend im telematischen Netz gleiche Bezeichnungen verwendet werden oder umgekehrt und die algorithmische Interpretation von Bezeichnungen in allen Systemen in gleicher Weise erfolgen kann. Prinzipiell adressiert die Sematikintegration also die dem semiotischen Dreieck abgebildeten Zusammenhänge:

> „Das Wort ist ja weder die Sache selbst, noch ist es ihr ähnlich – es ist eine bestimmte Form, die aufgrund einer stillschweigende Übereinkunft in einer Sprachgemeinschaft für ein bestimmtes Konzept (oder die Bedeutung) steht, d.h. dieses Konzept symbolisiert." (Pöhrings 1999)

oder um es mit Shakespeare noch treffender deutlich zu machen:

> „Was uns Rose heißt, wie es auch hieße, würde lieblich duften." (Shakespeare 1564-1616).

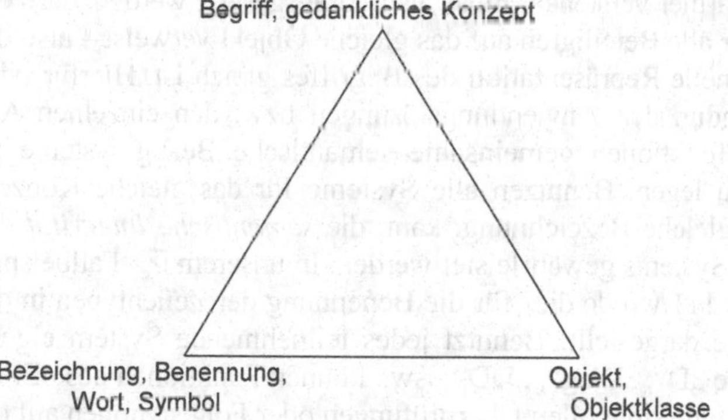

Abb. 2.47: Das semiotische Dreieck

Das semiotische Dreieck baut auf den Überlegungen des französischen Sprachwissenschaftlers Ferdinand de Saussure auf, der die Wortform *signifiant* (das Bezeichnende) und die Bedeutung des Wortes *signifié* (das Bezeichnete) unterschied, wobei statt eines Wortes auch ein Symbol verwendet werden könnte.

Die ⊠ Abbildung 2.47 macht deutlich, dass zwischen der Bezeichnung (Benennung, Symbol, Wort, Term), dem Begriff im Sinne eines gedanklichen Konzeptes (Gedankenkonstrukt, Bedeutung, Denkeinheit) und dem Objekt (Referent, Entität) bzw. Objektklassen – wenn auch auf Konvention beruhende – Zusammenhänge bestehen. Unter *Begriff* versteht man hierbei also die gedankliche Zusammenfassung bzw. eine Vorstellung von Gegenständen und Sachverhalten, die sich durch gemeinsame Merkmale bzw. Eigenschaften auszeichnen. Ein Begriff – allgemein auch als *Referent* bezeichnet – ist vereinfacht gesehen also eine gedankliche Einheit oder der Teil einer solchen, die durch die entsprechenden Bezeichnung – i.A. ein Wort – abgerufen wird. Dabei ist zu beachten, dass zwischen der Bezeichnung und dem Objekt keine wirkliche direkte Beziehung besteht, denn diese wird erst über das Denkkonzept als Einheit in der Vorstellungs- und Erfahrungswelt des Betrachters in Bezug gesetzt – daher wird das Objekt auch manchmal als „Bezugsobjekt" bezeichnet. Deutlich wird auch, dass ein Wort sowohl auf einen Objekttyp („Magenkarzinom") hinweisen kann – in der Weise, dass es eine Klasse von Objekten adressiert, was auch als Allgemeinbegriff bezeichnet wird – als auch auf konkrete Objekte „Magenkarzinom des Herrn Meier", was dann einen Individualbegriff repräsentiert. Für Beides ist ein Verständnis des Konzeptes „Magenkarzinom" notwendig. Jede Wortbedeutung ruft also ein bestimmtes Mitglied einer Begriffskategorie hervor. Dabei muss es sich nicht zwangsweise um materielle Entitäten handeln, sondern es können auch immatrielle Konzepte wie Handlungen, Ereignisse usw. gemeint sein.

Für eine verlässliche Kommunikation und Interoperation, bei der sich die Partner verstehen, muss also vorausgesetzt werden, dass ein Begriff für alle Beteiligten auf das gleiche Objekt verweist – also die konzeptionelle Repräsentation des Begriffes gleich ist. Hierfür wird es notwendig, den Anwendungslösungen bzw. den einzelnen Anwendungsfunktionen gemeinsame semantische Bezugssysteme zu Grunde zu legen. Benutzen alle Systeme für das gleiche Konzept auch die gleiche Bezeichnung, kann die *semantische Integrität* des verteilten Systems gewährleistet werden. In unserem ⌧ Fallbeispiel 6 ab Seite 111 wurde dies für die Benennung der Zeilentypen in der Karteikarte dargestellt: Benutzt jedes teilnehmende System eigene Kürzel wie „D", „Diag", „DD" usw., können Funktionen des *e*EPA-Systems keine sinnvollen Überprüfungen oder Folgeaktionen auf die Einfügung von Diagnosen durchführen, da das zentrale System die Kürzel nicht interpretieren kann. Soll z.B. eine Funktion alle Diagnosen eines Patienten auflisten oder als Report einem dezentralen System zusenden, dann ist eine entsprechende Selektion „suche alle Einträge die Diagnosen sind" (Technisch: Select * from KARTEIKARTE where TYP = 'DIAG') nicht möglich. Wird jedoch vereinbart, dass alle teilnehmenden Systeme das gleiche Kürzel verwenden, können die entsprechenden Algorithmen des *e*EPA-Systems den Inhalt des Zeilentyps interpretieren und entsprechende Verarbeitungen ermöglichen.

In der Regel wird die semantische Integrität bei isolierten betrieblichen Informationssystemen durch entsprechende – meist in Datenbanktabellen definierten – Wertebereichen bzw. *kontrollierten Vokabularen* sichergestellt, auf die der Benutzer bei seinen Eingaben zurückgreifen kann bzw. gegen die seine Eingaben auf Gültigkeit geprüft werden. Detaillierte Ausführungen zum Einsatz von kontrollierten Vokabularen in Medizinischen Informationssystemen finden sich bei Haas (2005 A).

Zwei alternative Lösungsansätze: Ein dummer und ein schlauer

In einem verteilten System kann eine analoge Funktionalität mittels zwei Lösungsalternativen erreicht werden:

- Absprachen
  Es gibt in einer Anwendungsdomäne zwischen den Betreibern der verschiedenen interoperierenden Systemen Absprachen zur Benutzung definierter semantischer Bezugssysteme für bestimmte Sachverhalte. Jedes System implementiert die abgesprochenen Bezugssysteme lokal und sorgt für deren Aktualität.
- Referenzserver
  Im verteilten System wird ein Referenzserver für Bezeichnungen – oft auch als *Terminologieserver* (⌧ Kap. 3.8.7.3, S. 280) bezeichnet – installiert, der die in der Anwendungsdomäne konsentierten semantischen Bezugssysteme maschinenles- und abrufbar bereitstellt.

Gemeinsame semantische Bezugssysteme als Lösung

Semantische Bezugssysteme (⌧ Kap. 4.7, S. 371) dienen der Normierung von Begrifflichkeiten und Konzepten und stellen die inhaltliche Bezugsbasis für eine von allen Beteiligten zweifelsfrei interpretierbare Kommunikation und Dokumentation dar. Sie bilden einen geeigneten Bezugsrahmen, in dem Begriffe und Konzepte gehaltvoll abgebildet werden können. Insbesondere sollten auch Abstraktionen berücksichtigt werden, die der Wahrnehmung d.h. im Wesentlichen den Fachsprachen beteiligter Interessengruppen nahe kommen (Frank 2005). Damit kann es sich je nach Betrachtungsbereich um eine einfache Werteliste (in diesem Sinne ein Vokabular für ausgewählte Sachverhalte) oder um ein mehrachsiges komplexes Ordnungssystem – wie es z.B. in der Medizin der SNOMED oder die ICF sind – oder aber um eine Ontologie handeln. Was tatsächlich zu Grunde gelegt werden muss, hängt von der Intention und dem Betrachtungsbereich ab. Für den medizinischen Anwendungsbereich werden zumindest für die wichtigsten Handlungs- und Betrachtungsobjekte wie z.B. Diagnosen, Maßnahmen, Symptome und Probleme entsprechende semantische Bezugssysteme in einem verteilten heterogenen Informationssystem benötigt.

Weiterverarbeitbarkeit erfordert Semantikvereinbarungen

Was ist nun der konkrete Nutzen dieser Betrachtungsweise für die Interoperabilität von Anwendungssystemen bzw. einrichtungsübergreifenden Dokumentationen? Erhält ein Anwendungssystem Nachrichten von einem anderen System bzw. greift auf eine gemeinsame Datenhaltung zu, können die Inhalte entsprechend der Vereinbarungen von in den teilnehmenden Systemen implementierten Algorithmen interpretiert, also die entsprechende semantisch korrekte Weiterverarbeitung oder Einsortierung erfolgen – ganz im Sinne der eingangs zitierten Definition der IEEE, dass die Systeme zur adäquaten Weiternutzung der kommunizierten Informationen in der Lage sein müssen. Der Algorithmus zusammen mit der eventuell notwendigen persistenten Speicherstruktur im konkreten Anwendungssystem stellt im gewissen Sinne die lokale konzeptuelle Repräsentation dar. Für eine Semantik-Integration und die semantische Integrität im verteilten System – auch als semantische Interoperabilität bezeichnet – wird es also notwendig, dass nicht nur ein „strukturelles gemeinsames Verständnis" im Sinne eines globalen Austauschschemas existiert, sondern auch ein gemeinsames „inhaltliches Verständnis" in Form semantischer Vereinbarungen für die Inhalte, auf die sich die Algorithmen in den Anwendungssystemen beziehen und verlassen können.

Die ⌧ Abbildung 2.37 auf Seite 128 muss also ergänzt werden um entsprechende technische Artefakte zur Vorhaltung und Verfügbarmachung *domänenspezifischer semantischer Vereinbarungen*, die auch maschinenles- und verarbeitbar abgelegt und abrufbar sein müssen.

Abb. 2.48: Terminologieserver als Teil eines verteilten Systems

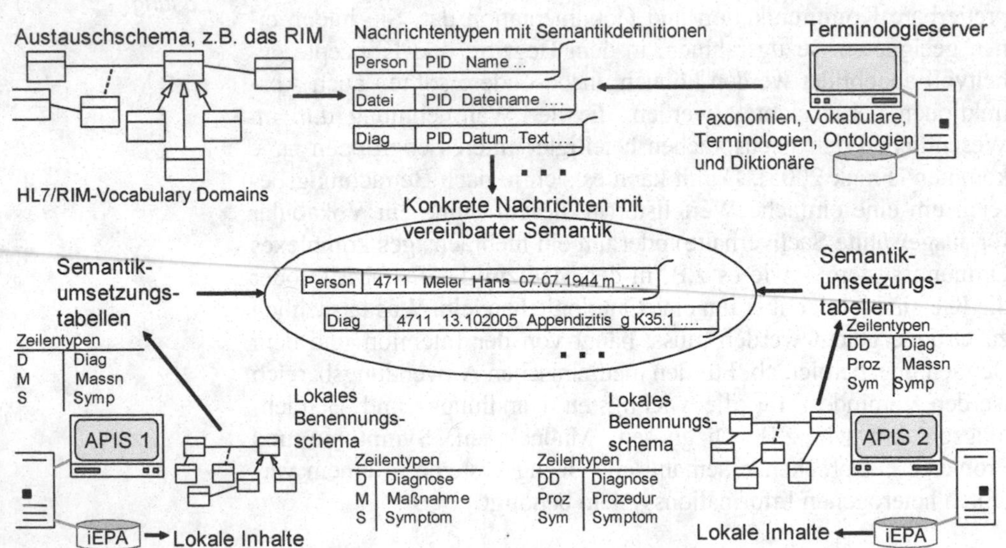

Ein Lösungsansatz ist die Integration von *Terminologieservern* (☒ Kap. 3.8.7.3, S. 280) in das verteilte System. Diese bieten Dienste zum manuellen oder automatischen Abruf von Taxonomien, Vokabularen, Terminologien, Ontologien oder Diktionären an, aber auch Dienste zu automatisierten Synchronisation dezentraler Daten. Idealerweise können solche Terminologieserver mittels Web-Services realisiert werden. Eine ausführliche Diskussion und die Beschreibung einer Implementierung speziell für den Einsatz im Gesundheitswesen findet sich bei Reiner (2003).

Terminologieserver: Wächter über Bezeichnungen und Konzepte

Anhand eines Beispiels der Übermittlung von Röntgenbefunden aus einer radiologischen Praxis an eine gynäkologische Arztpraxis soll auf Basis der vorangehenden Betrachtungen die Bedeutung vereinbarter semantischer Bezugssysteme anhand von 3 Szenarien dargestellt werden. Dabei werden unterschiedlich semantisch angereicherte Befunde kommuniziert. Bezüglich der verwendeten Darstellung für die elektronische Karteikarte im Arztpraxisinformationssystem wird auf den Anhang verwiesen.

Fallbeispiel 7

In *Szenario 1* erfolgt die Übermittlung des Röntgenbefundes in Form einer PDF-Datei. Es werden keine weiteren Daten (Metadaten) zum Dokument oder Vorgang übermittelt. Um diese nun erhaltene Datei in die elektronische Karteikarte zu integrieren, muss im empfangenden APIS ein Mitarbeiter folgende Schritte nach dem elektronischen Erhalt z.B. mittel einer E-Mail durchführen:

- Speichern der Datei im Dateisystem des APIS.
- Öffnen der Datei mittels dem dateitypspezifischen Viewer.
- Lesen und gedankliches Extrahieren der notwendigen Informationen für die Ablage im Arztpraxisinformationssystem.
- Heraussuchen der entsprechenden elektronischen Karteikarte des Patienten im APIS.
- Manuelles „Einsortieren" des Befundes in die Karteikarte, d.h. erfassen eines Zeileneintrages mit den zuvor gedanklich extrahierten Inhalten.
- Anlegen einer Verknüpfung zwischen dem zuvor erstellten Karteikarteneintrag und der gespeicherten Datei.

Dabei beträgt der administrative Aufwand für das Entgegennehmen und Einsortieren des empfangenen Befundes insgesamt ca. 2-3 Minuten und der gesamte Vorgang ist wenig aufgabenangemessen, da der Zusatzaufwand für die „Empfangslogistik" genau so hoch oder sogar höher ist, als das Lesen des Befundinhaltes selbst. Der Aufwand ist sogar höher als bei der manuellen Papierorganisation, da der Arzt in diesem Fall den Brief relativ unaufwändig in die Papierkarteikarte einlegt.

Der Befund ist nun in die Karteikarte integriert, es sind jedoch keine Angaben zum Dokument selbst vorhanden und es fehlt an Metadaten und semantischer Transparenz. Bei einer Filterung der Karteikarte („alle radiologischen Untersuchungen", „alle Mammographien") erscheint dieser Befunde daher nicht, um etwas über diesen zu erfahren, muss die Datei also immer geöffnet werden.

Abb. 2.49: Kommunikationsbeispiel ohne Semantik -integration

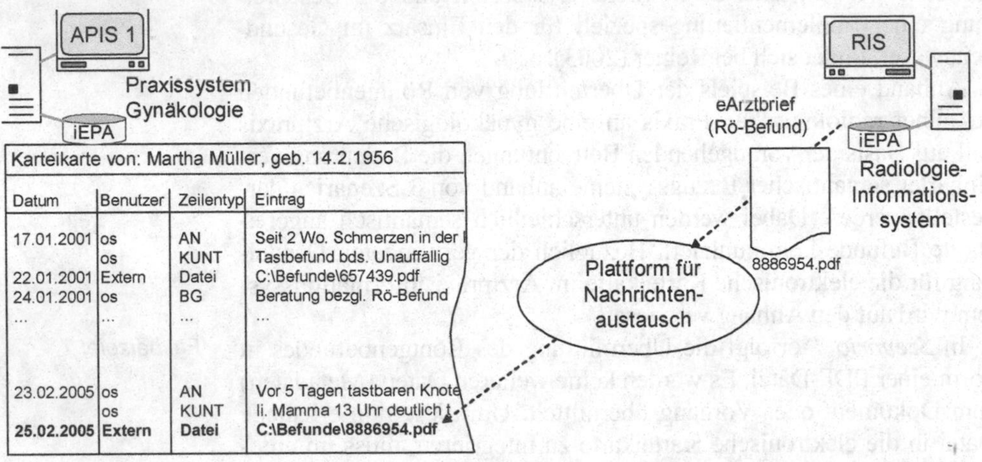

In *Szenario 2* wird bei der Übermittlung des Befundes zusätzlich ein BDT-Steuersatz (⌧ Kap. 4.4.2, S. 321) oder ein CDA-Header (Alschuler 2001) (⌧ Kap. 4.4.4, S. 331) übermittelt – also Metadaten zum Dokument.

Abb. 2.50: Kommunikationsbeispiel mit Metadaten

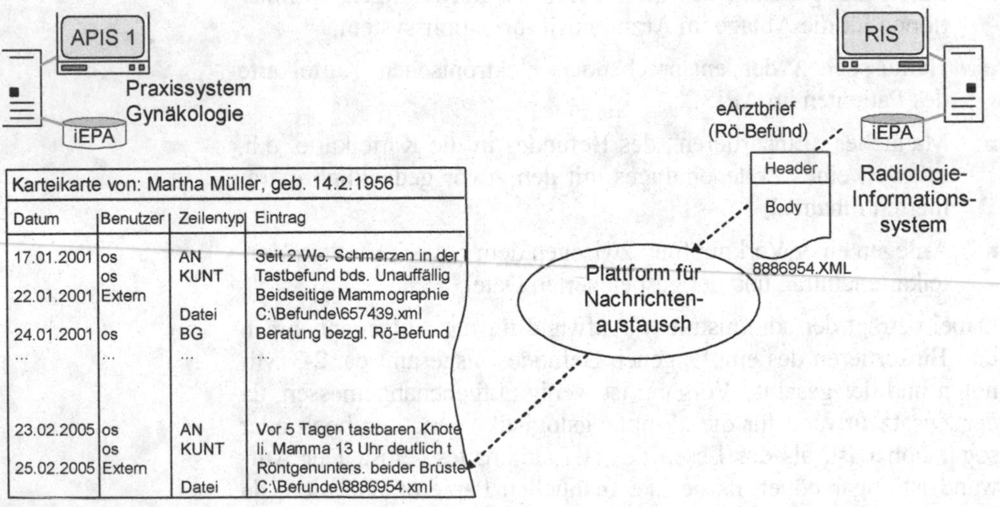

Damit werden Informationen zum Patienten wie Name, Vorname, Geburtsdatum und Adresse und Informationen zum übermittelten Dokument selbst („Dokumentmetadaten") wie Art des Dokumentes, zu Grunde liegende Maßnahme etc. explizit mitgeliefert, so dass der Befund durch die Arztpraxissoftware (teil-) automatisch in die Karteikarte abgelegt werden kann. Der in *Szenario 1* notwendige administrative Aufwand zum manuellen Einsortieren des empfangenen Befundes entfällt. Wird also der Befund empfangen, kann ein entsprechendes Importmodul (⌧ Abb. 2.33 und 2.34, S. 124) die Metadaten auswerten und die entsprechenden Verlinkungseinträge in der zugehörigen Karteikarte automatisch vornehmen.

Eine semantische Interpretation der übermittelten Angaben z.B. zur automatisierten Festlegung von Zeilentyp oder Befundtyp ist auch hier nicht möglich, obwohl ein Untersuchungsbegriff („Röntgenuntersuchung beider Brüste") mit übermittelt wurde. Da dieser nicht auf einem vereinbarten Bezugssystem basiert, kann das empfangende System den Begriff nicht automatisch semantisch interpretieren. Bei einer Filterung der Karteikarte nach radiologischen Befunden oder Mammographien erscheint der Befund ebenfalls nicht. Es wird auch deutlich, dass von verschiedenen Radiologen bzw. Sendern erhaltene Befunde über gleiche Untersuchungen verschieden benannt sind (Mammographie beidseits, Röntgen beider Brüste).

In *Szenario 3* werden bei der Übermittlung des Befundes sowohl strukturell Metadaten zum Befund als auch semantisch vereinbarte Begriffe für die damit korrelierte(n) Untersuchung(en) übermittelt. Dies kann wiederum in Form eines CDA-Dokumentes geschehen, wobei alle notwendigen Metainformationen im CDA-Header enthalten sind, aber für ausgewiesene Angaben wie z.B. das Geschlecht des Patienten, Art und Fachrichtung des Senders bzw. der die Untersuchung durchführenden Einrichtung sowie die Untersuchung selbst auf benutzte Vokabulare oder semantische Bezugssysteme verwiesen wird. In der Regel wird dies in den XML-Dokumenten derart gekennzeichnet, dass zur Attributausprägung – meist in Form des Codes bzw. der Notation aus dem semantischen Bezugssystem – zusätzlich die weltweit bzw. im vereinbarten Gültigkeitsbereich eindeutige Identifikationsnummer des semantischen Bezugssystems – oft als Codesystem oder bei HL7 und CDA als „*Vocabulary Domain*" bezeichnet – angegeben wird. Eine Übersicht zu den HL7-Domänen findet sich unter https://www.hl7.org/library/data-model/RIM/C30202/vocabulary.htm (letzter Zugriff 22.02.2006).

Für das Geschlecht des Patienten könnte also der XML-Tag-Eintrag im Header des CDA-Dokumentes wie folgt aussehen:
<administrative_gender_cd V="F" S="2.16.840.1.113883.5.1">

Dies bedeutet, dass die konkrete Werteausprägung „F" ist und ein Code aus Vocabulary-Domain mit der angegebenen Nummer. Dort findet sich unter „F" der Eintrag „Female". Ebenso können natürlich auch nationale branchenspezifische Vokabulare definiert werden, die in einem verteilten System gültig sind. So wäre denkbar, als Basis für die semantische Interoperabilität für die einrichtungsübergreifende Leistungskommunikation ein Vokabular der medizinischen Maßnahmen anzulegen, mittels dem dann Angaben zu gewünschten Untersuchungen in Überweisungen oder aber rückgemeldeten Befunden benannt werden können.

Nach Empfang eines solchen „semantisierten" CDA-Befundes auf Basis vereinbarter semantischer Bezugssysteme für bestimmte Angaben stellt sich die Karteikarte im Praxisinformationssystem wie in ⌧ nachfolgender Abbildung gezeigt dar: Zeilentyp und der Text des Eintrages sind richtig benannt und stimmen mit allen anderen Einträgen des gleichen Typs überein. Funktionen des Arztpraxisinformationssystems wie Filtern nach Diagnosen, Maßnahmen oder Mammographien sowie Auswertungen und Statistiken funktionieren nun auch für die von extern erhaltenen Befunde.

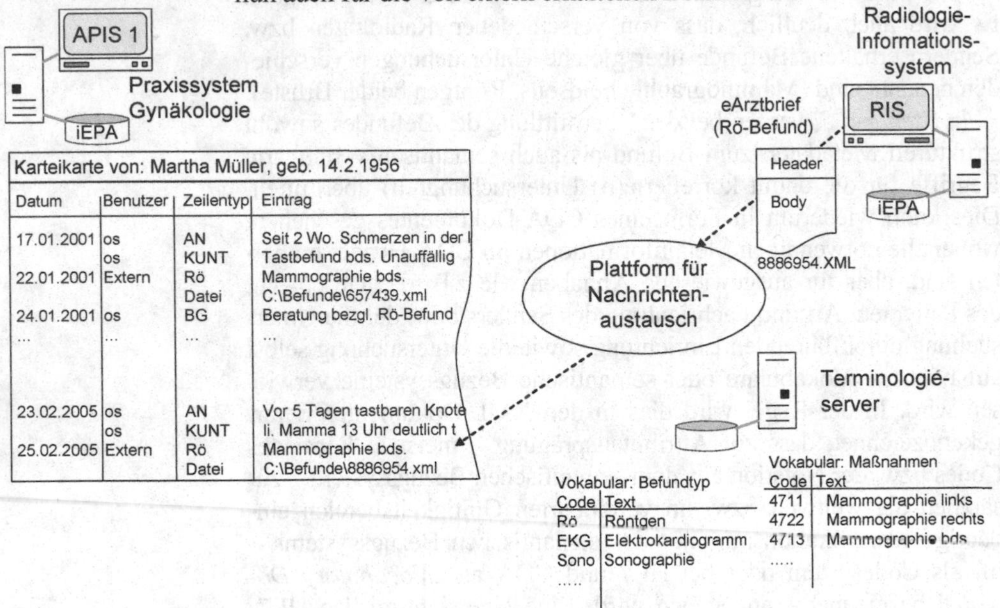

Abb. 2.51: Kommunikationsbeispiel mit Metadaten und Semantik

Erhält ein System Befunde mit Angaben, die lokal noch nicht bekannt sind, können diese beim Terminologieserver unter Nutzung des übermittelten Codesystems und Codes abgefragt und in die lokalen kontrollierten Vokabulare nachgetragen werden. Es entsteht also innerhalb des Telematiknetzes ein bezüglich der gemeinsamen Wertedomänen ein selbstlernendes System, bei dem die einzelnen Anwendungssysteme anforderungsadaptiv ihren „Wissenshintergrund" selbstständig im Zusammenspiel mit dem Terminologieserver erweitern.

eEPA-Systeme müssen Informationen automatisch einordnen können!

Alle geschilderten Szenarien können auch beim Einsatz einer zentralen einrichtungsübergreifenden Patientenakte analog betrachtet werden. Für ein *e*EPA-System kommt jedoch erschwerend hinzu, dass ein „manuelles" Empfangen, semantisches Bewerten und Einordnen von neuen Informationen und Dokumenten (s. Szenario 1) wie dies bei institutionellen Systemen durch den Arzt oder Praxishelferin durchgeführt werden kann, nicht möglich ist. Eine einrichtungsübergreifende Patientenakte (*e*EPA) erfordert daher unabdingbar, dass minimale Metainformationen und vereinbarte Begrifflichkeiten beim Einstellen von Informationen und Dokumenten durch institutionelle Informationssysteme mit übermittelt werden. Gerade für eine *e*EPA spielt die Vereinbarung eines semantischen Bezugssystems für die zentralen Dokumentationsobjekte eine ganz wesentliche Rolle, da es sonst zu nur schwer zu überschauenden und nicht mehr nach sinnvollen Kriterien filter- und sortierbaren Akten kommt.

Weiterverarbeitung nur durch gemeinsame Terminologie möglich

Ein weiterer Aspekt der semantischen Interoperabilität ist die Weiterverarbeitbarkeit der Fremdinformationen: Werden Überweisungen mit Untersuchungsaufträgen nur in klartextlicher Form übermittelt, muss in den empfangenden Systemen (z.B. in Labor-, Radiologie-, Pathologiesystemen etc.) eine manuelle intellektuelle Umsetzung der Leistungsbegriffe in die lokal benutzten internen Bezeichnungen erfolgen, um dann z.B. Terminplanungen, Ressourcenzuweisungen oder Leistungserfassungen vornehmen zu können – ein zeitaufwändiger und fehleranfälliger Prozess. Auch muss eventuell bei der Befundrückübermittlung die Leistungsbezeichnung wieder in den individuell übermittelten Text des Anforderers rücktransformiert werden, was ebenfalls die gesamte Prozesskette verkompliziert.

Das Fallbeispiel zeigt, dass eine effektive einrichtungsübergreifende Kooperation nur mittels einer „semantischen Geschäftsprozessintegration" (Thome 2002) möglich ist. Eine ideale Grundlage für eine solche einrichtungsübergreifende Geschäftsprozessintegration stellt die Clinical Document Architecture dar, mittels der medizinische Befunde und assoziierte Informationsobjekte in beliebig granularer Strukturierung und Formalisierung kommuniziert und in elektronische Archive wie z.B. Elektronische Patientenakten eingelagert werden können. Werden für die wesentlichen Elemente des CDA-Headers und des CDA-Bodys entsprechende semantische Bezugssysteme vereinbart – was z.B. zukünftig einheitlich auf Basis der SNOMED-CT (⌧ Kap. 4.7, S. 371) denkbar ist – so können einrichtungsübergreifend medizinische Behandlungsprozesse in optimaler Weise koordiniert und unterstützt und semantisch konsistente *e*EPAn aufgebaut werden. ⌧ Abbildung 2.52 zeigt beispielhaft ein CDA-basierte Befundkommunikation.

Abschließend kann festgehalten werden, dass die Kommunikation von medizinischen Leistungsanforderungen und Befunden zwischen Primärsystemen der Leistungserbringer aber auch zwischen Primärsystemen und einrichtungsübergreifenden Elektronischen Patientenakten zu einer patientenbezogenen Medizinischen Dokumentation führt, die nicht mehr unter der Kontrolle einer einzelnen Einrichtung und mit lokalem Blick auf den Behandlungsanteil dieser Einrichtungen entsteht, sondern zu einer Dokumentation, die durch viele verschiedene an einer Behandlung beteiligten Akteure fortgeschrieben wird. Dies erfordert neben den notwendigen technischen Vereinbarungen für die Kommunikation und Ablage von Behandlungsdokumenten auch semantische Vereinbarungen, da sonst nicht notwendige zusätzliche Benutzeraktionen im Rahmen der elektronischen Dokumentablage erfolgen können und die semantische Integrität der Dokumentation insgesamt nicht sichergestellt werden kann.

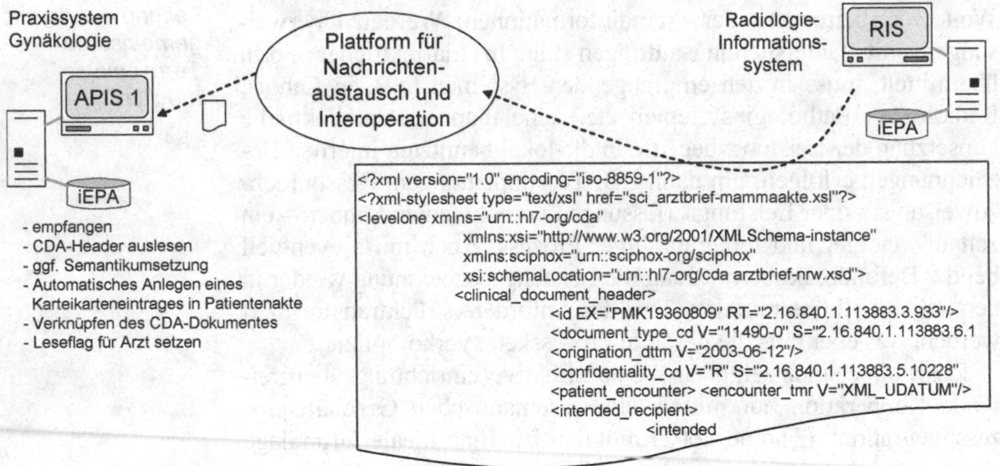

Abb. 2.52: Beispiel eines CDA-basierten Dokumentenaustausches (schematisch)

Wesentliche Gründe für den Einsatz vereinbarter semantischer Bezugssysteme im Rahmen gesundheitstelematischer Vernetzungen sind aus Sicht der einzelnen lokalen Informationssysteme in Arztpraxen und Krankenhäusern:

- Die Dokumentation in den einzelnen lokalen Systemen wird einheitlich lesbar und semantisch konsistent.

- Fremdinformationen können automatisch importiert bzw. auf einfache Weise in die lokale elektronische Krankenakte abgelegt werden.
- Fremdinformationen können automatisch semantisch interpretiert und weiterverarbeitet werden (Beispiel Überweisung/Leistungsanforderung).
- Importierte Fremdinformationen können in geeigneter Weise selektiert bzw. gefiltert werden.
- Die Fremdinformationen können zu statistischen Zwecken genutzt mit den eigenen Informationen ausgewertet werden.
- Es können prospektive Behandlungspläne („klinische Pfade") gemeinsam geplant und abgewickelt werden.
- Die Medizinische Dokumentation kann Basis für die Anwendung von entscheidungsunterstützenden Modulen sein.

Vorteile für einrichtungsübergreifender Dokumentation

Entsprechend gilt für einrichtungsübergreifende Elektronische Patientenakten:

- Die Dokumentation wird einheitlich lesbar und semantisch konsistent.
- Die von den zuliefernden Informationssystemen eingestellten Informationen können automatisiert interpretiert und syntaktisch und semantisch korrekt importiert werden.
- Aus der zentralen Akte können gezielt inhaltlich zusammengehörige oder hinsichtlich bestimmter Aspekte zusammenzufassende Teile exportiert bzw. virtuelle Sichten erzeugt werden (Beispiele: „Röntgenakte", „Laborakte", „Mamma-Akte", „Diabetes-Akte" usw.).
- Die Semantik kann für werteabhängige kontextsensitive Rechtekonzepte genutzt werden (z.B. Radiologen haben nur Zugriff auf radiologische Befunde etc.).
- Die Akten können zu Zwecken der Gesundheitsversorgungsforschung ausgewertet werden.
- Es können automatisierte Warn- und Erinnerungshinweise in vielfältiger Weise implementiert werden.

2.5.7.2 Dokumententaxonomien und Dokumentenontologien

Minimales Wissen über ausgetauschte Dokumente notwendig

Neben dem Austausch von formal spezifizierten Nachrichten zwischen Informationssystemen spielt besonders auch der Austausch von Dokumenten eine wichtige Rolle. Viele telematische Projekte starten letztendlich mit trivialen Lösungsansätzen, die nur zum Austausch von Dokumenten via E-Mail dienen. Aber schon der Austausch von beliebigen Dokumenten – und sei es in Form von Binary Large Objects (BLOB) – also Dokumenten in einem gekapselten und für das Empfängersystem nicht zugänglichen Inhalt wie Pixeldateien (z.B. eingescannte Befunde), PDF-Dateien oder Word-Dateien – erfordert für eine minimale Weiterverarbeitbarkeit im Sinne der Einordnung des Dokumentes in die vorhandene Dokumentation im empfangenden Informationssystem *minimales Wissen über das erhaltene Dokument* und damit in Beziehung stehende Bezugsobjekte.

Klassifikation von Dokumenten notwendig

Aber auch das Management von Elektronischen Patientenakten, in denen auf unabsehbare Zeit eine Vielzahl von Dokumenten mit narrativem Text enthalten sein werden, erfordert eine *Klassifikation der Dokumente*, was zunehmend in der Fachwelt diskutiert wird.

> „The efficient use of documents from heterogeneous computer systems is hampered by differences in document-naming practices across organizations." (Frazier 2001)

> „One of the current problems with using and maintaining a medical record based on narrative documents is that there are a very large number of document classes. This makes it difficult for clinicians to find a given document in the medical record, or to specify what kind of document they would like to create." (Shapiro 2005)

In einem ersten Schritt kann also eine Klassifikation der Dokumente helfen. Dabei steht jedoch nicht der technische Dokumenttyp im Mittelpunkt des Interesses – dieser sollte sich durch die Dateiendung automatisch ergeben, wodurch die zu benutzenden Viewer zur Anzeige identifiziert werden können – sondern klassifizierendes Merkmal ist, welche prinzipielle Semantik das übermittelte / gespeicherte Dokument enthält: Handelt es sich z.B. bei der empfangenen pdf-Datei um einen Operationsbericht, einen radiologischen Befund oder eine Krankenhausepikrise oder einen Laborbericht?

Flache Klassifikation wenig hilfreich

Da eine rein flache Klassifikation für einen sinnvollen Umgang mit vielen Dokumenten wenig gewinnbringend ist, wird zumindest eine *domänenspezifische Taxonomie für Dokumentklassen* notwendig. Wesentliche Dokumente sind hier z.B. Überweisungen, Verordnungen, Arztbriefe bzw. Befunde und von medizintechnischen Geräten generierte Dokumente wie z.B. Röntgenbilder, Herzkathetervideos, EKGs u.v.a.m., deren weitere Spezialisierung zu einer immer differenzierteren Abbildung der real benutzen Dokumente führt.

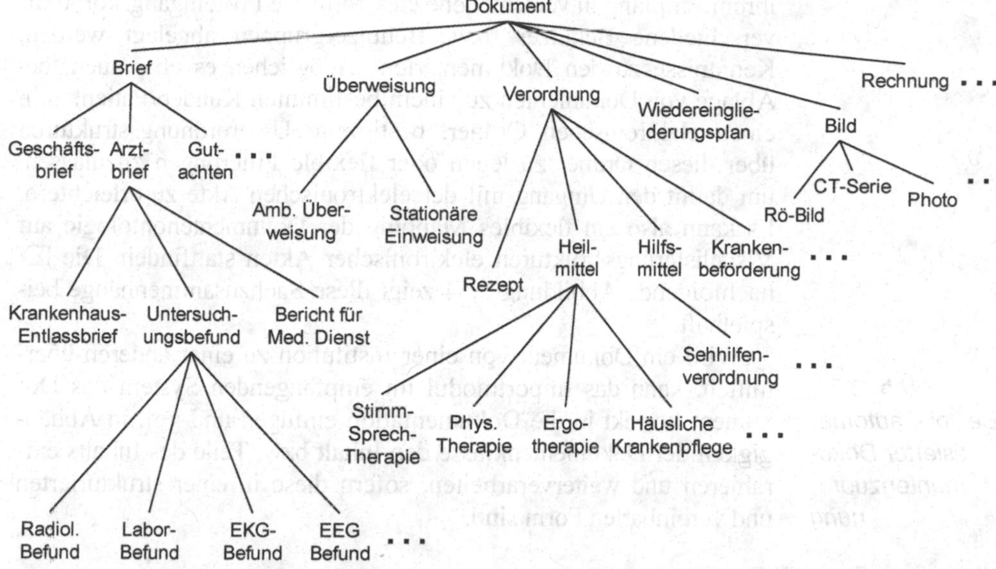

Abb. 2.53: Auszug Dokumententaxonomie im Gesundheitswesen

Aber auch ein grundsätzliches Wissen über möglich Zusammenhänge zwischen Dokumenten erleichtert die Interoperabilität von Informationssystemen – der Schritt von der Taxonomie zur Dokumentenontologie wird also notwendig. In der Gesamtheit entsteht so ein Repository für Dokumentklassen und deren Beziehungen untereinander. Diese Definitionen können allgemein gehalten oder aber branchenspezifisch ausgeprägt werden. Sie dienen dazu, z.B. die Vollständigkeit der Dokumentmenge zu einem Vorgang zu überprüfen – allgemein gesagt die Integrität einer vorliegenden Dokumentenmenge zu einem Vorgang oder in einer Akte. Für das Gesundheitswesen können ähnlich wie dies im eBusiness der Fall ist, Sachzusammenhänge zwischen Dokumenten hergestellt werden, die meist verbunden sind mit einrichtungsübergreifenden Geschäftsvorfällen: zu einer Krankenhauseinweisung gehört in der Regel (später) auch eine Epikrise, zu einem Gutachten gehört eine entsprechende Anforderung, zu einem Röntgenbefund gehören die entsprechenden Bilder und die vorausgegangene Röntgenanforderung u.v.a.m. Die Dokumentenontologie kann als Teil einer umfassenden Domänenontologie (⊠ Kap. 6.3.2, S. 444) verstanden werden.

Möglichkeit zur automatisierten Ablage in semantisch gegliederte Ablagestrukturen

Wie können nun solche Dokumentenontologien benutzt werden? Ein Hauptverwendungszweck liegt darin, dass im ein Dokument empfangenden System die Angaben zu diesem Dokument interpretiert und die Ablage und weitere Verwendung und Verarbeitung gezielt gesteuert werden kann. So ist es denkbar, dass im Rahmen eines automatisierten Workflows verschiedene Dokumentarten nach ihrem Empfang in verschiedene elektronische Posteingangskörbe für verschiedene Benutzer bzw. Benutzergruppen abgelegt werden. Kenntnisse zu den Dokumentarten ermöglichen es aber auch, bei Ablage von Dokumenten zu einem bestimmten Kunden/Patienten in einen elektronischen Ordner, bestimmte Unterordnungsstrukturen über diesen Ordner zu legen oder flexible Filterungen zuzulassen, um damit den Umgang mit der elektronischen Akte zu erleichtern. Es kann also ein flexibles Mapping der Dokumentenontologie auf Visualisierungsstrukturen elektronischer Akten stattfinden. Die ⊠ nachfolgende Abbildung 2.54 zeigt diese Sachzusammenhänge beispielhaft.

Wird ein Dokument von einer Institution zu einer anderen übermittelt, kann das Importmodul im empfangenden System das Dokument korrekt in die Dokumentation einfügen und ggf. in Abhängigkeit der Dokumentenklasse den Inhalt bzw. Teile des Inhalts extrahieren und weiterverarbeiten, sofern diese in einer strukturierten und vereinbarten Form sind.

Abb. 2.54: Beispiel automatisierter Dokumentenzuordnung

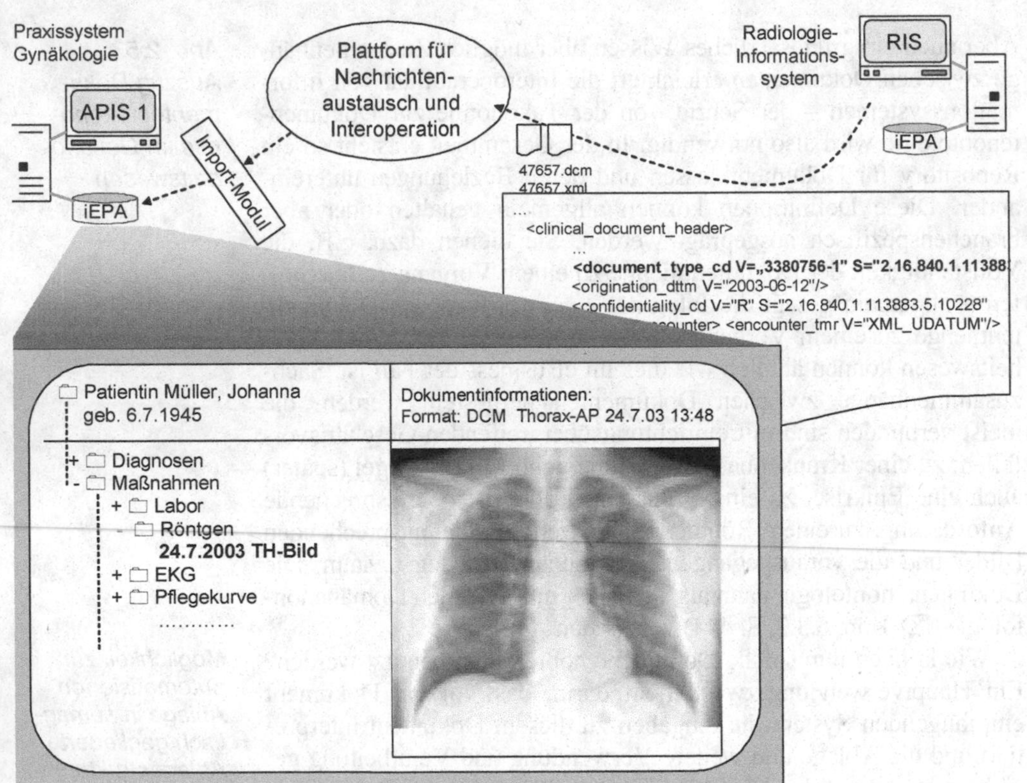

Sind auch Zusammenhänge zwischen Dokumenten wie bereits vorangehend angesprochen bekannt, kann die Integrität der Dokumentensammlungen mittels der Dokumentenontologie kontrolliert werden. Das Informationssystem kann also die Vollständigkeit der Dokumente zu bestimmten Vorgängen bzw. in definierten Kontexten überprüfen.

Definierten Dokumentenklassen kann eine formale Beschreibung der Dokumentenstruktur assoziiert werden

Ein weitergehender Aspekt von Dokumentenontologien ist die Möglichkeit, zu den einzelnen Dokumentklassen soweit möglich auch eine *(teil)formale Beschreibung von Umfang und Struktur des Inhaltes der Dokumente* hinzuzufügen – also die Inhaltsstruktur einer Dokumentenklasse zu standardisieren. Dabei ist zwischen der Strukturierung und der Formalisierung von Dokumenten zu unterscheiden. Eine ausführliche Beschreibung hierzu findet sich in Haas (2005 A). Die Dokumentklasse erhält dann eine analoge Funktion wie die in ⌧ Kapitel 2.5.6.4 Seite 127 beschriebenen Satzarten bzw. Nachrichtentypen für die Kommunikation: Anhand des Dokumentenklassennamens kann über diese Beschreibung Syntax und Semantik des Inhaltes des empfangenen Dokumentes erschlossen werden. Eine wesentliche Entwicklung stellt die Nutzung von XML-Dokumenten und speziell in der Medizin von CDA-Dokumenten (⌧ Kap. 4.4.4, S. 331) dar. Letztere bestehen aus einem strukturell und inhaltlich fest vorgegebenen „Header" und einem je nach Dokumentklasse strukturierten Body. Im Header wird dann der „document type" (im Sinne der Taxonomie in ⌧ Abbildung 2.53 Seite 159 eher als „document class name" zu bezeichnen) angegeben – also ob es sich um eine Überweisung, einen Arztbrief, eine Anamnese usw. handelt. Die Taxonomie kann dann zur Vereinbarung von Syntax und Semantik des Body spezieller Dokumente einer Klasse innerhalb eines verteilten Systems dienen.

Dokumentenbeschreibung mittels Data-Dictionär oder XML-Technologie

Während die Definition von Attributen und Datentypen bei datenorientierten Ansätzen mittels so genannter Repositories bzw. Data-Dictionaries realisiert wird, hat sich für die dokumentenorientierten Ansätze die Dokumentbeschreibungssprache XML durchgesetzt. Für jede in der Dokumentenontologie enthaltenen Dokumentklasse wird also eine Beschreibung von Inhaltsstruktur und externen Repräsentationen vorgenommen. Dies geschieht für die Struktur des Dokumentes mittels der so genannte Dokumententypdeklaration (DTD) und für die Darstellung mittels der Definition zugehöriger Stylesheets (XSL). Mittels der DTD kann sowohl die Überprüfung der Vollständigkeit des Inhaltes eines empfangenen Dokumentes als auch die Extraktion von Daten und deren Weiterverarbeitung gesteuert werden. Konkrete Beschreibungen für die wesentlichen Dokumenttypen im Gesundheitswesen wie den eArztbrief, das eRezept oder die eÜberweisung auf Basis von XML finden sich in ⌧ Kapitel 5 ab Seite 379.

Auf Basis von Dokumentenontologien kann auch eine intelligente *Zugriffsrechtesteuerung* realisiert werden, in dem die Zugriffs- und Veränderungsrechte für bestimmte Dokumentenklassen inklusive deren Spezialisierungen an bestimmte Rollen (Arzt, Pflegekraft, Aufnahmekraft, Arzthelferin usw.) gebunden werden.

Zusammenfassung

Zusammenfassend kann festgehalten werden, dass Dokumentenontologien ein erster Schritt für die Realisierung von semantischer Interoperabilität sind.

- Mit Dokumentenontologien wird für eine Anwendungsdomäne eine Taxonomie von Dokumentenklassen und die Beziehung zwischen Dokumentenklassen definiert.
- Für Struktur und Inhalt von Dokumenten bestimmter Dokumentenklassen können Vereinbarungen getroffen werden. Diese können auch entsprechend der Taxonomie hierarchisch spezialisierend aufgebaut sein.
- Das Vorliegen einer Dokumententaxonomie oder Dokumentontologie ist Voraussetzung für eine minimale automatisierte Weiterverarbeitbarkeit von Dokumenten im Empfängersystem.
- Mittels Dokumentontologien kann die Integrität einer Dokumentensammlung überprüft werden.
- Mittels Dokumentontologien können bezogen auf die Rechte bestimmter beruflicher Rollen differenzierte Datenschutzvereinbarungen definiert und realisiert werden.

2.5.7.3 Vokabulare und Nomenklaturen

Mögliche Ausprägungen für Attribute vereinbaren

Für eine intelligente und angemessene Zusammenarbeit von Informationssystemen reichen Dokumententaxonomien oder -ontologien nicht aus. Es wird notwendig, attributbezogen Wertebereiche bzw. Wortschätze im Sinne von Vokabularen im verteilten System zu vereinbaren. Tauschen zwei Anwendungssysteme Nachrichten oder Dokumente aus, ist auf Basis dieser Vereinbarungen eine korrekte Weiterverarbeitung im Sinne der „Interpretation" der Nachricht möglich. Alternativ kann statt attributbezogenen Vokabularen auch ein gesamtheitliches Vokabular inklusive des wissenschaftlichen Beziehungssystems in einer Anwendungsdomäne – also eine Nomenklatur – den interoperierenden Anwendungssystemen zu Grunde gelegt werden. Beide Ansätze führen dazu, dass eben nicht nur „Daten", sondern tatsächlich „Informationen" zwischen den Systemen ausgetauscht werden und somit verlässliche funktionale Reaktionen im Sinne einer algorithmischer Interpretation und Verarbeitungen der Dateninhalte erfolgen können.

Identische Stammdaten in den Vokabularen

Im einfachsten Fall haben also die interoperierenden Anwendungssysteme innerhalb ihrer Stammdaten identische Einträge bezüglich des verwendeten Wortschatzes zu einem übermittelten Attribut oder aber zumindest eine „Übersetzungstabelle" zur Konvertierung des erhaltenen Wortes in die interne Bezeichnungen. Problematisch wird dieser Lösungsansatz jedoch, wenn die in den einzelnen Systemen verwendeten Wortschätze nicht kongruent sind und eine eindeutige Überführung nicht möglich ist. Analog zum strukturellen Problem des „*Schema-Missmatches*" kann hier von einem „*Semantik-Missmatch*" gesprochen werden.

Kommunikationsstandard legen Syntax und Semantik fest

In allen vorliegenden Kommunikationsstandards wird daher nicht nur die Struktur der Nachrichtentypen definiert, sondern in der Regel werden auch Vereinbarungen für die wichtigsten übermittelten Angaben in Form attributbezogener Vokabulare definiert – also innerhalb einer Anwendungsdomäne vereinbart. Problematisch bleibt dabei, dass ein Hinzufügen neuer Bezeichnungen zum Wortschatz nicht ohne Weiteres innerhalb der einzelnen lokalen Anwendungssysteme möglich ist, sondern dies um die neue Bezeichnung allen anderen Anwendungssystemen bekannt zu machen über das zentral verwaltete Vokabular geschehen muss. Dabei muss auch eventuell die im Sinne einer algorithmischen Verarbeitung damit verbundene „Bedeutung", als das hinter dem neuen Wort stehende Konzept beschrieben werden. Bei systemweit in einem Telematiknetz vereinbarten Vokabularen handelt es sich also um sogenannte *streng kontrollierte Vokabulare*, die nur von einer übergeordneten Instanz ergänzt und fortgeschrieben werden dürfen. Die Sicherstellung der terminologischen Integrität in einem offenen verteilten Netz von Anwendungssystemen kann nur durch den Einsatz von Terminologieservern (⌧ Kap. 3.8.7.3, S. 280) als Teil einer offenen Telematikplattform erreicht werden.

Abschließend kann festgehalten werden, dass eine einheitliche Terminologie die wichtigste Grundlage für eine automatisierte Verarbeitung medizinischer Daten und damit für die semantische Interoperabilität von Anwendungssystemen ist. Für die Gesundheitstelematik bedeutet dies, dass vor allem semantische Bezugssysteme für Maßnahmen, Diagnosen, Symptome, Dokumentklassen und Behandlungsanlässen bzw. speziellen Ereignissen und Vorfällen vereinbart werden müssen – also für die wesentlichen Objekttypen, über die kommuniziert bzw. die gemeinsam dokumentiert werden. ⌧ Abbildung 6.12 auf Seite 448 zeigt diese wesentlichen Objekttypen in Form einer *Domänenontologie* im Zusammenhang. Zur generellen Notwendigkeit, Bedeutung und Verwendung von Vokabularen und Begriffordnungen innerhalb Medizinischer Informationssysteme bzw. Elektronischer Krankenakten wird auf Haas (2005 A) und dort speziell auf Kapitel 4.5 verwiesen.

2.5.7.4 Ontologien

Semantische Relationen zwischen Begriffen

Wie bereits vorangehend diskutiert, stellt die Verwendung von kontrollierten Vokabularen oder Terminologien eine unabdingbare Voraussetzung für die semantische Interoperabilität dar. Für die computergestützte Medizinische Dokumentation und einc angemessene Verarbeitung vorhandener medizinischer Einzelangaben kommt jedoch ergänzend der Integration computerbasierter Ontologien in Medizinische Informationssysteme immer größere Bedeutung zu. *Ontologien* ermöglichen den Anwendungssystemen, inhaltskontextsensitiv reagieren zu können, da ein Wissenshintergrund über Sachzusammenhänge in der Anwendungsdomäne besteht.

> „An ontology is an explicit specification of a shared conceptualisation." (Gruber 1993)

Ontologien als sinnvolle Ergänzung zu Vokabularen

Ontologien sind daher eine sinnvolle Ergänzung von kontrollierten Vokabularen und können der unmittelbaren Unterstützung des medizinischen Personals sowohl bei der Dokumentenverwaltung und Behandlungsplanung als auch in der fachlichen Unterstützung durch Expertensysteme und Telemedizin dienen. Sie können aber auch der effizienteren Gestaltung der Ablauforganisation dienen, indem sie Unterstützung „just in time" bei allen Tätigkeiten, die in irgendeiner Weise kontextsensitiv Fachwissen benötigen leisten.

Der Fokus internationaler Forschungen auf diesem Gebiet richtet sich daher seit den letzten Jahren verstärkt auf die Umsetzung computerbasierter Ontologien und konzeptorientierten Terminologien. Derartige intelligente Anwendungssysteme benötigen Wissen über die Objekte und Vorgänge in der Medizin (Krankheiten, deren Symptome sowie mögliche Ursachen). Sie müssen also Kenntnis über die Beziehungsstruktur der in der Domäne relevanten Entitäten untereinander haben, um z.B. die Gültigkeit von Aussagen feststellen zu können (Plausibilitätsprüfung). Das bedeutet, dass Ontologieverwaltungssysteme zur Verarbeitung des Wissens auf der semantischen Ebene entsprechende Kenntnisse über fachspezifische Zusammenhänge in geeigneter Form besitzen müssen. Damit können Ontologien sowohl Struktur- als auch Inhaltsverständnis von Anwendungssystemen fördern.

2.5.8 Zusammenfassung Kapitel 2.5

Die Implementierung und der Betrieb verteilter Systeme stellt hohe technische, inhaltliche und organisatorische Anforderungen.

Merktafel 5
Zu Kapitel 2.5: Verteilte Systeme

- Ein verteiltes System ist ein Verbund interoperierender unabhängiger selbstständig agierender Anwendungssysteme, das sich aus Sicht des einzelnen Teilnehmers transparent darstellt. *M5.1*
- Basis verteilter Systeme sind Rechnernetze und die dafür verfügbaren Technologien. *M5.2*
- Verteilte Systeme können als offene oder geschlossene Systeme betrieben werden. *M5.3*
- Merkmale offener verteilter Systeme sind: *M5.4*
  - Die technischen und softwaretechnischen Schnittstellenspezifikationen sind in Form von Standards konsentiert und offen gelegt.
  - Auf Basis von Standards implementierte Dienste können von allen Teilnehmern entsprechend ihrer Rechte transparent genutzt werden.
  - Kern eines verteilten Systems ist eine offene zentrale (Telematik)Infrastruktur, die zentrale Dienste bereitstellt und in der die Teilnehmer ihre Dienste anbieten können.
  - Teilnehmende Systeme sind mit der Infrastruktur bzw. anderen Teilnehmern nur lose gekoppelt.
- Wesentliche Ziele verteilter Systeme sind *M5.5*
  - die Überwindung der Heterogenität und damit verbundener Schema- und Semantik-Missmatches,
  - Mechanismen zur Gewährleistung von Offenheit,
  - Sicherstellung der Vertrauenswürdigkeit von Infrastruktur und Teilnehmern,
  - die performante Abwicklung von Aufgaben,
  - eine selbstheilende Infrastruktur,
  - die Sicherstellung der Integrität von Daten, Funktionen und Prozessen,
  - Transparenz für alle Aspekte und
  - die Sicherung der Interoperabilitätsinvestitionen der einzelnen Teilnehmer.

M5.6 ■ Eine netzwerkartige Beziehung zwischen allen Teilnehmern führt zu einer kombinatorischen Explosion, die wesentliche Ziele und Anforderungen an verteilte Systeme nicht mehr sicherstellen kann.

M5.7 ■ Prinzipielle Ebenen der Integration sind die
- □ infrastruktur-technische Integration,
- □ Datenintegration,
- □ funktionale Integration,
- □ Semantik-Integration und
- □ Geschäftsprozessintegration.

M5.8 ■ Die infrastruktur-technische Integration wird durch Technologien der Rechnernetze gewährleistet

M5.9 ■ Für die Datenintegration können die prinzipiellen Lösungsvarianten angegeben werden
- □ zentrale Datenhaltung
- □ dezentrale Datenhaltung
- □ verteilte Datenhaltung
- □ dezentrale Datenhaltung mit zentraler Komponente.

M5.10 ■ Technische Mittel zur Daten- und Funktionsintegration sind
- □ Verteilte Datenbanksysteme,
- □ Nachrichtenkommunikation über persistente Ablage,
- □ Interprozesskommunikation,
- □ Verteilte Objekte und CORBA,
- □ Middleware-Anwendungen und Kommunikationsserver und
- □ Webservices.

M5.11 ■ Teilnehmersysteme müssen Interoperabilitätsmodule besitzen, so z.B. Import-/Export-Module für den Nachrichtenaustausch.

M5.12 ■ Für die standardisierte Nachrichtenkommunikation wird ein globales Austauschschema und davon abgeleitete Nachrichtentypen benötigt.

M5.13 ■ Kommunikationsserver sind kommunikationsorientierte Middleware zur losen Kopplung von Anwendungssystemen, sie übernehmen u.a.
- □ die Verteilung von Nachrichten über beliebige technische Protokolle,
- □ die syntaktische Umstellung und semantische Umkodierung von Nachrichten,
- □ das Zusammenführen und Aufspalten von Nachrichten,
- □ die Pufferung von Nachrichten bei Nichtverfügbarkeit des Empfängersystems,
- □ die Veranlassung Event-basierte Folgeaktionen,

- □ die Überwachung der Kommunikationsverbindungen.
- Eine gewinnbringende Interoperabilität zwischen Anwendungssystemen ist nur durch eine Semantikintegration zu erreichen. *M5.14*
- Für eine Semantikintegration wird die Definition und Einigung auf semantische Bezugssysteme für Attribute sowie Dokumententaxonomien für Dokumente notwendig. *M5.15*
- Dokumententaxonomien unterstützen die elektronische Ablage und Weiterverarbeitbarkeit von elektronisch kommunizierten Dokumenten durch Anwendungssysteme. *M5.16*
- Auf Basis von Dokumententaxonomien kann die Strukturierung und Standardisierung von Dokumenten vereinbart und damit die Extraktion und Verarbeitung von Inhalten kommunizierter Dokumente ermöglicht werden. *M5.17*
- Vereinbarte Terminologien verhalten sich innerhalb des verteilten Systems wie kontrollierte Vokabulare in institutionellen Systemen: Änderungen und Ergänzungen dürfen nur an zentraler Stelle vorgenommen werden und müssen in geeigneter Weise in die Teilnehmersysteme repliziert werden. *M5.18*
- Semantikintegration kann durch den Einsatz von Referenz- bzw. Terminologieservern als Infrastrukturkomponente des verteilten Systems realisiert werden. *M5.19*
- Durch den Einsatz von Ontologien kann die semantische Interoperabilität auf einem hohen intelligenten Niveau realisiert werden. *M5.20*

2.6 Rechtssichere und vertrauliche Kommunikation

2.6.1 Einführung

Sensible Informationen im Gesundheitswesen

Neben den Datenbeständen bei Banken und den Personal- und Gehaltsdaten in den Unternehmen zählen Gesundheitsdaten zu den sensibelsten Informationen. Ihre Verfügbarkeit in falschen Händen kann für die Betroffenen fatale berufliche und soziale Folgen haben. Daraus leitet sich ein *sehr hohes Schutzbedürfnis* ab. Eine vertrauenswürdige Gesundheitstelematik muss daher die absolute Vertraulichkeit der Daten sicherstellen und darf nicht zu einer Unterhöhlung der die ärztlichen Schweigepflicht führen. Es müssen also die schutzwürdigen Belange der Patienten und der Ärzte berücksichtigt werden. Bei der Diskussion der prinzipiellen Aspekte von Kommunikationsvorgängen wurden bereits in ⌧ Kapitel 2.2.4 ab Seite 50 die wesentlichen datenschutzbezogenen Anforderungen an Kommunikationsvorgänge aufgezeigt. Hinsichtlich der ⌧ Abbildung 2.7 auf Seite 50 ergaben sich dabei für Kommunikationsinfrastrukturen und -vorgänge folgende Fragestellungen:

- Ist die Übermittlungsstrecke abhörsicher und damit die *Vertraulichkeit* gewährleistet?
- Können Nachrichten unterwegs nicht gefälscht werden bzw. können Manipulationen erkannt werden und ist damit die *Integrität* gewährleistet?
- Ist der Sender tatsächlicher der, für den er sich ausgibt und damit seine *Authentizität* sichergestellt?
- Sind die übermittelten Daten/Dokumente justiziabel belastbar, können diese einer Person zugerechnet werden und ist damit die *Nichtabstreitbarkeit* bzw. *Zurechenbarkeit* sichergestellt?

Darüber hinaus stellt sich beim Einsatz von einrichtungsübergreifenden Dokumentationen wie der *e*EPA auch die Frage der Zugriffsberechtigungen ebenfalls vor dem Hintergrund der rechtssicheren Identifikation des Zugreifenden.

Zur Sicherstellung dieser Anforderungen werden heute eine Reihe von Techniken eingesetzt, von denen einige der Basistechniken in der Folge kurz dargestellt werden. Einen umfassenden Überblick in neuste Konzepte gibt Berthold (200).

Vertraulichkeit der Kommunikation – ein uraltes Anliegen

Die Übermittlung von Nachrichten, deren Inhalt keinem Unbefugtem zur Kenntnis gelangen darf, ist eine Notwendigkeit seit Menschengedenken. Vor allem zu militärischen Zwecken war es in der Geschichte notwendig, geheime Nachrichten an entfernt stationierte eigene Truppenteile oder an Verbündete zu übermitteln. Schon in der Antike wurden Nachrichten z.B. auf die rasierte Kopfhaut von Boten aufgebracht und dann vor Absendung des Boten darauf gewartet, bis seine Haare nachgewachsen waren. Ein zeitraubendes aber immerhin effektives Verfahren, solange dieses dem Gegner nicht bekannt war. Danach entwickelten sich diverse Techniken, um Nachrichten durch physikalische oder chemische Verfahren so auf den Nachrichtenträger aufzubringen, dass nur ein Empfänger der die Umkehrung kannte diese wieder sichtbar machen konnte.

Vor diesem Hintergrund hat sich die Wissenschaft der Kryptologie entwickelt, die sich mit der Ver- und Entschlüsselung von Informationen beschäftigt. In den Anfängen wurden Texte mittels einer einfachen Buchstabenverschiebung oder einer Codetabelle so umgeformt, dass nur ein Leser, der über diese Codetabelle verfügte, die Nachricht in die Ursprungsform zurückwandeln und lesen konnte. Die Codetabelle fungierte quasi als Schlüssel, und da beide Partner diesen identischen Schlüssel kennen mussten, handelte es sich um so genannte *symmetrische Verfahren.* Nach einer Phase der Handverschlüsselung folgte der Einsatz mechanischer, sodann elektromechanischer und zuletzt computergestützter digitaler Verfahren. Inzwischen ist die Kryptologie ein umfangreiches Forschungsgebiet geworden, deren Anwendungen in vielen Bereichen des modernen Lebens – oftmals transparent, also ohne dass der Nutzer etwas davon merkt – zum Einsatz kommen. Beispiele sind die Autowegfahrsperre, das Telefonieren mit dem Mobiltelefon, SSL-Verbindung vom Internet-Browser zu Webservern z.B. beim eBanking oder sicheren E-Mail-Verkehr. Allen diesen Verfahren ist gemeinsam, dass Nachrichten, die über einen Nachrichtenkanal gesendet werden, nicht von Unbefugten Dritten abgehört werden können.

Zunehmend komplexe Verfahren

Da die Wahrung von Vertraulichkeit für das digitale Wirtschaften und den Betrieb von weltweit offenen Rechnernetzen eine besondere Vorbedingung ist, wurden in den vergangenen Jahren immer differenziertere Verfahren zur Verschlüsselung des elektronischen Datenverkehrs entwickelt. Oberstes Ziel ist, dass verschlüsselte Nachrichten bzw. Dokumente von Unbefugten auch mit noch so großem Rechenaufwand nicht entschlüsselt werden können, also ganz sicher geheim bleiben. Das „Durchprobieren" aller denkbaren Schlüssel wird auch als „Brute-Force-Angriff" bezeichnet. Ein Problem stellt dabei die stetig steigende Rechnerleistung von Rechnersystemen dar, sodass ein zu einem aktuellen Zeitpunkt als absolut sicher geltendes Verfahren tatsächlich nur für einen gewissen Zeitraum als sicher angesehen werden kann.

Schlüssellänge ist entscheidend

Eine entscheidende Rolle spielt daher die zur Verschlüsselung von Daten benutzte *Schlüssellänge*, da sich die Zeit zur Ermittlung des Schlüssels mittels einem Brute-Force-Angriff exponentiell zur Anzahl der Bits des Schlüssels verhält. Heute werden Verfahren, die Schlüssel mit einer Länge von 256 Bit benutzen, als längerfristig sicher angesehen.

Algorithmen liegen offen

Dabei ist es in einem offenen System gewollt, dass die Algorithmen, die zur Verschlüsselung benutzt werden, nicht geheim sind, sondern öffentlich beschrieben und damit Allgemeingut sind und die tatsächliche Vertraulichkeit durch die Benutzung der Verschlüsselungsfunktion in Verbindung mit einem anzuwendenden Schlüssel ausreichender Länge entsteht.

Hinsichtlich der Verschlüsselungsverfahren werden prinzipiell *symmetrische* und *asymmetrische Verfahren* unterschieden.

2.6.2 Symmetrische Verschlüsselung

Bei symmetrischen Verschlüsselungsverfahren benutzen die beiden Kommunikationspartner den gleichen Schlüssel – also das gleiche Geheimnis, um eine Nachricht zu ver- und entschlüsseln. Der Sender spricht also mit dem Empfänger in geeigneter Weise einen geheimen Schlüssel ab bzw. lässt dem Empfänger je Kommunikationsvorgang einen Schlüssel zukommen und verschlüsselt rechnergestützt mit dem gewählten Algorithmus (Verschlüsselungsverfahren) seine Nachrichten an den Empfänger mit genau diesem Schlüssel. Der Empfänger kann dann den Vorgang mittels diesem Schlüssel und dem entsprechenden Algorithmus umkehren.

Abb. 2.55: Symmetrische Verschlüsselung:

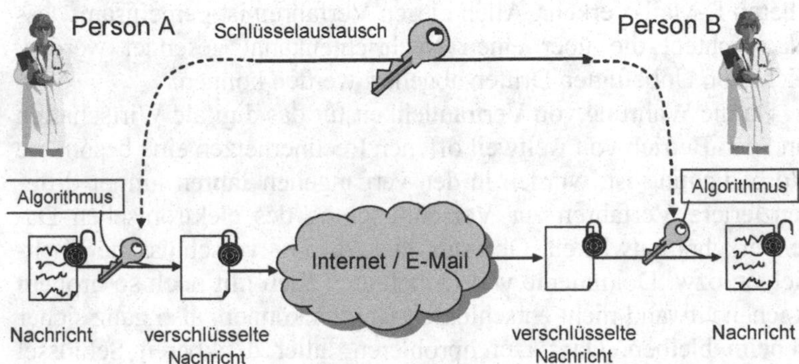

Dabei stellen sich zwei wesentliche Probleme ein:

- Wie kann der „gemeinsame" Schlüssel sicher ausgetauscht werden, ohne dass ein Unbefugter diesen während des Austauschvorganges selbst abfangen und benutzen kann?
- Wie kann in einer offenen Plattform mit sehr vielen Teilnehmern ein *Schlüsselmanagement* noch sinnvoll erfolgen? Bei einer Vielzahl von kommunizierenden Partnern müsste hierzu jeder Einzelne mit jedem Kommunikationspartner jeweils vor dem ersten Kommunikationsvorgang den gemeinsamen geheimen Schlüssel sicher austauschen. Prinzipiell müsste als ein Teilnehmer der mit n Teilnehmern kommuniziert n-1 Schlüssel verwalten, im gesamten Netz werden also n•(n-1)/2 Schlüssel notwendig. Bei unserem ⌦ Fallbeispiel 3 mit 10 Kommunikationspartnern also schon 45 Schlüssel. Telematische Netze sind aber weitaus größer und es kommt daher zu einem schier unüberschaubaren Schlüsselmanagement. Das Problem entspricht

dem in ⌧ Kapitel 2.5.2.4 auf Seite 103 beschriebenen der kombinatorischen Explosion.

Ein Vorteil der symmetrischen Verfahren ist deren mathematische Einfachheit und damit auch die Einfachheit der technischen Implementierung der Algorithmen sowie die daraus resultierende hohe Performanz. Bekannteste symmetrischer Verschlüsselungsalgorithmen sind der *Data Encryption Standard* (DES) und der *International Data Encryption Algorithm* (IDEA). DES wurde ursprünglich von IBM in Zusammenarbeit mit der amerikanischen National Security Agency entwickelt und bereits 1975 veröffentlicht. Daneben sind zu nennen:

- Blowfish
- FEAL (Fast Encryption Algorithm)
- RC4 und RC5
- SAFER (Secure And Fast Encryption Routine)
- Triple DES (dreifach hintereinander ausgeführter DES)

Die Eigenschaft „starker" symmetrischer Verschlüsselungsfunktionen ist es, dass zwar die Verschlüsselung einfach und damit performant zu berechnen ist, die Umkehrfunktion – und somit die Entschlüsselung durch Angreifer die nicht im Besitz des Schlüssels sind – aber so schwierig zu berechnen ist, dass sie als unmöglich bezeichnet werden kann. Solche Funktionen werden auch als „Einweg-Funktion" bezeichnet.

2.6.3 Asymmetrische Verschlüsselung

Verschlüsselte Kommunikation ohne notwendigen Schlüsselaustausch

Der Nachteil der symmetrischen Verfahren – notwendiger bilateraler Schlüsselaustausch – kann durch *asymmetrische Verfahren* behoben werden. Die Grundidee hierbei ist es, ein Schlüsselpaar zu verwenden, das zusammen die notwendigen Anforderungen erfüllt, aber organisatorisch nicht jedes mal ausgetauscht werden muss. Jede Person besitzt also ein digitales zusammengehörendes *Schlüsselpaar bestehend aus einem öffentlichen und einem privaten Schlüssel.* Der öffentliche Schlüssel wird in geeigneter Weise – z.B. im Rahmen einer Public Key Infrastructure (PKI) – jedem zur Verfügung gestellt, der mit der entsprechenden Person sicher Nachrichten austauschen möchte. Dabei verschlüsselt der Sender einer Nachricht mit dem öffentlichen Schlüssel des Empfängers. Dieser öffentliche Schlüssel hat er von diesem erhalten oder kann ihn von einem zentralen Provider der ein Verzeichnis führt (siehe hierzu ⌧ Kap. 3.8.3.6, S. 265) abrufen. Danach versendet er die so verschlüsselte Nachricht. Diese kann nun ausschließlich vom intendierten Empfänger mit seinem „privaten Schlüssel" der nur ihm bekannt ist entschlüsselt und gelesen werden. Den Zusammenhang zeigt ☒ nachfolgende Abbildung.

Abb. 2.56: Asymmetrische Verschlüsselung

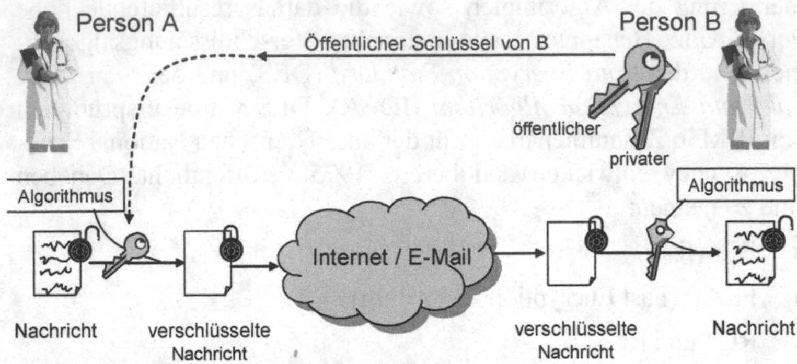

Bekannte asymetrische Verfahren sind

- Diffie-Hellmann
- DSA (**D**igital **S**ignature **A**lgorithm)
- ElGamal
- Elliptische Kurven
- LUC
- RSA (nach den Entwicklern **R**ivest, **S**hamir, **A**delman)

2.6.4 Die elektronische Signatur

Elektronisch justiziabel unterschreiben

Unter einer elektronischen oder digitalen Signatur wird ein rechtlich-/organisatorisch-/technisches Verfahren verstanden, das der klassischen Unterschrift gleichgestellt ist. Es sollen damit digitale Dokumente von einer Person rechtssicher signiert werden können, sodass sie auch in einem Gerichtsverfahren jeglicher Prüfung standhalten. Welche Funktionen hat nun eine klassische Unterschrift? Balfanz (2003) führt hierzu folgende Aspekte auf:

- Echtheitsfunktion
  Eine Unterschrift soll Gewähr dafür sein, dass der Unterzeichner tatsächlich die Person ist, für die sie sich ausgibt. Im Zweifelsfall kann dies mittels graphologischer Gutachten nachgewiesen werden.
- Identitätsfunktion

Die Unterschrift verkörpert die Identität des Unterzeichners und ordnet das unterzeichnete Dokument bzw. die Willenserklärung dem Unterzeichner eindeutig zu.

- Warnfunktion
  Der manuelle Akt des Unterschreibens soll den Unterzeichner davor bewahren, durch Übereilung oder Nachlässigkeit die rechtliche Bedeutung bzw. Konsequenz des unterzeichneten Dokumentes zu übersehen. In der Regel wird jeder, der etwas Bedeutsames unterzeichnet, dieses vor dem Setzen der Unterschrift nochmals genauestens durchlesen. Er ist sich quasi während dem Unterschreiben darüber bewusst, dass ab nun das unterzeichnete Dokument (z.B. ein Befund, ein Arztbrief) ihm unumstößlich zugerechnet werden kann. Daher gilt ein Dokument auch nur als unterzeichnet, wenn die Unterschrift unter dem Dokumentinhalt angebracht wird.
- Abschlussfunktion
  Durch die Unterschrift wird der Akt vollendet, d.h. es wird deutlich gemacht, dass ab nun das Dokument Urkundencharakter hat und nicht mehr als Entwurf oder Vorversion angesehen werden kann.

In der digitalen Welt muss eine Signatur mindestens diese Funktionen erfüllen – was aber per se durch eine hinterlegte Zeichenkette in einem Computer alleine nicht erfüllt werden kann. Es sind also zumindest einmal vorab zwei Voraussetzungen zu schaffen:

1. Es muss sichergestellt sein, dass der elektronisch signierende auch die vermeintliche Person ist – also beweissicher die Authentizität gewährleistet sein.
2. Es muss sichergestellt sein, dass die elektronische Signatur nicht gefälscht werden kann – bzw. Fälschungen objektiv festgestellt werden können.

Funktionsweise asymmetrischer Verfahren

Hierzu soll kurz die Funktionsweise einer elektronischen Signatur geschildert werden:

Der Absender ermittelt mittels einer speziellen Einweg-Hash-Funktion einen das Dokument eindeutig kennzeichnenden Wert – den so genannten digitalen Fingerabdruck *(Message Digest)* eines Dokumentes oder einer Nachricht. Dieser Fingerabdruck muss dabei folgende Eigenschaften haben:

- Er muss relativ leicht d.h. mit absehbarem Rechenaufwand aus dem Dokument berechnet werden können.
- Er lässt keinen Schluss auf die ursprüngliche Nachricht zu, diese kann also aus dem Schlüssel nicht rückgerechnet werden.

- Eine zweite Nachricht mit demselben digitalen Fingerabdruck lässt sich nur mit sehr hohem Aufwand bzw. gar nicht erzeugen.

Der aus dem Dokument ermittelte Wert wird sodann mit dem *privaten Signaturschlüssel* des Senders verschlüsselt und zusammen mit der Nachricht übertragen und/oder mit dem Dokument gespeichert. Der Empfänger bzw. Leser einer Nachricht oder eines Dokumentes entschlüsselt nun diesen Wert mit dem *öffentlichen Signaturschlüssel* des Signierenden, wodurch einerseits die Authentizität des Signierenden bzw. bei Nachrichten des Senders geprüft werden kann und genau jener Fingerabdruck herauskommt, den der Signierende bzw. Sender ermittelt hat. Anschließend berechnet der Überprüfende bzw. Empfänger aus der erhaltenen Nachricht ebenfalls mit dem gleichen Algorithmus den Fingerabdruck und vergleicht diesen mit dem vom Sender bzw. Signierenden erhaltenen. Stimmen beide „Fingerabdrücke" überein, ist sichergestellt, dass die Nachricht bzw. das Dokument unterwegs oder im Laufe der Zeit nicht verfälscht wurde und auch von der angegebenen Person signiert bzw. gesendet wurde.

Das geschilderte Verfahren wird also nicht nur auf übermittelte Nachrichten angewandt, sondern auch für eine justitiable Speicherung von Daten und Dokumenten in einer elektronischen Daten- oder Dokumentensammlung. Prinzipiell lässt sich so jede einzelne Angabe in einem Informationssystem signieren – also z.B. einzelne Diagnoseeinträge, einzelne Beobachtungen etc.

Zu den bekanntesten Algorithmen zur Erzeugung digitaler Fingerabdrücke gehören der 1991 von Ron Rivest entwickelte *Message Digest 5* (MD5) Algorithmus und der *Secure Hash Algorithm 1* (SHA-1).

Abb. 2.57: Prinzip der digitalen Signatur

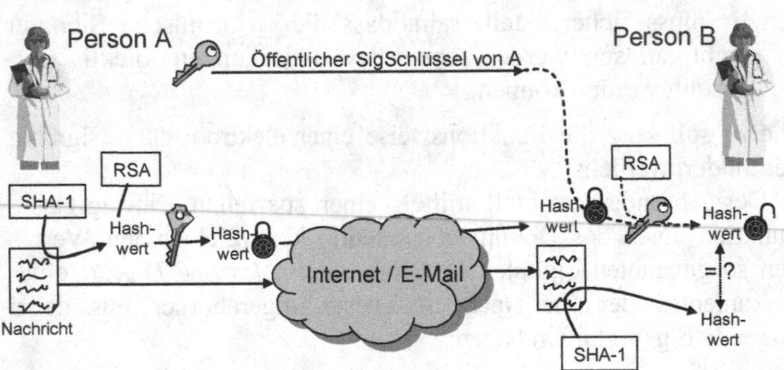

Damit Schlüssel nicht unberechtigt z.B. beim Verschlüsselungsvorgang ausspioniert werden können, wird der private Schlüssel der eine qualifizierte Signatur garantieren soll auf eine Chipkarte – auch

„qualifizierte Signaturkarte" genannt – eingespeichert und die Signaturvorgänge durch den Besitzer der Karte erfolgen ausschließlich in dieser Chipkarte. Der Schlüssel verlässt also nie die Karte. Die Benutzung des privaten Schlüssels erfordert also einerseits den „Besitz" der Karte, wird aber in der Regel zusätzlich durch die Notwendigkeit der Eingabe einer PIN zusätzlich abgesichert. Die Eingabe der PIN dient auch der Realisierung der Warn- und Abschlussfunktion, wie dies bei handschriftlichen Unterschriften der Fall ist.

2.6.5 Zertifikate für öffentliche Schlüssel, PKI

Achtung: Privater Schlüssel ist ein Unterschriftsautomat!

Die vorangehend beschriebenen Verfahren verwenden alle Schlüssel. Die Voraussetzung für eine Justitiabilität dieser Verfahren ist jedoch, dass sichergestellt ist, dass ein Schlüssel auch zu der Person gehört als die sie der Schlüssel authentifiziert bzw. ein zu einer Person gehörender privater Schlüssel auch genau nur dieser ausgehändigt wurde und der private Schlüssel auch im nachhinein nicht verändert werden kann.

Um dies sicherzustellen, werden so genannte *Zertifikate* verwendet, die von einer zentralen vertrauenswürdigen und selbst zertifizierten Institution – der Zertifizierungstelle (auch *„Trust Center"* oder *„Certification Authority"* genannt) – vergeben werden. Das deutsche Signaturgesetz stellt dabei hohe Anforderungen an Zertifizierungsdiensteanbieter, die die Anforderungen gemäß §§ 4–14 und 23 SigG sowie zusätzliche Anforderungen aus der Signaturverordnung erfüllen müssen. Eine ausführliche Darstellung der rechtlich/organisatorischen Rahmenbedingungen zur Vergabe von elektronischen Signaturen für Angehörige des Gesundheitswesens findet sich bei Schlüter (2004). Dort werden folgende Anforderungen aufgelistet:

- Sicherheitskonzept (§4 Abs. 2 SigG und §2 SigV)
- Nachweisliche Zuverlässigkeit und Fachkunde (§4 Abs. 2 SigG und §5 Abs. 3 SigV)
- Zuverlässige Identifikation des Antragstellers (§5 Abs. 1 Satz 1 SigG und §3 Abs. 1 SigV)
- Betrieb eines hochverfügbaren Verzeichnisdienstes (§5 Abs. 1 Satz 2 SigG)
- Behandlung von Attributen
  - Bestätigung der Attribute (§5 Abs. 2 SigG und §3 Abs. 2 SigV)
  - Sperrung der Attribute (§8 Abs. 2 SigG)

- Behandlung von Pseudonymen (§5 Abs. 3 SigG und §14 Abs. 2 SigG)
- Schriftliche Belehrung (§6 SigG)
- Betrieb eines hochverfügbaren Sperrdienstes (§8 SigG und §7 SigV)
- Dokumentation (§10 SigG und §8 SigV)
- Haftung (§11 SigG)
- Deckungsvorsorge (§12 SigG und §9 SigV)
- Beachtung von Aspekten des Datenschutzes (§14 SigG)
- Einsatz von geprüften technischen Komponenten, die die Fälschung oder Verfälschung von qualifizierten Zertifikaten zuverlässig ausschließen und eine Herstellererklärung oder Bestätigung aufweisen (§17 SigG, §15 SigV und Anlage 1 SigV).

Wie deutlich wird, müssen also Institutionen, die Signaturen erstellen und ausgeben auch Telematikdienste anbieten, die den Nutzern auch über eine hinreichend lange Zeit erlauben, den öffentlichen Signaturschlüssel eines Signierers beziehen zu können und die Zuordnung des Signaturprüfschlüssels zu einem Signaturschlüsselinhaber bzw. die Zertifikate zu überprüfen. Den Gesamtzusammenhang zeigt ⌧ nachfolgende Abbildung 2.59.

Abb. 2.58: Zertifizierer und Zertifikate

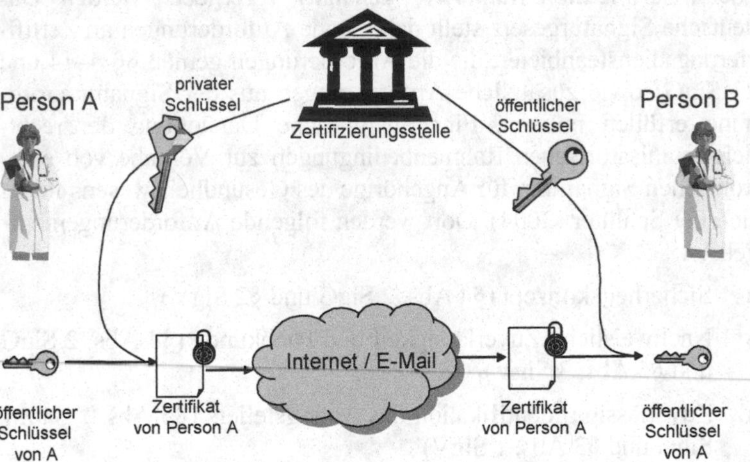

Zertifizierungstellen bilden aus organisatorischen Gründen Hierarchien, d.h. eine Zertifizierungsstelle zertifiziert eine andere u.s.w. Dadurch können in einer großen Community die Kunden selbst wählen, welchen konkreten Zertifizierungsdienstanbieter sie wählen. Bekannte Zertifizierungsstellen sind z.B. VeriSign Inc. oder die deutsche TC TrustCenter GmbH. Das benutzte Zertifizierungsprotokoll ist der *X.509* Standard.

Dies kann durch einen Zertifizierungsanbieter gewährleistet werden, der sogenannte Benutzerzertifikate ausstellt. Ein Benutzerzertifikat enthält (Schmücker 2006): *Zertifizierungsanbieter*

- Den Signaturprüfschlüssel, den Namen des Signierers und einen Zeitraum, für den die Zusicherung gilt,
- den Namen des Zertifizierungsanbieters,
- eine laufende Zertifikatsnummer,
- eine Zertifizierungspolitik, in der z.B. Verwendungszweck des Schlüssels und das Sicherheitsniveau der Zertifizierungsdienstleistung beschrieben werden,
- weitere Zusicherungen über Attribute des Signaturschlüsselinhabers wie etwa seine berufliche Rolle, Zeichnungsberechtigungen etc.

Vor allem in definierten Anwendungsdomänen ist es von großem Interesse, mit sogenannten „Attributzertifikaten" die Rolle eines Karteninhabers zu bestätigen (Arzt, Apotheker etc.).

2.6.6 Zusammenfassung

Rechtssicheres digitales Wirtschaften bedarf rechtssicherer Technologien. Mittels der digitalen Signatur und Publik Key Infrastrukturen kann Vertraulichkeit und Rechtssicherheit hergestellt werden.

Merktafel 6
Zu Kapitel 2.6: Rechtssichere und vertrauliche Kommunikation

- Der besonderen Schutzwürdigkeit medizinischer Daten muss durch sichere Technologien Rechnung getragen werden. *M6.1*
- Symmetrische Verschlüsselungsverfahren sind Verfahren, bei denen Sender und Empfänger für die Ver- und Entschlüsselung den gleichen Schlüssel benutzen. *M6.2*
- Bei asymmetrischen Verschlüsselungsverfahren besitzen Teilnehmer ein Schlüsselpaar bestehend aus einem privaten und einem öffentlichen Schlüssel. Die Verschlüsselung von Nachrichten erfolgt dabei mit dem öffentlichen Schlüssel des Empfängers, der diese Nachrichten mit seinem privaten Schlüssel entschlüsselt. *M6.3*

M6.4 ■ Im Rahmen einer Public Key Infrastructure werden die öffentlichen Schlüssel für alle Teilnehmer der Telematikplattform abrufbar.

M6.5 ■ Die Ausgabe digitaler Signaturen ist ein sensibler Prozess, es dürfen nur zertifizierte Signaturdiensteanbieter digitale Signaturen nach genau festgelegtem Verfahren ausgeben.

M6.6 ■ Attributzertifikate bestätigen bestimmte Eigenschaften der Besitzer von Signaturkarten, wie z.B. ihre berufliche Rolle.

3 Aspekte der Gesundheitstelematik

3.1 Akteure im Gesundheitswesen

Vielzahl von Akteuren in komplexem Zusammenspiel

Rund 4,2 Millionen Menschen und damit etwa jeder neunte Beschäftigte in Deutschland waren zum 31. Dezember 2004 nach Angaben des Statistischen Bundesamtes im Gesundheitswesen tätig, davon ca. 300.000 Ärzte, 64.000 Zahnärzte, 54.000 Apotheker.

Im Gesundheitswesen bilden also eine Vielzahl von *unterschiedlichen Akteuren* ein komplexes Netz. Die Aufgaben und das Zusammenspiel dieser Akteure sind aufgrund des besonderen Sozialversicherungsmodells in Deutschland weitgehend im Sozialgesetzbuch und ergänzenden Gesetzen und Regelungswerken festgelegt. Eine wichtige Rolle spielt dabei auch das *„Selbstverwaltungsprinzip"*, mittels dem gewisse Steuerungs- und Überwachungsaufgaben sowie die Sicherstellung der Versorgung vom Staat an speziell dafür geschaffene Einrichtungen – die Selbstverwaltungsorgane – delegiert werden und dieser nur noch Aufsichtsfunktionen übernimmt. Die Versorgung ist dabei traditionell hinsichtlich der rechtlichen Regelungen und der Finanzierung in streng voneinander getrennte Sektoren gegliedert. Hier sind vor allem der ambulante, der stationäre und der rehabilitative Sektor zu nennen. Wesentliche Akteure im Gesundheitswesen sind:

- ca. 80 Millionen Bürger/Versicherte,
- Patienten als Teilmenge des voran stehend genannten Personenkreises mit ca. 82 Millionen Krankheitsfällen in 2003 (Quelle: http://www.destatis.de/basis/d/gesu/gesutab9.php, letzter Zugriff 20.02.2006),
- Gesundheitsversorgungseinrichtungen und hier speziell

- ca. 2.200 Krankenhäuser mit ca. 20.000 spezialisierten Fachabteilungen,
  - ca. 1.300 Vorsorge- und Rehabilitationseinrichtungen,
  - ca. 123.000 Arztpraxen,
  - ca. 15.000 Ambulante Pflegedienste,
  - ca. 21.000 Apotheken,
  - ca. 70.000 Zahnmedizinische Praxen,
  - Rettungsdienste,
  - Sanitätshäuser,
  - sonstige versorgungsunterstützende Einrichtungen wie physiotherapeutische Praxen, psychiatrische Dienste etc.
- ca. 300 Krankenversicherungen,
- 24 Kassenärztliche Vereinigungen in Ländern und Bund,
- 18 Ärztekammern in Bund und Ländern,
- Statistische Bundes-/Landesämter,
- diverse Krankheitsregister wie z.B. Krebsregister,
- Unternehmen der Medizintechnik,
- Medizininformatik-Unternehmen,
- speziell im Gesundheitswesen tätige Rechenzentren,
- Pharmahersteller,
- Hersteller von Heil- und Hilfsmitteln,
- Unfallversicherungsträger,
- Betriebsärztliche Dienste,
- Gesundheitsämter,
- Wissenschaftliche Verbände und Gesellschaften

und die

- Gesundheitsministerien der Länder und des Bundes.

Vielzahl von Einrichtungen sichert die Versorgung

In der Vergangenheit hat die Spezialisierung in der Medizin in den zu immer differenzierteren *Versorgungsstrukturen* geführt. Während die strikte Trennung von ambulantem und stationärem Versorgungssektor seit Gründung der ersten Krankenpflegeheime gegeben war, erfolgte mit fortschreitendem Wissenszuwachs in der Medizin auch eine differenziertere Ausprägung innerhalb der Versorgungssektoren durch die zunehmende Anzahl der medizinischen Fachdisziplinen und somit spezialisierten Einrichtungen.

Die vorangehende Auflistung zeigt einerseits die enorme Vielfalt der Institutionen und macht andererseits deutlich, dass ein erheblicher Kooperationsbedarf zur Versorgung einzelner Patienten durch diese sehr unterschiedlichen Institutionen entstanden ist. Dies gilt nicht nur für die medizinischen, sondern auch für die administrativen Vorgänge zwischen den einzelnen Einrichtungen. Damit wird das große Potential für gesundheitstelematische Anwendungen deutlich. So werden jährlich mittels Papier

Kommunikation einer Vielzahl von Papierdokumenten

- ca. 700 Millionen Rezepte zwischen Praxen und Apotheken,
- ca. 45 Millionen Überweisungen im ambulanten Bereich mit entsprechend vielen Befundrückmeldungen,
- ca. 15 Millionen Krankenhauseinweisungen zwischen Arztpraxen und Krankenhäusern und entsprechend viele Epikrisen vom Krankenhaus an die Praxen

und

- mehrer zig-Millionen Heilmittelverordnungen transferiert.

Diese Auflistung ist nur ein Auszug des tatsächlichen Kommunikationsaufkommens. Hinzu kommt u.a. die ebenfalls erhebliche Kommunikation zwischen Leistungserbringern und Kassen. Auch kommunizieren Leistungserbringer mit anderen Stellen wie statistischen Landesämtern, Registern und Qualitätssicherungsinstitutionen. Insgesamt wird deutlich, welches große Potential sich schon alleine hinter Anwendungen der Klasse *Telekommunikation* bzw. *eCommunication* verbirgt. Hier werden Einsparungen von mehreren Hundert Millionen Euro per anno vermutet.

Dabei stellt sich die Frage, wie individuell die häufigsten dieser Kommunikationsbeziehungen sind, denn je „standardisierter" Transaktionen ablaufen können, desto interessanter ist es, diese durch elektronische Verfahren teilweise oder ganz zu automatisieren. Diese Betrachtungen führen automatisch weiter zur Frage nach den vorherrschenden Interaktionsszenarien und den dabei kommunizierten Informationen in Form von Dokumenten und Formularen (⌧ Kap. 3.2.1, S. 182).

Notwendigkeit der Betrachtung der häufigsten Interaktionsszenarien

Da im Gesundheitswesen im Gegensatz zum üblichen Geschäftsbetrieb das Aushandeln von Leistungen und Lieferungen im Sinne komplexer Angebotseinholungsprozesse nicht notwendig ist, kann dies als Vereinfachung der üblichen B2B-Szenarien, bei denen automatisches Verhandeln Teil des Geschäftsvorganges ist, angesehen werden. Prinzipiell sind die Kooperationsprozesse auf kommunikativer Ebene gegenüber dem allgemeinen Wirtschaftsbetrieb also einer IT-Unterstützung und Automatisierung einfacher zugänglich. Generalisierte Szenarien wie die Anordnung von Leistungen, Medikamenten oder Heil- und Hilfsmittel gehorchen generisch gesehen dem gleichen Interaktionsmuster und können identisch umgesetzt werden. Während also kommunikative Interaktionsszenarien einfacher als im allgemeinen Geschäftsbetrieb sind, besteht demgegenüber die Besonderheit im Gesundheitswesen darin, dass ein Interesse besteht, *einrichtungsübergreifende gemeinsame Dokumentationen* z.B. in Form einer einrichtungsübergreifenden Elektronischen Patientenakte (⌧ Kap. 6.4, S. 455) zu führen. Solche einrichtungsübergreifenden Dokumentationen sind üblichen Telematik-Szenarien beim elektronischen Wirtschaften fremd.

3.2 Interaktionsszenarien, Geschäftsprozesse, Transaktionen

3.2.1 Allgemeine Interaktionsszenarien

ABC-Klassifikation

In der allgemeinen Szenarienbeschreibung zum eBusiness werden in der Regel die Akteure mittels der *„ABC-Klassifikation“* klassifiziert. Dabei werden kommerzielle Unternehmen (B = Business), Interessenten bzw. Endkunden (C = Consumer), Institutionen der öffentlichen Administration (A = Administration) und Regierungsstellen (G = Government) jeweils mit einem Speziellen Kürzel (siehe Buchstaben in Klammern) versehen. Bei der Telearbeit – also ein Arbeiten von entfernten Arbeitsplätzen aus wie dies z.B. beim Arbeiten von zu Hause aus der Fall ist – kommt der Beschäftigte (E = Employee) hinzu. Die Einteilung wird dazu benutzt, bestimmte telematische Interaktionsszenarien zu klassifizieren (z.B. B2C = Business to Consumer). Eine ausführlich Beschreibung beispielhafter Anwendungen findet sich bei Merz (1999).

Menschliche und maschinelle Akteure!

Bei der Einteilung wird nicht zwischen maschinellen und menschlichen Akteuren unterschieden, obwohl vor allem auf Seiten des „Business-Teilnehmers“ oftmals maschinelle Akteure – also Anwendungssysteme – zum Einsatz kommen. So ist es für die Betrachtung konkreter Anwendungsszenarien sehr wohl von Bedeutung, ob maschinelle oder menschliche Akteure interagieren, die originäre telematische Anwendungen (z.B. E-Mail) für ihre Interaktion nutzen. Zu den Grundprinzipien der elektronischen Kommunikation und Interaktion siehe ⌧ Kapitel 2.2 Seite 35.

Problematisch wird die ABC-Einteilung, wenn einzelne Akteure je nach Betrachtung verschiedene Rollen einnehmen, denn ein Arzt kann einerseits als Anbieter sowohl der Klasse „Business“ zugeteilt werden, ist aber gegenüber der Kassenärztlichen Vereinigung bzw. der Ärztekammer in der Rolle eines „Consumers“. Die Kassenärztliche Vereinigung ist einerseits ein Geschäftspartner für viele Institutionen und damit der Rolle „Business" zuzuordnen, aber sie ist auch eine öffentliche Verwaltungseinrichtung im Rahmen der Selbstverwaltung und damit auch in der Rolle „Administration" an Transaktionen beteiligt. Diese Betrachtungen zeigen, dass im Unterschied zu den relativ einfachen Beziehungsgeflechten im eBusiness das Beziehungsgeflecht und die sich daraus ergebenden Interaktionsszenarien und Geschäftsprozesse im Gesundheitswesen weitaus komplexer sind und eine Zuordnung eines Akteurs immer nur innerhalb der Betrachtung eines bestimmten Interaktionsszenarios vorgenommen werden kann. Entsprechend dieser Betrachtungsweise bezeichnete Szenarien wie z.B. B2B, A2B, C2B usw. dienen also vor allem dazu, die Partner in ihren Rollen bezogen auf das betrachtete spezifische Szenario zu benennen.

B2B-Anwendungen

Die ersten telematischen Anwendungen im eBusiness verbanden betriebliche Informationssysteme verschiedener Unternehmen und wurden als Business-to-Business-Anwendungen (B2B) bezeichnet. Hier ging es vor allem um Angebotseinholungen und Bestellprozesse, um die einrichtungsübergreifende Durchlaufzeit dieser Vorgänge zu verkürzen und die Flexibilität in der Produktion zu erhöhen. Ein frühes Beispiel für diesen B2B-Beziehungstyp aus dem Gesundheitswesen ist die Befundübermittlung zwischen Laborinstituten und Arztpraxen mittels LDT (LaborDatenTräger).

B2C-Anwendungen

Sehr bald wollten aber die Unternehmen auch direkt ihre Kunden digital mit in die sie betreffenden Prozesse einbeziehen, sodass die Business-to-Consumer-Anwendungen (B2C) zunehmend Interesse fanden. Herausragende Beispiele hierfür sind Online-Shops, Versicherungsabschlüsse über das Internet, Fahrkartenverkauf per Internet, Hotel- und Flugbuchungen u.v.a.m. Oftmals schalten sich dabei vermittelnde Institutionen in den Prozess ein, die in Form von *Angebotsportalen* die Leistungen gebündelt anbieten und bei Buchungen von Kunden dann selbst mit dem Endanbieter elektronisch kooperieren. Beispiele sind Anbieter für Hotelbuchungen, die die Abwicklung mit dem Endkunden vornehmen und die Buchungen an die Hotels weiterleiten. Der Kunde hat hierdurch den Vorteil, ein geeignetes Hotel bei nur einem Partner suchen zu können – muss also nicht einzelne Hotels selbst recherchieren und Angebote einholen – und bekommt aufgrund der Mengenrabatte des Vermittlers auch günstigere Preise als bei einer individuellen Einzelbuchung. Ein Beispiel im Gesundheitswesen ist das Gesundheitsportal NRW (www.gesundheit.nrw.de, letzter Zugriff 22.02.2006), in dem alle Gesundheitseinrichtungen des Landes recherchiert werden können.

Die Einbeziehung von Endkunden hat vor allem auch deshalb schnell Akzeptanz auf Anbieterseite gefunden, da auf diese Weise zeitaufwändige Arbeiten – wie z.B. das Heraussuchen einer geeigneten Bahnverbindung und das Buchen und Ausdrucken des Tickets – auf den Kunden verlagert werden können. Aber auch die Endkunden haben sehr schnell den Gewinn an Flexibilität und Einsparung von Wegezeiten und -kosten erkannt und diese Angebote in großem Stil angenommen. Der kulturelle Wandel zeigt sich zunehmend darin, dass nicht der Endkunde, der ja dem Anbieter Kosten durch die Übernahme von Arbeiten spart, an den Ersparnissen beteiligt wird, sondern jene Kunden, die den klassischen Weg wählen, finanziell stärker belastet werden. Die Nutzung der neuen Medien wird so also zum Standardfall.

A2C-Anwendungen

Auch öffentliche Institutionen und Regierungsstellen haben das Potential elektronischer Geschäftsprozesse erkannt und wollen mit den Bürgern diese ebenfalls elektronisch abwickeln. Für öffentliche Stellen als Akteure wird gemeinhin der Buchstaben A für Administration oder G für Government benutzt. Angebote von Kommunen an ihre Bürger z.B. Anträge elektronische einzureichen, sind also dann A2C-Anwendungen, wobei das „C" in diesem Kontext auch oftmals für „Citizen" statt „Consumer" benutzt wird. Ein weiteres Beispiel einer solchen Anwendung ist die elektronische Steuererklärung (z.B. www.elster.de, letzter Zugriff 24.03.2006).

Reihenfolge der Buchstaben beachten

Bei den Abkürzungen der Geschäftsbeziehungen wird dabei auch das Anbieter – Nachfrager – Verhältnis der einzelnen Akteure zum Ausdruck gebracht: An erster Stelle steht der Anbieter eines Service, an zweiter Stelle der Nachfrager. B2A bedeutet also, dass ein kommerzielles Unternehmen Dienste für Behörden, A2B dagegen, dass eine Behörde Dienste für Unternehmen anbietet. B2C, dass ein Unternehmen Dienste für Kunden anbietet, A2A dass Behörden miteinander interagieren usw.

Rollen für das elektronische Wirtschaften im Gesundheitswesen

Eine Ergänzung dieser Einteilung für das elektronische Wirtschaften im Gesundheitswesen muss die spezifischen Akteure und Rollen berücksichtigen. Dabei sind die folgend genannten Spezialisierungen der allgemein definierten Rollen relevant:

- Spezialisierte „Business"-Rollen im Gesundheitswesen wie Arztpraxen, Krankenhäuser, Pflegedienste, Apotheken, Krankenversicherungsunternehmen, Kassenärztliche Vereinigungen.
- Spezialisierte „Administration"-Rollen im Gesundheitswesen wie z.B. Ärztekammern, Gesundheitsämter, Staatliche Hygieneämter.
- Spezialisierte „Consumer"-Rollen im Gesundheitswesen wie z.B. Patienten, Versicherte.
- Spezialisierte „Employee"-Rollen wie z.B. Ärzte, Pflegekräfte, Apotheker, Med. Assistenten, Therapeuten.

3.2.2 Spezielle Interaktionsszenarien im Gesundheitswesen

Im Gesundheitswesen kann zwischen *behandlungsbezogenen* und *nicht behandlungsbezogenen Geschäftsprozessen* unterschieden werden. In letztere Klasse fallen alle administrativen Prozesse wie z.B. die Abrechnung. Die Sektorierung und Spezialisierung im Gesundheitswesen mit stark arbeitsteiligem Charakter hat dazu geführt, dass Behandlungsprozesse – wenn es sich nicht um triviale Krankheitsbilder handelt – immer in Form von einrichtungsübergreifenden Prozessen abgewickelt werden. Eine medizinische Behandlung muss insgesamt als komplexer Prozess betrachtet werden, in dessen Verlauf verschiedenste Einrichtungen durch die Erbringung bestimmter diagnostischer, therapeutischer oder rehabilitativer Behandlungsleistungen beitragen. Betrachtet man diesen Prozess an einem Beispiel, ergibt sich das in ⌧ Abb. 3.1, Seite 187 gezeigte Bild. Dabei sind *vier wesentliche Fälle der Kooperation* zu unterscheiden:

Behandlungsbezogene und nicht behandlungsbezogene Prozesse

- Eine Behandlungsinstitution nimmt spezialisierte Leistungen anderer Institutionen in Anspruch, gibt diese also dort in Auftrag, ohne aber eine Rückmeldung zu erhalten. (in der ⌧ Abbildung 3.1 mit „A" gekennzeichnet), z.B. durch Verordnung eines Rezeptes, eines Hilfsmittels etc.

  Punktueller Auftrag ohne Rückmeldung

- Eine Behandlungsinstitution nimmt spezialisierte Leistungen anderer Institutionen in Anspruch, gibt diese also dort in Auftrag und erwartet eine Rückmeldung, von der das weitere eigene Vorgehen abhängt (in der Abbildung 3.1 mit „B" gekennzeichnet). Dies geschieht z.B. durch Untersuchungsaufträge an Labore, Radiologische Institute, Fachärzte etc. Dieser Teilprozess wird im Allgemeinen als „Leistungskommunikation" bezeichnet, der ein einrichtungsübergreifender „Workflow" zugrunde liegt (⌧ Abb. 3.3, S. 189).

  Punktueller Auftrag mit Rückmeldung

- Eine Behandlungsinstitution übergibt für einen gewissen Zeitraum die gesamte oder bezüglich einer Erkrankung Teile der Behandlungsverantwortung an eine andere Institution – z.B. durch Krankenhauseinweisung, Verordnung eines Rehabilitationsaufenthaltes, (parallele) Facharztbehandlung. Diese handelt dann unabhängig, gibt aber nach Abschluss einen Bericht zurück (in der Abbildung 3.1 mit „C" gekennzeichnet).

  Auftrag zur Parallelbehandlung, zumeist mit Rückmeldung

- Eine Behandlungsinstitution übergibt auf Dauer die Behandlungsverantwortung an eine andere Institution, z.B. beim Wechsel des Arztes aufgrund eines Wohnortwechsels des Patienten.

  Übergabe der gesamten Behandlung auf Dauer

Die einzelnen *Kooperationsszenarien* sind für die Führung der Dokumentation eines Patienten von hoher Relevanz, denn entsprechend der Behandlungsverantwortung erfolgt diese „federführend". Jede Institution dokumentiert also gesondert ihren Behandlungsanteil. Es ergeben sich aber auch für die Kommunikation zwischen den Einrichtungen verschiedene Konsequenzen zur Herstellung der notwendigen einrichtungsübergreifenden Informationstransparenz:

Unidirektionale Kommunikation ohne Kontext

- Im Fall A erfolgt zwar eine Anordnung, aber keine Rückinformation in Form eines Befundes oder einer Ausgabebestätigung. Ähnlich verhält es sich auch bei der Anordnung von Heil- und Hilfsmitteln, aber auch bei der Verordnung bestimmter therapeutischer Leistungen wie z.B. der Physiotherapie.

Auftragsbezogener Minimalkontext

- Im Fall B einer Überweisung zur Erbringung diagnostischer oder therapeutischer Leistungen müssen dem „Auftragnehmer" die für die beauftragte Leistungserbringung hinreichend notwendigen Kontextinformationen zur Verfügung gestellt werden – meist in Form einer kurzen Fragestellung zu den beauftragten Leistungen. Der Auftragnehmer übermittelt nach der Durchführung die bei ihm erhobenen Ergebnisse vollständig zurück.

Fall- und Behandlungsstatus

- Im Fall C – also z.B. bei Krankenhauseinweisungen oder Überweisungen zum Facharzt – wird es notwendig, umfangreichere Behandlungsinformationen und die Vorgeschichte des Patienten in dem Maß für den Weiterbehandler verfügbar zu machen, dass für diesen eine ordnungsgemäße Fortführung der Behandlung möglich wird.

Fall- und Behandlungsstatus sowie „Episoden-Story"

- Ebenfalls im Fall C wird nach Abschluss einer solchen „delegierten" Episode übermittelt der Weiterbehandelnde an den Überweiser eine Epikrise in Form eines Arztbriefes – also einen episodenbezogen zusammenfassenden Bericht mit Bewertung.

Gesamte Akte

- Im vierten in der Abbildung nicht berücksichtigten Fall D sollte die gesamte Behandlungsdokumentation – also in diesem Sinne die Patientenakte bzw. eine Kopie davon – an die übernehmende Institution weitergegeben werden. Eine Rückkommunikation wie in den beiden Fällen zuvor erfolgt nicht.

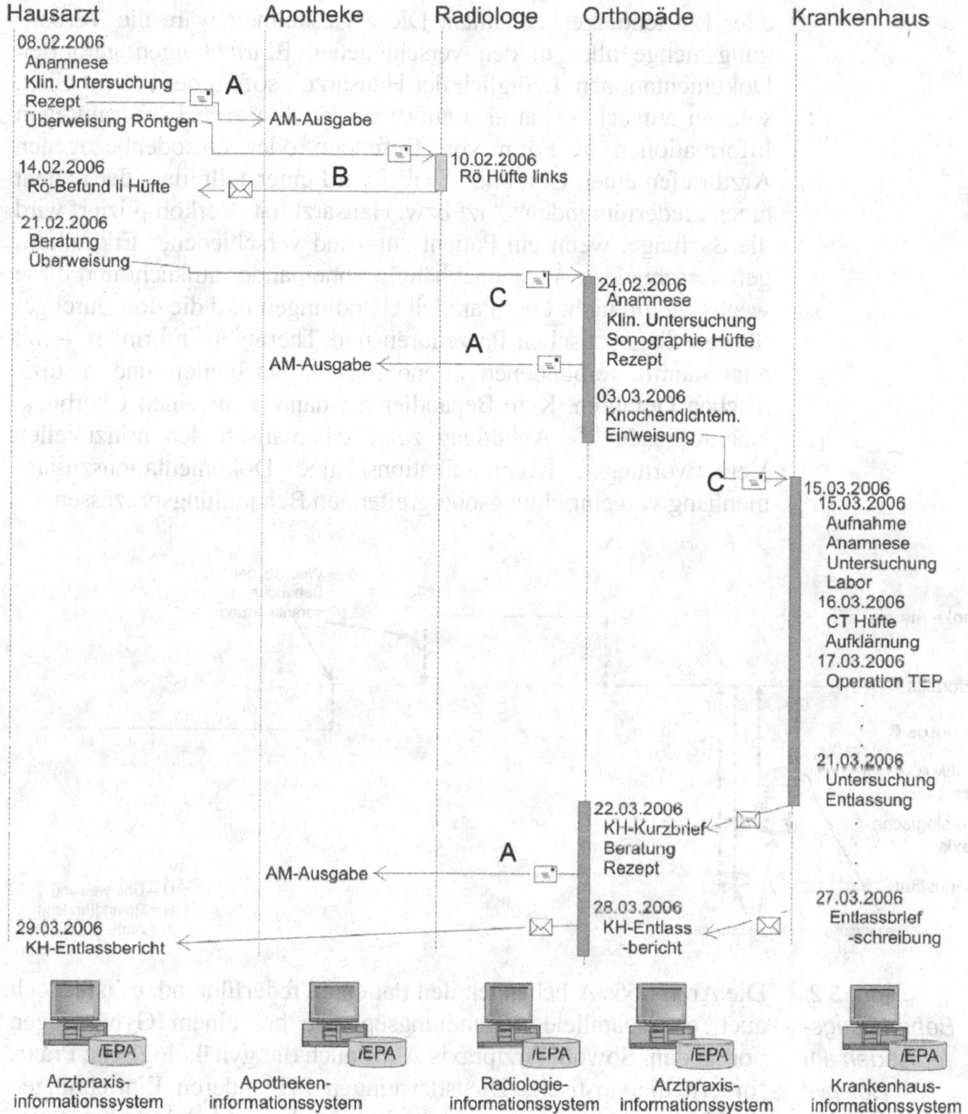

Abb. 3.1: Beispiel einrichtungsübergreifender Behandlungsprozess

Bei allen Szenarien muss das *informationelle Selbstbestimmungsrecht* des Patienten berücksichtigt werden, d.h. für Informationsweitergaben, die nicht direkt im Verwendungskontext zwingend notwendig sind, muss die Zustimmung des Patienten vorliegen.

Wie die Abbildung auch verdeutlicht, entstehen in den verschiedenen Institutionen *institutionelle Elektronische Patientenakten* (*i*E-PA), die hinsichtlich Detaillierungsgrad und Umfang sehr unterschiedlich sind und nie die Gesamtheit des Behandlungsgeschehens aller Einrichtungen enthalten. Diese Gesamtheit wäre die Vereinigungsmenge aller in den verschiedenen Einrichtungen geführten Dokumentationen. Lediglich der Hausarzt – sofern der Patient einen solchen aufsucht – hat also aufgrund der ihm zurück übermittelten Informationen in Form von Befunden oder episodenbezogenen Arztbriefen einen Überblick. Dabei wird unterstellt, dass der Patient einen „federführenden" Arzt bzw. Hausarzt hat. Verkompliziert wird die Sachlage, wenn ein Patient aufgrund verschiedener Erkrankungen verschiedene Ärzte unabhängig voneinander aufsucht und diese wechselseitig nicht über Parallelbehandlungen und die dort durchgeführten diagnostischen Prozeduren und Therapien informiert – mit allen damit verbundenen ökonomischen Nachteilen und medizinischen Gefahren. Kein Behandler hat dann mehr einen Überblick. Nachfolgende ⌧ Abbildung zeigt schematisch den prinzipiellen Verantwortungs-, Kommunikations- und Dokumentationszusammenhang von einrichtungsübergreifenden Behandlungsprozessen.

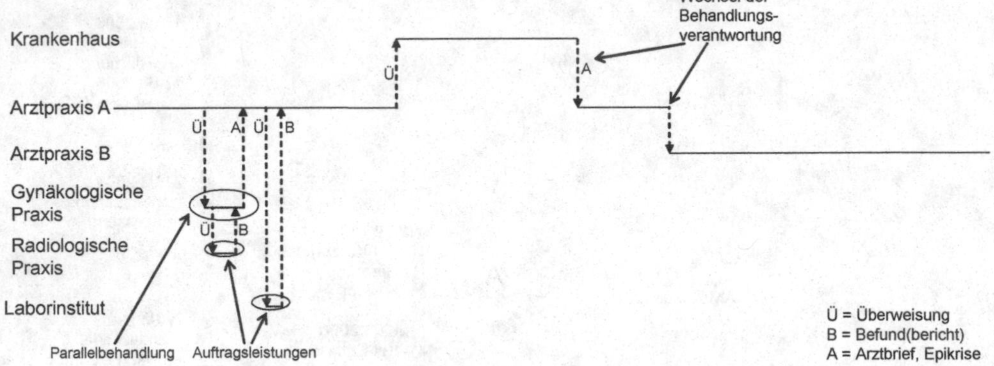

Abb. 3.2: Behandlungs-episoden am Beispiel

Die Arztpraxis A behandelt den Patienten federführend, es ist jedoch auch eine parallele Behandlungsepisode bei einem Gynäkologen vorhanden. Sowohl Arztpraxis A als auch die gynäkologische Praxis fordern diagnostische Dienstleistungen bei anderen Einrichtungen an. Nach der Überweisung in das Krankenhaus wird dort eine stationäre Fallakte geführt. Die Arztpraxis hat in diesem Zeitraum weder Behandlungsverantwortung noch eine eigene Dokumentation. Nach Entlassung übernimmt die Arztpraxis A wieder die Behandlung. Da der Patient nach einigen Monaten einen Wohnortwechsel vornimmt, wird die Gesamtverantwortung und Dokumentation an Praxis B übergeben.

Für den Fall einer Auftragsüberweisung (Fall B) zeigt die ⌧ nachfolgende Abbildung die wichtigsten Aktionen im Rahmen der einrichtungsübergreifenden Prozesskette.

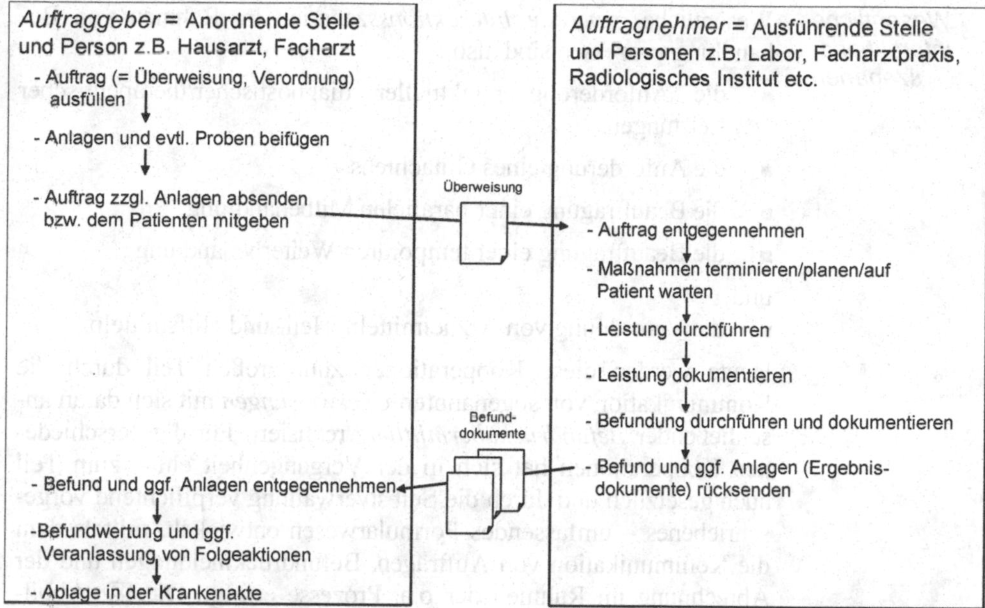

Auftraggeber = Anordnende Stelle und Person z.B. Hausarzt, Facharzt
- Auftrag (= Überweisung, Verordnung) ausfüllen
- Anlagen und evtl. Proben beifügen
- Auftrag zzgl. Anlagen absenden bzw. dem Patienten mitgeben
Überweisung
Auftragnehmer = Ausführende Stelle und Personen z.B. Labor, Facharztpraxis, Radiologisches Institut etc.
- Auftrag entgegennehmen
- Maßnahmen terminieren/planen/auf Patient warten
- Leistung durchführen
- Leistung dokumentieren
- Befundung durchführen und dokumentieren
- Befund und ggf. Anlagen (Ergebnis-dokumente) rücksenden
Befund-dokumente
- Befund und ggf. Anlagen entgegennehmen
-Befundwertung und ggf. Veranlassung von Folgeaktionen
- Ablage in der Krankenakte

Abb. 3.3: Beispiel einer einrichtungs-übergreifenden Prozesskette

1/E: Arbeitsunfähigkeitsbescheinigung
2/E: Verordnung von Krankenhausbehandlung
3/E: Bescheinigung über den mutmaßlichen Tag der Entbindung
4/E: Verordnung einer Krankenbeförderung
5 a/E: Bericht über Operationen ohne Leistungsdefinition nach den Nummern 95 - 98 BMÄ/E
6/E: Überweisungs-/Abrechnungsschein
7/E: Überweisung vor Aufnahme einer Psychotherapie zur Abklärung somatischer Ursachen
8/E: Sehhilfenverordnung
8a/E: Verordnung von vergrößernden Sehhilfen
9/E: Ärztliche Bescheinigung für die Gewährung von Mutterschaftsgeld bei Frühgeburten
10/E: Überweisungs-/Abrechnungsschein für Laboratoriumsuntersuchungen als Auftragsleis
11/E: Bericht für den Medizinischen Dienst
12/E: Verordnung häuslicher Krankenpflege
13/E: Heilmittelverordnung (Maßnahmen der Physikalischen Therapie/Podologischen Therap
14/E: Heilmittelverordnung (Maßnahmen der Stimm-, Sprech- und Sprachtherapie
15/E: Ohrenärztliche Verordnung einer Hörhilfe
16: Arzneiverordnungsblatt
18/E Heilmittelverordnung (Maßnahmen der Ergotherapie)
19/E: Abrechnungsschein für ärztlichen Notfalldienst, Urlaubs- bzw. Krankheitsvertretung
20/E: Maßnahmen zur stufenweisen Wiedereingliederung in das Erwerbsleben (Wiedereingl
21/E: Ärztliche Bescheinigung für den Bezug von Krankengeld bei Erkrankung eines Kindes
22/E Konsiliarbericht vor Aufnahme einer Psychotherapie
25/E: Anregung einer ambulanten Vorsorgeleistung in anerkannten Kurorten gemäß § 23 Ab
26/E: Verordnung Soziotherapie gem. § 37a SGB V
27/E Soziotherapeutischer Betreuungsplan gem. § 37a SGB V
28/E Verordnung bei Überweisung zur Indikationsstellung für Soziotherapie
30/E: Berichtsvordruck Gesundheitsuntersuchung
38/E Dokumentationsbogen zur Früherkennungs-Koloskopie
39/E: Überweisungsschein zur präventiven zytologischen Untersuchung

Abb. 3.4: Auszug aus der Formularliste für die ambulante Versorgung (KBV 2004)

Wesentliche Interaktionsszenarien

Wesentliche *generelle Interaktionss*zenarien im Rahmen von Behandlungsprozessen sind also

- die Anforderung punktueller diagnostischer/therapeutischer Leistungen,
- die Anforderung eines Gutachtens,
- die Beauftragung einer parallelen Mitbehandlung,
- die Beauftragung einer temporären Weiterbehandlung

und

- die Verordnung von Arzneimitteln, Heil- und Hilfsmitteln.

Heute werden diese Kooperationen zum großen Teil durch die Kommunikation von sogenannten *Überweisungen* mit sich daran anschließender *Befundrückübermittlung* realisiert. Für die verschiedenen Kooperationen hat sich in der Vergangenheit ein – zum Teil auch gesetzlich und durch die Selbstverwaltung verpflichtend vorgeschriebenes – umfassendes Formularwesen entwickelt, mittels dem die Kommunikation von Aufträgen, Befundrückmeldungen und der Abrechnung im Rahmen der o.a. Prozesse erfolgt. Die ⌧ Abbildung 3.4 gibt einen Auszug zu den im Bereich der vertragsärztlichen Versorgung existierenden Formularen (Quelle: Anlage 2 des Bundesmantelvertrags-Ärzte).

Die vorangehenden Betrachtungen zeigen die *hohe Bedeutung der Telekommunikation und Teledokumentation* für eine koordinierte und transparente einrichtungsübergreifende Gesundheitsversorgung. Folgende Vorteile ergeben sich durch elektronische Verfahren:

Vorteile elektronischer Kommunikationsverfahren

- Schnellere Informations-/Dokumentenübermittlung,
- Vollständigere Informations-/Dokumentenübermittlung,
- Einfachere Integration erhaltener Informationen und Dokumente in die institutionelle Dokumentation des Empfängers,
- Weiternutz-/verarbeitbarkeit der erhaltenen Informationen und Dokumente,
- Bessere und zeitnahe Informationstransparenz für alle am Behandlungsprozess Beteiligten,
- Vermeidung von Doppeluntersuchungen und
- Verkürzung der Durchlaufzeit.

Prioritäre Anwendungen

Die Vielfältigkeit der Interaktionen erfordert bei der Entwicklung einer gesundheitstelematischen Plattform natürlich eine Priorisierung und Konzentration auf monetär oder ideell stark nutzbringende Anwendungen mit hohem Verbreitungsgrad. Im Wesentlichen können hier hinsichtlich der kommunikativen Unterstützung das *elek-*

tronische Rezept, der *elektronische Arztbrief*, die *elektronische Überweisung bzw. Krankenhauseinweisung* und die *elektronische Verordnung* genannt werden.

Neben den behandlungsbezogenen Prozessen gibt es eine ganze Reihe weitere Prozesse, die zum Teil aus der medizinischen Behandlung resultieren (wie z.B. die Abrechnung zwischen Arztpraxis und Kassenärztlicher Vereinigung oder die Meldung meldepflichtiger Erkrankungen an das zuständige Gesundheitsamt). Auch diese sind prinzipiell einer telematischen Unterstützung zugänglich, wobei vor allem Verfahren zum Austausch von Abrechnungsdaten zwischen den Leistungserbringern und den Kostenträgern bzw. den Kassenärztlichen Vereinigungen prioritär sind.

Merktafel 7
zu Kapitel 3.2: Interaktionsszenarien und Geschäftsprozesse

- Typische Interaktionsszenarien im elektronischen Wirtschaften werden durch die beteiligten Rollen unter Berücksichtigung des Diensteanbieters angegeben in der Form „Rolle2Rolle" angegeben. *M7.1*
- Wesentliche Rollenbezeichnungen beim elektronischen Wirtschaften sind B (Business), C (Consumer), A (Administration), G (Government) und E (Employee). *M7.2*
- Im Gesundheitswesen tragen eine Vielzahl unterschiedlichster Akteure zur Versorgung bei. *M7.3*
- Typische Partner von Geschäftsvorfällen im Gesundheitswesen sind Leistungserbringer, Patienten, Leistungsträger, Selbstverwaltungsorgane, Ministerien und die in den Einrichtungen arbeitenden spezialisierten Fachkräfte wie Ärzte, Pflegekräfte usw. *M7.4*
- Die Versorgung ist sektoral gegliedert mit sektorspezifischen Organisations-, Finanzierungs- und Abrechnungsgegebenheiten. *M7.5*
- Die Kommunikation im Gesundheitswesen beruht auf dem Austausch von bis zu einer Milliarde Papierdokumenten zwischen den verschiedenen Institutionen. Den Großteil davon machen Rezepte, Überweisungen und Arztbriefe aus. *M7.6*
- Behandlungsprozesse können als komplexe einrichtungsübergreifende Prozesse verstanden werden, im Rahmen derer verschiedenste Institutionen Leistungen erbringen und miteinander kommunizieren. Dabei können die wesentliche Interaktionsszenarien identifiziert werden: *M7.7*

- Inauftraggabe spezialisierter Leistungen wie die Durchführung diagnostischer oder therapeutischer Leistungen oder die Ausgabe von Arznei-, Heil- oder Hilfsmitteln
- Inauftraggabe einer parallelen Mitbehandlung
- Inauftraggabe einer exklusiven temporären Weiterbehandlung für einen gewissen Zeitraum
- Übergabe der Behandlung an eine andere Einrichtung auf Dauer

M7.8 ■ Je nach Interaktion wird die wechselseitige Bereitstellung von bekannten Krankheits- und Behandlungsinformationen mit adäquatem Umfang und ausreichender Detaillierung notwendig.

M7.9 ■ Die Kommunikation im Gesundheitswesen erfolgt auf Basis eines in weiten Teilen verpflichtend vorgeschriebenen Formularwesens.

M7.10 ■ Für den ambulanten Bereich finden sich die zu benutzenden Formulare im Anhang in der Anlage 2 des Bundesmantelvertrages-Ärzte.

M7.11 ■ Die Vorteile einer elektronisch gestützten Interaktion sind vielfältig: Wesentlich sind die schnellere und vollständigere Informationsübermittlung, die einfache Integrations- und Weiterverarbeitbarkeit erhaltener Informationen und Dokumente sowie eine Verkürzung der Durchlaufzeiten insgesamt. Die einrichtungsübergreifende zeitnahe Informationstransparenz kann damit entscheidend verbessert werden.

M7.12 ■ Prioritäre telematische Anwendungen sind das elektronische Rezept, der elektronische Arztbrief, die elektronische Überweisung, die elektronische Verordnung und die elektronische Abrechnung.

3.3 Neue Versorgungsformen und -konzepte

3.3.1 Medizinische Versorgungszentren

Fachübergreifende ärztliche Einrichtungen

Mit den Regelungen des § 95 im SGB V durch das GKV-Modernisierungsgesetz (GMG) haben Gesundheitsversorgungseinrichtungen seit dem 1. Januar 2004 neue Möglichkeiten zur medizinischen und wirtschaftlichen Kooperation. Bei Medizinischen Versorgungszentren handelt es sich um fachübergreifende ärztlich geleitete Einrichtungen, in denen Ärzte, die in das Arztregister eingetragen sind, als Angestellte oder Vertragsärzte tätig sind. Der Vorteil dieser Versorgungszentren liegt in der Kooperation unterschiedlicher Facharztbereiche untereinander und mit nichtärztlichen Leistungserbringern wie beispielsweise Apotheken oder ambulanten Pflegediensten und Physiotherapeuten. Medizinischen Versorgungszentren können sich aller zulässigen Organisationsformen bedienen, also auch als juristische Person etwa in Form einer GmbH, AG, OHG oder KG auftreten. Allerdings dürfen nach wie vor medizinische Versorgungszentren nur von Leistungserbringern gegründet werden. Nicht-Leistungserbinger im Sinne des GKV dürfen sich nicht an den Versorgungszentren – auch nicht in Form einer kapitalmäßigen Beteiligung – beteiligen.

Aufhebung der sektoralen Trennung

Die sektorale Trennung zwischen ambulanter und stationärer Versorgung wird durch diese nun zulässige Form der Kooperation von Gesundheitsversorgungseinrichtungen aufgeweicht. Krankenhäuser können nun auch („wieder") ambulant versorgen und sind damit Konkurrenten für die niedergelassenen Ärzte. Durch Versorgungszentren können niedergelassene Ärzte und Krankenhäuser ihr Leistungsspektrum erweitern. Durch die gemeinsame Nutzung des Verwaltungsapparates, der Medizintechnik und technischer Einrichtungen sowie durch die Koordinierung und Konzentration der Behandlungen sollen vor allem auch Wirtschaftlichkeitspotenziale erschlossen werden.

Vorteile für den Patienten

Medizinische Versorgungszentren bieten den Patienten folgende Vorteile:

- Eine besondere medizinische Versorgungsqualität aus einer Hand durch die enge und zeitnahe Zusammenarbeit aller an der Behandlung Beteiligten bei aktuellen Maßnahmen.
- Eine gemeinsame Verständigung aller Beteiligten über Krankheitsverlauf, Behandlungsziele und weitere Therapie.
- Eine bessere Verzahnung der einzelnen Teilschritte der Versorgungskette. So können zum Beispiel die Medikation besser abgestimmt und Doppeluntersuchungen vermieden werden.

Vorteile für die Leistungserbringer

Der Zusammenschluss von Ärzten verschiedener Fachrichtungen hat also Vorteile für den Patienten, aber auch für die Leistungserbringer. Diese können z.B. teure Geräte durch mehrere Ärzte nutzen lassen; bei Urlaub, Fortbildung oder Krankheit eines Arztes fallen keine Sprechstunden aus. Und für den Patienten kommt es zu kürzeren Wegen und Wartezeiten. Damit stehen Medizinische Versorgungszentren genau genommen in der Tradition der ostdeutschen Polikliniken, die einen vergleichbaren Versorgungsansatz verfolgten.

Die Zulassung der medizinischen Versorgungszentren erfolgt innerhalb der Grenzen der vertragsärztlichen Bedarfsplanung, ist also nur dann möglich, wenn die Planungsregion nicht wegen Überversorgung gesperrt ist. Die Zulassung erteilt die zuständige Kassenärztliche Vereinigung.

Medizinische Versorgungszentren müssen unternehmerisch geführt und von zugelassenen Leistungserbringern im Gesundheitswesen gebildet werden. Dabei können Freiberufler und Angestellte in medizinischen Versorgungszentren tätig sein. Ein medizinisches Versorgungszentrum ermöglicht eine Entlastung der Ärztinnen und Ärzte von den nichtärztlichen Aufgaben so bleibt mehr Zeit für die medizinische Arbeit und für die Weiterqualifikation.

3.3.2 Integrierte Versorgung

Anreizsysteme für engere Zusammenarbeit

Mit den Änderungen im Sozialgesetzbuch (SGB), speziell in den §§ 140 a-d des fünften Buches (Stand 01.01.04) durch das Gesetz zur Modernisierung der gesetzlichen Krankenversicherung wurden erstmals in der Bundesrepublik gesetzliche Rahmenbedingungen für die Umsetzung einer sogenannten „*integrierten Versorgung*" (IGV) geschaffen. Damit soll die Koordination und Kooperation im Rahmen von Behandlungsprozessen insgesamt und speziell zwischen ambulanter, stationärer und rehabilitativer Versorgung sowie ambulanter Pflege verbessert werden. Wesentlicher Kern des Gesetzwerkes ist die Schaffung der Rahmenbedingungen für Anreizsysteme bzw. spezielle Vergütungsvereinbarungen zwischen Kostenträgern und Leistungserbringern zur Erreichung einer verbesserten Kooperation. Dabei wird sowohl eine vertikale Vernetzung zwischen den Sektoren – also z.B. stationär/ambulant – als auch eine innersektorale zwischen den Einrichtungen unterstützt (horizontale interdisziplinäre Vernetzung), wobei Partner einer solchen integrierten Versorgung jede Gesundheitsversorgungseinrichtung sein kann, aber auch Medizinische Versorgungszentren (s. ⌧ Kap. 3.3.1, S. 192) und Managementgesellschaften.

Führung einer ausreichenden Dokumentation ist verpflichtend

Weiterhin neu ist die Forderung nach Führung einer ausreichenden Dokumentation, die jedem an der integrierten Versorgung teilnehmenden Leistungserbringer zur Verfügung stehen muss – also einer *einrichtungsübergreifenden Behandlungsdokumentation*. Der Zugriff auf diese durch die am konkreten Behandlungsfall beteiligten Institutionen setzt jedoch die Einwilligung des Patienten voraus. Hiermit soll im Zusammenhang mit dem Datenschutzgesetz und der Beschränkung auf den im §203 des Strafgesetzbuches genannten

Personenkreis, welcher der beruflichen Geheimhaltungspflicht untersteht, den Anforderungen an das Vertrauensverhältnis zwischen Patient und Arzt Rechnung getragen werden.

Dabei ist in den Verträgen zur Integrierten Versorgung zwischen Kassen und Leistungserbringern auch der Datenfluss zwischen den einzelnen Teilnehmern zu vereinbaren!

§140 a: Klare vertragliche Regelungen, wer, wie, wann und durch wen mit welchen Maßnahmen versorgt wird

Im Einzelnen regelt der § 140 a detailliert, welche Anforderungen an solche integrierten Versorgungsverträge gestellt werden. Es müssen z.B. das Versorgungsangebot und die Vorraussetzungen der Inanspruchnahme durch Patienten geregelt sein. Durch diese Verträge wird der Sicherstellungsauftrag der Kassenärztlichen Vereinigungen eingeschränkt. Entsprechende Verträge werden in der Regel nicht global für eine Region geschlossen, sondern für die Versorgung von Patienten mit einer bestimmten Erkrankung die einer kontinuierlichen interdisziplinären Überwachung bedürfen oder aber in einem komplexen Geflecht von Behandlern versorgt werden müssen. Verträge zur Integrierten Versorgung existieren inzwischen z.B. für Diabetespatienten, Endoprothetikpatienten, Patienten mit koronarer Herzkrankheit und unter Depression leidende Patienten. Die Teilnahme der Versicherten ist freiwillig, schreibt sich ein Patient jedoch in das Programm ein, muss er einerseits gewisse Einschränkungen bezüglich der freien Arztwahl hinnehmen, kann aber andererseits von einer koordinierteren und zwischen den Behandlern transparenteren Versorgung und den für die Integrierte Versorgung vereinbarten Qualitätssicherungsmaßnahmen profitieren. Zur Sicherstellung einer freien und souveränen Entscheidung des Patienten müssen die Krankenkassen die entsprechenden Informationen zu den IGV-Verträgen an die Versicherten geben.

Effiziente Integrierte Versorgung ohne Telematik nicht machbar

Insgesamt decken sich die Ziele der Integrierten Versorgung weitgehend mit jenen, die im Allgemeinen für den Einsatz gesundheitstelematischer Anwendungen angeführt werden (⌧ Kap. 1.3, S.8). Oder umgekehrt: Eine effiziente Integrierte Versorgung ist ohne informationstechnologische Unterstützung nur bedingt umsetzbar.

§140 b: Wer kann mitmachen?

Im § 140 b wird geregelt, wer alles Vertragspartner der Krankenkassen sein kann. Prinzipiell können dabei alle ärztlichen Versorgungsinstitutionen beteiligt werden. Vom Ablauf her müssen sich entsprechende Gesundheitsversorgungsinstitutionen zusammenfinden und bei den Krankenkassen einen Antrag stellen. Es liegt im Ermessen der Krankenkasse, ob diese einem Antrag auf Abschluss eines IGV-Vertrages zustimmt oder diesen ablehnt.

Kommt ein Vertrag zustande, müssen die Vertragspartner die organisatorischen, betriebswirtschaftlichen sowie medizinischen und medizintechnischen Vorraussetzungen für die vereinbarte IGV entsprechend dem allgemein anerkannten Stand der medizinischen Erkenntnisse und des medizinischen Fortschritts gewährleisten und die einrichtungsübergreifende koordinierte Versorgung realisieren. Die Hinzunahme weiterer Dritten zu den IGV-Verträgen ist nur mit Zustimmung aller Vertragspartner möglich, damit gewährleistet ist, dass das vertraglich abgesprochene Austauschverhältnis von Leistung und Gegenleistung (Vergütung) nicht durch den Beitritt Dritter aus dem Gleichgewicht gebracht wird.

§ 40 c: Vergütung von Behandlungen

Im § 140c werden dann die möglichen Vergütungsregelungen beschrieben. Die Vergütungen werden frei ausgehandelt und sind unabhängig von Budget- und Vergütungsregelungen im SGB V sowie bestimmten sektoralen Finanzierungsregelungen. Das Gesetz lässt die Wahl, ob die Vergütungen pauschalisiert („Komplexpauschale") – dann sind alle Aufwendungen zur Behandlung eines Einzelfalles mit einer Pauschalen abgedeckt – oder einzelleistungsbezogen erfolgen sollen. Die verschiedenen Vergütungsformen können vertraglich aber auch miteinander kombiniert werden. Gezahlt werden auch Leistungen von nicht an der IGV teilnehmenden Leistungserbringern. Jedoch ist die Inanspruchnahme nicht teilnehmender Leistungserbringer nur zulässig, wenn die Versicherten an diese Leistungserbringer überwiesen wurden oder der Vertrag zur integrierten Versorgung sie zur Inanspruchnahme nicht teilnehmender Leistungserbringer berechtigt.

Ziel: Gesamtheitlich versorgt

Mit der Integrierten Versorgung soll sowohl ein Nutzen für die *Patienten* durch eine gesamtheitlichere, koordiniertere, raschere und für transparentere Versorgung als auch für die Versorgungsinstitutionen und die Kostenträger geschaffen werden.

Der Patient hat darüber hinaus das Recht, dass ihm die wichtigsten Informationen seines gesamten Behandlungsprozesses - medizinische Ergebnisse, Arzttermine, Therapieempfehlungen, Befunde, Angaben zur Behandlung und Medikation – ohne Kostenberechnung zur Verfügung gestellt werden. Mit einer einrichtungsübergreifenden Dokumentation der zuvor aufgezählten Informationen ist der Behandlungsprozess neben dem Patienten ausschließlich mit dessen Einwilligung auch für alle Behandler transparent

Für die *Kostenträger* ergibt sich im Wettbewerb um Kunden sprich Versicherte die Chance, mittels IV-Verträgen mit Leistungserbringern nicht nur die Leistungsvergütung frei auszuhandeln, sondern auch ökonomische Anreize zu setzen. So kann die IV als Kundenbindungs- oder Kundengewinnungsinstrument der Kassen dienen, vor allem wenn patientenbezogene, jedoch kostenneutrale Zusatzangebote gemacht oder höhere Qualitätsstandards zugesichert werden.

Der Nachweis der Qualität soll durch ein definiertes Qualitätsmanagement erfolgen, das die angestrebten Versorgungsziele und die Prozessstandards beobachtet und in regelmäßigen Intervallen bewertet sowie durch eine IGV-Netzwerk-interne und -externe Evaluierung. Auch wird erhofft, dass die Kostenträger durch die Optimierung der Prozessabläufe in nicht unerheblichem Maße Kosten einsparen.

Definiertes Qulitätsmanagement ist verpflichtend

Für die *Leistungserbringer* bzw. die *Gesundheitsversorgungsinstitutionen* ergibt sich letztendlich die Chance, in ökonomischer Eigenverantwortlichkeit auf Basis der IV-Verträge und den vereinbarten Vergütungen den Patienten eine umfassende und bedarfsgerechte Versorgungsstruktur anzubieten.

Organisatorische Defizite werden reduziert und die Wirtschaftlichkeit des Behandlungsprozesses für jeden einzelnen erhöht. Die Zentralisierung administrativer Aufgaben durch ein gemeinsames Behandlungskonzept – meist in Form von klinischen Pfaden (⌧ Kap. 3.3.5, S. 209) angewandt im Rahmen eines Case Managements (⌧ Kap. 3.3.3, S. 198) – führt zu einer Verringerung des organisatorischen Aufwandes für jeden einzelnen Leistungserbringer. Durch die klare Schnittstellendefinition zwischen den Leistungserbringern – nach Art und Umfang der Übergabesituationen und Übergabedokumente – und die allen am Behandlungsprozess Beteiligten zur Verfügung stehende lückenlose Patientendokumentation wird neben der Optimierung des Behandlungsprozesses (z.B. Vorbeugung von Doppeluntersuchungen, Vorteile bei der Terminierung) auch die Kommunikation untereinander verbessert. Insbesondere bei einem Wechsel von ambulanter in die stationäre Therapie und umgekehrt kann nahtlos in die Anschlussbehandlung übergegangen und Arztberichte und Entlassbriefe können zeitnah weitergegeben werden. Durch die gemeinsame Patientendokumentation bekommt der aktuell behandelnde Arzt außerdem einen schnellen Überblick über die wichtigsten medizinischen Aspekte zur Vorgeschichte und zum momentanen Status des Patienten. Die gemeinsame Datenbasis kann inhaltlich durch die beteiligte Institution einfach ergänzt werden.

Verringerung des Organisationsaufwandes

Eine gut funktionierende Zusammenarbeit der Ärzte schafft eine größere Akzeptanz des Patienten für seine medizinische Behandlung und führt damit auch zu Patiententreue für Behandler und Kundenbindung für die Kostenträger.

3.3.3 Disease und Case Management

Instrumente für Integrierte Versorgung und Standardisierung

Während Medizinische Versorgungszentren und die Integrierte Versorgung prinzipiell die Rahmenbedingungen für Finanzierung und Organisation kooperativer Versorgungsmodelle beschreiben, kommen in der operativen Umsetzung Konzepte des Disease und Case Managements zum Einsatz. Beide Konzepte verfolgen die gleichen Ziele, nämlich die Verbesserung folgender Aspekte:

Kontinuität

- *Kontinuität* der Versorgung – auch über Sektorengrenzen hinweg und über alle Phasen von Erkrankungen:
  Der Patient wird während des gesamten Krankheitsverlaufes (Prävention, akute Behandlung, Nachbetreuung) begleitet, wobei durch eine koordinierende Person die zur Heilung führenden Maßnahmen geplant und überwacht werden.

Koordination

- *Koordination* der Versorgung durch Transparenz des Ist-Standes und optimale prospektive Planung:
  Es soll eine sich gegenseitig ergänzende und fördernde und nicht konkurrierende, sich behindernde Versorgung einer Krankheit oder eines Patienten erreicht werden, was auch die Effektivität des Ressourceneinsatzes verbessert.

Integration

- *Integration* aller an einer Behandlung beteiligten Institutionen/Personen:
  Es sollen die verschiedenen an der Heilung einer Krankheit oder eines Patienten beteiligten Organisationen optimal miteinander vernetzt sein, in erster Linie durch intensiven Informationsaustausch oder eine gemeinsame Dokumentation sowie auch durch eine einheitliche Organisation.

Qualitätssteigerung

- *Qualitätssteigerung* durch kontrollierte und methodisch fundierte Qualitätssicherung der Struktur-, Prozess- und Ergebnisqualität:
  Die im Rahmen eines Behandlungsprogramms definierten Maßnahmen und die an den Programmen beteiligten Dienstleister werden einer ständigen Überprüfung unterzogen. Diese Qualitätskontrolle dient außerdem zur laufenden Verbesserung der Programme und soll auch die Kritik entkräften, dass die durch Disease und Case Management erzielten Kosteneinsparungen zu Lasten der Versorgungsqualität gehen.

Begünstigende Faktoren bzw. Entwicklungen, die den Einsatz von entsprechenden Konzepten geradezu erfordern, sind nach Szathmary (1999) und Schlette (2005) die *Zunahme chronisch Kranker*, die sektorale und somit *suboptimale Gliederung des Gesundheitswe-*

sens, die *Zurückbildung sozialer Strukturen* und die *demographische Entwicklung*.

Beim Disease Management geht es um krankheitsartenbezogene Strategien zur Versorgung der betroffenen Patientengruppen. Im Mittelpunkt steht eine bestimmte zumeist chronische Erkrankung, deren Versorgung vor dem Hintergrund neuester wissenschaftlicher Erkenntnisse und bekannter Pathodynamik optimiert werden soll.

Disease-Management

Ziel ist eine *qualitativ hochwertige und kosteneffektive Gesundheitsversorgung* sowie eine ständige Überwachung und ggf. Verbesserung der Versorgungsqualität durch einen systematischen rückkoppelnden Prozess. Dazu gehören die Ermittlung der qualitativ besten und kosteneffektivsten Therapie anhand einer systematischen Therapieerfolg-Analyse, eine Optimierung des Ressourceneinsatzes, die Einbindung aller beteiligten Leistungserbringer in den Entscheidungsprozess und die richtige Behandlung der richtigen Patienten zum richtigen Zeitpunkt. Ziele sind demnach im Einzelnen:

Grundprinzipien des Disease Management

- Das besseres Verstehen des natürlichen Verlaufs einer Krankheit, deren spezifischen Ursachen, Merkmale und Kostenfaktoren.
- Die Anerkennung von Therapiekosten und Therapiequalität als zusammenhängende, sich gegenseitig beeinflussende Faktoren.
- Die Orientierung von Diagnose und Therapie am Krankheitsverlauf bzw. Krankheitszustand und weniger an etablierten Vergütungsrichtlinien.
- Eine gezielte und kontinuierliche Fortbildung und Schulung für Leistungserbringer und Patienten.
- Der gezielte Einsatz von Ressourcen.
- Der Betrieb eins effektiven kontinuierlichen Qualitätsmanagements.
- Ein effektiver Informations- und Know-How Transfer und Dialog unter allen Beteiligten.

Kernpunkte der Disease Management Programme sind demgemäß

Im Kern bedeutet dies

- eine leitlinienorientierte und evidenzbasierte Behandlung,
- die Stärkung der Sensibilität und des Selbstmanagements der Patienten,
- ein optimaler Mittel-/Ressourceneinsatz

und

- eine zentrale (Benchmarking)Dokumentation zur epidemiologischen Auswertung und Qualitätssicherung.

Szathmary (1999) definiert:

„Disease Management ist ein Prozess, unter dem alle Elemente zur optimalen Behandlung einer Krankheit unter Beachtung medizinischer und ökonomischer Gesichtspunkte subsummiert werden. Die Umsetzung erfolgt in der Form von Programmen, die eine Zusammenstellung mehrerer aufeinander abgestimmter Maßnahmen beinhalten. Ein Disease Management Programm behandelt alle relevanten Aspekte und Stufen einer bestimmten Krankheit, angefangen von der Prävention über die Therapie bis zur Nachsorge."

Lauterbach definiert (http://www.aerzteblatt.de/v4/archiv/artikel.asp?id =28092, letzer Zugriff 22.02.2006):

„Disease Management ist ein integrativer Ansatz, der die episodenbezogene, sektoral aufgesplitterte Versorgung von einzelnen chronisch Kranken durch eine systematische, evidenzbasierte, sektorenübergreifende und kontinuierliche Versorgung eines Patientenkollektivs von chronisch Kranken über alle Krankheitsstadien und Versorgungseinrichtungen hinweg ersetzt."

Die Definitionen zeigen, dass Krankheiten, für die ein Disease Management Program (DMP) sinnvoll ist, vor allem eine hohe Inzidenz und Prävalenz haben müssen sowie ein chronischer Verlauf mit bekannter Pathodynamik und definierten Krankheitsstadien bei bekannten Interventionsstrategien vorliegen muss. Daneben sollten hohe Krankheitskosten bzw. vermeidbare Folgekosten durch nicht optimale Behandlung entstehen und durch Indikatoren die ökonomischen und medizinischen Ergebnisse von Behandlungen gemessen werden können. Wesentliche Komponenten eines DMP sind nach Lauterbach (ohne Jahresangabe):

Tabelle 3.1: Komponenten des Disease Management

Einteilung Komponenten	*Komponenten*
Medizinische Dimension	Evidenzbasierte Leitlinien Individuelle Patientenbehandlungspläne Wissenschaftlich begründete Patientenleitlinien Einschreibekriterien Patientenschulungen
Ökonomische Dimension	Kosten- Nutzen- Analysen
Infrastruktur	Datenbanken Patienten-/ Ärzte- Informationssysteme Fortbildungen der Ärzte Disease Management Zirkel Organisationsmanagement
Kunden	Anreizsysteme für Patienten Anreizsysteme für Ärzte
Evaluierung	Evaluierungskonzept

Den Anstoß für die Entwicklung von Disease Management-Programmen in der Bundesrepublik gab das Gutachten des Sachverständigenrates für die „Konzertierte Aktion im Gesundheitswesen" im Jahr 2001, in dem auf eine erhebliche Über-, Unter- und Fehlversorgung bei der Behandlung chronisch Kranker in Deutschland – auch als Folge der mangelnden Koordinierung und Kontinuität der Betreuung speziell für Chroniker – hingewiesen wurde. Als Konsequenz wurden insbesondere leitliniengestützte Versorgungsansätze – darunter Disease Management-Programme mit Langzeitbetreuung auf der Basis evidenzbasierter Medizin unter Einsatz individueller Behandlungspläne und einer selbstverantwortlichen Einbindung des Patienten gefordert.

Anstoß: Über-, Unter- und Fehlversorgung bei der Behandlung chronisch Kranker

Dies wurde bei der Reform des *Risikostrukturausgleichs* in der gesetzlichen Krankenversicherung aufgegriffen und zum 1. Januar 2002 die Grundlage für neue strukturierte Behandlungsprogramme – so genannte Disease Management Programme (DMP) – geschaffen, die über den Risikostrukturausgleich finanziert werden. Dazu werden vom Gemeinsamen Bundesausschuss die Anforderungen an die Programme beschlossen und durch Rechtsverordnung im RSAV geregelt. Details der Ausführung werden dann von Expertengruppen erarbeitet.

Gesetzliche Rahmenbedingungen …

Die konkreten Programme werden regional von den Krankenkassen mit den Ärzten und anderen Leistungserbringern verhandelt und definiert. Die DMP-Verträge müssen anschließend durch das Bundesamt für das Versicherungswesen (BVA) genehmigt werden. Das BVA hat also hinsichtlich der Verträge eine qualitätssichernde Funktion. Im Kern wird in den lokalen DMP-Verträgen geregelt:

… und konkrete Ausgestaltung

- Die Ziele des DMP,
- Einschlusskriterien für teilnehmende Patienten,
- teilnehmende Leistungserbringer und deren Qualitätsmerkmale,
- welche Maßnahmen in welcher Abfolge regelmäßig mit den Patienten durchzuführen sind („leitlinienorientierte Behandlung"),
- welche Schulungsmaßnahmen für die Leistungserbringer und die Patienten erfolgen,
- was und wann strukturiert für das DMP-Programm dokumentiert werden muss und wie die Meldung der Dokumentation erfolgt („DMP-Bögen")

und

- welche Auswertungs- und Qualitätssicherungsmaßnahmen im Programm erfolgen inklusive der Feed-Back-Mechanismen.

Existiert regional ein DMP-Angebot, können sich Patienten dazu freiwillig bei einem teilnehmenden Arzt einschreiben. Krankenkassen können dann den teilnehmenden Patienten einen Bonus in Form der Ermäßigung von Praxisgebühren, Zuzahlungen oder Beitragsreduzierung gewähren.

Freiwillige Einschreibung der Patienten

Im Rahmend der Einschreibung erklären die Patienten formal,

- dass sie sich nach den Regelen des DMP behandeln lassen,
- die verordneten Behandlungstermine einhalten werden

und

- einer Datenweitergabe im Rahmen der DMP-Dokumentation zustimmen.

Der für einen Patienten programmverantwortliche Arzt koordiniert und überwacht die Versorgung, handelt also bezogen auf die spezielle Krankheit als Koordinator oder sogenannter „Gate-Keeper", füllt die entsprechenden DMP-Bögen aus und übermittelt diese an die zentralen Sammelstellen.

Erfahrungsberichte von Patienten zur Teilnahme am DMP finden sich unter http://www.die-gesundheitsreform.de/zukunft_entwckeln /strukt_behandlungsprogramme/beispiele/index.html (Letzter Zugriff 22.02.2006).

Wichtige Komponente: Umfassende Wissensbasis zur Indikation

Nach Amelung (1999) ist einer der kritischen Erfolgsfaktoren für das Disease Management das Vorhandensein einer Wissensbasis über Prävention, Diagnose, Behandlung und Milderung einer Krankheit, die für Behandler und Patienten in geeigneter Form zur Verfügung stehen muss und in die kontinuierlich die Ergebnisse der Outcome-Forschung eingearbeitet werden. Eine solche aktuell gehaltene Wissensbasis kann nur mit geeigneten Medizinischen Informationssystemen betrieben werden, die kontinuierlich wesentliche Behandlungsparameter an eine für epidemiologische Zwecke auswertbare Datenbasis melden und andererseits in der Lage sind, die standardisierte DMP-Dokumentation und die Anwendung von Leitlinien und klinischen Pfaden zu integrieren.

Idealerweise ergibt sich so ein *Regelkreis* auf Basis des konkreten Informations- und Dokumentationsgeschehens bei den Beteiligten eines Disease Management Programms. Nachfolgende ⌦ Abbildung 3.5 zeigt diesen Zusammenhang.

Im institutionellen Informationssystem – also z.B. dem Praxisinformationssystem – wird die gesamte Behandlungsdokumentation in Form einer institutionellen Elektronischen Patientenakte geführt. Teil dieser Dokumentation sind die standardisierten Bögen gemäß den Vorgaben des DMP sowie die Erfassung von festgelegten Indikatoren. Zu definierten Behandlungszeitpunkten werden diese Daten

an eine Datenstelle gemeldet, die den Charakter eines epidemiologischen Krankheitsregisters hat.
Dort werden kontinuierlich deskriptive und explorative statistische Auswertungen erstellt, die einerseits dem Erkenntnisgewinn dienen, andererseits aber auch ein Benchmarking der Behandlungsinstitutionen und damit ein Qualitätsmanagement ermöglichen. Die Ergebnisse werden dann an das DMP-Wissensportal gemeldet, wo sie in geeigneter Weise manuell oder automatisch eingearbeitet werden. Das Portal meldet Änderungen von Bezugsindikatoren, Dokumentations- und Behandlungsstandards an die institutionellen Informationssysteme, wo diese integriert und berücksichtigt werden.

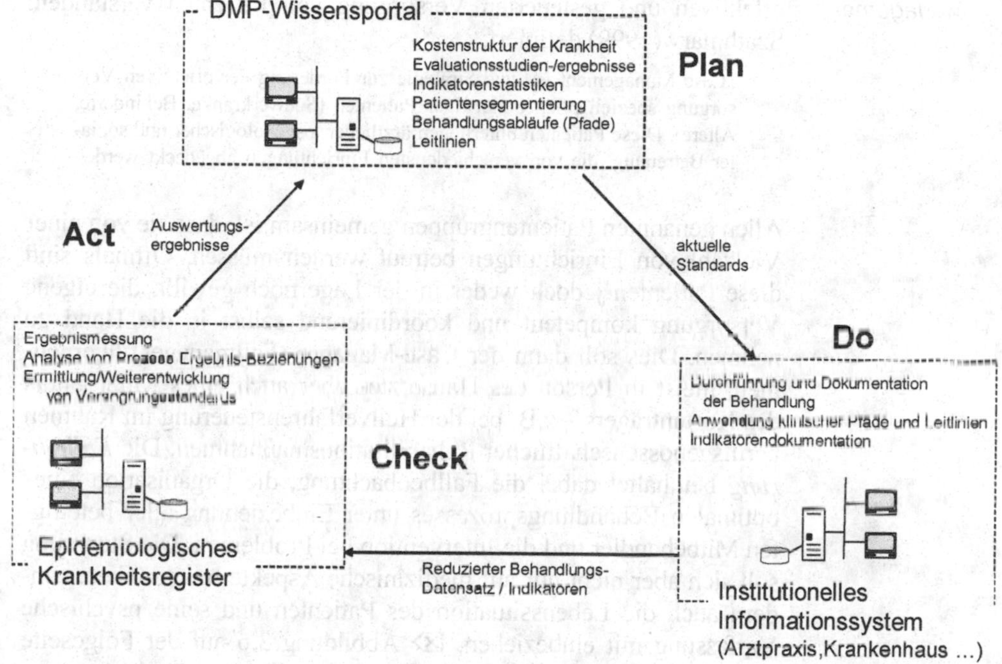

Abb. 3.5: Informations- und Wissensregelkreis für Disease Management

DMP für Wissensgewinn und Wissensmanagement

Vor diesem Hintergrund kann der gesamte DMP-Ansatz auch als ein komplexes System des medizinischen *Wissensgewinns und Wissensmanagements* bezüglich einer bestimmten Krankheit angesehen werden, der zu einem kontinuierlichen Verbesserungsprozess führt. Ohne entsprechende Unterstützung durch informationstechnische und telematische Verfahren lässt sich wie deutlich wird ein effektives Disease Management nicht umsetzen.

Das krankheitsbezogene Behandlungsmanagement wird dabei durchgeführt auf Basis von gesicherten Informationen zu der Erkrankung – zusammengestellt in Form von *Leitlinien* (☒ Kap.

3.3.4, S. 206) – und definierten Vorgehensmuster in Form von *Klinischen Pfaden* (⌧ Kap. 3.3.5, S. 209) und kann durch den Einsatz von *Remindern* unterstützt werden. Für ein effektives Disease Management ist der Einsatz entsprechender Module in den institutionellen Informationssystemen für die Fallmanager („Behandlungsmanagement-IT-Modul" ⌧ Kap. 7.4, S. 520) unverzichtbar. Diese Module müssen z.B. die Verwaltung klinischer Pfade sowie deren Anwendung unterstützen, die koordinierte Vergabe von elektronischen Untersuchungs- und Therapieaufträgen an Mitglieder des Behandlungsteams ermöglichen und die Überwachung der Einhaltung des geplanten Behandlungsprozesses unterstützen.

Case Management

Unter Case Management wird eine gesamtheitliche Strategie zur effektiven und gesteuerten Versorgung von Patienten verstanden. Szathmary (1999) definiert:

> „Case Management ist eine Strategie zur Förderung der effektiven Versorgung speziell pflegebedürftiger Patienten (Schwerkranke, Behinderte, Ältere). Diese Patienten unterliegen ärztlicher, psychologischer und sozialer Betreuung, die von verschiedensten Einrichtungen abgedeckt werden ..."

Allen genannten Patientengruppen gemeinsam ist, dass sie von einer Vielzahl von Einrichtungen betreut werden müssen. Oftmals sind diese Patienten jedoch weder in der Lage noch gewillt, die eigene Versorgung kompetent und koordinierend selbst in die Hand zu nehmen. Dies soll dann der Case-Manager (Fallmanager) übernehmen, meist in Person des Hausarztes aber auch eines Mitarbeiters des Kostenträgers – z.B. bei der Heilverfahrensteuerung im Rahmen berufsgenossenschaftlicher Rehabilitationsmaßnahmen. Die *Fallführung* beinhaltet dabei die Fallbeobachtung, die Organisation eines optimalen Behandlungsprozesses unter Einbeziehung aller beteiligten Mitbehandler und die Intervention bei Problemen. Die Steuerung soll sich aber nicht nur auf medizinische Aspekte beschränken, sondern auch die Lebenssituation des Patienten und seine psychische Verfassung mit einbeziehen. ⌧ Abbildung 3.6 auf der Folgeseite zeigt einen beispielhaften Case Management Serviceplan.

Der Fallmanager plant und vergibt alle medizinischen Behandlungsaufträge oder sonstigen Aufträge auf Basis von klinischen Pfaden, überwacht die Einhaltung der Abarbeitung und interveniert im Falle von zeitlichen oder inhaltlichen Abweichungen. Ziel ist es, eine gesamtheitlich auf den Patienten ausgerichtete hohe Versorgungsqualität vor dem Hintergrund einer gesamtheitlichen Sicht auf seine Situation zu gewährleisten und Folgekosten zu vermeiden. Dabei müssen auch Überprüfungs- und Entscheidungsaktivitäten im Behandlungsplan berücksichtigt werden.

Während also im Mittelpunkt des Disease Management eine

krankheitsartenbezogene Steuerung z.B. für Diabetiker, Asthmatiker etc. steht, ist es beim Case Management die gesamtheitliche an der Patientensituation (Ältere, Behinderte etc.) orientierte Koordination der Versorgung. Gemeinsamkeiten und Unterschiede der beiden Ansätze zeigt ⌧ Abbildung 3.7 in Anlehnung an Szathmary (1999).

Klient:	Müller, Heinz	Case Manager:	Friedrichs, Hans-Peter
Versicherung:	AOK Köln, Vers-Nr. 220420-345	Dienstleister:	Diakoniegesellschaft Köln-Sülz
Geburtsdatum:	22. April 1920	Datum:	1. Oktober 1998

Problemstellung:
Herr Müller, ein 78-jähriger Witwer, ist nach einem Schlaganfall nicht mehr in der Lage, sich alleine zu Hause zu versorgen. Er würde gerne in seinem Haus wohnen bleiben. Die Analysephase hat ergeben, dass ein grundsätzlicher Aufenthalt in seinem Haus tragbar ist.
Zielsetzung:
Sicherstellung der Selbstversorgung von Herrn Müller. Teilziel: Regelung der Wohnsituation

Maßnahme	Durchführender	Zeit	Erwartetes Ergebnis
Instandsetzung der Wohnung (Treppenhaus, Fenster, Gasherd)	Installateuere	1.10. – 31.10.97	Hr. M. soll sich ohne Gefahr in der Wohnung bewegen können
Änderung der Lebensgewohnheiten (nicht alleine baden, nicht abends kochen)	Herr Müller, Verwandte	Ab sofort, laufend	Hr. M. soll verstehen, welche Tätigkeiten eine Gefahr für ihn bedeuten
Erstellung eines Betreuungsplans	Herr Müller, Verwandte	Ab sofort, laufend	Hr. M. soll mindestens 2x am Tag von einer Person kontrolliert werden
Erarbeitung eines Rehabilitationsprogramms	Pflegekraft, Case Manager	Ab 12/97	Hr. M. soll frühere Beweglichkeit erlangen

Abb. 3.6: Beispiel für Case Management Serviceplan

Beide Ansätze stehen sich nicht konträr gegenüber, sondern im Rahmen eines guten Case Managements kann z.B. ein Disease Management zum Einsatz kommen bzw. der Patient in ein oder mehrere DMP eingeschrieben werden. Beispiel: Für einen dementen Patienten der unter Diabetes und Asthma leidet, wird ein Case Management durchgeführt, integriert wird für die beiden wesentlichen Erkrankungen aber auch ein Disease Management in die Behandlung.

Disease Management
Strukturierte Behandlung einer Erkrankung von der Prävention bis zur Nachsorge
im Mittelpunkt steht ein definiertes Patientenkollektiv
Optimierung der Versorgung einer Erkrankung aus gesellschaftlicher Sicht und Motivation
- Durchführung für eine einer bestimmte Erkrankung
- Abdeckung aller Phasen von Prävention bis Nachsorge
- standardisierte Dokumentation und Behandlungsstrategie
- begleitendes Assessment, Benchmarking und Qualitätskontrolle
- epidemiologische Auswertung auf Basis zentraler Datensammlung
Case Management
Koordinierte und gesteuerte Behandlung eines Patienten für ein optimales Fallmanagement
im Mittelpunkt steht die individuelle Patientensituation
Optimierung der Versorgung eines Patienten aus individueller Sicht und Motivation
- Durchführung für kostenintensive Einzelfälle
- Durchführung durch einen definierten Fallmanager
- individuelle Dokumentation und Behandlungsstrategie
Einsatz von standardisierten Behandlungspfaden
Verbesserung der Integration und Koordination
Verbesserung der Versorgungskontinuität
Verbesserung der Versorgungsqualität
Optimierter Ressourceneinsatz
Vermeidung von krankheitsbedingten Folgekosten

Abb. 3.7: Disease und Case Management im Vergleich

Beide Ansätze – eingebunden in übergeordnete Regelungen und Steuerungsmechanismen wie z.B. die Integrierte Versorgung – werden auch unter dem Überbegriff „Managed Care" subsummiert bzw. als Instrumente des Managed Care bezeichnet.

> „Managed Care ist die Anwendung von Managementinstrumenten, die zumindest partielle Integration der Leistungsfinanzierung und -erstellung sowie das selektive Kontrahieren der Leistungsfinanzierer mit ausgewählten Leistungserstellern. Ziel ist die effiziente Steuerung der Kosten und Qualität im Gesundheitswesen." (Amelung 1999)

Als Instrument beider Ansätze für eine evidenzbasierte strukturierte und weitgehend standardisierte Behandlung kommen Leitlinien (⌦ Kap. 3.3.4, S. 206) und klinischen Pfade (⌦ Kap. 3.3.5, S. 209) zum Einsatz.

3.3.4 Leitlinien

Kombination von klinischer Erfahrung und neuestem Wissen

Medizinisches Handeln muss aus ethischen und ökonomischen Gründen auf aktuellem gesicherten medizinischen Wissen basieren. Dieser Anspruch lässt sich aber in einem Fachgebiet, in dem aufgrund der enormen Menge an wissenschaftlichen Publikationen pro Jahr spezialisierte Fachkräfte wie z.B. Fachärzte etwa 2 Stunden am Tag nur Veröffentlichungen lesen müssten, um auf dem aktuellsten Stand des Wissens zu bleiben, für den einzelnen handelnden Arzt nicht aufrecht erhalten. Vor diesem Hintergrund und ausgehend von der Idee einer „evidenzbasierten" Medizin (Sackett 1996) – d.h. dass ein Arzt bei seinem Handeln seine individuelle klinische Erfahrung mit den besten zur Verfügung stehenden externen Nachweisen aus der systematischen Forschung integriert – kam es seit Mitte der 90er Jahre zu einer breiten Welle der Entwicklung von Medizinischen Leitlinien. In Leitlinien wird für Erkrankungen oder Symptome das diagnostische und therapeutische Vorgehen inklusive aller notwendigen Hintergrundinformationen zu Faktenwissen, epidemiologischen Informationen, Handlungswissen und der relevanten Literatur von ausgewiesenen Experten zusammengestellt und kontinuierlich auf dem neuesten Stand gehalten. Praktizierende Ärzte können so zielorientiert, schnell und effektiv auf diese Informationen zugreifen und ihre klinische Erfahrung mit dem neusten Wissen integrieren – was auch zu einem kontinuierlichen Lern- und Verbesserungsprozess führt.

> „Leitlinien sind systematisch entwickelte Darstellungen und Empfehlungen mit dem Zweck, Ärzte und Patienten bei der Entscheidung über angemessene Maßnahmen der Krankenversorgung *(Prävention, Diagnostik,*

Therapie und Nachsorge) unter spezifischen medizinischen Umständen zu unterstützen." (Quelle: http://www.uni-duesseldorf.de/WWW/AWMF/ll/ll_metho.htm#definition, letzter Zugriff 01.03.2006)

Leitlinien als Entscheidungs- und Vorgehenshilfe

Leitlinien sollen den besten Stand des medizinischen Wissens – also die Ergebnisse aus kontrollierten Studien und Expertenwissen – über eine effektive und angemessene Behandlung so aktuell wie möglich wiedergeben. Durch Leitlinien in Verbindung mit den neuen Medien – vor allem dem Internet – kann die Zeit zwischen medizinischer Erkenntnis und deren Verbreitung in der Praxis erheblich verkürzt werden. Sie sind als Empfehlungen zu verstehen, denen je nach patientenindividueller Situation jedoch nicht immer gefolgt werden kann und muss. Unterschieden werden können Leitlinien (Guidelines) von Richtlinien (Directives), für die es unter der o.a. Quelle heißt:

„Richtlinien sind Handlungsregeln einer gesetzlich, berufsrechtlich, standesrechtlich oder satzungsrechtlich legitimierten Institution, die für den Rechtsraum dieser Institution verbindlich sind und deren Nichtbeachtung definierte Sanktionen nach sich ziehen kann."

Strenge Qualitätskriterien

Ähnlich wie für anerkannte wissenschaftliche Literatur, die strengen Überprüfungskriterien durch entsprechende Review-Verfahren unterliegt, dürfen auch Leitlinien nicht „beliebig" sein, sondern müssen strengen Qualitätsmaßstäben gehorchen. Dies hat in Deutschland dazu geführt, dass die Herausgabe von Leitlinien eine Domäne der Medizinisch Wissenschaftlichen Fachgesellschaften ist, deren Zusammenschluss AWMF (Arbeitsgemeinschaft der Wissenschaftlichen Medizinischen Fachgesellschaften – www.awmf-online.de) eine integrierte Internet-Plattform für die Veröffentlichung von Leitlinien im deutschsprachigen Raum zur Verfügung stellt. Leitlinien können demgemäß drei verschiedene Entwicklungsstufen haben:

S1-Leitlinie

- Entwicklungsstufe 1
  Es handelt sich um eine von einer repräsentativ zusammengesetzten Expertengruppe der Wissenschaftlichen Medizinischen Fachgesellschaft im informellen Konsens erarbeitete Empfehlung, die vom Vorstand der betreffenden Fachgesellschaft verabschiedet wird.

S2-Leitlinien

- Entwicklungsstufe 2
  Es handelt sich um eine Empfehlung, die auf Basis formal bewerteter Aussagen wissenschaftlicher Literatur entwickelt worden ist (S2e) oder aber in einem vorgegebnen formalen Konsensusverfahren (S2k) innerhalb einer Gruppe ausgewiesener Fachexperten kontrolliert, nachvollziehbar und gut dokumentiert entstanden und verabschiedet ist.

S3-Leitlinien

- Entwicklungsstufe 3

  Es handelt sich um eine Empfehlung mit allen Elementen einer systematischen Entwicklung, in dem Leitlinien der Entwicklungsstufe 2 ergänzt werden um Logik (meist in Form von klinischen Pfaden oder klinischen Algorithmen), Konsensus, Evidenzbasierter Medizin, Entscheidungsanalyse und Outcome-Analyse.

Leitlinien können in *Textform*, als *Tabellen*, *Klinische Algorithmen* und als Kombination dieser Elemente dargestellt werden. In der Regel handelt es sich tatsächlich um eine Kombination dieser Darstellungsmittel. Sie können einfach und checklistenartig sein, S3-Leitlinien sind aber meist sehr umfassend und enthalten Informationen zu Diagnostik, Indikation, Gegenindikation, Therapie einschließlich adjuvanter Maßnahmen und der Nachbehandlung. Oftmals sind darin auch umfangreiche epidemiologisch/statistische Maßzahlen enthalten. Dabei bewegen sich Leitlinien auf verschiedensten Ebenen ärztlichen Handelns: Es gibt Leitlinien die speziell für einzelne Maßnahmen gelten (z.B. Nr. 039/077 Präoperative Nadellokalisation und perkutane Biopsie), für spezielle medikative Therapien (z.B. 029/022 Perioperative Antibiotikaprophylaxe), für die Früherkennung (z.B. 032/040 Früherkennung der Karzinome von Zervix, Endometrium, Vulva und Vagina) oder aber für alle Aspekte einer bestimmten Erkrankung (z.B. die S3-Leitlinie Nr. Diagnostik, Therapie und Nachsorge des Mammakarzinoms der Frau). Leitlinien des Typs 3 können so als indikationsspezifische „Minilehrbücher" angesehen werden.

Einen Eindruck über die Inhalte solcher Leitlinien gibt die nachfolgende Abbildung der Kapitelpunkte der ersten und zweiten Ebene der 172 Seiten umfassenden S3-Leitline zum Mammakarzinom.

Abb. 3.8: Strukturierung der S3-Leitlinie zum Mammakarzinom

Einleitung
A Lokoregionär begrenzte Primärerkrankung
A 1 Früherkennung, Screening
A 2 Frauen mit erhöhtem Risiko für Brustkrebs
A 3 Prätherapeutische Ausbreitungsdiagnostik bei symptomatischen Patientinnen
A 4 Generelle therapeutische Strategie
A 5 Pathomorphologische Untersuchung
A 6 Adjuvante Strahlentherapie des Mammakarzinoms
A 7 Systemische adjuvante Therapie (Hormon- und Chemotherapie)
A 8 Management von lokal/lokoregional fortgeschrittenen Tumoren
A 9 Nachsorge

B Das rezidivierte Mammakarzinom
B 1 Definition und Prognose
B 2 Diagnostik
B 3 Therapie des lokalen/lokoregionalen Rezidivs
B 4 Fernmetastasen

C Allgemeine Leitlinien und Therapiebegleitung
C 1 Generelle therapeutische Strategie
C 2 Patientenaufklärung
C 3 Rehabilitation
C 4 Psychosoziale Maßnahmen

Anhang

Eine aktuelle Übersicht verfügbarer Leitlinien findet sich unter http://www.uni-duesseldorf.de/WWW/AWMF/ ll/ll_list.htm (Letzter

Zugriff 01.03.2006), ebenso finden sich umfangreiche Informationen unter www.leitlinien.de (Letzter Zugriff 01.03.2006).

Telematische Unterstützung wichtig

Eine wesentliche Anforderung an eine Telematikplattform ist es, dass Leitlinien global zur Verfügung stehen (⌧ Kap. 3.8.7.5, S. 284 – Leitlinienserver) und durch eine maschinenlesbare semantische Indizierung automatisch durch institutionelle Informationssysteme abgerufen werden können. Mittels entsprechender Interoperabilität zwischen Leitlinienserver und institutionellen Informationssystemen wird es dann möglich, dass dem entsprechenden Benutzer des Systems – z.B. dem Arzt in der Arztpraxis – bei Auftreten einer entsprechenden Indikation ein Hinweis auf eine existierende Leitlinie gegeben wird oder diese sogar – je nach individueller Präferenz des Benutzers – sogar direkt eingeblendet wird.

Zur Darstellung der Ablauflogik des Vorgehens werden in Leitlinien häufig Klinische Pfade bzw. Klinische Algorithmen benutzt. Einen Ausschnitt aus einem Algorithmus in dieser Leitlinie zeigt ⌧ nachfolgende Abbildung.

Abb. 3.9: Ausschnitt Klinischer Algorithmus Brustkrebs-Früherkennung

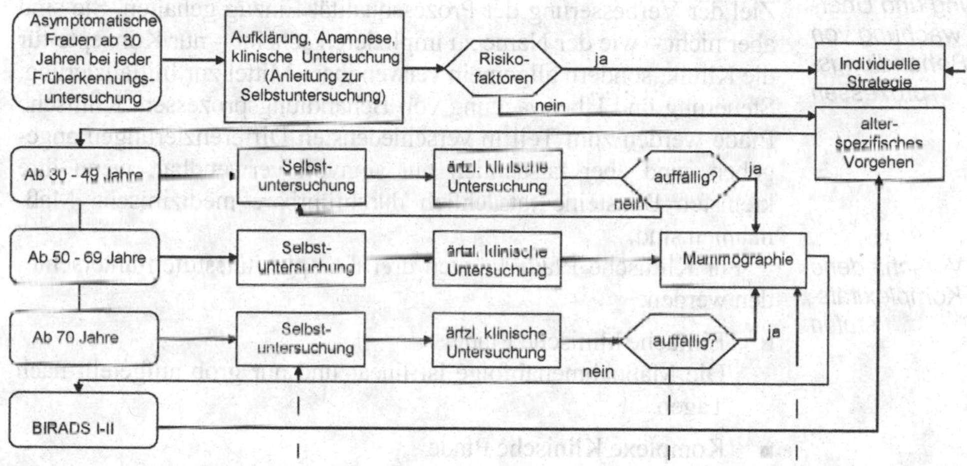

3.3.5 Klinische Pfade und Algorithmen

Inhaltlich und zeitlich strukturierte Vorgehenspläne

Klinische Pfade sind vorkonfektionierte geordnete Zusammenstellungen von Behandlungsmaßnahmen unter Angabe von zeitlichen Distanzen und Abhängigkeiten zwischen diesen Maßnahmen. Es existieren eine Reihe von synonymen Bezeichnungen wie „Clinical Pathway“, „Patient Management Path (PMP)“, „Patientenpfad“, „Behandlungsstandard“, „Behandlungsmuster“, „Behandlungsplan“,

„Case Map", „Versorgungspfad" u.v.a.m. Fälschlicherweise wird dafür auch der Begriff „Leitlinie" oftmals verwendet. Eine allgemein akzeptierte Definition findet sich nicht, aber vor dem Hintergrund verschiedener Definitionen formuliert Hellmann (2002):

> „Ein Klinischer Pfad ist ein netzartiger, Berufsgruppen übergreifender Behandlungsablauf auf evidenzbasierter Grundlage (Leitlinien), der Patientenerwartungen, Qualität und Wirtschaftlichkeit gleichermaßen berücksichtigt. ..."

Eckardt definiert unter http://www.ecqmed.de/frames/gmds/projektpfade.htm, letzter Zugriff 22.02.2006:

> „Ein integrierter klinischer Pfad (Behandlungspfad) ist ein Steuerungsinstrument. Der Klinische Pfad beschreibt den optimalen Weg eines speziellen Patiententyps mit seinen entscheidenden diagnostischen und therapeutischen Leistungen und seiner zeitlichen Abfolge. Interdisziplinäre und interprofessionelle Aspekte finden ebenso Berücksichtigung wie Elemente zur Umsetzung, Steuerung und ökonomischen Bewertung."

Pfade zur Initialisierung, Steuerung und Überwachung von Behandlungsprozessen

Klinische Pfade und ihre Anwendung haben vor allem in Krankenhäusern zum Zwecke der Standardisierung der Prozesse mit dem Ziel der Verbesserung der Prozessqualität Einzug gehalten. Sie sind aber nicht – wie der Name zu implizieren scheint – nur Konzepte für die Klinik, sondern allgemein verwendbare Mittel zur Initialisierung, Steuerung und Überwachung von Behandlungsprozessen. Klinische Pfade werden zum Teil in verschiedensten Differenzierungen angegeben, sind aber tatsächlich nur sinnvoll verwendbar, wenn ihre kleinsten Bausteine tatsächlich durchführbare medizinische Maßnahmen sind.

Verschiedene Komplexitätsstufen

Für Klinische Pfade können drei Komplexitätsstufen unterschieden werden:

- Einfache klinische Pfade
  Die Maßnahmenabfolge ist linear und nur grob aufgeteilt nach Tagen.
- Komplexe Klinische Pfade
  Die Maßnahmenabfolge enthält zusätzlich einfache meist duale Entscheidungspunkte. Distanzen zwischen Maßnahmen können differenzierter angegeben sein.
- Klinische Algorithmen
  Die Maßnahmenabfolge gibt den gesamten Behandlungsprozess wieder und enthält alle bei Algorithmen gängigen Konstrukte wie komplexe Entscheidungen, Schleifen bzw. Iterationen, Module in Form von Untersequenzen etc.

Die einfachste Form von klinischen Pfaden ist also eine lineare und hinsichtlich der zeitlichen Abfolge nur nach Tagen festgelegte Maßnahmensequenz. Hierfür werden verschiedene graphische Repräsentationsformen verwandt. Eine leitlinien-orientierte Behandlungsabfolge entnommen aus Werner (1999), die ausgehend von einer bestimmten Diagnose (= Schenkelhalsfraktur) die durchzuführenden Maßnahmen während eines Krankenhausaufenthaltes definiert, zeigt ⌧ Abbildung 3.10 auf Seite 211 in drei alternativen Repräsentationen.

Diese einfache Form von Klinischen Pfaden kann vor allem für fest definierte Kernprozesse deren Variabilität sehr gering ist benutzt werden. Dies ist vor allem bei an speziellen Gesundheitsproblemen/Diagnosen orientierten Therapieplänen oder aber Krankenhausaufenthalten der Fall.

Sollen im Behandlungsverlauf Entscheidungen getroffen werden und/oder sind alternative bzw. parallel Handlungsketten zu berücksichtigen, reichen einfache Pfade nicht mehr aus und es müssen komplexere Elemente hinzugenommen werden. Für ein differentialdiagnostisches Vorgehen müssen sogar Handlungsabfolgen formuliert werden können, die algorithmischen Charakter haben.

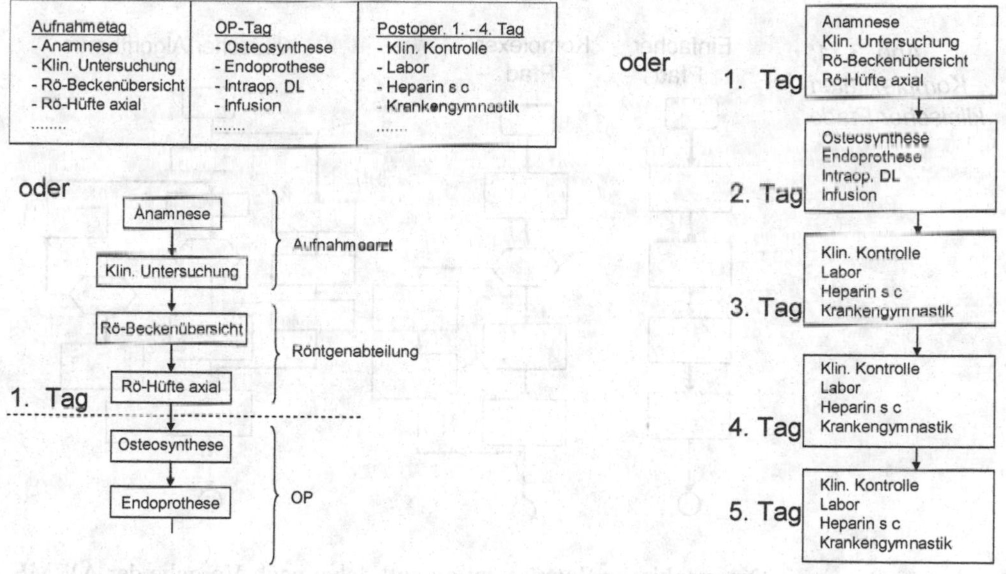

Abb. 3.10: Darstellungsformen einfacher Klinischer Pfade

Ein Algorithmus ist eine Handlungsvorschrift bestehend aus miteinander nach verschiedenen Aspekten verknüpften Handlungen zur Lösung eines Problems bzw. zur Erreichung eines Zieles. Die ⌧ nachfolgende Abbildung stellt die drei Komplexitätsgrade klinischer Pfade gegenüber. Alle drei Ansätze können sowohl mit oder ohne Zeitangaben zu den einzelnen Maßnahmen benutzt werden, wenngleich Pfade ohne entsprechende Zeitangaben nicht ermöglichen, daraus automatisch Patientenprozesse zu generieren (⌧ Abb. 3.14, S. 215).

Pfade für Therapeutik, Algorithmen für Diagnostik

Während einfache Klinische Pfade also vor allem in der Therapeutik zur Anwendung kommen, finden komplexere Pfade vor allem für die Behandlungssteuerung im Rahmen eines Disease oder Case Managements oder bei einfachen diagnostischen Kernprozessen (z.B. Notaufnahme im Krankenhaus) Anwendung. Für die Beschreibung eines komplexen differentialdiagnostischen Vorgehens reichen Pfade nicht aus, es müssen dann *Klinische Algorithmen* zum Einsatz kommen, die als besondere Form der Wissensdarstellung und -speicherung angesehen werden können.

Klinische Pfade und Algorithmen sind indikationsspezifisch und zu jedem Pfad müssen die Indikationen bzw. klinische Zustände angegeben werden, für die dieser Pfad Anwendung finden kann. Allgemein kann man auch von „Aktivierungsbezügen" sprechen: Aufgrund welcher Phänomene (Symptome, Diagnosen, Ereignisse, Beobachtungen usw.) sollte der Pfad aktiviert und für den entsprechenden Patienten angewandt werden?

Abb. 3.11: Komplexitäten klinischer Pfade

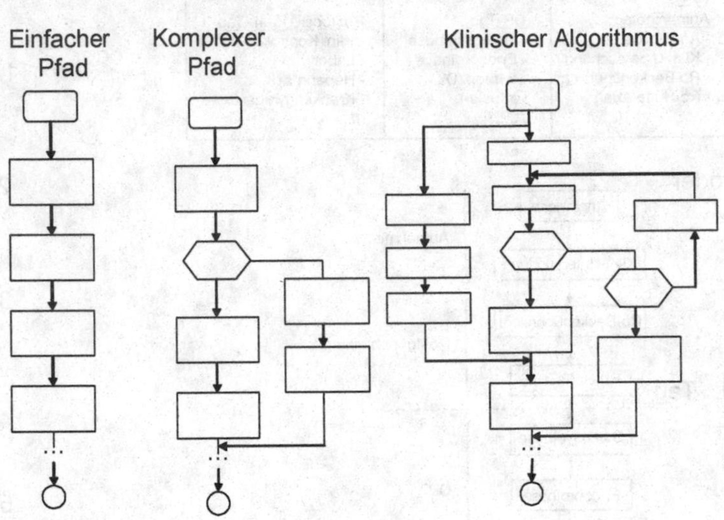

Die graphische Repräsentation soll dabei nach Vorgabe der AWMF beschränkt werden auf die folgend dargestellten Elemente. Damit ist die Ausdruckskraft der Darstellung stark reduziert, gängige mächtigere Graphiknotationen aus dem Bereich der Geschäftsprozessmodellierung finden keine Anwendung.

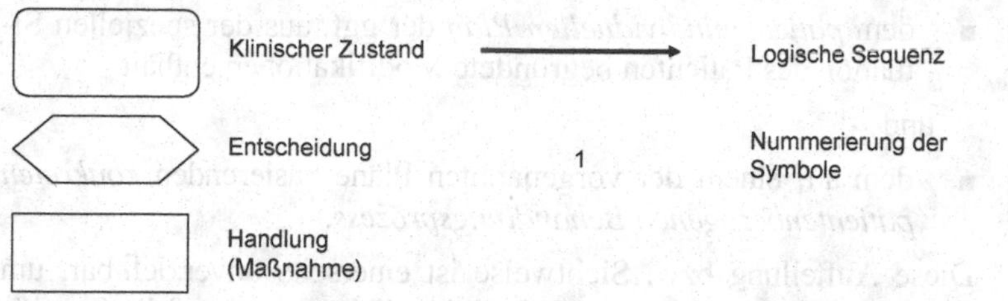

Abb. 3.12: Standardelemente zur Darstellung klinischer Algorithmen

Wie bereits in den vorangehenden beiden Kapiteln angesprochen, sind Pfade oftmals auch in Leitlinien enthalten und werden im Rahmen von Disease Management Programmen eingesetzt. Breite Anwendung finden dabei z.B. Nachsorgepfade. Zwei Nachsorgepfade für Patienten mit Kolonkarzinom zeigt ⌧ nachfolgende Abbildung (Quelle: http://www.uni-duesseldorf.de/ WWW/AWMF/ll/032-011 htm, letzter Zugriff 01.03.2006).

Für den Austausch von Pfaden und Leitlinien zwischen Anwendungssystemen bzw. Leitlinien- und Pfadservern wurde international das Guidline Interchange Format (GLIF) definiert.

Nachsorgeempfehlung bei Patienten mit Kolonkarzinom: UICC-Stadium I

Untersuchung	Monate						
	6	12	18	24	36	48	60
Anamnese, körperliche Untersuchung	+[b]			+			+
Koloskopie[a]	+[b]			+			+

[a] 3 Monate postoperativ, wenn präoperativ Abklärung des gesamten Kolons nicht möglich. Nach dem 5. Jahr alle 3 Jahre Koloskopie.

[b] Nach endoskopischer Abtragung. Spiral-Computertomographie Abdomen: befundorientiert (z.B. bei unklarem Sonographiebefund, CEA-Anstieg).

Nachsorgeempfehlung bei Patienten mit Kolonkarzinom UICC-Stadium II-III

Untersuchung	Monate						
	6	12	18	24	36	48	60
Anamnese, körperliche Untersuchung, CEA	+	+	+	+	+	+	+
Abdomen-Sonographie	+	+	+	+	+	+	+
Röntgen-Thorax		+		+	+		+
Koloskopie[a]				+			+

[a] 3 Monate postoperativ, wenn präoperativ Abklärung des gesamten Kolons nicht möglich. Spiral-Computertomographie Abdomen befundorientiert (z.B. bei unklarem Sonographiebefund. CEA-Anstieg). Nach dem 5. Jahr alle 3 Jahre Koloskopie; HNPCC: ohne subtotale Kolektomie: alle 2 Jahre Koloskopie, wenn kein Adenom-Nachweis in der Voruntersuchung, bei Adenomnachweis jährlich;

Abb. 3.13: Nachsorgepfade für Patienten mit Kolonkarzinom

Unterscheide: Pläne und konkrete Prozesse!

Ein Plan in Form eines Pfades oder Algorithmus stellt also eine beliebig komplexe logisch/zeitliche Zusammenstellung der bei Auftreten eines Phänomens durchzuführenden Maßnahmen dar, wobei unterschieden werden muss zwischen

- einem *abstrakten Plan*, d.h. also einem generellen Plan in Form eines "Vorschlags" oder Musters,

- dem *patientenindividuellen Plan* der ggf. aus der speziellen Situation des Patienten begründete Modifikationen enthält

und

- dem auf einem der vorgenannten Pläne basierenden *konkreten patientenbezogenen Behandlungsprozess.*

Individualisierung von Pfaden ist wichtiger Aspekt

Diese Aufteilung bzw. Sichtweise ist einerseits unverzichtbar, um abstrakte Pläne sachgerecht zu individualisieren und auf die Spezifika des konkret zu behandelnden Patienten eingehen zu können und andererseits, um die (Handlungs)Autonomie des Arztes selbst nicht über Gebühr einzuschränken. So sollten im Zuge der Individualisierung Maßnahmen gestrichen, neue hinzugefügt und Frequenz oder zeitliche Distanz zwischen Maßnahmen modifiziert werden können. Basiert ein Plan auf evidenzbasierten Leitlinien, sollten aus Gründen der Qualitätssicherung und Justitiabilität für die Individualisierungen die Beweggründe dokumentiert werden.

Wie kommt es nun auf Basis definierter Klinischer Pfade zum tatsächlichen patientenspezifischen Behandlungsprozess? Dies kann auf zweierlei Wegen mit oder ohne IT-Unterstützung geschehen:

Manuelles Pfadmanagement

Beim manuellen Pfadmanagement muss eine verantwortliche Person – z.B. der Fallmanager – alle möglichen prinzipiell anwendbaren Pfade kennen und in der konkreten Behandlungssituation dann, wenn ein Aktivierungsgrund auftritt, auf die papierne Pfaddefinition zurückgreifen und die entsprechend als nächstes anliegenden Maßnahmen manuell veranlassen bzw. direkt selbst durchführen. Durch manuelles Überwachung des Fallverlaufes z.B. auf Basis der Papierdokumentation und rechtzeitiges Veranlassen der weiteren notwendigen Maßnahmen wird so der Pfad „abgearbeitet“ und am Ende sollten alle notwendigen Maßnahmen in der entsprechenden Behandlungsdokumentation verzeichnet sein. Manuelle Pfadsteuerung ist aufwendig und wenig effektiv, da ein bestimmter Behandler immer im Blick haben muss, für welchen Patienten welcher Pfad begonnen wurde und in welchem Abarbeitungsstatus sich dieser Pfad befindet.

IT-gestütztes Pfadmanagement

Beim IT-gestützten Verfahren generiert ein entsprechendes IT-Modul automatisch auf Basis der elektronisch hinterlegten Pfaddefinitionen – sei es auf Basis des abstrakten Planes oder eines individualisierten – den prospektiven Behandlungsprozess in Form der zeitlich korrekt plazierten Maßnahmen direkt in die institutionelle Elektronische Patientenakte (*i*EPA) des Patienten im bei der zuständigen Behandlungsinstitution eingesetzten Informationssystem – und zwar ab dem Zeitpunkt, zu dem der Aktivierungsgrund – ein Symptom oder eine Diagnose – eingetreten oder bekannt geworden ist. Dieser Zeitpunkt heißt auch „Aktivierungszeitpunkt“. Alle diese Maßnahmen bekommen dann den Status „geplant“ oder „zu erledigen“ zugewiesen. Durch entsprechende elektronische Reminder oder automatisch generierte Behandlungsaufträge bzw. Überweisungen kann dann in der Folge die Koordination und Abarbeitung der geplanten Maßnahmen in der zeitlich korrekten Reihenfolge erfolgen bzw. gesteuert werden. Dass daneben im Laufe des Behandlungsprozesses auch noch weitere nicht planbare bzw. geplante Maßnahmen hinzukommen, lässt sich nicht vermeiden. Den Gesamtzusammenhang zeigt ⌧ Abbildung 3.14; die durch die Individualisierung neu hinzugekommenen Maßnahmen sind dunkel gekennzeichnet. Je nach angegebener Frequenz und Dauer (z.B. Physiotherapie 2 x wöchentlich 4 Wochen lang) kann eine Maßnahme im Plan zu mehreren konkreten Maßnahmen innerhalb des Behandlungsprozesses führen.

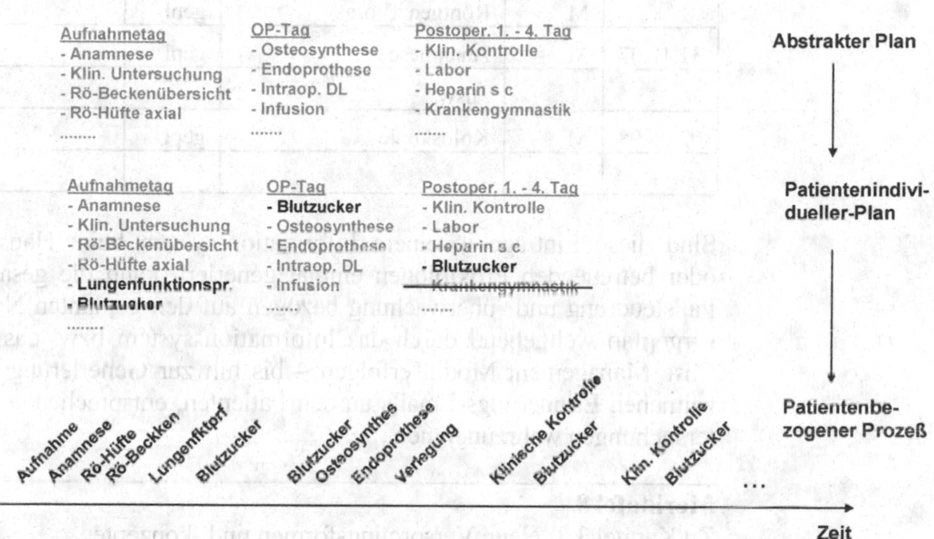

Abb. 3.14: Klinische Pfade und Behandlungsprozess

Für den in ⌧ Abbildung 3.13 auf Seite 213 gezeigten Nachsorgepfad beim Kolonkarzinom mit UICC-Stadium II-III ergibt sich der in ⌧ nachfolgender Abbildung gezeigte prospektive Behandlungsprozess im Zeitverlauf für einen Patienten z.B. in einem Arztpraxisinformationssystem, dessen Nachsorge nach Krankenhausentlassung z.B. am 2.5.2006 (= Aktivierungszeitpunkt für den Pfad) beginnt. Alle Maßnahmen haben dabei den Status „geplant“ und können je nach Rolle des Erbringers auch automatisiert bei Mitgliedern des Behandlungsteams in Auftrag gegeben werden.

Abb. 3.15: Generierter Behandlungsprozess für Nachsorge

Datum	Zeilentyp	Maßnahme	Status	Bemerkung
31.10.06	M	Anamnese	gepl	
	M	Körp.Untersuchung	gepl	
	M	CEA	gepl	
	M	Sonographie Abdomen	gepl	
02.05.07	M	Anamnese	gepl	
	M	Körp.Untersuchung	gepl	
	M	CEA	gepl	
	M	Sonographie Abdomen	gepl	
	M	Röntgen Thorax	gepl	
31.10.07	M	Anamnese	gepl	
		. usw.		
02.05.08	M	Koloskopie	gepl	
		…		

Sind diese Einträge in einem Informationssystem beim Hausarzt oder betreuenden Proktologen einmal generiert, kann die gesamte Fallsteuerung und -überwachung bezogen auf den geplanten Nachsorgepfad weitgehend durch das Informationssystem bzw. das IT-Case Management Modul erfolgen – bis hin zur Generierung von zeitnahen Erinnerungs-Emails an den Patienten, entsprechende Untersuchungen wahrzunehmen.

Merktafel 8
Zu Kapitel 3.3: Neue Versorgungsformen und -konzepte

M8.1 ■ Die sektorale Trennung im Gesundheitswesen soll durch neuer Versorgungsverbünde im Rahmen einer Integrierten Versorgung überwunden werden.

M8.2 ■ In einem an kurzfristigen Erfolgen bei der Behandlung akuter Erkrankungen orientierten Gesundheitssystem werden die spezifischen Belange chronisch Kranker zu wenig berücksichtigt. Konsequenz ist eine Über-, Unter- und Fehlversorgung chronisch Kranker mit unnötigen Kosten und Folgekosten.

M8.3 ■ Für chronisch Kranke ist die Kontinuität, Koordination, Integration und Qualitätssicherung der Behandlung von entscheidender Bedeutung. Dies kann nur durch eine Überwindung der sektoralen Grenzen erreicht werden.

- Das SGB setzt den Rechtsrahmen für die Gründung von Medizinischen Versorgungszentren und Verträgen zur Integrierten Versorgung. *M8.4*
- Medizinische Versorgungszentren sind fachübergreifend geleitete ärztliche Einrichtungen unter Beteiligung beliebiger Leistungserbringer. Sie können als GmbH, AG, KG usw. auftreten. *M8.5*
- Durch Medizinische Versorgungszentren können Patienten ganzheitlich innerhalb einer Einrichtung – auch sektorübergreifend – versorgt werden. *M8.6*
- Die Kooperation unabhängiger Leistungserbringer soll durch Anreizsysteme verstärkt werden. Das SGB legt den Rechtsrahmen für Integrationsverträge zwischen Kostenträgern und einer Menge kooperierender Leistungserbringer fest. *M8.7*
- Konkrete Integrationsverträge werden indikationsspezifisch regional geschlossen und beinhalten die rechtlichen, organisatorischen und finanziellen Regelungen zur Ausschöpfung der gesetzlich ermöglichten Anreizsysteme. *M8.8*
- Für eine Integrierte Versorgung wird u.A. eine einrichtungsübergreifende Dokumentation und ein Qualitätsmanagement zwingend vorgeschrieben, Integrierte Versorgung ist ohne Telematikunterstützung nicht effektiv umsetzbar. *M8.9*
- Disease Management ist ein Prozess, unter dem alle Elemente zur optimalen Behandlung einer Krankheit unter Beachtung medizinischer und ökonomischer Gesichtspunkte subsummiert werden. *M8.10*
- Ein Disease Management Program ist die Gesamtheit von Regelungen und Maßnahmen zur Umsetzung eines Disease Management. DMPs werden vor allem für Erkrankungen mit hoher Prävalenz, chronischem Charakter, hohen Kosten und Folgekosten implementiert. Sie werden daher auch oft „Chronikerprogramme“ genannt. *M8.11*
- Durch Disease Management Programme wird ein zyklischer Verbesserungsprozess realisiert, der Wissensgewinn, Wissensmanagement und Wissensanwendung fördert, ein Qualitätsmanagement integriert und damit ganz erheblich zur Versorgungsverbesserung beiträgt. *M9.12*
- Neben einer Wissensbasis ist vor allem die kontinuierliche Meldung von patientenbezogen erhobenen Indikatoren an ein zentrales Register Kernelement des Disease Management. *M8.13*

M8.14 ▪ Case Management ist eine Strategie zur Förderung einer gesamtheitlichen und effektiven Versorgung spezieller Patientengruppen durch eine zentrale Koordination aller Versorgungsaktivitäten.

M8.15 ▪ Für eine Behandlungssteuerung werden im Disease und Case Management Leitlinien zu Grunde gelegt und Klinische Pfade eingesetzt.

M8.16 ▪ Leitlinien sind systematisch entwickelte, indikationsspezifische Darstellungen und Empfehlungen zur Unterstützung von Ärzten und Patienten bei der Entscheidung über angemessene Maßnahmen der Krankenversorgung.

M8.17 ▪ Leitlinien sind evidenzbasiert und unterliegen strengen Qualitätskriterien, wobei drei Qualitätsstufen unterschieden werden: S1-, S2- und S3-Leitlinien.

M8.18 ▪ Leitlinien – vor allem krankheitsbezogene – enthalten umfangreiche Informationen zur Epidemiologie, Vorsorge, Diagnostik, Therapeutik und Nachsorge, auch unter Integration von Klinischen Pfaden und Klinischen Algorithmen.

M8.18 ▪ Leitlinien verkürzen die Zeit zwischen wissenschaftlicher Erkenntnis und breiter Praxisanwendung erheblich, ihre Publikation geschieht über entsprechende Portale.

M8.19 ▪ Klinische Pfade sind indikationsspezifische inhaltlich und zeitlich definierte Vorgehensmuster zur Unterstützung der Initialisierung, Steuerung und Überwachung von Behandlungsprozessen.

M8.20 ▪ Bei Klinischen Pfaden können drei Komplexitätsstufen unterschieden werden: Einfache Pfade, komplexe Pfade und Klinische Algorithmen.

M8.21 ▪ Es sind zu unterscheiden: Abstrakter Pfad (das allgemeine Muster), patientenindividualisierter Pfad (das an die spezifische Patientensituation angepasste Muster) und der sich aus dem Pfad ergebende konkrete Behandlungsprozess eines Patienten.

M8.22 ▪ Die Umsetzung von Klinischen Pfaden in patientenbezogene Behandlungsprozesse sowie die effektive Steuerung und Überwachung kann vor allem durch eine IT-Unterstützung erreicht werden.

3.4 Politische Aspekte

Aufbau der Gesundheitstelematik politisch motiviert

In vielen Ländern wird heute der Aufbau einer nationalen Gesundheitstelematikplattform mit Hochdruck vorangetrieben. Die Initialimpulse für diese Entwicklungen gingen von den Regierungen aus – sei es nun in einem zentral organisierten System wie in England oder in förderalen Strukturen wie in Deutschland. Nicht die Institutionen im Gesundheitswesen, die in der Regel beim IT-Einsatz weit zurück liegen, forcierten und forcieren eine elektronische Vernetzung und die Nutzung der Informationstechnologie zur Abwicklung einrichtungsübergreifender Geschäfts- bzw. Behandlungsprozesse, sondern die Politik treibt die Entwicklung. So schreibt die deutsche Bundesregierung in ihrem Aktionsprogramm Informationsgesellschaft 2006 (BMWA/BMBF 2003):

> „Gesundheit gehört zu den Infrastruktur- und Dienstleistungsbereichen, die durch den Einsatz von IT neu strukturiert werden, die aber auch selbst Impulse für die technische, wirtschaftliche und gesellschaftliche Entwicklung zur Informationsgesellschaft geben. …
>
> Gesundheitstelematik und e-Health sind dabei die Schlüsselbegriffe für den notwendigen Paradigmenwechsel im Gesundheitswesen und für eine wirtschaftlichere, bessere und transparentere Gesundheitsversorgung in Deutschland. Ziel der Bundesregierung ist es, durch zunehmende Einbeziehung von IT im Gesundheitswesen den Leistungsstand zu erreichen, der dem deutschen Gesundheitswesen auch im internationalen Vergleich den Stellenwert zuschreibt, der durch Qualitätsmanagement und durch forcierte Implementierung von IuK erreichbar ist. Die Bundesregierung strebt deshalb im Gesundheitswesen die flächendeckende Einführung digitaler Kommunikationstechniken an."

Drängende Probleme

Die Beweggründe hierfür – zumindest in den Industrienationen – sind die derzeit offensichtlichen bestehenden Probleme. Hier werden vor allem angeführt:

- Hoher Anteil der Kosten des Gesundheitswesens am Bruttoinlandsprodukt.
- Einschränkung der Konkurrenzfähigkeit nationaler Unternehmen durch hohe Abgabenlast für die Sozialsysteme.
- Zunehmende Alterung der Bevölkerung und damit
  - eine zunehmende Verschiebung des Verhältnisses finanzierenden und verbrauchenden Bürgern sowie
  - eine Verschiebung des Krankheitspanoramas mit einem hohen Anteil chronischer und/oder multimorbider Patienten.

- Fehlende Transparenz aufgrund einer minimalistisch ausgeprägten Gesundheitsberichterstattung, damit auch nur eingeschränkte Steuerungsmöglichkeiten.
- Fehlendes Gesundheitsbewusstsein in großen Teilen der Bevölkerung.
- Fehlender Wettbewerb bzw. Wettbewerbsmöglichkeiten im Gesundheitswesen.
- Fehlende Standards bzw. fehlende Instrumente zur operativen Umsetzung von Standards.
- Uneffiziente veraltete Organisations- und Steuerungsprozesse im Gesundheitswesen, auch durch die traditionelle Sektorierung des deutschen Gesundheitswesens.
- Fehlende Instrumente für eine zeitnahe Kosten- und Qualitätssteuerung.

Telematik ist Instrument der Gesundheitssystemgestaltung

Wenn Coopers & Leybrand (1997) treffend bemerken

> „…Trotz großer Unterschiede im europäischen Gesundheitswesen gibt es viele Aspekte, die den Reformprogrammen der verschiedenen Länder gemein sind. Sie sind Reaktion auf den überall herrschenden Druck und die durch zeitgemäßes Management und moderne Informationssysteme gegebenen Möglichkeiten. …
>
> Verbesserte Entscheidungsfindungsprozesse basieren auf jeder Stufe auf Information. Es kann gar argumentiert werden, dass bessere Informationssysteme und bessere Verwendung von Informationen die Grundlagen für jede wirksame Reform von Gesundheitssystemen sind.“,

dann wird deutlich, dass die Gesundheitstelematik ein wesentliches Instrument der Gesundheitssystemgestaltung ist, das zur Lösung der zuvor angeführten Probleme wesentlich beitragen kann.

Politische Ziele

Welche wesentlichen Ziele verfolgt die Politik durch ihr gesundheitstelematisches Engagement? Im Einzelnen sind dies:

- Die Verbesserung der Datenlage für
  - Gesundheitsberichterstattung,
  - Gesundheitssystemplanung,
  - politische Entscheidungsprozesse und
  - epidemiologische Forschung und Erkenntnisgewinn.
- Die Senkung der Kosten bei mindestens gleich bleibender Qualität.
- Die Implementierung von direkt wirksamen Mechanismen zur Kosten- und Qualitätssteuerung – zum Beispiel durch Einführung eines Disease und Case Managements sowie einer Gate-Keeper Organisation oder gesamtheitlicher Managed Care Konzepte.

- Die Schaffung einer Plattform für ein differenziertes Sozialversicherungswesen, das neben einer Grundversorgung einen hohen Anteil privat finanzierter Elemente enthält.
- Die Schaffung einer Plattform, die wirksame Präventionsprogramme wie z.B. Screeningprogramme mit hoher Effektivität ermöglicht.

Ökonomische und rechtliche Rahmenbedingungen notwendig

Zur Erreichung dieser Ziele müssen vor allem die rechtlichen und ökonomischen Rahmenbedingungen geschaffen werden. Für Deutschland wurden daher in den vergangenen Jahren im Sozialgesetzbuch wesentliche Regelungen neu aufgenommen (⌧ Kap. 3.5, S. 222), die den IT-Einsatz im Gesundheitswesen und die Schaffung einer nationalen Gesundheitstelematikplattform teilweise gesetzlich vorschreiben, teilweise fördern sollen.

Ganz wesentlich zu der forcierten politischen Entwicklung in Deutschland haben diverse Studien hinsichtlich des Beitrags telematischer Verfahren zur Lösung der eingangs aufgezählten Probleme beigetragen, vor allem jene von Roland Berger (1998), Kienbaum (1998), Schug (GVG 2001) und Lauterbach (1999). Aber auch eine breite Konsensfindung auf Bundes- und Länderebene sowie in der Selbstverwaltung und in der Industrie ist eine wichtiger Entwicklung gewesen. Eine frühe Weichenstellungen war der Konsens der Länder in Form des Beschlusses der 74. Gesundheitsministerkonferenz 2001 (Gesundheitsministerkonferenz 2001), in dem die Länder mittels mehrerer Statements die Bedeutung der Telematik anerkennen und den Aufbau einer nationalen Plattform unter Berücksichtung der datenschutzrechtlichen Belange befürworten. So heißt es im Punkt 1 dieses Beschlusses:

> „Die GMK sieht in der Einführung und Weiterentwicklung von Telematik-Anwendungen im Gesundheitswesen erhebliches Potenzial für eine verbesserte gesundheitliche Versorgung und effizientere Nutzung von Ressourcen. Telematik-Anwendungen tragen vor allem zur sektorübergreifenden Kooperation und Vernetzung sowie einer Optimierung der Informationsflüsse zur Umsetzung von Ansätzen der Evidence Based Medicine bei. Sie ermöglichen weiterhin die informations-technische Unterstützung im Rahmen der Integrierten Versorgung und können insofern auch einen wichtigen Beitrag zur Umsetzung der §§ 140a ff. leisten."

Vor diesem Hintergrund hat die deutsche Bundesregierung die nationale Entwicklung mit entsprechenden Aktivitäten und Gesetzen in den letzten Jahren massiv vorangetrieben. Einige Meilensteine sind in nachfolgender Tabelle aufgeführt.

Tabelle 3.2: Meilensteine der nationalen Entwicklung

1996-1998	forum info2000, BMGS-moderierte Arbeitgruppe 7 „Telematikanwendungen im Gesundheitswesen“
1998	Roland Berger Studie wird vorgelegt
1998	Kienbaum-Studie wird vorgelegt
1999	Gründung des ATG „Aktionsforum Telematik im Gesundheitswesen“ der GVG, Abschlussbericht in 2000
2001	Beschluss der Gesundheitsministerkonferenz zur Gesundheitstelematik
2001	Studie zu „Europäische und internationale Perspektiven von Telematik im Gesundheitswesen“ (GVG 2001)
2001	Thesenpapier der Fachgesellschaft GMDS
2002	Gemeinsame Erklärung und der Spitzenorganisationen zum Einsatz von Telematik im Gesundheitswesen
2003	Ausschreibung der GVG zu elektronischem Rezept
2003	Gesundheitsmodernisierungsgesetz mit Passagen zur Einführung der Elektronischen Gesundheitskarte
2003	bit4health Ausschreibung und Vergabe
2003	Spezifikation der Health Professional Card Version 2 wird von den Ländern verabschiedet
2004	Rahmenarchitektur wird vorgelegt
2005	Verabschiedung des Gesundheitstelematikgesetzes
2005	Gründung der nationalen Betriebsorganisation „gematik“ – Gesellschaft für Telematikanwendungen im Gesundheitswesen
Ende 2005	Lösungsarchitektur wird vorgelegt und verabschiedet
2006	8 Testregionen in Deutschland testen die Elektronische Gesundheitskarte (eGK)
Ab 2007	Sukzessive Einführung der eGK mit ersten Anwendungen

Merktafel 9
zu Kapitel 3.4: Politische Aspekte der Gesundheitstelematik

M9.1
- In vielen Ländern der Welt wird die Gesundheitstelematik politisch motiviert vorangetrieben.

M9.2
- Der Einsatz der Telematik im Gesundheitswesen wir aus politischer Sicht vor allem zur Ausschöpfung von Effektivierungs- und Einsparpotentialen sowie für eine bessere und zeitnahe Berichterstattung und politische Steuerung angestrebt.

M9.3
- Änderungen im Bereich der Finanzierung der Krankenversicherung z.B. durch ein differenzierteres versicherungsrecht sind nur auf Basis telematischer Verfahren sinnvoll umzusetzen, da da-

mit in der Regel eine zeitnahe Überprüfung der Leistungsberechtigung eines Patienten notwendig wird.

- Die Schaffung von rechtlichen und ökonomischen Rahmenbedingungen durch die Politik ist wesentlicher Erfolgsfaktor für die erfolgreiche Implementierung nationaler Gesundheitstelematikplattformen. *M9.4*

3.5 Rechtliche Aspekte im Überblick

Rechtsrahmen unabdingbar

Ein digitales Wirtschaften ist in allen Branchen nur auf Basis eines darauf abgestimmten Rechtsrahmens möglich. Nur wenn Erlaubnistatbestände des Datenaustausches geregelt sind, die Gleichstellung von digitalen Dokumenten und Transaktionen mit konventionellen Formen vor dem Gesetz gewährleistet ist und „Verkehrsregeln" für den elektronischen Datenverkehr – auch vor dem Hintergrund der informationellen Selbstbestimmung und des Datenschutzes existieren, ist für alle Beteiligten eine ausreichende und vertrauensvolle Rechtsgrundlage geschaffen, Geschäftsprozesse auf Basis einer diesen Regelungen genügenden Infrastrukturen elektronisch abzuwickeln.

> „Für Wachstum und Wettbewerbsfähigkeit der Informationsgesellschaft in Deutschland sind ganz entscheidend durch die Fortentwicklung der rechtlichen Rahmenbedingungen für die neuen Dienste zu gewährleisten." (BMWA/BMBF 2003)

Viele Aspekte sind zu berücksichtigen

Verschiedene Aspekte müssen rechtlich berücksichtigt werden, einen guten Überblick zu den einzelnen Facetten und den betroffenen gesetzlichen Regelungen gibt Dierks (2003). Während sich bei Anwendungen der Facetten Telekommunikation und Teledokumentation (⌧ Abb. 1.9, S. 21) vor allem die klassischen Fragen des Datenschutzes, der informationellen Selbstbestimmung und der ärztlichen Schweigepflicht stellen (Müller 2005), werden im Zusammenhang mit Anwendungen der beiden Facetten „Telekooperation" und „Teleexpertise" auch Aspekte des Haftungs- und Berufsrechts sowie der Vergütung relevant (Dierks 2005).

Insgesamt gesehen sind Gesetze und Bestimmungen aus den folgend aufgelisteten Bereichen sind für die Gesundheitstelematik relevant:

- Grundgesetz
- Datenschutzgesetzgebung
- Ärztliches Berufsrecht

- Haftungsrecht
- Arzneimittelrecht
- Heilmittelwerberecht
- Strafprozessrecht
- Sozialgesetzgebung
- Signaturgesetz

Spezielle Gesetze für die Gesundheitstelematik

Der Gesetzgeber hat auf die Entwicklung im Bereich der Telematik allgemein und speziell für das Gesundheitswesen durch eine Reihe von neuen Gesetzen reagiert und auch Projekte zur Untersuchung und Erprobung von Rahmenbedingungen hierfür gefördert. Im Rahmen des Leitprojektes „VERNET – Sichere und Verlässliche Transaktionen in offenen Kommunikationsnetzen" (BMWA 2005) wurde im Rahmen von Teilprojekten u.a. die sichere und verlässliche Verarbeitung personenbezogener Daten über das Internet, Aspekte der beweiskräftigen und sicheren Langzeitarchivierung digital signierter Dokumente, Technologien und Werkzeuge für die Entwicklung sicherer Internetanwendungen sowie weitere systemtechnische Aspekte eines vertrauenswürdigen digitalen Wirtschaftens untersucht vor Allem auch, da eine der wichtigsten Voraussetzungen für das digitale Wirtschaften die Möglichkeit einer rechtssicheren Archivierung und Signatur ist. Eine umfangreiche Dokumentation findet sich als Ergebnis des ArchiSIG-Projektes bei Roßnagel (2006). Dabei stellte diese Projekt nicht die Frage der sicheren Kommunikation von Inhalten in den Mittelpunkt der Betrachtungen, sondern die Frage, wie rechtssicher signierte und von extern empfangene Dokumente in Langzeitarchiven gespeichert und verwendet werden können.

Speziell für den Einsatz der Informationstechnologie und der Telematik im Gesundheitswesen sind eine Reihe einschlägiger Regelungen geschaffen worden. Einen guten Überblick zu den Regelungen im Gesetz zur Modernisierung der gesetzlichen Krankenversicherung (GMG 2003), dem Gesetz zur Vereinfachung der Verwaltungsverfahren im Sozialrecht (GVV 2005) und dem Gesetz zur Organisationsstruktur der Telematik im Gesundheitswesen (GOT 2005) gibt die Deutsche Krankenhausgesellschaft auf ihren Webpräsenz (http://www.dkgev.de/ pdf/805.pdf, letzter Zugriff 03.03.2006).

Wesentliche nationale Regelungen

Aufgrund der wesentlichen Bedeutung einiger Regelungen sollen diese in der Folge kurz wiedergegeben werden (www.sozialgesetzbuch.de/gesetze/05/index.php?norm_ID=0500000, letzter Zugriff 03.03.2006):

- § 67 Abs. 1 SGB V Elektronische Kommunikation

(1) Zur Verbesserung der Qualität und Wirtschaftlichkeit der Versorgung soll die papiergebundene Kommunikation unter den Leistungserbringern so bald und so umfassend wie möglich durch die elektronische und maschinell verwertbare Übermittlung von Befunden, Diagnosen, Therapieempfehlungen und Behandlungsberichten, die sich auch für eine einrichtungsübergreifende fallbezogene Zusammenarbeit eignet, ersetzt werden.

- § 290 Abs. 1 SGB V Krankenversichertennummer

Lebenslang eindeutige Identifikation

(1) Die Krankenkasse verwendet für jeden Versicherten eine Krankenversichertennummer. Die Krankenversichertennummer besteht aus einem unveränderbaren Teil zur Identifikation des Versicherten und einem veränderbaren Teil, der bundeseinheitliche Angaben zur Kassenzugehörigkeit enthält und aus dem bei Vergabe der Nummer an Versicherte nach § 10 sicherzustellen ist, dass der Bezug zu dem Angehörigen, der Mitglied ist, hergestellt werden kann. Der Aufbau und das Verfahren der Vergabe der Krankenversichertennummer haben den Richtlinien nach Absatz 2 zu entsprechen. Die Rentenversicherungsnummer darf nicht als Krankenversichertennummer verwendet werden.

- § 291a SGB V Elektronische Gesundheitskarte

Persönliche elektronische Karte

(1) Die Krankenversichertenkarte nach § 291 Abs. 1 wird bis spätestens zum 1. Januar 2006 zur Verbesserung von Wirtschaftlichkeit, Qualität und Transparenz der Behandlung für die in den Absätzen 2 und 3 genannten Zwecke zu einer elektronischen Gesundheitskarte erweitert.

(2) Die elektronische Gesundheitskarte hat die Angaben nach § 291 Abs. 2 zu enthalten und muss geeignet sein, Angaben aufzunehmen für

1. die Übermittlung ärztlicher Verordnungen in elektronischer und maschinell verwertbarer Form sowie
2. den Berechtigungsnachweis zur Inanspruchnahme von Leistungen im Geltungsbereich der Verordnung (EWG) Nr. 1408/71 des Rates vom 14. Juni 1971 zur Anwendung der Systeme der sozialen Sicherheit auf Arbeitnehmer und deren Familien, die innerhalb der Gemeinschaft zu- und abwandern (ABl. EG Nr. L 149 S. 2) und der Verordnung (EWG) Nr. 574/72 des Rates vom 21. März 1972 über die Durchführung der Verordnung (EWG) Nr. 1408/71 zur Anwendung der Systeme der sozialen Sicherheit auf Arbeitnehmer und deren Familien, die innerhalb der Gemeinschaft zu- und abwandern (ABl. EG Nr. L 74 S. 1) in den jeweils geltenden Fassungen.

§ 6c des Bundesdatenschutzgesetzes findet Anwendung.

Anwendungen der eGK

(3) Über Absatz 2 hinaus muss die Gesundheitskarte geeignet sein, folgende Anwendungen zu unterstützen, insbesondere das Erheben, Verarbeiten und Nutzen von

1. medizinischen Daten, soweit sie für die Notfallversorgung erforderlich sind,
2. Befunden, Diagnosen, Therapieempfehlungen sowie Behandlungsberichten in elektronischer und maschinell verwertbarer Form für eine einrichtungsübergreifende, fallbezogene Kooperation (elektronischer Arztbrief),
3. Daten einer Arzneimitteldokumentation,
4. Daten über Befunde, Diagnosen, Therapiemaßnahmen, Behandlungsberichte sowie Impfungen für eine fall- und einrichtungsübergreifende Dokumentation über den Patienten (elektronische Patientenakte),
5. durch von Versicherten selbst oder für sie zur Verfügung gestellte Daten sowie
6. Daten über in Anspruch genommene Leistungen und deren vorläufige Kosten für die Versicherten (§ 305 Abs. 2).

Spätestens bei der Versendung der Karte hat die Krankenkasse die Versicherten umfassend und in allgemein verständlicher Form über deren Funktionsweise, einschließlich der Art der auf ihr oder durch sie zu erhebenden, zu verarbeitenden oder zu nutzenden personenbezogenen Daten zu informieren. Mit dem Erheben, Verarbeiten und Nutzen von Daten der Versicherten nach diesem Absatz darf erst begonnen werden, wenn die Versicherten jeweils gegenüber dem Arzt, Zahnarzt oder Apotheker dazu ihre Einwilligung erklärt haben. Die Einwilligung ist bei erster Verwendung der Karte vom Leistungserbringer auf der Karte zu dokumentieren; die Einwilligung ist jederzeit widerruflich und kann auf einzelne Anwendungen nach diesem Absatz beschränkt werden. § 6c des Bundesdatenschutzgesetzes findet Anwendung. Die Spitzenverbände der Krankenkassen vereinbaren mit der Kassenärztlichen Bundesvereinigung, der Kassenzahnärztlichen Bundesvereinigung, der Bundesärztekammer, der Bundeszahnärztekammer, der Deutschen Krankenhausgesellschaft sowie der für die Wahrnehmung der wirtschaftlichen Interessen gebildeten maßgeblichen Spitzenorganisation der Apotheker auf Bundesebene das Nähere über Inhalt und Struktur für die Bereitstellung und Nutzung der Daten nach Satz 1. Die Vereinbarung bedarf der Genehmigung des Bundesministeriums für Gesundheit und Soziale Sicherung. Vor Erteilung der Genehmigung ist dem Bundesbeauftragten für den Datenschutz Gelegenheit zur Stellungnahme zu geben. Kommt eine Vereinbarung nach Satz 6 nicht innerhalb einer vom Bundesministerium für Gesundheit und Soziale Sicherung gesetzten Frist zu Stande, bestimmt dieses nach Anhörung der Beteiligten ihren Inhalt durch Rechtsverordnung mit Zustimmung des Bundesrates.

Wer darf zugreifen?

(4) Zum Zwecke des Erhebens, Verarbeitens oder Nutzens mittels der elektronischen Gesundheitskarte dürfen, soweit es zur Versorgung der Versicherten erforderlich ist, auf Daten
1. nach Absatz 2 Satz 1 Nr. 1 ausschließlich
a) Ärzte,
b) Zahnärzte,
c) Apotheker,
d) sonstiges pharmazeutisches Personal und das sie unterstützende Apothekenpersonal sowie
e) Sonstige Erbringer ärztlich verordneter Leistungen,
2. nach Absatz 3 Satz 1 Nr. 1 bis 5 ausschließlich
a) Ärzte
b) Zahnärzte,
c) Apotheker,
d) nach Absatz 3 Satz 1 Nr. 1 in Notfällen auch Angehörige eines anderen Heilberufs, der für die Berufsausübung oder die Führung der Berufsbezeichnung eine staatlich geregelte Ausbildung erfordert,
zugreifen. Die Versicherten haben das Recht, auf die Daten nach Absatz 2 Satz 1 und Absatz 3 Satz 1 zuzugreifen.

Freiwillige Anwendungen und Notwendigkeit der HPC

(5) Das Erheben, Verarbeiten und Nutzen von Daten mittels der elektronischen Gesundheitskarte in den Fällen des Absatzes 3 Satz 1 ist nur mit dem Einverständnis der Versicherten zulässig. Durch technische Vorkehrungen ist zu gewährleisten, dass in den Fällen des Absatzes 3 Satz 1 Nr. 2 bis 6 der Zugriff nur durch Autorisierung der Versicherten möglich ist. Der Zugriff auf Daten sowohl nach Absatz 2 Satz 1 Nr. 1 als auch nach Absatz 3 Satz 1 mittels der elektronischen Gesundheitskarte darf nur in Verbindung mit einem elektronischen Heilberufsausweis, im Falle des Absatzes 2 Satz 1 Nr. 1 auch in Verbindung mit einem entsprechenden Berufsausweis, erfolgen, die jeweils über eine qualifizierte elektronische Signatur verfügen; im Falle des Absatzes 3 Satz 1

Nr. 5 können die Versicherten auch mittels einer eigenen Signaturkarte, die über eine qualifizierte elektronische Signatur verfügt, zugreifen. Zugriffsberechtigte Personen nach Absatz 4 Satz 1 Nr. 1 Buchstabe d und e sowie Nr. 2 Buchstabe d, die über keinen elektronischen Heilberufsausweis oder entsprechenden Berufsausweis verfügen, können auf die entsprechenden Daten zugreifen, wenn sie hierfür von Personen autorisiert sind, die über einen elektronischen Heilberufsausweis oder entsprechenden Berufsausweis verfügen, und wenn nachprüfbar elektronisch protokolliert wird, wer auf die Daten zugegriffen hat und von welcher Person die zugreifende Person autorisiert wurde. Der Zugriff auf Daten nach Absatz 2 Satz 1 Nr. 1 mittels der elektronischen Gesundheitskarte kann abweichend von den Sätzen 3 und 4 auch erfolgen, wenn die Versicherten den jeweiligen Zugriff durch ein geeignetes technisches Verfahren autorisieren.

Protokollierung und Löschung vorgeschrieben

(6) Daten nach Absatz 2 Satz 1 Nr. 1 und Absatz 3 Satz 1 müssen auf Verlangen der Versicherten gelöscht werden; die Verarbeitung und Nutzung von Daten nach Absatz 2 Satz 1 Nr. 1 für Zwecke der Abrechnung bleiben davon unberührt. Durch technische Vorkehrungen ist zu gewährleisten, dass mindestens die letzten 50 Zugriffe auf die Daten nach Absatz 2 oder Absatz 3 für Zwecke der Datenschutzkontrolle protokolliert werden. Eine Verwendung der Protokolldaten für andere Zwecke ist unzulässig. Die Protokolldaten sind durch geeignete Vorkehrungen gegen zweckfremde Verwendung und sonstigen Missbrauch zu schützen.

Selbstverwaltung muss die Infrastruktur schaffen

(7) Die Spitzenverbände der Krankenkassen, die Kassenärztliche Bundesvereinigung, die Kassenzahnärztliche Bundesvereinigung, die Bundesärztekammer, die Bundeszahnärztekammer, die Deutsche Krankenhausgesellschaft sowie die für die Wahrnehmung der wirtschaftlichen Interessen gebildete maßgebliche Spitzenorganisation der Apotheker auf Bundesebene vereinbaren die Schaffung der, insbesondere für die Einführung der elektronischen Gesundheitskarte, des elektronischen Rezeptes und der elektronischen Patientenakte, erforderlichen Informations-, Kommunikations- und Sicherheitsinfrastruktur. Die Vereinbarung bedarf der Genehmigung des Bundesministeriums für Gesundheit und Soziale Sicherung. Vor Erteilung der Genehmigung ist dem Bundesbeauftragten für den Datenschutz Gelegenheit zur Stellungnahme zu geben. Kommt eine Vereinbarung nach Satz 1 nicht innerhalb einer vom Bundesministerium für Gesundheit und Soziale Sicherung gesetzten Frist zu Stande, bestimmt dieses nach Anhörung der Beteiligten ihren Inhalt durch Rechtsverordnung mit Zustimmung des Bundesrates.

Nutzung nur für Versorgung und Abrechnung

(8) Vom Inhaber der Karte darf nicht verlangt werden, den Zugriff auf Daten nach Absatz 2 Satz 1 Nr. 1 oder Absatz 3 Satz 1 anderen als den in Absatz 4 Satz 1 genannten Personen oder zu anderen Zwecken als denen der Versorgung der Versicherten, einschließlich der Abrechnung der zum Zwecke der Versorgung erbrachten Leistungen, zu gestatten; mit ihnen darf nicht vereinbart werden, Derartiges zu gestatten. Sie dürfen nicht bevorzugt oder benachteiligt werden, weil sie einen Zugriff bewirkt oder verweigert haben.

■ § 291 b SGB V Gesellschaft für Telematik

Schaffung einer nationalen Einrichtung

(1) Im Rahmen der Aufgaben nach § 291a Abs. 7 Satz 2 hat die Gesellschaft für Telematik

1. die technischen Vorgaben einschließlich eines Sicherheitskonzepts zu erstellen,
2. Inhalt und Struktur der Datensätze für deren Bereitstellung und Nutzung festzulegen,

sowie die notwendigen Test- und Zertifizierungsmaßnahmen sicherzustellen.

Sie hat die Interessen von Patientinnen und Patienten zu wahren und die Einhaltung der Vorschriften zum Schutz personenbezogener Daten sicherzustellen. Die Gesellschaft für Telematik hat Aufgaben nur insoweit wahrzunehmen, wie dies zur Schaffung einer interoperablen und kompatiblen Telematikinfrastruktur erforderlich ist. Mit
Teilaufgaben der Gesellschaft für Telematik können einzelne Gesellschafter oder Dritte beauftragt werden; hierbei sind durch die Gesellschaft für Telematik Interoperabilität, Kompatibilität und das notwendige Sicherheitsniveau der Telematikinfrastruktur zu gewährleisten.

Merktafel 10
zu Kapitel 3.5: Rechtliche Aspekte der Gesundheitstelematik

M10.1 ■ Digitales Wirtschaften in allen Branchen erfordert einen verlässlichen Rechtsrahmen.

M10.2 ■ Für die Gesundheitstelematik sind die folgenden rechtlichen Regelungen von Bedeutung:
- □ Grundgesetz
- □ Datenschutzgesetzgebung
- □ Ärztliches Berufsrecht
- □ Haftungsrecht
- □ Arzneimittelrecht
- □ Heilmittelwerberecht
- □ Strafprozessrecht
- □ Sozialgesetzgebung
- □ Signaturgesetz

M10.3 ■ Spezielle Regelungen für die Gesundheitstelematik finden sich zudem im SGB 5 in den Paragrafen 67, 290 und 291 und dem Gesetz zur Organisationsstruktur der Telematik im Gesundheitswesen. Darüber hinaus gibt es eine Reihe von weiteren Verordnungen.

M10.4 ■ Gesetzlich geregelt ist die Einführung einer lebenslangen Krankenversichertennummer und einer Elektronischen Gesundheitskarte mit den sogenannten „Pflichtanwendungen" für Versichertendatenprüfung und eRezept sowie vielfältigen „freiwilligen Anwendungen".

3.6 Datenschutzrechtliche Aspekte

Gesundheitsdaten sind mit die sensibelsten Daten über Personen. Gerade auch vor dem Hintergrund zunehmend vernetzter Elektronischer Krankenakten und Medizinischer Informationssysteme im Rahmen gesundheitstelematischer Lösungen ist deren Schutzwürdigkeit besonders hoch einzustufen und missbräuchlicher Zugriff und Nutzung bei Übertragung und Speicherung sind abzuwehren.

Gesundheitsinformationen haben höchstes Vertraulichkeitsniveau

Die Datenschutzgesetzgebung und die dadurch vorgeschriebenen organisatorischen Maßnahmen und technischen Datenschutzmechanismen in Informationssystemen sollen den Schutz von personenbezogenen Daten gegen unberechtigte Einsichtnahme und/oder Verwendung, Missbrauch, Änderung oder Verfälschung sicherstellen. Anknüpfungspunkt des Datenschutzrechtes ist das allgemeine Persönlichkeitsrecht und die garantierte Privatsphäre (Art. 2 Abs. 2 und Art. 1 Abs. 2 GG), woraus das Bundesverfassungsgericht das Recht auf *informationelle Selbstbestimmung* abgeleitet hat. Anwendungssysteme und Telematikplattformen müssen diese Anforderungen systemtechnisch abbilden (Roßnagel 2005).

Diese soll sicherstellen, dass eine Person jederzeit Kontrolle und die Bestimmung darüber hat, welche Informationen über sie an wen weitergegeben werden. Eine Reihe von bereichsspezifischen Gesetzesregelungen hebelt diese Selbstbestimmung dort aus, wo zur zweckmäßigen Erfüllung der betrieblichen oder behördlichen Aufgaben nach Auffassung des Gesetzgebers Daten gespeichert und weitergegeben werden müssen. Ein Krankenhaus kann eben nur mit einer Krankenkasse abrechnen, wenn sie die im Sozialgesetzbuch geforderten Angaben – so auch z.B. Diagnosen – an die Krankenkasse übermittelt. Dort, wo das Allgemeinwohl über das des Einzelnen gestellt wird – z.B. bei der Meldepflicht für gesetzlich definierte Erkrankungen – kann der Patient ebenfalls nicht entscheiden, ob Gesundheitsdaten über ihn weitergegeben werden. Diese Beispiele zeigen, dass Speicherung und Weitergabe von Gesundheitsdaten in einem definierten Korridor sehr wohl auch ohne eine Zustimmung des Patienten vorgenommen werden können. Durch die Regelungen zur Einführung der elektronischen Gesundheitskarte in Deutschland (⌧> Kap. 3.8.3.3, S. 257) wurde dieser Korridor erheblich erweitert.

Informationelle Selbstbestimmung

Aus Sicht des Datenschutzes (Müller 2005) werden an telematische Anwendungen außerhalb des gegebenen rechtlichen Rahmens die folgenden zentralen Forderungen gestellt:

- Die Datenhoheit der Patienten und der Grundsatz der Freiwilligkeit der Speicherung von Daten müssen bewahrt werden.

- Die Patienten müssen darüber entscheiden können, welche ihrer Gesundheitsdaten aufgenommen und welche gelöscht werden.
- Die Patienten müssen darüber entscheiden können, welche Daten sie einem Leistungserbringer zugänglich machen.
- Die Patienten müssen das Recht haben, die über sie gespeicherten Daten zu lesen.

Dabei muss der Patient ohne großen Aufwand und Kosten seine Auskunfts- und Einsichtrechte wahrnehmen können. Diese Forderung führt zu einer Architekturkomponente (⌧ Kap. 3.8.4, S. 270) "Kiosksystem". Dabei handelt es sich um an frei zugänglichen Plätzen wie z.B. in Apotheken oder Krankenhäuser aufgestellte IT-Stationen, an denen Patienten den Inhalt ihrer Gesundheitskarte bzw. die im Zusammenhang mit deren Anwendungen gespeicherten Daten einsehen können.

Hinsichtlich datenschutzrechtlicher Aspekte und eventuell festgeschriebener Erlaubnistatbestände für Übermittlung und Verarbeitung sind folgende wesentlichen Regelungswerke zu nennen:

- Das Bundesdatenschutzgesetz bzw. die Landesdatenschutzgesetze,
- das Sozialgesetzbuch,
- die Krankenhausgesetze der Länder,
- das Strafgesetzbuch (§ 203),
- das Signaturgesetz und allen voran
- die ärztlich Berufsordnung.

Hinzu kommen weitere spezielle oder bereichsspezifische Regelungen (Auskunft des behandelnden Arztes an den Unfallversicherungsträger, §§ 6–15 des Infektionsschutzgesetzes etc.), durch die eine Datenweitergabe in bestimmten Fällen zwingend vorgeschrieben wird. Die ärztliche Schweigepflicht hat dabei – ausgenommen der angeführten Meldepflichten – vor allen anderen Regelungen Vorrang. Mit der neuen Sozialgesetzgebung ab dem Jahr 2004 gilt auch ein Beschlagnahmeverbot für (elektronische) Krankenakten.

Verschiedene Verwendungszusammenhänge sind zu unterscheiden

Der Datenschutz selbst ist untrennbar von der Auseinandersetzung mit den politischen und sozialen Folgen der Verteilung von Information verbunden. Die Bewertung der Zulässigkeit der Verarbeitung personenbezogener Daten und deren Weitergabe ist daher immer im Zusammenhang mit dem angestrebten Verwendungszweck zu sehen.

Zu unterscheiden sind dabei nach Kilian (1982)

- der *primäre Verwendungszusammenhang* aus Versorgungszwecken zwischen Arzt und Patient (Versorgungsdaten),
- der *sekundäre Verwendungszusammenhang* aus Leistungszwecken zwischen Arzt und Leistungsträger (Leistungsdaten) und
- der *tertiäre Verwendungsammenhang* aus Planungszwecken im Rahmen der Gesundheitssystemplanung (Planungsdaten).

Ein weiterer überlagerter Verwendungszusammenhang – dem tertiären Bereich zuzuordnen – ist die medizinische Forschung (Forschungsdaten), wenngleich die Sammlung von medizinischen Behandlungsverläufen und Ergebnissen z.B. im Rahmen von Tumorregistern und die daraus gewinnbaren Informationen selbst wieder konkreten Behandlungen also dem primären Verwendungszusammenhang zugute kommen.

Doppelte Schutzwürdigkeit

Versorgungsdaten sind hierbei mehrfach personenbezogen, da sie neben dem Patientenbezug auch einen Bezug zu handelnden Personen (Arzt, Pfleger, MTA etc.) herstellen und dadurch implizit Aussagen über Wissen und Können dieser enthalten!

Blobel (1997) führt zu den Erlaubnistatbeständen basierend auf einer EU-Direktive – die bis Oktober 1998 in nationale Rechte umgesetzt werden musste – aus:

> „Danach dürfen personenbezogene Daten nur für einen klar definierten und rechtlich abgesicherten Zweck erfasst und nicht abweichend davon weiterverarbeitet werden. Das generelle Verbot der Erfassung und Verarbeitung sensitiver Daten wird nur aufgehoben, wenn
>
> – eine nachprüfbare (schriftliche Einwilligung durch den Patienten beziehungsweise seinen Vertreter vorliegt
> – die Erfassung und Verarbeitung für medizinische oder gesundheitsbezogene Zwecke durch Personen erfolgt, die durch ein Berufsgeheimnis (z.B. ärztliche Schweigepflicht) oder eine gleichwertige Verpflichtung gebunden sind
> – der Schutz der vitalen Interessen des Patienten die Erfassung und Verarbeitung notwendig macht
> – ein unabdingbares, rechtlich gesichertes Gemeininteresse über das Individualinteresse zu stellen ist oder sonstige rechtliche fixierte Ausnahmen die Erfassung und Verarbeitung erfordern."

Erlaubnistatbestände: Gesetz oder Einwilligung

Unstrittig ist, dass sich die Erlaubnistatbestände jeder Informationsverarbeitung und -weitergabe direkt aus einem Gesetz ergeben müssen, auf ein solches zurückführbar sein müssen oder auf einer entsprechenden Einwilligungserklärung des Patienten basieren (Bieber 1995). Dabei sollte die Speicherung und Übermittlung von Gesundheitsinformationen immer auf das für den Verwendungszweck minimal notwendige Maß beschränkt werden.

Speicherung und Nutzung für den Versorgungsauftrag

Elektronische Krankenakten werden primär zu Verbesserung der medizinischen Versorgung der Patienten und der Verbesserung der Qualität und Wirtschaftlichkeit einer Versorgungseinrichtung eingesetzt – was beides auf gesetzliche Forderungen im SGB und den Krankenhausgesetzen zurückzuführen ist. Der Einsatz erfolgt in der Regel im Rahmen der Zweckbestimmung eines Vertragsverhältnisses (primärer Verwendungszusammenhang). In einem entsprechenden Positionspapier äußern sich der Bundes- und die Landesdatenschutzbeauftragten wie folgt:

> „Auf der Grundlage des Behandlungsvertrages in Verbindung mit den jeweils maßgeblichen datenschutzrechtlichen Vorschriften darf der Arzt die für die Durchführung der Behandlung erforderlichen Daten verarbeiten." (Bultmann 2003)

Für jene Teile einer institutionellen Elektronischen Krankenakte, die ausschließlich der Versorgung der Patienten dienen, ist daher von einer konkludenten Einverständniserklärung des Patienten innerhalb des abgeschlossenen Behandlungsvertrages auszugehen. Trotzdem wird die Aufnahme entsprechender Formulierungen in die Allgemeinen Vertragsbedingungen z.B. eines Krankenhauses oder in die Behandlungsverträge von Arztpraxen und anderen Einrichtungen angeraten und ist zumeist auch so realisiert.

Weitergabe nur bei klarer Rechtslage!

Im sekundären Verwendungszusammenhang ist die Weitergabe von personenbezogenen Daten innerhalb und außerhalb der Versorgungseinrichtung nur zulässig, wenn dies im Rahmen der Aufgabenstellung zwingend notwendig ist (z.B. Abrechnungsinformationen, Diagnosen an Krankenkassen, Kassenärztliche Vereinigungen etc.)

Im tertiären Zusammenhang sind anonymisierte Weitergaben nur dann möglich, wenn nicht durch den Datenbestand selbst implizit eine faktische Reanonymisierung möglich ist. Ein Beispiel soll dies verdeutlichen: Sind bei einer Weitergabe von anonymisierten Behandlungsdaten u.a. auch Alter und Geschlecht des Patienten und die Postleitzahl seines Wohnortes enthalten, können eventuell Personen altersbezogener Randgruppen z.B. „Patient ist 95 Jahre und weiblich" reanonymisiert werden (Aha: Frau Moser!). Ähnlich verhält es sich bei Angaben zum Beruf oder anderen Merkmale.

Auskunftsrecht des Patienten

In jedem Fall hat der Patient ein Auskunfts- und Einsichtsrecht, welche Daten über ihn gespeichert sind. Auf schriftlichen Antrag hin müssen im sowohl Einblick in die Verfahrensübersichten und -beschreibungen, als auch in die über ihn gespeicherten Daten gewährt werden. Eine Elektronische Krankenakte sollte also standardmäßig eine Anwendungsfunktion beinhalten, mit der eine entsprechende Übersicht aller zu einem Patienten gespeicherten Daten erstellt werden kann, die dann zu Auskunftszwecken verwendet werden kann.

Die Erfüllung der Auflagen einschlägiger Gesetze bzw. die Verhinderung missbräuchlicher Nutzung medizinischer Daten muss durch die Kombination von organisatorischen und technischen Maßnahmen sichergestellt werden. Sie hat also direkt Auswirkungen auf das Design und die Implementierung telematischer Anwendungen. Während die organisatorischen Regelungen neben den Rechten, Pflichten und Verantwortlichkeiten auch organisatorische Prozesse definieren (z.B. genauer Ablauf und Sicherheitsregelungen beim Transport von Datenträgern), müssen technische Maßnahmen innerhalb der Anwendungen selbst implementiert werden.

Kombination von organisatorischen und technischen Maßnahmen muss den Datenschutz sicherstellen

Als Sicherheitsziele (Bultmann 2003) bzw. semantische Dimensionen (Dierstein 2004) des Datenschutzes und der IT-Sicherheit in Bezug auf personenbezogene Daten werden insgesamt genannt:

- Vertraulichkeit
  Es muss gewährleistet sein, dass die erhobenen und sodann gespeicherten, übermittelten oder sonst verarbeiteten personenbezogenen Daten nur Befugten zur Kenntnis gegeben werden. Dies kann z.B. durch entsprechende Zugriffsschutzmechanismen und Verschlüsselungen bei Speicherung und Übertragung gewährleistet werden.

- Integrität
  Personenbezogene Daten müssen zu allen Phasen der Übertragung, Speicherung und Verarbeitung vollständig, unversehrt, gültig und in sich widerspruchsfrei sein. Gerade in der Medizin, wo Handeln auf Informationen fußt, und von deren Vollständigkeit und Korrektheit ausgegangen werden muss, ist die Wahrung der Integrität eines der vordringlichsten Ziele.

- Zurechenbarkeit (Authentizität)
  Es muss gewährleistet sein, dass alle an der Erhebung und Bearbeitung sowie Übermittlung von patientenbezogenen Daten beteiligten Personen immer eindeutig feststellbar sind. Dies betrifft den Erhebenden, den Dokumentierenden sowie den Auslöser bzw. Verantwortlichen eines Verarbeitungsvorgangs. Ggf. kann auch die Art und Weise der Erhebung der Daten von Bedeutung sein (z.B. Datenerhebung durch ein medizin-technisches Gerät). Medizinische Dokumente, bei denen sich Urheber bzw. Verantwortlichkeit nicht erkennen lassen, sind als Grundlage für Behandlungen und Begutachtungen ungeeignet.

- Verfügbarkeit
  Nur durch eine zeitliche und örtliche Verfügbarkeit vorhandener Daten kann eine adäquate medizinische Handlungsunfähigkeit sichergestellt werden. Vorhandene aber nicht verfügbare Informationen können zu verzögertem Handeln („Wir warten auf den

Befund aus der Pathologie“) oder zu Behandlungsfehlern („Es existiert kein Pathologie-Befund!“) führen. Beide Fälle können eventuell lebensbedrohende Folgen für den Patientenhaben. Damit hat auch die Verfügbarkeit eine hohe forensische Bedeutung.

- Revisionsfähigkeit und Rechtssicherheit/-verbindlichkeit
  Beim rechtsverbindlichen Einsatz eines Anwendungssystems muss den möglichen Aktionen und Ergebnissen bzw. gespeicherten Informationen Beweiskraft zugemessen werden können d.h. die Integrität und Verantwortlichkeiten müssen zweifelsfrei auch für Dritte – und auch in Nachhinein – erkennbar und beweisbar sein. Dazu muss lückenlos und nicht manipulierbar nachvollzogen werden können, wer wann welche patientenbezogenen Daten – ggf. auf wessen Weisung hin – eingegeben bzw. übermittelt und in welcher Weise verarbeitet, geändert oder gelöscht hat. Rechtssicherheit wird nur durch Revisionsfähigkeit in Verbindung mit starken Verfahren der Authentizitätssicherung (z.B. digitale Signatur) sichergestellt.

- Validität
  Personenbezogene Daten müssen aktuell in der für den Nutzungszweck angemessenen Qualität vorliegen und verarbeitet werden. So müssen z.B. Diagnosen genau genug formuliert und ihr Sicherheitsgrad angegeben sein, Bilddaten müssen ausreichende Bildauflösung und Farbechtheit haben. Die Validität wird von der Integrität nicht umfasst, da die Daten zwar integer im Sinne von vollständig und stimmig sein können, die Vollständigkeit und Aktualität aber dennoch für medizinische Nutzungszwecke unzureichend sein kann.

Diese besonders für den IT-Einsatz in der Medizin wichtigen Ziele müssen u.a. durch die im Bundesdatenschutzgesetz (BDSG) vorgeschriebenen nachfolgend erläuterten Kontrollmechanismen erreicht werden.

„Wie vertrauenswürdig – und damit wie sicher – die Abläufe und deren Ergebnisse in einem Rechen- und Kommunikationssystem sind, hängt danach entscheidend mit ab von der Vertrauenswürdigkeit der Umsetzungen der für diese Umsetzungen benötigten Hard- und Software“ (Dierstein 2004).

In der Anlage des Bundesdatenschutzgesetzes werden folgende Kontrollmechanismen vorgeschrieben, die auch z.B. für telematische Anwendungen wie z.B. einrichtungsübergreifende Elektronische Patientenakten und für die Kommunikationsinfrastruktur im Gesundheitswesen sichergestellt sein müssen:

- Zutrittskontrolle
  Unter *Zutrittskontrolle* wird das Verwehren des Zutritts zu IT-Systemen für unbefugte Personen verstanden.

  Dies bedeutet für gesundheitstelematische Anwendungen, dass beim Betreiber von zentralen Lösungen – seien es eMail-Server, Netzknoten oder einrichtungsübergreifende Elektronische Krankenakten – die Rechnersysteme in besonders physikalisch abgesicherten Bereichen installiert sein müssen, zu denen nur Befugte Personen Zutritt haben.

- Zugangskontrolle
  Unter *Zugangskontrolle* wird das Verwehren der unbefugten Nutzung von IT-Systemen verstanden.

  Wenn eine unbefugte Person Zutritt erhalten hat, ist natürlich noch nicht zwangläufig gewährleistet, dass sie sich in das Rechnersystem einloggen kann. Insofern muss mit geeigneten Maßnahmen sichergestellt sein, dass sich weder Unbefugte die physisch Zutritt haben noch Angreifer, die über das Netzwerk das Rechnersystem erreichen können, tatsächlich damit arbeiten können. Hierzu werden Mechanismen der Überprüfung der Authentizität eines Benutzer benötigt, für die es verschiedene Konzepte gibt. Diese basieren auf

  □ Wissen:
  Nur durch das Wissen eines Kennworts (Passwort, Zugangscode) ist eine Zugang zum Rechnersystem möglich. Dieses kann fest vergeben sein, wobei ein regelmäßiges Ändern durch den Benutzer erzwungen wird. Es kann aber auch in zufallsbasierten Abfragen von mehreren hinterlegten „persönlichen" Angaben zum Benutzer bestehen (z.B. Geburtsdatum des Lebenspartners, Name der Uroma)

  □ Besitzen:
  Nur durch den Besitz von physischen Gegenständen die als Vehikel für die Zugangsprüfung herangezogen werden – wie z.B. einer Chip- oder Magnetkarte oder einem physischen Schlüssel zu den Endgeräten – ist ein Zugang möglich. Der Gegenstand muss jedoch personalisiert sein, damit der Benutzer über diesen erkannt werden kann. Ein physischer Schlüssel ist daher weniger geeignet.

  □ Biologie:
  Es werden mit intelligenten technischen Vorrichtungen biologische Merkmale des Benutzers ermittelt. Hierzu gehören z.B. Analyse und Erkennung der Pupille, eines Fingerabdrucks, des Gesichtes oder der Sprache/Stimme.

Prinzipiell ist es auch möglich, die o.a. Mechanismen zu kombinieren. Beispiel ist der Geldautomat: Es ist der Besitz der Scheckkarte und des Wissens der Geheimnummer notwendig. Aus der Zugangskontrolle resultiert die Anforderung an gesundheitstelematische Anwendungen, dass nur justiziabel ausgewiesene Personen auf Basis von entsprechenden digitalen und rechtssicher ausgestellten Ausweisen Zugang zur Telematikplattform haben dürfen.

- Zugriffskontrolle
  Durch die *Zugriffskontrolle* muss gewährleistet sein, dass die zur Benutzung eines Anwendungssystems Berechtigten ausschließlich auf die ihrer Zugriffsberechtigung unterliegenden Daten zugreifen können, und dass personenbezogene Daten bei der Verarbeitung, Nutzung und nach der Speicherung nicht unbefugt gelesen, kopiert, verändert oder entfernt werden können.

- Weitergabekontrolle
  Mittels der *Weitergabekontrolle* muss gewährleistet sein, dass personenbezogene Daten bei der elektronischen Übertragung oder während ihres Transports oder ihrer Speicherung auf Datenträger nicht unbefugt gelesen, kopiert, verändert oder entfernt werden können, und dass überprüft und festgestellt werden kann, an welche Stellen eine Übermittlung personenbezogener Daten durch Einrichtungen zur Datenübertragung vorgesehen ist. Bei der Kommunikation zwischen Anwendungssystemen bzw. externen Elektronischen Krankenakten z.B. zu Zwecken der elektronischen Befundübermittlung darf diese nur durch fest vorgegebene und programmgesteuerte Mechanismen ablaufen und alle Übermittlungen müssen protokolliert werden. Jeglicher Übermittlung muss das Einverständnis des Patienten oder eine rechtliche Regelung zugrunde liegen. Dabei stellt bei zunehmend einrichtungsübergreifend vernetzten Systemen ein weiteres wesentliches Problem das unbefugte Eindringen in die Systeme und das Übertragen von vertraulichen Daten z.B. durch Hacker dar.

- Eingabekontrolle
  Mittels der *Eingabekontrolle* ist zu gewährleisten, dass nachträglich überprüft und festgestellt werden kann, ob und von wem personenbezogene Daten in Datenverarbeitungssysteme eingegeben, verändert oder entfernt worden sind.

  Alle Dateneingaben und -veränderungen müssen also in gesondert gespeicherten und geschützten Dateien (so genannte Audit- oder Log-Files) unter Angabe des Benutzers, der diese Transaktionen durchgeführt hat, dokumentiert werden.

- Auftragskontrolle
  Mittels der *Auftragskontrolle* muss gewährleistet sein, dass personenbezogene Daten, die im Auftrag verarbeitet werden, nur entsprechend den Weisungen des Auftraggebers verarbeitet werden können.
- Verfügbarkeitskontrolle
  Mittels der *Verfügbarkeitskontrolle* ist zu gewährleisten, dass personenbezogene Daten gegen zufällige Zerstörung oder Verlust geschützt sind.

  Dieses auch unter dem Aspekt der „Datensicherheit" bekannte Problemfeld betrifft alle technischen und organisatorischen Maßnahmen, wie z.B. das Anlegen regelmäßiger Sicherungskopien, das kontinuierliche Logging, die Schaffung einer klimatisierten Betriebsumgebung für zentrale Server, das Spiegeln von Hardwareressourcen u.v.a.m.

Abschließend schreibt die Anlage zu § 9 Abs. 1 BDSG vor, dass zu unterschiedlichen Zwecken erhobene Daten auch getrennt verarbeitet werden können müssen.

Sozio-technische Beherrschbarkeit

Datenschutz ist dabei eng verknüpft mit der sozio-technischen Beherrschbarkeit von Systemen. Kriterien hierfür sind nach Müller (2005):

- Authentizität (hier: Zurechenbarkeit der Daten bzw. deren Erstellung zu einer Person oder Organisation),
- Nicht-Abstreitbarkeit (hier: von kommunizierten Daten und Dokumenten),
- Nutzungsfestlegung (Zugriffskontrolle),
- Revisionsfähigkeit (hier: von Kommunikationsprozessen),
- Rechtssicherheit (hier: von Kommunikationsprozessen),
- Durchsetzbarkeit der Betroffenenrecht (Auskunft, Berichtigung, Sperrung, Löschung),
- Praktikabilität, Alltagstauglichkeit.

Insgesamt ergeben sich also für die Einhaltung aller dieser datenschutzrechtlichen Aspekte in einer prinzipiell offenen Telematikplattform ganz erhebliche technisch zu lösende Anforderungen, da die medizinischen Daten ja den Hoheitsbereich einer Institutionen – also den der originär speichernden Stelle – verlassen. So erfüllt die ungeschützte Speicherung von medizinischen Daten bei einem an der Behandlung unbeteiligten Dritten den Tatbestand der Verletzung der ärztlichen Schweigepflicht mit allen für den Arzt damit verbundenen rechtlichen Konsequenzen.

Abschließend muss also gefordert werden, dass diese den „individuellen Hoheitsbereich“ verlassenden medizinischen Daten nur anonymisiert oder verschlüsselt kommuniziert und gespeichert werden dürfen. Die Sicherheitsarchitektur insgesamt ist daher eine unverzichtbare Komponente gesundheitstelematischer Plattformen.

Merktafel 11
zu Kapitel 3.6: Datenschutzrechtliche Aspekte

M11.1 ■ Die Vertrauenswürdigkeit gesundheitstelematischer Verfahren muss oberstes Gebot sein, um Akzeptanz bei Bürgern und Ärzten zu finden.

M11.2 ■ Im Rahmen der informationellen Selbstbestimmung muss der Patient selbst entscheiden können, welche Gesundheitsinformationen er wem offen legen möchte.

M11.3 ■ Die informationelle Selbstbestimmung wird dort eingeschränkt, wo gesetzlich vorgeschriebene Pflichtanwendungen oder Meldepflichten bestehen.

M11.4 ■ Patienten haben ein Einsichtnahme- und Auskunftsrecht, das sie ohne großen technischen Aufwand wahrnehmen können sollen.

M11.5 ■ Wesentliche Regelungswerke zum Datenschutz sind
- □ das Bundesdatenschutzgesetz bzw. die Landesdatenschutzgesetze,
- □ das Sozialgesetzbuch,
- □ die Krankenhausgesetze der Länder,
- □ das Strafgesetzbuch (§ 203),
- □ das Signaturgesetz und allen voran
- □ die ärztliche Berufsordnung.

M11.6 ■ Hinsichtlich der Datenverwendung können primärer, sekundärer und tertiärer Verwendungszusammenhang unterschieden werden.

M11.7 ■ Erlaubnistatbestände für die Weitergabe von Gesundheitsdaten müssen sich aus einem Gesetz ergeben oder auf der expliziten Zustimmung des Patienten basieren.

M11.8 ■ Sicherheitsziele sind Vertraulichkeit, Integrität, Zurechenbarkeit, Verfügbarkeit, Revisionsfähigkeit und damit verbundene Rechtsverbindlichkeit sowie die Validität.

M11.9 ■ Im Datenschutzgesetz vorgeschrieben Kontrollmechanismen sind Zutrittskontrolle, Zugangskontrolle, Zugriffskontrolle, Weitergabekontrolle, Eingabekontrolle, Auftragskontrolle und

Verfügbarkeitskontrolle. Diese sind auch bei telematischen Verfahren einzuhalten.

- Eine offene telematikplattform muss umfangreiche technische Mechanismen zur Sicherstellung der Vertraulichkeit und des Datenschutzes beinhalten. *M11.10*

3.7 Auswirkungen auf die Patienten-Arzt-Beziehung

Gesundheitstelematische Anwendungen der verschiedenen Facetten haben sowohl auf offensichtlicher als auch auf subtiler Ebene Einfluss auf das Patienten-Arzt-Verhältnis. Eine umfangreiche Darstellung verschiedener Aspekte findet sich unter dem Begriff „Gesundheitskommunikation“ bei Hurrelmann (2001). Da medizinisches Handeln immer individuell und subjektiv ist (Köhler 1999) und im Ergebnis immer vom Handeln beider Beteiligten abhängt, modifiziert jedes technische Artefakt dieses Verhältnis mehr oder weniger stark, wobei telematische Anwendungen als unabdingbare Forderung nur zu einer Verbesserung beitragen sollten. Implizit sind aber auch Gefahren, die nicht übersehen werden dürfen. Solche Gefahren können sein:

Gefahren telematischer Anwendungen

- Wahrnehmungsverlust
- Verlust an persönlicher Beziehung
- Voreingenommenheit
- Vertrauensverlust
- Ökonomisierung der Medizin
- Informationsüberfluss
- Verlust an Handlungsindividualität

Wahrnehmungsverlust

Informationen aus einem Rechner wird kulturell bedingt mehr vertraut als handschriftlichen Notizen auf Papier. Eine Krankenakte, die nicht mehr als real sinnlich wahrnehmbares Objekt existiert (dicke schwere Akte à komplexer Fall), lässt den individuellen Patienten und seine Situation immer weniger gewahr werden. An ihre Stelle tritt bei einer *e*EPA ein wohlgeordneter, nur über den Bildschirm sichtbarer ausschnittsweiser und punktueller Blick auf eine Akte, deren Inhalt ein hohes Maß an Objektivität, Richtigkeit und Vollständigkeit zugerechnet wird. Ein Irrtum insofern, da jede Information nur vor dem Wissen, Können und Zielen des Erhebenden interpretiert werden kann (Berg 1998). Kluge (1999) spricht hier zu Recht von berufsgruppenbezogenen „Informationsräumen" innerhalb der Elektronischen Patientenakte, deren Verschmelzung kritisch sein kann, da sie vor verschiedenen Wissenshintergründen und inhaltlichen sowie zeitlichen Kontexten entstanden sind. Einrichtungsübergreifende Patientenakten stellen solche Verschmelzungen dar und müssen daher mit einem anderen Blick gelesen und interpretiert werden als institutionelle Krankenakten. Für jede Eintragung muss zudem eindeutig Zeitpunkt und eintragende Institution/Person sowie der Kontext, in dem diese entstanden ist, ersichtlich sein.

Beziehungsverlust

Aber auch beim Einsatz von Verfahren der Teleüberwachung und Telebetreuung kommt es gegebenenfalls zu Wahrnehmungsverlusten, die nach Dierks (2005) auch Haftungs- und Standesrechtliche Konsequenzen haben können. Ebenso kann ein Verlust der persönlichen Beziehung mit einhergehen, da die direkten persönlichen Kontakte geringer werden oder aber – solange nicht interveniert werden muss – ganz wegfallen können.

Voreingenommnheit

Die einrichtungsübergreifende Verfügbarkeit der gesamten Vorgeschichte eines Patienten kann einen Bias beim aktuellen bzw. neu hinzugezogenen Behandler erzeugen und seine Objektivität gegenüber dem für ihn „neuen" Patienten beeinflussen. Während gesundheitstelematische Anwendungen die Informationstransparenz erhöhen sollen, kann dies auch zu nicht mehr vorurteilsfreiem ärztlichen Handeln führen, was dann wieder zu einer Erhöhung der „errors of omission" und „errors of comission" beitragen kann. Auch entsteht für jeden Aktennutzer die Möglichkeit festzustellen, bei welchen Ärzten der Patient ggf. schon mit anderen oder der gleichen Fragestellung vorstellig wurde oder in Behandlung ist („eingebildeter Kranker", „renitenter Patient", „Ärztekritiker" usw.). Darüber hinaus lässt die Auswertbarkeit Elektronischer Krankenakten eine bessere Verlaufskontrolle und ein den Behandlungsprozess begleitendes Scoring zu, es können prognostische Indizes eingeführt und kontinuierlich berechnet und überwacht werden. Damit besteht aber auch die Gefahr frühzeitiger mentaler Fixierung des Handelns auf den von einem Computer extrapolierten Outcome, was dieses selbst wieder beeinflusst. Die Einbeziehung genetischer Informationen wird diesen Aspekt weiter verstärken.

Vertrauensverlust

Die so erreichte und gewünschte Informationstransparenz kann auch zu einem Vertrauensverlust des Patienten führen, wenn das Gefühl entsteht, dass seine vertraulichen Gesundheitsinformationen nicht mehr sicher bei seinen Behandlern aufgehoben sind bzw. von Unberechtigten zugegriffen werden können. Auch die Verwendung für nachgeordnete Verwendungszwecke – z.B. im Rahmen einer personenbezogenen Kontrolle der Leistungsinanspruchnahme oder Budgetierung mit spürbaren negativen Folgen für den Patienten führt schnell zu einem Vertrauensverlust in das System insgesamt. Darüber hinaus können Auswertungen aber auch genutzt werden, um die handelnden Personen selbst – also die Ärzte und sonstige Gesundheitsdienstleister – zu überwachen und zu beurteilen. Auch dies führt zu einem Vertrauensverlust in das Versorgungssystem bei diesen Betroffenen, zu Ängsten vor einem „überwachten" Gesundheitswesen.

Auswirkung falscher Eintragungen höher

Informationen in Elektronischen Patientenakten werden über sehr lange Zeit gespeichert und sind schnell wieder gezielt abrufbar. Dadurch wird nicht nur die Vorgeschichte eines Patienten transparenter, sondern auch die (Aus-)Wirkung von falschen Eintragungen steigt dramatisch. Informationen werden quasi auf lange Zeit „zementiert". So tauchte schon Mitte der 90er Jahre die Redewendung eines „right of a new medical life" für jene Patienten auf, deren medizinische Vorgeschichte in einem vernetzten Gesundheitswesen sich – sei es auf Grund dieser selbst oder aber auf Grund fehlerhafter Eintragungen – nachteilig auf ihre weitere Versorgung auswirkt. Auch muss in diesem Zusammenhang die zeitliche Dynamik der Werteänderungen berücksichtigt und so der tatsächliche zeitliche Gültigkeitsbereich von Eintragungen abgeschätzt werden. Höchste Ansprüche müssen daher an die Zuverlässigkeit und Richtigkeit von Informationen in derartigen telematischen Patientenakten gestellt werden.

Ökonomisierung

Die ökonomische Auswertbarkeit einzelner einrichtungsübergreifender Behandlungsverläufe ermöglicht es auch, Kosten mit Indikatoren zu vergleichen und „Kostenprofile" zu erstellen, die dann dazu führen können, dass Patienten mit bestimmten Vorverläufen als „zu teuer" ermittelt und dann z.B. unter dem Vorwand der Vollbelegung o. Ä. von Versorgungsinstitutionen abgewiesen werden. Ähnliches gilt für die Kostenträger, denen so in immer differenzierterer Weise Auswertungen über ihr Versichertenklientel ermöglicht werden und die dann Versicherte noch gezielter in die zwei Klassen „schlechte und gute Risiken" einteilen können. Der dem deutschen Gesundheitssystem implizite Gedanke der Solidarität kann damit ausgehöhlt werden.

Informationsüberfluss

Dokumente und Informationen einer Elektronischen Krankenakte können unaufwändiger und schneller an andere Einrichtungen oder eine *e*EPA kommuniziert werden. Dies kann zu einem unnötigen Informationsaufkommen bei Empfängern führen, indem „Alles" und „auch Unnötiges" kommuniziert wird bzw. umfangreiche einrichtungsübergreifende Elektronische Patientenakten entstehen, die aufgrund der Unmenge dieser Eintragungen ungeachtet deren tatsächlich langfristigen Relevanz immer undurchschaubarer werden. Ohne klare Regelungen und Strategien, was kommuniziert bzw. in die

Elektronische Patientenakte eingestellt wird, kann eine sinnvoll handhabbare informationelle Selbstbestimmung des Patienten sowie eine Zweckbestimmtheit der Elektronischen Patientenakte nicht gewährleistet werden. Es bedarf daher nach Rigby (1999) einer klaren unter ethischen Aspekten definierten Kommunikations- und Verteilungs-Policy, um die Privatsphäre und Autonomie des Patienten zu gewährleisten und um gemeinsame elektronische Dokumentation benutzbar zu halten. Dies bedeutet, dass für alle Handelnden deutlich festgeschrieben sein muss, welche Informationen in eine *e*EPA einzustellen sind.

Verlust an Handlungs-autonomie

Der Einsatz organisationsunterstützender Verfahren wie z.B. Systemen für automatische Terminplanung, Workflowmanagement und inhaltlich und zeitlich deterministisch festgelegten klinischen Pfaden (⌦ Kap. 3.3.5, S. 209) birgt die Gefahr, dass sowohl Patienten, als auch handelnde Akteure wie Ärzte, Pflegekräfte etc., immer mehr in einen von Computern vorgegeben Ablauf gezwungen werden, ohne dass den individuellen Neigungen und Lebensumständen bzw. Problemen des Einzelnen noch Rechnung getragen werden kann.

Insgesamt also erhebliche Auswirkungen

Die betrachteten Aspekte haben erheblich Auswirkungen auf das medizinische Handeln und das Arzt-/Patientenverhältnis, sind bisher wenig untersucht und bedürfen der Evaluation durch entsprechende klinische Studien, deren Umfang und Komplexität nicht unerheblich ist. Durch geeignete Maßnahmen wie bereichsspezifische gesetzliche Regelungen und eine entsprechende Aufklärung von Ärzten und Patienten zu den Risiken aber Chancen gesundheitstelematischer Verfahren können diese negativen Effekte aber vermieden werden.

Den zuvor geschilderten Gefahren stehen die folgenden positiven Aspekte hinsichtlich der Patienten-Arzt-Beziehung gegenüber, die es auszuschöpfen gilt :

- Stärkung der Patientensouveränität durch
  - bessere Patienteninformierung und Aufklärung
  - transparenteres Versorgungssystem
  - Möglichkeiten der Selbstorganisation
  - Zugriff bzw. Führung einer persönlichen Gesundheitsakte
- Transparenz der konkreten Behandlung für Ärzte und Patienten

Bessere Patienten-aufklärung

Die Möglichkeiten des Internet mit umfangreichen Informationsquellen sowie eine Vernetzung von Patientenorganisationen und Patienten können erheblich zu einer besseren Patienteninformierung beitragen. Dabei kann der Patient zunehmend auf qualifizierte und geprüfte Informationsangebote über bestimmte Erkrankungen und deren Behandlungen von Patientenorganisationen, medizinischen

Fachgesellschaften und Universitätsinstituten zugreifen. Auch hat er inzwischen die Möglichkeit, nach aktueller Literatur und Studienergebnisse in der MEDLINE zu recherchieren. Aufgeklärte Patienten als mündige Gesprächspartner des Arztes – gerade bei chronisch Kranken – haben eine höhere Compliance und können damit effektiver und kostengünstiger behandelt werden.

Transparentes Versorgungsangebot

Neben einem verbesserten inhaltlichen Wissenstand können die Patienten aber auch über entsprechende Portale transparenter das regionale Versorgungsangebot wahrnehmen und die freie Arztwahl nicht aus geographischen, sondern aus qualitativen Gründen wahrnehmen. Am Ende wird ein auch für Patienten transparentes Benchmarking von Gesundheitsversorgungsinstitutionen stehen. In der Regel wird die Patienten-Arzt-Beziehung bei vorangegangener gezielter Auswahl durch den Patienten konstruktiver und vertrauensvoller beginnen, eine hohe Compliance dürfte gegeben sein.

Bessere Selbstorganisation und Behandlungstransparenz

Telematische Verfahren werden es dem Patienten aber auch zunehmen erlauben, die medizinische Selbstorganisation in Verbindung z.B. mit Teleüberwachung und Telekonsulting zu verbessern, Chronisch Kranke können eine größere Unabhängigkeit bei gleichzeitig hoher Sicherheit erlangen.

Dies alles kann darin münden, dass Patienten von ihren behandelnden Ärzten eine elektronische Kopie der wichtigsten Befunde, Arztbriefe und Bilder erbitten, um diese in einer persönlichen elektronischen Akte zu archivieren und nach Bedarf Ärzten Ihrer Wahl zur Verfügung zu stellen. Hier spricht man dann von einer „patientenmoderierten" Krankenakte (⌧ Kap. 6.5, S. 506).

Wird der Forderung der Datenschützer entsprochen (Müller 2005), dass nämlich die Patienten uneingeschränkt Zugriff auf die über sie gespeicherten medizinischen Informationen erhalten, so kann für sie auch eine höhere retrospektive und prospektive Transparenz des Geschehens resultieren. Niederlag (2003) sieht aber auch die Gefahr einer Zweiklassengesellschaft – geteilt durch die Finanzmittel und/oder Fähigkeiten die neuen Technologien auch entsprechend für das eigene Gesundheitsmanagement zu nutzen

---

Merktafel 12
zu Kapitel 3.7: Auswirkungen auf die Patienten-Arzt-Beziehung

---

- Gesundheitstelematische Anwendungen der verschiedenen Facetten haben sowohl auf offensichtlicher als auch auf subtiler Ebene Einfluss auf das Patienten-Arzt-Verhältnis. *M12.1*
- Gefahren sind *M12.2*
  - □ Wahrnehmungsverlust,
  - □ Verlust an persönlicher Beziehung,

- □ Voreingenommenheit,
- □ Vertrauensverlust,
- □ Ökonomisierung der Medizin
- □ Informationsüberfluss und
- □ Verlust an Handlungsindividualität.

M12.3 ■ Chancen für den Patienten bestehen nicht nur durch bessere Möglichkeiten der Aufklärung, sondern auch durch eine Stärkung der Patientensouveränität aufgrund

- □ transparenterem Versorgungssystem für den Patienten,
- □ Möglichkeiten der besseren Selbstorganisation,
- □ Zugriff bzw. Führung einer persönlichen Gesundheitsakte.

3.8 Infrastrukturkomponenten einer Gesundheitstelematikplattform

3.8.1 Einführung und Übersicht

Telematikplattform, mehr als nur Technik!

Wie bereits in Kapitel 2.5 deutlich wurde, stellen branchenbezogene Telematikplattformen offene verteilte Systeme dar. Nach Mainz (1999) ist eine Telematikplattform definiert mit:

> „Eine Telematikplattform definiert eine flächendeckende standardisierte organisatorisch-technische Infrastruktur und festgelegte einheitliche Rahmen- und Randbedingungen politischer, rechtlicher, ökonomischer, medizinischer, sozialer und ethischer Art zur gemeinsamen Nutzung von Daten und Informationen, der Kommunikation der Leistungserbringer zur koordinierten Patientenversorgung. Aus konzeptioneller Sicht macht der Aufbau einer Telematikplattform Vorgaben und Absprachen auf den Ebenen Teilnehmer, Inhalte, Abbildung, Transport und Sicherheit notwenig."

Dabei sind folgende wesentlichen Fragen zu beantworten (Noelle 2005):

- ■ Wer nimmt in welcher Rolle an der Telematikplattform teil?
- ■ Welche Inhalte werden kommuniziert?
- ■ Wie werden Inhalte abgebildet?
- ■ Wie und wo werden Inhalte transportiert und gespeichert?
- ■ Welche Sicherungsmaßnahmen sind notwendig?

Ziel: Interoperabilität aller Anwendungssysteme

Als Ausgangspunkt der folgenden Betrachtungen soll ⌧ nachfolgende Abbildung dienen, in der einige der teilnehmenden institutionellen Anwendungssysteme ohne Anspruch auf Vollständigkeit angegeben sind. Ziel der Gesundheitstelematik ist die Herstellung der Interoperabilität zwischen diesen Systemen zur Unterstützung der Abwicklung von vorhandenen und neuen Geschäftsprozessen. Dabei kann hinsichtlich der Rollen der verschiedenen Systeme innerhalb des Gesamtsystems unterschieden werden in dezentrale „teilnehmende" Anwendungssysteme, die auch souverän autonom in den einzelnen Einrichtungen betrieben werden können und zentrale Systeme, die Dienste und Anwendungen der Telematikplattform selbst darstellen (⌧ Abb. 3.18, S. 248). Als Sonderfall können telematische Anwendungen auch selbst verteilt umgesetzt sein, z.B. in Form von Middleware-Lösungen.

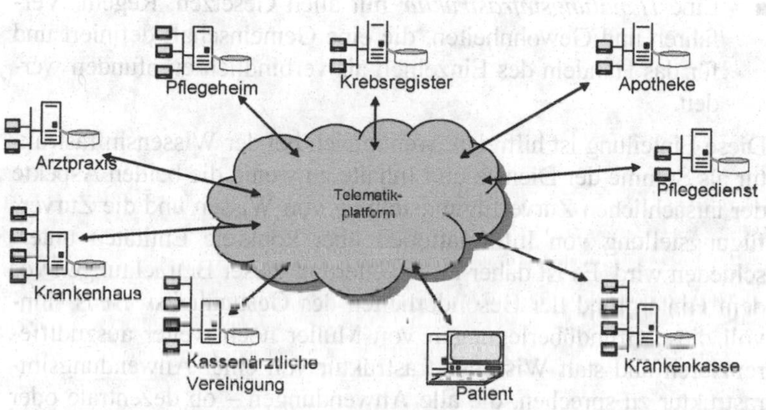

Abb. 3.16: Institutionelle Systeme und Telematik-Plattform

Nur ausgewiesene Teilnehmer

Dabei muss aufgrund der Sensibilität der Daten und Prozesse im Gesundheitswesen die Plattform im technischen Sinne zwar als „offenes" verteiltes System betrachtet werden, aber es muss in sich als ausschließlich für eine definierte Community zugänglich und damit als „kontrolliert offenes" System betrachtet werden, an dem nur ganz bestimmte und ausgewiesene Teilnehmer partizipieren dürfen.

Aus technischer Sicht stellen sich bezüglich der vorangehenden Abbildung vier wesentliche Fragen:

- Wie kann eine „geschlossene" d.h. sichere Plattform für eine Branche geschaffen werden?
- Wie kann der prinzipielle Zugang der teilnehmenden Anwendungssysteme geregelt werden?
- Welche Anwendungen sollen betrieben bzw. welche Geschäftsprozesse abgewickelt werden?

- Welche Anwendungen bzw. Dienste und technischen Systeme – also welche Komponenten – müssen innerhalb der Plattform verfügbar sein, damit sichere Interoperabilität für alle Integrationsebenen (⊠ Abb. 2.27, S. 108) und Anwendungen möglich wird?

Neben der *Technikinfrastruktur* als Aggregation von Systemen, Netzen und Anwendungen sieht Müller (2003) zwei weitere Elemente als notwendige Grundvoraussetzung für den erfolgreichen Telematikeinsatz in den einzelnen Branchen:

- Eine *Wissensinfrastruktur* als Aggregation von Daten in einer für menschliche und maschinelle Akteure zugänglichen Form und die so zum Ausgangspunkt für Dienste und Anwendungen wird.
- Eine *Handlungsinfrastruktur* mit allen Gesetzen, Regeln, Verfahren und Gewohnheiten, die eine Gemeinschaft definiert und für das Handeln des Einzelnen als verbindlich empfunden werden.

Diese Einteilung ist hilfreich, wenngleich bei der Wissensinfrastruktur als Summe der Dienste und Inhalte zu wenig die beiden Aspekte der tatsächlichen Zurverfügungstellung von Wissen und die Zurverfügungstellung von Informationen über konkrete Entitäten unterschieden wird. Es ist daher in Erweiterung dieser Betrachtungen vor dem Hintergrund der Besonderheiten des Gesundheitswesens sinnvoll diese Grundüberlegungen von Müller noch weiter auszudifferenzieren und statt Wissensinfrastruktur von einer Anwendungsinfrastruktur zu sprechen, die alle Anwendungen – ob dezentrale oder zentrale – zur Verwaltung von Daten oder Wissen beinhaltet.

Abb. 3.17: Teilinfrastrukturen für Telematiksystem

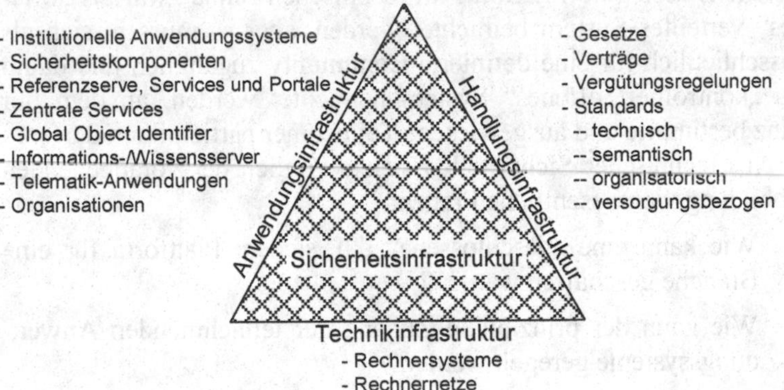

Um die institutionellen Informationssysteme miteinander in Verbindung treten zu lassen, wird eine *technische Infrastruktur* im Sinne eines umfassenden offenen Rechnernetzes (☒ Kap. 2.4 S. 59) notwendig – auch als „HealthGrid“ bezeichnet (Hernández 2005) –, das aber weitgehend in sich „geschlossen“ ist, da nur bestimmte Anwendungssysteme teilnehmen dürfen. Natürlich wäre daher denkbar, gesondert für das Gesundheitswesen eine physikalische Netzinfrastruktur zu implementieren. Einerseits wären aber die Kosten dafür immens und andererseits würden damit eine Reihe von Anwendungen wie z.B. der transparente Zugriff auf Wissensbasen wie MEDLINE etc. behindert bzw. nicht realisierbar. Vor dem Hintergrund der bereits existierenden globalen Infrastruktur in Form des Internet ist es also sinnvoll, als technische Infrastruktur für eine Gesundheitstelematikplattform dieses zu benutzen. Da es sich hierbei um ein im doppelten Sinne „offenes“ System handelt, können über diese Infrastruktur ohne erhebliche Sicherheits- und Schutzvorkehrungen jedoch keine sensiblen Gesundheitsdaten kommuniziert werden. Ebenfalls auf technischer Ebene muss daher eine sichere Netzinfrastruktur realisiert werden, z.B. durch den Einsatz von Virtual Private Networks (☒ Kap. 2.4.2.6, S. 75).

Technikinfrastruktur

Unter der *Anwendungsinfrastruktur* sollen im Folgenden alle Komponenten der Telematikinfrastruktur verstanden werden, die entweder komplette Anwendungen, spezielle Datenhaltungen oder Dienste im Sinne konkret ausführbarer Methoden und Verfahren darstellen. Das Vorhandensein und Zusammenspiel dieser Anwendungen bildet das tatsächlich arbeitende verteilte Gesundheitstelematiksystem. Dabei kann zwischen den institutionellen Informationssystemen und Infrastruktursystemen im Sinne von „Infrastrukturservern“ unterschieden werden. Letztere bieten die für ein funktionierendes verteiltes System notwendige zentrale Dienste an.

Anwendungsinfrastruktur

Unter der *Handlungsinfrastruktur* sollen alle Aspekte subsummiert werden, die zwar nicht selbst als Lösungskomponenten angesehen werden, aber notwendige theoretische oder rechtliche Basis sind, um überhaupt eine Telematikplattform realisieren und betreiben zu können. Sie stellt also den Rahmen für alle Handelnden dar – sowohl für jene, die Lösungskomponenten implementieren als auch jene, die diese betreiben oder nutzen.

Handlungsinfrastruktur

Den vorgenannten Infrastrukturen muss sodann eine *Sicherheitsinfrastruktur* überlagert werden, die auf Basis definierter rechtlicher Regelungen und Handlungsvorgaben auf technischer und anwendungsbezogener Ebene Datensicherheit und Datenschutz gewährleistet.

Sicherheitsinfrastruktur

Eine umfassende Gesundheitstelematikplattform kann nicht in einem einzigen Projekt und in einem Schritt definiert werden. Dies kann nur über den Weg einer schrittweisen Architekturspezifikation des großen offenen Systems erreicht werden, die Schrittfolge muss sich am Kosten-/Nutzenverhältnis der zu implementierenden Anwendungen orientieren. Nach Kirn (2004) sollte sich eine Architekturspezifikation auszeichnen durch:

- Verbindlichkeit
- technologische Zukunftsfähigkeit
- Innovationsfähigkeit
- Internationalität und Wettbewerbsfähigkeit
- Standards
- IT-Sicherheit

Daneben ist natürlich auch eine vor dem Hintergrund der Ausgangssituation notwendige Migration und deren Umsetzbarkeit von hoher Bedeutung: Wie können die heute isoliert betriebenen institutionellen Anwendungssysteme in welchen Schritten und mit welchen Anwendungen in eine Gesundheitstelematikplattform integriert werden?

Abb. 3.18: Gesundheitstelematikplattform

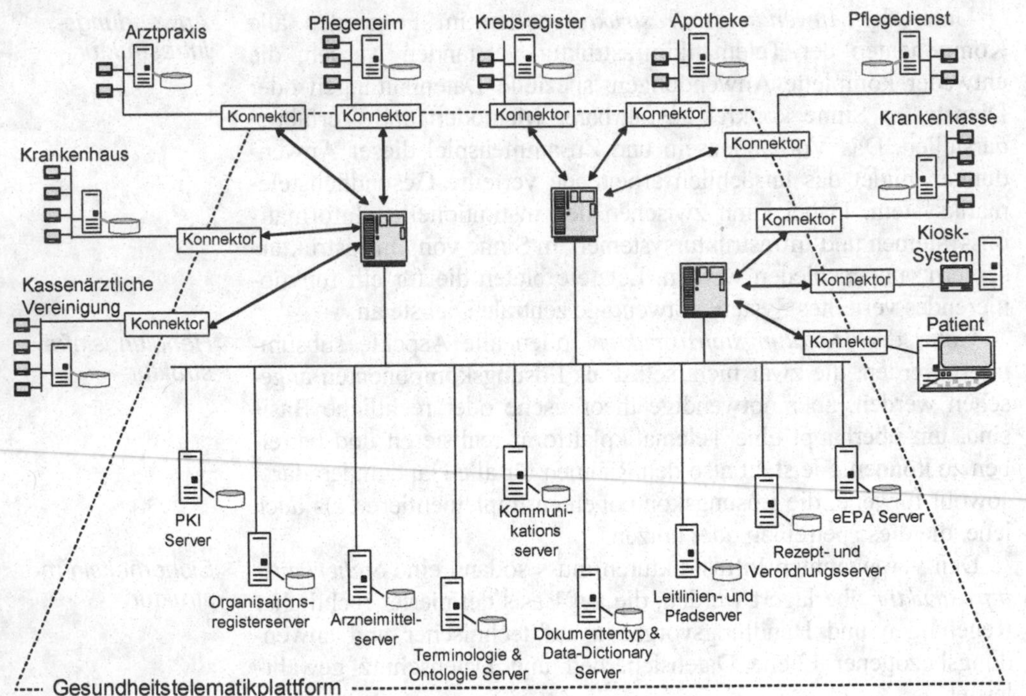

Die Abbildung zeigt die Gesundheitstelematikplattform mit den diese nutzenden institutionellen Anwendungssystemen als schematisches Toplogiebild mit den wichtigsten Dienste- und Datenservern der Plattform. Die Plattform ermöglicht dadurch eine Integration der teilnehmenden Anwendungssysteme auf allen in ⌧ Kap. 2.5.3, S. 107 angesprochenen Ebenen, wobei als verbindendes Element – also als „Interoperabilitätsmodul“ zwischen Plattform und Anwendungssystemen ein sogenannter „*Konnektor*“ zum Einsatz kommen kann.

Im Folgenden sollen die einzelnen Komponenten der Plattform etwas detaillierter betrachtet werden.

3.8.2 Institutionelle Informationssysteme

Institutionelle Systeme sind die „Kommunikationspartner“

Institutionelle Informationssysteme in den Gesundheitsversorgungseinrichtungen – in einigen Projektpapieren auch als „Primärsysteme“ bezeichnet (bit4health 2004) –, sind jene Informationssysteme, die in den einzelnen Gesundheitsversorgungsinstitutionen (⌧ Kap. 3.1, S. 179) in beliebig komplexer Weise betrieben werden. Sie sind aus Sicht des offenen verteilten Systems die Teilnehmer des Rechnernetzes bzw. Nutzer der Telematikplattform, die zentrale Dienste und Anwendungen in Anspruch nehmen und sachgerecht an die Telematikplattform angebunden werden müssen. Daneben sind auch die Anwendungssysteme der Kostenträger, der Kassenärztlichen Vereinigungen und anderer Institutionen, die z.T. Dienste für die Primärsysteme bereitstellen oder bilaterale Geschäftsprozesse mit diesen abwickeln, zu berücksichtigen. Insgesamt handelt sich also bei den Teilnehmern des offenen verteilten Systems um Anwendungssysteme wie z.B.

- Informationssysteme der stationären Einrichtungen
  - Krankenhausinformationssysteme
  - Informationssysteme in Reha-Einrichtungen
  - Informationssysteme in Pflegeheimen
  - Informationssysteme in stationären Spezialeinrichtungen
- Informationssysteme der ambulanten Einrichtungen wie
  - Arztpraxisinformationssysteme in verschiedenen Ausprägungen für die allgemeine Arztpraxis, aber auch z.B. Radiologie-, Pathologie-, Laborsysteme
  - Informationssysteme ambulanter Pflegedienste
  - Apothekeninformationssysteme
  - Informationssysteme in Rettungsdiensten, Sanitätshäusern, physiologischen Praxen u.v.a.m.

- Informationssysteme der Selbstverwaltungsinstitutionen
  - Informationssysteme der Kostenträger
  - Informationssystemen der Kassenärztlichen Vereinigungen
  - Informationssysteme der Ärztekammern
  - Informationssysteme bei sonstigen Selbstverwaltungsorganen
- Sonstige Informationssysteme wie z.B.
  - Spezialsysteme für Krankheitsregister
  - Informationssysteme in Gesundheitsämtern
  - Informationssysteme der Statistischen Landesämter
  - Informationssysteme in arbeitsmedizinischen Diensten

Sinnvolle Einbindung notwendig

Um die einrichtungsübergreifende Kommunikation und Kooperation zu unterstützen, müssen diese institutionellen Anwendungssysteme in die offene sichere Telematikplattform sinnvoll eingebunden – also interoperabel ganz im Sinne der Fragestellungen offener verteilter Systeme (⌧ Kap. 2.5, S. 87) gemacht – werden. Dabei muss zwischen der prinzipiellen technischen An- und Einbindung sowie der anwendungslogischen Einbindung im Rahmen von Anwendungen der Klassen eKommunikation (⌧ Kapitel 5, S. 379) und eDokumentation (⌧ Kapitel 6, S. 427) unterschieden werden.

Konnektoren

Wie in der Abbildung deutlich wird, erfolgt die technische Einbindung über sogenannte „*Konnektoren*" (⌧ Kap. 3.8.3.7, S. 265). Diese können entweder als reine Software-Konnektoren unter Nutzung der technischen Kommunikationskomponenten des Rechnersystems auf dem die Anwendung betrieben wird realisiert sein – was dann den in ⌧ Kap. 2.5.6.3, Seite 123 diskutierten Interoperabilitätsmodulen entspricht – oder aber es handelt sich dabei selbst um gekapselte Systeme, die sowohl die Kommunikationshardware als auch die Interoperabilitäts-Software beinhalten und über definierte technische Protokolle und Software-Schnittstellen von außen angesprochen werden können.

3.8.3 Sicherheitsinfrastruktur

3.8.3.1 Einführung

Zur Realisierung einer vertrauenswürdigen Gesundheitstelematik werden eine Reihe von *Sicherheitskomponenten* notwendig, durch die alle die in ⌧ Kapitel 2.2.4 ab Seite 50 beschriebenen Sicherheitsanforderungen sichergestellt werden sollen. Unter der *Sicher-*

heitsinfrastruktur soll im Folgenden die *Gesamtheit der organisatorischen, anwendungs- und hardwaretechnischen Komponenten zur Sicherstellung aller Aspekte vertrauenswürdiger Informationssysteme* verstanden werden. Bei der Sicherheit handelt es sich also um einen Querschnittsaspekt der alle Komponenten der Gesundheitstelematikplattform betrifft. Eine umfassende Sicherheitsinfrastruktur wird z.B. im ISO-Standard 7498 und ISO 10181 beschrieben. Einen guten Überblick zu notwendigen Sicherheitskomponenten und deren Zusammenhang findet sich auch in der vom Bundesministerium des Inneren (BMI 2005) herausgegeben Broschüre zu Standards und Architekturen für E-Government-Anwendungen (⌧ Abb. 3.19), wenngleich dort die Bezeichnung „Sicherheitsinfrastruktur" nur sehr eng für Basismechanismen und Datenformate verwendet wird und alle anderen Aspekte unter dem Begriff „Sicherheitsstandards" subsummiert werden. Dies ist irreführend, da ja auch Übertragungsgeräte, Dienste und Anwendungsmechanismen Teil einer gesamtheitlichen Sicherheitsinfrastruktur sind und damit die Bezeichnung „Sicherheitsinfrastruktur„ tatsächlich für die Gesamtheit aller Maßnahmen und Komponenten reserviert bleiben sollte.

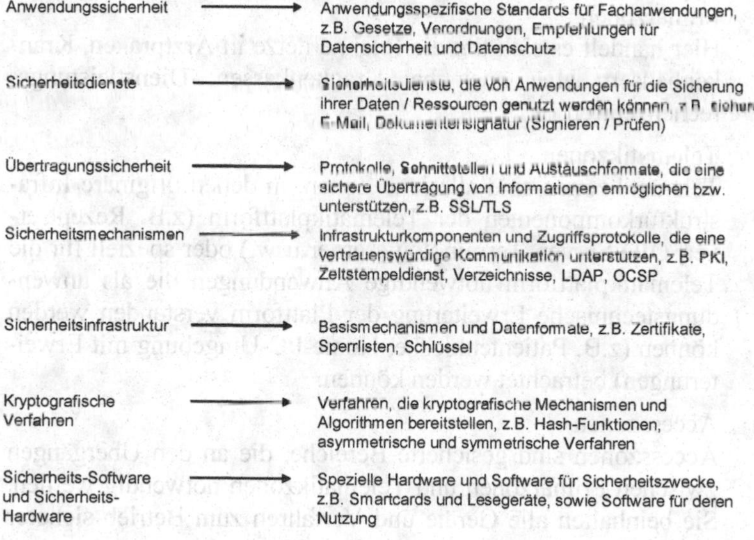

Abb. 3.19: Sicherheitsstandards nach SAGA

Kernelemente der Sicherheitsinfrastruktur

Zu den Kernelementen einer Sicherheitsinfrastruktur für gesundheitstelematische Anwendungen und somit als Komponenten einer gesundheitstelematischen Plattform zählen nach ATG (2001):

- elektronische Ausweise für die beteiligten Personen (Patienten, „Health Professionals" und andere Beteiligte) einschließlich der Darstellung von deren Organisationszugehörigkeit,

- autorisierte organisatorische Stellen zur Ausgabe von elektronischen Ausweisen und Zertifikaten,
- Verfahren und Regeln zur Authentisierung, Verschlüsselung und Signierung von Daten,
- Verfahren und Regeln zur Sicherung von Anwendungen und Transportwegen.

Dabei müssen verschiedene *Sicherheitszonen* bzw. damit korrelierende Verantwortungsbereiche berücksichtigt werden, denn die Rechnernetze mit ihren Anwendungssystemen in den verschiedenen teilnehmenden Institutionen entziehen sich der Kontrolle der Telematikplattform und müssen in sich bestimmte Sicherheitsstandards erfüllen. So muss z.B. das Netz der verschiedenen Anwendungssysteme aus ⌧ Fallbeispiel 4 (Krankenhauskette), das selbst schon ein geschlossenes verteiltes System realisiert aus Sicht der Telematikplattform als ein Teilnehmer angesehen werden und stellt eine eigene Sicherheitszone dar.

Sicherheitszonen

In der Lösungsarchitektur der Fraunhofer Gesellschaft (Fraunhofer 2005) werden daher drei Klassen von Sicherheitszonen unterschieden:

- Primärzonen
  Hier handelt es sich um die Rechnernetze in Arztpraxen, Krankenhäusern aber auch bei Krankenkassen, Dienstleistungsrechenzentren etc.
- Telematikzonen
  Telematikzonen sind alle jene Zonen, in denen originäre Infrastrukturkomponenten der Telematikplattform (z.B. Rezeptserver, OID-Server, Terminologieserver usw.) oder speziell für die Telematikplattform notwendige Anwendungen die als anwendungstechnische Erweiterung der Plattform verstanden werden können (z.B. Patientenkioske, Home-PC-Umgebung mit Erweiterungen) betrachtet werden können.
- Accesszonen
  Accesszonen sind gesicherte Bereiche, die an den Übergängen zwischen Primärzonen und Telematikzonen notwendig werden. Sie beinhalten alle Geräte und Verfahren zum Betrieb sicherer Verbindungen zwischen den o.a. zwei Zonen.

Nachfolgende Abbildung zeigt als Ausschnitt aus ⌧ Abbildung 3.18, Seite 248 und in Anlehnung an Fraunhofer (2005) den Zusammenhang.

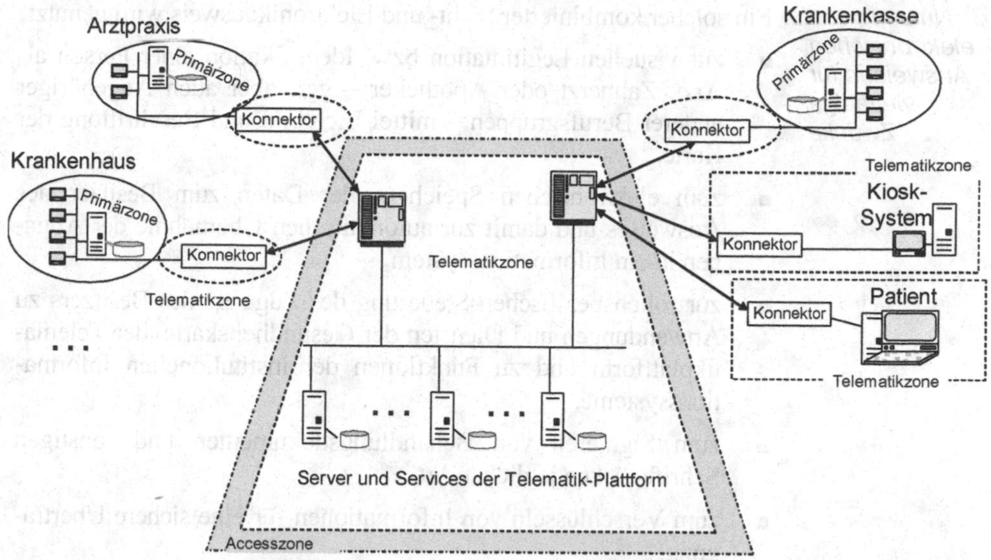

Abb. 3.20: Sicherheitszonen

Im Folgenden sollen einige der wichtigsten Sicherheitskomponenten dargestellt werden.

3.8.3.2 Elektronische Ausweise

Elektronische Berufsausweise unverzichtbar

Rechtsichere Kommunikation und Dokumentation kann nur durch den Einsatz von qualifizierten elektronische Signaturen (Kap. 2.6.4, S. 172) erreicht werden. Jeder im Gesundheitswesen Tätige, der an entsprechenden elektronisch abzuwickelnden Geschäftsprozessen beteiligt ist, muss also einen *elektronischen Ausweis* besitzen. Mit diesem kann er Dokumentations- und Kommunikationsvorgänge rechtskräftig signieren.

Rolle des Benutzers entscheidet über seine Rechte

Auch kann innerhalb der Telematikplattform immer zweifelsfrei die Authentizität und Rolle von Benutzern der Anwendungen und somit Teilnehmern der Telematikplattform sowie die Integrität und Authentizität von Daten bzw. Dokumenten überprüft werden. Ein solcher persönlicher Ausweis muss auch über die *berufliche Rolle* des Besitzer Auskunft geben können, da hiervon eine ganze Reihe von Erlaubnistatbeständen hinsichtlich der Infrastrukturnutzung und des Datenzugriffs abhängen. Er muss also auch *Attributzertifikate* enthalten und der Ausweis für Ärzte und Apotheker werden als Health Professional Card (HPC) oder Heilberufsausweis (HBA) bezeichnet, für sonstige Beschäftigte als „Berufsausweis" (BA).

Nutzung von elektronischen Ausweisen für vielfältige Zwecke

Ein solcher kombinierter Sicht- und Elektronikausweis wird genutzt

- zur visuellen Legitimation bzw. Identifikation einer Person als Arzt, Zahnarzt oder Apotheker – ggf. aber auch Angehöriger anderer Berufsgruppen – mittel Lichtbild und Beschriftung der Karte,
- zum elektronischen Speichern der Daten zum Besitzer des Ausweises und damit zur automatischen Übernahme der Angaben in ein Informationssystem,
- zur rollenspezifischen Steuerung des Zugangs des Besitzers zu Anwendungen und Diensten der Gesundheitskarte, der Telematikplattform und zu Funktionen der institutionellen Informationssysteme,
- zum Signieren von Behandlungsdokumenten und sonstigen Schriftstücken jeglicher Art,
- zum Verschlüsseln von Informationen für eine sichere Übertragung.

Speziell für den Einsatz in Deutschland liegt eine verabschiedete und öffentlich verfügbare Spezifikation der HPC seit dem Jahr 2003 vor (Fraunhofer 2003).

Drei Schlüsselpaare und zwei PINs

Diese HPC enthält 3 Schlüsselpaare, je eines für die Verschlüsselung von Daten, die Authentifizierung des Besitzers und für die elektronische Signatur gemäß Signaturgesetz. Die Nutzung aller dieser Schlüsselpaare ist durch 2 PINs abgespeichert, eine für die beiden erstgenannten Anwendungsfälle und eine für die Signatur. *Besitzen und Wissen* sind also die verwendeten Konzepte für die Authentifizierung einer Person. Neben den Basis-Zertifikaten können auch weitere Attribute – so genannte X.509-Zertifikate aufgebracht werden. Bei X.509 wird von einem hierarchischen System vertrauenswürdiger Zertifizierungsstellen ausgegangen. Zertifizierungsstellen sind Einrichtungen, die digitale Zertifikate vergeben und diese selbst mittels digitaler Signatur beglaubigen.

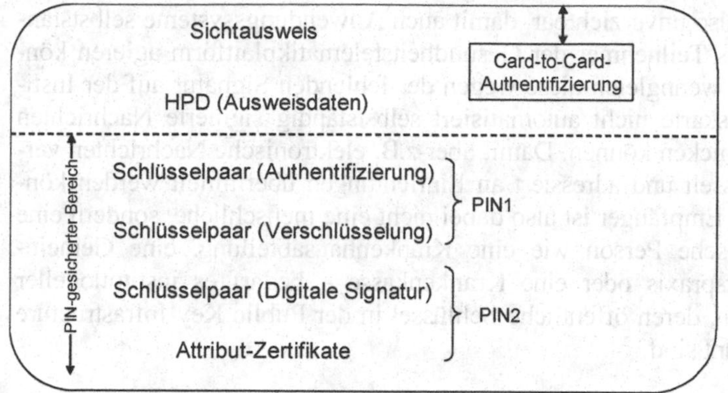

Abb. 3.21: HPC-Inhalt nach Goetz (2005)

X.509-Zertifikat

Ein X.509-Zertifikat der Version 3 enthält u.a. Angaben zu Aussteller und Gültigkeit, zum Subjekt dem das Zertifikat zugeordnet ist, Informationen zum Public Key und die eindeutigen IDs (⌧ Kap. 2.6.5, S. 175) von Aussteller und Inhaber sowie weitere beschreibende Attribute zum Subjekt. Dabei wird ein Zertifikat bzw. der öffentliche Schlüssel immer an einen bestimmten eindeutigen Subjektnamen wie eine E-Mail-Adresse oder einen DNS-Eintrag gebunden.

Elektronische Ausweise sollen grundsätzlich in drei Varianten existieren (Götz 2005):

- Ausweise des Typs A (Prinzipal) für staatlich geprüfte Heilberufler (Ärzte, Apotheker) mit der Möglichkeit zur Erstellung qualifizierter Signaturen, also mit Personenbezug gemäß Signaturgesetz. *HBA Heilberufsausweis*
- Ausweise des Typs B mit der gleichen Funktionalität wie die des Typs A, jedoch für sonstige Mitarbeiter und mit einem Verweis auf den verantwortlichen Prinzipal – also auf eine Karte des Typs A. *BA - Berufsausweis*
- Ausweise des Typs C, die nicht einem Subjekt des Typs „Person" zugeordnet sind, sondern z.B. einer Organisationseinheit. Sie werden auch „Institutionskarte" oder „Organisationsausweis" genannt. Diese Ausweise verfügen nicht über eine Signatur, es können aber damit an diese Einrichtung verschlüsselte Nachrichten übersandt werden. Dies ist für ein digitales Wirtschaften insgesamt wichtig, da Adressaten vertraulicher Informationen oftmals nicht nur Personen sind, sondern definierte Einrichtungen. *IA - Institutionsausweis*

Wie bereits in ⌧ Kapitel 2 mehrfach gezeigt, können nicht nur menschliche Handlungsträger, sondern auch Anwendungssysteme als Kommunikationspartner und Akteure auftreten. Letztere Karten sind also unverzichtbar, damit auch Anwendungssysteme selbstständig als Teilnehmer der Gesundheitstelematikplattform agieren können – wenngleich diese wegen der fehlenden Signatur auf der Institutionskarte nicht automatisiert selbstständig signierte Nachrichten verschicken können. Damit aber z.B. elektronische Nachrichten verschlüsselt und adressiert an Einrichtungen übermittelt werden können – Empfänger ist also dabei nicht eine menschliche, sondern eine juristische Person wie eine Krankenhausabteilung, eine Gemeinschaftspraxis oder eine Krankenkasse – bedarf es institutioneller Karten, deren öffentliche Schlüssel in der Public Key Infrastructure bekannt sind.

Abb. 3.22: Elektronische Ausweise in der Arztpraxis

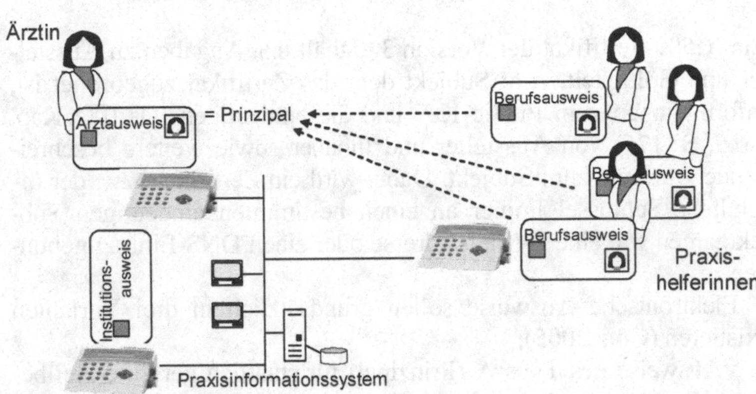

Zugriffsrechte im SGB V skizziert

Die verschiedenen Kartentypen dienen auch dazu, den Zugriff auf medizinische Daten auf der Gesundheitskarte eines Patienten bzw. auf solche, die über die Telematikplattform zugegriffen werden können, zu steuern, wobei die rechtlichen Rahmenbedingungen im Sozialgesetzbuch V § 291 a Abs. 4 und im Verwaltungsvereinfachungsgesetz festgelegt sind. Technische Zugriffsprüfungen und -implementierungen müssen sich entsprechend diesen Handlungsvorgaben verhalten.

Ausweis für technische Geräte

Ein weiterer Ausweistyp kann speziell für technische Infrastrukturkomponenten bestimmter Einrichtungen sinnvoll sein. Dieser ermöglicht dann, dass sich Anwendungssysteme bzw. IT-Komponenten wie der Konnektor (⌧ Kap. 3.8.3.7, S. 265) oder zentrale Services gegenseitig eindeutig authentifizieren und ihre Rollen feststellen können („Ich bin das Krankenhausinformationssystem des Krankenhauses St. Josef in Trossingen"). Ähnlich wie bei Handys könnten diese Secure Module Cards (SMC) in die Hardware-Komponente eingesetzt und durch ein bestimmtes Procedere so mit dieser verkoppelt werden, dass die SMC nur und ausschließlich in dieser betrieben werden können. In diesem Sinne könnten sich also Arztpraxissysteme, Krankenhaussysteme aber auch spezielle Komponenten wie Konnektoren, Kartenlesegeräte etc. im offenen verteilten System als Kommunikations- bzw. Interoperationspartner eindeutig und rechtssicher ausweisen.

Nicht personenbezogene Karten

Für die deutsche Gesundheitstelematikplattform sind zwei Ausprägungen von SMC-Karten vorgesehen:

- SMC-A Karten
  Karten dieses Typs sind für die Verwendung in Kartenterminals vorgesehen, ebenso für die Kioske und Abverkaufsplätzen wie Apotheken, um dort stellvertretend die Rolle des HBA einzunehmen, wobei der zuständige HBA z.B. der Apotheker die SMC-A über eine Card to Card Authentifizierung freischalten muss. In Lesegeräten soll die SMC-A Karte auch eine abgesetzte PIN-Eingabe ermöglichen, in dem sie einen sichern Kanal zu einem anderen Gerät in dem die HBA steckt aufbaut und den sicheren Transport der PIN vom aktuellen Lesegerät zur abgesetzt gesteckten HBA ermöglicht. Damit soll vermieden werden, dass ein Arzt in einem geschlossenen Rechtsraum wie seiner Arztpraxis immer seine HBA bei sich tragen und für jeden Vorgang an verschiedenen Plätzen in der Praxis neu stecken muss. Voraussetzung ist dabei, dass die HBA in einem nur für den Besitzer zugänglichen Bereich aufgestellten Gerät steckt.
- SMC-B Karten
  SMC-B karten sind für die Verwendung in Konnektoren und ggf. anderen technischen Geräten vorgesehen. In Konnektoren fungieren sie also als Institutionskarten und realisieren die kryptografische Identität einer Institutionen, in den anderen Fällen die eines technischen Gerätes, das eine bestimmte Funktion innerhalb der Gesundheitstelematikplattform einnimmt. Daneben enthält eine SMC-B auch Schlüsselmaterial für den Aufbau von VPN-Verbindungen zwischen technischem Gerät und technischer Telematik-Infrastruktur.

3.8.3.3 Die elektronische Gesundheitskarte

In vielen Ländern werden inzwischen intelligente Gesundheitskarten für die Bürger eingesetzt bzw. deren Einsatz projektiert. Dabei gibt es verschiedene Konzepte, die sich darin unterscheiden, ob überhaupt und in welchem Umfang Daten auf der Gesundheitskarte gespeichert werden oder diese nur als Instrument für Zugriffsberechtigung und Zugriffssteuerung benutzt wird. In letzterem Fall befinden sich auf der Karte lediglich Verweise und Schlüssel, die einem Benutzer, der Zugriff auf die Daten der Karte hat, ermöglichen, über geeignete technische Verfahren auf die primären Daten entsprechender Infrastrukturserver zuzugreifen.

Generelle Nutzung der eGK

Eine elektronische Gesundheitskarte (eGK) kann genutzt werden für

- die visuelle und elektronische Authentifizierung des Versicherten,
- die Datenhaltung zu Angaben über die versicherte Person, die versicherten Leistungen und das Versicherungsunternehmen,
- die elektronische Übermittlung von Verordnungen, Arztbriefen etc., und zwar durch direkte Speicherungen auf der Karte oder aber Speicherung eines Zugriffscodes für einen Infrastrukturserver,
- die Datenhaltung von oder die Ermöglichung des Datenzugriffs auf medizinische Daten wie Notfalldaten, Medizinischen Basisdaten oder Elektronischer Patientenakten des Karteninhabers,
- die qualifizierte elektronische Signatur des Patienten.

Anwendungen der eGK gemäß SGB V

Für die Einführung einer eGK in Deutschland sind im SGB V §291 (⌧ Kap. 3.5, S. 223) die nachfolgend aufgelisteten Anwendungen vorgesehen, wobei oftmals auch von den „Fächern" der Gesundheitskarte gesprochen wird:

- Bei den für den Patienten verpflichtenden Anwendungen stehen vor allem administrative Aspekte im Vordergrund:
  - Die Speicherung der *Versicherten- und Versicherungsangaben* einschließlich Angaben zum Zuzahlungsstatus.
  - Die Speicherung von Daten bzw. ein Sichtausweis, der die Berechtigung im europäischen Ausland behandelt zu werden (Ersatz des E-111-Formulars) bestätigt.
  - Die papierlose *Übertragung eines Rezepts und sonstiger Verordnungen.*
- Medizinischer Teil (freiwillig):
  - Die Dokumentation der verschriebenen bzw. eingenommenen *Arzneimittel,*
  - die Verwaltung von *Notfallinformationen* wie Blutgruppe, chronische Organleiden, Allergien, Herzkrankheit, Dialyse, Asthma,
  - die *Verwaltung zusätzlicher Gesundheitsinformationen* wie Diagnosen, Operationen, Impfungen und Röntgenuntersuchungen,

- Speicherung und Transport von *elektronischen Mitteilungen und Dokumenten* wie zum Beispiel Arztbriefen, Laborbefunden,
- Speicherung von *Patientenquittungen*, welche über die vom Arzt erbrachten Leistungen und deren vorläufige Kosten informieren und
- die Verwaltung von vom Kartenbesitzer *selbst eingegebenen Daten* (zum Beispiel Verlaufsprotokolle eines Diabetikers, Schmerztagebuch, Hinweis auf Patientenverfügungen).

Diese Daten sollen werden entweder auf der Karte selbst gespeichert (z.B. Notfallinformationen) oder auf Infrastrukturservern (z.B. Rezeptserver, eEPA-Server) abgelegt werden, wobei der Zugriff im letztgenannten Fall dann über elektronische Verweise auf der Karte und unter Berücksichtigung der Zugriffsrechte des Benutzers erfolgt.

Elektronische Gesundheitskarte ist aktiver Teil der Gesundheitstelematikplattform

Da die Gesundheitskarte selbst aktiver Teil der Gesundheitstelematikplattform ist, muss sie durch eigene von außen nicht manipulierbare Programme Zugriffsprüfungen und Datenspeicherungen und -verarbeitungen ermöglichen. Es kommen daher derzeit Prozessorkarten zum Einsatz, die über ein eigenes Betriebssystemen verfügen, auf dessen Basis entsprechende Programme auf der Karte betrieben werden können. Die Spezifikationen für die deutsche Gesundheitskarte finden sich unter www.gematik.de/download.aspx (letzter Zugriff 16.03.2006), wobei Teil 1 die Kommandos, Algorithmen und Funktionen der Betriebssystemplattform spezifiziert, Teil 2 die anwendungsspezifischen Strukturen und Teil 3 die äußere Gestaltung.

Im Rahmen der deutschen Projekte ist vorgesehen, dass der Zugriff auf Daten nicht nur von der physischen Präsenz der eGK eines Patienten abhängt, sondern zusätzlich von der Verfügbarkeit eines HBA oder BA sowie bei bestimmten Zugriffen von der zusätzlichen Eingabe der PIN des Patienten. Darüber hinaus soll es möglich sein, dass der Patient selbst bestimmte Daten für den Zugriff allgemein oder für bestimmte Rollen sperrt. Damit soll dem Recht auf informationelle Selbstbestimmung Rechnung getragen werden.

Nachfolgende ⌧ Abbildung zeigt schematisch die verschiedenen Kombinationen von Zugriffsberechtigungen, die durch die Mechanismen der Telematikplattform – z.B. durch das Zusammenspiel von eGK und (Heil)Berufsausweisen – gewährleistet sein sollen.

	Patient	Arzt/Apotheker	Apothekerass., Pharmazie-Ing.	Andere Heilberufe	sonstiges med. Personal
Versicherungsdaten	eGK	eGK	eGK		eGK
eRezept	eGK+PatPIN	eGK + HBA	eGK + BA		
Notfalldaten	eGK+PatPIN+HBA	eGK + HBA		im Notfall	
Arztbrief		eGK + PatPIN + HBA		im Notfall	
Arzneimittel-dokumentation		eGK + PatPIN + HBA		im Notfall	
Patientenakte/ Verweise		eGK + PatPIN + HBA		im Notfall	
Sonst. med. Daten		eGK + PatPIN + HBA		im Notfall	
eigene med. Daten	eGK+PatPin	eGK + PatPIN + HBA			

Abb. 3.23: Zugriffsberechtigungsmatrix eGK

Die Abbildung macht auch deutlich, dass der Karteninhaber selbst auch ohne Anwesenheit eines Arztes Zugriff auf seine Versicherungsdaten und die Rezepte hat, auf die anderen medizinischen Daten aber nur gemeinsam mit einem Besitzer einer HBA. Der Patient soll dabei über Kiosk-Systeme (⌧ Kap. 3.8.4, S. 270) oder seinen privaten PC zu Hause Einsicht nehmen können. Die Ärzte, Apotheker und andere Heilberufler haben Zugriff auf die Versicherungsdaten, Rezepte und Verordnungen sowie die Notfalldaten, auf alle anderen medizinischen Daten jedoch nur mit Zustimmung des Patienten, indem dieser den Zugriff durch seine PIN-Eingabe autorisiert.

Für die administrativen Inhalte und Versicherungsangaben sind gemäß der Spezifikation der deutschen Gesundheitskarte die in ⌧ nachfolgender Abbildung 3.23 gezeigten Angaben vorgesehen. Für die medizinischen Angaben liegt zumindest für den Notfalldatensatz ein erster Vorschlag vor (http://www.dimdi.de/static/de/ehealth/karte/download/100605_med_datensaetze_egk_v2-0.pdf), der strukturell Informationen zu folgenden Sachverhalten vorsieht:

- Notfallrelevante medizinische Angaben
  - Diagnosen
  - Arzneimittelunverträglichkeiten
  - Prozeduren
  - Messwerte
  - Notfallrelevante Schutzimpfungen (gegen Tetanus und Hepatitis B)
  - Sonstige medizinische Informationen
  - Medikation
- Notfallrelevante nicht-medizinische Angaben des Versicherten
  - Kontaktdaten

- □ Hinweis zum Vorliegen einer Patientenverfügungen
- □ Hinweis zum Vorliegen einer Erklärungen zur Organspende

- ■ Weitere medizinische Datenelemente
  - □ Impfstatus
  - □ Blutgruppe

- ■ Einordnung bestimmter Aspekte
  - □ Transfusionen (Eintrag als Prozedur)
  - □ Besondere Lebensumstände (als Klartext unter Diagnosen)
  - □ Risikofaktoren (als Klartext oder codierte Angabe unter Diagnosen)
  - □ Implantate (über Diagnosen bzw. Prozeduren)

Im Zusammenhang dieser Notfalldaten wird auf ⌧ Kapitel 5.7 Seite 408 und Kapitel 6.4.6 Seite 491 verwiesen.

1 = Pflichtfeld 2 = Codierte Werte

Datei EF.PD Personenstammdaten

Attribut	1	2
Vorname	J	
Geburtsdatum	J	
Versichertenkennung	J	
Geschlecht	J	J
Titel		
Namenszusatz		
Vorsatzwort		
Wohnsitzländercode		J
Postleitzahl	J	
Ortsname	J	
Strasse		
Hausnummer		
Anschriftenzusatz		
Ländercode PLZ		
PLZ Postfach		
Ortsname Postfach		
Postfach		
Aktualisierungsdatum	J	

Datei EF.VD Versichertendaten

Attribut	1	2
Kostenträgerländercode	J	J
Name des KT	J	
Kostenträgerkennung	J	IK
Ende des Versicherungsschutzes	J	
Name abrechnender KT		
Kostenträgerkennung des abrechnenden KT		
WOP-Kennzeichen		J
Stichprobenzuordnung RSA	GKV	J
Versichertenstatus RSA	J	J
Rechtskreis	GKV	J
Beginn des Vers.schutzes	J	
Kostenerstattung amb.	GKV	J
Kostenerstattung stat.	GKV	J
Versichertenart	GKV	J
Stationäre Leistungen PKV		J
Beihilfeberechtigung		J
Standardtarif		J

Datei EF.GVD geschützte Versichertendaten

Attribut	1	2
Zuzahlungsstatus	GKV	J
Besondere Personengruppe		J
DMP-Kennzeichnung		J
OID.CH Kennzeichnung Ablagefach	J	

Optional: KVK-Daten wie bisher

Abb. 3.24: Versichungsdaten auf eGK

Eine solche Gesundheitskarte muss entsprechend von vertrauenswürdigen Stellen ausgegeben werden, organisatorisch sind die Krankenkassen bzw. Versicherungsunternehmen verantwortlich, die die Erstausstellung der Patienten vornehmen und dabei die Identität des Empfängers zu überprüfen. Änderungen können dann im Laufe der kontinuierlichen Nutzung über die entsprechenden Dienste der zuständigen Krankenkassen durchgeführt werden. Das Ziele einer lebenslangen begleitenden Karte wurde aber insofern verfehlt, da die Karten auch optisch kassenspezifisch aufbereitet werden. Bei Kassenwechsel muss der Patient dann auch seine Karte zurückgeben, die in einem sicheren Rahmen umgespeichert werden muss. Zu Verfahren der Kartennutzung beim eRezepte wird auf ⌧ Kapitel 5, Seite 379 verwiesen.

3.8.3.4 Secure Messaging und Card-to-Card-Authentifizierung

Ein wesentlicher Angriffspunkt stellt die Kommunikationsstrecke zwischen den Karten selbst und anderen Komponenten der Telematikplattform dar.

Abb. 3.25: Sichere Karten/ Systemkommunikation

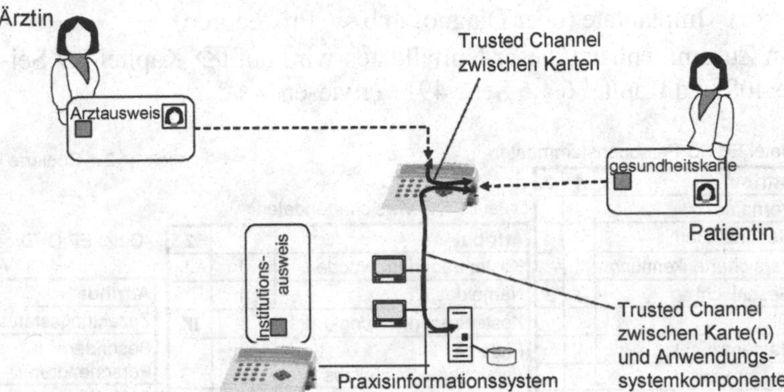

Wie bereits vorangehend dargestellt, dürfen nur bestimmte Personen in Verbindung mit ihren Ausweisen auf medizinische Daten der Patienten zugreifen. Um Angriffspunkte auf dem Kommunikationsweg abzusichern, müssen die Karten bzw. deren Betriebssysteme die Kommunikation nach außen über sichere Kanäle unterstützen – quasi eine verschlüsselte Verbindung aushandeln und zuvor den Partner verifizieren können. Bevor also eine Gesundheitskarte Daten preisgibt, muss sie verifizieren können, ob „gegenüber" tatsächlich ein berechtigter Partner – z.B. ein Arzt – seine Karte gesteckt hat. Hierzu müssen Methoden des Kartenbetriebssystems in der Lage sein, über geeignete Hardwarekomponenten (⌧ Kap. 3.8.3.5, S. 263) wie Kartenleser oder Konnektor eine direkte sichere Kommunikation mit einem elektronischen (Heil)Berufsausweis oder einer Institutionskarte aufzunehmen. Sodann müssen sich die Karten zunächst gegenseitig authentifizieren, um dann einen Sitzungsschlüssel für Verschlüsselung der Kommunikationsinhalte aushandeln. Dieses Verfahren wird als Secure Messaging (SM) mit Trusted Channel bezeichnet.

Dabei ist die Kommunikation zwischen Karten – also zwischen der Gesundheitskarte und einem elektronischen Ausweis – und zwischen Karten und autorisierten Serverdiensten bzw. einem Anwendungssystemen zu unterscheiden.

Karten für Anwendungssysteme sind sinnvoll

Für eine Kommunikation zwischen Anwendungssystemen sind die geschilderten Mechanismen ebenfalls denkbar – z.B. wenn ein Krankenhausinformationssystem mit einem Informationssystem einer Krankenkasse in Verbindung treten möchte, um mit diesem Daten auszutauschen. Dazu müsste aber jedes Informationssysteme eine „eigene Karte" besitzen, und nicht nur jede Einrichtung, da viele Einrichtungen mehr als ein Anwendungssystem betreiben. In den nationalen Planungen sind also nur „Einrichtungen" als Kommunikationspartner vorgesehen, nicht aber einzelne Anwendungssysteme. Eine Bündelung der Kommunikation kann und soll über einen sicheren Netzzugangknoten – den sogenannten *Konnektor* – erfolgen.

3.8.3.5 Kartenlesegeräte

Die bedeutende Rolle von elektronischen Berufsausweisen und der Gesundheitskarte für eine sicherere Gesundheitstelematikplattform erfordert auch den Einsatz geeigneter zertifizierter Kartenlesegeräte. Diese müssen die Kommunikation zwischen den Karten und die Einbindung der Karten in die Telematikplattform unterstützen und sind selbst interoperable Komponenten der technischen Infrastruktur. Die Spezifikation eines „Secure Interoperable ChipCard Terminals" (SICCT) findet sich unter www.gematik.de (Letzter Zugriff 16.03.2006). Solche „Kartenterminals" im Sinne von Computerendgeräten stellen die unabdingbare Betriebsumgebung für die Chipkarten mit ihren Anwendungen dar. Sichere Integration, Konfiguration und Betrieb der Kartengeräte sind entscheidende Merkmale einer aufgabenangemessenen Technikinfrastruktur.

Anforderungen an Kartenterminals

Die generellen Anforderungen an solche Chipkartenterminals sind nach Teletrust (2005):

- Sicherer Betrieb der Chipkarte
  Die Chipkarte(n) müssen während des Betriebs elektrisch und mechanisch geschützt sein, ein stabiler Betrieb muss gewährleistet sein.
- Normgerechte elektrische Eigenschaften des Kartenterminals
  Das Terminal muss normgerechte Funktionalität an allen elektrischen Anschlüssen wie Kontaktiereinheiten oder Kommunikationsports zur Außenwelt haben.
- Normgerechte Kommunikationsprotokolle
  Die Kommunikation nach außen muss auf Basis standardisierter Protokollverfahren erfolgen.

- Interoperabilität
  Der Betrieb eines Kartenterminals soll unabhängig von der Plattform und dem Betriebssystem des angeschlossenen Rechnersystems sein.
- Multifunktionalität
  Es müssen verschiedene Chipkartentypen – wie z.B. Speicher- oder Prozessorchipkarten benutzt werden können.
- Applikationsunabhängigkeit
  Die Funktionen und Dienste des Terminals müssen unabhängig von der konkreten umgebenden Anwendungen sein.
- IT-Sicherheit
  Das Kartenterminal stellt eine auch für den Benutzer sichtbare sichere Umgebung für die Chipkartennutzung bereit.
- Anwenderauthentisierung
  Das Kartenterminal bietet technische Funktionen zur Anwenderauthentifizierung (KeyPad, biometrische Sensorik, RFID Leser). Authentisierungsdaten werden vom Kartenterminal nicht an das Host-System weitergegeben, intern nicht gespeichert und fallbezogen angewendet.
- Basisfunktionalität
  Das Kartenterminal stellt angeschlossenen IT-System eine definierte Basisfunktionalität für die Interoperabilität mit Chipkartenapplikationen zur Verfügung.
- Betriebssicherheit
  Das Kartenterminal muss auch im Dauerbetrieb fehlerfrei und zuverlässig arbeiten.
- Validierung
  Das Kartenterminal muss zur Prüfung der Anforderungen und entsprechend der Einsatzumgebung durch akkreditierte Prüf- oder Zulassungsstellen validierbar sein.
- Updateverfahren für Kartenterminal-Software
  Die Geräte-Firmware (FW) kann schritthaltend mit der technischen Entwicklung und anwendungsbezogenen Anforderungen aktualisiert werden.

Kartenterminals sind also autonome kleine Rechnersysteme und sollten – wenn sie sicher an eine Infrastruktur angebunden werden sollen – auch über einen eigenen Netzzugang verfügen, was auch die organisatorische Flexibilität im Alltag erhöht. Der Zugriff auf Daten im Kartenterminal darf nur über definierte Dienste bzw. Kommandos erfolgen, bei Anbindung an ein Netzwerk muss das Kartenterminal in der Lage sein, entsprechende sichere Protokolle mit kryptografischen Verfahren zu unterstützen. Eine Alternative zum Netzanschluss sind „virtuelle" Kartenterminals, worunter eine Software in einem Rechnersystem verstanden wird, die direkt und sicher mit einem nicht netzwerkfähigen Kartenlesegerät zusammenarbeitet.

3.8.3.6 Public Key Infrastructure und PKI-Server

Wie bereits in ⌧ Kapitel 2.6.5 Seite 175 dargestellt, wird bei der Verwendung von digitalen Signaturen und asymmetrische Verschlüsselungsverfahren eine organisatorisch-technische Infrastruktur benötigt, die einerseits sicherstellt, dass die Authentizität des Kartenbesitzers gewährleistet ist und andererseits die öffentlichen Schlüssel für jeden Infrastrukturteilnehmer abrufbar macht. Die entsprechenden technischen Mechanismen der Signaturüberprüfung oder Entschlüsselung bei Verwendung asymmetrischer Kryptoverfahren müssen dabei transparent in den Anwendungsfunktionen der Anwendungssysteme integriert sein, damit kein zusätzlicher Arbeitsaufwand für die Benutzer entsteht. Während die Ausgabe von Heilberufsausweisen bei den verkammerten Berufen (Ärzte, Apotheker, Zahnärzte, Psychotherapeuten) den entsprechenden Kammern unterliegt – die in der Regel für die technische Erstellung der Ausweise zertifizierte Dienstleistungsanbieter nutzen – wird der Betrieb der entsprechenden PKI-Server mit den entsprechenden Verzeichnisdiensten durch Zertifizierungsdiensteanbeiter sichergestellt.

3.8.3.7 Sichere Netze, Netzzugangsknoten und Konnektor

Wie bereits bei den Fallbeispielen in ⌧ Kapitel 2.5 zu verteilten Systemen deutlich wurde, bedarf es für eine Interoperabilität in jedem Teilnehmersystem spezieller Interoperabilitätsmodule bestehend zumindest aus Empfangs-Import- und Export-Sende-Funktionen – auch Software-Konnektoren genannt, die die Kommunikation und Kooperation mit den anderen Informationssystemen auf Basis der technischen Infrastruktur übernehmen und mittels den in ⌧ Kapitel 2.5.6 Seite 121 geschilderten Mechanismen eine Zusammenarbeit organisieren. Dabei geschieht dies transparent und die Sicherheit der Infrastruktur zwischen den beiden kommunizierenden Systemen entzieht sich der Kontrolle und dem Wissen dieser (⌧ Abb. 3.26, S. 266).

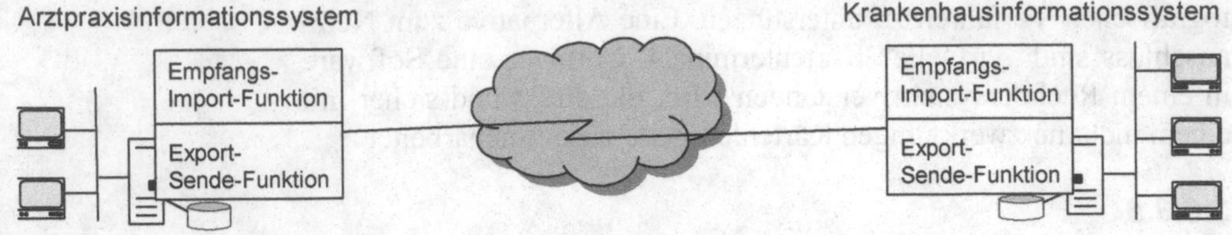

Abb. 3.26: Direktverbindung für Interoperabilität

Soll jedoch über eine sichere Plattform kommuniziert werden, die selbst Dienste anbietet und einer zugesicherten Sicherheits Policy gehorcht, muss zwischen lokalem Anwendungssystem und Plattform eine Art „Einwahlbox" – auch *Konnektor* oder „Privacy Connecting Interface" (Claerhout 2005) genannt – geschaltet werden, die nur Verbindung zu den Plattformzugangsknoten aufnehmen kann und auf Basis zertifizierter Funktionalität nur das Ansprechen definierter Dienste der Telematikplattform ermöglicht.

Insgesamt soll mit einem solchen Konnektor einerseits die Gesundheitstelematikplattform vor unberechtigten Teilnehmern und eventuellen Angriffen geschützt werden, andererseits aber auch die teilnehmenden Anwendungssysteme vor unkalkulierbaren Gefährdungen aus der Plattform heraus schützen. In Erweiterung der vorigen Abbildung ergibt sich dann das ⌧ nachfolgende Bild.

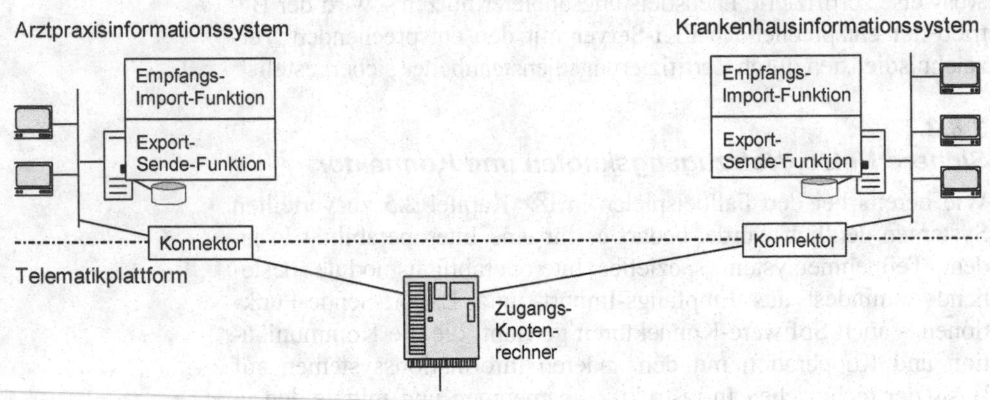

Abb. 3.27: Verbindung über sichere Plattform

Die sichere Anbindung an die Telematikplattform wird dadurch erreicht, dass ein solcher Konnektor einen derart konfigurierten Router enthält, dass dieser nur mit Netzzugangsknoten der Gesundheitstelematikplattform in Verbindung treten kann. Darüber hinaus enthält er Verfahren und Zertifikate bzw. falls innerhalb der Telematikplattform vorgesehen auch einen elektronischen „Komponentenausweis", um sich gegenüber den Netzzugangsknoten zu authentifizieren und mit diesem eine sichere und verschlüsselte Verbindung z.B. mittels VPN-Technologie auszuhandeln und zu betreiben. Daneben muss ein solcher Konnektor Dienste anbieten, die seine Interoperation mit zentralen Diensten der Telematikplattform, mit Anwendungssystemen und Diensten der institutionellen Infrastruktur und Diensten die nur eine „Vermittlung" zwischen institutionellem System und zentralen Diensten oder anderen Teilnehmern ermöglichen. Er kommuniziert also nach außen, nach innen und rootet auf Basis sicherer Verbindungen von innen nach außen durch. Der Konnektor realisiert so die hardware- und softwaretechnisch standardisierte Schnittstelle zum nun „halboffenen" verteilten System, denn die Kriterien der völligen Offenheit gemäß ⌧ Kapitel 2.5 sind nicht mehr erfüllt, teilnehmen können nur ganz definierte Teilnehmer und technische Komponenten. Hierzu müssen diese Dienste auch zur Laufzeit von zentralen Diensten der Telematikplattform kontrolliert und sicher in den Konnektor geladen werden können – d.h. die Administration des Konnektors erfolgt automatisch im Rahmen einer intelligenten Softwareverteilung.

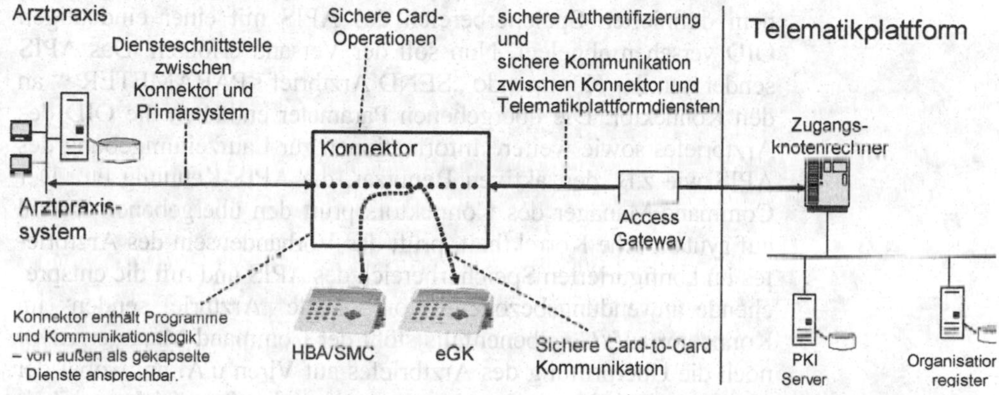

Abb. 3.28: Konnektor

Für den bit4health-Konnektor wurden die folgenden anwendungsunabhängigen Dienste spezifiziert:

- Command Manager
  Generisch angelegter Dienst, der im Sinne eines „Steuerungsprogrammes" oder eines „Softwareproxies" die vom Primärsystem an die Telematikinfrastruktur möglichen Transaktionen verwaltet und vor dem Aufruf von speziellen Diensten des Konnektors oder der Telematikplattform entsprechende Sicherheits- und Berechtigungschecks durchführt. Der Command-Manager ist auch in der Lage, im Konnektor notwendige aber noch nicht vorhandene Dienste aus der Telematikplattform nachzuladen. Umfang und Reihenfolge der für ein spezielles Kommando (z.B. SENDE ARZTBRIEF) abzuarbeitenden Dienste bzw. Programme sind im Konnektor konfiguriert.

- Container Services
  Container-Services sollen Applikationskomponenten die auch anwendungsspezifische Logik und Kommunikationsfunktionen enthalten – wie z.B. für die Abwicklung eines elektronischen Rezeptes, Versand eines Arztbriefes usw. – dynamisch konfigurieren und verwalten und damit auch ein dynamisches Deployment von Geschäftskomponenten ermöglichen.

An einem einfachen kleinen fiktiven Beispiel der Versendung eines elektronischen Arztbriefes soll das Zusammenspiel zwischen Primärsystem, Konnektor und Telematikplattform kurz beschrieben werden:

Fallbeispiel

Ein Arztpraxisinformationssystem möchte ein elektronischen Arztbrief an einen Arzt senden, der zuvor einen Patienten in diese Praxis überwiesen hatte. Hierzu wird der Arztbrief im Praxissystem durch die dort vorhandene Anwendungsfunktion geschrieben. Für den Versand wird der Arztbrief in das für die Telematikplattform vereinbarte XML-Format exportiert (☒ Kap. 5.7, S. 408) und in einem definierten Speicherbereich des APIS mit einer eindeutigen OID versehen abgelegt. Nun soll der Versand erfolgen. Das APIS sendet nun das Kommando „SEND Arztbrief <PARAMETER>" an den Konnektor. Die übergebenen Parameter enthalten die OID des Arztbriefes sowie weitere Informationen zur Laufzeitumgebung des APIS wie z.B. den aktiven Benutzer, die APIS-Kennung etc. Der Command-Manager des Konnektors prüft den übergebenen Befehl auf syntaktische Korrektheit, prüft das Vorhandensein des Arztbriefes im konfigurierten Speicherbereich des APIS und ruft die entsprechende anwendungsbezogene Komponente „Arztbrief senden" im Konnektor auf. Gegebenenfalls stößt der Command-Manager zuvor noch die Überprüfung des Arztbriefes auf Viren u.Ä. an, wobei der überprüfte Brief nach dem Vorgang schon in einem sicheren Zwischenspeicher des Konnektors abgelegt werden muss. Falls dieser Dienst nicht vorhanden ist oder veraltet, lädt der Command-Manager diesen vom zugehörigen Dienste-Server der Plattform nach. Die entsprechende Sende-Funktion ermittelt nun aus dem Header des Arztbriefes den Adressaten, prüft über den Organisationsserver der Telematikplattform Existenz und Rolle des intendierten Empfängers, veranlasst die Signatur des Arztbriefes mit der entsprechend gesteckten und dem Vorgang zugeordneten HPC, ermittelt den öffentlichen Schlüssel des Empfängers, erzeugt die für den Kommunikationsvorgang notwendigen Metadaten, verschlüsselt den Arztbrief und übergibt Metadaten und Arztbrief mittels Aufruf des zentralen Plattformdienstes „Arztbrief" an die Telematikplattform, die dann die entsprechende Zustellung vornimmt. Soll ein Commit – also eine Empfangsbestätigung – erfolgen, setzt der Konnektor ein entsprechendes Kennzeichen für den offenen Vorgang, um die später eintreffende Empfangsbestätigung zuordnen zu können. Nachdem der Brief korrekt an die Telematikplattform übergeben wurde, sendet der Konnektor eine entsprechende Ausgangsbestätigung an das Arztpraxisinformationssystem, welches sodann lokal den Status des Briefes auf „versandt" setzen kann. Den Gesamtzusammenhang zeigt nochmals ⊠ nachfolgende Abbildung.

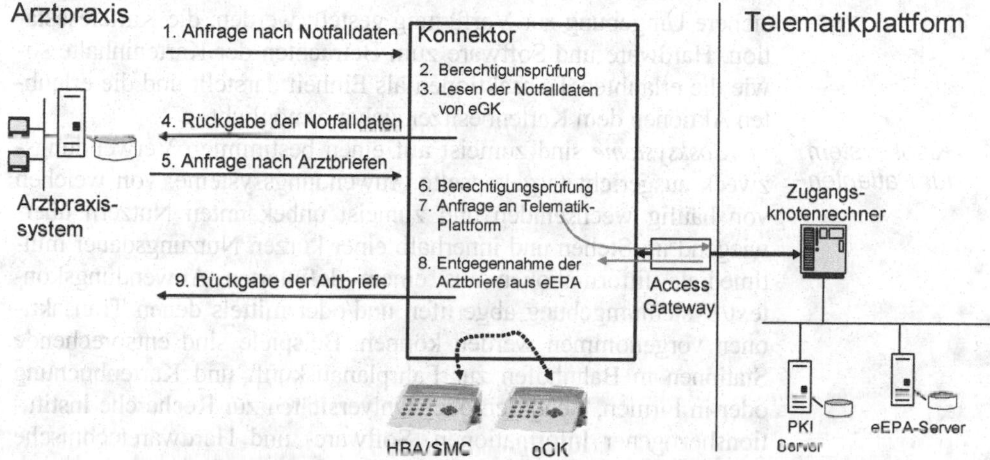

Abb. 3.29: Zusammenspiel von APIS und Konnektor

3.8.3.8 Sichere Server

Merkmal einer vertrauenswürdige Telematikplattform ist es, dass alle teilnehmenden Systeme „vertrauenswürdig" sind.

Für die außerhalb der eigentlich Plattform liegenden Systeme die kann diese Vertrauenswürdigkeit – da in einem anderen Zuständigkeitsbereich installiert – nicht garantiert werden. Diese wird durch die Einbindung dieser Systeme mittels dem Konnektor erreicht (⊠ Kap. 3.8.3.7, S. 265).

Für die innerhalb der Plattform liegenden Systeme (⊠ Abb. 3.18, S. 248) kann eine Vertrauenswürdigkeit entweder dadurch erreicht werden, in dem diese ebenfalls über Konnektoren eingebunden werden oder aber, in dem diese Server bei einer vertrauenswürdigen Institution betrieben und so konfiguriert werden, dass sie ausschließlich nur mit „internen" Systemen der Plattform und hier auch nur mit jenen, deren Dienste sie in Anspruch nehmen, technisch in Verbindung treten können. Der Serververbund innerhalb der Plattform stellt also in sich ein geschlossenes System dar – repräsentiert also die die vertrauenswürdige Telematikzone.

3.8.4
Patientenlesestationen, Kioske

Patient muss Dateneinsehen und verstecken können

Die informationelle Selbstbestimmung des Patienten erfordert, dass der Patient die auf seiner Karte gespeicherten Daten einsehen kann und in einem gewissen Umfang Einträge sperren bzw. unsichtbar machen kann – so z.B. beim Gang in eine Apotheke, der er nicht alle zur Zeit offenen Rezepte anvertrauen möchte. Hierfür muss ihm eine sichere Umgebung zur Verfügung gestellt werden, die Kartelesestation, Hardware und Software zum Betrachten der Karteninhalte sowie die erlaubten Transaktionen als Einheit darstellt und die erlaubten Aktionen dem Kartenbesitzer sicher ermöglicht.

Kisoksystem für Patienten

Kiosksysteme sind zumeist auf einen bestimmten Verwendungszweck ausgerichtete gekapselte Anwendungssysteme, von welchen von häufig wechselnden und zumeist unbekannten Nutzern überwiegend im Stehen und innerhalb einer kurzen Nutzungsdauer multimediale Informationen aus einem definierten Anwendungskontext/Systemumgebung abgerufen und/oder mittels denen Transaktionen vorgenommen werden können. Beispiele sind entsprechende Stationen in Bahnhöfen zur Fahrplanauskunft und Kartenbuchung oder in Firmen, Behörden oder Universitäten zur Recherche institutionsbezogener Informationen. Software- und Hardwaretechnische Ausstattung sollen dabei barrierefrei und so gestaltet sein, dass auch im Umgang mit Computeranwendungen ungeübte Benutzer damit arbeiten können. Kioske verfügen zumeist über berührungssensitive Bildschirme und übersichtliche einfach gehaltene Bildschirmmasken.

Im Kontext gesundheitstelematische Plattformen sind Kiosksysteme für die Kartenbesitzer – also die Versicherten und Patienten – relevant. Als Teil der Telematikplattform können sie an öffentlich zugänglichen Plätzen wie in Apotheken, Krankenhausfoyers oder in Arztpraxen aufgestellt werden. Es soll dem Patienten ermöglichen, nach Einschieben seiner Gesundheitskarte in den integrierten Kartenleser und Eingabe der persönlichen PIN, die Daten auf der Karte bzw. die innerhalb der Infrastruktur für ihn zur Einsicht freigegebenen Daten anzuschauen und eventuell mögliche Transaktionen wie das Verstecken eines Rezeptes, das Bearbeiten oder Löschen eigener Eintragungen oder die Änderungen der allgemeinen Zugriffsberechtigungen durchzuführen.

Kiosksysteme enthalten sofern sie nicht nur die Betrachtung auf der Gesundheitskarte direkt gespeicherter Daten ermöglichen sollen auch einen Konnektor zur sicheren Einbindung in die Telematikplattform.

Denkbar ist auch, dass über eine entsprechende Hardware-/Software-Konstellation auf persönlichen PCs des Kartenbesitzers „virtuelle" Kiosksysteme mit der Möglichkeit der Personalisierung ermöglicht werden. Damit könnte ein Patient z.B. von zu Hause aus ein Rezept bei seiner Apotheke oder bei einer Internetapotheke einlösen oder Termine in Arztpraxen buchen.

3.8.5 Die Rolle globaler Objektidentifikatoren

Einrichtungsübergreifende Kommunikation und Dokumentation von Daten und Dokumenten in verteilten Systemen erfordert, dass die einzelnen Informationsobjekte und benutzte Begrifflichkeiten eindeutig identifiziert sind und systemweit innerhalb der Telematikplattform durch Teilnehmersysteme durch zentrale Diensten auf entsprechenden Servern jederzeit abgefragt werden können. Dabei wird eine solche eindeutige Identifikation erforderlich für

- informationstechnische Abbilder von Objekten der realen Welt („Informationsobjekte") wie z.B. Krakenkassen, Arzneimittel, Patienten, informationstechnologische Infrastrukturkomponenten wie bestimmte Server oder Dienste,
- informationstechnische Abbilder von terminologischen Konzepten und Begriffssammlungen wie Diagnosen- und Maßnahmenklassifikationen, Nomenklaturen, Dokumententaxonomien etc.
- konkrete einzelne Begriffe innerhalb der zuvor aufgeführten Begriffssysteme oder innerhalb branchenspezifischer Attributausprägungsdomänen,
- informationstechnische Konzepte und Implementierungen wie z.B. Algorithmen, Datenstrukturen und Attributbeschreibungen
- die konkret erzeugten Informationsobjekte wie Dokumente, Datensätze, Nachrichten usw.

OIDs sind Primärschlüssel für Objekte und Fremdschlüssel für die Referenzierung

Eine OID „verweist" also auf ein reales, begriffliches, konzeptuelles oder informationstechnisches Objekt und kann bei Benutzung innerhalb von Datenhaltungsobjekten oder Kommunikationsvorgängen wie ein „Fremdschlüssel" angesehen werden, dessen zugehörige Instanz bei einem oder mehreren Server der Infrastruktur abgefragt werden kann. Damit das zugehörige Objekt auch tatsächlich existiert und somit die refrentielle Integrität innerhalb eines verteilten Systems sichergestellt ist, müssen organisatorische Vereinbarungen und technische Artefakte wie z.B. Referenzdaten- oder Terminologieserver zur Verfügung stehen, bei denen die einzelnen Teilnehmersysteme die referenzierten Informationsobjekte und Begriffe abfragen können. Die Verwaltung von für telematische Anwendungen wichtigen Datenbeständen für Bezugsobjekte (z.B. Krankenkassen, Krankenhäuser, Arztpraxen) oder semantischen Bezugssystemen muss daher von vertrauenswürdigen Stellen übernommen und die Datenbestände hochverfügbar zur Abfrage zur Verfügung gestellt werden.

Analogie zu Datenbanksystemen

Analog zu den in Datenbanksystemen verwendeten nichtsemantischen Primärschlüsseln in Form von eindeutigen Nummern müssen also alle teilnehmenden Systeme für von ihnen generierte Informationsobjekte eindeutige Objektidentifikationsnummern („Objektidentifier", Abk. OID) vergeben. Denkbar wäre natürlich hier, dass ähnlich wie bei Sequences in Datenbanksystemen jedes Teilnehmersystem die von ihm benötigten Nummern zentral von einem OID-Server der Telematikplattform bezieht. Dies würde aber zu erheblichem und unnötigem Kommunikationsaufkommen führen und auch eine Entkopplung der einzelnen Systeme nicht mehr gewährleisten. Dementsprechend sollte also jedes Teilnehmersystem selbst Objekt-IDs vergeben können. Hierzu bedarf es aber Konventionen, damit verschiedene Institutionen nicht gleiche Nummern generieren. Diese Konventionen werden weltweit durch den ISO-Standard 9834-1 der auf dem Standard X.660 „Information Technology – Open Systems Interconnection – Systems Management Overview – Procedures for the Operation of OSI Registration Authorities: General Procedures" basiert festgelegt. Dabei wird jeder nummerngenerierenden Organisation (auch „Instanz" genannt) selbst eine weltweit eindeutige Nummer vergeben, die lokal generierten Objekt-IDs vorangestellt wird. Ähnlich wie bei der IP-Adressvergabe – aber mit weniger Restriktionen – regelt der Standard die Vergabe nationaler „Wurzelnummern", unterhalb dieser muss dann jedes Land entsprechende national verbindliche Festlegungen treffen sowie die vergebenen OIDs auch konkret verwalten, d.h. ein zentrales elektronisches Register führen, in dem alle außerhalb von einzelnen Organisation verwendete OIDs verzeichnet sind.

Der generelle Aufbau der Nummernsystematik für OIDs stellt sich wie folgt dar (http://asn-1.com/x660.htm, letzter Zugriff: 18.03.2006):

1. Zahl: OSI-Registration Authority (0 = itu-t, 1 = ISO, 2 = joint-iso-itu-t)
2. Zahl: Abhängig von der ersten Stelle, für ISO gilt 0 = ISO-Standard, 1 = registrierte Authority, 2 = formelles ISO Mitglied, 3 = ISO identifizierte Organisation
3. Zahl: Länderkennzeichen gemäß ISO 3166, für Deutschland z.B. 276.

4. Zahl: OID-verwaltende Wurzelinstanz, z.B. für die DIN CERTO in Deutschland die 0., d.h. DIN CERTO hat somit die Nummer 1.2.276.0)
5. Zahl: Wird von der Organisation die die Wurzel verwaltet vorgegeben, in Deutschland z.B. die 76 für Gesundheitswesen.

Die Vergabe der Nummern unterhalb dieser Wurzel obliegt nun den einzelnen Ländern, für Deutschland verwaltet z.B. das DIN CERTCO auf Basis der DIN 66 334 „Informationstechnik; Kommunikation Offener Systeme; Verfahren zur Registrierung von Informationsobjekten die Nummernvergabe". Dazu muss die verwaltende Instanz Festlegungen treffen, die aufgrund des hierarchischen Charakters der OID-Vergabe taxonomische Entscheidungen widerspiegeln.

Auch TeleTrusT Deutschland e.V. als ISO-akkreditierte Organisation (1.2.36) ist berechtigt, Object Identifier für Computer Security Objects wie z.B. kryptographische Algorithmen, Hash-Funktionen und Zertifikats-Felder zu vergeben. Für das Gesundheitswesen werden national und international von verschiedenen Organisationen, wie DIMDI, SCIPHOX, OFFIS, KBV, HL7 und DICOM entsprechende OIDs vergeben. Für Deutschland vergibt und verwaltet das DIMDI einen Teil der OIDs für das Gesundheitswesen, vor allem jene für die semantischen Bezugssysteme. Dabei ist die 6. Zahl wie folgt belegt:

- 3 = nationale Organisationen, Einrichtungen, Verbände etc. (http://www.dimdi.de/static/de/ehealth/oid/oid_tabelle1.html)
- 4 = nationale Identifikationssysteme (http://www.dimdi.de/static/de/ehealth/oid/oid_tabelle2.html)
- 5 = nationale Kodierschemata, Klassifikationen bzw. Attributdomänen (http://www.dimdi.de/static/de/ehealth/oid/oid_tabelle3.html)

Eine einmal zugewiesene OID wird nicht mehr gelöscht und bleibt ein gültiger Bezeichner für dasselbe Objekt. Es ist jedoch möglich, eine OID mit dem Kennzeichen „nicht mehr zu nutzen" zu versehen. In diesem Sinne können OIDs auch einen Gültigkeitszeitraum besitzen.

Nachfolgende Tabelle gibt einen Auszug aus der Liste jener Organisationen innerhalb des OID-Baumes für das Gesundheitswesen (= 1.2.276.0.76.), die bereits eine OID haben (http://www.dimdi.de/static /de/ehealth/oid/ oid_tabelle1.html).

Tabelle 3.3: Beispiele für OIDs für Institutionen

OID	Bez.	Langtext/Organisation
3.1.1	kbv	Kassenärzl. Bundesvereinigung
3.1.2	dimdi	
3.1.3	uk_munster	Universitätsklinikum Münster
...		
3.1.22	Charite	Charité Berlin
3.1.23	tmf	Telematikplattform med. Forschungsnetze
3.1.24	kliniksued-rostock	Klinikum Südstadt Rostock
...		
3.1.27	kvbw	Kassenärztl. Vereinigung Baden Württemberg
3.1.28	Kvb	Kassenärztliche Vereinigung Bayern
...		
3.1.49	dkg	Deutsche Krankenhausgesellschaft
...		
2.16.840.1.113883.2.6	hl7germany	Deutsche HL7-Benutzergruppe
2.16.840.1.113883.3.7	sciphox	SCIPHOX-Projekt Deutschland
...		

Die Tabelle zeigt, dass in Deutschland unterhalb des Knotens „Gesundheitswesen" keine weitere hierarchische Aufteilung im Sinne einer Taxonomie für die OID-Vergabe verfolgt wird. Die Struktur der OID-Bäume repräsentiert also für Dritte keine Hierarchie oder Klassifikation, sondern stellt nur den Verweis auf eine Beschreibung dar. Dies erleichtert einerseits die Vergabe von OIDs, da das Verfahren einfach ist und nur ein Kriterium zu entscheiden ist, andererseits wird der Umgang mit den Objektmengen für Anwendungslösungen schwierig und auf zentralen Servern sollten daher auch zusätzlich geeignete Taxonomien angeboten werden. Einen OID-Sever mit minimaler Suchoberfläche bietet z.B. die HL7-Organisation an (http://www.hl7.org/oid/index.cfm, letzter Zugriff 18.03.2006). Dort wird ermöglicht, Listen („Reports") von OIDs eines bestimmten Objekttyps abzurufen oder nach einzelnen OID unter Angabe der Nummer oder eines Stichwortes zu suchen und sich administrative Details dazu anzeigen zu lassen.

3.8.6 Eindeutige Patientenidentifikation

Eine besondere Problematik stellt im Gesundheitswesen die eindeutige Personenidentifikation dar (zu Details siehe Haas 2005 A), da ohne diese ein sicheres „Medical Record Linkage" – also das Zusammenführen von institutionellen Fallakten zu einer Gesamtakte nicht möglich ist. Mit einem „Public Person Identifier" kann dies gelöst werden und eine eindeutige Zuordnung von Daten und Dokumenten zu einer Person ohne manuelle (und nicht immer durchzuführende) Nachidentifikation ermöglicht werden. Prinzipiell wäre es denkbar, jedem Patienten bzw. jedem Versicherten eine eindeutige nicht-semantische OID zuzuweisen, die dann lebenslang innerhalb des Gesundheitswesens mitgeführt wird. Vor diesem Hintergrund wurde im Rahmen des GMG der § 290 Abs. 1 neu gefasst und schreibt eine Krankenversicherungsnummer vor, die einen kassenunabhängigen unveränderbaren Identifikationsteil enthält, wobei untersagt wird, zu diesem Zwecke die Rentenversicherungsnummer zu nutzen. Damit kann der unveränderliche Teil für ein Record Linkage genutzt werden.

Insgesamt stellen OIDs also ein Mittel dar, beliebige Objekte in einem verteilten System eindeutig zu referenzieren und damit eines Basis für refrentielle und semantische Integrität.

3.8.7 Referenzserver und -services

3.8.7.1 Einführung

Wie vorangehend erläutert, kann ohne nationale Verzeichnisse – sogenannte Repositories – und Mechanismen zur Vergabe eindeutiger Objektidentifikatoren (OID) eine refrentielle und semantische Integrität in einem verteilten System und somit auch eine semantische Interoperabilität nicht gewährleistet werden. Dabei können die folgenden prinzipiellen Services unterschieden werden:

Wer ist berechtigter Teilnehmer?

- Authentifikationserver und -dienste
  Entsprechende Server mit ihren Diensten dienen der Authentifikation von Personen, Organisationen und IT-Komponenten. Sie stellen insofern eine gesicherte Referenz für diese Objekte dar, ohne detaillierte Beschreibung für diese zu liefern. Die Implementierung erfolgt im Rahmen des Aufbaus einer Public Key Infrastructure, wobei die Authentizität der Objekte von vertrauenswürdigen Institutionen und mittels entsprechender technischer Komponenten wie elektronischen Ausweisen mit entsprechenden Signaturen (⌧ Kap. 3.8.3.2, S. 253) gewährleistet wird.

Welche Objektreferenzen gibt es?

- Objektreferenzserver und -dienste
Die Vergabe oder Generierung und Verwaltung von Objektidentifikatoren (OID-Server) stellt in hierarchischer Weise und unter der Kontrolle verantwortlicher Institutionen und Services sicher, dass alle im verteilten System relevanten Informationsobjekte über einen eindeutigen Primärschlüssel verfügen und damit eindeutig identifiziert werden können und die refrentielle Integrität im verteilten System gewährleistet ist. Entsprechende Server führen listen der verfügbaren OIDs mit einer rudimentären Beschreibung dieser.

Gemeinsame Stammdaten über Objekte der realen Welt nutzen!

- Bezugsobjektserver und -dienste
Für eine intelligente Verteilung von Stammdaten zu für alle Teilnehmer der Telematikplattform relevanten „Bezugsobjekte" – also Informationsobjekte die reale Entitäten repräsentieren wie Gesundheitsversorgungseinrichtungen, Krankenkassen, Arzneimittel, Medizinprodukte u.v.a.m. – wird deren zentrale Bereitstellung notwendig, damit jedes Teilnehmersystem auf diese Datenbestände zugreifen und damit selbstlernend die eigenen Stammdaten erweitern oder aktualisieren kann. Während die OID-Server nur Verweise darstellen, enthalten die Bezugsobjektserver detaillierte Angaben zu den Objekten.

Gemeinsame Klassifikationen, Taxonomien und Sprache benutzen!

- Terminologieserver und -dienste
Erst durch plattformweite Vereinbarung und die Bereitstellung von Nomenklaturen, Klassifikationen, Taxonomien zu Diagnosen, Maßnahmen, Arzneimitteln, Medizinprodukten sowie anderen attributbezogenen Wertebereichen bzw. Kodierschemata wird eine semantische Interoperabilität zwischen den einzelnen Anwendungssystemen möglich. Ziel ist hierbei, dass für alle Inhaltskonzepte und Angaben der Dokumentation und Nachrichten die gleichen Benennungen innerhalb des verteilten Systems benutzt werden und eine auch rechnerverarbeitbare Interpretation und somit eine semantische Interoperabilität möglich wird.

Gemeinsame Dokumentenstruktur verwenden!

- Dokumenten- und Datenbeschreibungsserver und -dienste
Für die Interoperabilität ist wie in ☒ Kapitel 2.5.7.2 Seite 157 beschrieben auch eine Klassifikation oder Taxonomie oder Ontologie der Dokumente erforderlich. Des Weiteren kann es sinnvoll sein, dass auch die Strukturierung und Formalisierung einiger oder aller Angaben in einem Dokument festgelegt sind (Beispiel Angaben einer Überweisung). In einem offenen System ist es daher nützlich, wenn Beschreibungen zu Dokumentklassen, Daten-Diktionäre und die Struktur von standardisierten Nachrichten (-> Kommunikationsstandard) ebenfalls zentral vorgehalten und von Anwendungssystemen automatisiert ausgele-

sen werden können. Liegen Dokumente im XML-Format vor, kann dies auch über das XML-Schema der Dokumente geschehen.

- Wissensserver
  Die Nutzung von Leitlinien und klinischen Pfaden – aber auch anderer Wissenselemente wie Faktenwissen zu Arzneimittelnebenwirkungen, Kontraindikationen, Komorbiditäten u.v.a.m. – kann dann effektiv und zeitnah erfolgen, wenn dieses Wissen nicht manuell und in jedem Anwendungssystem gesondert verwaltet wird, sondern dieses auch – so wie Terminologien – automatisiert von speziellen Servern der Telematikplattform bezogen werden kann. Das Wissen kann so einerseits von einem kompetenten Netzwerk von Fachleuten gepflegt werden, aber schnell in der Fläche zur Anwendung kommen.

Gemeinsames Wissen anwenden

Auch wenn hier in der Folge von Servern gesprochen wird, ist es entsprechend den in ⌧ Kapitel 6.4.5 Seite 483 vorgestellten Verteilungsszenarien denkbar, dass die Referenzdatenbestände ebenfalls in einem verteilten System – ggf. orientiert an den Zuständigkeitsbereichen – innerhalb der Telematikplattform vorgehalten werden. So könnte jede Kassenärztliche Vereinigung und jede Landeskrankenhausgesellschaft einen entsprechenden Server mit einem Datenbestand der ihnen zugeordneten Einrichtungen betreiben. Voraussetzung ist hierbei nur, dass alle diese Server gleiche Dienste anbieten Dienstaufrufe von einem zentralen Dienst gebündelt werden.

Für den Gesamtzusammenhang ergibt sich die ⌧ nachfolgende Abbildung: Das institutionelle System verfügt über sogenannte „*Stammdaten*" z.B. zu Organisationseinheiten wie Krankenkassen, ein-/überweisenden Ärzten, Medikamenten, Heil- und Hilfsmitteln u.v.a.m. und nutzt diese für die Datenerfassung zwecks Inbezugsetzung von Dokumentationen zu diesen Stammdatenobjekten bzw. es werden für die Formalisierung und Überprüfung von der Dokumentationsattributen ebenfalls in den Stammdaten hinterlegte Wertebereiche genutzt. Nachfolgende Abbildung zeigt z.B. die in einem Krankenhausinformationssystem hinterlegten Stammdaten für einweisende Ärzte an einem konkreten Beispiel.

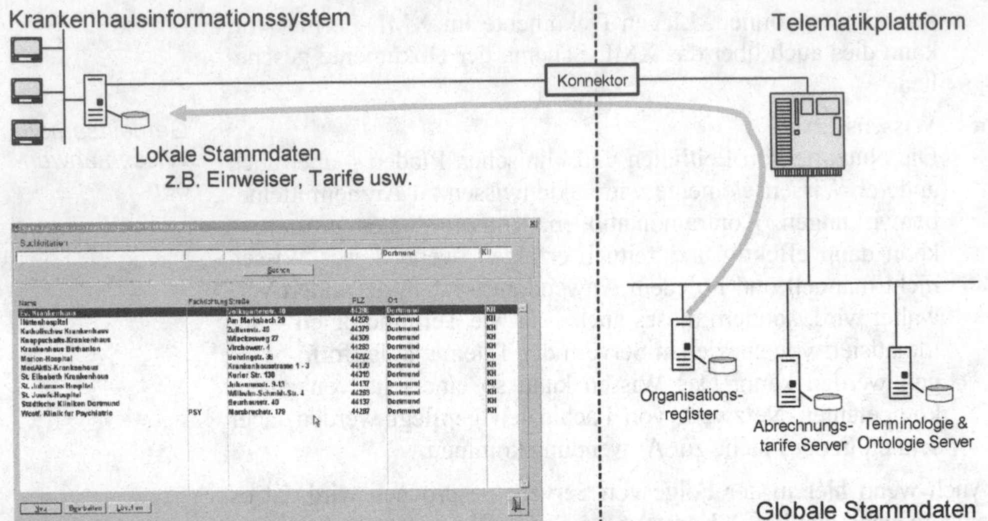

Abb. 3.30: Beispiel Stammdatenfunktion

Bisher erfolgt die Pflege solcher Stammdaten – auch wenn es sich um national oder international konsentierte Angaben handelt wie Diagnoseklassifikationen, Abrechnungstarifwerke oder im Rahmen der Datenübermittlung per Gesetz oder spezieller sektorspezifischer Vereinbarungen festgelegter Wertebereiche für bestimmte Attribute – meist individuell durch den Betreiber. In einigen Fällen bietet auch der Hersteller der Software im Rahmen der Softwarepflege regelmäßige Updates solcher Stammdaten kostenpflichtig an, die dann über CDs oder durch regelmäßige Downloads vom Herstellerserver die lokalen Stammdaten auf den aktuellen Stand bringen. Dies ist nicht nur eine Verschwendung von Geld und Ressourcen, sondern kann auch die semantische Integrität in einem verteilten System nicht sicherstellen. Werden jedoch zentrale Referenzserver in einer sicheren Infrastruktur eingesetzt und die entsprechenden Daten, Terminologien und Wertebereiche von der verantwortlichen Stelle direkt in entsprechenden Referenzservern der Telematikplattform verwaltet und aktualisiert bzw. zur Verfügung gestellt, können alle Teilnehmersysteme regelmäßig oder bei Bedarf ihre eigenen Stammdaten aktualisieren.

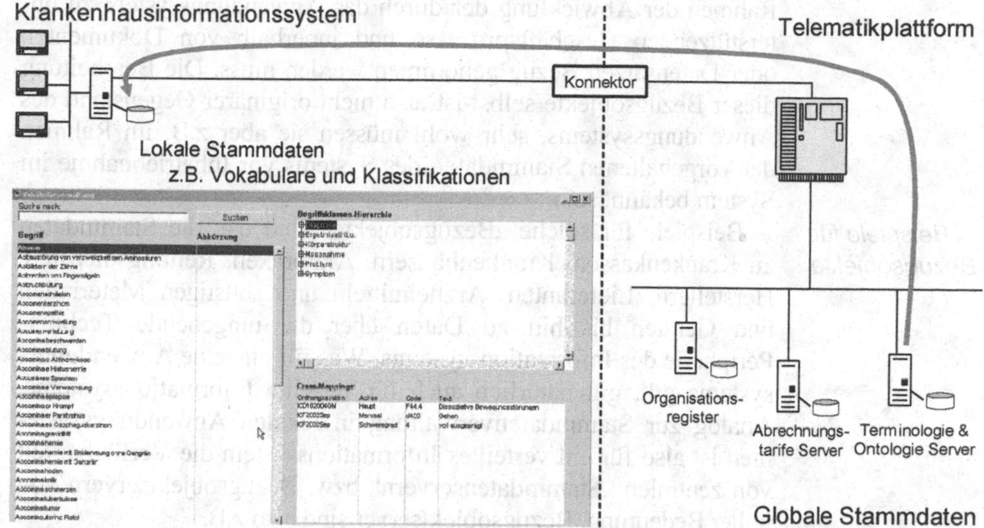

Abb. 3.31: Terminologie-server und institutionelles System

Wichtig erscheint in diesem Zusammenhang, dass die öffentlich relevanten Datenbestände über entsprechende Dienste und Methoden den Anwendungssystemen der Gesundheitsversorgungseinrichtungen direkt zugänglich gemacht werden, sie sollten möglichst als WEB-Services zur Verfügung gestellt werden. Aber auch eine Web-Oberfläche zur direkten Suche und Navigation in den Einträgen sollte existieren wenngleich dann der im öffentlichen Internet visuell navigierbare Datenbestand als kontrolliert redundante Kopie außerhalb der Telematikplattform zu placieren ist.

Anforderungen an die Referenzdienste

Dabei müssen die zugehörigen Dienste auf Basis einer offen gelegten Schnittstelle ermöglichen, dass

- der gesamte Datenbestand eines Objekttyps bzw. eines semantischen Bezugssystems vom institutionellen Anwendungssystem abgerufen werden kann,
- ein selektiver Abruf über definierte Suchkriterien möglich ist,
- die Stammdaten eines bestimmten Objektes unter Angabe der OID angeforderten werden können,
- alle Änderungen des zentralen Datenbestandes seit einem definierten Zeitpunkt angefordert werden können.

3.8.7.2 Bezugsobjektserver und -dienste

Als Bezugsobjekte innerhalb von Anwendungssoftware werden bei Haas (2005 A) solche Informationsobjekte verstanden, auf die im

Rahmen der Abwicklung der durch das Anwendungssystem zu unterstützenden Geschäftsprozesse und innerhalb von Dokumenten oder Datensätzen Bezug genommen werden muss. Die Bearbeitung dieser Bezugsobjekte selbst ist also nicht originärer Gegenstand des Anwendungssystems, sehr wohl müssen sie aber z.B. im Rahmen der vorgehaltenen Stammdaten des Systems vor Inbetriebnahme im System bekannt sein.

Beispiele für Bezugsobjekte

Beispiele für solche „Bezugsobjekte" sind u.a. die Stammdaten zu Krankenkassen, Krankenhäusern, Arztpraxen, Rettungsdiensten, Herstellern, Lieferanten, Arzneimitteln und sonstigen Materialien und Geräten bis hin zu Daten über die umgebende Technik-Peripherie des Informationssystems. Was für einzelne Anwendungssysteme gilt, gilt natürlich auch für verteilte Informationssysteme. Analog zur Stammdatenverwaltung in lokalen Anwendungssystemen ist also für ein verteiltes Informationssystem die Verfügbarkeit von zentralen „Stammdatenservern" bzw. Bezugsobjektservern von hoher Bedeutung. Bezugsobjektserver sind also z.B.

- Organisationsregisterserver, verlinkt mit PKI-Server,
- Arzneimittelserver/Arzneimittelinformationssystem,
- Materialserver,
- Server mit zertifizierten Geräten.

3.8.7.3 Terminologie-Server

Für die einrichtungsübergreifende Kommunikation und Dokumentationen stellt sich die Frage der semantischen Integrität: Gleiches soll von allen Teilnehmern auch immer gleich benannt werden und die kommunizierten/dokumentierten Inhalte somit automatisierten Verarbeitungsverfahren zugänglich sein. Diese semantischen Integrität fehlt, wenn jeder Beteiligte Informationen nach beliebig von ihm benannten Begriffen kommuniziert bzw. in eine einrichtungsübergreifende Patientenakte einstellt. Für eine konsistente Kommunikation und Dokumentation sind also zwischen den Einrichtungen Vereinbarungen zu den benutzte Begriffen bzw. semantischen Bezugssystemen notwendig. Dies gilt prinzipiell für alle medizinischen Betrachtungs- und Dokumentationsobjekte wie Diagnosen, Maßnahmen, Symptome, Probleme etc., von besonderer zentraler Bedeutung für eine gut lesbare Patientenakte ist aber vor allem eine semantisch konsistente Diagnosen- und Maßnahmendokumentation. Beziehen sich dabei alle Beteiligten auf ein vereinbartes semantisches Bezugssystem, kann auch eine zusammengeführte Dokumentation lesbar, auswertbar, filterbar und insgesamt semantisch konsistent gehalten werden. Um innerhalb eines verteilten Informationssystems die semantische Konsistenz sicherzustellen, ist es notwendig, dass ein durch zentrale Services eine globale und zeitnahe Zurverfügungstellung dieser semantischen Bezugssysteme existiert. Die institutionellen Informationssysteme können dann Aktualisierungen der Bezugssysteme automatisch und zeitnah in die interne Datenhaltung nachladen bzw. einfach eine Erstinitialisierung vornehmen.

Terminologieserver sollen daher Klassifikationen, Nomenklaturen und attributbezogene Wertebereiche in einem verteilten System kontrolliert zur Verfügung stellen. Dies sollte hinsichtlich der Schnittstellen der Services weitgehend in generischer Weise – also unabhängig von der konkreten Terminologie – geschehen, wenngleich die Komplexität der verschiedenen Ordnungssysteme auch verschiedene Diensteausprägungen notwendig macht. Die notwendigen Dienste können in Anlehnung an Reimer (2003) – der keine gesonderten Ontology-Services definiert – in vier Klassen eingeteilt werden:

- Data Entry Services
  Diese Services verwalten einfache und überschaubare Wertebereiche (Value Domain, Value Set) zu einzelnen Attributen, deren Ausprägungen gesetzlich festgeschrieben oder innerhalb der Anwendungsdomäne konsentiert sind. Die zugehörige Datenstruktur ist trivial, die Werteausprägungen zu einem Eintrag können ein bis mehrspaltig sein (s. auch ⌧ Haas (2005 A).
- Linguistic und Code Services
  Linguistische Services sollen vor allem Bennungen von Konzepten verwalten und bereitstellen, wobei neben Benennungen oftmals auch Codes verwendet werden. Die Datenstrukturen sind ähnlich einfach wie bei den Enty-Services, aber der Umfang der Einträge ist viel umfangreicher und eventuell wird eine beigestellte Taxonomie notwendig. Beispiele hierfür sind die ambulanten Abrechnungstarifwerke, der ICD oder Nomenklaturen für Maßnahmen.
- Concept Services
  Der zugehörige Datenbestand stellt ein komplexes multiaxiales Ordnungssystem dar wie z.B. der SNOMED oder ICF. Es sind also nicht nur einzelne Begriffe von Relevanz, sondern auch die „Struktur" des Ordnungssystems. Der Dienst muss auch die „Navigation" in einem solchen Ordnungssystem erlauben und das Abrufen nur von Teilen von Achsen oder Hierarchien ermöglichen. Auch Begriffsbeziehungen sollen schon verwaltet werden können.

- Ontology Services
  Die übergeordnete Verknüpfung der Instanzen von Wertebereichen, Terminologien und Konzepten zu einer Wissensbasis führt zu entsprechenden Ontology Services, mittels denen auch konkretes Wissen verwaltet und abgefragt werde kann. Ontology Services können auch den Informations- und Wissensservern zugerechnet werden.

Reiner (2003) gibt auf Basis dieser Betrachtungen folgende Dienste eine Terminologieservers an:

- Basisdienste (terminologieunabhängig, Fokus: Einzeltabelle):
  Dienste dieser Klasse repräsentieren Dienste zum Retrieval, Lesen, Schreiben und ggf. Löschen von Einträgen auf der Datenbankebene. Diese sind unabhängig vom verwendeten Codesystem. (z.B. Get-Value (UMLS-Tabelle-MRCON, Feld-CUI, Abfrage-Kriterium))
- Erweiterte Dienste (anwendungsunabhängig, Fokus: Vokabular):
  Diese Dienste sind – sofern die Datenhaltung für Vokabulare generisch realisiert worden ist – unabhängig von einer speziellen Anwendung (Information Retrieval, Statistik) des Terminologie-Servers (z.B. Get-CUI, Vokabular-MeSH, MeSH-Code)
- Komplexe Dienste (anwendungsgebunden, Fokus: Anwendung):
  Diese Dienste bestehen im günstigsten Fall aus einer Kombination verschiedener erweiterter Dienste. Diese Dienste sind auf eine bestimmte Anwendung zugeschnitten und damit an diese gebunden. (z.B. Translate (ICD-to-MeSH), Get (MeSHCode-from-CUI), Get-CUI-from-ICD (ICD- Code))
- Meta-Dienste:
  Da es für Anwendungssysteme nicht nur von Interesse ist, die konkreten Inhalte der Terminologien abzurufen, sondern auch Metadaten über diese und evtl. die Struktur der Datenhaltung des Terminologieservers, sollten auch diese über Services abgerufen werden können. So kann z.B. die Version eines Ordnungssystems abgefragt werden, Menge der Einträge u.v.a.m.

Insgesamt ergibt sich damit der nachfolgend gezeigte Gesamtzusammenhang.

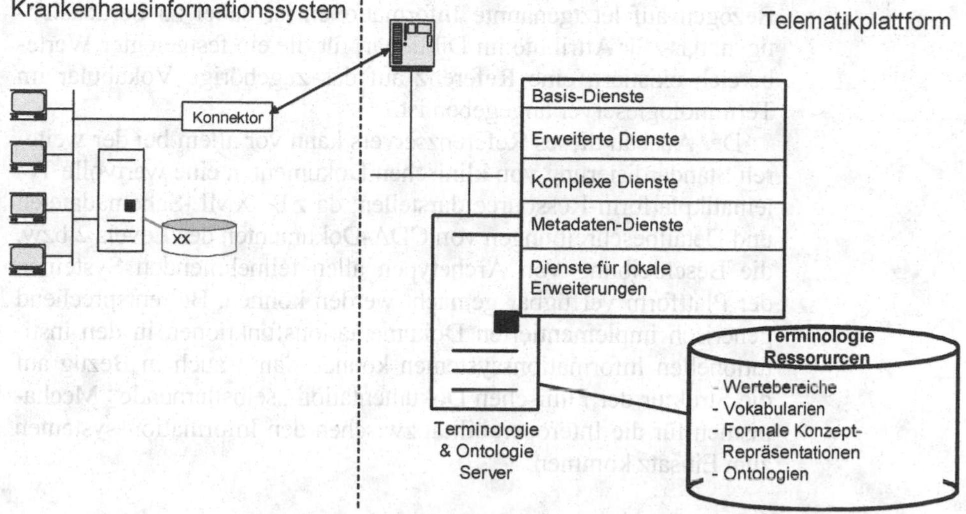

Abb. 3.32: Terminologieserver

An erster Stelle steht dabei Notwendigkeit der Verfügbarkeit eines ausdrucksstarken für die Darstellung des medizinischen Behandlungsprozesses ausreichend differenzierten Maßnahmenkataloges zur Unterstützung der elektronischen Leistungsanforderung und der Befundrückmeldung (☒ Abb. 3.3, S. 189) bzw. zum Aufbau prozessorientierter einrichtungsübergreifender Elektronischer Krankenakten (☒ Kap. 6.2.3, S. 439). Die Einträge in diesem Maßnahmenvokabular, das innerhalb der Systeme dann in Form eines kontrollierten Vokabulars für Maßnahmen zum Einsatz kommt, sollten dabei von zentraler Stelle gepflegt werden. Gleiches gilt für ein Diagnosenvokabular, das z.B. bereits in Form des DIMDI-Thesaurus verfügbar ist.

3.8.7.4 Dokumentenontologie- und Datendiktionär-Server

Im Gegensatz zu den Terminologieservern stellen diese Server nicht Inhalte, sondern die Struktur von Dokumenten, Nachrichten oder zentralen Datenbeständen sowie Attributdefinitionen zur Verfügung. In diesem Sinne handelt es sich also um „globale“ Metadaten zu telematischen Informationsobjekten jeglicher Art. Unverzichtbare Inhalte sind hierbei zumindest

- eine maschinenles- und verarbeitbare Dokumententaxonomie gemäß ☒ Abbildung 2.53, Seite 159 und eine
- maschinenles- und verarbeitbare Beschreibungen der wichtigsten strukturierten Dokumente wie eRezept, eÜberweisung, eEinweisung, eArztbrief usw. (☒ Kap. 5, S. 379).

Bezogen auf letztgenannte Informationen ist dabei zu berücksichtigen, dass für Attribute im Diktionär, für die ein festgelegter Wertebereich existiert, eine Referenz auf das zugehörige Vokabular im Terminologieserver angegeben ist.

Der Ausbau dieses Referenzservers kann vor allem bei der weiteren Standardisierung von klinischen Dokumenten eine wertvolle Telematikplatform-Ressource darstellen, da z.B. XML-Schemadateien und Detailbeschreibungen von CDA-Dokumenten des Levels 2 bzw. die Beschreibung von Archetypen allen teilnehmenden Systemen der Plattform verfügbar gemacht werden können. Bei entsprechend generisch implementierten Dokumentationsfunktionen in den institutionellen Informationssystemen können damit auch in Bezug auf die Struktur der klinischen Dokumentation „selbstlernende" Mechanismen für die Interoperabilität zwischen den Informationssystemen zum Einsatz kommen.

3.8.7.5 Informations- und Wissensserver

Informations- und Wissensserver stellen maschinenles- und abrufbar Informationen und Wissen für die teilnehmenden Systeme bereit. Die Indizierung dieser Informationen geschieht auf Basis von gemeinsamen semantischen Bezugssystemen, die im Terminologieserver hinterlegt sind. Im Gegensatz zum Terminologieserver beinhalten diese nicht nur Begriffe, sondern umfangreiche Beschreibungen zu verschiedensten Aspekten und Zusammenhängen. Hinsichtlich der verschiednen Wissensarten führt Haas (2005 A) aus:

- Terminologiewissen
  Apperzeption spezifischen Wissens in einer Wissensdomäne ist nur auf Basis umfangreicher Kenntnis der Fachsprache möglich. Dies ist auch zur Formulierung von Beobachtungen und zur Kommunikation mit anderen Experten notwendig. Selbst wenn alle anderen Wissensarten physisch zugänglich sind, können diese ohne Terminologiewissen nicht erschlossen werden. Jeder Laie der versucht hat eine medizinisch wissenschaftliche Abhandlung zu lesen kann dies nachvollziehen. Terminologiewissen ist also notwendig für das Erschließen von Wissensquellen, aber nicht hinreichend, denn Verstehen beruht auch auf Domänenwissen über den Betrachtungsbereich. Dieses liegt in der Regel in Form von Faktenwissen vor.

  Maschinelles Terminologiewissen findet sich in Vokabularen, Nomenklaturen und Thesauren wieder. Elektronische Krankenakten und Wissensbasen sollten also strukturell und inhaltlich auf den gleichen Vokabularen aufsetzen.

- Faktenwissen
  Faktenwissen ist einerseits im makroskopischen Sinne das Wissen um die „Dinge" (Objekttypen) und ihre Zusammenhänge (ontologische Dimension des Faktenwissens). Andererseits fällt darunter auch im mikroskopischen Sinne das detaillierte Wissen zu einzelnen Objekttypen, z.B. Normwertbereichen für spezielle Laborparameter, das Wissen um die Eigenschaften eines EKGs, dessen Entstehen und Bewertung, das Wissen um pathodynamische Vorgänge und Zusammenhänge sowie topologisches, nosologisches, ätiologisches und deontologisches Wissen usw. Dieses Faktenwissen findet sich in der Regel in Lehrbüchern wieder und ist Grundlage für die einschlägige Lehre. Sich dieses anzueignen ist oftmals ein Prozess des „Auswendiglernens" – auch bei meinen Studenten nicht beliebt. Es ist aber unabdingbar, da nur vor dem Hintergrund umfangreichen Faktenwissens Phänomene der realen Welt apperzeptiert und weiteren Entscheidungen und Handlungen zugrunde gelegt werden können.

  Maschinelles Faktenwissen kann in vielerlei Form vorliegen, wobei zu unterscheiden ist, ob diese so strukturiert und formalisiert ist, dass es für Computerprogramme auswertbar bzw. anwendbar ist oder aber nur in Form narrativen Textes („elektronisches Buch") vorliegt. Gängige maschinell nutzbare Wissensrepräsentationsformen sind z.B. Diagnose-Symptom-Matrizen, Entscheidungstabellen, Regeln, Semantische Netze, Bayes Netze usw. Auch wissenschaftliche Veröffentlichungen enthalten Faktenwissen in narrativem Text.

- Erfahrungswissen
  Der Begriff es Erfahrungswissen wird sehr unterschiedlich diskutiert. Zum Teil wird darunter auch Handlungswissen verstanden. Im engeren Sinne ist es aber jener Teil des Wissens zu verstehen, das personengebunden existiert und nicht oder nur schwer formalisiert oder externalisiert werden kann. So kann z.B. die Auswahl einer Handlungsoption unter vielen vor dem Erfahrungshintergrund des Arztes geschehen und hat individuellen Charakter. Oder die Auswahl bzw. Präferenzen zum Einsatz eines bestimmten Medikamentes fußt ebenfalls auf der Erfahrung des Arztes. Auch die Bildbetrachtung und Bewertung radiologischer Bilder ist stark erfahrungsbasiert. Es ist aber zu berücksichtigen, dass methodisch-wissenschaftlich evaluiertes Erfahrungswissen z.B. im Rahmen klinischer Studien auch zu Faktenwissen werden kann!

  In maschineller Form liegt Erfahrungswissen in Form von Fallsammlungen (= Menge von Elektronischen Krankenakten) vor und kann im Wesentlichen durch die Verfügbarmachung von deskriptiven Statistiken auf Basis einer hinreichenden Anzahl von Elektronischen Krankenakten dargestellt werden. Auch wissenschaftliche Veröffentlichungen enthalten Faktenwissen in narrativem Text. Hinsichtlich Erstgenanntem könnte z.B. eine Statsitik zu Operationsverfahren, Verweildauern und Komplikationen Aufschluss über die Angemessenheit verschiedener Verfahren geben, bei Korrelation mit Parametern der Patientensituation (Alter, Geschlecht, Nebenerkrankungen) und zu für zukünftige Fälle hilfreichen Informationen führen („Welche „Erfahrungen haben wir mit welchem Verfahren gemacht?"). Betrachtungen von Erfahrungen für zukünftiges Handeln ist auch ein Arbeitgebiet für das Medizincontrolling und Teil eines generellen medizinischen Qualitätsmanagements.

- Handlungswissen
  Handlungswissen ist auf der taktischen und operativen Ebene ärztlichen Handelns (Mannebach 1997) von Bedeutung: Auf der taktischen Ebene liegt dieses in Form von Behandlungsplänen bzw. Klinischen Pfaden vor, auf der operativen Ebene in Form von Durchführungsstandards zu einzelnen medizinischen Maßnahmen oder von Bedienungsanleitungen für medizintechnische Geräte.

  In maschineller Form kann das taktische Wissen in Form von auf Basis eines Maßnahmenvokabulars verknüpften Handlungen (Handlungspläne) vorliegen. Durchführungswissen wird in der Regel nur in Form von elektronischen Dokumenten verfügbar gemacht.

Für alle diese Wissensarten kann es sinnvoll sein, entsprechende Server als Komponenten der Gesundheitstelematikplattform zu implementieren, sodass institutionelle Anwendungssysteme automatisiert Informationen ggf. kontextsensitiv in Bezug auf Bestimmte Datenkonstellationssituationen in den lokalen Patientenakten abrufen können z.B. zu

- Normwerten, Normbereichen (Faktenwissen),
- epidemiologischen Maßzahlen zu Krankheiten wie Morbidität, Mortalität, Prävalenz- und Inzidenzraten, aber auch Angaben zu den Qualitätsindikatoren diagnostischer Maßnahmen (Erfahrungswissen),
- Fallbeschreibungen (Erfahrungswissen),
- Referenzbilder und Signale zu normalen und krankheitsartenbezogene pathologischen Ausprägungen (Faktenwissen),

- klinische Pfade und Algorithmen (Handlungswissen) und
- Durchführungsstandards zu Maßnahmen (Handlungswissen).

3.8.7.6 Gesundheitstelematik-Server

In diesem Sinne ist auch ein *Gesundheitstelematikportal* als Infrastrukturkomponente zu sehen, da es anteilig entsprechende (auch automatisiert abrufbare und maschinenverarbeitbare) Informationen über Standards und Komponenten der Telematikplattform selbst enthält (z.B. ein dienstebasiertes Daten-Dictionär sowie der syntaktische und semantische Aufbau von Kommunikationsnachrichten, rechtliche Regelungen u.v.a.m.).

3.8.8 Gesundheitstelematische Anwendungen

Gesundheitstelematische Anwendungen sind die in der Taxonomie in ⌧ Abbildung 1.9 Seite 21 gezeigten Anwendungsklassen aufgelisteten Anwendungen, die auf Basis der Telematikplattform betrieben werden können.

Des weiteren können auch „generische Anwendungskomponenten" der Systemarchitektur zugeordnet werden (z.B. Auftragskommunikation, Terminbuchungsverfahren etc.). So sind z.B. Elektronische Patientenaktensysteme nicht nur originäre Anwendungen, sondern selbst generische Architekturkomponenten, die dann genutzt werden, um konkrete Anwendungen zu betreiben. Ebenso können Kommunikationsserver (⌧ Kap. 2.5.6.8, S. 139) hier eingeordnet werden.

3.8.9 Organisatorische Komponenten

Organisatorische Komponenten einer Gesundheitstelematikplattform sind jene Institutionen, die für den Aufbau und Betrieb eine wesentliche Rolle spielen. Hierunter fallen z.B.

- Zertifizierte Anbieter von digitalen Signaturen und Betreiber von PKI-Servern,
- eine national koordinierende Organisationseinheit (in Deutschland die gematik GmbH),

- Call-Center zur Sicherstellung des First- und Second-Level-Supports für die Benutzer der Telematikplattform in den Gesundheitsversorgungsinstitutionen,
- Call-Center für die Patienten,
- Hersteller der verschiednen Komponenten inklusive der Hersteller institutioneller Anwendungssysteme,
- Clearing- und Beschwerdestelle(n) für die Patienten,
- Anbieter von Dienstleistungen und
- Betreiber von Infrastrukturkomponenten.

3.8.10 Rechtliche Regelungen

Die rechtlichen Rahmenbedingungen können auch Als Komponenten der Telematikplattform angesehen werden. Es wird hierzu auf die Darstellungen in ⌧ Kapitel 3.5, Seite 223 verwiesen.

3.8.11 Organisations- und Prozessstandards

Neben den technischen Komponenten bedarf es auch Verfahrensregelungen und Prozess-Szenarien die die Benutzung der Telematikplattform bzw. die Abwicklung von Geschäftsprozessen hierüber standardisieren und transparent machen. Diese Standards können z.B. in Form von Use-Case-Digrammen vorliegen. Sie beschreiben, in welcher Weise die einzelnen Geschäftsprozesse abgewickelt werden bzw. wann wer und warum Daten oder Dokumente an wen kommuniziert oder in welche Teledokumentationen einstellt. So fallen z.B. Festlegungen zum Umfang und zur Nutzung der klinischen Basisdokumentation hierunter. Umfangreiche Beschreibungen zu Prozessen und Prozessketten für die Abwicklung von Geschäftsprozessen im Gesundheitswesen hat die IHE (⌧ Kap. 4.2.2.6, S. 306) vorgelegt.

Nachfolgende Abbildung zeigt beispielhaft ein solches Use-Case-Diagramm aus dem Leitfaden zum Elektronischen Arztbrief (www.vhitg.de, letzter Zugriff 17.04.2006).

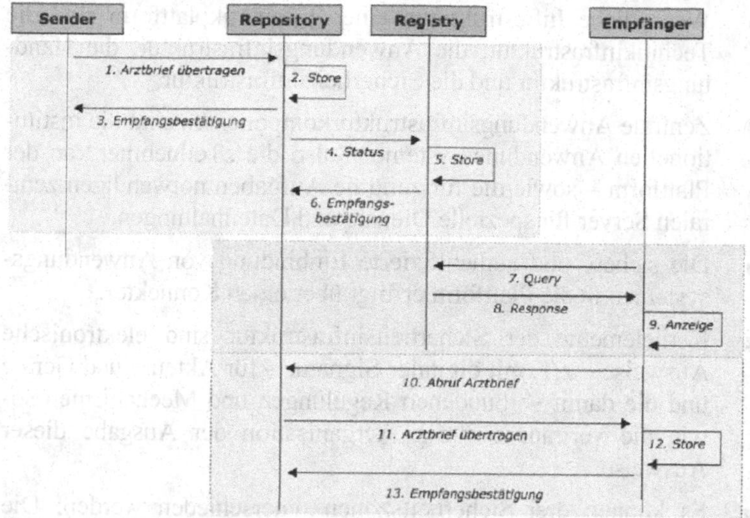

Abb. 3.33: Use-Case-Diagramm für die Übertragung des eArztbriefes

3.8.12 Zusammenfassung

Merktafel 13
zu Kapitel 3.8: Infrastrukturkomponenten

- Eine Telematikplattform ist definiert durch eine flächendeckende standardisierte organisatorisch-technische Infrastruktur und festgelegte einheitliche Rahmen- und Randbedingungen politischer, rechtlicher, ökonomischer, medizinischer, sozialer und ethischer Art zur gemeinsamen Nutzung von Daten und Informationen, der Kommunikation der Leistungserbringer zur koordinierten Patientenversorgung. (Mainz 1999) *M13.1*
- Ziel einer Telematikplattform ist die Interoperabilität aller institutionellen Anwendungssysteme untereinander und dieser mit zentralen Infrastrukturkomponenten der Plattform. *M13.2*
- Eine Telematikplattform ist ein offenes verteiltes System, das aber nur für bestimmte Teilnehmer nutzbar ist. Offen im Sinne der Architektur und der Teilnahme berechtigter Systeme, geschlossen im Sinne der Abgrenzung von anderen Anwendungssystemen. *M13.3*

M13.4 ▪ Wesentliche Infrastrukturen einer Telematikplattform sind die Technikinfrastruktur, die Anwendungsinfrastruktur, die Handlungsinfrastruktur und die Sicherheitsinfrastruktur.

M13.5 ▪ Zentrale Anwendungsinfrastrukturkomponenten sind die institutionellen Anwendungssysteme – also die „Teilnehmer" an der Plattform – sowie die für zentrale Aufgaben notwendigen zentralen Server für spezielle Dienste und Datenhaltungen.

M13.6 ▪ Die sichere und authenifizierte Einbindung von Anwendungssystemen in die Plattform erfolgt über einen Konnektor.

M13.7 ▪ Kernelemente der Sicherheitsinfrastruktur sind elektronische Ausweise – z.T. mit digitaler Signatur – für Akteure und Geräte und die damit verbundenen Regelungen und Mechanismen sowie die vertrauenswürdige Organisation der Ausgabe dieser Ausweise.

M13.8 ▪ Es können drei Sicherheitszonen unterschieden werden: Die Primärzone (Rechnernetze in den Einrichtungen und unter deren Kontrolle), die Telematikzone (alle originär der Plattform zuzurechnenden Infrastrukturkomponenten) und die Accesszone (gesicherte Bereiche, die die Übergänge zwischen Primär- und Telematikzone herstellen.

M13.9 ▪ Elektronische Ausweise stellen die Authentizität von Akteueren und Geräten sicher und ermöglichen den vertraulichen Austausch von Dokumenten und Daten mittels asymetrischer Verschlüsselung. Hierzu wird eine Public Key Infrastructure (PKI) benötigt.

M13.10 ▪ Die elektronische Gesundheitskarte dient der Authentifizierung des Versicherten sowie der Datenhaltung und dem Transport von Informationen oder Tickets. Mittels ihr wird auch die informationelle Selbstbestimmung umgesetzt.

M13.11 ▪ Bei gesundheitstelematischen Anwendungen wird in Deutschland zwischen Pflichtanwendungen und freiwilligen Anwendungen unterschieden. Plichtanwendungen sind die Online-Versichertendatenprüfung sowie das elektronische Rezept; freiwillige Anwendungen sind die Arzneimitteldokumentation, Dokumentation von Notfalldaten, die Verwaltung spezieller Gesundheitsinformationen, die Speicherung und Übertragung elektronsicher Mitteilungen und Dokumente, die Speicherung von Patientenquittungen und die Verwaltung vom Karteninhaber selbst erfassten Informationen.

- Für die Benutzung der verschiedenen Karten und die Realisierung sicherer Zugriffsmechanismen muss eine technische Infrastruktur aus speziellen Kartelesegeräten und Konnektoren zur Verfügung stehen. Ebenso müssen Elektronische Kioske vorhanden sein, um dem Patienten die sichere Einsichtnahme in seine Daten zu ermöglichen. *M13.12*
- Ein wichtiger in verteilten Systemen sind globale eindeutige Objektindentifikatoren. Die gilt für informationstechnische Abbilder der realen Welt (Einrichtungen, Materialien), informationstechnische Abbilder terminologischer Konzepte (Vokabulare, Nomenklaturen, Klassifikationen und deren Inhalte), informationstechnische Artefakte selbst wie Algorithmen, Datenmodellstandards, Dokumentenschemas etc. und die konkret erzeugten Informationsobjekte wie Dokumente, Datensätze usw. *M13.13*
- Für die Plattform- bzw. weltweit eindeutige Vergabe der Objektidentifikatoren sind entsprechende Vorgaben, Vereinbarungen und Regelungen zu treffen. *M13.14*
- Vor dem Hintergrund des Problems des „Medical Record Linkage" über Einrichtungen weg kommt der eindeutigen Patientenidentifikation eine besondere Rolle in gesundheitstelematischen Plattformen zu. Der deutsche Gesetzgeber hat hierzu die Einführung einer lebenslang gültigen eindeutigen Krankenversicherungsnummer vorgeschrieben. *M13.15*
- Zur Herstellung eines gemeinsamen Erfahrungs- und Wissenshintergrundes für alle an der Plattform teilnehmenden institutionellen Anwendungssysteme bedarf es der zentralen Vorhaltung von Referenzserver mit entsprechenden Services. Hier sind vor allem zu nennen: *M3.16*
  - Authentifikationserver und -dienste
  - Objektreferenzserver und -dienste
  - Terminologieserver und -dienste
  - Dokumenten- und Datenbeschreibungsserver und -dienste
  - Wissensserver
- Wissen über die Gesundheitstelematikplattform selbst, benutzte Standards, Vereinbarungen, rechtliche Regelungen etc. kann für Benutzer und Anwendungssysteme in einem entsprechenden Gesundheitstelematikportal verfügbar gemacht werden. *M3.17*
- Neben den technischen Komponenten müssen auch organisatorische Komponenten und Vereinbarungen vorhanden sein, damit eine Gesundheitstelematikplattform verlässlich und vertrauenswürdig betrieben werden kann. *M3.18*

4 Standards für die Gesundheitstelematik

4.1 Einführung

Standards als Basis für offene Systeme

Standards sind für offene Informationssysteme die Basis, damit verschiedenste Hersteller kompatible und in diesem Sinne interoperable Infrastrukturkomponenten für eine Gesundheitstelematikplattform implementieren können. *Standards* sind breit konsentierte und akzeptierte Vorgaben z.B. in Form von Regeln, Struktur- oder Verhaltensbeschreibungen zur Realisierung von technischen aber auch nichttechnischen Komponenten. Werden Standards in einem formalen Verfahren entwickelt und von Rechtsorganen anerkannt oder sogar vorgeschrieben, spricht man von einer *Norm*. Das Abweichen von Normen kann produkthaftliche Folgen haben. Sind Standards prinzipiell frei zugänglich – und sei es gegen eine Gebühr wie dies z.B. bei DIN-Noremen der Fall ist – spricht man von offenen Standards. Ihr Ziel ist die Vereinheitlichung von Schnittstellen und Produkten in Bezug auf bestimmte Merkmale, um so Wettbewerb der Hersteller und Vielfältigkeit der Angebote für die Kunden zu ermöglichen. Aber auch die Zusammenarbeit von Produkten verschiedenster Hersteller soll damit gefördert werden.

Breite Konsentierung und pragmatische Umsetzbarkeit

Je breiter ein für die Gesundheitstelematik relevanter Standard konsentiert ist und auch faktisch Anwendung findet – also auf regionaler, nationaler oder internationaler Ebene –, desto mehr „Markt“ kann sowohl auf Anbieter- als auch Kundenseite für die Verfügbarkeit entsprechender Telematikkomponenten entstehen. Ein Standard ist in der Regel die Basis für die Implementierung verschiedener aber verhaltensgleicher Infrastrukturkomponenten gleichen Typs (z.B. Konnektor, OID-Dienst, Elektronisches Patientenaktensystem, Kommunikationskonverter usw.). Aber auch für die Implementierung zentraler und nur einmalig vorhandener Infrastrukturkomponenten wie z.B. Webservices für OID-Server, Organisationsverzeichnisserver usw. werden Standards benötigt. In diesem Sinne sind Standards selbst nicht Infrastrukturkomponenten einer Gesundheitstelematikplattform, aber eine wichtige Basis für die Implementierung solcher Komponenten. An zwei Beispielen soll der Zusammenhang von Standard und konkreter Infrastrukturkomponente verdeutlicht werden:

Beispiel 1

Zur Kommunikation von Leistungsanforderungen, Befundergebnissen etc. wird ein allgemeines Verzeichnis medizinischer Maßnahmen – ein so genantes Maßnahmenvokabular – notwendig. Die Zusammenstellung hierzu (z.B. in Form von ICPM, SNOMED, LOINC oder einem national definierten Katalog) fällt zuerst einmal unter den Aspekt „Standards" – in diesem Fall handelt es sich um einen *Semantikstandard.* Wird dann aber zur öffentlichen Nutzung dieses Maßnahmenvokabulars ein zentraler Service in Form eines Terminologieservers (⌧ Kap. 3.8.7.3, S. 280) implementiert, so ist dieser und dessen Inhalte dann eine Komponente der Telematikplattform. Informationssysteme wie z.B. Krankenhausinformationssysteme, Arztpraxissysteme, Pflegeinformationssysteme usw. können dann die im Rahmen einer Leistungsanforderung erhaltenen und in ihrem eigenen Datenbestand nicht bekannten Begriffe sowie den Gültigkeitsbereich und die Kontextinformationen zu diesen Begriffen beim Terminologieserver abrufen und für die Darstellung, Verarbeitung etc. weiterverwenden. Insofern können bzw. müssen natürlich Begriffe sowohl unter dem Aspekt der Standards erscheinen (hier die Beschreibung/das Konzept), als auch unter dem Aspekt der Architekturkomponenten (= materialisierte Implementierungen von Standards bzw. maschinenverarbeitbare Referenzdatenbestände).

Beispiel 2

Im Rahmen der Implementierung eines gesundheitstelematischen Netzes sollen Informationssysteme Nachrichten austauschen. Hierzu wird vereinbart, einen verfügbaren Kommunikationsstandard zu nutzen, z.B. den HL7-Standard (⌧ Kap. 4.4.3, S. 323). Alle Hersteller implementieren also die notwendigen Im-/Export-Module mit den notwendigen Konvertierungen entsprechend vor dem in ⌧ Abbildung 2.37 auf Seite 128 gezeigten Gesamtzusammenhang. Die softwaretechnischen „Materialisierungen" des Kommunikationsstandards in Form dieser einzelnen Interoperabilitätsmodule stellen nun Infrastrukturkomponenten der Gesundheitstelematikplattform dar, die den Standard zur Basis haben.

Klassen von IT-Standards

Hinsichtlich Intention bzw. Standardisierungsgegenstand können Standards für die Gesundheitstelematik in die folgende Klassen eingeteilt werden:

- Kommunikationsstandards bzw. Transaktionsstandards
Mittels Kommunikationsstandards werden die prinzipiellen Mechanismen für eine Kommunikation zwischen Informationssystemen in Form der Festlegung von Syntax und Semantik von Nachrichtentypen (⌧ Kap. 2.5.6.4, S. 127) beschrieben. Für eine ausreichende Anwendung muss zumindest die Semantik der Attribute des Nachrichtenheaders in Form von definierten Wertemengen festlegt sein. Oftmals enthalten die Standards aber auch semantische Vereinbarungen für die wichtigsten Attribute der Nachrichteninhalte der verschiedenen Nachrichtentypen oder verweisen auf die zu benutzenden Semantikstandards. Bekanntester Vertreter dieser Klasse ist der HL7-Kommunikationsstandard.

Austauschmechanismen, Syntax und etwas Semantik

- Dokumentenstandards
Dokumentenstandards legen die Strukturierung und Formalisierung von Dokumenten bestimmten Typs fest. Sinnvollerweise sollte eine Dokumentenklassifikation oder -taxonomie definiert sein, sodass entsprechende Festlegungen für die Inhaltsstrukturierung auch in hierarchischer Weise definiert und ausgehend von einem Wurzeldokument spezialisiert werden können. Beispiel: Für Arztbriefe verschiedenster Ausprägung kann eine allgemein gültige Strukturierung angegeben werden. Spezialisierung diese allgemeinen Arztbriefes sind dann Epikrise, Befundbericht und Kurzbericht. Der Befundbericht kann weiter spezialisiert werden in Röntgenbericht, Sonograficbefund, EKG-Befund usw. (⌧ auch Abb. 2.53, S. 159). Bekannteste Vertreter dieser Klasse von Standards sind DICOM für Röntgenbilder und die CDA, die in sich eine hierarchische Dokumentenarchitektur darstellt. Je nach Sichtweise können Dokumentenstandards auch aus Datenmodellen abgeleitet sein.

Aufbau von Dokumenten

- Datenmodellstandards (Synonyme: Referenzdatenmodelle, Informationsmodelle)
Wie bereits in ⌧ Kapitel 2.5.6.4 auf Seite 127 beschrieben, sind Nachrichtentypen genau genommen Inkarnationen bzw. Views eines dahinter stehenden „gedachten" Schemas. So kann aus der Summe der Nachrichtentypen eines Standards auch dieses Datenschema rücktransformiert werden. Nachdem in der Vergangenheit in vielen Branchen zur Herstellung von Interoperabilität der Fokus auf der Definition von Kommunikationsstandards lag, hat in den vergangenen Jahren ein Wandel dahingehend stattgefunden, dass nicht bzw. nicht nur die Nachrichtentypen standardisiert werden, sondern die einer Kommunikation zugrunde liegenden domänenspezifischen Daten- bzw. Informa-

Domänenspezifische Informationsmodelle

tionsmodelle. Datenmodellstandards bestehen also aus einem differenziert beschriebenen konzeptuellen Schema, aus dem dann wiederum Nachrichtentypen abgeleitet werden können. Es wird damit sowohl das Gesamtverständnis für die betrachtete Domäne als auch für die Kommunikation erheblich gefördert. Bekanntester Vertreter dieser Klasse von Standards ist das Reference Information Model (RIM) (⌧ Kap. 4.5.4, S. 359) der HL7-Organisation, das Basis für die Definition von HL7 Version 3 Nachrichtentypen ist.

Aufbau von Software-Lösungen

- Architekturstandards
  Einen Schritt weiter als die Datenmodellstandards in Richtung Standardisierung der Softwarearchitektur gehen Architekturstandards, mittels denen für eine bestimmte Domäne bzw. einen Anwendungsbereich eine modulare Software-Architektur definiert wird. Architekturstandards schränken einerseits die gestalterische Implementierungsfreiheit der Industrie ein, andererseits sind die entstehenden Produkte in ihrem funktionalen Leistungsumfang noch ähnlicher, als bei der Zugrundelegung von Referenzdatenmodellen.
  "An Architecture is the integrated structural design of a system, its elements and their relationship depending on given system requirements"

und

Vereinbarungen zu Bezeichnungen

- Semantikstandards
  Mittels Standards in dieser Klasse – zumeist in Form von Vokabularen, Terminologien, Ontologien oder Klassifikationen – wird die Basis für eine semantische Interoperabilität gelegt. Alle Informationssysteme verfügen nicht nur über gemeinsames strukturelles Wissen, sondern auch über Inhaltliches in dem Sinne, dass gleiche Inhalte in Form von Benennungen auch gleich interpretiert – also algorithmisch verarbeitet werden können.

Weitere Klassen von Standards

Weitere Standards, die für die Realisierung spezieller Dienst und Identifikationsmechanismen herangezogen werden können, sind z. B.

- Identifikationsstandards (EAN, UPC),
- Registry Standards für elektronische Marktplätze (UDDI, ebXML RR),
- Produktstandards(eClass, BMEcat),
- Geschäftsprozess- und Kollaborationsstandards (RosettaNet, BizTalk etc.) und
- E-Procurement Standards.

Die verschiedenen Aspekte der Standardisierung haben auch ihren Niederschlag in der reorganisierten Arbeitsgruppengliederung des ISO/Technical Comitees 215 (Health Informatics) gefunden (⌧ Abbildung 4.1, S. 299).

4.2 Standardisierungsorganisationen und -initiativen

4.2.1 Einführung

Offizielle Standardisierungsorganisationen

Im Bereich Standardisierung hat sich weltweit ein differenziertes Netz von Standardisierungsorganisationen gebildet, bestehend aus nationalen und internationalen Organisationen. In der Regel sind die nationalen Organisationen Mitglieder in den fachlich entsprechenden internationalen Organisationen.

Internationale und nationale Initiativen und Organisationen

Aber auch nicht formal standardisierende Organisationen, die sich im Auftrag der einzelnen Regierungen oder von Weltorganisationen wie z.B. der WHO mit der Vorbereitung und Umsetzung von Standards beschäftigen, sind für die Gesundheitstelematik von Bedeutung, ebenso auch Initiativen, die von der Industrie oder den Anwendern betrieben werden.

Für den Bereich der Informatik und Telematik sind – ohne Anspruch auf Vollständigkeit – vor allem zu nennen:

- Weltweite Organisationen wie z. B.
  - ISO – International Organisation for Standardization
  - ITU – International Telecommunication Union
  - WHO – World Health Organisation
  - HL7 – Health Level 7
  - IHE – Integrated Health Environment
  - CDISC – Clinical Data Interchange Standards Consortium
- Europäische Organisationen wie z.B.
  - ETSI – European Telecommunications Standards Institute
  - CEN – Comité Européen de Normalisation
  - EHTO – European Health Telematics Observatory
  - EHTEL – European Health Telematics Association
  - EUROSMART
- Nationale Organisationen wie z.B.
  - IEEE – Institute of Electrical and Electronical Engineers

- ANSI – American National Standards Institute
- DIN – Deutsches Normungsinstitut
- KBV – Kassenärztliche Bundesvereinigung
- gematik – Gesellschaft für Telematik im Gesundheitswesen
- SCIPHOX – Standardized Communication of Information Systems in Physician Offices and Hospitals using XML
- VHITG – Verband der Hersteller patientenorientierter Systeme

Im Folgenden werden die o.a. Organisationen und Initiativen kurz vorgestellt. Daneben existieren eine Vielzahl weiterer nationaler Organisationen. Eine Linksammlung zu Standardisierungsorganisationen, die sich mit Gesundheitstelematik beschäftigen findet sich bei der EHTO (www.ehto.org/ikb/urls/worldwidelinks.html, letzter Zugriff 08.04.2006).

4.2.2 Internationale Organisationen

4.2.2.1 ISO

Weltweit führende Standardisierungsorganisation

In der in Genf angesiedelten International Organization for Standardization (www.iso.org, letzter Zugriff 17.11.2005) arbeiten ca. 118 nationale Normungsinstitute mit dem Ziel der Entwicklung und Konsentierung von weltweit einheitlichen Normen zusammen. Damit soll der internationale Austausch von Gütern, Dienstleistungen, Informationen u.v.a.m. erleichtert werden. Auch die internationale Zusammenarbeit auf wissenschaftlichem, technischem und ökonomischem Gebiet ist ein wesentliches Ziel. Mit dem OSI-Referenzmodell (⌦ Kap. 2.4.2.3, S. 65) hat die ISO eine wesentliche und weit reichende Grundlage für die Telematik gelegt.

Enge Zusammenarbeit mit nationalen Organisationen

Die einzelnen nationalen Standardisierungsorganisationen wie DIN oder ANSI arbeiten der ISO zu und setzen umgekehrt ISO-Normen in nationale Normen um – oftmals nur durch Sprachübersetzung, aber auch durch Integration der Norm in die nationale Systematik und Ergänzung vor dem Hintergrund des nationalen Rechtes. Dabei ist die Integrität von internationalen Standards und nationalem Recht oftmals ein schwieriges Unterfangen.

TC215 für Health Informatics

Die Standardisierungsarbeit bei ISO erfolgt in Form von „Technical Comitees" (TC), die nach Themenbereichen gegliedert sind. Eine Übersicht findet sich auf den Internetseiten der ISO, auf denen 192 Technical Comitees gelistet sind. Das für den Bereiche der Gesundheitstelematik zuständige Comitee ist das TC215 mit der Bezeichnung „Health Informatics". Von diesem wurden bisher 28 Standards herausgegeben, 24 Länder arbeiten in diesem Komitee zusammen. Hauptanliegen des TC215 ist es, Standards für offene verteilte Informationssysteme im Gesundheitswesen zu entwickeln, um Kompatibilität und Interoperabilität zu erreichen. Als Ziele bzw. Arbeitsfeld des TC 215 wird auf den Internetseiten angegeben:

> „Standardization in the field of information for health, and Health Information and Communications Technology (ICT) to achieve compatibility and interoperability between independent systems. Also, to ensure compatibility of data for comparative statistical purposes (e.g. classifications), and to reduce duplication of effort and redundancies."

Das TC215 wurde im Jahr 1999 gegründet und im Jahr 2004 aufgrund der steigenden Bedeutung und Anforderungen der Gesundheitstelematik neu strukturiert. Im Mittelpunkt stand dabei die Erkenntnis, dass bei allen gesundheitstelematischen Anwendungen Fragen und Standards bezüglich der Datenmodelle, des Datenaustausches, der Semantik und der Datensicherheit bzw. des Datenschutzes von entscheidender Bedeutung sind. Dementsprechend wurde die Gliederung der Arbeitsgruppen angepasst. Das TC215 hat aktuell die in der ⌧ nachfolgend Abbildung gezeigte Organisationsstruktur in Anlehnung an Gillis (Gillis 2005).

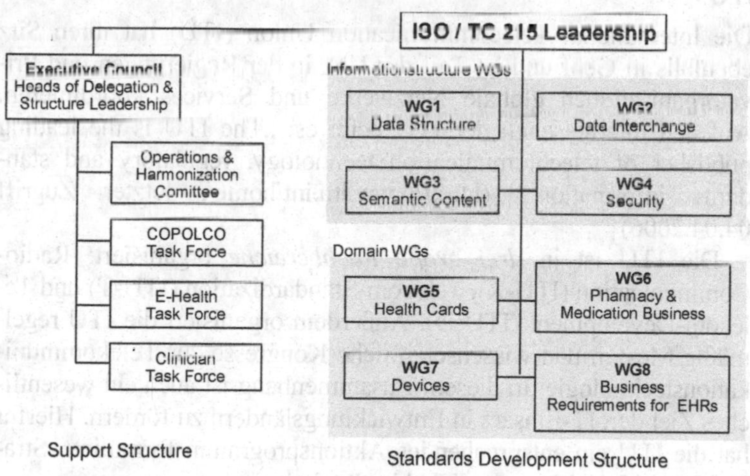

Abb. 4.1: Organisationsstruktur des ISO/TC 215

Die Organisationsstruktur macht deutlich, dass das ISO/TC 215 zum einen Referenzmodelle, Kommunikationsstandards, Semantikstandards und Sicherheits-/Datenschutzstandards erarbeitet, aber auch Fragen technischer Aspekte von Karten und Medizingeräten oder funktionalen Standards z.B. für Patientenakten spezifiziert. Einen Überblick zu den bisher behandelten Themen und verabschiedeten Standards geben die entsprechenden ⌧ Tabellen im Anhang.

Aufgrund ihrer Bedeutung für eine einrichtungsübergreifende Dokumentation werden die ISO-Standards „21549 Patient Healthcard Data“ sowie „ISO/HL7 FDIS 21731 Health Informatics: HL7 Version 3 – Reference Information Model“ in den Folgekapiteln detaillierter dargestellt.

Internationale Standardisierungen sind langjährige Abstimmungsprozesse

Die Entwicklung von ISO-Standards ist aufgrund des komplexen Abstimmungsprozesses zwischen allen Beteiligten ein 5 bis 10 Jahre dauernder Prozess. Ein ISO-Standard durchläuft hierbei verschiedene Entwicklungs- bzw. Konsentierungsstufen. Diese sind:

- WD – Working Draft (Arbeitspapier von Teilnehmern oder Gruppen eingereicht)
- CD – Committee Draft (Arbeitspapier mit Zustimmung der Expertengruppe)
- DIS – Draft International Standard (Commitee Draft nach Zustimmung durch ISO - Mitgliedsländer)
- IS – International Standard (DIS nach Zustimmung durch ISO – Mitgliedsländer, verabschiedeter und gültiger Standard)

4.2.2.2 ITU

Standardisierung von I&K-Technik

Die International Telecommunication Union (ITU) hat ihren Sitz ebenfalls in Genf und ist Teil der UN, in der Regierungen und Privatorganisationen globale Netzwerke und Services koordinieren. Auf den Internetseiten der ITU heißt es: „The ITU is the leading publisher of telecommunication technology, regulatory and standards information.“ (http://www.itu.int/home/, letzter Zugriff 04.04.2006)

Die ITU ist in *drei große Fachbereiche* organisiert: Radio-Communication (ITU-R), Telecom-Standardization (ITU-T) und Telecom-Development (ITU-D). Außerdem organisiert die ITU regelmäßig Messen und wissenschaftliche Kongresse zur Telekommunikationstechnologie. In diesem Zusammenhang ist auch ein wesentliches Ziel den IT-Einsatz in Entwicklungsländern zu fördern. Hierfür hat die ITU ein entsprechendes Aktionsprogramm formuliert. Strategien und Prioritäten der ITU hierfür sind:

- Providing assistance in technical and policy aspects of Internet Protocol (IP).
- Assisting in technical and policy aspects of e-applications and e-services.

- Enhancing security and trust in the use of public networks. Implementing projects on MCTs and multipurpose platforms (MPPs)
- Enhancing ICT literacy and building awareness on the potentials of ICTs.
- Promoting the establishment of a favourable legal environment for ICTs.

Die ITU fördert in ihrem Aktionsprogramm auch eHealth-Projekte.

ITU fördert auch eHealth-Projekte

> „E-Strategies is about using ICTs for the socio-economic development of the inhabitants of developing countries through societal applications and services in the health, educational, agricultural, business and government sectors. E-health networks and applications have traditionally been implemented on private networks and leased lines. The high cost of this strategy is a barrier to the widespread and cost-efficient deployment of E-health networks and services. To foster the development of E-health, it is necessary to harness the potentials of the Internet as a low-cost, widely available channel for E-health services. E-Strategies focuses on leveraging the potentials of IP networks by addressing the security and trust concerns of the Internet for the rollout of E-health services in DCs." (http://www.itu.int/ITU-D/e-strategy/e-health/index.html, letzter Zugriff 04.04.2006)

Im Vordergrund steht die Unterstützung bei der Entwicklung von umfassenden Telemedizinsystemen, um Expertise telematisch auch in abgelegene Gebiete bringen zu können. In diesem Zusammenhang wurde eine „Telemedizin-Allianz" gegründet, zu der es heißt:

Hauptziel: Expertise telematisch in strukturschwache Regionen bringen

> „The Telemedicine Alliance (TM Alliance or TMA) was formed under the auspices of the European Commission (EC) 5th Framework Programme (FP), under the Information Society Technologies priority (IST). The overall goal of this Consortium was to formulate an underlying policy for the application of E-health in support of EU citizen, and to create a "Vision" for a personal healthcare network by the year 2010. That first goal being completed, TMA has entered into the 2nd phase (FP6) "TM-Alliance - A Bridge Towards Coordinated E-health Implementation", aiming at promoting the creation of European E-health Area, favoring the mobility aspects in the European Union. TMA-Bridge is a second phase of the work of the TM Alliance towards bridging the vast gulf between TMA Vision and its realization. This short bridging phase comprises the same consortium as TM Alliance, and has taken on itself the difficult goal of facilitating the lowering of barriers of interoperability between the different systems and the different domains of healthcare."

4.2.2.3 CDISC

Das Clinical Data Interchange Standards Consortium (CDISC) mit Sitz in Austin (Texas) ist eine weltweite Initiative zur Entwicklung von Datenaustausch- bzw. Kommunikationsstandards für die klinische Forschung (www.cdisc.org, letzter Zugriff 08.04.2006).

Datenaustausch für die klinische Forschung

„The mission of CDISC is to develop and support global, platform-independent data standards that enable information system interoperability to improve medical research and related areas of healthcare."

Durch die Standards soll die elektronische Akquisition, der Austausch, die Eingabe und Archivierung von klinischen Versuchsdaten für die medizinische und biopharmazeutische Produktentwicklung unterstützt und die Effizienz und Qualität der klinischen Forschung verbessert werden. Zu den aktuell mehr als 100 CDISC Sponsoren und Förderern zählen alle führenden Unternehmen der Branche. Seit Anfang 2003 ist CDISC in Europa mit einer Geschäftsstelle in Berlin vertreten. CDISC ist damit die einzige Organisation, die sich mit der Standardisierung und dem Austausch klinischer Versuchsdaten auseinander setzt. CDISC organisiert sich in folgende „Teams":

- Submissions Data Standards Team
- Operational Data Modeling Team
- Analysis Dataset Model Team
- Laboratory Standards Team
- Protocol Representation Group
- Standard for Exchange of Non-clinical Data
- Case Report Tabulation Data Definition Specification
- SDTM Controlled Terminology Package 1 Draft for Comment
- SDTM Controlled Terminology for Lab Tests Draft for Comment

Dabei wird deutlich, dass es auch hier sowohl um die Standardisierung von strukturellen Aspekten (Referenzdatenmodelle, Kommunikationstypen) aber auch um semantische Standards geht.

4.2.2.4 WHO

WHO koordiniert weltweit die Standardisierung für die Gesundheitstelematik

Die World Health Organization (WHO) bemüht sich ebenfalls um eine Standardisierung von gesundheitstelematischen Technologien und hat als Untergliederung die „eHealth Standardization Coordination Group" gegründet, zu der es auf den Web-Seiten heißt:

„The eHSCG is a platform to promote stronger coordination amongst the key players in all technical areas of e-health standardization. The group is a place for exchange of information and will work towards the creation of cooperation mechanisms to:

Identify areas where further standardization is required and try to identify responsibilities for such activities;

Provide guidance for implementations and case studies;

Consider the requirements for appropriate development paths for health profiles of existing standards from different sources in order to provide functional sets for key health applications;

Support activities to increase user awareness of the existing standards, and case studies."

Das Ziel ist dabei nicht die Entwicklung eigener Standards, sondern eine Koordination aller Organisationen, die im Bereich der eHealth-Standardisierung aktiv sind. So führt die WHO ein Repository aller aus ihrer Sicht wichtigen Standards der Gesundheitstelematik, in der zu jedem Standard Metainformationen angegeben werden – leider ohne Angabe, welche Aktualität diese Liste hat. Die Übersicht findet sich im ⊠ Anhang sowie unter www.who.int/ehscg/resources/en/ehscg_standards_list.pdf (Letzter Zugriff 08.04.2006).

Repository aller relevanten Standards

Hinsichtlich semantischer Bezugssysteme spielt die WHO die führende Rolle, da notwendige Klassifikationen für Gesundheitsberichtserstattung und weltweite Vergleiche von Gesundheitssystemen auf konsentierten Bezugssystemen basieren müssen. Die WHO gibt daher eine ganze „Familie" von Klassifikationen heraus (http://www.who.int/classifi cations/en/WHOFICFamily.pdf, letzter Zugriff 08.04.06), in deren Zentrum die International Classification of Diseases (ICD), die International Classification of Functioning, Disability and Health (ICF) und die International Classification of Health Interventions (ICHI) stehen.

Führende Rolle der WHO bei medizinischen Klassifikationen

Abgeleitete Klassifikationen	**Referenzklassifikationen**	**Verwandte Klassifikationen**
International Classification of Primary Care (ICPC)	International Classification of Diseases (ICD)	International Classification of Diseases for Oncology, Third Edition (ICD-O-3)
International Classification of External Causes of Injury (ICECI)	International Classification of Functioning, Disability and Health (ICF)	The ICD-10 Classification of Mental and Behavioural Disorders
The Anatomical, Therapeutic, Chemical (ATC) classification system with Defined Daily Doses (DDDs)	International Classification of Health Interventions (ICHI) (in Entwicklung)	Application of the International Classification of Diseases to Dentistry and Stomatology, Third Edition (ICD-DA)
ISO 9999 Technical aids for persons with disabilities – Classification and Terminology		Application of the International Classification of Diseases to Neurology (ICD-10-NA)

Abb. 4.2: Familie der WHO-Klassifikationen

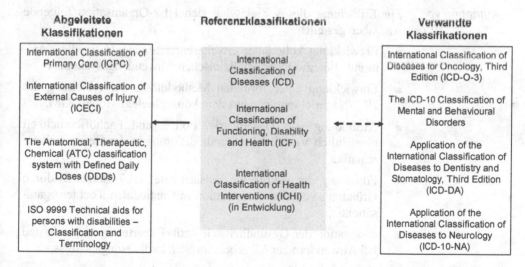

Die Referenzklassifikationen decken die wesentlichen Aspekte wie Todesursachen, Erkrankungen, Dysfunktionen, Gesundheit und Gesundheitseinschränkungen ab. Abgeleitete Klassifikationen basieren auf den Referenzklassifikationen und sind im Überschneidungsbereich kompatibel, nehmen aber nur bestimmte Aspekte aus diesen heraus und detaillieren diese weiter. Verwandte Klassifikationen verweisen in Teilen die Referenzklassifikationen, sind aber eigenständig strukturiert und für spezielle Zwecke entwickelt worden. Nicht immer ist eine Kompatibilität in den semantischen Überschneidungsbereichen gegeben.

4.2.2.5 HL7

Die Health Level 7 Organisation (HL7) ist eine von amerikanischen Softwareherstellern und Krankenhäusern 1987 gegründete und in Ann Arbor (Amerika) ansässige, nichtkommerzielle Interessensgemeinschaft (http://www.hl7.org, letzter Zugriff 08.04. 2006). Diese hatte ursprünglich zum Ziel, durch Standardisierung von Nachrichten die Interoperabilität von Anwendungssystemen im Krankenhaus zu verbessern. Heute ist HL7 eine weltumspannende bei ANSI akkreditierte Organisation, der in vielen Ländern nationale HL7-Gruppierungen angeschlossen sind. Die Mission von HL7 ist:

> „HL7 is an international community of healthcare subject matter experts and information scientists collaborating to create standards for the exchange, management and integration of electronic healthcare information. HL7 promotes the use of such standards within and among healthcare organizations to increase the effectiveness and efficiency of healthcare delivery for the benefit of all."

Aufgaben von HL7

Zur Erreichung dieses Zieles hat sich HL7-Organisation folgende Aufgaben gestellt:

- Entwicklung koheränter erweiterbarer Standards für die Kommunikation zwischen medizinischen Anwendungssystemen,
- Entwicklung einer formalen Methodologie zur Ableitung der HL7-Nachrichtentypen aus dem konzeptuellen Modell RIM,
- Ausbildung von IT-Industrie, Politik und Fachöffentlichkeit hinsichtlich Vorteile der Standardisierung in der Gesundheitstelematik,
- Förderung des weltweiten Einsatzes des HL7-Standards durch Gründung von und Kooperation mit nationalen Tochterorganisationen,
- Motivation der Gesundheitstelematik-Experten in Industrie und bei Anwendern zur Mitarbeit am Standardisierungsprozess,
- Zusammenarbeit mit anderen Standardisierungsorganisationen zur Vermeidung von Doppelentwicklungen und zur Ausschöpfung möglicher Synergien,

- Zusammenarbeit mit den Anwendern, um sicherzustellen, dass die Standards den in der Praxis notwendigen Problemlösungen entsprechen.

Kontinuierliche und nachhaltige Arbeit der HL7-Organisaiton

In kontinuierlicher und wohl organisierter Arbeitsweise wurden sowohl der syntaktische Aufbau als auch die inhaltlichen Festlegungen von Nachrichtentypen für das Gesundheitswesen erarbeitet und fortgeschrieben, wobei der weltweit große Erfolg des Einsatzes der Standards sehr schnell auch dazu führte, dass HL7-Standards nicht nur für die Interoperabilität zwischen Anwendungssystemen im Krankenhaus, sondern insgesamt im Gesundheitswesen zum führenden Standard wurde. In nur 10 Jahren hat sich so eine weltumspannende Organisation entwickelt, deren kontinuierliche Arbeit im Jahr 2001 in einem aus diesen Nachrichtentyp-Definitionen entwickelten ersten Entwurf eines generischen Referenzmodells für Elektronische Krankenakten bzw. Medizinische Informationssystemen mündete – dem „Reference Information Model (RIM)" (http://www.hl7.org/about/ hl7about.htm#RIM, letzter Zugriff: 08.04. 2006).

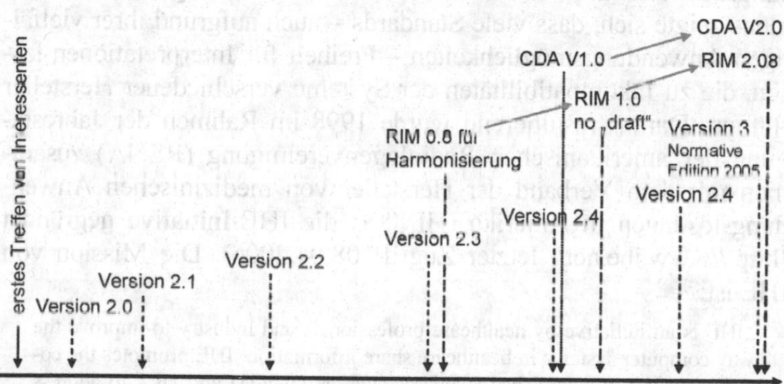

Abb. 4.3: Historie der HL7-Standards

Ergänzend entstand ab 1998 die Clinical Document Architecture – CDA (⌧ Kap. 4.4.4, S. 331), die im Jahr 2000 als erste Version vorgelegt wurde und deren Gegenstand ebenfalls die Unterstützung von Kommunikationsvorgängen und der Aufbau kompatibler elektronischer Archive durch die Standardisierung von Metainformationen und Inhalten von klinischen Dokumenten definierten Typs ist. Die Informationsstrukturen der Version 2.0 von CDA sind aus dem RIM abgeleitet.

HL7 organisiert sich in „Technical Comitees" und „Special Interest Groups" (SIGs), wobei eine breite Palette von Themen behandelt werden. So existieren Technische Komitees für die Themen: CCOW, Clinical Decision Support, Control/Query, Education (adminitrativ), Financial Mgmt., Electronic Health Records, Implementation (admininistrativ), Marketing (administrative), Medical Records, Modeling & Methodology, Orders/Observations, Personnel Management, Patient Administration, Patient Care, Process Improvement (administrative), Publishing (administrativ), Regulated Clinical Research Info Mgmt., Security, Scheduling & Logistics, Structured Documents, Tooling (admininitrativ) and Vocabulary.

Auch HL7 adressiert nicht nur strukturelle Aspekte, sondern bearbeitet auch semantische Standards bzw. kooperiert eng mit entsprechenden Organisationen – z.B. der SNOMED-Organisation.

4.2.2.6 IHE

IHE: Szenarien für die Nutzung vorhandener Standards

Obwohl sich seit den 90er Jahren zunehmend Standards für die Interoperabilität von Medizinischen Informationssystemen etablierten, stellten die Anwender fest, dass trotz der Implementierung dieser Standards durch die verschiedenen Hersteller eine vernetzte Kommunikation der Produkte oft nicht oder nur mit zusätzlichem Anpassungsaufwand möglich wurde. Bei der Untersuchung dieses Phänomens zeigte sich, dass viele Standards – auch aufgrund ihrer vielfältigen Anwendungsmöglichkeiten – Freiheit für Interpretationen lassen, die zu Inkompatibilitäten der Systeme verschiedener Hersteller führten. Daraus resultierend wurde 1998 im Rahmen der Jahrestagung der amerikanischen Radiologenvereinigung (RSNA) zusammen mit dem Verband der Hersteller von medizinischen Anwendungslösungen in Amerika (HIMSS) die IHE-Initiative gegründet (http://www.ihe.net/, letzter Zugriff 08.04.2006). Die Mission von IHE ist:

> „IHE is an initiative by healthcare professionals and industry to improve the way computer systems in healthcare share information. IHE promotes the coordinated use of established standards such as DICOM and HL7 to address specific clinical needs in support of optimal patient care. Systems developed in accordance with IHE communicate with one another better, are easier to implement, and enable care providers to use information more effectively. Physicians, medical specialists, nurses, administrators and other care providers envision a day when vital information can be passed seamlessly from system to system within and across departments and made readily available at the point of care. IHE is designed to make their vision a reality by improving the state of systems integration and removing barriers to optimal patient care."

Abläufe modellieren, Referenzprozesse schaffen

Die Initiative hat also zum Ziel, die Abläufe im Gesundheitswesen durch vorhandene IT-Standards zu modellieren. Hierzu erarbeitet sie jährlich erweiterte „Technical Frameworks", in denen das Zusammenspiel von IT-Systemen (Akteuren) entlang üblicher Geschäftsprozesse (Szenarios) im Gesundheitswesen unter Nutzung von vorgeschriebenen Standards (HL7, DICOM, CDA, LOINC, etc.) in Profilen festgelegt wird. Die prozessorientierte Interoperabilität der

Anwendungssysteme verschiedenster Hersteller wird in jährlichen Massentests („Connect-a-thons“) überprüft und auf Präsentationen im Rahmen verschiedener Messen und Kongresse veröffentlicht. Die IHE betrachtet dabei bestimmte Anwendungsdomänen. Die bisherigen Betrachtungen befassten sich mit den Abläufen in der Radiologie, Kardiologie und Labormedizin. Eine weitere Domäne ist die IT-Infrastruktur. Eine Übersicht zur komplexen Organisationsstruktur der IHE findet sich unter http://www.ihe.net/About/Organization/org.cfm (Letzter Zugriff 08.04.2006)

Auch IHE hat inzwischen wie HL7 eine ganze Reihe von nationalen „Tochterinitiativen“. In Deutschland wird die Initiative inzwischen von einem eingetragenen Verein repräsentiert und unterstützt (Ihls 2005).

Aufgabenbereiche von IHE

Innerhalb der Domänen bzw. übergreifend werden im Wesentlichen folgende vier Aufgabenbereiche bearbeitet:

- Definition und Nutzung von Standards zur Abbildung von Arbeitsabläufen,
- Organisation und Durchführung der Überprüfung von Produkten auf Einhaltung dieser Definitionen im Rahmen von „Connect-a-thons“,
- Veröffentlichung der Ergebnisse der Connect-a-thons,
- Öffentlichkeitsarbeit durch Präsenz und Präsentationen bei Fachtagungen und Messen.

Die Entwicklung und Fortschreibung von Integrationsprofilen erfolgt orientiert an den jährlichen „Connet-a-thons“ im Jahreszyklus.

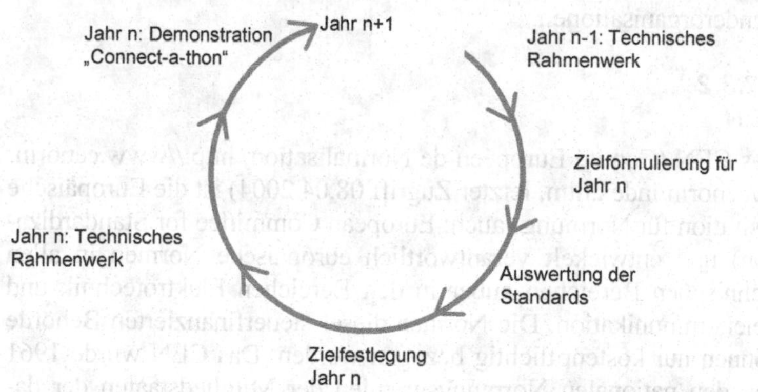

Abb. 4.4: IHE-Entwicklungszyklus

In den ersten Jahren konnte IHE bereits Erfolge bezüglich der Zusammenarbeit marktführender Hersteller in Amerika, Europa und Asien zeigen, so dass Anwender eine gute Grundlage für Systementscheidungen besitzen. Darüber hinaus sollen neben den bisher bearbeiteten Domänen möglichst alle medizinischen Bereiche mit in die Betrachtung einbezogen werden, was eine Zusammenarbeit mit den jeweiligen medizinischen Fachgesellschaften sowohl auf nationaler als auch internationaler Ebene erfordert.

Gerade bei der Neugestaltung des Gesundheitswesens in den verschiedenen Ländern kann IHE in Zukunft eine entscheidende Rolle als Vermittler zwischen Herstellern, Politik und Anwendern spielen.

> „Sie (IHE) gibt gerade den Anwendern ein Instrument in die Hand, um die anfallenden Abläufe aus ihrer eigenen Sicht sinnvoll zu beschreiben und um eine einheitliche Definition der Umsetzung dieser Abläufe auf Basis von bewährten und zukünftigen Standards zu erreichen." (Ihls 2005)

4.2.3 Europäische Institutionen

4.2.3.1 ETSI

ETSI – die europäische ITU

Das European Telecommunications Standards Institute (ETSI, http://www.etsi.org/, letzter Zugriff 08.04.2006) ist eine unabhängige nicht-kommerzielle Organisation, die die Entwicklung von zukunftsfähigen und nachhaltigen Standards für die Telekommunikation als Ziel hat. Ihr Sitz ist in Sophia Antipolis in Frankreich und sie ist die offizielle Standardisierungsorganisation für Informations- und Telekommunikationstechnologien in Europa. Das ETSI hat 668 Mitglieder aus 55 Ländern. Mitglieder sind sowohl Firmen, Regierungsbehörden, Forschungsinstitutionen und Anwender bzw. Anwenderorganisationen.

4.2.3.2 CEN

CEN – die europäische Initiative

Das CEN (Comité Européen de Normalisation, http://www.cenorm.be/cenorm/index.htm, letzter Zugriff 08.04.2004) ist die Europäische Insitution für Normung (auch: European Committee for Standardization) und entwickelt verantwortlich europäische Normen in allen technischen Bereichen außer in den Bereichen Elektrotechnik und Telekommunikation. Die Normen dieser steuerfinanzierten Behörde können nur kostenpflichtig bezogen werden. Das CEN wurde 1961 von den nationalen Normungsgremien der Mitgliedstaaten der damaligen EWG (Europäische Wirtschaftsgemeinschaft) und EFTA (European Free Trade Association – Europäische Freihandelszone) gegründet und hat seinen Sitz seither in Brüssel (Belgien).

Auch das CEN gliedert sich wie ISO in Technische Komitees. Als sogenanntes „Spiegelgremium“ zum ISO TC 215 existiert das CEN TC 251 (der Zahlendreher ist Zufall), welches die Normung auf dem Gebiet der Medizinischen Informatik und Kommunikationstechnologie (ICT) zum Ziel hat, um die Kompatibilität und Interoperabilität zwischen unabhängigen Systemen zu erreichen und somit hohe Modularität der telematischen Plattformen zu ermöglichen. Das TC251 bemüht sich um Standards für die Strukturierung des Fachgebietes „Medizinischen Informatik“, Informationsstrukturen zur Unterstützung der klinischen und administrativen Verfahren, technische Methoden zur Unterstützung interoperabler Systeme und Anforderungen an Datenschutz, Sicherheit und Qualitätssicherung.

TC251: Der Spiegel von ISO TC 215

Insgesamt enthält die Liste der verabschiedeten Standards des TC 251 (www.cenorm.be/CENORM/BusinessDomains/TechnicalCommitteesWorkshops/CENTechnicalCommittees/Standards.asp?param=6232&title=CEN%2FTC+251, letzter Zugriff 08.04.2006) insgesamt 88 und die Liste der in Bearbeitung befindlichen Standards 31 Einträge, wovon eine Reihe aber auch gemeinsam mit der ISO erarbeitet oder von dieser übernommen wurden.

TC251 ist aktiver als TC 215

Zusätzlich wurde die CEN/ISSS „eHealth Standardization Focus Group“ eingerichtet, um einen Übersichtsreport über aktuelle und künftige Standardisierungsinhalte in der eHealth-Domäne zu erarbeiten. In diesem Kontext sollen alle relevanten Interessengruppen einbezogen werden, um die Prioritäten und Zielstellungen für eHealth-Standardisierung und -Interoperabilität zu beleuchten. Die Aktivitäten sollen die Ziele unterstützen, die im Aktionsplan „E-Health – Eine Informationsgesellschaft für Europa“ vom Europäischen Rat 2002 in Svilla (Spanien) verabschiedet worden sind. (http://europa.eu.int/comm/health/ph_information/e_health/e_health_de.htm; letzter Zugriff: 08.04.2006) Der Report soll Vorschläge und Prioritäten für eHealth Standardisierungsaktivitäten in Verbindung mit dem eHealth Aktionsplan eEurope2005 enthalten. Im Rahmen der Konzentrierung auf wenige realisierbare Arbeitsmethoden und bestimmter strategischer Schlüsselziele für Europa gilt hier als oberstes Ziel die Erstellung eines Electronic Health Records/Patient Records (elektronische Gesundheitsakte) einschließlich einer entsprechenden Architektur (Health Record Architecture).

Europäische Task Force

Das technische Komitee TC251 ist in 4 Gruppen unterteilt, die jeweils spezielle Aspekte bearbeiten:

- Working group 1: Health Records and Information Modelling Coordination
- Working group 2: Messaging and Communications
- Working group 3: Health Concept Representation

- Working group 4: Security

Wie deutlich wird, ist der Zuschnitt gegenüber dem TC 215 der ISO zwar anderst gewählt, es werden aber die gleichen Themenbereiche bearbeitet. TC215 und TC 251 arbeiten eng zusammen, die Zahl der vom TC251 herausgegebenen Standards liegt aber über der des ISO TC 215. Eine Übersicht der CEN-Standards findet sich im ⌧ Anhang.

4.2.3.3 EHTO

EHTO: Den Überblick wahren

Die European Health Telematics Observatory (EHTO) wurde 1996 vor dem Hintergrund der immer unüberschaubareren Gesundheitstelematik-Szene gegründet (http://www.ehto.org/; letzter Zugriff: 08.04.2006) und hat seinen Sitz in Lissabon. Das Mission-Statement der EHTO ist:

> „For many years, the over-fragmented health telematics information and decision structure in Europe has been a critical obstacle to scientific community work and to adequate interaction with the related market (industries, telecoms, SMEs). EHTO is the first European Web solution, now extending world-wide, for tackling that problem. It aims to collect and to disseminate most valuable information on all relevant issues relating to health telematics, including European standards, regulatory and ethical issues. Moreover, it offers a space for displaying interactive news, and a space for on-line virtual Electronic demonstrations, available to users, industry and service providers."

EHTO stellt also ein Gesundheitstelematik-Portal zur Verfügung, in dem wesentliche Informationen zu Fragen der Systemsteuerung, Normierung, Projektplanung, -finanzierung und Ethik im Kontext der Gesundheitstelematik zu finden sind.

Aktuell bietet das EHTO die Möglichkeit des interaktiven Austauschs sowohl für Meldungen als auch für virtuelle Online-Demonstrationen telematischer und telemedizinischer Anwendungen, wobei auch der multilingual organisierte Informationsaustausch zu europäischen und internationalen Standardisierungs- und Regulierungsbemühungen berücksichtigt wird. EHTO sieht sich als „universelles Tor zu europäischen und internationalen Fragen bezüglich der Gesundheitstelematik und Telemedizin". EHTO pflegt auch eine Internetseite mit Organisationen, die sich mit Gesundheitstelematik befassen (http://www.ehto.org/ikb/urls/worldwidelinks.html, letzter Zugriff 08.04.2006). Diese Liste beinhaltet 313 Einträge!

4.2.3.4 EHTEL

Die European Health Telematics Association (ETHEL) mit Sitz in Brüssel (http://www.ehtel.org/, letzter Zugriff 08.04.2006) ist eine

Vereinigung von nationalen Behörden, Gesundheitsversorgungsinstitutionen, Industrieunternehmen, Forschungsinstitutionen und Patientenorganisationen und wurde 1999 in Belgien als non-profit Organisation von einer Reihe von Privatpersonen gegründet. EHTEL hat sich zum Ziel gesetzt, eine europäische Plattform für den Informationsaustausch aller im Bereich Gesundheitstelematik Aktiven zu sein und die Diskussion auf EU-Ebene zu allen damit verbundenen Themen zu fördern. Im „Mission-Statement" von EHTEL heißt es:

> „The European Health Telematics Association (EHTEL) contributes to the implementation of information and communication technologies in the health and social domain. EHTEL believes that eHealth tools offer substantial benefits in terms of improving:
>
> - quality of health for patients and citizens
> - access to services
> - efficiency of care
> - cost effectiveness
>
> EHTEL, as a membership driven European association, offers a platform to all stakeholders of eHealth in order to exchange information, to identify problems and find solutions for the implementation of the above goals. This is realised through networking between the stakeholders, the organization of conferences, workshops and specific task forces."

ETHEL entwickelt keine eigenen Standards, sondern trägt u.a. zur Verbreitung und Durchsetzung dieser durch jährliche Veranstaltungen und Teilnahmen an internationalen und nationalen Tagungen bei.

4.2.3.5 Eurosmart

Standardisierung von Karten

EUROSMART mit Sitz in Brüssel (http://www.eurosmart.com, letzter zugriff 08.04.2006) ist eine europäische Vereinigung von Smart Card Herstellern.

> „EUROSMART is an international association located in Brussels representing the Voice of the Smart Card Industry for multi-sector applications. The Association is a non-profit organization committed to expanding the world's smart card market, developing smart card standards and continuously improving quality and security applications.
>
> Manufacturers of smart cards, semiconductors, terminals, equipment for smart cards system integrators, application developers and issuers gather and work into dedicated working groups on security, marketing, and communication issues. Through its activities, Eurosmart actively support the development of the smart card business and act as a catalyst and forum for the smart card stakeholders."

EUROSMART verfolgt folgende Ziele:

- Vorantreiben des Einsatzes von Chipkarten
- Standardisierung von Karten und Kartensystemen

- Forum für den Informationsaustausch
- Definition von Qualitäts- und Sicherheitsrichtlinien
- Lobbyismus auf internationaler und nationaler Ebene.

Dazu hat EUROSMART vier Arbeitsgruppen gebildet: Communication, Security, Market & Technology und Test Tools. Aufgrund des zunehmenden Einsatzes von Chipkarten für gesundheitstelematische Anwendungen und Plattformen hat auch EUROSMART Bedeutung für die Gesundheitstelematik.

4.2.4 Nationale Organisationen

4.2.4.1 IEEE

IEEE – eine starke nationale Organisation

Das in New Jersey (USA) angesiedelte Institute of Electrical and Electronical Engineers (www.ieee.org, letzter Zugriff 08.04.2006) widmet sich vor allem Normungsaufgaben im Bereich der Elektro- und Informationstechnologien. In der Mission der IEEE heißt es:

> „Vision
> To Advance global Prosperity by fostering technological innovation, enabling memebers's careers and promoting community worldwide.
>
> Mission
> The IEEE promotes the engineering process of creating, developing, integrating, sharing, and applying knowledge about electro and information technologies and science for the benefit of homanity and the profession."

Es handelt sich bei dieser Organisation um einen 1963 gegründeten Verband amerikanischer Ingenieure, dem aber auch Mitglieder anderer Staaten angehören. Wenngleich IEEE keine Standardisierungs- bzw. Normungsbehörde im eigentlichen Sinne ist, hat sie doch weitreichenden Einfluss auf das Entstehen entsprechender Standards gerade im Bereich der Telekommunkation und Telematik. Wie viele andere Organisationen ist die IEEE aufgeteilt in verschiedene themenorientierte Ausschüsse – derzeit 21–, die sich auch temporär bilden, bis eine Empfehlung für einen Standard erarbeitet ist. Interessant für die Gesundheitstelematik ist der Ausschuss „IEEE Information Technology Strategy Committee", der sich mit 4 Projekt-Teams mit den Themen „IT Strategy", „Business Management/Entity Systems", „eCOM (collaboration, communications, communities)" und „Web" beschäftigt. Im „Vision Statement" der „IT Strategic Direction" (http://ewh.ieee.org/cmte/itsc/ITSC_108_ IEEE_ITStrategicDirection_2005.doc, letzter Zugriff 08.04.2006) werden u.a. wichtige kritische Faktoren für den Aufbau verteilter Systeme für offene Communities aufgeführt.

4.2.4.2 ANSI

Das 1918 gegründete American National Standards Institute (http://www.ansi.org, letzter Zugriff 08.04.2006) mit Sitz in Washington DC (USA) entwickelt und publiziert nationale Standards und ist weder gewinnorientiert noch regierungsabhängig. In ihrer Mission schreibt das ANSI:

> „The Institute's mission is to enhance both the global competitiveness of U.S. business and the U.S. quality of life by promoting and facilitating voluntary consensus standards and conformity assessment systems, and safeguarding their integrity."

ANSI wird von mehr als 1000 gewerblich orientierten Organisationen, Berufsvereinigungen und Firmen unterstützt und ist vergleichbar mit dem DIN in Deutschland. ANSI ist der amerikanische Vertreter und stimmberechtigtes Mitglied bei ISO.

4.2.4.3 DIN

DIN – die deutsche Standardisierungsorganisation

Das DIN (DIN Deutsches Institut für Normung e.V (www.din.de, letzter Zugriff 10.02.2006) ist ein 1917 gegründeter eingetragener gemeinnütziger Verein mit Sitz in Berlin. Das DIN ist die für die Normungsarbeit zuständige Institution in Deutschland und vertritt die deutschen Interessen in den weltweiten und europäischen Normungsorganisationen. Dieser Status wurde im Vertrag mit der Bundesrepublik Deutschland am 5. Juni 1975 anerkannt. 1951 wird DIN Mitglied der International Organization for Standardization (ISO) mit dem Status der „einzigen zuständigen deutschen Organisation für Normung". 1961 folgte die Teilnahme als Gründungsmitglied des Europäischen Komitees für Normung (CEN). Zurzeit gibt es 76 Normausschüsse. Das DIN stellt damit die Plattform dar, auf der sich Hersteller, Handel, Verbraucher, Handwerk, Dienstleistungsunternehmen, Wissenschaft, technische Überwachung, Staat, d.h. jedermann, der ein Interesse an der Normung hat, zusammensetzen, um den Stand der Technik zu ermitteln und unter Berücksichtigung neuer Erkenntnisse in deutschen Normen niederzuschreiben. Dabei werden oftmals internationale Normen – an deren Erarbeitung das DIN ja auch mitwirkt – übernommen, bzw. im Wesentlichen an das deutsche Recht angepasst. Hinsichtlich der Gesundheitstelematik sind z.B. die Ausschüsse NA 063 (Normenausschuss Medizin – NAMed) und NA 80 (Normenausschuss Radiologie – NAR) relevant. DIN-Normen sind kostenpflichtig und können über den Beuth-

Verlag (http://www.beuth.de/cmd?level=tpl-home, letzter Zugriff 10.02.2006) bezogen werden.

4.2.4.4 Kassenärztliche Bundesvereinigung

Die Kassenärztliche Bundesvereinigung (KBV) als Körperschaft des öffentlichen Rechts ist die Dachorganisation der Kassenärztlichen Vereinigungen in den einzelnen Bundesländern (www.kbv.de, letzter Zugriff 15.02.2006). Sie entwickelte beginnend Ende der 80er Jahren die xDT-Standards aus dem Anspruch heraus, elektronische Quartalsabrechnungen durchführen zu können. Electronic Data Interchange (EDI), damals noch Datenträgeraustausch (DTA) genannt, brachte die Lösung, so dass erst mit Disketten, und seit 2005 in Pilotprojekten auch mittels elektronischer Übermittlung Daten zwischen den Praxen und der entsprechenden Kassenärztlichen Vereinigung ausgetauscht werden konnten. So wurde eines der ersten bundeseinheitlichen Formate geschaffen, wobei der ersten Test-Version (ADT 12/87) relativ schnell eine Beta-Ausgabe (ADT 05/88) folgte, bis das Verfahren mit der Freigabe von ADT 03/89 als optimal angesehen werden konnte.

xDT-Standards führend im ambulanten Bereich

Dem Abrechnungsdatenträger (ADT) folgten dann weitere Standards wie der Behandlungsdatenträger (BDT) und der Labordatenträger (LDT). Auch Stammdaten zu Bezugsobjekten wie kostenträger (SDKT) und Arztpraxisstammdaten (SDAV) oder ICD und PLZ-Verzeichnis folgten. In den vergangenen Jahren wurden dann auf Basis von XML weitere Definitionen für die Meldungen im rahmen der Disease Management Programme (DMP) entwickelt. Ebenso wird in Zusammenarbeit mit SCIPHOX die Umstellung der xDT-Standards auf XML bzw. CDA vorangetrieben. Eine Übersicht aller KBV-Standards findet sich unter www.kbv.de/ita/4287.html (Letzter Zugriff 08.04.2006).

4.2.4.5 gematik

Die im Januar 2005 von den Spitzenorganisationen des deutschen Gesundheitswesens gegründete Gesellschaft für Telematikanwendungen im Gesundheitswesen mbH (gematik) gegründete Organisation ist nicht, wie der Name vermuten lässt, ein profit-orientiertes Unternehmen, sondern die auf Basis des „Gesetzes zur Organisation der Telematik im Gesundheitswesen" nationale Spezifikations- und Betriebsorganisation, die von den Selbstverwaltungsorganisationen getragen wird. Zur Mission heißt es auf den Internetseite der gematik (www.gematik.de, letzter Zugriff 08.04.2006):

„Ihre Aufgabe ist die Einführung, Pflege und Weiterentwicklung der elektronischen Gesundheitskarte (eGK) und ihrer Infrastruktur als Basis für Telematikanwendungen im Gesundheitswesen. Mit erweiterten, flexibel nutzbaren Funktionen löst diese neue Gesundheitskarten-Generation die 1994 eingeführte Krankenversichertenkarte ab und ermöglicht eine sichere und effiziente Datenkommunikation zwischen Versicherten, Leistungs- und Kostenträgern.

Die gematik entwickelt die übergreifenden IT-Standards für den Aufbau und den Betrieb der gemeinsamen Kommunikations-Infrastruktur aller Beteiligten im Gesundheitswesen. Diese Infrastruktur gewährleistet einen einfachen, sicheren und zielgerichteten Austausch von Daten zwischen Versicherten, Ärzten, Apothekern und Krankenkassen: Der Schlüssel für den Austausch ist die elektronische Gesundheitskarte.“

Verbindliche nationale Spezifikationen

Zur Erfüllung dieser Aufgaben gibt die gematik verbindliche Spezifikationen zu den benötigten Infrastrukturkomponenten heraus, auf deren Basis die einschlägige Industrie ihre Produkte entwickeln kann. Oberstes Ziel ist der Aufbau einer vertrauenswürdigen interoperablen Infrastruktur zur Realisierung der im Sozialgesetzbuch (⊠ Kap. 3.5, S. 223) vorgeschrieben telematischen Anwendungen. Alle Spezifikationen sind von der Web-Seite der Gesellschaft kostenfrei herunterladbar. Die Gesellschaft hat einen Beirat, in dem alle betroffenen gesellschaftlichen Gruppen vertreten sind sowie einen beratenden Fachausschuss und organisiert sich in themenbezogenen Arbeitsgruppen. Ebenso betreibt sie ein Testlabor, in dem Komponenten- und Integrationstests als Vorbereitung für den Echteinsatz vorgenommen und den Spezifikationen genügende Komponenten zertifiziert werden.

4.2.4.6 VHitG

Ein Herstellerverband übernimmt Verantwortung

Der Verband der Hersteller von IT-Lösungen für das Gesundheitswesen e.V. (VHitG) hat es sich neben der Stärkung der Nachfrage nach IT-Lösungen im Gesundheitswesen und der Mitgestaltung bei gesundheitspolitischen Rahmenbedingungen u.a. zum Ziel gesetzt, den Aufbau und die Umsetzung von Kommunikationsstandards sowie die Definition von Leistungsinhalten zu unterstützen (http://www.vhitg.de/vhitg/int/01_verband/news_liste.php; letzter Zugriff: 15.02.2006). In der Mission des VHITG heißt es:

„Markt
Stärkung der Nachfrage nach IT-Lösungen im Gesundheitswesen
Politik
Verbindlichkeit und Verlässlichkeit der Rahmenbedingungen rechtlicher und zeitlicher Natur
Einflussnahme
Mitgestaltung bei gesundheitspolitischen Rahmenbedingungen

Standards
Aufbau und Umsetzung von Kommunikationsstandards sowie Definition von Leistungsinhalten"

Der Verband organisiert die operative Arbeit innerhalb der Arbeitgruppen Interoperabilität, Initiative intersektorale Kommunikation, BQS, Entgeltsysteme und Klassifikation, Statistik und Marketing. Die Arbeitsgruppe „Interoperabilität" beschäftigt sich mit der einheitlichen Kommunikation und Kompatibilität von Anwendungssystemen im Gesundheitswesen sowie konkreten Fragen „*zur Elektronischen Patientenakte, elektronischen medizinischen Dokumentation und digitaler Archivierung mit Hinblick auf Fragen der semantischen Interoperabilität und Harmonisierung*". Verschiedene Aspekte wurden bereits innerhalb dieser AG thematisiert:

- Evaluation und Bewertung von nationalen und internationalen Institutionen und Standardisierungsbemühungen.
- Kontaktpflege mit den Fachgremien der Gematik/BMGS in Bezug auf Integrationsprojekte (Einführung der Elektronischen Gesundheitskarte und des Heilberufsausweises).
- Standardisierung der transsektoralen Kommunikation zwischen ambulantem und stationärem Sektor (IHE, Rechtsfragen der digitalen Dokumentation und Archivierung, Terminologie/LOINC).

Als wesentliches Arbeitsergebnis hat diese Arbeitsgruppe eine umfassende Definition eines elektronischen Arztbriefes (⊠ auch Kap. 5.7, S. 408) auf Basis von CDA sowie ein Implementierungsleitfaden hierzu vorgelegt, die von der Web-Site des Verbandes kostenfrei herunter geladen werden kann.

4.2.4.7 VDAP

Im Verband Deutscher Arztinformationssystemhersteller und Provider e.V. (www.vdap.de, letzter Zugriff 08.04.2006) sind einige der führenden deutschen Anbieter von Praxissoftware zusammengeschlossen. Um die Kommunikation im Gesundheitswesen zu fördern, wurde von diesem Verband Ende der 90er Jahre mit der Entwicklung einer sicheren Kommunikationsplattform begonnen – dem VCS-Kommunikationsstandard (VDAP Communication Standard). VCS ist als offenes System konzipiert, der Standard kann von allen im Gesundheitswesen tätigen Leistungsanbietern und Organisationen eingesetzt werden, wobei die Kommunikation bundesweit und netzübergreifend möglich ist. VCS wird heute großflächig für die Übermittlung von BG-Berichten zur Kommunikation zwischen Arztpraxen und Berufsgenossenschaften genutzt.

Das Verfahren verwendet derzeit SMTP, S/MIME als Transportprotokoll. Ein VCS-eigenes Kommunikationsprotokoll (oberhalb von SMTP) ermöglicht einen eigenen Quittungsbetrieb versendeter und empfangener Nachrichten. Als technisches Nachrichtenformat wird eine VCS-eigene Struktur auf Basis von S/MIME eingesetzt, hinzukommen zur Inhaltsdefinition ebenfalls VCS-eigene XML-Strukturen für Steuerinformationen (vcs.xml). und Nachrichteninhalte (vcsstruct.xml). Dabei können beliebige Daten als Anhänge versandt werden – auch z.B. CDA-Dokumente.

Das Kommunikations- und Prozessmodul (KPM) bildet als Implementierung des VCS die technische Basis für den Nachrichtenaustausch. Kommunikation im VCS-Intranet, Adressbuchanfragen, Signatur und Signatur-Prüfung, Verschlüsselung sowie Protokollierung zu den versendeten und empfangenen E-Mails werden durch Komponenten dieses Moduls geleistet.

Durch den Gebrauch des KPM mit Hilfe der auf den Karten gespeicherten Signatur- und Benutzerdaten des Karteninhabers können Nachrichten (z.B. eine ein Arztbrief oder andere Dokumente) signiert und verschlüsselt sowie im Weiteren auch nur von dem in der Nachricht angegebenen Empfänger entschlüsselt werden. Das Nachrichtenrouting läuft über spezielle Provider, die sich verpflichtet haben, für das VCS-Verfahren von eine vom Internet getrennte, gesicherte Kommunikationsinfrastruktur in Form von Intranet-Verbindung zu betreiben, so dass durch VCS eine vertrauenswürdige Kommunikation der Daten gewährleistet wird.

4.2.4.8 SCIPHOX

Initiative zur Förderung von CDA

SCIPHOX (**S**tandardized **C**ommunication of **I**nformation Systems in **P**hysician Offices and **Ho**spitals using **X**ML) ist eine Initiative, die ausgehend von der HL7-Benutzergruppe in Deutschland (bzw. deren technischem Komitee „XML-Anwendungen in der Medizin") in Zusammenarbeit mit dem Qualitätsring medizinische Software (QMS), dem Zentralinstitut für die Kassenärztliche Versorgung (ZI), dem Verein patientenorientierter Informations- und Kommunikationssysteme (VHitG), dem Verband deutscher Arztpraxissoftwarehersteller e.V. (VDAP), weiteren Anbietern sowie den Universitäten Köln und Gießen gegründet wurde. Ziel ist es, die Erfahrungen aus dem ambulanten und stationären Bereich hinsichtlich der Verwendung von Kommunikationsstandards (z.B. im ambulanten Bereich xDT und im stationären Bereich HL7) zusammenzuführen und nationale Spezifikationen auf Basis internationaler Standards zu entwickeln, die sektorübergreifend zum Einsatz kommen können und somit die bisher bestehende Kluft zwischen der Kommunikation von

Systemen im stationären bereich und im ambulanten Bereich zu überwinden. Im Gesellschaftsvertrag heißt es zur Mission:

> „Zweck der Gesellschaft ist die Förderung und Anwendung der Clinical Document Architecture (CDA) und verwandter Entwicklungen. Die Gesellschaft erarbeitet, prüft und adaptiert Anwendungen dieser internationalen Standards, insbesondere im Bereich der Medizin. Sie wirkt an der Weiterentwicklung nationaler und internationaler Standards mit und fördert diese. Es ist das ausdrückliche Ziel der Arbeitsgemeinschaft, die Arbeitsergebnisse in Standardisierungsprozesse mit einfließen zu lassen und mit nationalen und internationalen Standardisierungsgremien zusammen zu arbeiten."

Entwicklung von nationalen SSUs

Die Entwicklung von Spezifikationen im SCIPHOX-Projekt gliedern sich in mehrere Teilabschnitte. In der bereits abgeschlossenen Phase I wurden der stationäre Entlassungsbrief, die Überweisung und die Krankenhauseinweisung spezifiziert (⌧ Kap. 5.6, S. 406). Basis der Spezifikationen ist die CDA, die je nach Anforderung um spezielle nationale Strukturelemente, den so genannten „Small Semantic Units" (SSU) erweitert wird. Konkret sind dies z.B. Angaben zu Versicherungsverhältnissen eines Patienten, den Laborwerten, den Diagnosen, Prozeduren, Medikationen und Überweisungen bzw. Einweisungen.

In der Phase II werden konkrete Implementierungen durchgeführt und in den Betrieb gebracht, um notwendige Verbesserungen der Spezifikationen erkennen und vornehmen zu können. Des Weiteren werden in dieser Phase Transport- und Sicherheitsmechanismen analysiert und empfohlen, um den sicheren Transfer der vertraulichen Informationen zu gewährleisten. Eine Ausweitung der Anwendungsfälle wurde mit der Umsetzung des eRezepts, der Informationsübermittlung im Rahmen der Dokumentationsbögen zur Qualitätssicherung sowie der Definition der Notfalldaten realisiert.

Für die semantischen Festlegungen in den SCIPHOX-Spezifikation wurde ein eigener Namensraum angelegt, durch den die Begriffe eindeutig ihre Herkunft und ihrem Anwendungsbereich zugeordnet werden können.

SCIPHOX-Spezifikationen sind Spezialisierungen der CDA und keine eigenen zusätzlichen Standards; ein SCIPHOX-Dokument ist daher auch bedingt ohne die spezifischen SCIPHOX-Zusatzdefinitionen verständlich, da das lokale Markup, welches für einen speziellen Geltungsbereich definiert wurde, von nativen CDA-Applikationen ignoriert werden kann. Die in SCIPHOX definierten SSUs erscheinen in Abhängigkeit von ihrer Bedeutung entweder im Header oder im Body.

SCIPHOX arbeitet eng mit der KBV (⌧ Kap. 4.2.4.4, S. 314) und dem VHITG (⌧ Kap. 4.2.4.6, S. 315) zusammen.

4.2.5
Standardisierung ISO, CEN und DIN

Spiegelgremien von ISO, CEN und DIN

Wie deutlich wurden, fokkusieren weltweit die Standardisierungsbemühungen auf bestimmte Themenbereiche: Modellierung, Kommunikation, Semantik, Sicherheit und branchenspezifische Aspekte. Für das Gesundheitswesen haben diese Fokkusierungen zu ähnlichen Organisationsstrukturen bei ISO, CEN und DIN geführt. Die nachfolgende Abbildung zeigt diese Entsprechungen, man spricht dabei auch von „Spiegelgremien".

ISO TC 215 Health Informatics	Nationales Spiegelgremium DIN	CEN TC 251 Health Informatics
WG 1 Health Records and Modelling Co-ordination	AA G 1 Modellierung	WG I Information Models
WG 2 Messaging and Communication	AA G 2 Kommunikation	WG IV Technology for Interoperability
WG 3 Health Concept Representation	AA G 3 Terminologie	WG II Terminology and Knowledge Bases
WG 4 Security	AA G 4 Sicherheit	WG III Security, Safety and Quality
WG 5 Health Cards	AA G 5 Karten	Task Force Cards

Abb. 4.5: Spiegelgremien von CEN, ISO und DIN

4.3
Standards im Überblick

Die Anzahl der von den verschiedenen Organisationen und Initiativen vorgelegten Standards und Spezifikationen für die Gesundheitstelematik geht in die Hunderte und ist nur schwer überschaubar. In der nachfolgenden Übersicht sind daher nur einige der für die verschiedenen Klassen als wesentlich zu bezeichnenden aufgeführt.

In der Folge sollen einige der für die Folgekapitel 5 bis 7 relevanten Standards vorgestellt werden, im Einzelnen sind dies

- Kommunikationsstandards
  - xDT-Kommunikationsstandard (Deutschland, KBV)
  - HL7-Kommunikationsstandard (Weltweit, HL7)
  - CDA – Clinical Document Architectur
  - DICOM – Digital Imaging and Communication
  - CEN ENV 13734 – VITAL Sign Information Representation

- GLIF – Guideline Interchange Format
- Datenmodellstandards, Referenzdatenmodelle
  - Europäischer Notfalldatensatz
  - ISO 21549 – Patient Healthcard Data
  - RIM – Reference Information Model
  - Notfalldatensatz des BMGS
- Architekturstandards, Referenzmodelle
  - CEN ENV 13606
  - GEHR – Good European Health Record
  - openEHR – Open Electronic Health Record
- Semantikstandards
  - Übersicht, SNOMED-CT

4.4 Kommunikationsstandards

4.4.1 Einführung

Festlegung von Aufbau und Inhalt

Kommunikationsstandards legen die Syntax und Semantik von Nachrichten fest, die zwischen den Anwendungssystemen ausgetauscht werden können und damit eine Interoperabilität zwischen Systemen ermöglichen – meist zur Herstellung einer Datenintegration (⌧ Kap. 2.5.6, S. 121). In der Vergangenheit haben sich eine ganze Reihe bereichsspezifischer Standards entwickelt, wobei zunehmend eine Kooperation zwischen den einzelnen Arbeitsgruppen bzw. Standardisierungsorganisationen zu beobachten ist. In Anlehnung an Norgall (2005) zeigt die ⌧ Abbildung 4.6 den Gesamtzusammenhang der nachfolgend erläuterten Standards.

Darüber hinaus ist festzustellen, dass in allen Anwendungsbereichen ein Trend weg von der isolierten Definition von Kommunikationsstandards hin zu einer modellbasierten Definition zu beobachten ist: Die Nachrichtentypen werden als Teilinkarnationen eines gesamtheitlichen Schemas begriffen (⌧ Abb. 2.37, S. 128).

Die Kommunikation von CDA-Dateien nimmt dabei im Rahmen der Standardisierung von Dokumenten vor allem für den ambulanten Bereich bzw. für den einrichtungsübergreifenden Dokumentenaustausch zu (⌧ Kap. 5, S. 379). Wenngleich CDA genau genommen kein Kommunikationsstandard ist und damit keine Festlegung z.B. zu Aspekten des Transports und der Nachrichtenbehandlung trifft, so können CDA-Dokumente doch mit den verfügbaren Kommunikations- und Interoperabilitätsmechanismen die die unteren Schichten des OSI-Modelles (⌧ Kap. 2.4.2.3, S. 65) zur Verfügung stellen einfach zwischen Anwendungssystemen ausgetauscht werden – sei es per Email, RPC, SOAP oder gemeinsam zugreifbaren Plattenspeicherbereichen.

Abb. 4.6: Kommunikation im Gesundheitswesen und Standards

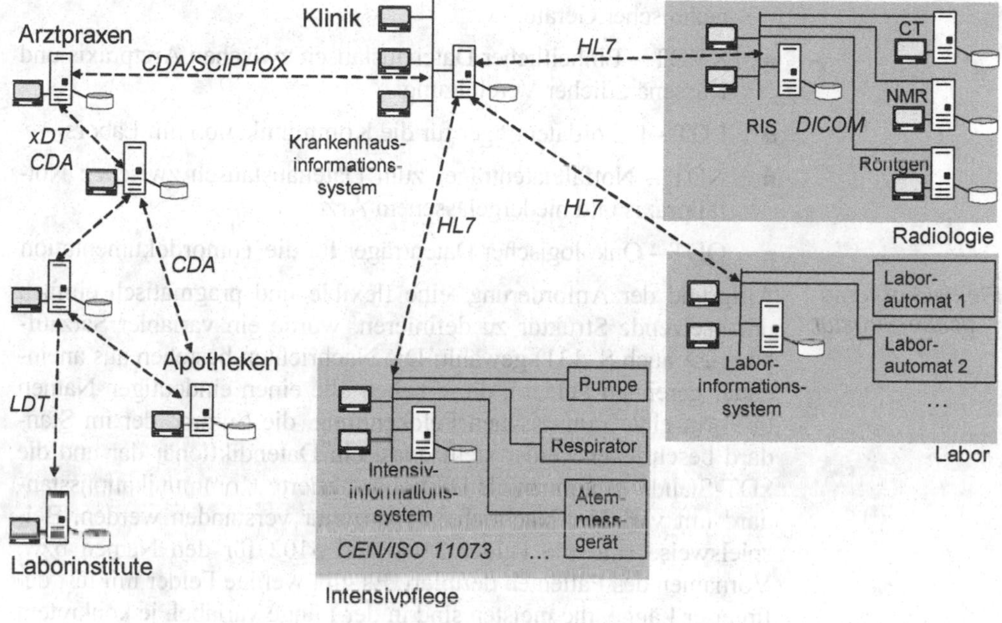

4.4.2 xDT-Kommunikationsstandard

Frühe nationale Aktivitäten in Deutschland

Schon in den 80er Jahren wurde für die Kommunikation im ambulanten Bereich in Deutschland vom Zentralinstitut der Kassenärztlichen Bundesvereinigung ein Kommunikationsstandards zum Austausch von Daten definiert. Mit dem ADT (Abrechnungsdatenträger) konnte ab 1987 die Abrechnung zwischen Arztpraxis und Kassenärztlicher Vereinigung elektronisch vorgenommen werden. Aufgrund des großen Erfolges dieser Schnittstelle – auch durch die Tatsache, dass später eine Zulassung von Software für die Kassenabrechnung von der konformen Umsetzung des ADT abhängig gemacht wurde – folgten weitere für Laboruntersuchungsergebnissen und sonstigen Behandlungsdaten. Diese unter dem Sammelbegriff xDT (DT für Datenträgeraustausch) benannten Standards sind:

- ADT – Abrechnungsdatenträger für die Abrechnung von ärztlichen Leistungen
- AODT – Qualitätssicherung ambulantes Operieren
- BDT – Behandlungsdatenträger für die Kommunikation von Arztpraxen
- GDT – Gerätedatenträger zur Ansteuerung medizinisch-technischer Geräte
- KVDT – Einheitlicher Datenaustausch zwischen Arztpraxis und Kassenärztlicher Vereinigung
- LDT – Labordatenträger für die Kommunikation mit Labors
- NDT – Notfalldatenträger zum Datenaustausch zwischen Notfallpraxis und niedergelassenem Arzt
- ODT – Onkologischer Datenträger für die Tumordokumentation

Flexible pragmatische Struktur

Aufgrund der Anforderung, eine flexible und pragmatisch einfach umzusetzende Struktur zu definieren, wurde ein variabler Satzaufbau (⌧ auch S. 131) gewählt: Die Nachrichten bestehen aus aneinander gereihten Feldern, diese haben alle einen eindeutigen Namen in Form einer numerischen Feldkennung, die Summe der im Standard beschrieben Felder stellt quasi ein Datendiktionär dar und die xDT-Standards können als Diktionär-basierte Kommunikationsstandard mit variabler Nachrichtentypstruktur verstanden werden. Beispielsweise sind die Felder 3101 und 3102 für den Namen bzw. Vornamen des Patienten definiert. Es gibt wenige Felder mit fest definierter Länge, die meisten sind in der Länge variabel, je konkretem Feld in einer Nachricht wird die Länge mittels einer vorlaufenden Feldlänge angegeben. Insofern sind die xDT-Standards nicht nur variabel im Satzaufbau sondern auch variabel hinsichtlich der Feldlängen. Darüber hinaus werden als Endemarkierung eines Feldes die ASCII-Werte 13 („Carriage return“) und 10 („Linefeed“) vorgeschrieben. Bei der Interpretation von Nachrichten durch empfangende Systeme wird entsprechend der Feldkennung der zugehörige Eintrag aus dem xDT-Datendiktionär herangezogen. Den Zusammenhang zeigt in Anlehnung an Pedersen (2005) ⌧ Abbildung 4.7.

Mit dieser flexiblen Struktur – die im Grunde eine frühe Form des XML darstellt – da Tag-basierte Strukturen Verwendung finden – war es möglich, die auf Basis von Gesetzesänderungen oder Änderungen der Abrechnungsvorschriften neuen Kommunikationsanforderungen für Abrechnungsdaten sehr flexibel und rasch durch die Erweiterung der Definitionen der Nachrichtentypen – aber auch rasche Implementierungen in den Praxissystemen – abzudecken.
Informationen zu xDT-Standards finden sich unter

www.kbv.de/ita/4287.html (letzter Zugriff: 15.04.2006). Für neuere Nachrichtentypen kommt XML zum Einsatz (KBV 2006).

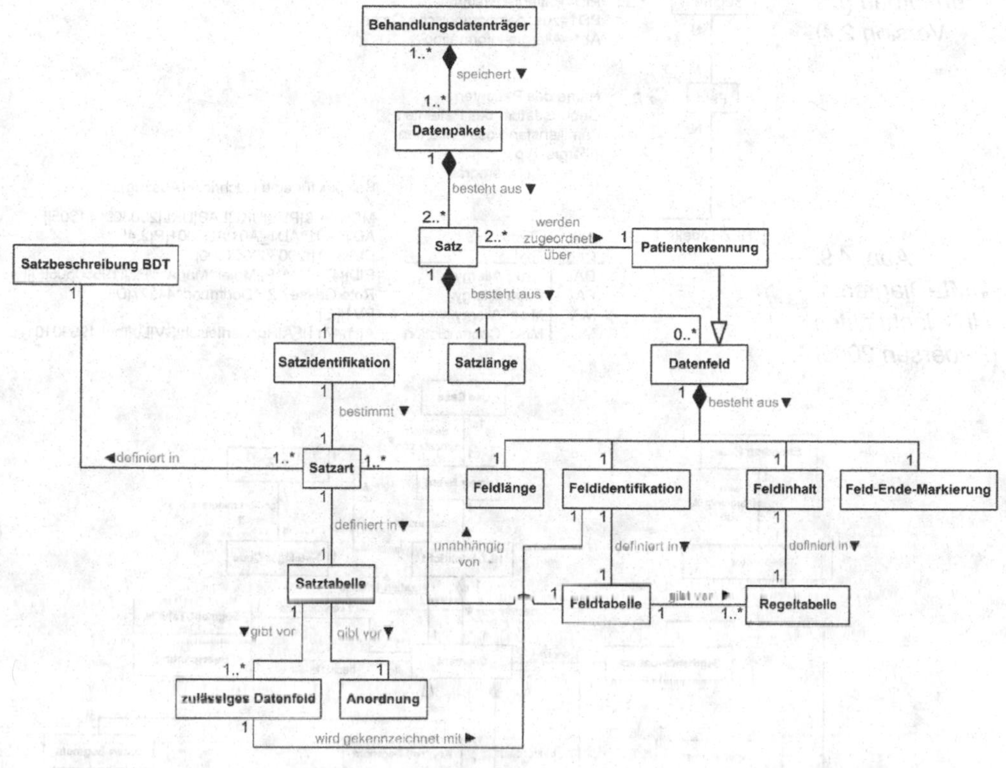

Abb. 4.7: Aufbau von xDT-Nachrichten (Pedersen 2003)

4.4.3 Der HL7-Kommunikationsstandard

HL7-Nachrichten bis zur Version 2.5 des Standards bestehen aus Segmenten, die sich aus in ihrer Reihenfolge festgelegten Attributen zusammensetzen und jeweils durch spezielle vereinbarte Zeichen getrennt sind. In Abhängigkeit vom Nachrichtentyp ist die Abfolge der Segmente fest definiert. Implizit werden auch abstrakte Datentypen benutzt, sodass ein Attribut „Patientenadresse" mit dem Datentyp „Adresse" tatsächlich selbst wieder aus einer Reihe von Attributen besteht (Straße, PLZ, Ort usw.). Die genaue Struktur der einzelnen Nachrichten und die Regeln zur Konstruktion dieser für die Version 2.4 sind unter http://www.hl7.org/library/general/v231.zip (letzter Zugriff: 15.04.2006) zu finden.

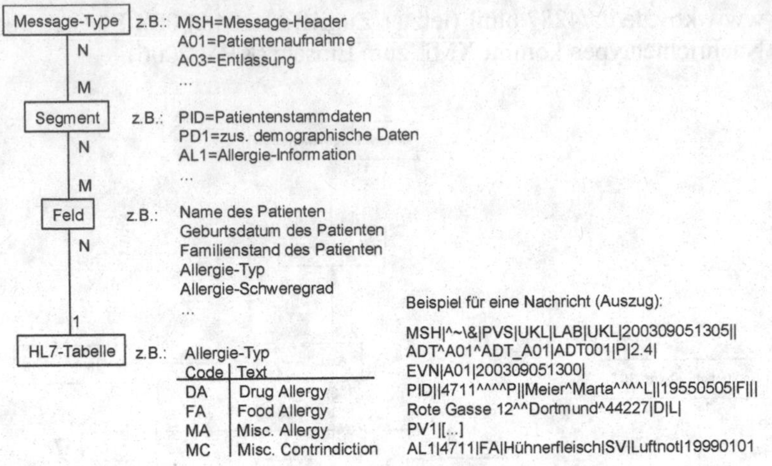

Abb. 4.8: prinzipieller HL7-Nachrichtenaufbau (bis Version 2.4)

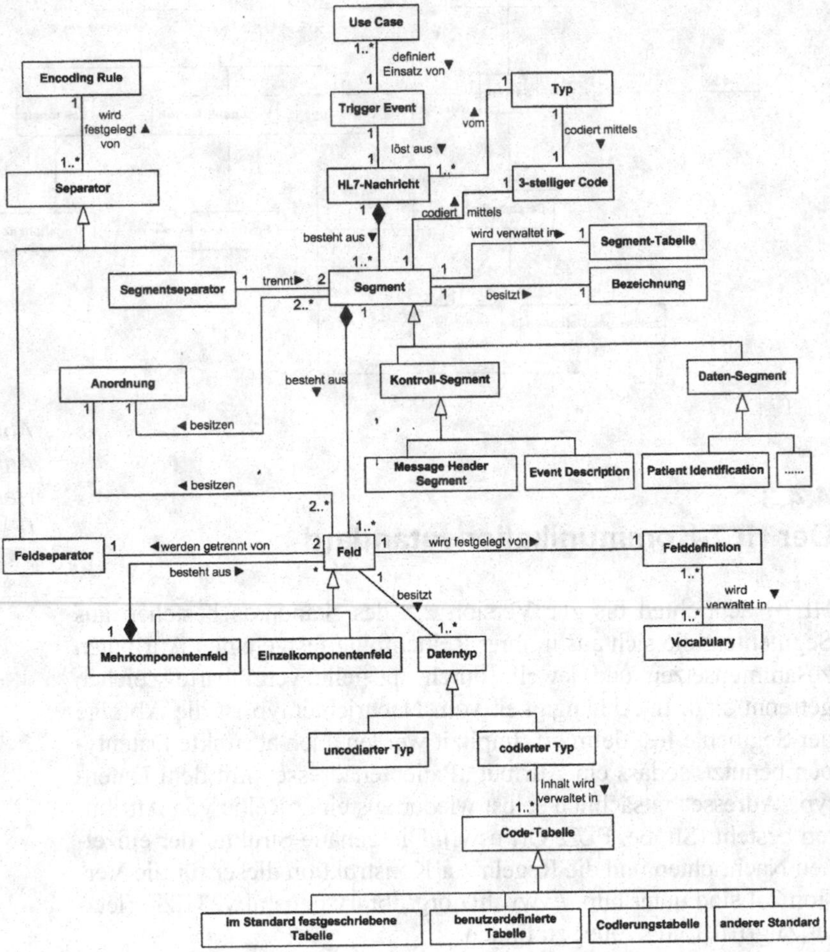

Abb. 4.9: UML-Diagramm Hl7-Nachrichten (Pedersen 2003)

Der Standard in der Version 2.4 enthält über 100 Nachrichtentypen, an die 150 Segmente und fast 2000 Attribute. Die Version 2.4 enthält folgende Kapitel bzw. Nachrichtentypen:

HL7: Ein umfangreicher Standard

1. Introduction, Overview of HL7
2. Control Message Definitions, Interchange Protocols
3. Patient Administration Admit, Discharge, Transfer and Demographics
4. Order Entry Orders for Clinical Services and Observations, Pharmacy, Dietary and Supplies
5. Query Rules applying to queries and to their responses
6. Financial Management Patient Accounting and Charges
7. Observation Reporting Observation Report Messages
8. Master Files Health Care Application Master Files
9. Medical Records/Information Management Document Management Services and Resources
10. Scheduling Appointment Scheduling and Resources
11. Patient Referral Primary Care Referral Messages
12. Patient Care Problem-Oriented Records
13. Laboratory Automation Equipment status, specimen status, equipment inventory, equipment comment, equipment response, equipment notification, equipment test code settings, equipment logs/service
14. Application Management Application control-level requests, transmission of application management information
15. Personnel Management Professional affiliations, educational details, language detail, practitioner organization unit, practitioner detail, staff identification

- Appendix A- Data Definition Tables All HL7 and User-defined tables and their values
- Appendix B- Lower Layer Protocols Protocols for lower layer of OSI model
- Appendix C-BNF Message Descriptions BNF representations of abstract message definitions at the segment level
- Appendix D-Glossary Glossary of terms

In der Version 2.5 wurde die Version 2.4 ergänzt um (http://www.hl7.org/library/standards_non1.htm#HL7 Version 2.5, letzter Zugriff 15.04.2006):

- eine verbesserte Dokumentation der Datentypen,
- die Definition einer Nachrichten-Methodologie,
- eine bessere Unterstützung für Bildübertragung (IHE) mittels neuer Segmente und neuer Order-Nachrichten,
- die Unterstützung von Blutproduktanforderungen und
- einen neuen Nachrichtentyp für Updates von Diagnosen und Prozeduren und
- neue Spezifikationen für den Nachrichtenrückruf.

Paradigmenwechsel zur modellbasierten Vorgehensweise

Während die heute allerorts im Einsatz befindlichen Versionen 2.4 und 2.5 noch diese relativ feste Struktur aufweisen und Elemente über ihre Position in der Nachricht identifiziert werden müssen, werden die Nachrichtentypen der HL7-Version 3 vom Reference Information Model abgeleitet und basieren auf XML, d.h. die einzelnen Datenelemente werden mittels Tags in einer verschachtelten Struktur gekennzeichnet. Dies entspricht dann einem variablen Satzaufbau (s. ⌧ S. 131) ähnlich den xDT-Nachrichten.

Die Version 3 des HL7-Standards ist aber nicht mehr nur eine inkrementelle Fortschreibung der Nachrichtentypen aus Version 2.5 in einem moderneren (XML-)Format, sondern die gesamte Methodologie der Nachrichtentypentwicklung wurde auf eine Modellbasierung umgestellt (http://www.hl7.org/Library/standards_non1.htm #HL7 Standards, letzter Zugriff 12.04.2006). Dies bedeutet – wie bereits in ⌧ Kapitel 2.5.6.4 Seite 127 allgemein diskutiert – dass Nachrichtentypen als Teilinkarnationen eines dahinter stehenden gesamtheitlichen Modells angesehen und daher nicht mehr isoliert festgelegt werden, sondern zuerst ein Informationsmodell definiert wird, aus dem dann die Nachrichtentypen abgeleitet werden. Diese Entwicklungsmethodologie hat zum HL7 Version 3 Development Framework (HDF) geführt, innerhalb dessen der gesamte Prozess der modellgetriebenen Spezifikation von Kommunikationsstandards von der Analyse über das Design bis hin zur Implementierung und zum Test festgelegt wird.

Fundamentale Teile von HL7 Version 3

Die fundamentalen Teile des HL7-V3-Standards sind:

- Das Reference Information Model (RIM) (⌧ Kap. 4.5.4, S. 359), ein weitgehend generisches Modell, das alle für das Gesundheitswesen relevanten Klassen mit ihren Attributen und den Datentypen beschreibt sowie die für die Klassen gültigen Objektlebenszyklen in Form von Status-Diagrammen. Aus dem

RIM können Domain Message Information Models (D-MIMs) und aus diesen wiederum Refined Message Information Models (R-MIMs) abgeleitet werden.

- Die Vokabular-Richtlinien, in denen die Prinzipien und Verwendung kontrollierter Vokabulare innerhalb von HL7-V3-Nachrichten beschrieben wird.
- Implementierungs-Spezifikationen, welche die technischen Spezifika beschreiben.
- Eine Beschreibung bzw. ein Repository der in HL7-V3 verwendeten Datentypen, auch unter Nutzung des Konzeptes der „abstrakten Datentypen".
- Eine Beschreibung der allgemeinen Nachrichtenelementtypen.
- Beispiele, die erläutern, wie Nachrichten der Version 2.4 in der Version 3 dargestellt werden und die eine Migration von Version 2.4 nach Version 3 erleichtern sollen.

Generisches Modell erfordert weitere Spezialisierung

Dabei muss berücksichtigt werden, dass das RIM ein weitgehend generisches Modell ist, das für die konkrete Benutzung für bestimmte Anwendungsdomänen weiter konkretisiert bzw. spezialisiert werden muss. Dies gilt sowohl für die Klassen selbst als auch für deren Attributierung und die Integritätsbedingungen. Die Ableitung von Nachrichtentypen aus dem RIM erfolgt daher in einem mehrstufigen Prozess mit dem Ziel, am Ende die granularsten Bausteine von Nachrichtentypen – die sogenannten Common Message Element Types (CMETs) – zu erhalten. CMETs sollen dabei über viele Nachrichtentypen verwendbar sein und werden von domänenspezifisch arbeitenden Komitees aus dem RIM abgeleitet. Sie stellen allgemeingültige, benutzbare und wiederverwendbare „Minikonzepte" zu Verwendung in Nachrichtentypen dar. Abgeleitet werden die CMETs aus den domänenspezifischen Informationsmodellen für Nachrichten (D-MIM).

Spezialisierte Domänen im Überblick

Folgende Domänen sind bisher festgelegt:

- Common Domains
  - ▫ Common Message Element Types (CMETs)
  - ▫ Shared Messages
- Specification Infrastructur / Messaging
  - ▫ Transmission
  - ▫ Message Control
  - ▫ Query
  - ▫ MasterFile / Registry
- Administrative Management
  - ▫ Accounting and Billing

- Claims & Reimburement
- Patient Administration
- Scheduling

- Health and Clinical Management
  - Clinical Document Architecture
  - Medical Records
  - Public Health Reporting
  - Regulated Studies

Es steht aber den Anwendern des HL7-Standards offen – unter Nutzung schon vorhandener Definitionen und Modelle, um eine Kompatibilität über alle Domänenmodelle zu wahren – weitere eigene Domänen abzubilden und davon Nachrichtentypen abzuleiten. Den Zusammenhang zwischen generischem Modell und den Spezialisierungen zeigt in Anlehnung an Kapitel 2.6.1 des Version-3-Leitfadens ⌧ nachfolgende Abbildung.

Abb. 4.10: Vom RIM zu den Nachrichtentypen

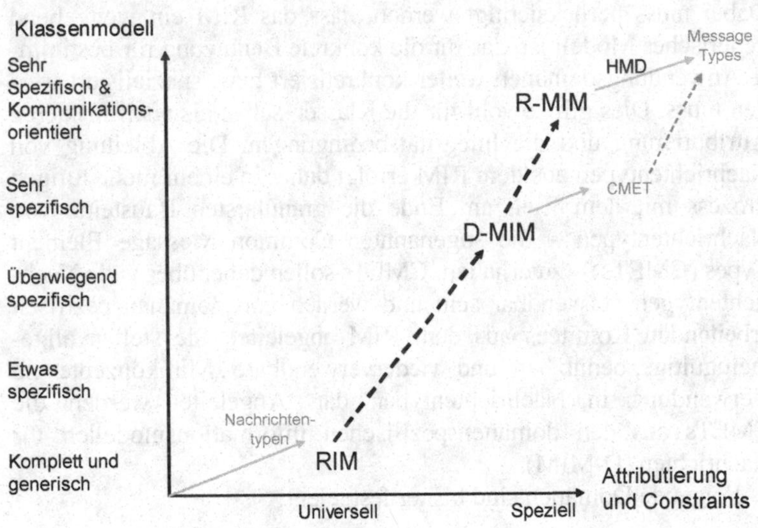

Dabei wird im HL7-Standard von 2 orthogonal zueinander stehenden semantischen Kategorien bzw. Achsen gesprochen, wobei unter letzterer Kategorie auch die Definition von Integritätsbedingungen (Constraints) subsummiert werden:

- Spezialisierung der Klassenstruktur
- Spezialisierung der Attributierungen

Prinzipiell könnte eine dritte Kategorie angegeben werden: Die Nachrichtentypen. Die Entwicklung von domänenspezifischen Nachrichtentypen kann dabei als Prozess verstanden werden, bei dem ausgehend vom generischen Referenzmodell RIM spezifischere und verfeinerte Domain-Modelle abgeleitet werden (die D-MIMs) und aus diesen dann kommunikationsorientierte Nachrichtenmodelle (R-MIMs). Dieser Prozess verläuft mit Blick auf die ⊠ vorangehende Abbildung in der Ebene Klassenmodell/Attributierung. Ausgehend von den R-MIMs werden dann in einer weiteren Verfeinerung die Hierarchischen Nachrichtendefinitionen (Hierarchical Message Definitions: HMDs) abgeleitet, die selbst die wieder verwendbaren Minikonzepte in Form der Nachrichtenelementtypen (Common Message Elements: CMETs) beinhalten. Dieser Prozess geschieht in der Ebene Klassenmodell/Nachrichtentypen. Bei diesem Vorgehen entstehen genau genommen nur sehr konkrete Nachrichtentypen. Denkbar wäre natürlich auch, vom RIM direkt sehr generische Nachrichtentypen abzuleiten – also zuerst in der Ebene Klassenmodell/Nachrichtentypen voranzugehen – um sodann die Nachrichtentypen domänenspezifisch zu spezialisieren, also in der Ebene Attributierung/Nachrichtentypen voranzuschreiten. Dies hätte aber den großen Nachteil, dass für das gemeinsame Verständnis und als erkenntnistheoretische Grundlage in einer Domäne kein Domänenmodell existiert. Im HL7-Standard ist daher der erste Weg methodisch zwingend vorgeschrieben.

Standardisiertes Vorgehen und standardisierte Dokumentation

Die Entwicklung von domänenspezifischen Ausprägungen des RIM und die Ableitung von entsprechenden Nachrichtentypen erfolgt dabei in 2 Handlungssträngen (⊠ Abb. 4.11, Folgeseite)

- Zum Einen müssen auf Basis einer Beschreibung der Domäne das domänenspezifische Modell aus dem RIM abgeleitet werden und daraus die entsprechenden CMETs definiert werden. Ein Problem dieses Ansatzes ist es, die CMETs über alle Domänen konsistent zu halten, wofür ein entsprechend für alle Komitees zugängliches CMET-Repository notwendig wird.
- Zum Anderen müssen basierend auf den Geschäftsprozessen und den sich daraus ergebenden Notwendigkeiten einer Kommunikation zwischen Anwendungssystemen die konkreten Nachrichtentypen mit ihren Aktivierungsgründen („Trigger-Events") abgeleitet werden.

Die insgesamt aus diesen Handlungssträngen zu erstellenden bzw. resultierende Dokumente – ⊠ nachfolgende Abbildung zeigt dies im Zusammenhang – sind von HL7 vorgeschrieben.

Ziel: Vereinfachtes Schema-Mapping

Ziel des Schema-basierten Ansatzes ist es, ein Referenzdatenmodell für medizintelematische Anwendungen zur Verfügung zu stellen und das Schema-Mapping von konkreten Implementierungen auf HL7-Nachrichtentypen zu erleichtern, in dem durch Schema-Vergleich von RIM bzw. D-MIM/R-MIM mit dem konkreten Schema des Anwendungssystems die Entwicklung von Import- und Export-Modulen (☒ Kap. 2.5.6.3, S. 123) vereinfacht wird.

Abb. 4.11: Handlungsstränge für HL7-Nachrichtentypentwicklung

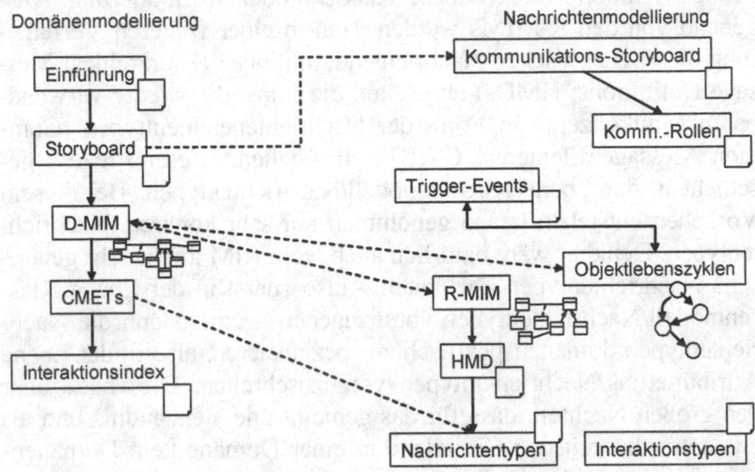

Als Problem ergibt sich für die weitere Standardisierung, dass die Schnittmengen verschiedener Domänenmodelle die gleiche Konzepte modellieren auch identisch sein müssen – also dass nicht von Gruppen die in verschiedenen Domänen arbeiten Klassen bzw. Modelle entwickelt werden, die semantisch gesehen die gleichen Konzept modellieren, aber unterschiedlich ausgeprägt sind, da es sonst schon zu Schema-Missmatches innerhalb der HL7-Teilmodelle käme.

Basistechnologie ist XML!

HL7-V3-Nachrichten sind im XML-Format und bestehen aus einer Folge von hierarchischen Strukturen, die aus dem RIM bzw. entsprechenden Domänenmodellen und R-MIMs abgeleitet sind. Es finden sich natürlich auch Entsprechungen für den klassischen Message Header in Form des Root-Segments und Strukuren für die bisher bekannten HL7-Segmente im Body der XML-Datei. Das nachfolgende Beispiel – ausschnittsweise aus dem V3-Standard entlehnt – zeigt im Vergleich eine Version 2.4-Nachricht des Nachrichtentyps „ORU^R01" (Ergebnisrückmeldung für den Laborparameter „Serum Glucose") und für das Segment „PID" (Patientenstammdaten) den entsprechenden Ausschnitt aus der XML-Nachricht.

Wie deutlich wird, beschreiben sich die V3-Nachrichten durch die XML-Tags im gewissen Maße selbst, während bei den V2.4-

Nachrichten die Zusammensetzung und Struktur explizit ist – also in einem gesonderten Kommunikationsrepository beschrieben ist. Die V3-Nachrichten können mit allen technischem Mitteln die für XML zur Verfügung stehen (Parser, Stylesheet, Schemadateien etc.) benutzt werden.

HL7-V2.4 Nachricht:

```
MSH|^~\&|GHH LAB|ELAB-3|GHH OE|BLDG4
    |200202150930||ORU^R01|CNTRL-3456|P|2.4<cr>
PID|||555-44-4444||Franzenmeyer^Evelyn^E^^^^L|JONES
   |196203520|F|||153 FERNWOOD DR.^^STATESVILLE
    ^OH^35292||(206)3345232|(206)752-121||||
   AC555444444||67-A4335^OH^20030520<cr>
OBR|1|845439^GHH OE|1045813^GHH LAB|1554-5^
   GLUCOSE|||200202150730|||||||||555-55-5555^PRIMARY
   ^PATRICIA P^^^^MD^^LEVEL SEVEN HEALTHCARE, INC.
   |||||||||F||||||444-44-4444^HIPPOCRATES^HOWARD H^^^^MD<cr>
OBX|1|SN|1554-5^GLUCOSE^POST 12H CFST:MCNC:PT:
   SER/PLAS:QN||^182|mg/dl|70_105|H|||F<cr>
```

HL7-V3 Nachricht, Ausschnitt analog „PID“:

```
<patient>
   <patient>
      <id root="2.16.840.1.113883.1122"
         extension="375913"/>
      <patient_Person>
         <!-- Ohio DL -->
         <pat:id root="2.16.840.1.113883.1122"
            extension="444-22-2222"
            validTime="-2003-05-20"
            assigningAuthorityName="OH"/>
         <pat:nm use="L" xsi:type="PN">
            <dt:family>Franzenmeier</dt:family>
            <dt:given>Evelyn</dt:given>
            <dt:given>E</dt:given>
         </pat:nm>
      </patient_Person>
   </patient>
</patient>
```

Abb. 4.12: HL7 Nachricht V2.4 und V3 im Vergleich

4.4.4 Die Clinical Document Architecture

Dokumentenarchitektur zum einfachen Austausch von Dokumenten

Ausgehend vom Kommunikationsstandard HL7 und dem Reference Information Model wurde die *Clinical Document Architecture (CDA)* spezifiziert (u.a. Dolin 1999, Dolin 2000), die mit dem Release 2 auch im Jahr 2005 als ANSI-Standard akkreditiert wurde. Die CDA stellt sowohl ein allgemeines Dokumentenformat klinischer Dokumente auf Basis von XML dar, als auch eine Dokumentenarchitektur in dem Sinne, dass einerseits eine hierarchische schrittweise Verfeinerung bzw. Spezialisierung von Dokumentspezifikationen ermöglicht wird, andererseits auch ein Zusammenhang zwischen Dokumenten abgebildet werden kann. Die hierarchische Verfeinerung (sprich Spezialisierung) von Dokumenten ermöglicht so, dass Dokumente auf einem höheren Level kompatibel zu spezielleren sind, und hinsichtlich der gemeinsamen Attribute quasi vergleichend im Verlauf betrachtet werden können. Mit CDA kann also die strukturelle und inhaltliche Standardisierung einer Dokumentenhierarchie auf Basis einer Dokumententaxonomie (⌦ Abb. 2.53, S. 159) erfolgen. So kann ein Dokument z.B. eine Anamnese repräsentieren, in den weiteren Spezialisierungen kann diese ausdifferenziert werden zu einer allgemeinen internistischen Anamnese, chirurgischen Anamnese usw., auf einer weiteren Spezialisierungsstufe dann ergänzt um Attribute, die die dokumentierende Institution zusätzlich für notwendig hält.

CDA wurde spezifiziert, um klinische Dokumente zwischen Institutionen bzw. institutionellen Anwendungssystemen besser austauschen zu können. Klinische Dokumente werden hierbei als Dokumentation von klinischen Beobachtungen und Maßnahmen verstanden – sind im Sinne von Haas (2005 A) also „Ergebnisdokumente" des klinischen Behandlungsprozesses.

CDA-Dokumente für Archivierung und Kommunikation

CDA-Dokumente können sowohl für die originäre elektronische Ablage in elektronischen Archiven bzw. Elektronischen Krankenakten genutzt werden, als auch – was Intention zur Entwicklung des Standards war – zur Kommunikation zwischen Informationssystemen. Während die klassischen HL7-Nachrichten oder andere Kommunikationsstandards (⌧ auch Kap. 4.4, S. 320) im Wesentlichen der Übermittlung von Datensätzen zwischen Informationssystemen dienen und meist Informationen aus Dokumenten nur teilweise übermitteln oder Dokumente nur als „BLOB"-Anhänge behandeln, bildet ein Dokument – sowohl in der realen materialisierten Ausprägung als auch in der CDA – eine Einheit zusammenhängender Informationen und hat ein definiertes Layout. Diesem Sachverhalt möchte die CDA einerseits Rechnung tragen. Andererseits ist aus der medizinischen Dokumentation der Aspekt der hierarchischen Strukturierung medizinischer Dokumente und der fachspezifischen Differenzierung der Dokumentation bekannt, was ebenfalls mit CDA abgebildet werden kann.

Ziele der CDA

Mit der CDA werden folgende Ziele verfolgt (Alschuler 2001):

„The goals of the CDA are:

1. Give priority to delivery of patient care.
2. Allow cost effective implementation across as wide a spectrum of systems as possible.
3. Support exchange of human-readable documents between users, including those with different levels of technical sophistication.
4. Promote longevity of all information encoded according to this architecture.
5. Enable a wide range of post-exchange processing applications.
6. Be compatible with a wide range of document creation applications.
7. Promote exchange that is independent of the underlying transfer or storage mechanism.
8. Prepare the design reasonably quickly.
9. Enable policy-makers to control their own information requirements without extension to this specification."

Wesentliche Charakteristika eines CDA-Dokumentes sind nach Alschuler (2001):

Persistenz (in der Originalquelle: Persistence): Ein klinisches Dokument bleibt über seine gesamte Lebenszeit unverändert. Diese Lebenszeit wird in der Regel durch lokale oder gesetzliche Rahmenbedingungen (z.B. Verjährungsfristen) bestimmt.

Persistenz

Zuständigkeit (in der Originalquelle: Stewardship): Für die Erstellung und Pflege des Dokumentes ist eine am Behandlungsprozess beteiligte Person oder Organisation zuständig.

Zuständigkeit

Basis für *Justitiabilität* (in der Originalquelle: Potential for authentication): Die in einem Dokument zusammengestellten Informationen sind justitiabel in dem Sinne, dass Urheberschaft und Integrität sichergestellt sind.

Justitiabilität

Ein klinisches Dokument enthält auch den *Kontext* seiner Entstehung bzw. wesentliche mit der Entstehung zusammenhängende Sachverhalte.

Kontextualität

Gesamtheit (in der Originalquelle Wholeness): Die Justitiabilität eines klinischen Dokuments bezieht sich immer auf das komplette Dokument und nicht nur auf Teile davon.

Gesamtheit

Lesbarkeit für das menschliche Auge (in der Originalquelle: Human readability): Der Quelltext von CDA-Dokumenten ist mittels eines einfachen Editors lesbar, mittels generischer XML-Stylesheets und einem gängigen Browser können die Daten aber auch in der entsprechend gewünschten Form angezeigt werden. CDA-Dokumente sind also ohne weitere Hilfsmittel wie z.B. spezielle Software von einzelnen Firmen lesbar.

Lesbarkeit

Die Dokumentenarchitektur selbst stellt eine der bisher definierten Domänen des RIM dar und wird aus dem RIM durch Spezialisierung des CDA R-MIM abgeleitet. Die „oberste" Klasse im CDA R-MIM ist die Klasse „ClinicalDocument", die entsprechend mit dem ersten XML-Element, dem „root element" korrespondiert.

Während im Release 1 von CDA drei „Level" der Differenzierung von Dokumenten als strenge Spezialisierungshierarchie betrachtet wurden, werden diese „Level"-Definitionen im Release 2 uminterpretiert.

Release 1	Release 2
CDA Level One	Unconstrained CDA specification
CDA Level Two	CDA spezification with section-level templates applied.
CDA Level Three	CDA specification with entry-level (and optionally section-level) templates applied.

Bei der Definition von konkreten CDA-Dokumenten wird dabei von der Nutzung sogenannter „Templates" ausgegangen, die Minikonzepte von (klinischen) Dokumentationsbestandteilen darstellen.

„An HL7 template is a data structure, based on the HL7 Reference Information Model, and which expresses the data content needed in a specific clinical or administrative context. They are prescribed patterns by which multiple OBX segments may be combined to describe selected, gross observations.“ (http://www.hl7.ie/about_us. asp, letzter Zugriff 14.04.2006)

Solche „Templates“ können nun abhängig sein vom im Header angegebenen Dokument-Typ (⇨ section-level template) oder aber in sich granulare vom Dokumententyp unabhängige Konzepte darstellen (⇨ entry-level template). Beide Template-Typen können selbst Spezialisierungshierarchien bilden. Entry-level Templates sind Zusammenstellung von Attributen und Constraints, die auf „kleinster“ Ebene klinische Konzepte repräsentieren – z.B. das Konzept „Blutdruck“ bestehend aus systolischem und diastolischem Blutdruck und dem angewandten Messverfahren der Blutdruckmessung oder ein spezieller Laborwert bzw. eine zusammenhängende Gruppe von Laborwerten.

Solche „Mini-Informationsmodelle“ werden bei openEHR auch als *Archetypen* bezeichnet. Archetypen kommen inzwischen in vielen anderen gesundheitstelematischen Projekten zum Einsatz. Einen Archetyp-Editor findet man unter http://oceaninformatics.biz/CMS/index.php?Option=comcontent&task=view&id=4& Itemid=25.

Den Architekturcharakter von CDA zeigt ⌧ nachfolgende Abbildung.

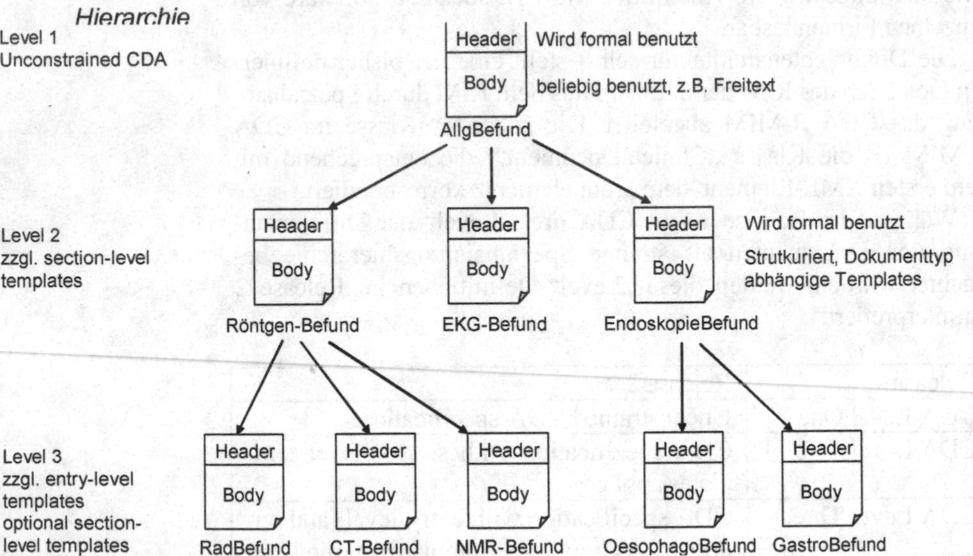

Abb. 4.13: Beispielhafte CDA-Dokument-Hierarchie

Ein CDA-Dokument besteht aus einem *Header* („CDA-Header“, zu den Header-Angaben ⌧ Tabelle 4.1, S. 338 ff.) und einem *Body* („CDA-Body“), welcher je nach Differenzierung und benutzten

Templates das Dokument dem Level 1, 2 oder 3 zuordnet und die tatsächlichen Inhalte repräsentiert.

Der *CDA-Header* eines Dokumentes enthält auf Basis der Spezifikation umfangreiche Metadaten zum Dokument und dem Kontext dessen Entstehung, während der *CDA-Body* die speziellen klinischen Informationen enthält.

CDA-Header enthält alle wichtigen Metadaten

Der Body besteht in der unspezifischen Art, also ohne Nutzung von aus dem RIM abgeleiteten oder speziell definierten Segmenten, bei Level 1 Dokumenten aus hierarchisch geschachtelten Containern der Typen: Abschnitte („section"), Paragraphen („paragraph"), Listen („list"), Inhaltskennzeichnungen („content"), Überschriften („caption") und Tabellen („table"). Der Inhalt der einzelnen Abschnitte kann einerseits aus originärem narrativem Text bestehen, aber auch Links und Multimedia-Elemente enthalten. Alle verwendbaren Datentypen basieren auf dem Reference Information Model (RIM, ⊠ Kap. 4.5.4, S. 359). Für den Body stellt sich aber zunehmend die Frage einer konsentierten Strukturierung und Formalisierung (⊠ s. auch Haas 2005), sodass bei Level 2 - und Level 3 - Dokumenten die Teile des Body formal beschrieben und ggf. aus dem RIM abgeleitete Templates zum Einsatz kommen.

CDA-Body enthält die klinischen Informationen, im Level 1 ohne formale Struktur

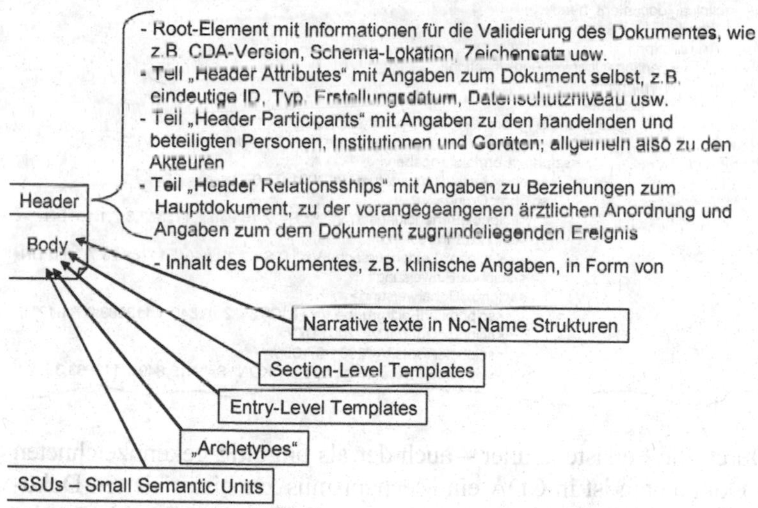

- Root-Element mit Informationen für die Validierung des Dokumentes, wie z.B. CDA-Version, Schema-Lokation, Zeichensatz usw.
- Teil „Header Attributes" mit Angaben zum Dokument selbst, z.B. eindeutige ID, Typ, Erstellungsdatum, Datenschutzniveau usw.
- Teil „Header Participants" mit Angaben zu den handelnden und beteiligten Personen, Institutionen und Geräten; allgemein also zu den Akteuren
- Teil „Header Relationsships" mit Angaben zu Beziehungen zum Hauptdokument, zu der vorangegeangenen ärztlichen Anordnung und Angaben zum dem Dokument zugrundeliegenden Ereignis
Header
Body
- Inhalt des Dokumentes, z.B. klinische Angaben, in Form von
Narrative texte in No-Name Strukturen
Section-Level Templates
Entry-Level Templates
„Archetypes"
SSUs – Small Semantic Units

Abb. 4.14: Bestandteile eines CDA-Dokumentes im Überblick

Nachfolgende Abbildungen zeigen ausschnittsweise den Quelltext einer Überweisung im CDA-Format Release 1 und seine Browser-Repräsentation (Benninghoven 2003).

Der CDA-Header enthält administrative Angaben zum Dokument selbst, zum Ereignis, sowie zu den Akteuren der damit dokumentierten Maßnahme – in diesem Sinne Meta-Daten des Dokumentes, welches inhaltlich durch den Body repräsentiert wird. Durch die Metadaten wird auch eine eindeutige Kennzeichnung von Dokumenten ermöglicht, eine Grundvoraussetzung für einen geordneten Austausch und das Management von klinischen Dokumenten und deren (teil)automatisierte Integration in Elektronische Krankenakten.

Abb. 4.15: CDA-Release 1 Dokument in Quelltext-Ansicht (Ausschnitt)

```
<?xml version="1.0" encoding="iso-8859-1"?>
<?xml-stylesheet type="text/xsl" href="sci_ueberweisung.xsl"?>
<levelone xmlns="urn::hl7-org/cda" xmlns:sciphox="urn::sciphox-org/sciphox" xmlns:xsi="http://www.w3.
  <clinical_document_header>
    <id/>
    <!-- weltweite eindeutige Dokumenteninstanzennummer (noch kein Verfahren festgelegt, daher leer
    <document_type_cd V="11303-5" S="2.16.840.1.113883.6.1" DN="Überweisung">
        <!--Das S Attribut verweist auf die Tabelle, in der der Code 11303-5 (Referral) definiert ist.
        (Codesystem LOINC(ISO OID:2.16.840.1.113883.6.1) s.a. www.regenstrief.org) -->
        <NOTE V="Version 1.0"/>
        <!-- spezifische Versionsnummer zum Überweisungsdokument -->
    </document_type_cd>
    <origination_dttm V="2002-07-07T13:20:00,000-01:00"/>
    <provider>
        <provider.type_cd V="PRF"/>
        <!--PRF = PERFORMER ~ Ausführender -->
        <person>
            <id EX="2780123" RT="2.16.840.1.113883.3.7.2.999.1.1"/>
            <!--EX Attribut: Vertagsarztnummer -->
            <!--RT Attribut: Codesystem der KV, z.Bsp. Arztregister -->
            <person_name>
            <nm>
                    <PFX V="Dr. med." QUAL="AC"/>

  </clinical_document_header>
    <body>
      <section>
        <caption>Überweisung</caption>
        <paragraph>
          <content>
            local_markup ignore="all" descriptor="sciphox">
              <sciphox:sciphox-ssu type="referral_de" country="de" version="v1">
                <sciphox:Formularangaben>
                  <sciphox:Ausstellungsdatum V="2001-07-07"/>
                  <sciphox:Grund>
                    <sciphox:Behandlungsart V="K" S="2.16.840.1.113883.3.7.1.10" DN="ku
                    <sciphox:Einweisung>
                      <sciphox:Leidensursache V="U" S="2.16.840.1.113883.3.7.1.11" DN=
                    </sciphox:Einweisung>
                    <sciphox:Ueberweisung>
                      <sciphox:anFachgruppe V="HUG" S="2.16.840.1.113883.3.7.1.12" DI
                      <sciphox:Quartal V="2001-07"/>
                      <sciphox:AUbis V="2001-07-05"/>
                      <sciphox:Scheinuntergruppe V="KON" S="2.16.840.1.113883.3.7.1.1:
```

Durch die Persistenz aller – auch der als ungültig gekennzeichneten – Dokumente ist in CDA ein Mechanismus zur historisierten Dokumentenverwaltung implizit enthalten. Die ⌧ Abbildung 4.17 zeigt das Meta-Modell als UML-Diagramm von CDA Release 1.

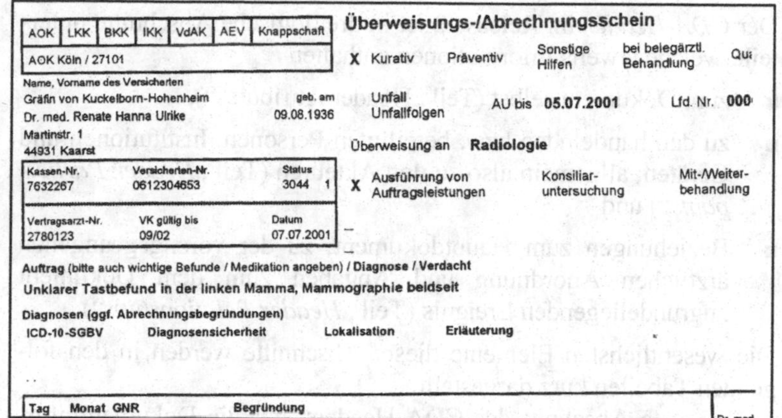

AOK | LKK | BKK | IKK | VdAK | AEV | Knappschaft

Überweisungs-/Abrechnungsschein

AOK Köln / 27101

X Kurativ Präventiv Sonstige Hilfen bei belegärztl. Behandlung Qu

Name, Vorname des Versicherten

Gräfin von Kuckelborn-Hohenheim geb. am

Dr. med. Renate Hanna Ulrike 09.08.1936

Martinstr. 1

44931 Kaarst

Unfall Unfallfolgen AU bis **05.07.2001** Lfd. Nr. **000**

Überweisung an **Radiologie**

Kassen-Nr.	Versicherten-Nr.	Status
7632267	0612304653	3044 1

X Ausführung von Auftragsleistungen Konsiliar-untersuchung Mit-/Weiter-behandlung

Vertragsarzt-Nr.	VK gültig bis	Datum
2780123	09/02	07.07.2001

Auftrag (bitte auch wichtige Befunde / Medikation angeben) / Diagnose / Verdacht

Unklarer Tastbefund in der linken Mamma, Mammographie beidseit

Diagnosen (ggf. Abrechnungsbegründungen)

ICD-10-SGBV Diagnosensicherheit Lokalisation Erläuterung

Tag Monat GNR Begründung

Dr. med

Abb. 4.16: CDA-Dokument in Browser-Ansicht

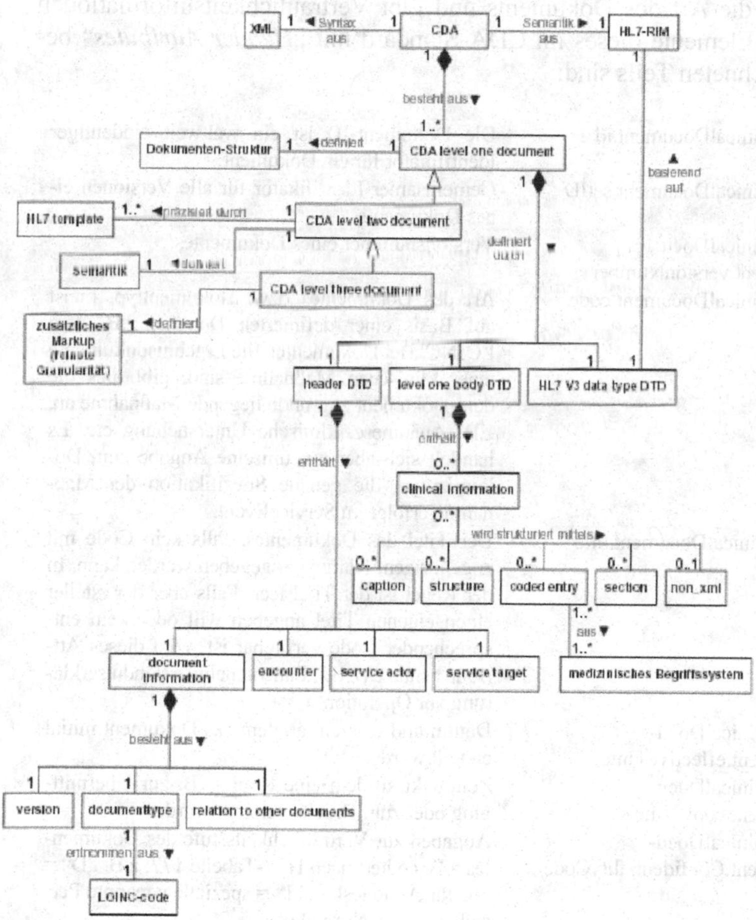

Abb. 4.17: UML-Modell von CDA Release 1 (Pedersen 2003)

3 logische Header-Abschnitte

Der *CDA-Header* im Release 2 ist in drei logische Abschnitte unterteilt, welche jeweils Informationen enthalten

- zum Dokument selbst (Teil „Header Attributes"),
- zu den handelnden bzw. beteiligten Personen, Institutionen und Geräten; allgemein also zu den Akteuren (Teil „*Header Participants*") und
- Beziehungen zum Hauptdokument, zu der vorangegeangenen ärztlichen Anordnung und Angaben zum dem Dokument zugrundeliegenden Ereignis (Teil „*Header Relationships*").

Die wesentlichsten Elemente dieser Abschnitte werden in den folgenden Tabellen kurz dargestellt.

Der erste Abschnitt des CDA-Headers, der die Dokumentinformationen enthält, identifiziert das Dokument eindeutig, kennzeichnet die Art des Dokuments und gibt Vertraulichkeitsinformationen an. Elemente dieses im CDA-Standard mit „*Header Attributes*" bezeichneten Teils sind:

Tabelle 4.1: Wesentliche Elemente des CDA-Headers zu Dokumentinformationen

ClinicalDocument.id	Die Dokument-ID ist ein weltweit eindeutiger Identifikator für ein Dokument.
ClinicalDocument.setID	Gemeinsamer Identifikator für alle Versionen eines Dokuments.
ClinicalDocument.versionNumber	Versionsnummer eines Dokumentes.
ClinicalDocument.code	Art des Dokumentes bzw. Dokumenttyp, meist auf Basis einer definierten Domäne z.B. dem LOINC. Bei Dokumenten die Ergebnisdokumente einer klinischen Maßnahme sind, gibt dies die dem Dokument zugrunde liegende Maßnahme an, z.B. Anamnese, klinische Untersuchung etc. Es handelt sich aber nur um eine Angabe zum Dokumenttyp, die genaue Spezifikation der Maßnahme erfolgt im ServiceEvent.
ClinicalDocument.title	Der Titel des Dokumentes, falls kein Code mit zugehörigem Klartext angegeben werden kann. In der Regel ist der Titel leer. Falls aber der rsteller einen eigenen Titel angeben will oder kein entsprechender Code verfügbar ist, wird dieses Attribut benutzt (z.B. „Patienteneinverständniserklärung zur Operation")
ClinicalDocument.effectiveTime	Datum und Uhrzeit, an dem das Dokument initial erstellt wurde.
ClinicalDocument.copyTime	Zeitpunkt zu dem eine Kopie z.B. zur Übermittlung oder zum Drucken erstellt wurde.
ClinicalDocument.ConfidentialityCode	Angaben zur Vertraulichkeitsstufe des Dokumentes z.B. codiert nach HL7-Tabelle 177, z.B. „D" = nur für Ärzte lesbar, „I" = spezielle genannte Personen, „N" = Normal usw.
ClinicalDocu-	Sprache, in der das Dokument verfasst ist.

ment.languageCode	
<fullfills_order>	Angaben zu jener /jenen Anordnung(en) („orders"), mit denen die dem Dokument zugrunde liegenden Maßnahmen angefordert wurden.

Nach den Dokumentinformationen folgen die Informationen zu den beteiligten Akteuren und ihren Rollen und Verantwortlichkeiten (Teil: „*Header Participants*"). Die menschlichen Aufgabenträger können dabei sehr verschiedene Rollen einnehmen, was entsprechend berücksichtigt ist. So ist es denkbar, dass z.B. eine originäre Röntgenmaßnahme von Radiologe A durchgeführt wird, Radiologe B befundet das Bild durch ein Diktat, welches aber von einer Schreibkraft X geschrieben wird. Am Ende signieren Radiologe B und der Leiter der Radiologie (Radiologe C) den Befund und geben diesen damit frei. In der Regel kann dabei auch die Rolle eines Akteurs auf Basis von in der CDA-Definition festgelegten Codierungen näher spezifiziert werden. Zusätzlich können Informationen zur Signatur abgelegt werden. Der im Standard benannte Teil „Header Participants" enthält folgende Angaben:

Tabelle 4.2: Wesentliche Elemente des CDA-Headers zu den Akteuren

Authenticator	Verantwortliche Person, die unterschreibt und für die Richtigkeit des Inhaltes bürgt.
Author	Der Autor oder das Gerät, das die Angaben im Dokument erstellt hat. Ein Dokument kann auch mehrere Autoren haben.
Custodian	Die verantwortliche Organisation, die das Dokument verwaltet, dafür verantwortlich ist bzw. der das Originaldokument gehört.
dataEnterer	Angaben zur Niederschrift des Dokumentes, z.B. wer die Erfassung vorgenommen hat, z.B. die Schreibkraft, die ein Diktat geschrieben hat.
EncounterParticipant	Angaben zu den Teilnehmern des dem Dokument zugrunde liegenden Kontaktes bzw. Anlasses.
Informant	Personen, die zum Inhalt des Dokumentes beigetragen haben, aber nicht Behandler oder Patient sind, z.B. Angehörige, die Auskunft über einen Patienten geben.
InformationRecipient	Personen oder Organisationen, die eine Kopie des Dokumentes erhalten sollen.
LegalAuthenticator	Verantwortliche Institution / juristische Person der das Dokument bei Übermittlungen an andere Stellen rechtlich zugeordnet wird.
Participant	Sonstige Personen oder Organisationen, die in die Dokumentenerstellung involviert waren und nicht in eine der zuvor angegebenen Klassen fallen.
Performer	Angaben zu den Personen, die an dem dem Dokument zugrunde liegenden Ereignis mitgewirkt haben, durchführende Personen, z.B. die Mitglieder eines OP-Teams.

RecordTarget	Bezug zur Kranken-, Fall- oder Behandlungsakte, zu der das Dokument originär gerhört, da ein Patient mehere Akten haben kann (chrirugische Ambulanzakte, gynäkologische Ambulanzakte, Stationäre Akte der Chirirgie).
Responsoble Party	Person oder Organisation die für den Kontakt bzw. die Umstände der Dokumentenentstehung verantwortlich ist.
Participant Scenarios	In vielen Fällen wird eine Person mehrere der bisher angeführten Rollen einnehmen: Ein Arzt in der Ambulant ist Teilnehmer am Kontakt, Autor des Dokumentes, er unterschreibt auch und ist auch Durchführender der dokumentierten Maßnahme. Mittels den Szenarien kann durch einen Eintrag die Kombination der verschiedenen Rollen die eine Person bezgl. des Dokumentes eingenommen hat angegeben werden.

Neben der notwendigerweise verpflichtenden Angabe zum Patienten können auch Proben, ein Familienangehöriger oder ein Dokument der Patientenbehandlung als „encounterParticipant" oder „Participant" angegeben werden. Ebenso kann auch ein Gerät, das Informationen für das Dokument lieferte („author") angegeben werden. Ein Beispiel soll die erläutern: Wird z.B. eine Fremdanamnese durchgeführt, so ist der durchführende Arzt der „author", der Patient auf den sich diese Fremdanamnese bezieht wird als „Partcipant" mit seiner Rolle als Patient angegeben, wobei er selbst an der Maßnahme gar nicht beteiligt ist und der Familienanghörige der befragt wird wird als „Informant" angegeben. Schreibt ein Arzt ein Gutachten auf Basis ihm vorliegender anderer Dokumente einer Patientenbehandlung, so sind diese Dokumente entsprechende Bezugsobjekte, die an der Erstellung des Gutachtens „beteiligt" waren d.h. eine Rolle gespielt haben.

Zum Schluss folgt jener Teil mit den Informationen zu den an der Durchführung der dem Dokument zugrunde liegenden Maßnahme(n) und anderen wesentlichen zu dokumentierenden Beziehungen (Teil: „*Header Relationships*").

Tabelle 4.3: Wesentliche Elemente des CDA-Headers zu Beziehungen

ParentDocument	Erstes initiales Dokument, dem das aktuelle Dokument zugrunde liegt, z.B. bei Revisionen oder verschiedenen Versionen eines Dokumentes bzw. das Dokument, für das das aktuelle Dokument einen Anhang darstellt.
ServiceEvent	Die Maßnahme, für die das Dokument ein Ergebnisdokument ist, also die der Erstellung zugrundeliegende Handlung. Mit den Angaben kann der ClinicalDocument-Code verfeinert bzw. besser beschrieben werden. Ebenso wir hierunter der Zeitpunkt oder Zeitraum der Durchführung der Maßnahme(n) ange-

	geben.
Order	Bezug zum internen oder externen Auftrag (Überweisung), der zu den Maßnahmen und somit zu dem Dokument geführt hat.
Consent	Angaben zum Konsentierungsstand des Dokumentes.
EncompassingEncounter	Angaben zum dem Dokument zugrunde liegenden Kontakt bzw. Kontext und Umständen, z.B. Termin in der chirurgischen Ambulanz, Telefongespräch mit Angehörigem, Ort des Kontaktes u.v.a.m. Hierunter fallen auch die in Release 1 bezeichneten Angaben <practice_setting_cd>, <service_location> usw.

Gegenüber Release 1 sind einige Angaben hinzugekommen, andere Angaben wurden mehr generalisiert. So ist vor allem die Beteiligung von Personen und Geräten sowie die Angaben zu den Rahmenbedingungen der Entstehung eines Dokumentes in eine generellere Struktur gebracht worden.

Durch den Einsatz von CDA enthalten also alle Dokumente selbst eine definierte Menge von Metadaten als Inhalt im Header.

Vorteile von CDA-Dokumenten

CDA-Dokumente bieten gegenüber herkömmlichen elektronischen Dokumenten neben der formaleren Kommunizierbarkeit der Dokumente zwischen Anwendungssystemen folgende zwei entscheidende Vorteile:

- Aus einem Bestand von CDA-Dokumenten können alle Metadaten für eine dokumentenorientierte oder prozessorientierte Krankenakte extrahiert werden, die archivierten Objekte selbst tragen also alle notwendigen Informationen implizit in sich.
- Neu eingehende Dokumente können automatisiert registriert d.h. in das elektronische Archiv eingefügt und die Metadaten des Dokumentes in die entsprechenden expliziten Indexierungsstrukturen der Elektronischen Krankenakte eingefügt werden (s. ⌧ nachfolgende Abbildung).

Selbstorganisierende Archive mittels CDA

Damit können sich selbstorganisierende Archive bzw. eEPA-Systeme aufgebaut und betrieben werden, die angekoppelt an beliebige kommerzielle Informationssysteme über eine entsprechende Schnittstelle Verwendung finden können. Die Abhängigkeit von der Software einzelner Hersteller entfällt und die das Archiv führende Institution erhält selbst wieder Transparenz und Kontrolle über das Elektronische Krankenaktenarchiv.

Ein Beispiel für die Anwendung dieser Importfunktionen findet sich in Kapitel 6.4.3, S. 466).

Abb. 4.18: *CDA-Import in elektronisches Archiv*

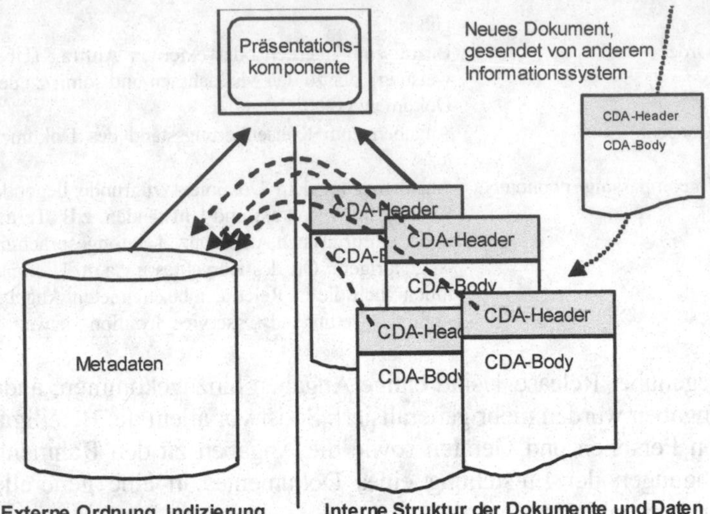

Body enthält beliebig standardisierte Teile

Der Body kann nun beliebig standardisierte Teile enthalten, die prinzipiell in die 3 Gruppen eingeteilt werden können:

- *Narrativer Text*, der zwar durch gewisse hierarchische Strukturelemente oder Typisierung strukturiert werden kann, die Strukturierungs-Tags hierzu sind aber sehr allgemein (Abschnitt, Paragraph, Liste, Überschrift usw.) und eine semantische Interpretation dieser Teile durch Rechner und damit die Unterstützung einer semantischen Interoperabilität ist hiermit nicht gegeben.
- *Section-Level Templates* sind formal beschriebene und aus dem RIM abgeleitete Informationsteile, die alle Möglichkeiten von XML ausschöpfen. Ihre Verwendbarkeit in einem Dokument hängt vom Dokumenttyp selbst ab, d.h. es besteht eine semantische Abhängigkeitsbeziehung zwischen dem Header-Attribut ClinicalDocument.code (bzw. ClinicalDocument.title) und den im Body verwendbaren Section-Level Templates. Solche Section-Level Templates sind z.B. (Heitmann 2005):
  - „Observation“: Dokumentationsstruktur für Beobachtungen z.B. in Form eines Teilbefundes,
  - „Procedure“: Allgemeine Dokumentationsstruktur für eine medizinische Maßnahme wie z.B. eine Operation, eine Röntgenuntersuchung etc.,
  - „Encounter“: Angaben zu früheren, aktuellen oder geplanten Patientenkontakten und Aufenthalten z.B. in der Tagesklinik,
  - „SubstanceAdministration“: Dokumentationsstruktur zu Verabreichung von Substanzen, z.B. eine Medikation.

- *Entry-Level Templates* sind feingranulare und in vielen Dokumenten wiederverwendbare ebenfalls formal beschriebene Mini-Informationsstrukturen mit ein bis wenigen Atributen, die z.B. bestimmte klinische Konzepte beschreiben wie z.B. Blutdruck, Blutbild, Dauerdiagnose. Man könnte für sie eine Analogie zu den abstrakten Datentypen ziehen.

Beispiele für CDA Release 2 Dokumente finden sich bei Heitmann (2005).

CDA: Effektive Kommunikation und Management klinischer Dokumente

Zusammenfassend kann festgehalten werden, dass die Clinical Document Architecture eine mächtige Basis zum Aufbau transparenter elektronischer medizinischer Akten und Archive darstellt und daneben die Möglichkeit bietet, darauf aufbauend flexible prozessorientierte Repräsentationen der Elektronischen Krankenakte zu realisieren. CDA-Dokumente enthalten als Träger der Originaldaten im Body zusätzlich im Header alle notwendigen Metadaten und Zusatzangaben, um die effektive Kommunikation von klinischen Dokumenten zwischen Anwendungssystemen und ein effektives Management dieser Dokumente zu gewährleisten.

Überprüfung der Integrität möglich

CDA-Dokumente können auf Basis der XML-Technologie mit entsprechenden Werkzeugen auf Wohlgeformtheit aber auch mittels ergänzender Schema-Dateien (xsd-Dateien) und entsprechender Skripte auf Vollständigkeit und strukturelle und semantische Integrität geprüft werden.

Trennung von Inhalt und Darstellung

Da bei XML, und somit auch bei CDA, Inhalt und Darstellung voneinander getrennt behandelt werden, ist die Authentizität eines Dokuments dann in Frage gestellt, wenn der Empfänger dieses nicht darstellen oder aber nicht alle Inhalte darstellen kann. Für eine signaturgesetzkonforme Kommunikation muss gewährleistet sein, dass *alle* (signierten) Daten auf Empfängerseite – nicht zwingend in derselben Form, aber lesbar – angezeigt werden. Um dies sicherzustellen, bedarf es adäquater Regelungen wie der Verwendung von Stylesheets, dem Bezug der Signatur auf ein bestimmtes Stylesheet oder der Zertifizierung korrekt arbeitender, d.h. in entsprechender Art und Weise darstellender Software. Prinzipiell ist es das hinsichtlich der Authentizität sicherste Verfahren, wenn der Empfänger das gleiche Stylesheet wie der Ersteller bzw. Sender benutzt. Für eine ganz enge Kopplung von Inhalt und Repräsentation ist denkbar, dass der Ersteller das Inhaltdokument und zusätzlich das Inhaltsdokument zusammen mit dem Stylesheet signiert.

4.4.5
SCIPHOX – CDA-Erweiterungen

Notwendigkeit der Berücksichtigung nationaler Gegebenheiten

Wie in ⌧ Kapitel 4.2.4.8, Seite 317 dargestellt, handelt es sich bei SCIPHOX um eine Arbeitsgemeinschaft zur Förderung des CDA-Einsatzes. Da in CDA nationale Spezifika der Regelungen im Gesundheitswesen bzw. nationale Informationsstrukturen nicht enthalten sind, müssen für einen breiteren Einsatz von CDA nationale Ergänzungen z.B. für die Dokumentation von administrativen Angaben oder für die Abbildung spezieller ambulanter oder stationärer Formulare (⌧ Kap. 5, S. 379) vorgenommen werden. Für die Begrifflichkeiten der SCIPHOX-Spezifikation wurde ein eigener Namensraum angelegt, auf diese Weise sind den Begriffen eindeutig ihre Herkunft und ihr Anwendungsbereich zuordenbar, wodurch die Übersichtlichkeit erhöht und Namenskonflikte vermieden werden.

SCIPHOX-Dokumente sind CDA-Dokumente!

SCIPHOX-Dokumente sind CDA-Dokumente, die um bestimmte Strukturen – die Informationscontainer bzw. „Small Semantik Units" (SSUs) – ergänzt wurden. Hierzu werden zusätzliche XML DTDs bzw. Schema-Definitionen erstellt, die in einem semantischen Register (Repository) niedergelegt sind. Die SSUs können bezogen auf CDA Release 2 auch als entry-level Sections angesehen werden. Die Idee der SSUs hat inwzischen auch international Resonanz bekommen und SSUs kommen auch in andern nationalen Projekten zum Einsatz.

Ein SCIPHOX-Dokument ist daher auch bedingt ohne die spezifischen SSUs verständlich, da das lokale Markup, welches für einen speziellen nationalen oder lokalen Geltungsbereich definiert wurde, von reinen CDA-Applikationen ignoriert werden kann. Die in SCIPHOX definierten SSUs sind in Abhängigkeit von ihrem Verwendungszweck entweder im Header oder im Body eingearbeitet. Die SCIPHOX-Definitionen gehen über Level 1 von CDA hinaus, da sie nicht nur strukturierten Text mit generischen Tags enthalten, sondern strukturierte und formalisierte Informationsstrukturen auf Basis von XML sind.

Die nachfolgende Abbildung zeigt zwei SSUs aus einer CDA-eKrankenhauseinweisung: „Refferal_de" zu speziellen Angaben zur Krankenhauseinweisung und „diagnose_de" mit Angaben zu den Einweisungsdiagnosen (Quelle: kvno.de/mitglieder/d2d/xml _anwen .html, letzter Zugriff 14.04.2006).

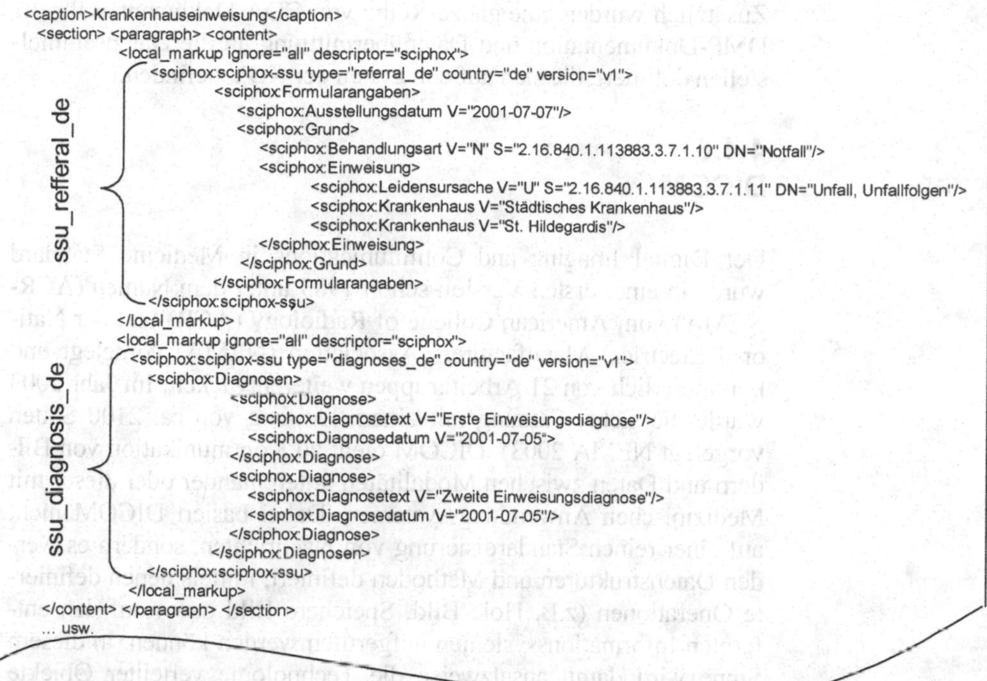
<caption>Krankenhauseinweisung</caption>
<section> <paragraph> <content>
<local_markup ignore="all" descriptor="sciphox">
<sciphox:sciphox-ssu type="referral_de" country="de" version="v1">
<sciphox:Formularangaben>
<sciphox:Ausstellungsdatum V="2001-07-07"/>
<sciphox:Grund>
<sciphox:Behandlungsart V="N" S="2.16.840.1.113883.3.7.1.10" DN="Notfall"/>
<sciphox:Einweisung>
<sciphox:Leidensursache V="U" S="2.16.840.1.113883.3.7.1.11" DN="Unfall, Unfallfolgen"/>
<sciphox:Krankenhaus V="Städtisches Krankenhaus"/>
<sciphox:Krankenhaus V="St. Hildegardis"/>
</sciphox:Einweisung>
</sciphox:Grund>
</sciphox:Formularangaben>
</sciphox:sciphox-ssu>
</local_markup>
<local_markup ignore="all" descriptor="sciphox">
<sciphox:sciphox-ssu type="diagnoses_de" country="de" version="v1">
<sciphox:Diagnosen>
<sciphox:Diagnose>
<sciphox:Diagnosetext V="Erste Einweisungsdiagnose"/>
<sciphox:Diagnosedatum V="2001-07-05">
</sciphox:Diagnose>
<sciphox:Diagnose>
<sciphox:Diagnosetext V="Zweite Einweisungsdiagnose"/>
<sciphox:Diagnosedatum V="2001-07-05"/>
</sciphox:Diagnose>
</sciphox:Diagnosen>
</sciphox:sciphox-ssu>
</local_markup>
</content> </paragraph> </section>
... usw.
ssu_refferal_de
ssu_diagnosis_de

Abb. 4.19: Beispiele für SCIPHOX-SSUs

Die entsprechenden Schema-Definitionen zu den SSUs finden sich in der SCIPHOX-Schema-Datei, wo Wiederholangaben, Datentypdefinitionen und Werteausprägungslisten hinterlegt sind. Die bisher konsentierten und in Arbeit befindlichen SSUs und CDA-Dokumente zeigt folgende Tabelle (www.sciphox.org, letzter Zugriff 14.04.2006).

Tabelle 4.4: SCIPHOX-Spezifikationen

SSU-Name / CDA-Dokument	*Download-Quelle*
eArztbrief	http://www.kvno.de/mitglieder/d2d/xml_anwen.html
eKrankenhauseinweisung	http://www.kvno.de/mitglieder/d2d/xml_anwen.html
eEU-Notfallausweis	http://www.kvno.de/mitglieder/d2d/xml_anwen.html
eÜberweisung	www.sciphox.org/atwork/abstimmung/abstimmung.htm
ssu_additionalOrgInfo_de	www.sciphox.org/results/results.htm
Ssu_Arztbrief_de	Allgemeiner Arztbrief, zusammen mit VHITG
Ssu_bank_de	www.sciphox.org/results/results.htm
Ssu_Elektronisches_Rezept_de	www.sciphox.org/atwork/abstimmung/abstimmung.htm
Ssu_insurance_de	www.sciphox.org/results/results.htm
Ssu_medication_de	www.sciphox.org/atwork/abstimmung/abstimmung.htm
Ssu_observation_de	www.sciphox.org/atwork/abstimmung/abstimmung.htm
Ssu_procedure_de	www.sciphox.org/atwork/abstimmung/abstimmung.htm
Ssu_referral_de	www.sciphox.org/results/results.htm
Ssu_software_de	www.sciphox.org/results/results.htm

Zusätzlich wurden eine ganze Reihe von CDA-Dokumenten für die DMP-Dokumentation und Datenübermittlung an die Datensammelstellen definiert, die sich auf den Seiten der KBV befinden.

4.4.6 DICOM

Der Digital Imaging and Communications in Medicine Standard wurde in einer ersten Version schon 1983 unter dem Namen (ACR-NEMA) vom American College of Radiology (ACR) und der National Electrical Manufacturers Association (NEMA) vorgelegt und kontinuierlich von 21 Arbeitgruppen weiterentwickelt. Im Jahr 2003 wurde die siebte Fassung mit einem Umfang von ca. 2100 Seiten vorgelegt NEMA 2003). DICOM dient zu Kommunikation von Bildern und Daten zwischen Modalitäten untereinander oder dieser mit Medizinischen Anwendungssystemen. Dabei basiert DICOM nicht auf einer reinen Standardisierung von Nachrichten, sondern es werden Datenstrukturen und Methoden definiert, mittels denen definierte Operationen (z.B. Hole Bild, Speichere Bild usw.) auf den entfernten Informationssystemen aufgerufen werden können. In diesem Sinne wird damit ansatzweise die Technologie verteilter Objekte (⌦ Kap. 2.5.6.6, S. 134) implementiert. Der Standard besteht aus 18 Teilen. Einen Überblick zu den behandelten Themen gibt nachfolgende Tabelle, eine Kurzbeschreibung zu den einzelnen Teilen findet sich unter medical.nema.org/dicom/2004/04_01PU.PDF (letzter Zugriff 14.04.2006).

Tabelle 4.5: Teile des DICOM-Standards

DICOM Part 1: Introduction and Overview
DICOM Part 2: Conformance
DICOM Part 3: Information Object Definitions
DICOM Part 4: Service Class Specifications
DICOM Part 5: Data Structures and Encoding
DICOM Part 6: Data Dictionary
DICOM Part 7: Message Exchange
DICOM Part 8: Network Communication Support for Message Exchange
DICOM Part 10: Media Storage and File Format for Media Interchange
DICOM Part 11: Media Storage Application Profiles
DICOM Part 12: Media Formats and Physical Media for Media Interchange
DICOM Part 14: Grayscale Standard Display Function
DICOM Part 15: Security and System Management Profiles
DICOM Part 16: Content Mapping Resource
DICOM Part 17: Explanatory Information
DICOM Part 18: Web Access to DICOM Persistent Objects (WADO)
Release Notes for DICOM PS 3-2004

DICOM standardisiert im Kern Bildformate, Workflow, Sicherheit aber auch Dokumente. Eine neuere Entwicklung stellt „Web Acces to DICOM Persistent Objects“ (WADO) dar.

Details hierzu und der Standard selbst finden sich unter http://medical.ne ma.org/dicom.html (Letzter Zugriff: 15.04.2003).

4.4.7 CEN ENV 13734

Im Jahre 1994 nahm das Projektteam PT21 des CEN TC251 seine Arbeit auf und befasste sich unter dem Titel „Vital Signs Information Representation“ (VITAL) insbesondere mit den Erfordernissen der Kommunikation zwischen medizin-technischen Geräten und medizinischen Anwendungssystemen. In der Folge entstand der CEN-Standard „ENV13734 HEALTH INFORMATICS – Vital Signs Information Representation (VITAL)“, bestehend aus einem „Main Document“ und einem Annex A (Normative) „The Medical Data Information Base (MDIB) – Nomenclature, Data Dictionary and Codes“. Der Standard soll ermöglichen, dass medizintechnische Geräte per Plug&Play in ein Kliniknetzwerk integriert bzw. an medizinische Anwendungssysteme angeschlossen werden können.

Informationen zum Vorgängerstandard VITAL finden sich unter http://www.cs.tut.fi/~varri/vital.html (letzter Zugriff: 14.04.2006), eine Vorversion des Standards unter www.tc251wgiv.nhs.uk/pages/pdf/pt35fwd3.pdf (Letzter Zugriff 14.04.2006) die aktuelle Version ist kostenpflichtig.

4.4.8 GLIF

Wie bereits in ⌧ Kapitel 3.3.3, Seite 206 dargestellt, sind Leitlinien und klinische Pfade unverzichtbare Bestandteile einer evidenzbasierten Medizin und des Disease und Case Managements. Vor allem durch eine Unterstützung einer geführten prospektiv geplanten Versorgung durch entsprechende IT-Instrumente können diese modernen Ansätze praktikabel gemacht werden. Dabei müssen Leitlinien und klinische Pfade

- maschinenlesbar zur Verfügung stehen, um in entsprechenden Anwendungen genutzt und
- zwischen Anwendungssystemen ausgetauscht

werden können.

GLIF – gemeinsame Definition, Austausch und Nutzung von Leitlinien

Vor diesem Hintergrund wurde das Guideline Interchange Format (GLIF) – eine Spezifikation zur Modellierung und Repräsentation medizinischer Leitlinien – entwickelt (www.glif.org, letzter Zugriff 14.04.2006). Es soll die gemeinsame Nutzung und den Austausch von Leitlinien und klinischen Pfaden über mehrere Institutionen und Anwendungssysteme hinweg vereinfachen und ist das Ergebnis des Gemeinschaftsprojektes InterMed („Collaboratory Architecture for Distributed Clinical Information Processing", http://smi-web.stanford.edu/projects/intermed-web/, letzter Zugriff 14.04.2006) unter Beteiligung medizinischer Einrichtungen in Stanford, Columbia, Harvard und den McGill Universitäten. Die Spezifikation liegt inzwischen in der Version 3.4 mit Stand 2001 vor (http://smi-web.Stanford.edu/projects/intermed-web/guidelines/GLIF_TECH_SPEC.pdf, letzter Zugriff 14.04.2006).

Ausgangspunkt für die ersten Definition des „Guideline Interchange Format" war ein InterMed Workshop im April 1996. Im Rahmen dieses Workshops wurden erste Arbeiten zu einem systemunabhängigen Format präsentiert. Die Teilnehmer aus verschiedensten Fachgebieten vereinbarten einen ersten Konsens über die Terminologie von Leitliniensystemen sowie über Aspekte computerbasierter Leitlinien.

Die Entwicklung von GLIF basiert auf den Erfahrungen, den Beschreibungen und der Analyse von vier vorangehend entwickelten Ansätzen der an InterMed beteiligten Forschergruppen (Gerullat 2003):

- Die „Medical Logic Modules" (MLM`s) der Columbia Universität sind Programmmodule, die in der Arden Syntax verfasst werden. Die Arden Syntax kodiert medizinisches Wissen, dass in abgeschlossenen logischen Modulen (MLM) gekapselt wird. Ein MLM ist eine Kreuzung zwischen einer Produktionsregel und einem ablauforientierten Formalismus. Nach dem Aufruf eines MLM´s wird serienmäßig eine Sequenz von Instruktionen, inklusive Anfragen, Kalkulationen, logischen Anweisungen, sowie Schreibanweisungen ausgeführt. Ein MLM-Modul speichert Logik für eine medizinische Entscheidung. Aufeinanderfolgende Aufgaben können durch die Verkettung mehrerer MLM´s modelliert werden. Die logischen Module realisieren im Wesentlichen Alarm- und Erinnerungsfunktionen und generieren Ratschläge, sowie Warnungen zu bestimmten Zeitpunkten unabhängig voneinander. Ein MLM enthält vier funktionale Komponenten: Kontext (Hier werden die Aktivierungszeitpunkte eines MLM´s, sowie die Datenspeicher und Schnittstellen zu anderen MLM´s und Anwendungen bestimmt.), Logik (Diese enthält eine Menge medizinischer Kriterien oder Algorithmen und liefert eine Schlussfolgerung (*true*, *false*). Bei „true" wird der Aktionsteil ausgeführt, d.h. Nachrichten gespeichert, Emails versendet und auch Ergebnisse zurückgeliefert.), Handlung und Abbildung. Die verwendeten Begriffe in den MLM´s sind in lokalen Datenbanken abgelegt.

- Das GEODE-CM-System des „Brigham and Women's Hospital" kombiniert Leitlinien mit strukturierter Dateneingabe und Datenbankabfragen miteinander, schlägt Entscheidungen, sowie Aktionen vor und fordert gegebenenfalls die Eingabe fehlender Daten an.
- Die MBTA-Architektur des „Massachusetts General Hospital" ist für die Erstellung großer wissensbasierter, medizinischer Programmsysteme, speziell für klinische Erinnerungsfunktionen und Leitlinien verantwortlich. Grundlegende Bestandteile von MBTA sind: MBTA-Module (zur Repräsentation von prozeduralem Wissen und Eingabenerfragungen), MBTA-Objekte (Deren Attribute sind mit den Eigenschaften eines C++ Objektes vergleichbar, das relevantes Expertenwissen über Leitlinien strukturiert repräsentiert.) und MBTA-Explainer (Dieser liefert aus den erzeugten Objekten in Textform verfasste Erläuterungen über den Entscheidungsprozeß und das Entscheidungsergebnis.).
- EON ist eine komponentenbasierte Architektur der „Stanford Medical Informatics", die leitlinienbasierte Entscheidungsunterstützungssysteme erstellt. EON basiert auf einer Menge von Softwarekomponenten und Schnittstellen, die verschiedene Aufgaben zur Vermittlung in der Datenbank übernehmen: „protocol Steps" (Interventionen und Datenabfragen), „Intervention State" (aktueller Status einer Intervention), „revision rules" (verändern den Interventionsstatus oder andere Systemzustände), „eligibility criteria" (Auswahlkriterien) und „conditions" (Bedingungen für den Übergang von einem „protocol Step" zum nächsten).

Bei der Analyse dieser vier Anwendungen richtete man die Aufmerksamkeit besonders auf jene Merkmale, die für die Entwicklung eines gemeinsamen Standards als bedeutsam erachtet wurden:

- Zweck der Anwendung,
- Beispiele für implementierte Leitlinien,
- Grundstruktur und Bausteine zum Speichern des Wissens,
- „Input" und „Output" der Anwendung,

- Repräsentation der Abfolge von Entscheidungen und Aktionen und
- Repräsentation der Eignungskriterien und Übergangskriterien zwischen den Ereignissen.

Im Mittelpunkt stehen klinische pfade

GLIF3 liegt ein UML-Klassenmodell zugrunde, welches die einzelnen Bestandteile einer GLIF-Leitlinie definiert und enthält auch eine Methodologie zur Definition und Implementierung von GLIF-Leitlinien sowie eine Syntax auf Basis des Resource Description Frameworks (RDF) (Boxwala 2004). Genauer betrachtet handelt es sich aber nicht um ein UML-Modell für umfassende Leitlinien wie sie in ⌧ Kapitel 3.3.4, Seite 206 vorgestellt wurden, sondern um ein Modell für klinische Pfade und Algorithmen.

Auf dem Weg zu einer maschinenlesbaren GLIF-3-Leitlinie werden drei Entwicklungsstufen unterschieden:

- Entwicklungsstufe 1
  Konzeptuelles Flussdiagramm für den klinischen Pfad bzw. Algorithmus, das sich nicht mit bestimmten Details, wie Entscheidungskriterien oder relevanten Patientendaten auseinandersetzt. Das konzeptuelle Flussdiagramm repräsentiert eine allgemein verständliche, zeitliche Abfolge von klinischen Ausführungsschritten („Leitschritte") verschiedenen Typs („Action Step", „Decision Step", „Branch Step", „Synchronization Step", „Patient State Step"). Das „first step"-Attribut indiziert den Startpunkt eines Algorithmus. Das „Next step", „Branch" und „Option"-Attribut eines Leitschrittes beschreibt dessen weiteren Verlauf. Leitlinien dieser Stufe stellen Expertenwissen dar, dass sich besonders zur Dokumentation von Arbeitsergebnissen und als Diskussionsvorlage zwischen Medizinern und Informatikern und für die weitere Verfeinerung des Diagramms eignet. Finalisiert ist ein solches Flussdiagramm Ausgangspunkt für eine formale Spezifikation.
- Entwicklungsstufe 2
  Eine formale Spezifikation, die auf Konsistenz und Vollständigkeit geprüft werden kann. Die Flussdiagramme werden dabei auf ihre logische Beschaffenheit und Vollständigkeit hin geprüft. Die Ausdruckssprache, Definitionen der Wertebereiche von Patientendaten sowie Definitionen klinischer Handlungen und der Fluss der Algorithmen werden genauer und formal beschrieben.
- Entwicklungsstufe 3
  Eine implementierbare maschinenlesbare Spezifikation, die in medizinische Anwendungssysteme zu Ausführungszwecken ge-

laden werden kann. Diese kann z.B. in einem XML-Format vorliegen. Ebenso müssen entsprechende Schnittstellen beschrieben sein, damit in der lokalen Ablaufumgebung Patientendaten in die Abarbeitung integriert werden können.

Zum RIM kompatible Datentypen

Bei der Definition von GLIF wurde auf Kompatibilität hinsichtlich Datentypen und nicht GLIF-spezifischen Teilen wie Angaben zum Patienten, zu medizinischen Maßnahmen, semantischen Bezugssystemen usw. zum Reference Information Model (RIM, ⌧ Kap. 4.5.4, S. 359) geachtet.

Ziele der GLIF-Spezifikation

Ziel der GLIF-Spezifikation ist eine Leitlinien-Repräsentation zur Verfügung stellen, die folgende Eigenschaften besitzt:

- Präzision,
- Eindeutigkeit in der Repräsentation von medizinischen Konzepten und Prozeduren zur Gewährleistung der Mehrbenutzbarkeit,
- „Human readable",
- „computable" bezüglich in GLIF spezifizierter Leitlinien zur computerbasierten Entscheidungsunterstützung und
- Plattformunabhängigkeit, um die gemeinsame Nutzung der Leitlinien zu gewährleisten.

Die GLIF-Leitlinien können so auf einem zentralen Server in Form eines GLIF-Repository (Klinischer Pfad Server, ⌧ Kap. 3.8.7.5, S. 284) gespeichert werden. Der Zugriff darauf erfolgt über die Indizierung der Leitlinien bezüglich der zugeordneten Aktivierungsbezüge (Symptome, Diagnosen, Nachsorgepfade). Die Leitlinien selbst werden im XML-Format abgelegt.

Abb. 4.20. Übersicht zu GLIF-Bestandteilen

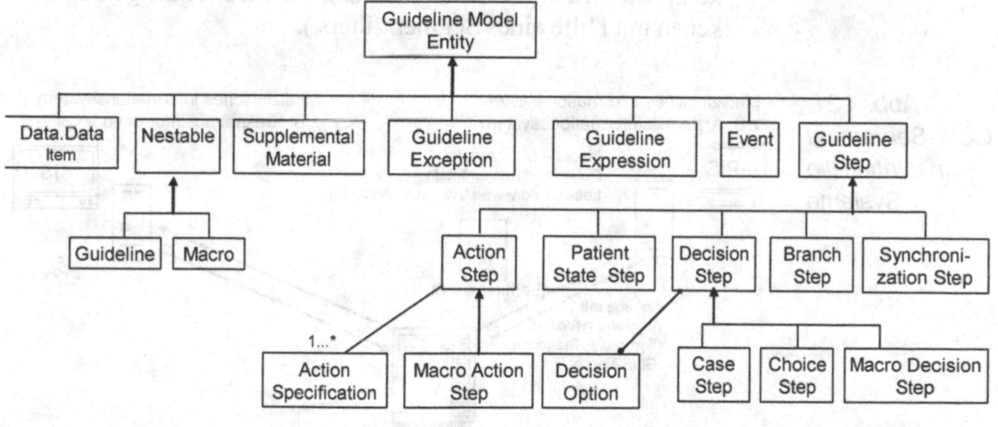

Eine GLIF-Pfad besteht aus verschiedenen Schritten, die selbst wieder eine Leitlinie oder ein Makro sein können. Auf der untersten Ebene werden medizinische Maßnahmen („Actions Steps"), Entscheidungspunkte („Decision Step"), Sprung- und Synchronisationspunkte („Branch- / Synchronisation Step") und Änderungen des Patientenstatus („Patient state step") zur Fortschreibung von zustandsvariablen zu einem Patienten logisch miteinander verkettet. Eine solche Verkettung stellt insgesamt einen klinischen Algorithmus beliebiger Komplexität dar. Dabei können auch komplexere zusammengesetzte Entscheidungen modelliert und auch MML-Makros integriert werden.

Ergänzende Informationen zu den Pfaden

Weitere Angaben zu einer GLIF-Leitlinie neben dem Ablaufpfad sind z.B.:

- Wartungsinformationen (Verfasser, Status der Leitlinie, letzter Modifikationszeitpunkt der Kodierung, Version der Leitlinie),
- die Intention einer Leitlinie bzw. deren Aktivierungsbezüge,
- Auswahlkriterien (Bedingungen, die wahr sein müssen, damit eine Leitlinie auf einem bestimmten Patienten angewendet werden kann),
- didaktische Materialien,
- eine Menge von Ausnahmefällen, die den normalen Ausführungsfluss einer Leitlinie unterbrechen,
- zur Abarbeitung notwendige Patientendaten, sonstige Parameter und Wertebereiche,
- „let expressions", die globale oder lokale Definitionen beschreiben und
- vorgegebene Sichten auf verschiedene Teile einer großen und komplexen Leitlinie (Unterstützung mehrerer Anzeigemöglichkeiten mit Hilfe eines Segmentfilters.).

Abb. 4.21: GLIF-Server und institutionelle Systeme

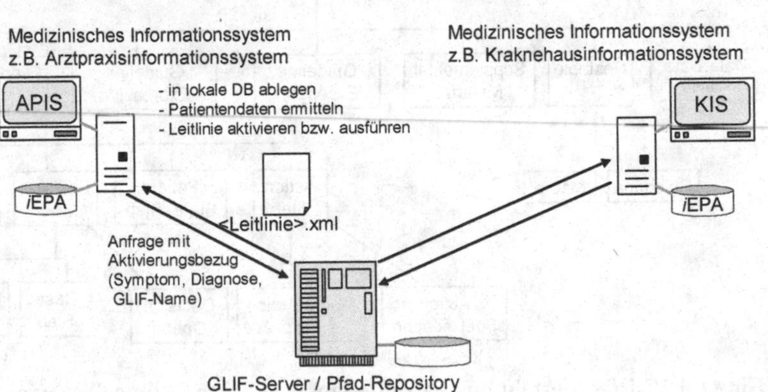

Zusammenfassend kann festgestellt werden, dass der GLIF-Standard sowohl ein Modellstandard als auch ein Kommunikationsstandard zum Austausch von strategischem Wissen in Form von Vorgehenspfaden und -algorithmen ist. Zur Zeit existieren nur wenige Anwendungen, es ist aber davon auszugehen, dass mit der zunehmenden Verbreitung von Ansätzen der integrierten Versorgung und des Case Managements auch der Druck auf die Hersteller institutioneller Informationssysteme zunimmt, entsprechende Import Module für das automatische Einladen (Importieren) von maschinenlesbaren Vorgehensbeschreibungen zu realisieren.

4.5 Datenmodellstandards, Referenzdatenmodelle

4.5.1 Einführung

Ziele von Referenzdatenmodellen

Referenzdatenmodelle in Form von Schemas bzw. Informationsmodellen sollen

- Basis für ein besseres und konsentiertes Verständnis der Anwendungsdomäne,
- Basis für die Entwicklung kompatibler und damit besser interoperabler Anwendungssysteme und
- Basis für die Ableitung von modellbasierten Kommunikationsstandards

sein. Vor allem Letzteres trägt zu einer transparenteren und besseren Interoperabilität von Anwendungssystemen bei, wobei beobachtet werden kann, dass „Referenzschema-inkompatible" Anwendungssysteme von deren Herstellern im Rahmen der Entwicklung von Interoperabilitätsmodulen zunehmend auch intern kompatibel zum Standard migriert werden, um aufwändige Schnittstellenumsetzungen zu vermeiden.

Anforderungen an Referenzdatenmodelle

Anforderungen an Informationsmodelle sind nach Wolff (2002):

1. Die Zielsetzung soll klar definiert sein.
2. Das IM soll einfach zu verstehen und anzuwenden sein.
3. Das IM soll vollständig sein.
4. Das IM soll erweiterbar sein.
5. Das IM soll patientenzentriert sein.

6. Das IM soll klinische Informationen in ausreichendem Detaillierungsgrand abbilden.
7. Das IM soll fachdisziplinübergreifend sein.
8. Das IM soll gesetzeskonforme Integration digitaler Signaturen ermöglichen.
9. Das IM soll mit standardisierten Vokabularen verknüpfbar sein.
10. Das IM soll das Einfügen von Kommentaren ermöglichen.
11. Das IM soll unterschiedliche Granularitäten abbilden können.
12. Es soll möglich sein, zum IM eine Abbildungsfunktion zu definieren, um daraus abgeleitete Dokumenttypen und Dokumente abbilden zu können.
13. Das IM soll auf bestehende Standards für elektronische Patientenakten abbildbar sein.

Informationsmodelle sind auch Basis für Nachrichtenstandards

Viele der inzwischen vorgelegten Standards – auch jene die eigentlich als Kommunikationsstandards oder Architekturstandards bezeichnet werden – enthalten heute Informationsmodelle; meist in Form von UML-Klassenmodellen. Die Modelle sind überwiegend generisch angelegt und daher auch nicht immer – wie in der vorangehenden Liste unter Punkt 2 gefordert – einfach zu verstehen und anzuwenden. Generizität (⌧ auch Haas 2005 A) soll vor allem den Gegenstandsbereich für Software – und hier für die Standards – vergrößern. In der Regel wird es für die Implementierung konkreter Anwendungssysteme aber notwendig, die generischen Referenzmodelle weiter zu spezialisieren. Dies geschieht z.B. im Rahmen des HL7 Frameworks über die Ableitung von D-MIMs und R-MIMs. In ⌧ Abb. 6.13 Seite 449 wird für das Elektronische Patientenaktensystem ein zwar immer noch relativ generisches aber aus dem RIM bzw. der CDA konkretisiertes Schema dargestellt.

4.5.2 Europäischer Notfalldatensatz

Im Notfall alles zur Hand

Der europäische Notfalldatensatz ist die entsprechende Datenstruktur zum europäischen Notfallausweis in Form eines papierenen Sichtausweises, der z.B. über den Deutschen Bundesverlag in Bonn bezogen werden kann. Der Ausweis enthält neben den Angaben zur Person und einem Foto des Besitzers Informationen zu chronischen Krankheiten, Allergien gegen Medikamente, lebensnotwendige Arzneimitteln, die Blutgruppe. Auch können sonstige Gesundheitsprobleme angegeben werden. Er wurde 1987 in Deutschland eingeführt und ist aufgrund einer Empfehlung des Rates der EU auch in anderen Ländern verbreitet. Zum Einsatz kommt er vor allem für Risikopatienten bzw. chronisch Kranke.

Die ⊠ nachfolgende Abbildung zeigt ausschnittsweise Teile des Sichtausweises (www.kvno.de/importiert/eEU-Notfallausweis.zip, letzter Zugriff 14.04.2006). Wie deutlich wird, enthält dieser verschiedene Kategorien, durch Ankreuzen der Kategorien wird markiert, dass der Besitzer eine Krankheit bzw. ein Gesundheitsproblem dieser Kategorie – formal gesehen einer bestimmten Krankheitsklasse – hat. Zwar kann jeweils im Klartext die konkrete Krankheit ergänzt werden, mit den multilingualen Kategorielisten in 9 Sprachen wird aber das Sprachproblem gelöst. Ein italienischer Arzt der kein Deutsch spricht, hat also zumindest Hinweise auf bestimmte Erkrankungen, wobei einige Kategorien „kleine" Klassen darstellen (Beispiel: Asthma, Diabetes, Hämophilie) und daher schon sehr genau Auskunft über das Vorliegen einer Krankheit geben, anderen Klassen aber sehr grob gewählt sind (Beispiel: Herzkrankheit, wichtiger chirurgischer Eingriff, Transplantation, Prothesen usw.) und den nicht die Sprache des Passbesitzers sprechenden Arzt über die genauere Angabe (z.B. welche Herzkrankheit hat der Patient?) im unklaren lassen. Eine Lösung wäre hier, die konkretisierenden Einträge in englisch zu verfassen.

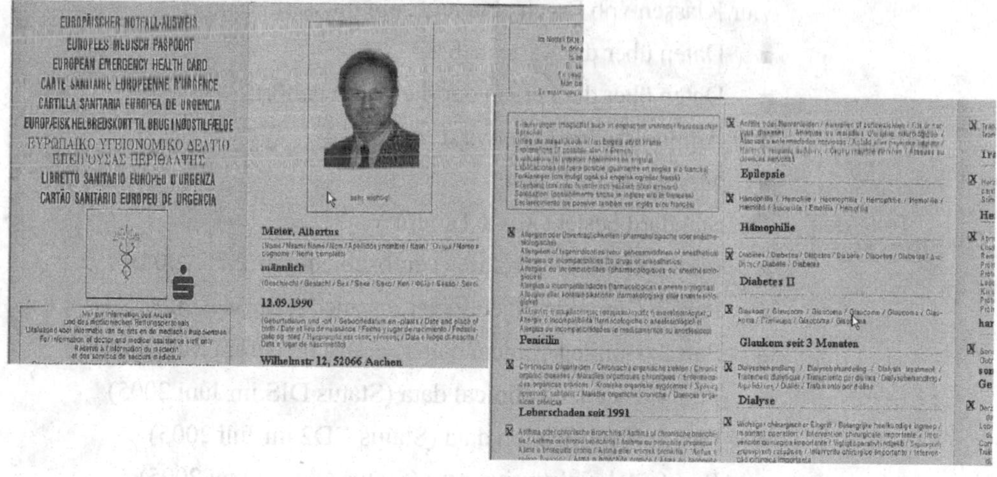

Abb. 4.22: Europäischer Notfallausweis

Wie die Abbildung deutlich macht, wird also das Vorhandensein bestimmter Krankheiten oder sonstiger Fakten durch Ankreuzen einer Kategorie angegeben – was datenstrukturtechnisch einer Bitleiste entspricht. Dementsprechend einfach gestaltet sich das Schema zu diesem Notfalldatensatz, das im Schema des Standards „Patient

Healthcard Data" (⌧ Folgekapitel) im Teil 3 „Limited Clinical Data" enthalten ist.

Ziel ist es, in der elektronischen Form die Notfalldaten einfach zwischen Anwendungssystemen austauschen zu können, in dem diese z.B. von einem elektronischen Ausweis eingelesen und je nach Veränderung ergänzt werden.

4.5.3 ISO 21549 – Patient Healthcard Data

ISO 21549: Standard für klinische Minimaldokumentation

Beim ISO 21549-Standard handelt es sich um einen insgesamt achtteiligen Standard zu medizinischen Daten auf Patientenkarten (Health Informatics – Patient Healthcard Data). Motiviert wurde dieser Standard vor dem Hintergrund der zunehmenden weltweiten privaten und beruflichen Mobilität die mit der Globalisierung einhergeht. Das Ziel: Jeder Mensch soll weltweit egal wo er sich gerade befindet im Krankheits- oder Notfall über die wichtigsten Daten zu seinem Gesundheitszustand verfügen können. In diesem Sinne handelt es sich um eine Minimaldokumentation, die den Charakter einer klinischen Basisdokumentation (⌧ Kap. 6.4.6.3, S. 493) hat und die weit über den europäischen Notfalldatensatz hinausgeht. Im Standard wird ausgeführt, dass auf einer solchen Karte im wesentlichen vier Klassen von Daten abgelegt sein müssen:

- Daten über die Karte selbst,
- Daten über die Person der die Karte gehört,
- Administrative Daten und
- Medizinische Daten.

Teile des ISO 21549

Der Standard besteht aus 8 Teilen:

- Part 1: General structure (verabschiedet im Mai 2004)
- Part 2: Common objects (verabschiedet im Mai 2004)
- Part 3: Limited clinical data (verabschiedet im Mai 2004)
- Part 4: Extended clinical data (Status DIS im Juni 2005)
- Part 5: Identification data (Status CD2 im Juli 2005)
- Part 6: Administrative data (Status CD im Juni 2005)
- Part 7: Electronic prescription (Status DIS März 2005)
- Part 8: Links (NWIP)

Das zugehörige grobe Informationsmodell zeigt ⌧ nachfolgende Abbildung (ISO/FDIS 21549-1 vom Januar 2004).

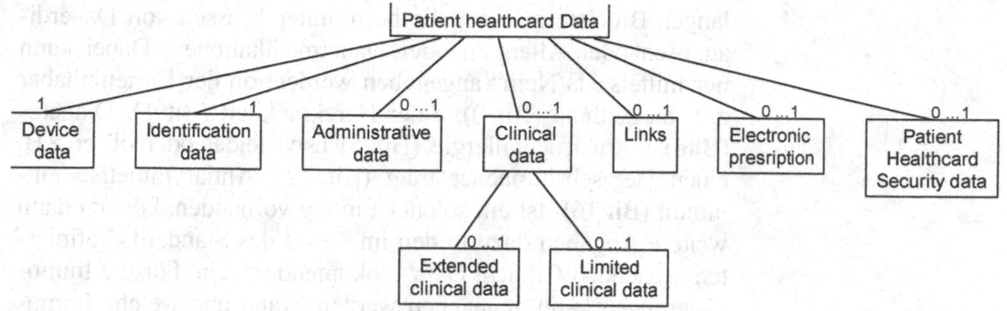

Abb. 4.23: Generelle Struktur des ISO 21549

Die Teile ISO 21549 - 1 bis 3 wurden am 15. Mai 2004 vom ISO Sekretariat offiziell herausgegeben und sind somit als internationaler Standard verbindlich verfügbar, die restlichen Teile befinden sich in verschiedenstem Status im Abstimmungsprozess. Die einzelnen Teile sind:

- ISO 21549-1 Part 1: General structure
  In diesem Teil des Standards wird eine Einführung und ein Überblick über den gesamten Standard gegeben und es werden Ziel und Zweck der folgenden Teile 2 bis 8 erläutert. Ebenso werden entsprechende Querverweise zu anderen ISO-Standards hergestellt.
- ISO 21549-2 Part 2: Common objects
  In diesem Teil des Standards werden allgemeine Objekte und Funktionalitäten betrachtet, um z.B. Interoperabilität und Datenschutz sicherzustellen. Im Einzelnen werden die Datenstrukturen für die interne und externe Verlinkung von Einträgen, die Nutzung bzw. Adressierung von codierten Daten mittels medizinischer Ordnungssysteme, die Datenstrukturen für Zugriffsrechteverwaltung sowie spezielle Kartensicherheitsdienste und zugehörige Datenstrukturen sowie kryptographische Dienste behandelt. In diesem Sinne wird der Begriff „Interne Verlinkung" auch für die Fremdschlüsselbeziehung zwischen Objekten benutzt.
- ISO 21549-3 Part 3: Limited clinical data
  Dieser Teil definiert die minimalen klinischen Angaben zur Unterstützung der Krankenversorgung unabhängig von medizinischen Fachgebieten und nationalen Spezifika. Themengebiete und Anzahl der Angaben bleiben aber weit unter dem für eine aussagekräftige Basisdokumentation notwendigen Umfang. Insgesamt bestehen die Limited Clinical Data aus einem limitierten Notfalldatensatz, Angaben zu durchgeführten Immunisierungen und Angaben zur Blutgruppe und durchgeführten Transfusionen. Der limitierte Notfalldatensatz besteht aus einer 34 Stellen

langen Bitleiste zur Angabe bestimmter Klassen von Dauerdiagnosen oder Allergien oder Dauermedikationen. Dabei kann nur mittels „Ja/Nein" angegeben werden, ob der Karteninhaber z.B. an Asthma (Bit 0), einer Herzkrankheit (Bit 1), Diabetes (Bit6), Zitrusfruchtallergie (Bit25) usw. leidet oder ob er z.B. einen Herzschrittmacher trägt (Bit 12), Antiarythmetika einnimmt (Bit 16). Ist ein solcher Eintrag vorhanden, können dann weitere Angaben dazu in den im Teil 4 des Standards definierten „Extended Clinical Data" dokumentiert sein. Für die Immunisierungen kann angegeben werden, wann und welche Immunisierungen erfolgten und ob es Unverträglichkeitreaktionen gab.

- ISO 21549-4 Part 4: Extended clinical data
  Dieser Teil ist zur Zeit als DIS (Draft International Standard) verfügbar und definiert weitere fachspezifisch relevante klinische Angaben sowie differenziertere Angaben zu den Diagnosen.
- ISO 21549-5 Part 5: Identification data
  Hier werden Angaben zur eineindeutigen Identifikation des Patienten bzw. Kartenbesitzers definiert.
- ISO 21549-6 Part 6: Administrative data
  Dieser Teil definiert administrative Angaben zum Karteninhaber zur Unterstützung der administrativen Abwicklung und Abrechnung der Krankenversorgung.
- ISO 21549-7 Part 7: Medication Data
  Der Teil 7 spezifiziert eine Verordnungsdokumentation und ist als DIS zur Abstimmung im Umlauf, also von den noch nicht als Standard verabschiedeten Teilen am weitesten fortgeschritten.
- ISO 21549-8 Part 8: Links
  Hier werden Angaben zu Links zu weiteren wichtigen medizinischen Informationen und Dokumenten die nicht auf der Karte abgelegt sind definiert. Diese Informationen befinden sich in entsprechenden operativen medizinischen Informationssystemen oder in der einrichtungsübergreifenden Elektronischen Patienaktensystem (eEPA, ⌧ Kap. 6.4, S. 455) des Patienten und können ggf. über Mechanismen der nationalen Telematikplattform bzw. Dienste der einzelnen Teilnehmersysteme zugegriffen werden.

Anzumerken ist, dass der Standard auch „family healthcare cards" vorsieht – dass also auf einer Karte die Dokumentation für mehrere Personen einer Familie enthalten sein kann.

Ziel dieses Standards ist es, die Interoperabilität zwischen Anwendungssystemen für eine „Teledokumentation" über den Austausch von Daten mittels Karten zu realisieren.

4.5.4 RIM

Ein Modell für die ganze Branche

Das Reference Information Model (RIM) ist zentraler Ausgangspunkt für die Standardisierung der HL7-Nachrichtentypen der Version 3 bzw. der Ableitung dieser Standardisierung vorgelagerter Domänenmodelle (⌧ Kap. 4.4.3, S. 323). Die Entwicklung des RIM begann 1997 im Rahmen einer Sitzung des HL7 Technical Steering Committee mit der Version 0.8. Aktuell ist die Version 2.13 als Download verfügbar (www.hl7.org/Library/data-model/RIM/model page_mem.htm, letzter Zugriff 14.04.2006). Das RIM bietet einen statischen Blick auf die Informationsstrukturen des HL7 Version 3 Standards. Dabei handelt es sich um ein generisches Modell, das auch in anderen Branchen Anwendung finden könnte.

Sechs zentrale Klassen

Das RIM besteht aus sechs zentralen Klassen, die den Zusammenhang von administrativen oder medizinischen Maßnahmen und beteiligten Akteuren abbilden. Hinsichtlich der Definitionen zu den Hauptklassen heißt es im HL7-Standard sinngemäß:

- Act (Handlung, Maßnahme)
  Ein „Act" ist eine Handlung von Interesse, die stattgefunden hat, stattfindet oder angefordert bzw. geplant ist. Eine solche Handlung ist eine zweckbestimmte Handlung in der betrachteten Domäne (hier: Gesundheitswesen), Instanzen der Klasse bilden also den patientenbezogenen (Be)Handlungsprozess ab. Beispiele: EKG, Klinische Untersuchung, Patienten aufnehmen. Die Bennung von Handlungen beruht auf definierten Semantikstandards, z.B. auf LOINC oder SNOMED.

- Entity (Entität)
  Eine Entität ist eine Klasse oder spezielle Instanz von physikalischen Objekten wie Organisationen, Teams, Personen aber auch Geräten, Räumen und sonstigen Artefakten, die im Rahmen der Durchführung von Handlungen relevant sind bzw. den Kontext abbilden. Beipiele: Arzt, Pflegekraft, Patient, EKG-Gerät, Therapieraum usw.

- Role (Rolle)
  Eine Rolle kategorisiert die Kompetenz einer Entität. Eine Entität kann mit einer oder mehreren der ihr inhärenten spezifischen Rollen an der Durchführung von Handlungen beteiligt sein. Rol-

len sind aber unabhängig von der Beteiligung an spezifischen Handlungen definiert.

- Participation (Partizipation) Teilnahme, Beteiligung an Handlungen)
  Hierbei handelt es sich um eine Beziehungsklasse zwischen Handlungen und Rollen. Die Partizipation repräsentiert die konkrete Beteiligung einer Entität in einer bestimmten Rolle an einer Handlung. Die möglichen Beziehungen werden durch die Handlung selbst eingeschränkt.
- ActRelationship
  Handlungen können natürlich miteinander in einer Beziehung stehen. Dies kann sowohl eine zeitliche (A folgt B) als auch eine inhaltliche (A verursacht B) als auch eine konstruktive (A besteht aus B, C und D) sein. Vordefinierte Verkettungen von Handlungen führen zu Workflow-Abfolgen.
- RoleLink (Rollenbeziehungen)
  Zwischen Rollen können bestimmte Abhängigkeiten bestehen bzw. in der Realität bestehen Rollenhierachien.

Alle diese Klassen haben weitere Spezialisierungen, die für den medizinischen Betrachtungsbereich von Bedeutung sind. Die nachfolgende Abbildung gibt die Klassenstruktur ohne Attributierung wieder.

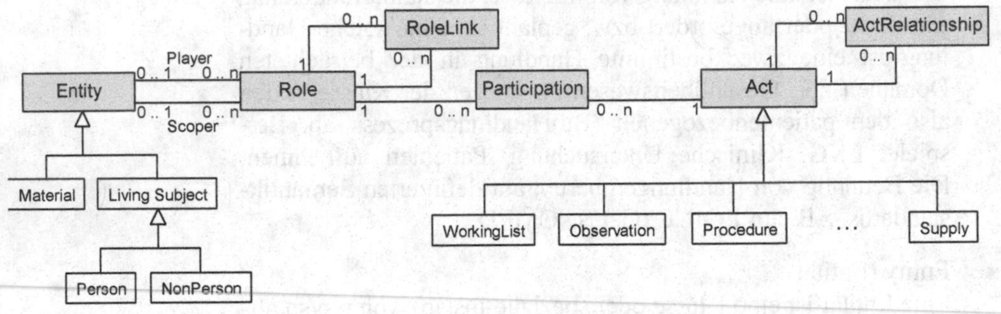

Abb. 4.24: Übersicht zum RIM

Dabei wird deutlich, dass der Handlung das zentrale Konzept im RIM zukommt, was aber hinsichtlich einer erweiterten Betrachtung des medizinischen Anwendungsbereiches (⮽ Domänenontologie in Abb. 6.12, S. 448) für die Implementierung konkreter Informationssysteme nicht ausreichend ist. Ergänzungen hierfür finden sich in ⮽ Kapitel 6.3, Seite 443.

4.5.5 Notfalldatensatz des BMGS

Im Rahmen der Einführung der Elektronischen Gesundheitskarte in Deutschland ist als freiwillige Anwendung auch die Möglichkeit vorgesehen, dass wichtige medizinische Daten des Karteninhabers – die sogenannten „Notfalldaten" – für die Behandlungsinstitutionen verfügbar gemacht werden. Der Umfang dieser Notfalldaten wurde unter dem Titel „Medizinische Datensätze der elektronischen Gesundheitskarte – Notfallversorgung und Prüfung der Arzneimitteltherapiesicherheit" im Juni 2005 in der Version 2.0 vom BMGS publiziert (http://www.dimdi.de/static/de/ehealth/karte/download/10 060 5_med_datensaetze_egk_v2-0.pdf, letzter Zugriff 15.04.2006). Zu folgenden Aspekten (im Original: „Kategorien") sollen dabei Informationen gespeichert werden:

Nationales Projekt mit eigenem Notfalldatensatz

- Diagnosen,
- Arzneimittelunverträglichkeiten,
- Prozeduren,
- Messwerte,
- Notfallrelevante Schutzimpfungen (Tetanus und Hepatitis B),
- Sonstige medizinische Informationen,
- Medikation,
- Kontaktdaten,
- Hinweis zum Vorliegen einer Patientenverfügung,
- Hinweis zum Vorliegen einer Erklärungen zur Organspende,
- Impfstatus und
- Blutgruppe.

Diese Informationen sollen im engeren Sinne für den außerklinischen Rettungsdienst, eine umfassende Notfallversorgung aber im Weiteren auch für eine verbesserte einrichtungsübergreifende Kooperation Verwendung finden. Ebenso sollen sie z.B. in klinischen Notfallaufnahmen und für eine automatisierte Arzneimitteltherapiesicherheit benutzt werden.

Nutzung für Notfallversorgung und einrichtungsübergreifende Kooperaiton

Die Spezifikation selbst liegt nicht als Informationsmodell vor. Statt dessen werden für die einzelnen „Kategorien" die Attribute unter Angabe von Kardinalität, Datentyp und wo notwendig dem Wertebereich spezifiziert. Die Spezifikation berücksichtigt dabei keine Assoziationen zwischen den verschiedenen „Kategorien" bzw. den enthaltenen Objekttypen und ist auch wenig generisch angelegt. Eine

Kompatibilität zum ISO-Standard 21549 besteht nicht bzw. ist nur in Teilen herleitbar. Nachfolgende Abbildung zeigt als Teilausschnitt die Definitionen zur Dokumentation von Diagnosen.

Abb. 4.25: Ausschnitt aus Notfalldatensatz des BMGS

Element	Kard	Datentyp	Kommentar
Diagnose	0..n		
>Diagnosefreitext	1..1	ST	Vollständig erklärender Freitext zur Diagnose.
>Lokalisation	0..1	CS	L = Links, R = Rechts, B = beidseits, U = unbekannt
>Kommentar	0..1	ST	Freitext zu jeder Diagnose, z.B. bei Allergien: Qualifizierung von Schweregraden, Quelle: Eigenanamnese, Vorbefund.
>Diagnosekode	1..1	CV	Schlüsselnummer nach ICD. (→ Versionen des ICD müssen innerhalb des Datentyps CV ausgewiesen werden.)
>Alpha-ID Kode	0..1	CV	ID-Kode für zusätzliche medizinische Detailangaben aus dem Diagnosethesaurus des ICD (Alphabet).
>Diagnosezusatzkennzeichen	0..1	CS	V = Verdachtsdiagnose bzw. ausschließende Diagnose Z = (symptomloser) Zustand nach der betreffenden Diagnose A = ausgeschlossene Diagnose
>ICD_Text	1..1	ST	Der ICD_Text entspricht dem mit der ICD angebotenen lesbaren Diagnosenthesaurus-Text und wird standardmäßig bei Eingabe des ICD-Kodes angeboten.
>Notfallkategorie	1..1	CS	Diagnosen sind einer vorgegebenen Kategorisierung zuzuordnen, z.B. entsprechend den Notfallkategorien [0-34] des ISO-Standard 21549-3 (Limited Emergency Data).Asthma , Herzerkrankungen, ... bis Sonstige.
>Diagnosedatum	0..1	TS	Datum / Zeitraum, an dem Diagnose gestellt wird.

4.6 Architekturstandards, Referenzmodelle

4.6.1 Einleitung

Architekturstandards beschreiben die gesamte technische Struktur eines Anwendungssystems bzw. einer Anwendungssoftware. Auch diese können in Analogie zu den Referenzdatenmodellen als Referenzarchitekturen mit generischem Charakter vorliegen. Durchsucht man auf die Liste der internationalen Standards auf den Begriff „architecture", so findet man folgende Standards:

- CEN ENV 12967: Healthcare Information System Architecture (HISA)
- ASTM E1239-00: Standard guide for content and structure of the Electronic Health Record (EHR)
- CEN ENV 13606: Electronic healthcare record communication

- ISO/TS 18308: Health informatics – Requirements for an electronic health record architecture
- CEN prEN 12967: Health informatics – Service Architecture

Weitere Aktivitäten, die sich vor allem mit der Architektur von Patientenaktensystemen beschäftigen und nicht im Rahmen der formalen Standardisierung erfolgen, sind aber auch:

- Die Community „openEHR", eine Gruppe von englischen und australischen Spezialisten, deren Ziel die Entwicklung einer Open Source Software für Elektronische Patientenakten ist (www.openehr.org, letzter Zugriff 14.04.2006).
- Das HL7 EHR Technical Committe, das sich zum Ziel hat, ein Funktionsmodell eines Elektronischen Patientenaktensystems zu entwerfen (www.hl7.org/ehr/documents/overview.asp, letzter Zugriff 14.04.2006)

Großer Umfang, hohe Komplexität

Der Umfang und die Komplexität der angesprochenen Architekturen bzw. Spezifikationen ermöglicht es nicht, diese hier nur annähernd wiederzugeben. Es soll daher im Folgenden lediglich ein Überblick zu drei wesentlichen Entwicklungslinien neben den HL7-Aktivitäten gegeben werden: Zum CEN Standard 13606 und den Projekten GEHR und openEHR.

Die Architekturbemühungen in diesen Projekten zielen vor allem darauf ab, Patientenaktensysteme untereinander kompatibel zu machen und so einen Austausch von Informationen oder den gegenseitigen Aufruf von Diensten zu ermöglichen. Dabei sollen nicht nur wie bei CDA gekapselte Dokumente austauschbar sein, sondern bestimmte strukturelle Extrakte auf Basis von semantischen Kriterien (z.B. Anfrage System 1 an System 2: Gib mir alle Dauerdiagnosen von Herrn Müller.)

4.6.2 CEN ENV 13606

CEN ENV 13606: Akten sollen interoperieren

Der CEN-Standard ENV13606 (Elecronic Healthcare Record Communication EHRC) hat zum eine das Ziel, die Interoparabilität zwischen Patientenaktensysteme zu verbessern. Hierzu muss ein Konsens hergestellt werden, was eigentlich eine Elektronische Patientenakte ist (s. auch ⌧ Kap. 6.3, S. 443). Vor diesem Hintergrund definiert der Standard eine Grundstruktur, aus der entsprechende Interaktionen zwischen Systemen abgeleitet werden. Zum Anderen soll damit auch Einfluss auf die Entwicklung von konkreten Systemen genommen werden.

Das Modell ist weitgehend generisch und dokumentenorientiert. Der Adressatenkreis dieses Standards sind Software-Entwickler aus der Informatik und Forschung, die Aktensysteme und Interoperabilitätsmodule hierfür entwickeln. Der Standard besteht in seiner aktuellen Überarbeitung aus insgesamt 5 Teilen (Bott 2005):

1. Die „*Extended Architecture*" beschreibt das Strukturmodell eines EHRC als Basis für die Definition von Transaktionen zwischen den Systemen.
2. Die „*Archetypes*" sind Konstrukte im Sinne kleiner gekapselter Informationseinheiten zur Repräsentation von (klinischen) Konzepten und beinhalten Schema und Semantik hierzu. Im Standard wird ein generisches Informationsmodell und eine formale Sprache zur Spezifikation und Kommunikation von Archetypes angegeben. Das Konzept der Archetypes findet sich auch bei HL7/CDA und openEHR. Instanzen von Archetypes können so Teil einer konkreten Patientenakte sein und einer der vorangehend genannten Original Component Complexes zugeweisen werden bzw. stellen strukturierte und definierte Ausprägungen der Record Components dar.
3. Der dritte Teil (ehemals „*Domain Termlist*", neu „*Terminology*") beinhaltet die Kategorisierung der Strukturobjekte und Systematiken für Inhaltsrepräsentationen. Eine solche Kategorisierung ist z.B. eine Dokumententaxonomie (⌧ Abb. 2.53, S. 159).
4. Die „*Security Requirements and Distribution Rules*" definieren Zugriffsregeln und Sicherheitsmodelle, Instanzen des Sicherheitsmodelles stellen dann bestimmte Datenschutz-Policies dar.
5. Der vierte Teil definiert „Messages for the Exchange of Information", also konkrete Nachrichtentypen mit Blick auf das im Teil 1 festgelegte Modell.

Die gesamte Spezifikation besteht somit aus einem generischen Strukturkonzept für Patientenakten und einem generischen Strukturkonzept für klinische Minikonzepte in Form von Archetypen, die Kombination beider mit entsprechenden Ausprägungen ergibt dann eine konkrete Aktenarchitektur.

Wie ⌧ nachfolgende Abbildung zeigt, sind die Komponenten der Architektur zum einen „Record Components", zum anderen „Root Architectural Components". Record Components werden spezialisiert im „Link Items", „Data Items", „Selected Component Complexes" und „Original Component Complexes". Die „Original Component Complexes" können „Cluster", „Headed Section",

„Composition“ oder „Folder“ sein, die selbst dann „Record Components“ enthalten. Vielfältige Verschachtelungen dieser Elemente ineinander sind möglich. Der „ Folder“ ist eine grobe Unterteilung im EHRC für einen Patienten, z.B. für ein spezielles Krankheitsbild oder für Einträge über eine längere Zeitspanne. Eine „Composition“ repräsentiert einen einzelnen identifizierbaren Beitrag in einem EHRC. Ein „Headed Section“ enthält Informationen auf einer Ebene unterhalb eines Eintrages und ein „Cluster“ dient der Aggregation von einzelnen „Data Items“ oder anderer „Cluster“, um dabei nicht den Sinnzusammenhang zu verlieren (Pedersen 2005).

Im Rahmen der Arbeitsgruppe „EHRcom“ wurde der CEN 13606 Standard in Bezug auf die Kommunikation seit 2001 überarbeitet. Der zuvor reinen Strukturbeschreibung folgten Aspekte zur Terminologie. Ziel ist eine Harmonisierung mit anderen Ansätzen durch Anpassen auf deren Paradigmen. Referenzmodell und Archetypen-Ansatz aus dem GEHR- bzw. openEHR-Projekt sollen ebenso wie Überlegungen im Bezug auf die Clinical Document Architecture oder den HL7 Datentypen berücksichtigt werden.

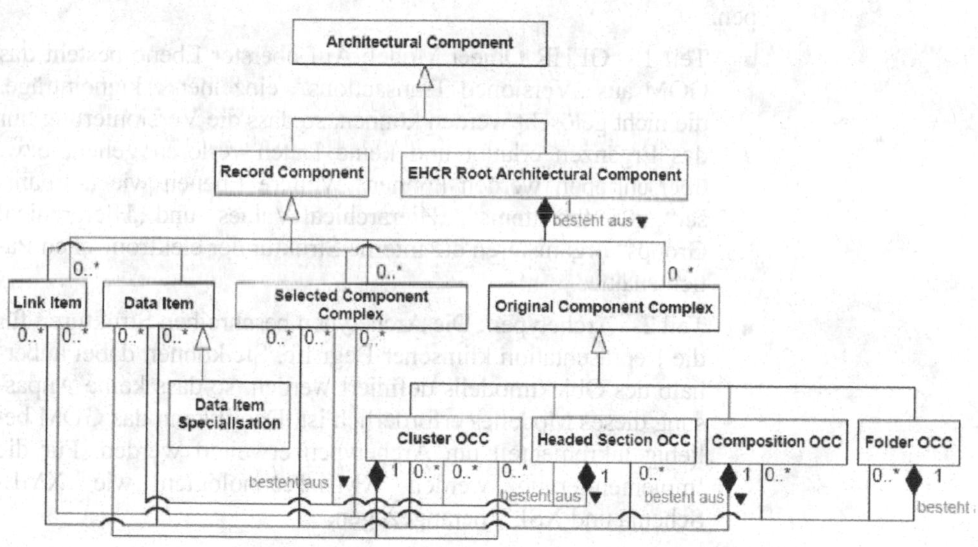

Abb. 4.26: Komponenten des 13606-EHR nach Pedersen (2005)

Die Abbildung macht den stark generischen Charakter der Aktenarchitektur deutlich. Die Interpretation der Inhalte erfolgt über die Attributierung konkreter Objekte mittels der Einträge aus den Domain-Termlisten. Damit lässt sich eine beliebig tief geschachtelte und granulierte Patientenakte gestalten, die aber strukturell den medizinischen Betrachtungsraum nur bedingt abbildet. Ob ein rein interpretatives Arbeiten mit diesen Strukturkomponenten durch Anwendungssoftware praktikabel ist, muss aber in Frage gestellt werden.

4.6.3 GEHR

Das GEHR (Good Electronic Health Record,) Informationsmodell ist eine Weiterentwicklung des von 1991-1995 durchgeführten Projektes Good European Health Record (http://www.chime.ucl.ac.uk /work-areas/ehrs/GEHR/, letzter Zugriff 15.04.2006), das Bestandteil des European Telematic Research Programms der europäischen Forschungsgruppe Advanced Informatics in Medizin (AIM) war. Anders als beim „traditionellen“ Modellierungsansatz wurde hier versucht, durch Trennung des Modells in ein Referenzmodell und in domänenspezifische Komponenten die Architektur schlanker und modularer zu gestalten.

Das Informationsmodell ist dementsprechend aufgeteilt in das GEHR Object Model (GOM) und das Metamodell für die Archetypen.

- Teil 1 – GEHR Object Model: Auf oberster Ebene besteht das GOM aus „Versioned Transactions“, einzelnen Akteneinträge, die nicht gelöscht werden können, so dass die Versionierung nur das Ergänzen erlaubt und keine Daten verloren gehen, bzw. überschrieben werden können. Weitere Ebenen wie „Organiser“, „Content Items“, „Hierarchical Values“ und „Hierarchical Groups“ organisieren die interne Struktur der elektronischen Patientenakte.
- Teil 2 – Archetypen: Die Archetypen beschreiben Strukturen für die Repräsentation klinischer Begriffe. Sie können dabei außerhalb des Objektmodells definiert werden, so dass keine Anpassung dieses Modelles erforderlich ist. Damit kann das GOM beliebig inkrementell um Archetypen erweitert werden. Für die Implementierung werden XML-Technologien wie XML-Schema und XSLT herangezogen.

4.6.4 openEHR

Einen weiteren generische Modellierungsansatz verfolgt das Projekt openEHR (www.openEHR.org, letzter Zugriff 014.04.2006). Die openEHR Foundation ist eine nichtkommerzielle Organisation des University College London (UK) und der Ocean Informatics Pty.

Ltd. Australia. openEHR – aus GEHR entstanden – versucht mit einem generischen EHR-Modell eine Harmonisierung der Ansätze von HL7, CEN13606 und GEHR zu erreichen. Ziel ist die Spezifikation einer Patientenaktenarchitektur und die Realisierung eines Open Source – Demonstrators auf Basis dieser Spezifikation. Insgesamt ist openEHR eine interoperable Gesundheitstelematikplattform, deren wesentliche Komponenten interoperabler modularer Patientenaktensysteme sind. Die Plattform hat folgende Merkmale:

- Möglichkeit der Dokumentation beliebiger klinischer Informationen inklusive Labordaten, Bilder, Diagnosen, Behandlungspläne und Materialien für die Patientenaufklärung.
- Unterstützung von Archetypes und Dokumentationstemplates zur Definition von Inhalt, Semantik und Benutzeroberflächen in einer implementierungsunabhängigen Form.
- Integration von semantischen Bezugssystemen in Form von Terminologien wie z.B. SNOMED oder LOINC sowie einschlägiger Klassifikationen wie ICD und ICPC.
- Integration von Nachrichtenmodulen zur Kommunikation mit anderen Anwendungssystemen via HL7- oder EDIFACT-Nachrichten.
- Fähigkeit zur Interoperabilität mit anderen Informationssystemen durch die Zurverfügungstellung von dokumentierten und veröffentlichten Methoden in Form von APIs.
- Verteilungs- und Versionisierungsmechanismen für Elektronische Patientenakten.
- Sicherstellung der Nachhaltigkeit durch Modularität, Adaptivität und inkrementelle Erweiterbarkeit als Basis für eine Speicherung von Patientenakten über eine sehr lange Zeit.

Die Spezifikationen für openEHR werden öffentlich zur Kommentierung bereitgestellt und sind frei verfügbar. Eine Zusammenarbeit mit ISO, CEN und HL7 soll die Kompatibilität zu den entsprechenden Standards sicherstellen. Die Arbeit erfolgt in Projektgruppen auf Ebene der Spezifikationen, Implementierungen und durch unterstützende Aktivitäten im bereich Toolentwicklung, Standardisierung, Konformitätstests und Schulung/Training.

Abb. 4.27: Technische Aktivitäten von openEHR

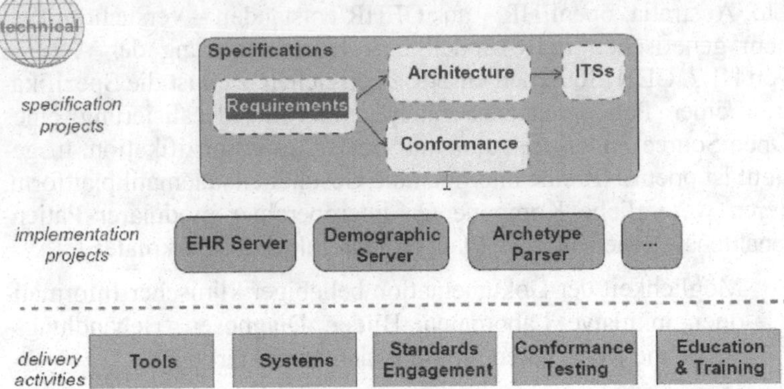

Hinsichtlich der inhaltlichen Aspekte stehen die klinischen Aktivitäten in den Bereichen Terminologien, Archetypen und Templates, sowie die Ausbildung und die Zusammenarbeit bei der Standardisierung mit anderen Gruppen im Mittelpunkt. Während die Vokabulare und Terminologien Basis für die semantische Interoperabilität von openEHR-Systemen sind, stellen die Archetypen und Templates die strukturelle Interoperabilität sicher. Die Vokabulare und Terminologien sind nicht nur Basis für die konkrete Patientendokumentation, sondern auch für die Erstellung von medizinischen Wissensbasen.

Abb. 4.28: Klinische Aktivitäten von openEHR

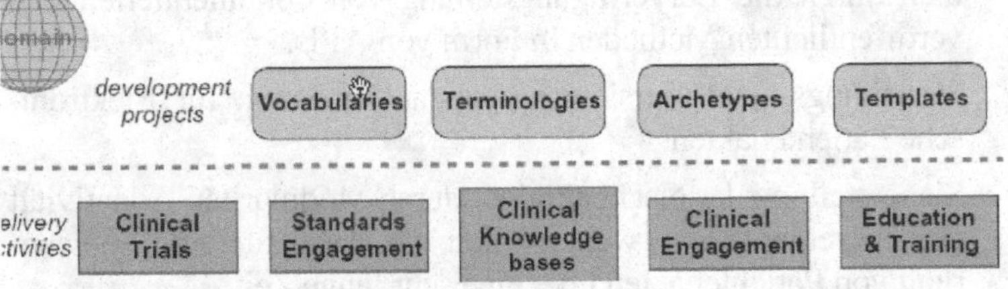

CEN TC 251 und die openEHR-Gruppe haben sich in einem „Memorandum of Understanding" darauf geeinigt, das Konzept von openEHR in der europäischen Standardisierung anzuwenden. Begleitend zur Standardisierung soll eine Open Source-Implementierung eines Referenzsystems erfolgen.

Generisches Informationsmodell als Rahmen für EPA-Systeme

Ein wesentliches Prinzip der Arbeiten ist die Trennung von generischem Referenzinformationsmodell und dem anwendungsbereichsspezifischen Domäneninformationsmodell. Dieser Zwei-Modell-Ansatz führt zu einer Trennung von Information und Wissen. Als Teil dieses generischen Ansatzes hat openEHR das Konzept der „Archetypen" (www.openehr.org/publications/archetypes/t_archetypes.htm, letzter Zugriff 15.04.2006) vorgestellt, und damit die

Möglichkeit der Modellierung wieder verwendbarer kleiner Informationsmodelle für klinische Konzepte geschaffen:

Archetypen: Kleine Bausteine für große Systeme

Bei der Modellierung durch Archetypen ist beabsichtigt, anhand von vorgegebenen Beispielen die Modellierung neuer domänenspezifischer Komponenten zu erleichtern. Diese Beispielausprägungen, genannt „Archetypen" (also „Ur-Formen"), werden bei der Entwicklung eines einrichtungsspezifischen „Domain-Modells" verwendet. Dabei werden aus den existierenden Archetypen die geeigneten herausgesucht und die krankenhausspezifischen Datenmodelle durch entsprechende Abänderung dieser erstellt. Die Domänenmodellierung ist dementsprechend kein mühsamer Prozess, der im Nichts beginnt, sondern zumeist eine Anpassung existierender kleiner Informationsmodelle. Eine Liste der in Australien konsentierten Archetypen findet sich unter http://oceaninformatics.biz/archetypes/, letzter Zugriff 15.04.2006.

Im Mittelpunkt stehen Healthcare Events

In seiner Version 5.0 wurde das Informationsmodell von openEHR im Januar 2006 zur Kommentierung publiziert. Im Zentrum des Lösungsansatzes stehen die sogenannten „Healthcare Events", die strukturell und semantisch beschrieben werden können. Dabei sind diese Events nicht wie im RIM reduziert auf Handlungen („Acts"), sondern sind ein generischer Container für alle denkbaren „Events" wie z.B. Maßnahmen, Diagnosen, Symptome, Vorfälle. Konkrete Datenerfassungs- bzw. Dokumentationsfunktionen aggregieren eine Reihe solcher „Events" bzw. die dazugehörigen Datenstrukturen interpretativ zu einer Benutzeroberfläche. Eine konkrete Patientenakte besteht somit aus unterschiedlichen grob granulierten Einträgen („Compositions"), die sich selbst aus fein granulierten klinischen Events bzw. Informationsstrukturen zusammensetzen und die über den Zeitverlauf dokumentiert werden. Die technische Modularität dieser fein granulierten Events wird mittels der Archetypen realisiert. Es wird also das Konzept der prozessorientierten Dokumentation von Events mit der Idee (fein)granulierter Dokumentationseinheiten kombiniert. Prinzipiell kann die Grundidee wie in nachfolgender Abbildung vereinfacht gezeigt dargestellt werden, wobei auch Kompositionen selbst wieder in beliebiger Zusammenstellung Events zugeordnet werden können. Auf diese Weise stellt openEHR eine Verfeinerung und Erweiterung der CEN ENV 13606-Struktur dar.

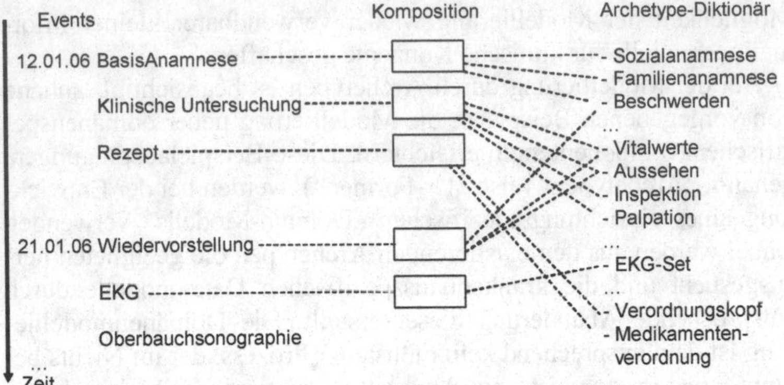

Abb. 4.29: openEHR-Konzept (1)

Mit einem anderen Blick können nun bestimmte Attribute, Archetypen oder Kompositionen als Teile einer persistenten Komposition definiert werden. Persistente Kompositionen sind quasi Dokumentationscontainer für Aspekte die fortgeschrieben werden müssen. Solche persistenten Kompositionen sind z.B.

- Familienanamnese
- Sozialanamnese,
- Problemliste,
- Aktuelle Medikation,
- Therapieziele,
- Impfhistorie.

Mit diesem Ansatz trägt man dem Aspekt Rechnung, dass oftmals innerhalb von Events bzw. im Rahmen der Dokumentation von medizinischen Maßnahmen Beobachtungen dokumentiert werden, die nicht nur diesen Event betreffen, sondern auch in einer fortgeschriebenen persistenten Dokumentation erscheinen sollen. Beispiel: Die Verordnung eines Medikamentes bzw. die Ausgabe eines Rezeptes ist ein Event. Die zugehörige Dokumentation muss alle Angaben hierzu enthalten. Gleichzeitig muss das verordnete Medikament in der Liste der aktuellen Dokumentationen erscheinen.

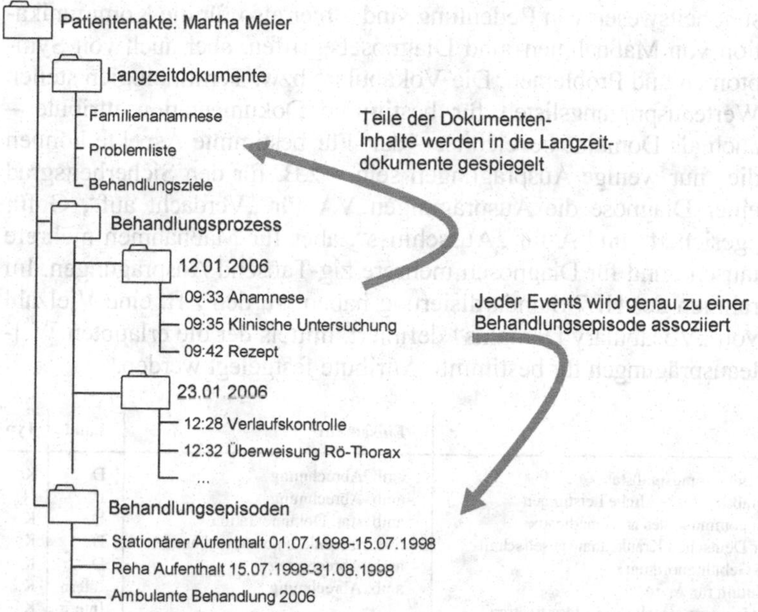

Abb. 2.30: openEHR-Konzept (2)

4.7 Semantikstandards

Nur vereinbarte Inhaltsbezeichnungen schaffen gemeinsames Verständnis

Semantikstandards sollen einerseits die Inhalte einer von verschiedenen Akteuren erstellten (Patienten)Dokumentation vereinheitlichen und andererseits als Basis für die Kommunikation von Nachrichten und Dokumenten zwischen Informationssystemen die semantische Interoperabilität (⊠ auch Kap. 2.5.7, S. 146) verbessern. Eine umfassende Darstellung der Bedeutung von semantischen Bezugssystemen für institutionelle Medizinische Informationssysteme findet sich bei Haas (2005 A), wo auch die wichtigsten Ordnungssysteme detaillierter beschrieben werden. Prinzipiell kann zwischen der Verwendung von kontrollierten Vokabularen bzw. Nomenklaturen und Klassifikationen unterschieden werden. Dabei ist zu berücksichtigen, dass Klassifikationen, da sie den tatsächlichen Sachverhalt nur vergröbert wiedergeben, für eine ordnungsgemäße medizinische Dokumentation nicht ausreichend sind. In der Regel liegen also als Bezugssysteme für die Kommunikation und Dokumentation Vokabulare und Nomenklaturen zugrunde. In der Vergangenheit sind eine Vielzahl von zum Teil sehr speziellen Vokabularen und Nomenklaturen für die Medizin entwickelt worden. Für gesundheitstelematische Anwendungen sind vor Allem jene von Relevanz, die für die Abwicklung einrichtungsübergreifender Geschäftsprozesse im Gesundheitswesen von Bedeutung sind – hier also für die Kommunikation von Maßnahmen- und Diagnosebegriffen, aber auch von Symptomen und Problemen. Die Vokabulare bzw. Terminologien stellen Werteausprägungslisten für bestimmte Dokumentationsattribute – auch als Domains bezeichnet – dar. Für bestimmte Aspekte können dies nur wenige Ausprägungen sein – z.B. für den Sicherheitsgrad einer Diagnose die Ausprägungen VA für „Verdacht auf", G für „gesichert" und A für „Ausschluss", aber für Maßnahmen mehrere tausend und für Diagnosen mehrere zig-Tausend Ausprägungen. Im rahmen der HL7-Standardisierung haben wurden z.B. eine Vielzahl von „Vocabulary Domains" definiert, mittels der die erlaubten Werteausprägungen für bestimmte Attribute festgelegt werden.

Kürzel	Name	Einsatz für	Land	Typ
EBM	Einheitlicher Bewertungsmaßstab	amb. Abrechnung	D	K
BMÄ	Bewertungsmaßstab für ärztliche Leistungen	amb. Abrechnung	F	N
CCAM	Classification commune des artes médicaux	amb./stat. Dokumentation	D	K
DKG-NT	Tarifwerk der Deutschen Krankenhausgesellschaft	Stat. Statistik, amb. Abrechnung	D	K
E-GO	Ersatzkassen-Gebührenordnung	amb. Abrechnung	D	K
GOÄ	Gebührenordnung für Ärzte	amb. Abrechnung	Intern.	K
HHCC	Georgetown Homecare Healthcare Classification		Intern.	K
ICD9CM	ICD9 Clinical Modifications		Intern.	K
ICD10-PCS	ICD10 – Procedure Coding System	Pflegedokumentation	USA	K
ICNP	Intern. Classification of Nursing Procedures	Allgemein	USA	N
ICPC	Intern. Classification of Primary Care	Nursing Interventions classification	D	N
ICPM	Intern. Classification of Procedures in Medicine	allg. Maßnahmendokumentation	USA	N
NIC	Nursing Interventions Classification	Stat./Amb. & sonst. Versorgung	Intern.	N
OMAHA	OMAHA System	Stat./Amb. & sonst. Versorgung	Intern.	K
OPS301	Operationsschlüssel nach § 301 SGB	Stat./Amb. & sonst. Versorgung	GBR	N
PCS	Procedure Coding System	Stationäre Versorgung	USA	K
SNOMED	Standardized Nomenclature of Medicine	amb./stat. Abrechnung	Intern.	N
TARMED	Tarif Medizinischer Leistungen	ärztl. Dokumentation	CH	K
RCC	Read-Clinical-Code	ärztliche Dokumentation	GBR	
LOINC	Logical Observations Identifiers, Names and Codes	Labormaßnahmen	Intern.	N
VESKA	Schweizer Operationsschlüssel	OP-Dokumentation	CH	
VITAL	Vital Signs Information Representation	Medical Device Interfacing	Intern.	

Abb. 4.31: Ordnungssysteme für Maßnahmen

Die im Rahmen einer gesundheitstelematischen Plattform zu standardisierenden Begriffe sind vor allem jene für die Maßnahmen zur Verwendung bei der Kommunikation und Weiterverarbeitung von Überweisungen, aber auch jene für Diagnosen und im weitesten Sinne auch Produktbezeichnungen z.B. für Medikamente. In der Regel reichen bei umfangreichen Begriffsmengen lineare alphabetische Listen von Begriffen nicht aus, sondern es wird zusätzlich eine Taxonomie notwendig, um den Umgang mit den Begriffsmengen sowie die Einordnung von bestimmten Begriffen in Klassen zu erleichtern. Im internationalen Kontext haben sich dabei vor allem der LOINC (nur für die Maßnahmen) und die SNOMED CT (für Maßnahmen, Diagnosen und Symptome sowie andere Aspekte) etabliert. In Deutschland hat sich in vielen Systemen der Diagnosenthesaurus des DIMDI durchgesetzt, vor allem weil den Einträgen die zugehörigen ICD-Codes zugeordnet sind.

Kürzel	*Name*	*Land*	*Typ*
ICD	International Classification of Disease	Intern.	K
SNOMED	Standardized Nomenclature of Medicine	Intern.	N
ICDO	International Classification of Diseases for Oncology	Intern.	K
TNM	Tumorklassifikationssystem	Intern	K
NANDA	Pflegediagnosenklassifikation	USA	K

Legende: K = Klassifikation, N = Nomenklatur

Abb. 4.31: Ordnungssysteme für Diagnosen

Der LOINC (Logical Observation Identifiers Names and Codes) ist ein international anerkanntes Ordnungssystem zur eindeutigen Verschlüsselung und Dokumentation von Untersuchungen, insbesondere im Laborbereich. Ursprünglich vom Regenstrief Institute (USA) für Laboruntersuchungen erarbeitet, wurde der LOINC in vergangenen zwölf Jahren sukzessive auf klinische und medizinisch-technische Untersuchungen ausgeweitet. Die Datenbank mit dem gesamten LOINC ist frei verfügbar und kann unter der Adresse www.loinc.org (Letzter Zugriff 15.04.2006) herunter geladen werden.

LOINC_NUM	COMPONENT	PROPER	TIME_ASPCT	SYSTEM	SCALE_TYP	LOINC_METHOD_TYP	
10000-8	R WAVE DURATION.LEAD AVR	TIME	PT	HEART	QN	EKG	ECG; CARI
[illegible]	R WAVE DURATION.LEAD I	TIME	PT	HEART	QN	EKG	ECG; CARI
10002-4	R WAVE DURATION.LEAD II	TIME	PT	HEART	QN	EKG	ECG; CARI
10003-7	R WAVE DURATION.LEAD III	TIME	PT	HEART	QN	EKG	ECG; CARI
10004-0	R WAVE DURATION.LEAD V1	TIME	PT	HEART	QN	EKG	ECG; CARI
10005-7	R WAVE DURATION.LEAD V2	TIME	PT	HEART	QN	EKG	ECG; CARI
10006-5	R WAVE DURATION.LEAD V3	TIME	PT	HEART	QN	EKG	ECG; CARI
10007-3	R WAVE DURATION.LEAD V4	TIME	PT	HEART	QN	EKG	ECG; CARI
10008-1	R WAVE DURATION.LEAD V5	TIME	PT	HEART	QN	EKG	ECG; CARI
10009-9	R WAVE DURATION.LEAD V6	TIME	PT	HEART	QN	EKG	ECG; CARI
10010-7	R' WAVE AMPLITUDE.LEAD AVF	ELPOT	PT	HEART	QN	EKG	R PRIME A
10011-5	R' WAVE AMPLITUDE.LEAD AVL	ELPOT	PT	HEART	QN	EKG	R PRIME A
10012-3	R' WAVE AMPLITUDE.LEAD AVR	ELPOT	PT	HEART	QN	EKG	R PRIME A
10013-1	R' WAVE AMPLITUDE.LEAD I	ELPOT	PT	HEART	QN	EKG	R PRIME A
10014-9	R' WAVE AMPLITUDE.LEAD II	ELPOT	PT	HEART	QN	EKG	R PRIME A
10015-6	R' WAVE AMPLITUDE.LEAD III	ELPOT	PT	HEART	QN	EKG	R PRIME A
10016-4	R' WAVE AMPLITUDE.LEAD V1	ELPOT	PT	HEART	QN	EKG	R PRIME A
10017-2	R' WAVE AMPLITUDE.LEAD V2	ELPOT	PT	HEART	QN	EKG	R PRIME A
10018-0	R' WAVE AMPLITUDE.LEAD V3	ELPOT	PT	HEART	QN	EKG	R PRIME A
10019-8	R' WAVE AMPLITUDE.LEAD V4	ELPOT	PT	HEART	QN	EKG	R PRIME A
10020-6	R' WAVE AMPLITUDE.LEAD V5	ELPOT	PT	HEART	QN	EKG	R PRIME A
10021-4	R' WAVE AMPLITUDE.LEAD V6	ELPOT	PT	HEART	QN	EKG	R PRIME A
10022-2	R' WAVE DURATION.LEAD AVF	TIME	PT	HEART	QN	EKG	R PRIME D

Datensatz: 1 von 413

Abb. 4.32: Auszug aus der LOINC-Datenbank

Aktuell enthält die LOINC-Datenbank 29.322 Einträge, wobei nicht jeder Eintrag einer medizinischen Maßnahme entspricht, sondern die Granularität in Teilen bis auf Messwertebene reicht. So sind alleine für die Maßnahme „EKG" 413 Parameter definiert! Die zentrale LOINC-Tabelle hat strukturell 56 Attribute. Jeder Eintrag ist durch eine eindeutige LOINC-Nummer identifiziert, des Weiteren wird u.A. der Parametername („Component"), der Untersuchungsgegenstand bzw. das Untersuchungsgut („System"), die Bestimmungsmethode („Method_Typ") und eine Eintragsklasse („Class") angegeben, aber auch Angaben zu Normwerten, Sprachübersetzungen und Cross-Mappings zu anderen Ordnungssystemen sind enthalten. Genau genommen werden mehrere semantische Achsen bei jedem Eintrag kombiniert: „System", „Method Type" und „Component". Die ⌧ voranstehende Abbildung zeigt einen Ausschnitt aus der LOINC-Datenbank mit dem Filterkriterium „Method_Typ=EKG".

Mischung aus Vokabular und Data-Diktionär

Die Schwäche des LOINC besteht zur Zeit in der starken Beschränkung auf Labormaßnahmen sowie eine Vermischung von Maßnahmenvokabular und Data-Diktionär für klinische Parameter.

Während LOINC als Vokabular für Labormaßnahmen entwickelt wurde, ist der SNOMED (Standardized Nomenclature of Medicine) eine umfassende Nomenklatur und hat keine spezielle Ausrichtung, sondern den Anspruch, alle Aspekte der medizinischen Fachsprache abzubilden (Dudeck 2006). Nach der Weiterentwicklung des SNOMED (www.sn omed. org, letzter Zugriff 15.04.2006) unter Einbeziehung der Read-Codes zum SNOMED-CT hat diese zunehmend Beachtung für die elektronische Dokumentation in Institutionen aber auch als semantisches Bezugssystem für gesundheitstelematische Projekte gefunden. Der wesentliche Entwicklungsschritt war es, das Konzept der Postkoordination – also die Notwendigkeit der aufwändigen manuellen Zusammensetzung von komplexen Begriffen durch Auswahl einzelner Begriffe aus den einzelnen semantischen Achsen des SNOMED – durch das Konzept der Präkoordination zu ersetzen. Erlaubte komplexe Begriffe sind nun enthalten, haben aber weiterhin Beziehungen zu den begrifflichen Teilen, die enthalten sind. Außerdem sind bereits umfangreiche Cross-Mappings der Begriffe auf andere Ordnungssysteme enthalten. Durch die Möglichkeit, Begriffe mittels semantischer Relationen miteinander zu verbinden, können auch bis zu einem gewissen Grad ontologische Aussagen im SNOMED hinterlegt werden. Jeder Eintrag im SNOMED repräsentiert ein (klinisches) Konzept, aktuell enthält der SNOMED-CT 366.170 Einträge, die in Klassen bzw. sogenannte „Hierarchies" eingeteilt sind. Zu den begriffen sind zusätzlich Synonyme und differenziertere Beschreibungen enthalten. Des Weiteren sind bisher ca. 1,46 Millionen semantische Begriffsbeziehungen definiert. Die ⌧ nachfolgende Tabelle zeigt die definierten Begriffsklassen mit einigen Beispielen (http://www.snomed.org/snomedct/what_is.html, letzter Zugriff 15.04.2006).

Tabelle 4.5: Begriffsklassen im SNOMED-CT

Hierarchies	*Examples*
Clinical Finding: - Contains the sub-hierarchies of Finding and Disease - Represents the result of a clinical observation, assessment or judgment - Important for documenting clinical disorders and examination findings	Finding: Swelling of arm Disease: Pneumonia
Procedure/intervention: - Concepts that represent the purposeful activities performed in the provision of health care	Biopsy of lung, Diagnostic endoscopy, Fetal manipulation
Observable entity - Concepts represent a question or procedure which, when combined with a result, constitute a finding	Gender Tumor size Ability to balance
Body structure - Concepts include both normal and abnormal anatomical structures - Abnormal structures are represented in a sub-hierarchy as morphologic abnormalities	Lingual thyroid (*body structure)* Neoplasm *(morphologic abnormality)*
Organism - Coverage includes animals, fungi, bacteria and plants - Represents organisms of etiologic significance in human and animal diseases - Necessary for public health reporting	Hepatitis C virus Streptococcus pyogenes Acer rubrum (Red maple) Felis silvestris (Cat)
Substance - Covers a wide range of biological and chemical substances. - Includes foods, nutrients, allergens and materials - Used to record the active chemical constituents of all drug products	Dust Estrogen Hemoglobin antibody Codeine phosphate
Physical object - Concepts include natural and man-made objects - Focus on concepts required for medical injuries	Prosthesis Artificial organs Vena cava filter
Physical force - Incl. motion, friction, electricity, sound, radiation, thermal forces and air pressure, Other categories are directed at categorizing mechanisms of injury	Fire Gravity Pressure change
Events - Represents occurrences that result in injury / No procedures and interventions	Flash flood Motor vehicle accident
Environments/geographical locations - Includes all types of environments as well as named locations such as countries, states, and regions	Cameroon Islands of North America Cancer hospital
Social context - Contains social conditions and circumstances significant to healthcare - Includes family and economic status, ethnic and religious heritage, and life style and occupations	Economic status *(social concept)* Asian *(ethnic group)* Clerical supervisor *(occupation)* Donor *(person)*, Thief *(life style)* Judaism *(religion/philosophy)*
Context-dependent categories - To represent medical information completely, it is sometimes necessary to attach additional information to a given concept - If this information changes the concept's meaning, it is known as context - This category concepts that carry context embedded within in them	No family history of stroke Nasal discharge present Aspiration pneumonia resulting from a procedure
Staging and scales - Contains concepts naming assessment scales and tumor staging systems	Glasgow coma scale *(assessment scale)* Alcohol use inventory *(assessment scale)*

Als „Main Hierarchies“ werden dabei die ersten drei Begriffsklassen bezeichnet. Für jede Begriffsklasse sind spezielle charakterisierende Attribute definiert, die eine differenziertere formale und maschinenlesbare Beschreibung der einzelnen Begriffe ermöglichen.

4.8 Zusammenfassung

Die Standardisierung von Informationsstrukturen und deren Inhalt ist eine unabdingbare Voraussetzung für eine gewinnbringende Interoperabilität zwischen Anwendungssysteme und damit für den Aufbau von Gesundheitstelematikplattformen. Weltweit gibt es eine Vielzahl von Standardisierungsorganisationen und -initiativen, die sich auch mit Fragen der Standardisierung für die Gesundheitstelematik befassen.

Merktafel 14
zu Kapitel 4: Standards für die Gesundheitstelematik

M14.1 ■ Die Standardisierung von Informationsstrukturen und Inhalten ist eine Voraussetzung zur Implementierung offener verteilter Informationssysteme.

M14.2 ■ Standards sind breit konsentierte und akzeptierte Vorgaben z.B. in Form von Regeln, Struktur-, Verhaltens- und Organisationsbeschreibungen oder Inhalten zur Realisierung von technischen Komponenten oder organisatorischen Abläufen.

M14.3 ■ Wesentliche Klassen von Standards für die Interoperabilität von Informationssystemen sind:

- □ Kommunikationsstandards,
- □ Dokumentenstandards,
- □ Datenmodellstandards bzw. Referenzdatenmodelle,
- □ Architekturstandards.

M14.4 ■ Für die Gesundheitstelematik relevante domänenspezifische Standardisierungen und -initiativen auf internationaler und nationaler Ebene erfolgen durch das TC 215 der ISO, die CDISC, die WHO, die HL7-Organisation, die IHE-Initiative, das TC251 der CEN, die ANSI, das DIN, die KBV, die gematik, den VHITG und die SCIPHOX-Arbeitsgemeinschaft.

M14.5 ■ Kommunikationsstandards legen Syntax und Semantik von Nachrichtentypen sowie Regelungen für den Nachrichtenaustausch fest. Mittels Kommunikationsstandards können lose Kopplungen von Anwendungssytemen realisiert werden.

- Weltweit ist ein Trend zur modellbasierten Entwicklung von Kommunikationsstandards zu beobachten. Hierbei werden die Nachrichtentypen aus einem zuvor definierten Informationsmodell abgeleitet. *M14.6*
- Historisch hat sich in Deutschland im stationären Bereich für die Nachrichtenkommunikation der HL7-Standard etabliert, im ambulanten Bereich die xDT-Standards der KBV. Ziel aktueller Bemühungen ist eine Zusammenführung auf Basis von CDA. *M14.7*
- Der HL7-Kommunikationsstandard ist der weltweit akzeptierteste Kommunikationsstandard, er basiert in seiner Version 3 auf einem generischen Informationsmodell, dem Reference Information Model (RIM). Die Entwicklung von Nachrichtentypen folgt dabei einer streng vorgeschrieben Methodik. *M14.8*
- Die Clinical Document Architecture (CDA) standardisiert auf generischem Niveau den grundsätzlichen Aufbau von klinischen Dokumenten auf Basis von XML. Alle wesentlichen Metadaten zu einem Dokument werden in einem hinsichtlich Strukturierung und Formalisierung festgelegten Header in den Dokumenten mit abgelegt und sind damit maschinenles- und -verarbeitbar. *M14.9*
- Die Inhalt von CDA-Dokumenten kann aus narrativem Text und/oder strukturierten Teilen auf Basis vordefinierter Templates bestehen. Aus dem RIM abgeleitete und dokumenttypabhängige Templates werden als „section-level templates" bezeichnet. Eine weitere Strukturierung und feinere Granulierung erfolgt durch „entry-level templates". *M14.10*
- Mittels CDA-Dokumenten können selbstorganisierende elektronische Archive implementiert werden. *M14.11*
- Nationale Erweiterungen von CDA werden durch SSUs (Small Semantic Units) realisiert, die kleine in sich abgeschlossene wohl definierte Informationseinheiten darstellen. *M14.12*
- Für Kommunikation und Management von medizinischen Bildern kommt weltweit der DICOM-Standard zum Einsatz. Dieser basiert auf einem Objektmodell und dem Konzept verteilter Objekte mit der Möglichkeit entfernter Methodenaufrufe. *M14.13*
- Für den Austausch von Leitlinien und speziell von klinischen Pfaden kann der GLIF-Standard zum Einsatz kommen. Mittels diesem können in standardisierter Form medizinische Maßnahmen und Entscheidungshandlungen zu sequentiellen klinischen Pfaden oder Algorithmen verknüpft und maschinenlesbar und verarbeitbar gespeichert und kommuniziert werden. *M14.14*

M14.15 ■ Datenmodellstandards in Form von Informations- oder Klassenmodellen sind domänenspezifische aber meist sehr generisch angelegte Modelle, die einerseits zur Ableitung von Nachrichtentypen dienen, andererseits aber auch eine Vereinheitlichung der persistenten Datenhaltungsstrukturen in den verschiedenen Anwendungssystemen fördern sollen. Sie sind auch erkenntnistheoretisches Mittel zur Konsentierung der Konzeptualisierung einer Anwendungsdomäne.

M14.16 ■ Wesentliche internationale Datenmodellstandards für die Gesundheitstelematik sind der ISO 21549 und das RIM.

M14.17 ■ Architekturstandards sind Referenzmodelle für Software-Architekturen in einer Domäne. Auch diese sind oftmals generisch angelegt, umfangreich und sehr komplex. Sie definieren nicht nur Informationsstrukturen und Semantik, sondern auch die Modularisierung von Anwendungssystemen in Komponenten sowie das Verhalten bzw. die Funktionalität von entsprechenden Implementierungen.

M14.18 ■ Wesentliche internationale Architekturstandards für die Gesundheitstelematik sind CEN ENV 13606, CEN prEN 12967 aber auch die Architektur der Initiative openEHR.

M14.19 ■ Architekturen werden als „Rahmen" definiert, in den beliebig kleine Informationseinheiten – die sogenannten „Archetypes" – integriert werden können. Diese erweitern die Architekturen in flexibler und wieder verwendbarer Weise.

M14.20 ■ Archetypes sind wieder verwendbare formale und in sich abgeschlossene Informationsmodelle eines „Miniwelt-Ausschnittes" z.B. zur Modellierung bzw. Repräsentation von klinischen Konzepten. Sie können weitgehend isoliert definiert und in übergeordnete Kontexte eingebunden werden.

M14.21 ■ Semantikstandards sind Ordnungssysteme – meist Vokabulare oder Nomenklaturen – die Begrifflichkeiten und ontologische Zusammenhänge festlegen. In Anwendungssystemen oder bei der Kommunikation zwischen diesen können sie als „Wertelisten" (Domains) für bestimmte Attribute angesehen werden.

M14.22 ■ Semantikstandards sollen einerseits die Inhalte einer von verschiedenen Akteuren erstellten (Patienten)Dokumentation vereinheitlichen und andererseits als Basis für die Kommunikation von Nachrichten und Dokumenten zwischen Informationssystemen die semantische Interoperabilität verbessern. Werden gleiche Begriffe für die gleichen Konzepte benutzt, können Inhalte algorithmisch automatisch interpretiert und (weiter) verarbeitet werden.

5 Telekommunikation, eCommunication

5.1 Einführung

Wie bereits in ⌧ Kapitel 2.2, Seite 35 ausgeführt, handelt es sich bei der elektronisch gestützten Kommunikation um Vorgänge, bei denen Akteure – dies können Menschen oder Anwendungssysteme sein – mittels technischen Artefakten miteinander kommunizieren. Voraussetzung für eine gewinnbringende Kommunikation ist eine vereinbarte Syntax und Semantik sowie ein gemeinsamer Wissens- und Erfahrungshintergrund. Die Kommunikation zwischen personellen Akteuren kann dabei unmittelbar z.B. durch Chat- oder E-Mail-Software oder aber mittelbar mittels institutioneller Anwendungssysteme erfolgen (⌧ Abb. 2.2, S. 33).

Gebundene Kommunikation für wesentliche Kommunikationsobjekte

Die für die elektronische Unterstützung von einrichtungsübergreifenden Kooperationen bzw. Geschäftsprozessen im Rahmen der sogenannten „gebundenen" Kommunikation wesentlichen Interaktionsszenarien im Gesundheitswesen sind in ⌧ Kapitel 3.2.2 ab Seite 185 dargestellt. Die folgend aufgelisteten Kommunikationsobjekte sind im Gesundheitswesen hinsichtlich Häufigkeit und Wichtigkeit von zentraler Bedeutung. Es handelt sich um

- das Rezept,
- die Überweisung,
- die Krankenhauseinweisung,
- den Arztbrief,
- sonstige Verordnungen wie Hilfsmittelverordnungen etc.,
- sonstige Behandlungsdokumente als Ergebnis von speziellen Maßnahmen wie Röntgenbilder, EKG-Kurven, Sonographie-

Snapshots usw., die zumeist als Anhänge zu Arztbriefen kommuniziert werden

und

- die Abrechnung von Leistungen.

Hohe Relevanz elektronischer Kommunikation von Dokumenten

Als Ergebnis einer Umfrage (Ghanaat 2005) der Wegweiser GmbH bei niedergelassenen Ärzten ergab u.a., dass

- von 61 % der Befragten der Nutzen elektronischer Arztbriefe als sehr hoch oder hoch eingeschätzt wird,
- von 50 % der Befragten der Nutzen elektronischer Überweisungen als sehr hoch oder hoch eingeschätzt wird,
- von 47 % der Befragten der Nutzen elektronischer Rezepte als sehr hoch oder hoch eingeschätzt wird,
- von 63 % der Befragten der Nutzen elektronischer Patientenakten als sehr hoch oder hoch eingeschätzt wird.

Bei der Kommunikation von Dokumenten ist dabei von Interesse, dass diese nicht nur als in sich geschlossene BLOBs – wie dies z.B. bei TIF-Dateien oder PDF-Dateien der Fall ist – behandelt werden, sondern dass bestimmte Informationsinhalte aus den Dokumenten extrahiert und in die formale Datenhaltung des empfangenden Anwendungssystems integriert werden können.

Vorteile von CDA

Insgesamt ist hierfür bei der Implementierung von Kommunikationsverfahren für elektronische Dokumente weltweit ein starker Trend hin zur Nutzung der Clinical Document Architecture CDA (⌧ Kap. 4.4.4, S. 331) zu beobachten, so hat z.B. die Kassenärztliche Bundesvereinigung eine Richtlinie zum Austausch von XML-Daten in der vertragsärztlichen Versorgung herausgegeben (KBV 2006). Der Einsatz von XML bzw. CDA bietet fünf wesentliche Vorteile auch für die Kommunikation von Dokumenten:

- Die Dokumente können in sich als geschlossene und signierbare Einheiten behandelt werden.
- Durch die interne Strukturierung mittels Feldbezeichnern (TAGs) im XML-Format können die Dokumente geparst und Teile maschinenles- und interpretierbar entnommen werden.
- Durch die explizit beschriebene Strukturierung und Formalisierung in Form von Schema-Dateien (XSD-Dateien) können die Dokumente auf Wohlgeformtheit, strukturelle und semantische Integrität geprüft werden.
- Durch die Verwendung von codierten Elementen bzw. definierten Wertelisten für bestimmte Attribute (in der HL7-Begrifflichkeit sogenannte Vocabulary Domains (www.nictiz

.nl/kr_nictiz/20041024_trauma_implementatiegids/HTML/foundationdocuments/referencefiles/vocabulary.htm, letzter Zugriff 17.04.2006) kann eine semantische Interoperabilität (⌧ Kap. 2.5.7, S. 146) realisiert werden.

- Mittels Stylesheets, die die Anzeige steuern, können die Inhalte in flexibler Weise angezeigt werden.

Terminologieserver wichtig

Damit ist eine hervorragende Grundlage gegeben, Anwendungssysteme in intelligenter Weise miteinander kommunizieren zu lassen. Werden die benutzen Vokabulare in einem Terminologieserver maschinenabrufbar zentral verwaltet, kann so für die kommunizierenden Anwendungssysteme ein gemeinsamer Wissenshintergrund verfügbar gemacht werden, der es ermöglicht, in den Systemen „selbstlernende" Vokabulare vorzuhalten (⌧ auch Kap. 3.8.7.3, S. 281).

Ähnlich wie bei der in ⌧ Kapitel 2.5.6.3, S. 123 vorgestellten Kommunikation von Nachrichten zwischen Anwendungssystemen sind oftmals Daten in den kommunizierten Dokumenten Extrakte aus der lokalen Datenhaltung des Sendersystems und werden nach der Kommunikation zu Daten in der Datenhaltung des Empfängersystems. D.h., dass auch für die intelligente Kommunikation von Dokumenten in den interoperierenden Anwendungssysteme entsprechende Export-Sende- und Empfangs-/Import-Funktionen zur Verfügung stehen müssen. Zusätzlich ist es aber auch notwendig, dass in den Anwendungssystemen Benutzerfunktionen für den Umgang mit eingehenden Nachrichten vorhanden sind, denn die automatische Integration der empfangenen Dokumente in die lokale Datenbank sollte nur nach Durchsicht dieser durch einen Mitarbeiter bzw. den Arzt in der empfangenen Institution erfolgen (⌧ Kap. 5.3, S. 388).

Fallbeispiel

An einem kleinen Beispiel soll dies deutlich gemacht werden: Dr. Moster, ein Radiologe sendet an Dr. Haase, ein Gynäkologe, nach Durchführung einer Mammographie aufgrund einer von Dr. Haase erhaltenen Überweisung den signierten und verschlüsselten Untersuchungsbefund unter Nutzung des Kommunikationsservers der Telematikplattform – im Idealfall in Form eines elektronischen Arztbriefes im XML-Format (⌧ Kap. 5.7, S.408) zurück. In der Arztpraxis werden nach dem Empfang des Briefes die für die Karteikarte relevanten Angaben – gegebenenfalls mittels vom Dokumente- und Data-Dictionary-Server abgerufenen formalen Beschreibungen bzw. Schema-Dateien – aus dem Brief herauskopiert und in die lokale Datenhaltung integriert. Ohne manuellen Aufwand stehen so die drei Einträge zu durchgeführten Untersuchung und den Diagnosen nun in der Karteikarte, der Brief selbst bleibt im übermittelten und signierten Zustand und kann aus der Karteikarte jederzeit abgerufen werden. Sollte das Praxissystem die gegenüber der Überweisung im Radiologischen Institut weiter ausdifferenzierte Maßnahmenbezeichnung nicht kennen, wird diese automatisch mit ihren Eigenschaften (z.B. zu welcher Maßnahmenklasse diese gehört, welcher Zeilentyp damit korreliert usw.) beim Terminologieserver abgefragt und in das lokale Vokabular integriert. Den Gesamtzusammenhang zeigt auf Basis der ⌧ Abb. 2.23 auf Seite 104 die nachfolgende ⌧ Abbildung.

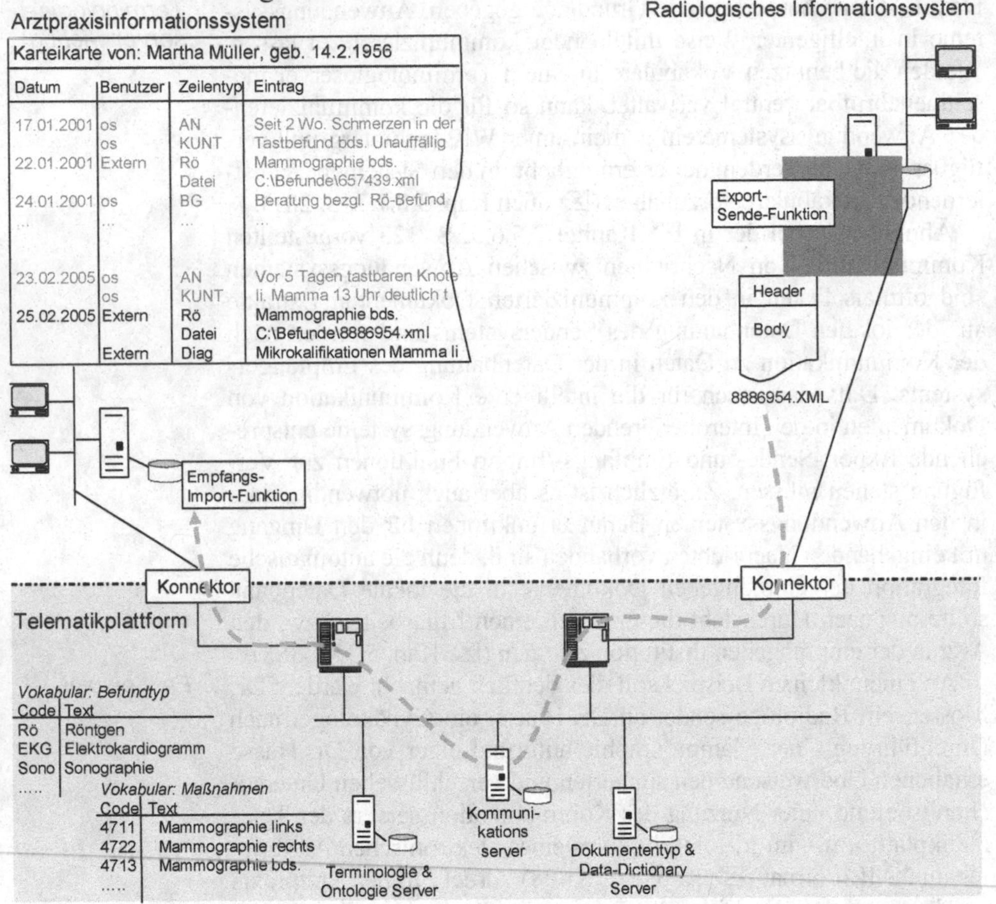

Abb. 5.1: Kommunikation eines radiologischen Befundes

Während bei diesem Vorgang der Adressat des Arztbriefes bekannt ist und die sichere Übermittlung mittels asymmetrischen Verschlüsselungsverfahren (⌧ Kap. 2.6.3, S. 171) erfolgen kann, ist zusätzlich bei der elektronischen Kommunikation im Gesundheitswesen als Besonderheit zu beachten, dass bei einigen Vorgängen der Adressat einer Nachricht bzw. eines zu kommunizierenden Dokumentes zum Zeitpunkt des Versandes dem Absender nicht bekannt ist! Die gilt vor allem für Überweisungen, Rezepte und andere Verordnungen. Begründet ist dieser Sachverhalt in der Tatsache, dass Patienten freie Arzt- und Apothekenwahl haben. So kann z.B. eine Überweisung zum Röntgen daher vom überweisenden Arzt nicht direkt an einen bestimmten Radiologen übermittelt werden, da der Patient – meist später nach dem Praxisbesuch – entscheidet, zu welchem Radiologischen Institut er gehen möchte.

Vor dem Hintergrund der vorangehend geschilderten Aspekte soll im Folgenden zuerst das Ticketverfahren zur allgemeinen Kommunikation nicht adressierbarer Empfänger erläutert werden, um nach einer Darstellung der Funktionen des Nachrichtenmoduls einige wesentliche Aspekte der einzelnen zu kommunizierenden Dokumenttypen zu diskutieren.

5.2 Kommunikationsarten und Ticketverfahren

Ergänzend zum allgemein üblichen Kommunikationsszenario (Nachricht wird an einen bekannten Empfänger geschickt) wurden in der Spezifikationen zum Healthcare Communication Protocol HCP (KVB 2001) drei grundsätzliche Kommunikationsformen für die elektronische Kommunikation im Gesundheitswesen definiert:

- adressierte Kommunikation
  Der Empfänger einer Nachricht ist zum Zeitpunkt des Versands der Nachricht bekannt und er wird beim Absenden angegeben. In der Spezifikation zum HCP-Protokoll heißt es hierzu:

  Einmaliger Vorgang und Empfänger bekannt

  „Im Sinne dieser Spezifikation bezeichnet *adressierte Vertraulichkeit* die Verschlüsselung und Übermittlung an einen dem Sender als Person bekannten Empfänger mit dessen öffentlichen Schlüssel, der aus einer Public Key Infrastructure (PKI) stammt, die im direkten Auftrag einer offiziellen oder anerkannten Einrichtung im Gesundheitswesen tätig ist."

- gerichtete Kommunikation
  Die Rolle des Empfängers bzw. seine Gruppenzugehörigkeit ist bekannt, nicht aber, wer genau die Nachricht letztendlich erhalten soll. Dies ist vor allem bei Überweisungen und Rezepten der Fall, bei denen der Patient selbst entscheidet, zu welchem Arzt/zu welcher Apotheke er gehen möchte. Erst wenn er dort angekommen ist, ist also bekannt, wer die Nachricht bzw. das Dokument erhalten hat. Gerichtet bezieht sich daher auf: „gerichtete an eine Person/Praxis einer bestimmten Fachgruppe". In der Spezifikation zum HCP-Protokoll heißt es hierzu:

  Einmaliger Vorgang und Empfänger unbekannt

„Im Sinne dieser Spezifikation bezeichnet "gerichtete" Vertraulichkeit die Verschlüsselung und Übermittlung an eine dem Sender als abgeschlossene Einheit bekannten Einrichtung des Gesundheitswesens in Deutschland mit dessen öffentlichem Schlüssel, der aus einer Public Key Infrastructure (PKI) stammt, die im direkten Auftrag einer offiziellen oder anerkannten Einrichtung im Gesundheitswesen tätig ist.“

Als Mechanismus zur Realisierung der gerichteten Kommunikation wird in der Regel das sogenannte *Ticketverfahren* eingesetzt (s. ⌧ S. 385).

Mehrmaliger Vorgang und Empfänger unbekannt

- ungerichtete Kommunikation
  Hierunter wird eine Nachricht an bzw. ein Dokument an einen unbekannten Adressaten verstanden, der je nach Kontext zu einem späteren Zeitpunkt Interesse an der Nachricht/dem Dokument haben kann. Dazu wird diese Nachricht/das Dokument in einem Langzeitspeicher – z.B. einer einrichtungsübergreifenden Elektronischen Patientenakte – zwischengelagert und kann dort später von einem Weiterbehandler auf Basis definierter Zugriffsrechte abgeholt werden. Sie verbleibt auch nach dem Abholen in diesem Langzeitspeicher. Prinzipiell bedient man sich also hier der Technik der *Teledokumentation* (⌧ Kap. 6, S. 427).

Eine elektronische Kommunikation im Gesundheitswesen bedarf insbesondere eines hohen Maßes an Vertrauenswürdigkeit für Patienten und Ärzte. Dementsprechend dürfen nur signierte und für den Übertragungsweg sicher verschlüsselte Dokumente ausgetauscht werden. Vor diesem Hintergrund erfolgt im Laufe des Jahres 2006 die Ausgabe der elektronischen Heilberufsausweise an alle Ärzte und Apotheker (Goetz 2005) – der sogenannten Health Professional Card (HPC, ⌧ Kap. 3.8.3.2, S. 253). Die Ausgabe weiterer Berufsausweise an nichtärztliches Personal ist geplant.

Asymmetrische Verschlüsselung nur bei bekanntem Empfänger einsetzbar

Um also Vertraulichkeit, Integrität und Authentizität einer Nachricht bei der Übermittlung sicherzustellen, bedient man sich heute in der Regel der asymmetrischen Verschlüsselung (s. ⌧ Kap. 2.6.3, S. 171). Diese ist aber nur einsetzbar, wenn der Adressat einer Nachricht bekannt ist. Wie im vorangehenden Kapitel ausgeführt, gibt es aber im Gesundheitswesen eine ganze Reihe von Kommunikationsvorgängen, bei denen dies nicht der Fall ist. Eine Verschlüsselung der Nachricht mit dem öffentlichen Schlüssel des Empfängers ist daher in diesen Fällen nicht mehr möglich. Es muss also ein Ersatzverfahren geschaffen werden, das bei zum Zeitpunkt der Nachrichtenerstellung noch unbekanntem Empfänger trotzdem Vertraulichkeit, Integrität und Authentizität sicherstellt.

Hierzu wurde das sogenannte „Ticketverfahren" entworfen, bei dem die Verschlüsselung der Nachricht nicht mit dem öffentlichen Schlüssel des Empfängers erfolgt, sondern mit einem lokal generierten sicheren Schlüssel, der dem über das Dokument Verfügungsberechtigten (i.A. dem Patienten) in elektronischer Form – z.B. in Form eines dreidimensionalen Barcodes oder gespeichert auf der elektronischen Gesundheitskarte (⌧ Kap. 3.8.3.3, S. 257) des Patienten – ausgehändigt wird. Nur wer diesen Schlüssel vom Patienten ausgehändigt bekommt, kann die Nachricht bzw. das Dokument abrufen und entschlüsseln. Es handelt sich dabei also um ein *symmetrisches Verfahren* (⌧ Kap. 2.6.2, S. 170), wobei der Patient „Überbringer" des Schlüssels und damit sicherer Informationskanal für den Schlüsselaustausch ist.

Ticketverfahren mit symmetrischer Verschlüsselung

Im einfachsten Fall könnte also die Nachricht beim Sender solange verbleiben, bis der vom Patienten autorisierte Empfänger sie dort abholt und entschlüsselt.

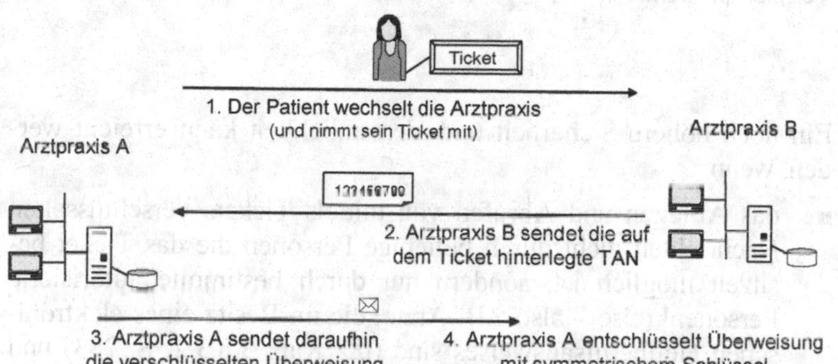
Ticket
1. Der Patient wechselt die Arztpraxis
(und nimmt sein Ticket mit)
Arztpraxis A
Arztpraxis B
123456789
2. Arztpraxis B sendet die auf
dem Ticket hinterlegte TAN
3. Arztpraxis A sendet daraufhin
die verschlüsselten Überweisung
4. Arztpraxis A entschlüsselt Überweisung
mit symmetrischem Schlüssel

Abb. 5.2: Kommunikation mit Ticket ohne Server

Ein solcher z.B. im VCS-Kommunikationsstandard (⌧ 4.2.5.5, S. 3169 realisierter Lösungsansatz, bei dem die Nachricht beim Empfänger verbleibt, hat sich aber in der Praxis nicht bewährt, da dadurch alle sendenden Teilnehmer ihre Anwendungssysteme hochverfügbar bereithalten müssten, damit ein Empfänger zu jeder Zeit Nachrichten abholen kann.

Üblicherweise wird daher die Nachricht beim Ticketverfahren auf einem zentralen Austauschserver bei einem vertrauenswürdigen Provider zwischengespeichert – also so wie E-Mails auch auf entsprechenden E-Mail-Servern bis zur Abholung zwischengespeichert werden – um dann vom autorisierten Empfänger von dort abgerufen zu werden. Schematisch zeigt diesen Ablauf vereinfacht die ⌧ nachfolgende Abbildung.

Abb. 5.3: Kommunikation mit Ticket und Server

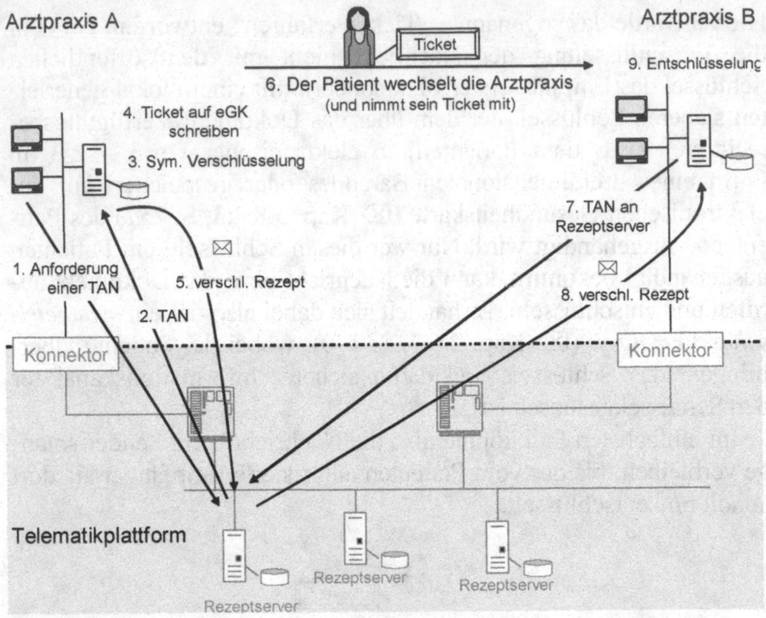

Weitere Maßnahmen für höhere Sicherheit

Ein noch höhere Sicherheit und Vertraulichkeit kann erreicht werden, wenn

- das Ablegen und Abrufen von mittels Tickets verschlüsselten Nachrichten nicht durch beliebige Personen die das Ticket besitzen möglich ist, sondern nur durch bestimmte autorisierte Personenkreise – also z.B. Ärzte, die im Besitz eines elektronischen Heilberufsausweises sind (⌧ Kap. 3.8.3.2, S. 253) und weiterhin die berufliche Rolle des Empfängers (Facharztgruppe, Apotheker etc.) mit berücksichtigt wird,
- bei persönlichen Adressaten der Adressat angegeben werden kann,
- der Speicherort bzw. die Adresse wo die Nachricht abgelegt ist sowie die Nachrichtenkennung im Sinne einer eindeutigen Objekt-Identifikationsnummer intransparent ist, d.h. es gibt kein Verzeichnis, welche Objekte zu einem Patienten auf welchen Kommunikationsrechnern abgelegt sind,
- das Ticket von der ausstellenden Stelle digital signiert wird.

Insgesamt könnte also ein Ticket folgende Informationen enthalten:

- Person bzw. Organisation, die das Ticket ausgestellt hat,
- Personenkreis in Form der Angabe der Rollen, der autorisiert ist, die Nachricht abzurufen,
- Adresse des speichernden Servers,

- eindeutige Nachrichtenkennung der Nachricht für die Lokalisation auf dem Server bzw. Transaktionsnummer (TAN),
- symmetrischer Schlüssel.

Damit sind die Begriffe Schlüssel und Ticket nicht mehr synonym zu sehen, sondern das Ticket leistet mehr und enthält nicht nur den symmetrischen Schlüssel.

Fallbeispiel

Der gesamte Vorgang kann dann wie folgt beschrieben werden: Ein Arzt stellt mittels seines Arztpraxisinformationssystems (APIS) ein elektronisches Rezept aus. Das APIS erzeugt nun einen symmetrischen Schlüssel und verschlüsselt das Rezept. Das APIS nimmt nun auf Basis eines Zufallsgenerators Verbindung mit einem der im APIS hinterlegten Rezeptserver auf und übergibt dieses verschlüsselte Rezept an diesen. Der Rezeptserver sendet darauf eine Zugriffstransaktionsnummer (TAN) zurück. Das APIS erzeugt nun das Ticket bestehend aus Personenkennung bzw. Organisationskennung des Senders, TAN und Adresse des Rezeptservers, OID des Rezeptes sowie dem Schlüssel und schreibt das Ticket auf die Elektronische Gesundheitskarte des Patienten. Dieser kann dann das Ticket einer Apotheke seiner Wahl aushändigen.

Keine zentralen Datensammlungen

Mit diesem angesprochenen Verfahren unter Einsatz mehrerer Rezeptserver entstehen keine zentralen Sammlungen von Rezepten und nur die Elektronische Gesundheitskarte des Patienten kennt den Ablageort und den Schlüssel zur Entschlüsselung. Erscheint nun der Patient in der Apotheke seiner Wahl und händigt dem Apotheker seine eGK aus, kann dieser die vom Patienten freigegebenen Rezept-Tickets auslesen und das Apothekeninformationssystem nimmt Verbindung mit dem im Ticket angegebenen Rezeptserver auf. Nach erfolgreicher Authentifizierung der Apotheke bzw. des Apothekers wird nun die TAN an den Rezeptserver übermittelt. Dieser stellt nun das verschlüsselte Rezept zu und im Apothekeninformationssystem wird sodann das Rezept mit dem symmetrischen Schlüssel aus dem Ticket entschlüsselt und die Medikamente können ausgegeben werden. Bei diesem Verfahren ist auch denkbar, dass das Ticket auch auf einen anderen Datenträger als der eGK aufgebracht wird. Dann kann auch ein Beauftragter ohne im Besitz der eGK zu sein das Rezept für den Patienten einlösen. In einem mehrstufigen Verfahren könnten Tickets auch selbst verschlüsselt auf einem Server liegen, wobei die einzelnen Tickets mittels einer einzigen Ticketbezogenen Zugriffs-Tan die z.B. auf Papier in einem 3D-Barcode ausgedruckt wird abgerufen werden können.

Eine weitere Möglichkeit, die gerichtete Kommunikation sicherer abzubilden, besteht darin, dass der ausstellende Arzt mit dem öffentlichen Schlüssel des Patienten das Rezept oder die Überweisung verschlüsselt. Dann kann der Empfänger dieses ebenfalls nur entschlüsseln, wenn der Patient zur Entschlüsselung seine eGK zur Verfügung stellt. Der Nachteil bei diesem Verfahren besteht darin, dass alle Elektronischen Gesundheitskarten eine qualifizierte elektronische Signatur enthalten müssten und hinsichtlich des Ablaufes der Patient immer persönlich das Rezept einlösen müsste.

5.3 Kommunikationsmodul

Unterscheide: Autarke Kommunikation zwischen Anwendungssystemen und Kommunikation zwischen menschlichen Akteuren

Wie in ⌧ Kapitel 2.5.6.3 dargestellt, benötigen miteinander kommunizierende Anwendungssysteme entsprechende Export/Sende- und Empfangs-/Importmodule. Während beim reinen Nachrichtenaustausch zur Interoperabilität von Systemen untereinander – wie z.B. für die Datenintegration (⌧ Kap. 2.5.2.2, S. 94 – Fallbeispiel einer Krankenhauskette) – kein menschlicher Akteur beteiligt ist und Datenempfang und Integration in die lokale Datenbank keiner manuellen Einsichtnahme bedürfen, ist dies bei der Kommunikation von Dokumenten in der Regel nicht Fall, denn meist sind diese Teil eines einrichtungsübergreifenden Prozesses und menschliche Akteure müssen auf ihr Eintreffen in geeigneter Weise reagieren. Hierzu wird es notwendig, dass neben den „versteckten" Funktionen für die Interoperation zwischen den Anwendungssystemen eine Benutzerfunktion implementiert ist, mit der eingegangene Nachrichten bearbeitet und abgelegt und ausgehende Nachrichten sofern sie eines manuellen Eingriffes bedürfen versendet werden können.

Erinnern wir uns an das Beispiel aus der Einführung des Kapitels auf ⌧ Seite 381: Herr Dr. Moster hat den Röntgenbefund und die Bilder zurückgeschickt. Nun könnte natürlich das Empfangs-/Import-Modul diese Dokumente direkt und ohne Zutun eines Mitarbeiters in die elektronische Karteikarte der Patienten ablegen und die Informationen ständen beim nächsten Arztbesuch zur Verfügung. Was aber, wenn der Befund ein schnelles Handeln verlangt? Die eingegangenen Laborwerte eine Einbestellung des Patienten oder die Änderung der Arzneimitteltherapie bedingen?

Notwendigkeit eines elektronischen Postkorbes

Diese Fragen zeigen, dass weiterhin wie im manuellen Verfahren für viele eingehende Nachrichten ein elektronsicher Posteingangkorb notwendig wird, mittels dem die Nachrichten durchgesehen, betrachtet, beantwortet und am Ende elektronisch abgelegt – also in die Karteikarte integriert werden können. Liegen der Kommunikation minimale semantische Vereinbarungen zu den Dokumenttypen zugrunde – z.B. auf Basis einer Dokumententaxonomie (⌧ Abb.

2.53, S. 159) – so kann darüber auch eine Datenschutzrichtlinie realisiert werden (z.B. welcher Mitarbeiter darf welche Nachrichten sehen, in welchem Posteingangskorb landet eine Nachricht usw.). Heute verfügen die meisten der gängigen Arztpraxisinformationssysteme über eine entsprechende Funktion, um sichere Nachrichten via VCS oder D2D oder eigene Verfahren auszutauschen.

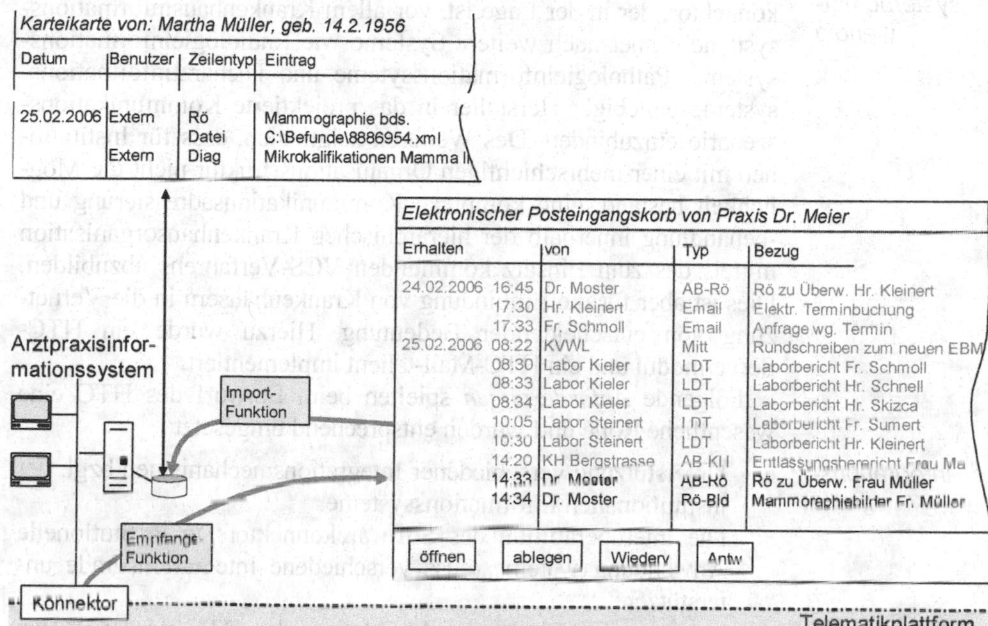

Abb. 5.4: Posteingangskorb für Nachrichtenempfang

Der Abruf von Nachrichten von sicheren Kommunikationsservern der Telematikplattform kann dabei manuell oder durch automatisches zyklisches Polling geschehen. Ein Posteingangskorb ist aber nicht nur notwendig aus den vorangehen geschilderten Gründen, sondern auch für den Empfang und die Weiterverarbeitung von an einen bestimmten Mitarbeiter oder Arzt gerichtete und asymmetrisch verschlüsselte Nachrichten. Dabei muss der Nachrichteninhalt vom Empfänger erst einmal mittels seines (Heil-)Berufsausweises entschlüsselt werden, um diesen weiterverarbeiten zu können.

Komplexe Implementierung für komplexe Organisationen

Für Anwendungssysteme in größeren Organisationen die intern weiter gegliedert sind wie z.B. Krankenhäuser, die aber aus Sicht der Telematikplattform und juristisch als eine Organisation behandelt werden, reicht ein einfaches Modul wie voran stehend dargestellt nicht aus, es muss ein eigenes kleines Subsystem realisiert werden, welches das Nachrichtenhandling übernehmen kann. Ein Beispiel hierfür ist der im Rahmen eines Anwendungsprojektes an der Fachhochschule Dortmund entwickelte Health Telematics Connector, der eine entsprechendes Kommunikationsmodul realisiert und in Krankenhäusern und großen Praxen für den Nachrichtenverkehr eingesetzt wird.

Einbindung isolierter Anwendungssysteme notwendig

Dabei bestand die Aufgabe, nicht-kommunikationsfähige Anwendungssysteme in übersektorale Kommunikationsprozesse einzubinden. So entstand der Health Telematic Connector als Softwarekonnektor, der in der Lage ist, vor allem Krankenhausinformationssysteme – aber auch weitere Systeme wie Radiologieinformationssysteme, Pathologieinformationssyteme und Facharztinformationssysteme beliebiger Hersteller in das projektierte Kommunikationsszenario einzubinden. Des Weiteren zeigte sich, dass für Institutionen mit einer mehrschichtigen Organisationsstruktur nicht die Möglichkeit bestand, eine komplexe Kommunikationsadressierung und -behandlung innerhalb der hierarchischen Krankenhausorganisation mittels des zum Einsatz kommenden VCS-Verfahrens abzubilden. Dies ist aber für die Einbindung von Krankenhäusern in die Vernetzung von entscheidender Bedeutung. Hierzu wurde ein HTC-Servermodul und ein HTC-Mail-Client implementiert.

Folgende *Anforderungen* spielten beim Entwurf des HTC eine wesentliche Rolle und wurden entsprechend umgesetzt:

Integrationsgrade

- Unterstützung verschiedener Integrationsmechanismen bzgl. der institutionellen Informationssysteme.
  Die Interoperabilität des Softwarekonnektors in institutionelle Anwendungssysteme muss verschiedene Integrationsgrade unterstützen:
  - Keine Kopplung, der Mail-Client des HTC wird von den Benutzern isoliert benutzt. Zu versendende Nachrichten werden manuell eingegeben, anzuhängende Dokumente über den Datei-Navigator ausgewählt und zugewiesen und der/die Empfänger werden manuell auf Basis der parametrierten Empfängerliste ausgewählt.
  - Lose Kopplung ohne Kommunikationskontext durch den Austausch der zu versendenden Dokumente über einen gemeinsam zugreifbaren Plattenspeicherbereich – eine sogenannte Shared Disk. Dabei speichert das Anwendungssystem zu versendende Dokumente beliebigen Dateityps in einem definierten Ordner des Dateisystems des Anwendungssystems oder des Konnektors. Dieser Ordner wird zyklisch vom HTC-Server auf neue Dokumente überprüft, die dann als zu versendende Objekte in die Datenbank des HTC übernommen werden.
  - Lose Kopplung mit Kommunikationskontext mittels Datenbankschnittstelle. Dabei fügt das Anwendungssystem in eine

definierte Tabelle des HTC-Servers die Kommunikationsdaten (Empfänger, Sender, Dateiname und -typ usw.) ein, ein Datenbanktrigger überwacht diese Tabelle und versendet automatisch die Dokumente, sofern diese bereits signiert und verschlüsselt sind. Ansonsten werden sie im Postausgangskorb des HTC zum Signieren bzw. Versenden bereitgestellt.

  - Lose Kopplung mit Kommunikationskontext durch den Austausch der zu versendenden Dokumente über die im ersten Punkt genannte Shared Disk – die Dokumente sind aber im CDA-Format. Der HTC-Serverprozess liest die Header-Daten aus dem CDA-Dokument aus und verfährt je nachdem ob die Datei schon signiert ist oder nicht entsprechend der Beschreibung im vorgenannten Punkt.
  - Enge Kopplung durch Aufruf des HTC-Serverprogrammes mittels Remote Method Invocation (RMI) und Parameterübergabe durch das Anwendungssystem.
  - Enge Kopplung durch direkten Aufruf des Client-Dialogmoduls (Mail-Client) im Anwendungssystems – ggf. unter Übergabe von Parametern. Der Benutzer des Anwendungssystems kann direkt die Dokumente signieren, verschlüsseln und versenden.

- Unterstützung einer physischen Verteilung der HTC-Komponenten durch Implementierung einer Client/Server-Architektur.

  Physische Verteilbarkeit

  In komplexen Organisationen wird die Nutzung des Mail-Clients an vielen verschiedenen Arbeitplätzen notwendig. Empfang und Versand müssen aber über einen zentralen Zugang zur Telematikplattform realisiert sein. Dadurch wird es notwendig, den gesamten Softwarekonnektor in ein Server-Modul für die Kommunikationslogistik und ein Client-Modul für die Benutzeraktionen aufzuteilen.

- Berücksichtigung mehrschichtiger Organisationsstrukturen

  Hierarchische Postfachstrukturen

  In komplexen hierarchischen Organisationen werden die Zugriffsberechtigung auf eingegangene oder zu versendende nachrichten und Dokumente auch auf Basis entsprechende Rollenhierarchien (z.B. Arzt, Stationsarzt, Oberarzt, Chearzt) vergeben. Hierfür muss einerseits eine hierarchische Postfachstruktur implementiert werden, die die Betriebsorganisation abbildet und auf Basis der dann festgelegt werden kann, welche Personen mit welchen Rollen bezogen auf einen Hierarchieausschnitt Zugriff auf die Postfächer haben. Ein Stationsarzt hat z.B. Zugriff auf sein eigenes Postfach und das Postfach der Station, der er zugeordnet ist. Ein Oberarzt dagegen hat Zugriff auf die Postfächer aller Stationen und Ambulanzen der Klinik in der er arbeitet und der Chefarzt hat alle Rechte des Oberarztes, kann aber zusätzlich auf das Postfach der Privatambulanz zugreifen. Damit ein Benutzer nicht in mehreren Postfächern parallel arbeiten muss, sollte dabei benutzerbezogen im Posteingangs- bzw. Postausgangskorb die Vereinigungsmenge aller Nachrichten erscheinen, für die der aktuelle Benutzer Rechte besitzt.

Differenzierte Zugriffsrechte

- Abbildung differenzierter Rollen- und Rechtekonzepte
  Um die zuvor angeführten Mechanismen zu unterstützen, muss ein Softwarekonnektor mit integriertem Mail-Client die Parametrierung von Ordnerhierarchien, Benutzern, Rollen und Zugriffsrechten ermöglichen.

Isolierte Betreibbarkeit

- Verfügbarkeit einer lokale Datenhaltung (datenbankunabhängig, wählbare Speichertypen)
  Damit ein Softwarekonnektor auch isoliert betrieben werden bzw. mittels loser Kopplung mit Anwendungssystemen interoperieren kann, muss er über eine eigene Datenhaltung verfügen, in der sowohl die Stammdaten als auch Daten zu geplanten oder durchgeführten Kommunikationsvorgängen abgelegt werden können.

Vor diesem Hintergrund wurde ein Mail-Client und ein Mail-Server implementiert, die zusammen integriert eine Kommunikation – in der ersten Stufe mittels VCS mit Signatur und Verschlüsselung – unterstützen. Mit dem Mail-Client können Benutzer direkt Nachrichten versenden und empfangen, sowie ein Adressbuch verwalten. Der Server archiviert alle eingehenden Nachrichten, ordnet sie entsprechend den Empfängerangaben den richtigen Postfächern zu und versendet ausgehende Nachrichten nach erfolgreicher Verschlüsselung.

Abb. 5.5: HTC-Client Oberfläche

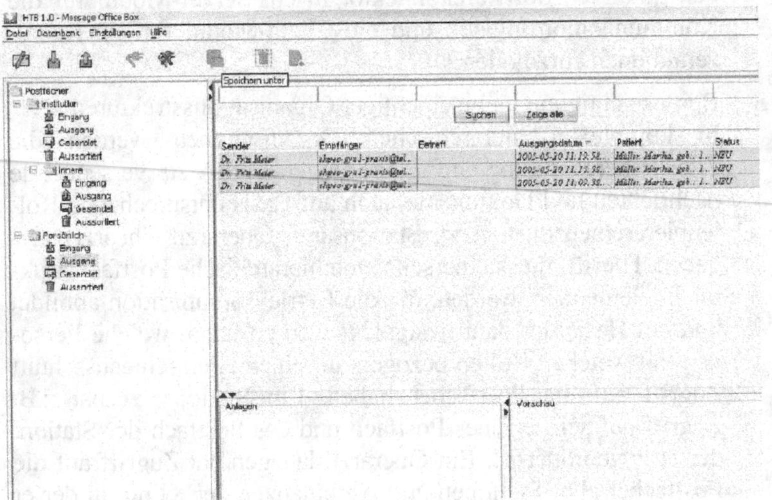

Den Gesamtzusammenhang zum HTC und seinen Interoperabilitätsoptionen mit institutionellen Anwendungssystemen zeigt die ⌧ nachfolgende Abbildung im Überblick.

Für den Benutzer stellt sich der HTC-Mail-Client wie in ⌧ vorangehender Abbildung 5.5 gezeigt dar. Dabei können Listen von eingegangenen, zu versendenden und ausgegangenen Mails abgerufen und angehängte Dokumente mittels einer Vorschaufunktion eingesehen werden. Zusätzlich ist es möglich, zu versendende Dokumente mittels der VCS-Karten – dies sind Signaturkarten mit einer qualifizierten Signatur – zu signieren und nur wenn der Empfänger ebenfalls über eine entsprechende Karte verfügt und am VCS-Verfahren teilnimmt, mittels asymmetrischer Verschlüsselung vertrauenswürdig zu versenden.

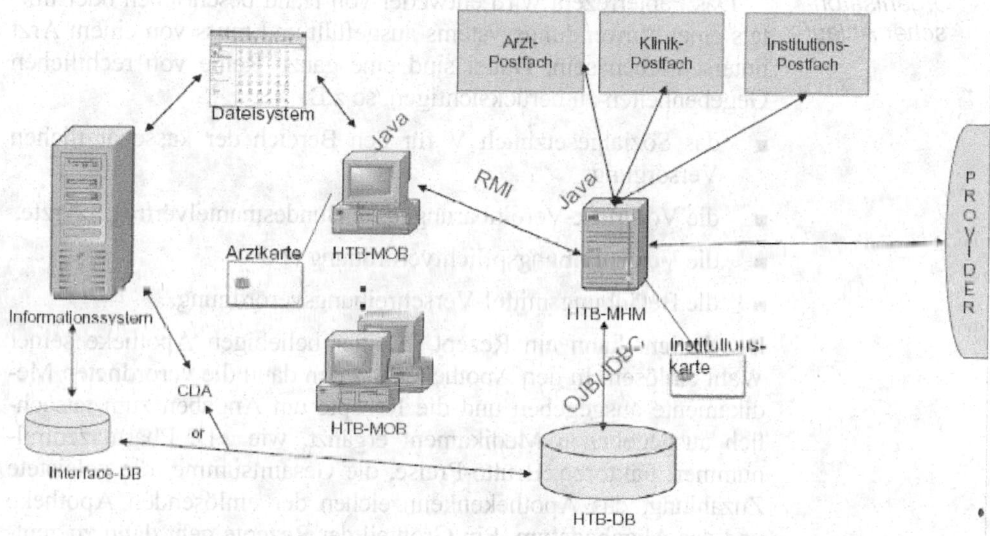

Abb. 5.6: HTC – Softwarekonnektor mit Client- und Serverkomponente

Abschließend muss nochmals auf die wichtige Funktion eindeutiger Objekt-Identifier hingewiesen werden: Jedes kommunizierte Dokument muss weltweit eine eindeutige Identifikation haben. Die Verwaltung dieser Identifikation kann in einer Mischung aus vorgegebener OID der Institution über die von ISO definierte Systematik (⌧ Kap. 3.8.5, S. 271) und einem institutionsbezogenen Zähler erreicht werden, wobei die institutionellen Anwendungssysteme dann sicherstellen müssen, dass diese institutionellen Nummern auch nicht wieder verwendet werden.

5.4 Das eRezept

Unmenge von Papierrezepten

Insgesamt ca. 900 Millionen Verordnungen auf mehr als 600 Millionen Rezepten im Wert von ca. 20 Milliarden € (ATG 2001) werden jedes Jahr in deutschen Apotheken abgewickelt. Im Mittel unterschreibt jeder Allgemeinmediziner täglich 25 Rezepte und in jeder Apotheke werden pro Tag etwa 100 Rezepte eingelöst. Die Medienbrüche sind enorm und durch das eRezept werden verfahrensbezogene Kosteneinsparungen bis zu 400 Mio. € prognostiziert. Aber auch der durch unzulässige Rezeptmanipulationen, Fehltaxierungen und Irrläufer entstehende Fehlbetrag in der GKV wird auf ca. 250 Millionen € pro Jahr geschätzt.

Organisatorischer Ablauf

Das Papierrezept wird entweder von Hand beschrieben oder mittels eines Anwendungssystems ausgefüllt und muss von einem Arzt unterschrieben sein. Dabei sind eine ganze Reihe von rechtlichen Gegebenheiten zu berücksichtigen, so z.B.

- das Sozialgesetzbuch V für den Bereich der kassenärztlichen Versorgung,
- die Vordruck-Vereinbarungen im Bundesmantelvertrag – Ärzte,
- die Verschreibungspflichtverordnung und
- die Betäubungsmittel-Verschreibungsverordnung.

Der Patient kann ein Rezept in einer beliebigen Apotheke seiner Wahl einlösen. In den Apotheken werden dann die verordneten Medikamente ausgegeben und die Rezepte um Angaben zum tatsächlich ausgegebenen Medikament ergänzt, wie z.B. Pharmazentralnummer, Faktoren, Brutto-Preise, die Gesamtsumme, die geleistete Zuzahlung, das Apothekenkennzeichen der einlösenden Apotheke und das Abgabedatum. Ein Großteil der Rezepte geht dann zu zentralen Apothekenrechenzentren, wo die Rezepte eingescannt, maschinenlesbare Texte und Handschrift extrahiert werden und manuell nachkontrolliert werden. Daraus werden die gesetzlich vorgeschriebenen Abrechnungsdatensätze erzeugt, die dann an die Krankenkassen übermittelt werden.

Muster 16 ist verpflichtend

Die Verordnung von Heilmitteln erfolgt mittels dem in ⌧ nachfolgender Abbildung gezeigten Muster 16 des Anhangs zur Formularvereinbarung im Bundesmantelvertrag – Ärzte. Dabei handelt es sich um weitgehend durchstrukturiertes Formular, wobei der Teil zur Angabe der verordneten Arzneimittel wenig strukturiert und formalisiert ist.

Krankenkasse bzw. Kostenträger
Name, Vorname des Versicherten
geb. am
Kassen-Nr. | Versicherten-Nr. | Status
Vertragsarzt-Nr. | VK gültig bis | Datum
BVG/SVA | Hilfsmittel | Impf-Stoff | Spr.-St. Bedarf | Begr.-Pflicht | Apotheken-Nummer / IK
6 | 7 | 8 | 9
Zuzahlung | Gesamt-Brutto
Arzneimittel-/Hilfsmittel-Nr. | Faktor | Taxe
1. Verordnung
2. Verordnung
3. Verordnung
Vertragsarztstempel
Rp. (Bitte Leerräume durchstreichen)
aut idem
aut idem
aut idem
Bei Arbeitsunfall auszufüllen!
Abgabedatum in der Apotheke
Unterschrift des Arztes
Muster 16 (4. 2004)
Unfalltag | Unfallbetrieb oder Arbeitgebernummer

Abb. 5.7: Rezeptformular

Nachteile der konventionellen Abwicklung

Die klassische Abwicklung beinhaltet eine ganze Reihe von Medienbrüchen und Zusatzaufwendungen. Als Defizite können in Ergänzung der von Schubert (1999) angegebenen Nachteile des konventionellen Rezeptes genannt werden:

- Medienbrüche verursachen organisatorischen Mehraufwand und können zu Übertragungsfehlern führen.
- Handschriftliche Aufzeichnungen können zu Lese-/Interpretationsfehlern führen.
- Eine Manipulation von Rezepten z.B. durch Ergänzung von Einträgen ist leicht möglich.
- Informationen zur Überwachung und Steuerung des Versorgungssystems können nicht zeitnah und nicht in der geforderten Qualität bereitgestellt werden. Diese sind oft erst nach mehreren Monaten verfügbar.
- Abrechnungsinformationen und somit der Geldmittelfluss sind stark verzögert.
- Die medizinische-pharmakologischen Qualität der Arzneimittelversorgung weist Schwachstellen auf durch
  - Ablese- und Interpretationsfehler,
  - die nur ansatzweise durchführbaren Kontrolle aller Medikamente eines Patienten auf Wechselwirkungen, atypische Dosierungen oder Kontraindikationen,
  - eine geringe Compliance und
  - der abweichenden Verordnung von Betäubungsmitteln.

Im Managementpapier des ATG zum Elektronischen Rezept (ATG 2001) heißt es hierzu:

> „Insbesondere wirtschaftliche Gründe sprechen für eine Umstellung auf das elektronische Rezept als erste Stufe eines von zukunftssicheren Kommunikationsstandards geprägten Informationsverbunds unseres Gesundheitssystems. Die Feststellungen konzentrieren sich auf Nutzeffekte, die sich sowohl aus Verwaltungsvereinfachungen als auch infolge von Qualitätsverbesserungen der administrativen wie medizinisch-pharmakologischen Datenlage ergeben."

Ziele des eRezeptes

Dementsprechend sind die Ziele des eRezept die erheblichen darin liegenden ökonomischen, organisatorischen und inhaltlichen Potenziale auszuschöpfen. Zu den inhaltlichen Aspekten gibt Brill (2005) vor allem das Erkennen von

- atypischen Medikationen für bestimmte Altersgruppen.
- Arzneimittelinteraktionen,
- Kontraindikationen,
- Arzneimittelallergien,
- eines besonderen Beratungsbedarf bei der erstmaligen Ausgabe eines Medikamentes

an. Diese Ziele werden in der politischen Diskussion oftmals unter dem Begriff „Arzneimitteltherapiesicherheit" subsummiert.

Isoliertes eRezept schafft keine Arzneimitteltherapiesicherheit

Eine solche kann aber nicht allein durch das eRezept effizient geleistet werden, die Fortschreibung von Rezepten führt lediglich zu einer Verordnungsdokumentation, die noch nichts über die tatsächliche Einnahme bzw. die aus bestimmten Gründen erfolge Absetzung einer Medikation aussagt. Es wird daher ergänzend eine kontinuierliche Arzneimitteldokumentation notwendig – eine übersichtliche Beschreibung dazu gibt Schäfer (2005) – sowie eine minimale klinische Basisdokumentation, in der die aktuell akuten sowie die chronischen Krankheiten des Patienten und seine Allergien und Unverträglichkeiten für entsprechende Überprüfungsalgorithmen verfügbar sind. Für eine effektive Arzneimittelsicherheit müssen daher Produkt- und Faktenwissen zu den Medikamenten, Daten des aktuellen Rezeptes, Daten aus der kontinuierlichen Arzneimitteldokumentation und klinische Daten des Patienten auf Basis eines Verlässlichen Regelwerkes zusammenhängend verarbeitet werden. Dabei ist auch die Integration in ein nationales „Prescription Event Monitoring" (Söhlke 2004) sinnvoll.

Eine Übersicht zu den Datenflüssen bei Einsatz des eRezeptes vor dem Hintergrund des in ⌧ Kapitel 5.2 Seite 383 dargestellten Ticketverfahrens zeigt in Anlehnung an ATG (2001) für GKV-Patienten die ⌧ nachfolgende Abbildung. Alternativ kann der Transport von Rezepten zur Apotheke auch ausschließlich über die elektronische Gesundheitskarte erfolgen. Beide Ansätze befinden sich in der breiten Diskussion (Brill 2005).

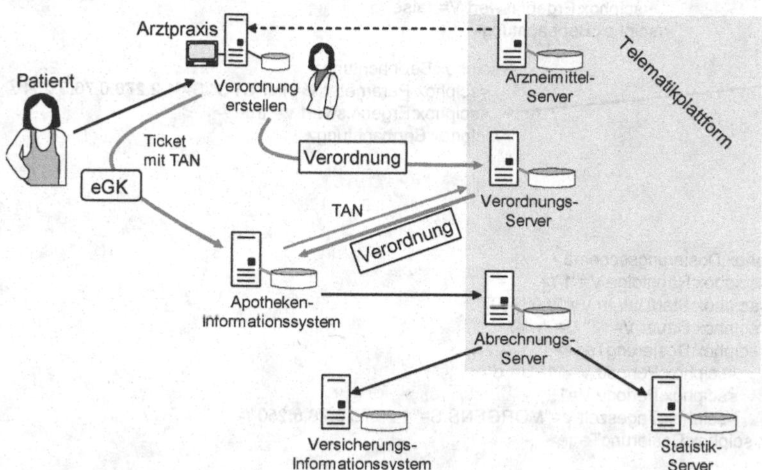

Abb. 5.8: Datenfluss beim eRezept

Notwendigkeit gemeinsamer Bezugssysteme

Auch für die elektronische Kommunikation von Rezepten wird eine semantische Interoperabilität auf Basis gemeinsamer Bezugssysteme notwendig. Dies betrifft vor allem die verordneten Medikament, aber auch differenziertere formale Angaben zu Einnahmehinweisen auf Basis von entsprechend ausgelegten Verordnungsfunktionen in den medizinischen Informationssystemen (⮽ eine ausführliche Beschreibung zur Verordnungsdokumentation findet sich in Haas 2005 A) wären wünschenswert.

eRezept: Ein Vorschlag unter www.sciphox.de

Ein Vorschlag für die Strukturierung und Formalisierung des elektronischen Rezeptes wurde im Jahr 2005 von der KBV in Zusammenarbeit mit der SCIPHOX-Arbeitsgruppe auf Basis von CDA Release 1 vorgelegt (KBV 2005). Die Spezifikation teilt sich in eine Header- und eine Body-Spezifikation auf. Die Dokumentenstruktur wird in hierarchischer Weise spezifiziert, eine Informations- bzw. Klassenmodell ist nicht angegeben. Zum großen Teil handelt es sich um die flexible Angabe von Parameternamen und Parameterausprägungen auf Basis der SCIPHOX-SSU „Beobachtungen“. So werden z.B. die einzelnen anzukreuzenden Angaben mittels Parametername und der Ausprägung „true/false“ angegeben, bei Attributen mit mehreren Werteausprägungsmöglichkeiten wird auf das entsprechende Codesystem verwiesen. Beispielhaft zeigt den Zusammenhang die ⮽ nachfolgende Abbildung.

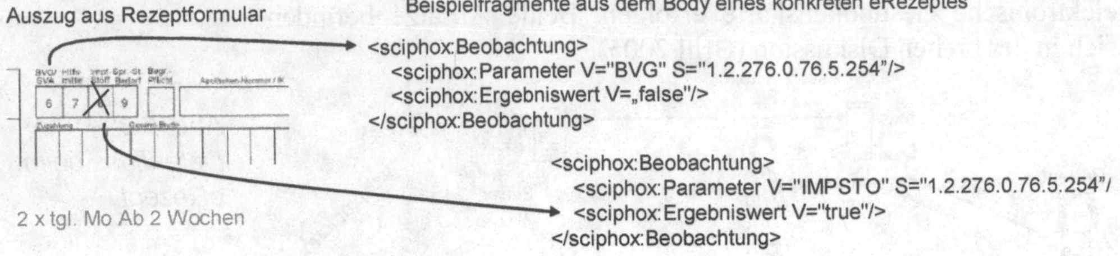


```
<sciphox:Beobachtung>
    <sciphox:Parameter V="BVG" S="1.2.276.0.76.5.254"/>
    <sciphox:Ergebniswert V=„false"/>
</sciphox:Beobachtung>

<sciphox:Beobachtung>
    <sciphox:Parameter V="IMPSTO" S="1.2.276.0.76.5.254"/
    <sciphox:Ergebniswert V="true"/>
</sciphox:Beobachtung>
```

```
<sciphox:Dosierungsschema>
    <sciphox:Rangfolge V="1"/>
    <sciphox:StartDatum V="20060407"/>
    <sciphox:Dauer V= "2" U= "wk"/>
    <sciphox:DosierungTage>
        <sciphox:Periode V= "1" U=„d"/>
        <sciphox:Periode V=" „
        <sciphox:Tageszeit V="MORGENS S="1.2.276.0.76.5.250"/>
    </sciphox:DosierungTage>
```

Abb. 5.9: Auszüge aus elektronischem Rezept

Zur Unterstützung der semantischen Interoperabilität bei der Rezeptkommunikation werden für 74 Attribute Werteausprägungslisten („Vocabulary Domains") bzw. kontrollierte Vokabulare angegeben, von denen die meisten als Codetabellen unter dem Namensraum der SCIPHOX-Arbeitsgruppe abgelegt sind! Einerseits handelt es sich dabei um sehr einfache Domains wie „True/False", aber auch Domänen, die auf ein Verzeichnis der zugelassenen Medikament oder anderer Heilmittel verweisen.

Die XML- und XSD-Dateien zum elektronischen Rezept stehen unter www.sciphox.de (Letzter Zugriff 18.04.2006) zur freien Verfügung.

5.5 Die eÜberweisung

„Leistungskommunikation" im ambulanten Bereich

Die „klassische" Überweisung dient im ambulanten Bereich dem überweisenden Arzt heute dazu, bestimmte „Dienstleistungen" bei einem anderen Spezialisten anzufordern oder aber eine Weiter-/Mitbehandlung zu beauftragen. Sie ist auch in juristischer Sicht die Grundlage, dass ein Dritter in eine Behandlung eingreift. Insgesamt entspricht der Gesamtprozess dem in Kliniken als „Leistungskommunikation" bezeichneten Vorgang, ⌦ Abbildung 3.3 auf Seite 189 zeigt diesen Prozess schematisch in seiner Gesamtheit.

Im „Bundesmantelvertrag – Ärzte" sind die verschiedenen Gründe für Überweisungen bzw. Typen von Überweisungen genau definiert. Dort heißt es im § 24 u.a.:

„Der Vertragsarzt hat die Durchführung erforderlicher diagnostischer oder therapeutischer Leistungen durch einen anderen Vertragsarzt, eine nach § 311 Abs. 2 Satz 1 und 2 zugelassene Einrichtung, ein medizinisches Versorgungszentrum, einen ermächtigten Arzt oder eine ermächtigte ärztlich geleitete Einrichtung durch Überweisung auf vereinbartem Vordruck (Muster 6 bzw. Muster 10 der Vordruckvereinbarung) zu veranlassen."

Verschiedene gründe bzw. Typen von Überweisungen

Weiter wird darin ausgeführt, aus welchen Gründen eine Überweisung erfolgen kann:

- Auftragsleistung
  Bei Auftragsleistungen solle der Auftragnehmer spezifische Maßnahmen durchführen. Dabei wird zwischen einem Definitionsauftrag (Definition der Leistung nach Art und Umfang, z.B. Mammographie beidseits) und einem Indikationsauftrag (Angabe der Indikation mit Empfehlung der Methode (z.B. Verdacht auf Magenkarzinom ⇨ Gastroskopie) unterschieden.
- Konsiliaruntersuchung
  Die Überweisung zur Konsiliaruntersuchung erfolgt ausschließlich zur Anforderung diagnostischer Leistungen und gibt dem überweisenden Arzt die Möglichkeit, den Überweisungsauftrag auf die Klärung einer Verdachtsdiagnose einzugrenzen. Art und Umfang der zur Klärung notwendigen Leistungen legt der Überweisungsempfänger nach medizinischem Erfordernis und den Regeln der Stufendiagnostik unter Beachtung des Wirtschaftlichkeitsgebotes fest.
- Mitbehandlung
  Die Überweisung zur Mitbehandlung erfolgt zur gebietsbezogenen Erbringung begleitender oder ergänzender diagnostischer oder therapeutischer Maßnahmen, über deren Art und Umfang der Überweisungsempfänger entscheidet.
- Weiterbehandlung
  Bei einer Überweisung zur Weiterbehandlung wird der gesamte weitere diagnostische und therapeutische Prozess an den weiterbehandelnden Vertragsarzt übergeben.

Freie Arztwahl des Patienten

Normalerweise darf nur an einen Arzt einer anderen Fachgruppe überwiesen werden. Die freie Arztwahl findet im Absatz 5 des § 24 „Bundesmantelvetrag – Ärzte" seinen Ausdruck:

„Zur Gewährleistung der freien Arztwahl soll die Überweisung nicht auf den Namen eines bestimmten Vertragsarztes, sondern auf die Gebiets-, Teilgebiets- oder Zusatzbezeichnung ausgestellt werden, in deren Bereich die Überweisung ausgeführt werden soll. Eine namentliche Überweisung kann zur Durchführung bestimmter Untersuchungs- oder Behandlungsmethoden an hierfür ermächtigte Ärzte bzw. ermächtigte ärztlich geleitete Einrichtungen erfolgen."

Dies zeigt, dass eine adressierte Kommunikation von Überweisungen in der Regel nicht möglich ist, sondern orientiert an der Fachgruppe des intendierten Empfängers nur eine gerichtete Kommunikation erfolgen kann.

Heute werden Überweisungen mit dem Muster 6 oder 10 gemäß Bundesmantelvertrag Ärzte Anlage 2 vorgenommen.

Abb. 5.10: Muster 6 – Überweisung

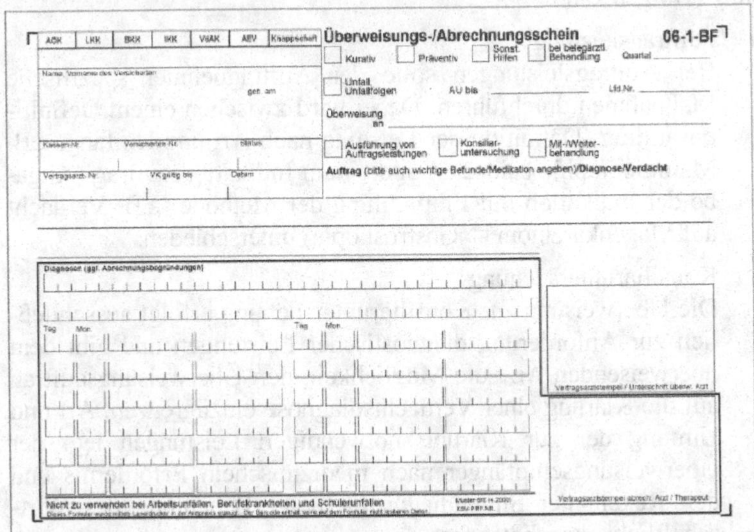

AOK | LKK | BKK | IKK | VdAK | AEV | Knappschaft

Überweisungs-/Abrechnungsschein 06-1-BF

Kurativ · Präventiv · Sonst. Hilfen · bei belegärztl. Behandlung · Quartal

Name, Vorname des Versicherten · geb. am

Unfall Unfallfolgen · AU bis · Lfd.Nr.

Überweisung an

Kassen-Nr. · Versicherten-Nr. · Status

Ausführung von Auftragsleistungen · Konsiliar-untersuchung · Mit-/Weiter-behandlung

Vertragsarzt-Nr. · VK gültig bis · Datum

Auftrag (bitte auch wichtige Befunde/Medikation angeben)/**Diagnose/Verdacht**

Diagnosen (ggf. Abrechnungsbegründungen)

Tag · Mon. · Tag · Mon.

Vertragsarztstempel / Unterschrift überw. Arzt

Nicht zu verwenden bei Arbeitsunfällen, Berufskrankheiten und Schulunfällen

Vertragsarztstempel abrechn. Arzt / Therapeut

Das Muster 10 ist eine spezielle Überweisung für Laboratoriumsuntersuchungen.

Gut strukturiert, etwas formalisiert

Wie die ⌧ vorangehende Abbildung zeigt, sind Überweisungen gut strukturiert und teilweise formalisiert. Dabei dient der untere Teil zur Abrechnungsdokumentation der erbrachten Leistungen für Abrechnungszwecke. Insgesamt ist aber auf dem Formular wenig Platz vorgesehen, dass im Rahmen einer Überweisung weitergehender Behandlungskontext oder detaillierter Informationen zum Behandlungsfall übermittelt werden.

1:1-Umsetzung suboptimal

Eine 1:1-Umsetzung elektronischer Überweisungen findet sich auf Basis von CDA Release 1 unter www.sciphox.de (letzter Zugriff 17.04.2006). Dabei kommen bausteinartig verschiedene bereits definierte SSUs z.B. für die Versicherungsangaben zum Patienten zum Einsatz, aber auch SSUs für Diagnosen. Die ⌧ nachfolgende Abbildung zeigt eine entsprechende Überweisung in der Browser-Ansicht, was auch deutlich werden lässt, dass durch die Verwendung von Standardtechnologien – hier XML – die Integration einer Funktion zur Überweisungsansicht in institutionelle Anwendungssysteme sehr einfach zu realisieren ist, z.B. durch Aufruf des lokal installierten Browsers und Übergabe der eindeutigen Dokumenten-

ID der Überweisung. Diese ID besteht im Fallbeispiel aus der KV-Nummer des überweisenden Arztes, der Jahreszahl und einer jährlich fortlaufenden Nummer.

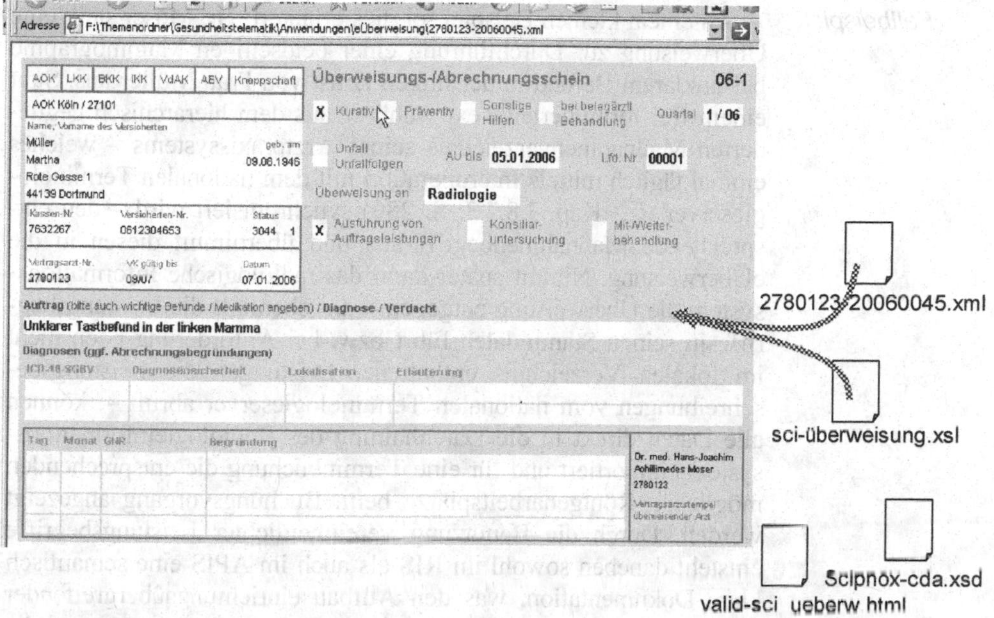

Die Daten zur gezeigten Überweisung befinden sich in der Datei „2780123-20060045.xml", die optische Aufbereitung erfolgt durch den Browser mittels der Stylesheet-Datei „sci-überweisung.xsl". In der Schemadatei Sciphox-cda.xsd sind die Datenstrukturen und -definitionen für die Überweisung, ihre Schachtelung und die erlaubten Werteausprägungen definiert und mittels der Datei „valid-sci_ueberw.html" kann die Validierung von eÜberweisungen erfolgen.

Abb. 5.11: eÜberweisung mit SCIPHOX-CDA

Ein Vorteil dieses Lösungsansatzes ist die Verwendung von CDA, da viele der administrativ notwendigen Angaben bereits im standardisierten CDA-Header enthalten sind.

CDA-Header enthält bereits viele wichtige Angaben!

Für telematische Projekte eignet sich diese klassische Überweisung nur bedingt, da die Angaben prinzipiell aus Sicht einer Papierorganisation zusammengestellt wurden und einige Aspekte, die für die Interoperabilität von institutionellen Anwendungssystemen zur Unterstützung der Überweisungskommunikation hilfreich sind, nicht berücksichtigt sind. In diesem Sinne ist die Strukturierung und vor allem die Formalisierung der Überweisung für eine effektive elektronische einrichtungsübergreifende Kommunikation zu schwach ausgeprägt. Vor allem die Zugrundelegung eines nationalen Maßnahmenrepositories für die in Auftrag gegebenen Maßnahmen kann die semantische Interoperabilität verbessern, da die in einer Überweisung enthaltenen Leistungsbezeichnungen im Empfängersystem direkt maschinell interpretiert und weiterverarbeitet werden können.

Fallbeispiel

An einem kleinen Beispiel sei dies erläutert: Dr. Moser stellt eine Überweisung zur Durchführung einer beidseitigen Mammographie bei unklarem Befund in der linken Brust von Frau Müller aus. Statt einem frei formulierten Text wählt er aus dem hierarchisch gegliederten Maßnahmenverzeichnis seines Arztpraxissystems – welches einmal täglich mittels Interoperation mit dem nationalen Terminologieserver (⌧ Kap. 3.8.7.3, S. 280) synchronisiert wird – den entsprechende Maßnahmenbegriff aus und übernimmt diesen in die eÜberweisung. Nimmt später dann das radiologische Informationssystem die Überweisung entgegen – das ebenfalls die Leistungsbegriffe in seinen Stammdaten führt bzw. bei Anforderung noch nicht im lokalen Verzeichnis enthaltener Leistungen die Leistungsbeschreibungen vom nationalen Terminologieserver abruft –, können alle Daten direkt in die Datenhaltung des Radiologieinformationssystems importiert und für eine Terminbuchung die entsprechenden möglichen Röntgenarbeitsplätze beim Buchungsvorgang angezeigt werden. Durch die Benutzung vereinheitlichter Leistungsbegriffe entsteht daneben sowohl im RIS als auch im APIS eine semantisch klare Dokumentation, was den Aufbau einrichtungsübergreifender Patientenakten unterstützt. An dieser Stelle sei nochmals auf die Problematik der Semantikintegration (⌧ s. 109) und das Fallbeispiel 6, speziell ab ⌧ Seite 117 verwiesen. Durch Cross-Mapping der Leistungsbegriffe auf die nationalen Abrechnungstarifwerke (s. auch ⌧ Kap. 6.6 in Haas 2005 A) kann auch die Abrechnung der Leistungen erheblich vereinfacht werden.

Beispiel für erweiterte Überweisung

Eine entsprechende Erweiterung der Überweisung zur Angabe von mehr Details zu beauftragten Leistungen ist bei Benninghoven (2003) zu finden. Dort wurde die von SCIPHOX implementierte Überweisung dahingehend zu einer allgemeinen eAnforderung (eOrder) erweitert, sodass das resultierende CDA-Dokument sowohl für Krankenhauseinweisungen, Laboraufträge und die vorangehend beschrieben allgemeine Überweisungen benutzt werden kann und zusätzliche auf Basis eines kontrollierten Vokabulars und Zusatzattributen differenziertere Angaben zu den beauftragten Leistungen möglich sind. Hierzu wurde eine ergänzende SSU auf der Basis der bestehenden SSU „referral_de" definiert, die folgende Attribute beinhaltet:

- <Auftragsdatum>: Datum und Zeit, an dem der Auftrag erstellt worden ist.

- <Auftragssteuerung>: Kontrollcodes bzw. Transaktionscodes, mit denen die Verarbeitung eines Auftrags gesteuert wird. In Anlehnung an das „order control"-Segment von HL7 sind z.B. folgende Codes denkbar: NW=New Order, CA=Cancel Order, RP=Replace Order, DC=Discontinue Order usw.. Je nach Art der Anforderung erwartet das sendende System neben einer obligatorischen Empfangsbestätigung auch eine Antwort des Empfängers in Form eines vollständigen Dokuments.
- <Auftragsstatus>: Zustand des Auftrags.
  Hauptanwendung findet dieses Element bei der Beantwortung von Statusanforderungen. Beispielsweise kann mittels eines Befunddokumentes mit Hilfe der SSU „order_de" mitteilen, ob der entsprechende zugehörige Auftrag vollständig erfüllt wurde (bzw. es das letzte zur Erfüllung notwendige Dokument ist) oder ob erst ein Teilergebnis vorliegt. Der Bezug zu einem Auftrag wird bei Befunddokumenten durch das Element <fulfills_order> hergestellt, bei anderen Dokumentbeziehungen muss der Bezug anderweitig realisiert werden.
- <Auftragsklasse>: Beschreibt die Art des Auftrags, beispielsweise Radiologischer Auftrag oder Laborauftrag.
  Solche Angaben sind vor allem auf einem virtuellem Marktplatz sinnvoll, auf dem verschiedene Leistungen angeboten werden und somit automatisch zu einer Anfrage passende Angebote heraus gesucht werden ohne eventuell schutzwürdige Detailinformationen preiszugeben.
- <Mobilitaet>: Bei Überweisungen bzw. Aufträgen, die die lokale Präsenz des Patienten erfordern, ist es in einer Region der integrierten Versorgung unter Umständen gewünscht, den Transport des Patienten zu den einzelnen Einrichtungen zu organisieren.
- <Schwanger>: Indikator, ob die zu behandelnde Person schwanger ist.
- <Ueberweisung>: Dieser Abschnitt enthält Elemente, die nur in Überweisungen vorkommen, z.B. Art und Typ der Überweisung.
- <an_Fachgruppe>: Angabe, an welche Fachgruppe der Patient überwiesen wird.
- <Quartal>: Das aktuelle Quartal des Kalenderjahrs (Abrechnungsrelevanz).
- <AU_bis>: Datum, bis zu dem eine Arbeitsunfähigkeit bescheinigt wird.

- <Behandlungsart>, <Leidensursache> (jeweils bei Überweisungen und Krankenhauseinweisungen), <Scheinuntergruppe> (bei Überweisungen und evtl. anderen eOrders: „Ausführung von Auftragsleistungen"): Diese Elemente dienen der Übermittlung der gleichnamigen Formularfelder.
- <Laborauftrag>: Enthält Spezifika für Laboraufträge: <Identifikationscode> sowie <Abnahmezeit> der mitgeschickten Probe.
- <relevante_Informationen>: Diese Elemente enthalten für die Ausführung dieses Auftrags wichtige Hintergrundinformationen, wie sie z.B. unter die Rubrik „wichtigen Informationen für den Krankenhausarzt" fallen.
- <Beobachtung>: Beschreibt relevante Beobachtungen, Vor-Untersuchungsergebnisse etc.
- <Hinweis>: Angabe besonderer Warnhinweise, die es zu beachten gilt.
- <Prozedur>, <Diagnose>, <Medikation>: Enthalten die für den Auftrag relevanten bereits durchgeführten Prozeduren, gestellten Diagnosen oder Verordnungen von Medikamenten.
- <Auftragsanamnese>: Für die Ausführung des Auftrags wichtige anamnestische Angaben im Freitext.
- <relevanter_Befund>: Dient zum Verweis auf als Anlage beigefügte Befunde.
- <Auftragsposition>: Beinhaltet eine durchzuführende Maßnahme. Mit einem Auftrag können neben Einzelmaßnahmen auch Maßnahmenbündel (sog. Batterien) beauftragt werden, indem mehrere Auftragspositionen in einem Dokument angegeben werden. Voraussetzung ist dabei allerdings, dass diese Maßnahmen logisch zusammen gehören, da ein Auftrag von einem Leistungserbringer erfüllt wird. Eine Auftragsposition enthält folgende Detailangaben:
    - <angeforderte_Prozedur>: Die angeforderte Maßnahme als Text und als Code. Der Prozedurcode muss ein gemeinsamer Code der in dem entsprechenden Netzwerk vorhandenen Teilnehmer sein. Um eine möglichst hohe Flexibilität in den Prozedurcodes zu ermöglichen, ist es möglich, mehrere Codesysteme für Prozeduren zuzulassen. In diesem Fall muss das verwendete Codesystem mit übermittelt werden. Ansonsten wäre die Angabe ebenfalls wünschenswert.
    - <Prioritaet>: Eine vom Auftraggeber zu bestimmende Dringlichkeit

- <geplanter_Beginn>: Wunschdatum (und Zeit), an dem mit der Ausführung der Leistung begonnen werden soll.
- <geplantes_Ende>: Datum, an dem die Ausführung der Leistung abgeschlossen sein soll.
- <fruehester_Beginn>: Zeitpunkt, an dem frühestens mit der Ausführung dieser Position des Auftrags begonnen werden kann.
- <spaetestes_Ende>: Zeitpunkt, an dem die Ausführung der Auftragsposition spätestens abgeschlossen sein muss.
- <geplante_Dauer>, <geplante_Menge>: geplante Menge (z.B. Anzahl der Anwendungen) oder Dauer der Maßnahme
- <geplantes_Intervall>: Bei sich wiederholenden Maßnahmen das geplante zeitliche Intervall, in dem sich die Ausführung der Maßnahme wiederholen soll.
- <Bedingung>: Formale Bedingung, die zur Ausführung der Maßnahme erfüllt sein muss. Die Angabe erfolgt im Freitext, denkbar ist aber auch, an dieser Stelle eine Logiksprache zu integrieren.
- <einzelne_Dauer>: Bei sich wiederholenden Maßnahmen die Dauer einer einzelnen Instanz.
- <Problem>: Freitextliche Beschreibung des Problems, das mit Hilfe dieser Maßnahme gelöst werden soll.
- <Anmerkung>: Anmerkungen im Freitext zur Durchführung der Maßnahme.

Die Ausprägung einer solchen erweiterten Überweisung zeigt ⌧> nachfolgende Abbildung. Mittels entsprechender Attribute zu den verordneten Leistungen können so genauere Angaben zu den Auftragsleistungen gemacht werden. Für eine Integrierte Versorgung ist darüber hinaus auch von Interesse, dass als gewünschte Leistungen kleine Klinische Pfade (⌧> Kap. 3.3.5, S. 209) verordnet werden können – z.B. im Rahmen einer Physiotherapie. Werden solche therapeutischen Pfade verordnet, lässt sich anschließend die Compliance des Patienten besser beurteilen (Hat er alle Termine zeitgerecht in Anspruch genommen?).

Formularfestlegungen: Oftmals festgefahrene Sache

Im Rahmen des komplexen Systems der Selbstverwaltung bedeuten aber entsprechende Änderungen der Überweisung aufwendige Abstimmungsprozesse und u.A. die Änderung des Bundesmantelvertrags – Ärzte. Auch muss Konsens über Betrieb und Inhalt von entsprechenden Referenzservern hergestellt werden.

Abb. 5.12: Beispiel für erweiterte eÜberweisung

Adresse F:\Themenordner\Gesundheitstelematik\Anwendungen\eÜberweisung\eOrder\scl_eOrder_Buchbeispiel.xml Wechse

AOK	LKK	BKK	IKK	VdAK	AEV	Knappschaft

AOK Köln / 27101

Name, Vorname des Versicherten
Babbelheim geb. am
Ulrike 09.08.1936
Rote Gasse 17
44227 Dortmund

Kassen-Nr.	Versicherten-Nr.	Status
7632267	0612304653	

Vertragsarzt-Nr.	VK gültig bis	Datum
KP00017	09/02	22.04.2006

Überweisungs-/Abrechnungsschein 06-1

Kurativ Präventiv Sonstige Hilfen bei belegärztl. Behandlung Quartal

Unfall Unfallfolgen AU bis Lfd. Nr. **00001**

Überweisung an **keine Angabe**

Ausführung von Auftragsleistungen Konsiliar-untersuchung Mit-/Weiter-behandlung

Mobilität **gehfähig** schwanger

Probenkennung: keine Angabe

Auftrag (bitte auch wichtige Befunde / Medikation angeben) **/ Diagnose / Verdacht**

Anamnesen / relevante Befunde

Seit ca. 6 Monaten Rückenschmerzen ohne klin. Befund
Insulinpflichtiger Diabetes mellitus
TEP links seit 1992

Beauftragte Leistungen

Code	Text	Wunschdatum Beginn	Wunschdatum Ende	Menge / Dauer	Dringl.	Anmerkung
Rückenmasssage		23.04.2006		Wiederholfrequenz: 0 Monate, 2 Tage, 0 Minuten.	+++	Frühester Statzeitpunkt: 23.04.2006 Spätester Fertigstellungszeitpunkt:01.06.2006 Therapie zu s.o. Anmerkung: keine
Fango		23.04.2006		Wiederholfrequenz: 0 Monate, 7 Tage, 0 Minuten.		Frühester Statzeitpunkt: 23.04.2006 Spätester Fertigstellungszeitpunkt:01.06.2006 Therapie zu s.o. Anmerkung: keine

5.6 Die eKrankenhauseinweisung

Krankenhauseinweisungen erfolgen in der Regel mit dem Muster 2/E, das aus einem Deckblatt für die Krankenkasse und einem Zusatzblatt mit detaillierteren medizinischen Angaben für den Krankenhausarzt inkl. Durchschlag für den einweisenden Arzt besteht. Die Formulare machen bereits deutlich, dass es intendiertes Ziel ist, dass im Rahmen einer Krankenhauseinweisung auch Informationen zu Vorbefunden, aktueller Medikation, Verlauf der Vorgeschichte und spezielle Fragestellungen kommuniziert werden. Das entsprechende Formular zeigt die Abbildung auf der Folgeseite.

Eine 1:1-Umsetzung der Krankenhauseinweisungen findet sich auf Basis von CDA Release 1 unter www.sciphox.de (letzter Zugriff 17.04.2006).

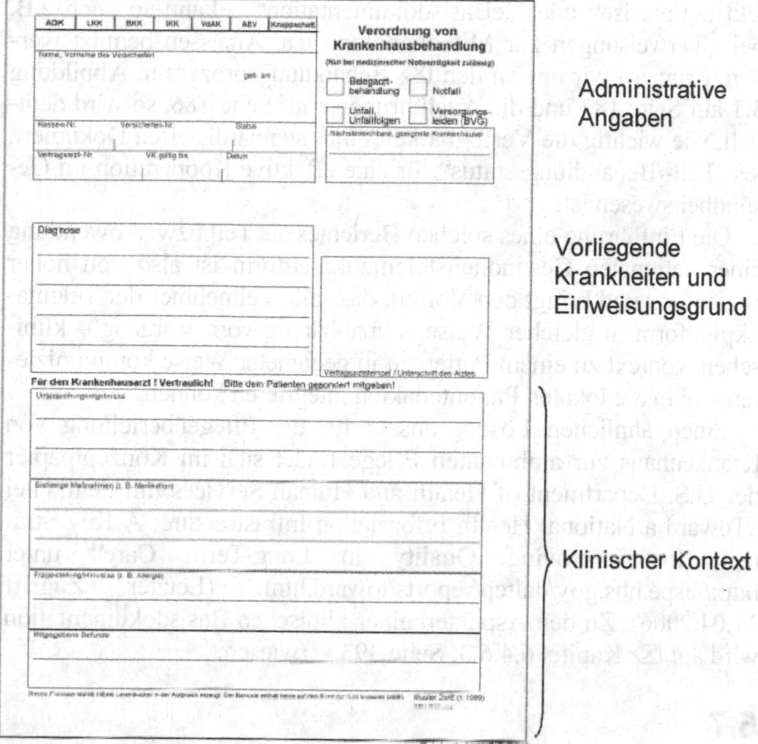

AOK | LKK | BKK | IKK | VdAK | AEV | Knappschaft

Verordnung von Krankenhausbehandlung
(Nur bei medizinischer Notwendigkeit zulässig)

Name, Vorname des Versicherten
geb. am

Belegarzt-behandlung | Notfall
Unfall, Unfallfolgen | Versorgungs-leiden (BVG)

Kassen-Nr. | Versicherten-Nr. | Status
Vertragsarzt-Nr. | VK gültig bis | Datum

Nächsterreichbare, geeignete Krankenhäuser

Diagnose

Vertragsarztstempel / Unterschrift des Arztes

Für den Krankenhausarzt ! Vertraulich! Bitte dem Patienten gesondert mitgeben!

Untersuchungsergebnisse

Bisherige Maßnahmen (z. B. Medikation)

Fragestellung/Hinweise (z. B. Allergie)

Mitgegebene Befunde

Muster 2/E (1.1999)

Original: DIN A 5 hoch

Abb. 5.13: Muster 2/E – Krankenhauseinweisung

Die Krankenhauseinweisung erscheint zwar auf den ersten Blick komplexer als die ambulante Überweisung zu sein, aber bei genauer Betrachtung zeigt sich, dass die eigentlichen überweisungsbezogenen Angaben weniger und einfacher sind. Vielmehr ist hier berücksichtigt, dass in gewissem Umfang auch klinischer Kontext bzw. Informationen zur bisherigen Behandlung übermittelt werden. Dies ist aber nicht nur ein Spezifika der Krankenhauseinweisung, sondern generelles Anliegen des eArztbriefes, sodass bei einem modularen Ansatz bei der Spezifikation der eKrankenhauseinweisung nicht alle Angaben aus dem Muster 2/e übernommen werden sollten, sondern für den medizinischen Kontext eine wieder verwendbare allgemeine Struktur definiert werden sollte.

Beim „Kontext" der Einweisung handelt es sich also genauso genommen um eine zeitpunktbezogene Epikrise bzw. die Schilderung des Fall- und Behandlungsstatus zu einem ambulanten Verlauf – ganz analog wie der Krankenhausentlassbrief den stationären Verlauf schildert. Insofern ist es ein mehr allgemeiner Lösungsansatz, ergänzend zur administrativen Krankenhauseinweisung eine ambulante Epikrise zu übermitteln. Die dafür definierte Grundstruktur – sei es nun als Spezialisierung des eArztbriefes oder als eigenes Objekt „eEpikrise“ oder „eBasisdokumentation“ – kann so auch z.B. bei Überweisungen zur Mitbehandlung u.a. Anlässen benutzt werden. Erinnern wir uns an den ☒ Behandlungsprozess in Abbildung 3.1 auf Seite 187 und die Ausführungen auf Seite 186, so wird deutlich, wie wichtig die Verfügbarkeit eines standardisierten Dokumentes „Fall-/Behandlungsstatus“ für eine effektive Kooperation im Gesundheitswesen ist.

Die Einführung eines solchen Berichtes als Teil bzw. Anwendung einer nationalen Gesundheitstelematikplattform ist also von hoher Bedeutung und bringt den Vorteil, dass alle Teilnehmer der Telematikplattform in gleicher Weise – unabhängig vom Vorgang – klinischen Kontext zu einem Patienten in geeigneter Weise kommunizieren und in die lokalen Patientenakten integrieren können.

Einen ähnlichen Lösungsansatz für die Pflegeüberleitung von Krankenhaus zur ambulanten Pflege findet sich im Konzeptpapier des U.S. Department of Health and Human Services mit dem Titel „Toward a National Health Information Infrastructure: A Key Strategy for Improving Quality in Long-Term Care“ unter http://aspe.hhs.gov/daltcp/reports/toward.htm. (Letzter Zugriff 17.04.2006). Zu den Aspekten einer klinischen Basisdokumentation wird auf ☒ Kapitel 6.4.6.3, Seite 493 verwiesen.

5.7 Der eArztbrief

5.7.1 Einführung

Arztbriefe sind DAS Kommunikationsmittel im Gesundheitswesen

Der Arztbrief stellt heute das *wesentlichste Kommunikationsmittel* zwischen den verschiedenen an der Versorgung eines Patienten beteiligten Institutionen dar. Es handelt sich dabei um ein einzelfallbezogenes Dokument, das nach der Kommunikation zwischen den Partnern sowohl Teil der Patientendokumentation des Senders als auch des Empfängers – also jeweils der institutionellen Krankenakte der an der Kommunikation beteiligten Institutionen – wird.

Entgegen den differenzierten Vereinbarungen zu den Inhalten für eine ganze Reihe von Dokumenten wie z.B. Rezepten, sonstigen Verordnungen, Überweisungen, Abrechnungen etc. existiert für Arztbriefe keine formale Vorgabe durch die Selbstverwaltungsorgane. Ein niedergelassener Arzt, der von vielen Krankenhäusern Arztbriefe erhält, muss sich daher immer wieder absenderspezifisch in die Struktur der Briefe einfinden. Heute ist es sogar üblich, dass sogar die verschiedenen Fachabteilungen eines Krankenhauses in Form und Aufbau unterschiedliche Arztbriefstrukturierungen verwenden.

Standardisierung erhöht Lesbarkeit, Vergleichbarkeit und Vollständigkeit

Vor diesem Hintergrund ist es nicht als technisch oder telematisch induzierte Anforderung zu werten, dass eine Standardisierung von Arztbriefen im Interesse aller Beteiligten ist – um Lesbarkeit und Vergleichbarkeit von Arztbriefen zu verbessern und die Vollständigkeitsüberprüfung zu unterstützen. Als zusätzlicher Effekt geht damit aber auch eine verbesserte elektronische Kommunikation und Informationsintegration zwischen den Anwendungssysteme der einzelnen Gesundheitsversorgungseinrichtungen einher.

Prinzipiell handelt es sich beim Begriff „Arztbrief" um einen Gattungsbegriff, der für viele verschiedene Ausprägungen medizinischer Berichte steht. Das Merkmal des klassischen konventionellen Arztbriefes ist die reine Schriftform – zumeist ohne Integration von anderen Informationsobjekten wie Bildern oder Kurven – die in der Regel, wenn sich der Brief darauf bezieht, als Anlage beigefügt werden.

Kommunikationsanlässe für Arztbriefe

Wesentliche Kommunikationsanlässe für die Übermittlung von Arztbriefen sind nach GVG (2001)

- die elektive Krankenhauseinweisung,
- die Krankenhausentlassung,
- die krankenhausexterne Verlegung,
- die Überweisung zur Mit- und Weiterbehandlung,
- die Rücküberweisung nach Mit- und Weiterbehandlung,
- die krankenhausinterne Verlegung und
- eine Zwischeninformation über den Patienten (z.B. OP-Ergebnis/Vorabbefund)

Zusätzlich und in dieser Quelle nicht berücksichtigt, muss die Überweisung zur dedizierten Durchführung von speziellen Untersuchungen sowie die zugehörige Befundrückmeldung berücksichtigt werden.

Zwei Typen von Arztbriefen

Generalisiert man die verschiedenen Intentionen von Arztbriefen, im Rahmen der prinzipiellen Interaktionsszenarien (⌦ Kap. 3.2, S. 182), so können zwei unterschiedliche Verwendungskontexte und damit generelle Typen von Arztbriefen unterschieden werden:

- der *einfache Arztbrief* zur Übermittlung eines Ergebnistextbefundes im Rahmen der Leistungskommunikation

und

- der *komplexe Arztbrief* mit einer Fall- und Verlaufsbeschreibung vor bzw. nach Mit-/Weiterbehandlung.

Der einfache Arztbrief in Form eines Ergebnisbefundes kann dabei weiter spezialisiert werden in den einfachen Ergebnisbefund, wie er z.B. bei Laborbefunden üblich ist, und den Bericht mit umfassendem narrativen Text. Laborberichte enthalten in der Regel nur eine tabellarische Auflistung von Messwerten, deren Interpretation übernimmt der Empfänger.

Vorteile des eArztbriefes

Was sind nun die Vorteile eines elektronischen Arztbriefes? Während der konventionelle Arztbrief unstrukturiert und je nach erstellender Institution sehr verschieden differenziert ist, eine gewisse Transportzeit braucht, im Notfall schwer verfügbar ist und nur aufwändig in elektronische Informationssysteme z.B. durch Einscannen und manuelle Erfassung der notwendigen Metadaten zu integrieren ist, ergeben sich für den elektronischen Arztbrief folgende Vorteile:

- Schnelle Verfügbarkeit nach Fertigstellung,
- einfacher Versand,
- einfach in die institutionellen Anwendungssysteme zu übernehmen,
- geeignet zur Integration in einrichtungsübergreifende Elektronische Krankenakten,
- auswertbar.

Damit diese Ziele erreicht werden, muss eine branchenweit einsetzbarer Arztbrief ausreichend strukturiert und formalisiert sein und in generischer Weise in einer immer weiteren Spezialisierung ausgehend von einem allgemeinen Brief die Bedürfnisse der einzelnen Disziplinenerfüllen.

5.7.2 Der einfache Arztbrief

Befund zu einer Auftragsleistung

Beim einfachen Textbefund handelt es sich um einen auf Basis von im Rahmen eines erteilten Auftrages durchgeführten Untersuchungen erstellten Einzel- oder Sammelbefund – oft auch als „Result Report" bezeichnet. Er ist die Reaktion auf einen Definitions- oder Indikationsauftrag oder auf eine Überweisung zur Konsiliaruntersuchung. Der Brief enthält das Ergebnis einer oder mehrere Untersuchungen zum Auftrag; Beispiele hierfür sind Röntgenbefunde, Sonographiebefunde, Befunde zu endoskopischen Untersuchungen, EKG-Befunde, Befunde zu Lungenfunktionsprüfungen u.v.a.m.. In der Regel wird auf eine im Rahmen des Auftrages formulierte Fragestellung Bezug genommen und das Ergebnis objektiv beschrieben und die Interpretation des Ergebnisses ausgeführt sowie abschließende Empfehlungen gegeben. Den gesamten Prozess zeigt ⌧ Abb. 3.3, Seite 189. Interpretationen können auch in Form von Diagnosen bzw. Aussagen zur Sicherung oder Verwerfung von Hypothesen vorliegen.

Angaben zum einfachen Arztbrief

Ein einfacher Arztbrief sollte folgende Angaben beinhalten:

- Angaben zur Institution, die den Arztbrief erstellt hat („Briefkopf"),
- Angaben zu den Personen, die den Arztbrief erstellt haben,
- Angaben zum Zeitpunkt der Erstellung,
- Angaben zu den Adressaten (Erstadressat und weitere Adressaten),
- Angaben zum Patienten,
- Angaben zum Initialgrund des Arztbriefes – also dem zugrund liegenden Untersuchungsauftrag, Ereignis oder Behandlungsepisode,
- Angaben zu den durchgeführten Untersuchungen und den damit verbundenen Beobachtungen, Schlussfolgerungen und Diagnosen,
- Gesamtbeurteilung, falls mehrere Untersuchungen durchgeführt wurden,
- abschließende Beurteilung bezüglich der im Auftrag formulierten Fragestellung und
- Empfehlungen zum weiteren Vorgehen.

Viele der aus juristischer Sicht und aus Sicht der Informationslogistik notwendigen Angaben finden sich – es sollte ⌧ Kapitel 4.4.4, Seite 331 in Erinnerung gerufen werden – auch im CDA- Header wieder.

Spezifikation zum einfachen Arztbrief

Auf Basis dieser Überlegungen wurde z.B. für das Projekt „Mamma-Akte" in NRW ein einfacher Arztbrief definiert. Ausgangspunkt war die folgende kurze Spezifikation, in Klammern ist die Kardinalität der Informationsgruppe angegeben (1,1 = genau einmal, 0,1= optional, jedoch maximal einmal, 1,N = einmal oder mehrfach, 0,N = optional mehrfach möglich):

- Genereller Grund für den Bericht (Kardinalität 1,1)
  Gegenstand: Hierunter wird berichtet, für welchen Patienten warum welche Untersuchung(en) durchgeführt wurden.
- Befundtext, meist überschrieben mit der genauen Bezeichnung der durchgeführten Untersuchung (1,N).

Gegenstand: Ausführlicher Befundtext, z.B. mit der ausführlichen Beurteilung von Bildern, Gewebsschnitten, EKG-Kurven usw..

- Zusammenfassende Bewertung/Abschließende Beurteilung (0,1)
  Gegenstand: Abschließende kurze und knappe Zusammenfassung des Gesamtergebnisses.
- Empfehlung (0,N)
  Gegenstand: Eventuell zusätzliche Empfehlungen des Senders zu Vorschlägen hinsichtlich des weiteren Vorgehens, Vorschläge zu Folgeuntersuchungen oder Medikationen.
- Diagnosen (0,N)
  Die abschließend fixierte Liste der Diagnosen mit den Einzelangaben zu Diagnosenfreitext, Klasssifikationszuordnung (z.B. ICD, Version) und Zusatz aus „Verdacht auf“, „Ausschluss von“, „gesichert“.
- Grußfloskel (1,1)
- Unterzeichner (1,N)
  Titel und Namen der Unterzeichner des Befundes, es können mehrere Ärzte unterzeichnen.
  Eine Ausprägung diese einfachen Arztbriefes in der Browser-Ansicht zeigt ⌧> die Abbildung auf der Folgeseite.

5.7.3 Der komplexe Arztbrief

Wird die Behandlungsverantwortung für eine bestimmten Zeitraum an eine andere Institution übergeben – z.B. im Rahmen eines stationären Aufenthaltes – oder erfolgt eine konsiliarische Parallelbehandlung z.B. durch einen Facharzt, wird am Ende solcher Behandlungsepisoden ein ausführlicher Bericht notwendig, der nicht nur – wie der einfache Ergebnisbefund – Aussagen zu einzelnen Untersuchungen enthält, sondern der eine Schilderung des gesamten zurückliegenden Behandlungsverlaufes inklusive wichtiger zu erwähnender Untersuchungsbefunde, eine epikritische Bewertung des Verlaufes und Empfehlungen für die weitere Behandlung enthält.

Angaben im komplexen Arztbrief

Hinsichtlich der Standardisierung des komplexen Arztbriefes wurden bereits 1975 im Handbuch von Koller und Wagner (1975) Vorschläge für einen strukturierten Krankenhausentlassbrief unterbreitet. Neben den bereits im einfachen Arztbrief dargestellten Informationen zu Absender, Empfänger und Patient wurden dort vorgeschlagen:

Arztbriefabschnitte nach Koller/Wagner

- Behandlungszeitraum
- Diagnosen und Differentialdiagnosen
- Aufnahmeanlass
- Aufnahmebefunde
- Entlassungsbefunde
- Therapie (auch Kurzfassung des OP-Berichtes)
- Verlauf mit Komplikationen und Therapienebenwirkungen
- Art der Entlassung
- Behandlungsergebnis
- Prognose.

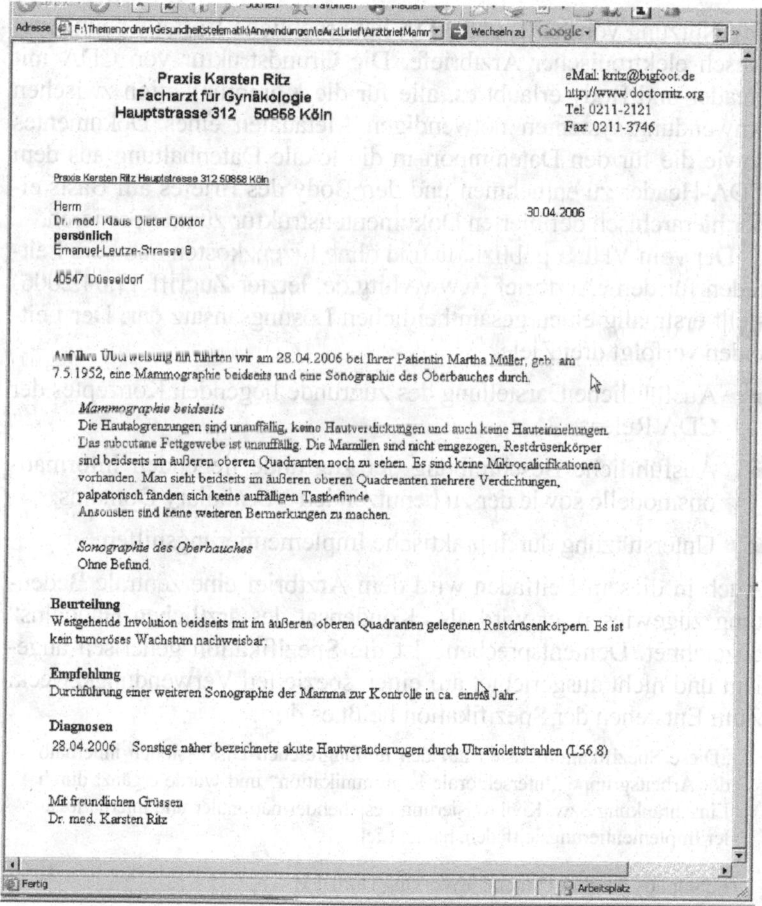
Adresse F:\Themenordner\Gesundheitstelematik\Anwendungen\eArztbrief\ArztbriefMamm Wechseln zu Google

Praxis Karsten Ritz
Facharzt für Gynäkologie
Hauptstrasse 312 50858 Köln

eMail: kritz@bigfoot.de
http://www.doctorritz.org
Tel: 0211-2121
Fax: 0211-3746

Praxis Karsten Ritz Hauptstrasse 312 50858 Köln

Herrn
Dr. med. Klaus Dieter Doktor
persönlich
Emanuel-Leutze-Strasse 8

40547 Düsseldorf

30.04.2006

Auf Ihre Überweisung hin führten wir am 28.04.2006 bei Ihrer Patientin Martha Müller, geb. am 7.5.1952, eine Mammographie beidseits und eine Sonographie des Oberbauches durch.

Mammographie beidseits
Die Hautabgrenzungen sind unauffällig, keine Hautverdickungen und auch keine Hauteinziehungen. Das subcutane Fettgewebe ist unauffällig. Die Mamillen sind nicht eingezogen, Restdrüsenkörper sind beidseits im äußeren oberen Quadranten noch zu sehen. Es sind keine Mikrocalicifikationen vorhanden. Man sieht beidseits im äußeren oberen Quadreanten mehrere Verdichtungen, palpatorisch fänden sich keine auffälligen Tastbefinde.
Ansonsten sind keine weiteren Bermerkungen zu machen.

Sonographie des Oberbauches
Ohne Befund.

Beurteilung
Weitgehende Involution beidseits mit im äußeren oberen Quadranten gelegenen Restdrüsenkörpern. Es ist kein tumoröses Wachstum nachweisbar.

Empfehlung
Durchführung einer weiteren Sonographie der Mamma zur Kontrolle in ca. einem Jahr.

Diagnosen
28.04.2006 Sonstige näher bezeichnete akute Hautveränderungen durch Ultraviolettstrahlen (L56.8)

Mit freundlichen Grüssen
Dr. med. Karsten Ritz

Fertig Arbeitsplatz

Abb. 5.14: Beispiel einfacher Arztbrief

Viele verschiedene Ausprägungen im Umlauf

In vielen Projekten wurde aufgrund der Bedeutung des eArztbrief für eine effektivere Kooperation im Gesundheitswesen in den vergangenen Jahren verschiedene Ausprägungen definiert – meist orientiert an lokalen Erfordernissen und mit fachspezifischer Ausprägung. Einen ersten umfassenden Leitfaden auf Basis einer Analyse der Anforderungen wurde im März 2006 erstmalig durch den VHitG (⌦ Kap. 4.2.4.6, S. 315) vorgelegt. Die Spezifikation entstand dabei in enger Zusammenarbeit mit der SCIPHOX-Arbeitsgruppe auf Basis von CDA. Der Leitfaden umfasst 147 Seiten und enthält auch eine gute Einführung in CDA Release 2.

5.7.4 Der VHitG/SCIPHOX-Arztbrief

CDA als Basis

Die Nutzung von XML und CDA hat erhebliche Vorteile beim Austausch elektronischer Arztbriefe. Die Grundstruktur von CDA mit Header und Body erlaubt es, alle für die Kommunikation zwischen Anwendungssystemen notwendigen Metadaten eines Dokumentes sowie die für den Datenimport in die lokale Datenhaltung aus dem CDA-Header zu entnehmen und den Body des Briefes auf Basis einer hierarchisch definierten Dokumentenstruktur zu interpretieren.

Umfassender Leitfaden des VHitG

Der vom VHitG publizierte und ohne Lizenzkosten nutzbare Leitfaden für den eArztbrief (www.vhitg.de, letzter Zugriff 17.04.2006) stellt erstmalig einen gesamtheitlichen Lösungsansatz dar. Der Leitfaden verfolgt drei Ziele

- Ausführliche Darstellung des zugrunde liegenden Konzeptes der CDA Release 2.
- Ausführliche Beschreibung der zugrunde liegenden Informationsmodelle sowie der zu benutzenden Vocabulary Domains.
- Unterstützung durch praktische Implementierungshilfen.

Auch in diesem Leitfaden wird dem Arztbrief eine zentrale Bedeutung zugewiesen, er wird als „Kondensat des ärztlichen Handelns" bezeichnet. Dementsprechend ist die Spezifikation generisch angelegt und nicht ausgerichtet auf einen speziellen Verwendungszweck. Zum Entstehen der Spezifikation heißt es dort:

> „Diese Spezifikation basiert auf den umfangreichen Diskussionen innerhalb der Arbeitsgruppe „Intersektorale Kommunikation" und wurde ergänzt durch Einschränkung bzw. Konkretisierung bestehender nationaler und internationaler Implementierungsleitfäden, namentlich
>
> • „Sciphox Arztbrief" (gemäß Working Draft 15)
>
> • HL7 v3, CDA Rel. 2 „CDA Care Record Summary Implementation Guide"

• Use Cases for Medical Summaries, L. McNight, IHE PCC, 2005

• Der französische „Guide d'implémentation du Volet Médical au format CDA Release 2 – Niveau 3" [volmed]

• e-MS. Implementierungsleitfaden CDA (Level 2 und 3), Kanada

und schließlich als Zusatzdokument mit entsprechenden Mechanismen formal festgelegt."

Hinsichtlich der Use Cases werden im Leitfaden drei Fälle unterschieden:

Alles ist schon da

- Alle für die Erstellung des Arztbriefes notwendigen Informationen und Unterlagen liegen vor, der kann also in einem Arbeitsgang erstellt, freigegeben und versendet werden. Beispiel: Krankenhausentlassung. Für diesen Fall werden folgende Festlegungen getroffen:

  „Es steht dem Autor frei, unabhängig vom klinischen *Fall*, die aus seiner Sicht zusammengehörigen medizinischen Ereignisse zu einem Patienten in einem Arztbrief zusammenzustellen. Ein Arztbrief bezieht sich somit auf exakt einen Patienten und auf eine Episode medizinischer Aktivitäten, womit das Konzept des HL7-Encounter gemeint ist, nämlich eine - aus der Sicht des Autors - zeitlich und logisch zusammengehörige Menge medizinischer Ereignisse. Eine Episode kann einem klinischen „Fall" entsprechen, kann aber auch mehrere Fälle ganz oder in Teilen oder umgekehrt nur Teilaspekte eines Falls beschreiben.

  Vor der Freigabe kann ein Arztbrief nicht versendet werden; diese Freigabe kann allerdings auch implizit durch das Versenden erfolgen. Einmal freigegeben, kann der Inhalt des Dokuments nicht mehr verändert werden; jedoch kann eine neue Version mit Bezug auf das Original erzeugt werden. Die Freigabe bezieht sich nicht auf den Inhalt eingebundener Dokumente, da diese zuvor unabhängig freigegeben wurden. Diese Schritte können, aber müssen nicht notwendigerweise zeitnah durchgeführt werden."

Da kommt noch was nach !

- Der Arztbrief stellt einen Vorab-Brief bzw. -Information dar, dem weitere Informationen folgen werden. Für diesen Fall heißt es im Leitfaden:

  „Ausgangssituation: Der Arztbrief wurde bereits vorher in Teilen erstellt und versendet (vorläufiger Arztbrief), jedoch fehlten bislang einige Informationen, wie zum Beispiel Diagnosen oder Befunde. Der ursprüngliche Arztbrief war also deswegen als vorläufig gekennzeichnet, jedoch so bereits freigegeben und wurde als Vorgängerversion schon versendet.

  Sobald die bisher fehlende Information vorliegt, kann der ‚vorläufige' Arztbrief im Rahmen einer neuen Version ergänzt, freigegeben und als Ganzes erneut versendet werden. Diese Dokumentenbeziehung wird in CDA Release 2 als ‚replacement' bezeichnet. Es entsteht also ein neues Dokument, das an den ‚vorläufigen' Arztbrief durch eine replacement-Beziehung angehängt ist.

Beim Empfänger ist der Bezug des vollständigen Arztbriefs zum vorherigen erkennbar, es handelt sich jedoch um zwei Dokumente mit unterschiedlicher Identität."

Es steckt noch etwas anderes drin

- In den aktuellen Arztbrief wird ein anderer Brief eingebunden

  „Ein bestehender, bereits freigegebener Arztbrief wird in einen in Erstellung befindlichen zweiten Arztbrief durch Referenzierung eingebunden. Der referenzierte Arztbrief selbst bleibt dabei unverändert. In beiden Arztbriefen wird auf denselben Patienten Bezug genommen. Die Autoren und Empfänger der beiden Arztbriefe sind typischerweise verschieden."

Für alle drei Fälle wird im Leitfaden eine kleine Beispielgeschichte geschildert.

Nach der Vorstellung dieser drei Use Cases mit ihren Beispielgeschichten wird im Leitfaden ausführlich und in hervorragender Weise die Clinical Document Architecture Release 2 erläutert.

Abschnitte des VHITG-Arztbriefes

Im Rahmen dieser Darstellung wird auch das Konzept der Abschnitte (Body-Sections) und ihre Verwendung in einem allgemeinen Arztbrief dargestellt. Folgende Abschnitte sind im Leitfaden als Bestandteil des allgemeinen Arztbriefes detailliert erläutert:

- Anrede
  Dieser Abschnitt enthält die allgemeinen einleitenden Informationen eines Arztbriefes. Sie werden in einer Komponente zusammengefasst. Es handelt sich dabei um die Einleitungsfloskel (z. B. „Sehr geehrter Herr Kollege, ...") und einer ersten Nennung des Patienten evtl. mit der zusätzlichen Angabe des Geburtsdatums.

- Fragestellung
  Dieser Abschnitt enthält die konkrete (medizinische) Fragestellung bzw. den Grund für den Brief, die sich aufgrund einer medizinischen Untersuchung ergibt, formuliert als Freitext und in einer eigens dafür vorgesehenen Strukturierung.

- Anamnese
  Dieser Abschnitt enthält die Anamnese-Informationen. Die Anamnese kann in die folgende Teile aufgeteilt werden, die sequentiell oder hierarchisch genutzt werden können:
  - Eigenanamnese
    - Allgemeine Anamnese
      - Frühere Krankheiten
      - Frühere Operationen
    - Fachspezifische Anamnese
    - Psychosoziale Anamnese
  - Familienanamnese

- Fremdanamnese
- Immunisierungen
- Medikamentenanamnese
- Schwangerschaften

Der Arztbrief in der Spezifikation lässt eine Angabe der verschiedenen „Sub"-Kategorien flach oder in hierarchischer Anordnung zu. Beides ist möglich. In der Praxis findet sich heutzutage noch meist die flache Struktur. Allerdings sind auch komplexere Dokumentationen vorhanden (die zunächst nicht Gegenstand der Spezifikation sind), wie zum Beispiel die Herzkatheter-Untersuchungsdokumentation die weiter feiner strukturiert und geschachtelt sein kann.

- Befunde
  Dieser Abschnitt enthält die Befund-Informationen. Es wird zunächst von einer Level-2 Darstellung ausgegangen. Befunde können folgenden Kategorien zugeordnet werden:
  - Befund
    - Fremdbefund
    - Spezialbefund
      - Laborbefund
      - Histologie
      - Biopsie
      - Radiologie
      - Pathologie
    - Entlassungsbefund
- Diagnosen
  Die Diagnosen werden im elektronischen Arztbrief im Idealfall tabellarisch angegeben, in Level 3 zusätzlich codiert.

  Falls der narrative Text der Diagnosen (Text Element in Level 2) gänzlich aus codierten Entries abgeleitet ist, wird dies mit dem *@typeCode* DRIV (derived from) im *entry* Element angedeutet. Dies ist meist der Fall bei Diagnoseninformationen, die eigentlich vollständig codiert in den Entries vorliegen und aus denen der klinische Text erzeugt wird. Für jede Diagnose können weitere charakterisierende Attribute angegeben werden, die konform zu CDA 2 formuliert wurden:

  - MoodCode = Event, da es sich um ein Beobachtungsereignis handelt.
  - Diagnosen-Identifikationsnummer

- Diagnosetyp z.B. Aufnahmediagnose, Entlassungsdiagnose usw.
- Negations-Indikator, der bei „True" den Ausschluss der Diagnose anzeigt.
- Ergänzende Erläuterungen zur Diagnose in Form von Freitext
- Statuscode, der immer auf „completed" gesetzt sein sollte, da es sich bei Diagnoseneinträgen um abgeschlossene Beobachtungen handelt.
- Zeitangabe zur Diagnose, d.h. wann diese gestellt wurde
- Diagnose-Code, der Klassifikationscode unter Angabe der Klassifikation, z.B. des ICD-Code
- Diagnosen-Sicherheit
- Seitenlokalisation
- Beschreibung für Ausnahmen, z.B. wenn eine primär weibliche Diagnose bei einem Mann dokumentiert wird
- Sonstige Erläuterungen

■ Besondere Hinweise z.B. Cave
Hier werden Angaben zu Risikofaktoren und Allergien abgebildet.

■ Therapien/Behandlungsmaßnahmen
In dem Abschnitt Therapie werden u. a. durchgeführte Medikationen, fachspezifische Eingriffe, Operationen, strahlentherapeutische Behandlungen, Lichttherapie und psychiatrische Therapie abgebildet. Auch für die einzelnen Prozeduren stehen weitere charakterisierende Merkmale zur Verfügung:

- Mood-Code, der immer auf Event gesetzt sein sollte, das es sich bei den Beschreibungen im Arztbrief um angeschlossene stattgefundene Prozeduren handelt
- Prozedur-Identifikationsnummer
- Prozedurentyp, der mittels eines OPS-Codes angegeben werden sollte.
- Negationsindikator, der angibt, dass diese Prozedur nicht durchgeführt wurde
- Erläuterungen zur Prozedur
- Statuscode, der auf „completed" gesetzt sein sollte, da nur über erbrachte Prozeduren berichtet wird
- Zeitangabe zur Erbringungszeit
- Klassifizierung der Methode, soll vorerst nicht verwendet werden
- Klassifizierung des Zielgebietes im Sinne der Angabe der anatomischen Struktur

- Notizen
  In dem Abschnitt Notizen werden jene medizinischen Informationen abgebildet, die keiner anderen Komponente zugewiesen werden können. Hierfür ist kein LOINC Code für die Sektion vorgesehen, das *code* Element wird weggelassen. Innerhalb des *text* Elementes kann eine der bekannten Strukturen verwendet werden.
- Epikrise
  In diesem Abschnitt soll der zusammenfassende Rückblick, Empfehlungen sowie die Prognose enthalten sein.
- Anhänge
  Die Bezüge zu einem Arztbrief zugeordneten zusätzlichen Befunde (z.B. digitale Bilder) werden in diesem Abschnitt abgebildet. Externe Dokumente wie z. B. weitere CDA Arztbriefe werden über die *ExternalDocument*-Klasse referenziert. Zur Referenzierung stehen je externem Dokument folgende Zusatzangaben zur Verfügung, die im Wesentlichen Angaben aus dem Header des externen Dokumentes sind – sofern es sich um ein CDA-Dokument handelt:
  - Typ der Beziehung, ob es sich also um einen Anhang, ein Vorbefund o.ä. bezogen auf das aktuelle Dokument handelt
  - Indikator, ob das referenzierte Dokument getrennt betrachtet werden kann, also auch ohne das aktuelle Dokument einen eigenständigen Wert hat.
  - Identifikation des externen Dokumentes
  - Dokumenttyp zur Klassifikation des externen Dokumentes
  - Mime-Type des externen Dokumentes
  - Set-Id, die Set-Kennung des externen Dokumentes
  - Die Versionsnummer des externen Dokumentes
- Schlusstext
  Im Schlusstext kann ein narrativer Text der unter keine der oben angegeben Rubriken fällt untergebracht werden.

Damit hat ein Dokument prinzipiell die in ⌧ nachfolgender Abbildung gezeigte Strukturierung, wobei nicht für alle Abschnitte die angegebene Hierarchie eingehalten werden muss, sondern in der Abbildung „tiefer liegende" Abschnitte je nach Bedarf auch auf einer höheren Ebene erscheinen können.

Viele Wertebereichsdefinitionen

Hinsichtlich der semantischen Bezugssysteme werden umfangreiche Angaben gemacht, unglücklich erscheint die Wahl des LOINC für die Maßnahmen bzw. den DocumentType. Prinzipiell ist es hier wünschenswert, ein nationales Repository für medizinische Maßnahmen aufzubauen und dieses mittels Cross-Mapping (s. auch ⌧ Haas 2005 A) auf LOINC (⌧ S. 373) oder SNOMED CT (⌧

S. 374) abzubilden. Die Gleichsetzung von Dokumenttyp und Maßnahmencode muss ebenfalls perspektivisch überdacht werden, da der Typ eher ein Klassenbegriff für die ausdifferenzierte Maßnahme ist und eine Dokumententaxonomie für den Typ zugrunde gelegt werden sollte.

Abb. 5.15: Abschnitte des VHitG-eArztbriefes

- Anrede
- Fragestellung
- Anamnese
  - Eigenanamnese
    - allgemeine Anamnese
      - Frühere Krankheiten
      - Frühere Operationen
    - fachspezifische Anamnese
    - psychosoziale Anamnese
  - Familienanamnese
  - Fremdanamnese
  - Immunisierungen
  - Schwangerschaften
- Medizinische Untersuchung
  - klinische (körperliche) Untersuchung
  - apparative Untersuchung
- Befund
  - Fremdbefund
  - spezifische, einige erfasste Befunde der einzelnen Fachgruppen z.B.
    - Laborwerte
    - Histologie
    - Biopsie
    - Radiologie
    - Pathologie
    - Kardiologie
  - Entlassbefund
  - Diagnosen mit ICD Code
  - Fremddiagnose
  - Auftragsdiagnose
  - Aufnahmediagnose
  - Verdachtsdiagnose
  - Entlassdiagnose
  - Abrechnungsdiagnose
- Cave
  - zu beachtende wichtige Hinweise zum Patienten
  - Allergien
  - Risiken
- Therapie (therapeutische Maßnahmen)
  - Medikamente
  - fachspezifische Eingriffe, z.B.
    - Operationen
    - Strahlentherapie
    - Lichttherapie
    - psychiatrische Eingriffe
  - weiteres (therapeutisches) Vorgehen
- Notiz
- Epikrise
  - Zusammenfassender Rückblick
  - Empfehlung
  - Prognose
- Anhänge: Referenzen auf externe Dokumente
- Schlusstext

Eine beispielhafte umfangreichere Ausprägung dieses VHITG-eArztbriefes zeigt die ⌧ nachfolgende Abbildung.

Anamnese:
Seit Jahren wiederholt **chronische Bronchitiden** besonders bei kalter Luft.
Bei Anstrengung exspiratorische Atemnot. Kontakt mit Haustieren.
Befund:
Pricktest:
Birke +++ Gräser-Mix +++ Hausstaubmilbe 1 +
Haselstrauch +++ Kammgras ++ Hausstaubmilbe 2 +
Erle + Roggen ++ Schafwolle +
Hainbuche + Quecke + Rotbuche +
Eiche +
Keine Reaktion auf weitere Pollen, Katzen- / Hundehaare, Schimmelpilz.
Pulmo: Basal diskrete RGs,
Cor: oB
Abdomen: weich, Peristalik+++
Muskulatur: atrophisch
Mundhöhle: Soor, Haarleukoplakie
Haut: blass, seborrhoisches, Ekzem. Schleimhäute blass, Hautturgor herabgesetzt.
Neuro: herabgesetztes Vibrationsempfinden der Beine, distal betont.
Parästhesien der Beine,
PSR, ASR oB und seitengleich.
Diagnosen:
J45.0 G Allergisches Bronchialasthma
J43.9 A Ausgeschlossen: Lungenemphysem
J31.1 V Verdacht auf Allergische Rhinopathie durch Pollen
Laborparameter:

Methode	Normbereich	25.06.05	26.06.05	28.06.05	29.06.05	Einheit
HB	13.5-16.5	12.7	13.3	13.6	11.9	g/dl
THRO	150-400	147	250	325	215	10*g/l
Leuko	4-9.4	7.98	8.34	7.47	4.56	10*g/l
CD4_Abs	500-1000				30	% / ul
AMYL	6-34	40				U/l
G-GT	5-28			14	21	U/l

Röntgen:
26.05.2005. Röntgen Thorax: o.B.
Fremdbefunde: -
Histologie: -
Verlauf: -
Entlassungsbefund:
Intensiviert behandlungsbedürftiges Bronchialasthma. Ich habe mit dem Patienten besprochen, zunächst die Peakflow-Werte zu optimieren und das Beschwerdebild zu beobachten. ...

Abb. 5.16: Beispielhafter VHitG-eArztbrief (ohne Adressteil, Auszug)

Im Kapitel 7 der Spezifikation werden Aspekte des physikalischen elektronischen Transports und der digitalen Signatur von eArztbriefen kurz andiskutiert.

5.8 Sonstige Verordnungen

Neben den Überweisungen und den Rezepten existieren im deutschen Gesundheitswesen eine Vielzahl von Formularen für die Verordnung von Leistungen und Heil- und Hilfsmitteln. Für alle kann ein analoger Lösungsansatz wie für die Überweisung bzw. das Rezept implementiert werden. Meist müssen auch diese Dokumente mit einer gerichteten Kommunikation ausgetauscht werden und können nicht direkt an einen Empfänger übermittelt werden.

5.9 Sonstige Dokumente

Zwei Aspekte des allgemeinen Dokumentenaustausches

Administrative und klinische Dokumente im CDA-Format erlauben vielfältige Einsatzszenarien. Aber auch für die Kommunikation anderer Dokumente z.B. als Anhänge zu eArztbriefen, eÜberweisungen etc. oder auch als gesondert zu kommunizierende Objekte besteht zunehmend bedarf. Dabei sind zwei wesentliche Aspekte zu berücksichtigen

- Es müssen beim Kommunikationsvorgang minimale Metadaten zu den Dokumenten mit übermittelt werden, damit im Empfängersystem diese in geeigneter Weise behandelt werden bzw. elektronisch abgelegt werden können.
- Das Format der Dokumente muss eine rechtssichere Langzeitarchivierung unterstützen.

Die Lösung der ersten Anforderung ist in der Vergangenheit z.B. auf Basis der xDT-Standards mittels der Kommunikation einer BDT-Datei inklusiven Anhängen realisiert worden. Für die Zukunft scheint es geeigneter zu sein – da konform zur Kommunikation von CDA-Dokumenten –, dass diese Metadaten ebenfalls im CDA-Format mittels eines CDA-Dokumentes mit leerem Body bzw. einem Body der nur auf das angehängte Dokument verweist übermittelt werden.

Formate für Langzeitarchivierung beachten!

Beim zweiten genannten Aspekt muss berücksichtigt werden, dass sich nicht alle Dokumentenformate für eine digitale Kommunikation und Langzeitarchivierung eignen, wenn die rechtlichen Anforderungen daran erfüllt sein sollen. Da ja kommunizierte Dokumente wie eingangs erwähnt immer auch in das digitale Archiv bzw. die Elektronische Patientenakte des Empfängers integriert werden müssen und so auch Teil dessen Dokumentation werden, ist die Aufbewahrungspflicht dieser Dokumente aus medizinischer Sicht mindestens 10 Jahre. Schmücker (2006) führt jedoch bei seinen Betrachtungen zur Aufbewahrungsdauer 30 Jahre an und begründet dies:

> „Zur Nachweisführung bestimmter Sachverhalte reichen einzelne Dokumente nicht aus; im medizinischen Bereich ist z.B. das Zusammenspiel unterschiedlicher Befunde, Maßnahmen und Vorkehrungen von maßgeblicher Bedeutung. Daher muss davon ausgegangen werden, dass nahezu die vollständige medizinische Dokumentation über den Behandlungsverlauf eine Aufbewahrungspflicht von mindestens 30 Jahren unterliegt. Längere Aufbe-

wahrungsfristen können sich durch ein Zusammenspiel unterschiedlicher Behandlungen Im Laufe eines Lebens ergeben."

Damit müssen digital kommunizierte Dokumente auch noch nach langer Zeit zugreifbar und lesbar sein, eine wichtige „Erhaltungsaufgabe" durch sinnvolle mit der Technik Schritt haltende Migration (Borghoff 2005). Eine Untersuchung zur Eignung verschiedener Formate findet sich bei Hollerbach (2006). Vor dem Hintergrund eines umfangreichen Kriterienkataloges werden dort Datenformate für Texte, Grafik-/Audio-/Videoformate und sonstige Austauschformate bewertet. Proprietäre Formate sollten den Ergebnissen nach weitgehend vermieden werden.

5.10 Zusammenfassung

Elektronische Kommunikation hat hohen Stellenwert

Die elektronische Kommunikation von Dokumenten hat im Gesundheitswesen einen hohen Stellen- und Nutzwert. Dies hat auch der Gesetzgeber im SGB V berücksichtigt, wo es in § 67 „Elektronische Kommunikation" heißt:

> „(1) Zur Verbesserung der Qualität und Wirtschaftlichkeit der Versorgung soll die papiergebundene Kommunikation unter den Leistungserbringern so bald und so umfassend wie möglich durch die elektronische und maschinell verwertbare Übermittlung von Befunden, Diagnosen, Therapieempfehlungen und Behandlungsberichten, die sich auch für eine einrichtungsübergreifende fallbezogene Zusammenarbeit eignet, ersetzt werden.
>
> (2) Die Krankenkassen und Leistungserbringer sowie ihre Verbände sollen den Übergang zur elektronischen Kommunikation nach Absatz 1 finanziell unterstützen."

Inhalt von Dokumenten sollte maschinenles- und maschinenverarbeitbar sein

Dabei ist es von Interesse, dass Dokumente nicht nur als in sich geschlossene Einheit behandelt werden, sondern Teile daraus für die Weiternutzung maschinell extrahiert und übernommen werden können – z.B. für die Übernahme von Diagnosen aus einem Arztbrief in die lokale dedizierte Diagnosendokumentation des Informationssystems beim Empfänger. Damit die vielen benutzten Dokumente maschinenverarbeitbar zuordenbar sind, ist in diesem Zusammenhang, eine nationale Dokumententaxonomie notwendig, die als Einstieg in die maschinenles- und verarbeitbare strukturellen Beschreibungen der Dokumente – in Form der xsd-Dateien und Prüfmodule je Dokumentklasse – sowie ergänzender xsl-Dateien für die Anzeige der Dokumente angesehen werden kann. Die Informationen zu akkreditierten Dokumentklassen und den Beschreibungen zu den Dokumenten muss in einem nationalen Dokumenten-Repository-Server als Teil der Telematikplattform allgemein und maschinenabrufbar verfügbar sein. Die institutionellen Anwendungssysteme in Arztpraxen,

Kliniken, Pflegediensten usw. sind um entsprechende Kommunikations- und Interoperabilitätsmodule zu erweitern, damit sie in geeigneter Weise und unter Kontrolle von Benutzern Dokumente und Nachrichten austauschen können.

Merktafel 15

Zu Kapitel 5: Telekommunikation, eCommunication

M15.1 ■ Die Kommunikation zwischen Einrichtungen des Gesundheitswesens erfolgt durch den Austausch zumeist definierter vorgeschriebener Dokumente. Zentrale Bedeutung haben hierbei
- □ das Rezept,
- □ die Überweisung,
- □ die Krankenhauseinweisung,
- □ der Arztbrief,
- □ sonstige Verordnungen wie Hilfsmittelverordnungen etc.,
- □ sonstige Behandlungsdokumente als Ergebnis von speziellen Maßnahmen.

M15.2 ■ Strukturierung und Formalisierung vieler der für die Krankenversorgung zu kommunizierenden Dokumente sind im Rahmen der Vereinbarungen zwischen Selbstverwaltungsorganen als Anlage zum „Bundesmantelvertrag – Ärzte“ definiert.

M15.3 ■ Die Verwendung von XML bzw. CDA als Dokumentenformat bietet wesentliche Vorteile für den Austausch von Dokumenten und unterstützt sowohl die Datenintegration als auch die semantische Interoperabilität zwischen Anwendungssystemen.

M15.4 ■ Eine 1:1-Umsetzung von Papierdokumenten in elektronische Dokumente für die elektronische Kommunikation ist suboptimal, da wichtige Potenziale elektronischer Verfahren damit nicht ausgeschöpft werden.

M15.5 ■ Dokumentinhalte sind meistens Extrakte aus der lokalen Datenhaltung des Senders. Nach Übermittlung sollen oftmals bestimmte Teile der Dokumente auch in die lokale Datenhaltung des Empfängersystems eingefügt werden.

M15.6 ■ Im Gesundheitswesen wird zwischen drei Kommunikationsformen unterschieden: Der adressierten Kommunikation, der gerichteten Kommunikation und der ungerichteten Kommunikation.

M15.7 ■ Um die Anforderung für Vertraulichkeit und Rechtssicherheit zu erfüllen, müssen Dokumente digital signiert sein und verschlüsselt übermittelt werden.

- Eine Direktzustellung an einen bekannten Empfänger ist bei allen jenen Dokumenten nicht möglich, die zu Vorgängen gehören, bei denen der Patient freie Wahl der Institution hat – also bei Rezepten, Überweisungen, Krankenhauseinweisungen und anderen Verordnungen. Diese können nur mittels Verfahren der gerichteten Kommunikation oder direkt mittels der Speicherung auf der eGK übermittelt werden. *M15.8*

- Beim Ticketverfahren handelt es sich um ein Übermittlungsverfahren mit symmetrischer Verschlüsselung. Der symmetrischen Schlüssel sowie weitere Angaben zum Kommunikationsvorgang werden in Form eines Tickets z.B. auf der Gesundheitskarte des Patienten gespeichert, der durch Preisgabe des Tickets an einen Dritten diesem die Einnahme der Rolle des Empfängers erlaubt. *M15.9*

- Für eine rechtssichere Kommunikation von elektronischen Dokumenten zwischen Einrichtungen werden in den Anwendungssystemen zumindest 4 wesentliche Funktionalitäten notwendig: *M15.10*
  - Eine Anwendungsfunktion, mit der das digitale Dokument unter Einbeziehung von Daten aus der lokalen Datenhaltung (Export-Funktion) erzeugt wird.
  - Eine Anwendungsfunktion zur digitalen Signatur des Dokumentes.
  - Eine „Postkorbfunktion" zum Verwalten von empfangenen und zu sendenden/gesendeten Dokumenten.
  - Eine Sendefunktion, die auf Basis definierter Kommunikationsmodelle (z.B. Email, Ticket-Verfahren mit Kommunikationsserver usw.) die zu versendenden Dokumente an die Kommunikationsinfrastruktur übergibt.

- Kommunizierte Dokumente müssen eindeutig identifiziert werden können. Der eindeutige Identifier ist von der absendenden Organisation zu generieren. *M15.11*

- Das eRezept, die eÜberweisung, die eKrankenhauseinweisung, und der eArztbrief sind heute in der Regel 1:1-Umsetzungen der vorgeschriebenen Muster im Anhang des Bundesmantelvertrages – Ärzte auf Basis von XML und CDA unter Benutzung festgelegter Wertebereiche für bestimmte Attribute. *M15.12*

- Der elektronische Arztbrief ist zentrales Objekt für die elektronische Kommunikation im Gesundheitswesen. Er kann als einfacher Arztbrief hauptsächlich über das Ergebnis von Auftragsleistungen berichten, aber in anderen Kontexten auch eine zusammenfassende episodenbezogene Schilderung des Krank- *M15.13* heitsverlaufes eines Patienten und eine Statusbeurteilung mit Empfehlungen beinhalten.

M15.14 ▪ Werden sonstige Dokumente kommuniziert, die nicht im CDA-Format sind, müssen beim Kommunikationsvorgang minimale Metadaten mit übermittelt werden, die diese Dokumente beschreiben. Darüber hinaus sollten die Dokumente in einem Dateiformat vorliegen, dass eine Langzeitarchivierung unterstützt – also auch noch nach zig Jahren lesbar ist.

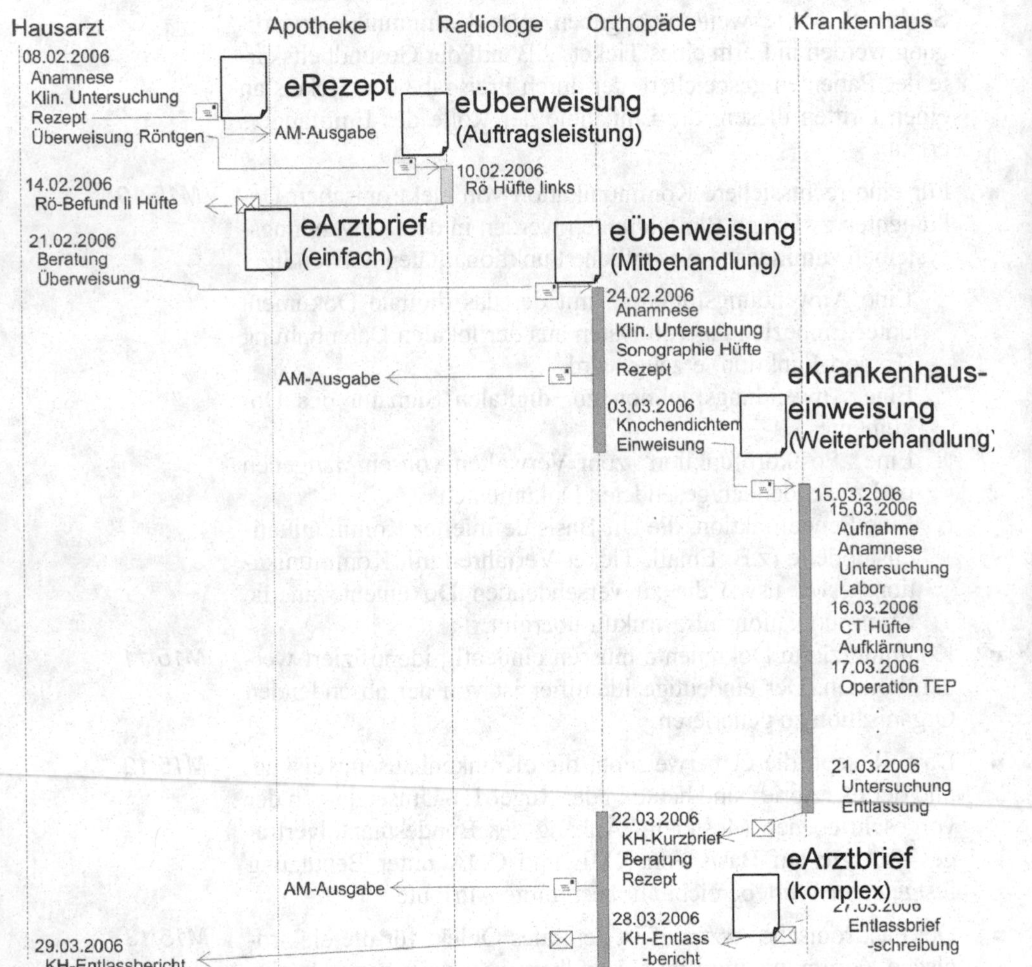

Abb. 5.17: Behandlungsprozess und elektronische Kommunikation

6 Teledokumentation, eDocumentation

6.1 Einführung

Gemeinsam unabhängig von Raum und Zeit dokumentieren

Unter *Teledokumentation* bzw. *eDocumentation* werden alle Anwendungen subsummiert, bei denen mehre Akteure unabhängig von Raum und Zeit gemeinsam eine logisch zentrale Dokumentation nutzen und je nach Berechtigung einsehen, fortschreiben und löschen können. Im einfachsten Fall kann es sich um ein für alle berechtigten Teilnehmer in einem Netzwerk erreichbares Verzeichnis des Festplattenspeichers eines im Netz integrierten Rechnersystems handeln, komplexer um eine WEB Anwendung wie z.B. ein Content-Management-System (CMS) mit einer Metadatenverwaltung für Dokumente und einem Dokumentenspeicher oder im komplexesten Fall um eine auf Basis eines Rechnernetzes (⌧ Kap. 2.4, S. 59) betriebenen verteilten Anwendung mit verteilter Datenbank- und Speicherstruktur (⌧ Kap. 2.5.5, S. 119).

Akteure können sowohl direkt Benutzer als auch Anwendungssysteme sein

Dabei können – analog zu Kommunikationsvorgängen (⌧ Kap. 2.2, S. 35) – Akteure dieser eDocumentation sowohl Benutzer als auch Anwendungssysteme in Praxen und Kliniken sein. Benutzer arbeiten mit entsprechenden auf dem lokalen Rechnersystemen installierten Interaktionsmodulen oder einer WEB-Oberfläche direkt mit dieser Dokumentation. Institutionelle Anwendungssysteme (⌧ Kap. 3.8.2, S. 249) interoperieren in Folge von bestimmten von Benutzern durchgeführten Aktionen dann automatisch mit der zentralen Dokumentation, d.h. sie stellen Daten und Dokumente ein, rufen diese aber oder verändern sie.

Je nach Lösungsansatz kann ein solches Anwendungssystem die zentrale Dokumentation originär, also ohne zusätzliche eigene Datenhaltung nutzen – was aber eine permanente Verbindung voraussetzt – oder aber als redundante Dokumentation, in der eventuell nicht die gesamte lokale Dokumentation, sondern nur vereinbarte Teile „gespiegelt" werden. Für letztgenannte Szenarien muss diese zentrale Dokumentation über entsprechende Schnittstellen bzw. aufrufbare Operationen verfügen (zu grundsätzlichen Aspekten verteilter Datenhaltungen ☒ Kap. 2.5.5., S. 119 und Beispiele in ☒ Kap. 6.4.5, S. 483). An einem Beispiel sollen im Folgenden die verschiedene Ausbaustufen einer Teledokumentation aufgezeigt werden.

Fallbeispiel: Zentrale Dokumentensammlung

Der Pflegedienst „Pflegeprofis4You" betreibt in Dortmund und an den Standorten Bochum, Recklinghausen und Hamm Pflegebüros. Die Zentrale hat ihren Sitz in Dortmund, dort werden alle von den Kassen genehmigten Pflegeanträge bearbeitet und die Abrechnung abgewickelt. Um die Arbeit der Außenstellen zu erleichtern, sollen diese die Möglichkeit erhalten, auf die für die Betreuung der einzelnen Pflegefälle notwendigen Dokumente in der Zentrale zurückzugreifen und die handschriftlich erstellten Pflegekurzberichte einzustellen. Es wird daher in Dortmund ein WEB-basiertes Content Management System (CMS) installiert, in dem in einfacher Weise je Pflegefall elektronische Akten angelegt und die zugehörigen Dokumente – nach dem Einscannen – digital abgelegt werden können. Über die entsprechende WEB-Benutzeroberfläche des CMS sowie eine sichere Internet-Verbindung können alle Außenstellen zu jeder Zeit auf die Dokumente zugreifen und auch eigene Pflegeberichte und Arbeitszeitzettel einstellen.

Abb. 6.1: Einfache Teledokumentation mit CMS

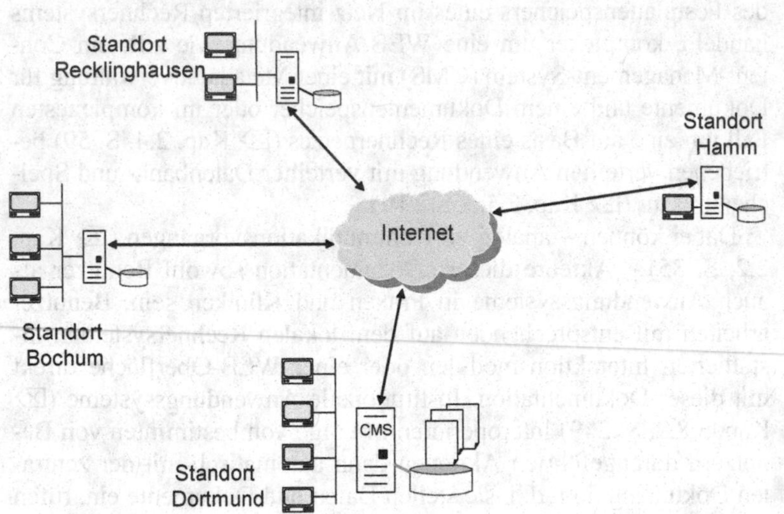

Die einzelnen Pflegeakten bestehen im Wesentlichen aus Ordnern, die mit dem Namen des Patienten versehen werden und in die jeder Mitarbeiter Dokumente einstellt oder daraus abrufen kann. Über standortbezogene Zugriffsberechtigungen im CMS wird sichergestellt, dass jeder Standort nur seine Akten einsehen kann, lediglich das Leitungs- und Abrechnungspersonal in der Zentrale hat Zugriff auf alle Akten.

Fallbeispiel Implementierungsstufe 1: Dokumentensammlung im CMS

Die einzelnen Akten stellen sich mit der Standardoberfläche des CMS wie in Abbildung 6.2 gezeigt dar. Es wird deutlich, dass der *Standardisierungsgrad* dieser Dokumentation natürlich sehr gering ist, da die Dokumentation weder domänenspezifisch strukturiert noch formalisiert ist. Damit ist diese Dokumentation also zwar gut nutzbar, aber für eine Weiterverarbeitung ungeeignet.

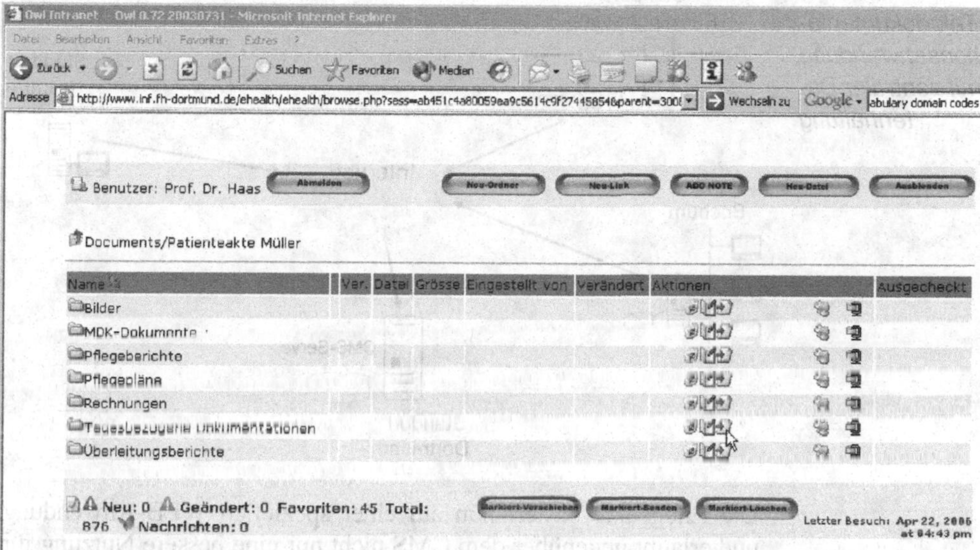

Abb. 6.2: Pflegeakte im CMS

Nach einigen Monaten Betrieb dieser Lösung und einer guten Akzeptanz bei den Mitarbeitern möchte der Besitzer des Pflegedienstes nicht mehr nur eingescannte Dokumente und Schriftwechsel verwalten können, sondern er möchte auch die für die Abrechnung notwendigen Daten direkt dezentral erfassen lassen und auch die administrativen Daten zu den Pflegefällen verwalten. Es soll daher eine strukturiertere Dokumentation erfolgen. Er beauftragt die nahe liegende Fachhochschule, die einen Studiengang „Medizinische Informatik" betreibt mit der Analyse und Implementierung einer WEB-Anwendung zur Verwaltung von Pflegefällen und den zugehörigen Dokumenten sowie einer pflegefallbezogenen Leistungserfassung.

Fallbeispiel Implementierungsstufe 2: Formale Dokumentation

Aufgrund der einschlägigen technischen und inhaltlichen Kompetenz der Fachhochschule kann die Anwendung bereits nach 3 Monaten zum Einsatz kommen. Es können nun in der Zentrale die Patientendaten und die Vertragsdaten direkt nachdem ein neuer Pflegefall angenommen wurde erfasst und die entsprechenden eingescannten

Dokumente zugefügt werden. Die Außenstellen haben jetzt direkt Zugriff auf ihre Pflegefälle und können wie bisher eingescannte Berichte und Dokumente der Akte hinzufügen, aber auch die tagsüber auf Papierzetteln dokumentierten Besuche und Leistungen allabendlich pflegefallbezogen direkt eingegeben. Die Daten stehen so zeitnah für das zentrale Controlling und die Abrechnung zur Verfügung. Insgesamt ergibt sich also nun die in ⌧ Abbildung 6.3 gezeigte Situation.

Abb. 6.3: Teledokumentationsanwendung mit zentraler Datenhaltung

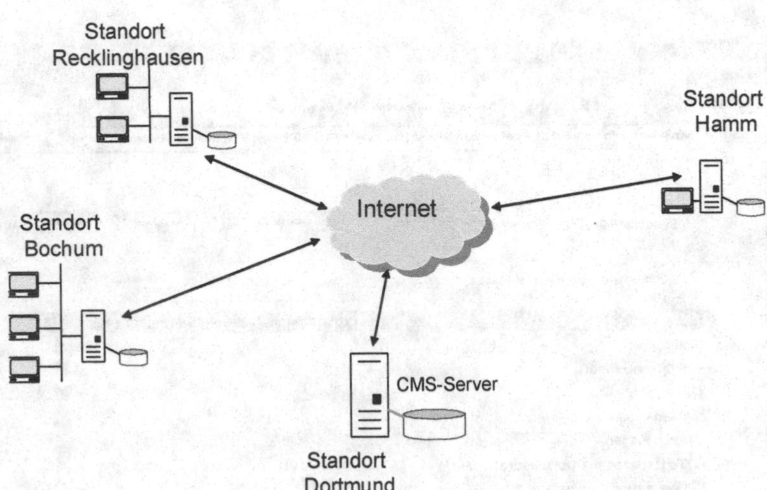

Die Pflegeakte basiert nun auf einer speziellen WEB-Anwendung und erlaubt gegenüber dem CMS nicht nur eine bessere Nutzung für nachgeordnete Verwendungszwecke wie Statistiken, Controlling und Abrechnung, sondern ermöglicht eine leichtere und flexiblere Navigation innerhalb der Akten sowie die Generierung spezifischer Sichten bzw. Benutzerschnittstellen für Pflege- und Abrechnungskräfte. Die Akte stellt sich also wie in ⌧ Abbildung 6.4 auf der Folgeseite gezeigt dar.

Nachdem diese Lösung einige Wochen in Betrieb ist, beklagen sich die Pflegekräfte über den enormen Zeitaufwand für die allabendlich nachträgliche Leistungserfassung, die bis zu 20 Minuten dauert. Nach einigen Diskussionen kommt der Leiter des Pflegedienstes gemeinsam mit der Fachhochschule zu dem Schluss, dass eine zeitnahe mobile Leistungserfassung mittels sogenannter Personal Digital Assistants (PDAs) eine sinnvoll Ergänzung des bestehenden Systems ist. Um Kosten und Aufwand zu sparen, sollen die Daten jedoch nicht direkt mobil in die zentrale Datenbank z.B. über das Mobilfunknetz übertragen werden, sondern lokal in den PDAs gespeichert werden und allabendlich in die zentrale Datenbank eingespielt werden. Zur Datenerfassung wird eine entsprechende Anwendung für ein gängiges PDA-Betriebssystem implementiert.

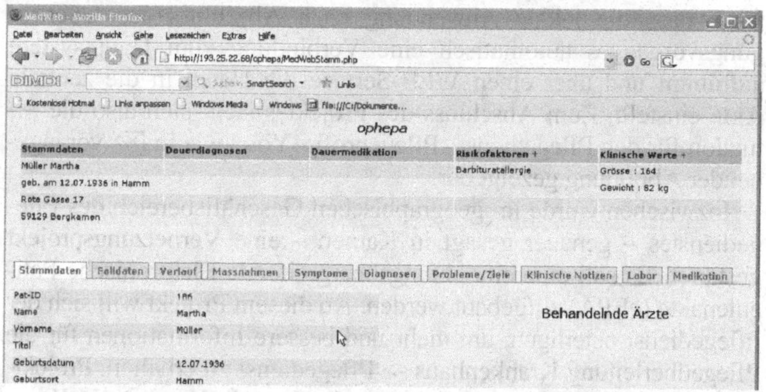

Abb. 6.4: Pflegeakte in spezieller Web-Anwendung

Fallbeispiel Implementierungsstufe 3: Mobile Leistungserfassung

Um jedoch die tagsüber erfassten Daten abends in das Hauptsystem einspielen zu können, muss ergänzend eine kleine Anwendung realisiert werden, die lokal in den einzelnen Außenstellen installiert wird und mittels der die Daten vom PDA in das lokale System übernommen werden. Damit keine weiteren Bedienungsschritte notwendig werden, soll diese Anwendung nach Abschluss des Übertragungsvorganges vom PDA die Daten direkt und automatisch in die Pflegeakte einstellen.

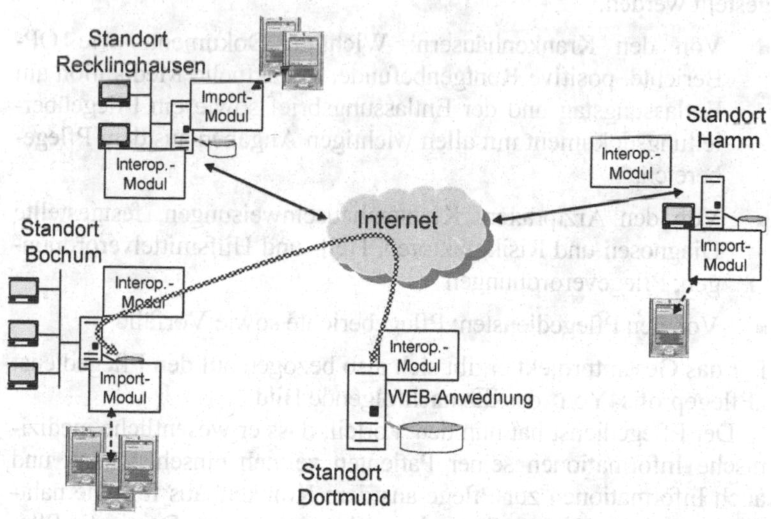

Abb. 6.5: Pflegedokumentation mit mobiler Erfassungskomponente

Hierzu wird sowohl für diese Anwendung als auch die zentrale WEB-Anwendung ein kleines Interoperabilitätsmodul – serverseitig in Form eines WEB-Service – realisiert, mittels dem ermöglicht wird, dass die lokale Anwendung nach Abschluss des Übertragungsvorganges automatisch eine Verbindung zum Hauptsystem aufnimmt und über einen WEB-Service die Daten in die zentrale Akte einstellt. Zum Abschluss des Projektes stellt sich also die Situation für den Pflegedienst „Pflegeprofis4You" wie in ⌧ vorangehender Abbildung gezeigt dar.

Lokales Vernetzungsprojekt

Inzwischen wurde im geographischen Geschäftsbereich des Pflegedienstes – genauer gesagt in Kamen – eine Vernetzungsprojekt gestartet. Es soll eine einrichtungsübergreifende Elektronische Patientenakte (*e*EPA) aufgebaut werden. An diesem Projekt will sich der Pflegedienst beteiligen, um mehr und bessere Informationen für die Pflegeüberleitung Krankenhaus -> Pflegedienst zu erhalten. Projektpartner der Vernetzung sind ein Krankenhaus in Kamen, ein Krankenhaus in Werne, mehrere niedergelassene Ärzte und 2 weitere Pflegedienste. Bei den ersten Projektsitzungen wird deutlich, dass Vereinbarungen getroffen werden müssen, welche Informationen in diese *e*EPA eingestellt werden sollen, da die Projektgruppe übereinkommt, dass das Einstellen aller Informationen – also z.B. der gesamten Krankenhausakte, der gesamten Pflegedienstakte usw. – eine wenig überschaubare und sachgerechte Lösung ist.

Vereinbarungen zur gemeinsamen Dokumentation

Dementsprechend wird festgelegt, dass folgende Informationen und Dokumente von den einzelnen Teilnehmern in diese *e*EPA eingestellt werden:

- Von den Krankenhäusern: Wichtige Dokumente wie OP-Berichte, positive Röntgenbefunde, die aktuelle Medikation am Entlassungstag und der Entlassungsbrief sowie ein Pflegeüberleitungsdokument mit allen wichtigen Angaben aus dem Pflegebereich.
- Von den Arztpraxen: Krankenhauseinweisungen, festgestellte Diagnosen und Risikofaktoren, Heil- und Hilfsmittelverordnungen, Pflegeverordnungen
- Von den Pflegediensten: Pflegeberichte sowie Vorfälle

Fallbeispiel Implementierungsstufe 4: Integration in regionales Netz

Für das Gesamtprojekt ergibt sich also bezogen auf den Pflegedienst „Pflegeprofis4You" das ⌧ nachfolgende Bild.

Der Pflegedienst hat nun den Vorteil, dass er wesentliche medizinische Informationen seiner Patienten zeitnah einsehen kann und auch Informationen zur Pflege aus dem Krankenhaus für eine nahtlose ambulante Weiterpflege aktuell im Zugriff hat. Damit die Pflegeberichte zeitnah in die eEPA eingestellt werden können, realisiert die Fachhochschule Dortmund im Pflegesystem einen entsprechenden Datenbanktrigger, der nach dem Speichern eines Pflegeberichtes oder eines bestimmten Vorfalles automatisch dieses Dokument an die *e*EPA übermittelt. Ergänzend wird auch der Aufruf des Aktenbrowsers in das Pflegesystem integriert sowie Anwendungsfunktionen, mittels denen bestimmte Dokumente aus dieser Akte in das lokale System herunter geladen werden können.

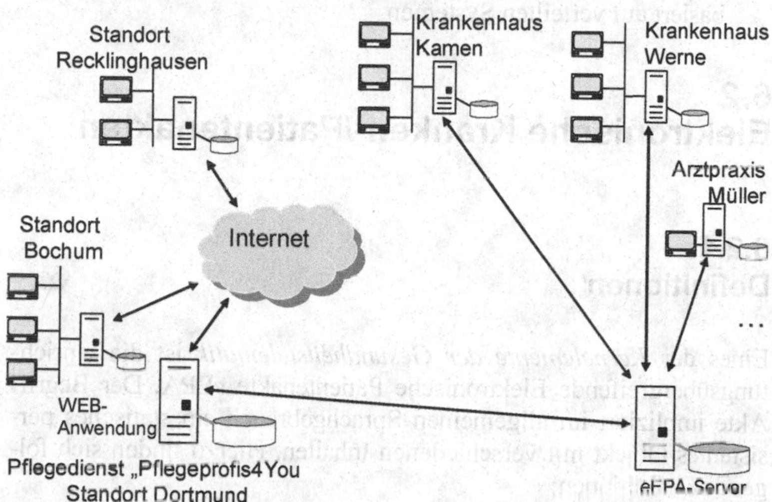

Abb. 6.6: Pflegeakte und regionale eEPA

Wie deutlich geworden ist, kann die Teledokumentation also erheblich zu effektiverem verteiltem Arbeiten innerhalb von geographisch verteilt arbeitenden Einrichtungen aber auch einrichtungsübergreifend beitragen. Zusammenfassend soll also festgehalten werden:

Merktafel 16
Zu Kapitel 6.1: Einführung Teledokumentation

- Unter Teledokumentation wird die (logisch) zentrale Speicherung von Daten und Dokumenten verstanden, die in einer verteilten Organisation überall benötigt werden. *M15.1*
- Teledokumentation ermöglicht eine zeit- und ortsunabhängige Dokumentation und unterstützt somit auch die Zusammenarbeit. *M15.2*
- Teledokumentation kann auf verschiedenste Weise realisiert werden: *M15.3*
  - In einfachster Weise mittels WEB-basierten Dokumenten- oder Content-Managementsystemen (DMS / CMS).
  - In fortgeschrittener Weise mittels fachspezifischer WEB-Anwendungen.

- In komplexester Form mittels verteilter interoperierender Anwendungssysteme, die selbstständig oder durch den Benutzer gesteuert die zentrale Dokumentation benutzen und die lokale Dokumentation in geeigneter Weise synchronisieren.

- Teledokumentation zur Unterstützung von Geschäftsprozessen basiert auf verteilten Systemen.

6.2 Elektronische Kranken-/Patientenakten

6.2.1 Definitionen

Eines der *Kernelemente der Gesundheitstelematik* ist die einrichtungsübergreifende Elektronische Patientenakte *e*EPA. Der Begriff Akte impliziert im allgemeinen Sprachgebrauch ein statisches persistentes Objekt mit verschiedenen Inhalten. Hierzu finden sich folgende Definitionen:

Brockhaus

„Akten [lat.], die über eine bestimmte Angelegenheit gesammelten Schriftstücke."

Duden

„Ak|te die; -, -n, österr. auch Akt der; -[e]s, -e <zu lat. acta (Plur.) das Verhandelte, die Ausführungen, der Vorgang, dies zu agere, vgl. agieren >: [geordnete] Sammlung zusammengehörender Schriftstücke." (http://www.duden.de, letzter Zugriff 22.11.2003)

Online-Verwaltungslexikon

„Zusammenfassung von Schriftstücken zu einem Vorgang, so dass alle dazu vorhandenen, schriftlichen Informationen zusammengefasst verfügbar sind." (http://www.olev.de/ak.htm#Akte, letzter Zugriff 02.09.2003)

Registraturrichtlinie des BMI

„... Im Sinne dieser Richtlinie sind:

...

Akte: Geordnete Zusammenstellung von Dokumenten mit eigenem Aktenzeichen und eigener Inhaltsbezeichnung. ..."

Verwirrende Begriffsvielfalt zur Elektronischen Patientenakte

Die Bezeichnungsvielfalt zur Elektronischen Krankenakte/Patientenakte ist national und international vielfältig und nicht eindeutig. So finden sich Bezeichnungen und Abkürzungen wie Elektronische Krankenakte (EKA), Elektronische Karteikarte, Elektronische Fallakte, Elektronische Patientenakte (EPA) und Elektronische Gesundheitsakte (EGA) und im internationalen Kontext Begriffe wie Electronic Health Record (EHR), Computerized Patient Record (CPR),

Computer-Based Patient Record (CPR), Electronic Medical Record (EMR), Computerized Medical Record (CMR), Electronic Health Care Record (EHCR) und Continuous Electronic Care Record (CECR). Teilweise werden unterschiedliche Bezeichnungen für das gleiche Konzept, aber auch gleiche Bezeichnungen für unterschiedliche Konzepte benutzt. Eine Übersicht sowie eine Ableitung von Einteilungskriterien für Elektronische Patientenakten findet sich bei Haas (2005). Die wohl prägnanteste Definition stammt von Waegemann (1999):

> „The electronic health record is a computer-stored collection of health information about one person linked by a person identifier."

Andere Definitionen versuchen, strukturelle oder verhaltensbezogene Aspekte zu beschreiben:

Einige Definitionen

> „Die elektronische Patientenakte wird hier als eine IT-gestützte, strukturierte Dokumentation verstanden, in der die zeitlich und räumlich verteilt erhobenen Gesundheitsdaten eines Menschen zusammengefasst werden. Dies beinhaltet grundsätzlich sämtliche den Patienten wie die Leistungserbringer betreffenden medizinischen und administrativen Behandlungsangaben einschließlich der Prävention.
>
> Die Daten werden nach einheitlichen Ordnungskriterien elektronisch erfasst und gespeichert. Diese einrichtungsübergreifende elektronische Patientenakte ermöglicht erstmals die problemorientierte Transparenz der Krankengeschichte mit dem Ziel bestmöglicher Versorgung und der Minimierung unerwünschter Belastungen, Verzögerungen und Doppelleistungen." (GVG 2003)

> „A *patient record* is the repository of information about a single patient. This information is generated by health care professionals as a direct result of interaction with a patient or with individuals who have personal knowledge of the patient (or with both). Traditionally, patient records have been paper and have been used to store patient care data.
>
> A *computer-based patient record (CPR)* is an electronic patient record that resides in a system specifically designed to support users by providing accessibility to complete and accurate data, alerts, reminders, clinical decision support systems, links to medical knowledge, and other aids. …" (Dick 1991)

> „The Integrated Care EHR is defined as a repository of information regarding the health of a subject of care in computer processable form, stored and transmitted securely, and accessible by multiple authorised users. It has a commonly agreed logical information model which is independent of EHR systems.Its primary purpose is the support of continuing, efficient and quality integrated health care and it contains information which is retrospective, concurrent and prospective." (openEHR-Projekt: http://www.openehr.org/getting_started/t_openehr_primer.htm#mozTocId 559826, letzter Zugriff 01404.2006)

> „Eine Elektronische Krankenakte ist die teilweise oder vollständig auf elektronischen (digitalen) Speichermedien und nach definierten Ord-

nungskriterien abgelegte Sammlung der medizinischen Informationen zu einem Patienten in einer für die Primärziele und die nachgeordneten Verwendungszwecke ausreichend standardisierten (= strukturierten und formalisierten) Form sowie ein zugehörige Interaktions- und Präsentationskomponente zum Navigieren in und Arbeiten mit der Akte." (Haas 2005 A)

Fünf Stufen zum Electronic Health Record

Waegemann (1999) definiert fünf Stufen zum Electronic Health Record und orientiert diese an der natürlichen Entwicklung des IT-Einsatzes in medizinischen Einrichtungen. Er unterscheidet zwischen dem

- *Automated Record*, der im Wesentlichen Patienteninformationen zu administrativen Zwecken und ggf. zum Lagerort der konventionellen Akten einer Einrichtung enthält, also einem Archivverwaltungssystem entspricht,
- *Computerized Medical Record*, der zwar alle Dokumente der Behandlungsdokumentation einer Einrichtung in elektronischer Form enthält, aber zum Großteil nur in gescannter Form,
- *= iEPA* *Electronic Medical Record*, der einer weitgehend strukturierten und auf Terminologien basierenden Medizinischen Dokumentation einer Einrichtung entspricht,
- *= eEPA* *Electronic Patient Record*, der die Summe aller institutionellen Electronic Medical Records darstellt, also eine *einrichtungsübergreifende* patientenbezogene Gesamtdokumentation.

und

- *Electronic Health Record*, der als gesamtheitliche und lebenslang fortgeschriebene Medizinische Dokumentation eines Menschen, in der neben Eintragungen von medizinischen Hilfsberufen auch eigene gesundheitsrelevante Eintragungen des Patienten enthalten sind, verstanden wird.

Wie deutlich wird, vermischt Waegemann bei seinen Definitionen drei Aspekte: Digitialisierungs- und Standardisierungsgrad der Dokumentation sowie Gegenstandsbereich. Um den konkreten Einsatz von Lösungen besser qualifizieren zu können, sind aber diese und weitere verschiedene Einteilungskriterien zu berücksichtigen.

6.2.2 Einteilungskriterien

arzt- oder patienten-moderierte Akten

Eine Unterscheidung für Akten der letzten beiden voranstehend genannten Stufen kann dahingehend getroffen werden, dass bei Akten, die durch Gesundheitsversorgungsinstitutionen geführt werden von *arztmoderierten Patientenakten* (⌧ Kap. 6.4, S. 455) gesprochen wird. Führt der Patient die Akte dagegen selbst – z.B. durch eigene Eintragungen und die Übernahme von Behandlungsdokumenten, die er von seinen Ärzten elektronische erhalten hat – spricht man von *patientenmoderierten Akten* (⌧ Kap. 6.5, S. 506).

Wie deutlich wurde, ist ein wesentliches Unterscheidungsmerkmale für konkrete Implementierungen, über welche Behandlungsfälle – im Sinne der ⌧ Abbildung 3.2, S. 188 Behandlungsepisoden – Dokumente und Informationen in einer elektronischen Akte zusammengeführt sind. Man spricht hierbei auch vom *„Gegenstandbereich"* einer EPA. Die entsprechenden Varianten orientiert am Umfang des Inhaltes, der Standardisierung und der Institutionen zeigt ⌧ nachfolgende Abbildung.

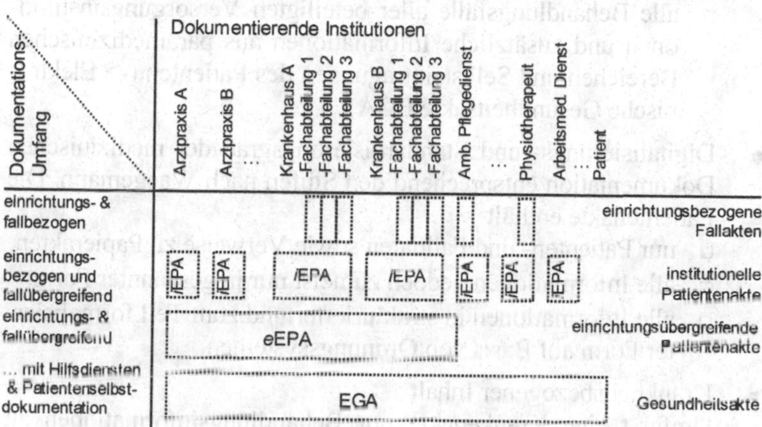

Abb. 6.7: Gegenstandsbereich für EPA-Einsatz

Einrichtungsbezogen oder -übergreifend

Elektronische Patientenakten können also in diesem Sinne einrichtungsbezogen oder einrichtungsübergreifende sein, Fallakten sind immer einrichtungsbezogen, Gesundheitsakten immer einrichtungsübergreifend.

Neben dem Gegenstandsbereich ergeben sich eine Reihe weiterer Aspekte für die Einordnung konkreter EPA-Lösungen (Haas 2005 A):

Der Verwendungszweck

- Verwendungszweck
  - Zur Unterstützung der Behandlung (Primärer Verwendungszusammenhang).
  - Zur Erfüllung gesetzlich vorgeschriebenen nachgeordneten Zwecken wie Abrechnung, Meldepflichten, Qualitätsmanagement etc. (Sekundärer Verwendungszusammenhang).
  - Für Forschung und Lehre, Gesundheitsberichtserstattung und klinische Epidemiologie etc. (Tertiärer Verwendungszusammenhang).

Der Gegenstandsbereich

- Gegenstandbereich
  Hinsichtlich des Gegenstandsbereiches müssen der Organisations- und Behandlungsfallbezug einer EPA mit folgenden Unterscheidungen betrachtet werden: Die EPA enthält Informationen über
  - einen Behandlungsfall in einer Versorgungsinstitution (-> Elektronische Fallakte EFA),
  - alle Behandlungsfälle innerhalb einer Versorgungsinstitution (-> institutionelle Elektronische Patientenakte *i*EPA)
  - alle Behandlungsfälle aller beteiligten Versorgungsinstitution (-> einrichtungsübergreifende Elektronische Patientenakte *e*EPA)
  - alle Behandlungsfälle aller beteiligten Versorgungsinstitutionen und zusätzliche Informationen aus paramedizinischen Bereichen und Selbsteintragungen des Patienten (-> Elektronische Gesundheitsakte EGA)

Der Umfang der Implementierung

- Digitalisierungs- und Standardisierungsgrad der medizinischen Dokumentation entsprechend den Stufen nach Waegemann. Die Patientenakte enthält
  - nur Patienten- und Falldaten sowie Verweise zu Papierakten,
  - alle Informationen, jedoch zumeist nur in gescannter Form,
  - alle Informationen in strukturierter und zum Teil formalisierter Form auf Basis von Ordnungssystemen.

Der eigentliche Inhalt

- Krankheitsbezogener Inhalt
  Umfasst eine Krankenakte nur Behandlungsinformationen zu einer bestimmten Erkrankung, handelt es sich um eine krankheitsbezogene Akte.

Personen, die Kontrolle über die Akte haben

- Dokumentierende Person(en), die Inhalte in die Elektronische Krankenakte einstellen und somit die Kontrolle über die Akte haben:
  - Die Akte wird von Gesundheitsversorgungsinstitutionen geführt (arztmoderierte Akte).
  - Der Patient selbst führt die Akte (patientenmoderierte Akte).

Die ⌧ nachfolgende Abbildung zeigt diese Einteilungskriterien nochmals im Überblick, ausgefüllt für eine konkrete Implementierung: Die Elektronischen Patientenakten in einem Krankenhausinformationssystem sind einrichtungs- und zumeist fallbezogen, sie dienen primär der Behandlung, enthalten gut strukturierte Dokumente bzw. Teildokumentationen für Diagnosen und Prozeduren, enthalten nicht nur Einträge zu einer bestimmten Krankheit der Patienten und werden von den Ärzten geführt.

Gegenstands-bereich	Verwendungs-Zweck	Implementierungs-Umfang	Krankheits-Bezug	Moderation
☒ einrichtungs- & fallbezogen	☒ primär	☐ nur Patienten- und Falldaten	☒ krankheits-übergreifend	☐ patienten-moderiert
☐ einrichtungs- & patientenbezogen	☐ sekundär	☐ inkl. medizinische Dokumente gescannt	☐ krankheits-bezogen	☒ arzt-moderiert
☐ einrichtungs-übergreifend	☐ tertiär	☒ inkl. strukturierter med. Dokumentation		

Abb. 6.8: Einteilungskriterien für EPAn

Institutionelle EPAn sind Teil der institutionellen Informationssysteme

Elektronische Patientenakten sind unabdingbar Teil eines jeden Medizinischen Informationssystems.

> „Eine Elektronische Krankenakte ist eine umfassende oder partielle Krankenakte, die auf einem elektronischen Datenträger abgelegt ist. In diesem Sinne enthält jedes rechnerbasierte Anwendungssystem zur klinischen Dokumentation zumindest eine partielle Elektronische Krankenakte." (Leiner 1999)

Arztpraxis-, Krankenhaus-, Radiologie-, Labor- und Pathologiesystem und viele andere enthalten also in der Regel partielle Krankenakten in unterschiedlich ausgeprägter Form.

6.2.3 Die zwei Implementierungsparadigmen

In der Vergangenheit haben sich in den Informationssystemen der beiden großen Versorgungssektoren (ambulanter / stationärer Sektor) zwei unterschiedliche Paradigmen zur Implementierung von Elektronischen Patientenakten durchgesetzt, die sowohl Schema als auch die Fähigkeit zu Interoperabilität dieser Systeme determinieren:

- *Dokumentenorientierte Systeme* mit Metadaten und einer Präsentations- und Interaktionsoberfläche aus dem Bereich des Dokumentenmanagements mit entsprechenden Ordnerhierarchien. *Stationärer Sektor*
- *Prozessorientierte Systeme* mit am Behandlungsprozess orientierten Metadaten und einer speziellen medizinisch orientierten Präsentations- und Interaktionsoberfläche die alle Maßnahmen und sonstige Beobachtungen und Vorfälle im Zeitverlauf darstellen. *Ambulanter Sektor*

Dokumentenorientierte Systeme

Dokumentenorientierte Elektronische Patientenaktensysteme stellen architektonisch das einzelne Dokument und klassische Archivierungsprinzipien der konventionellen Organisation in den Mittelpunkt und ermöglichen, die vielfältigen medizinischen Dokumente elektronisch zu erfassen, abzulegen und wieder zu finden. Die Metainformationen zu den Dokumenten sind zumeist rudimentär. Oftmals können zwar vom Anwender beliebig viele Attribute zur Indexierung definiert werden, diese dienen aber nur dem schnellen Suchen nach Dokumenten. Sie finden sich aber nicht als explizite und architektonisch vorgesehene interpretierbare Strukturen und Semantik für die Präsentations- und Interaktionskomponenten wieder. Die Präsentations- und Interaktionskomponente orientiert sich an den aus den Betriebssystemen bekannten hierarchischen Ordner- und Fächerstrukturen, die in der Regel vom Anwender frei definiert werden können (⌧ Abb. 6.9).

Abb. 6.9: *Dokumentenorientierte Elektronische Krankenakte*

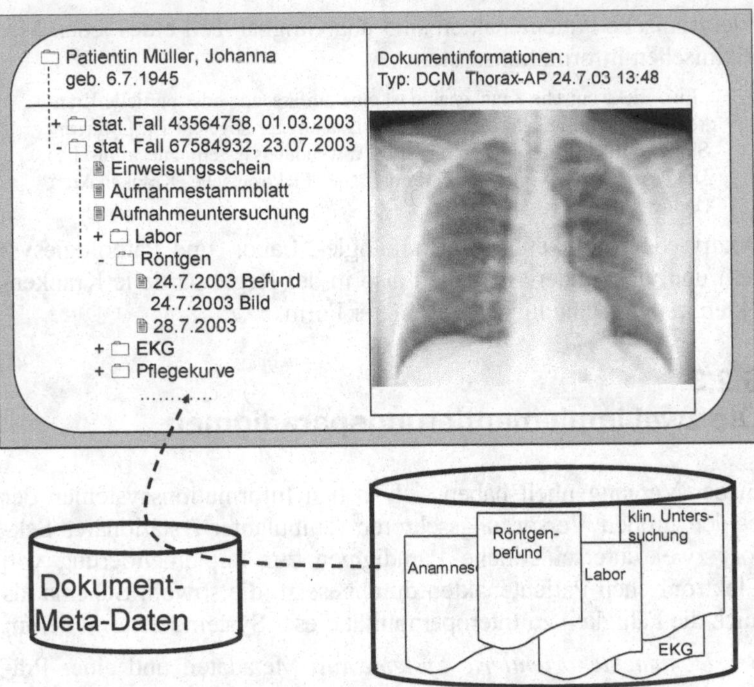

Als Metadaten sind im Wesentlichen der Patienten-/Fallbezug, das Erstellungsdatum des Dokumentes sowie der Dokumenttyp bekannt. Ebenso ist festgelegt, welche Dokumenttypen welchen Ordnern zugehörig sind. Eine Akteninhaltsübersicht, wie in vielen marktüblichen Systemen zu finden, zeigt die voran stehende Abbildung.

Prozessorientierte Lösungen

Prozessorientierte Elektronische Patientenakten stellen den Behandlungsprozess mit seinen Handlungen und den diesen zugeordneten Dokumenten sowie die zugehörigen Diagnosen und Ereignissen in Mittelpunkt. Dabei werden den einzelnen Handlungen die zugehörigen Dokumente sowie handlungsbeschreibende Attribute zugeordnet. Letztere finden sich auch im CDA-Header – zum Großteil mittels der Attribute zum „Service Event" wieder (⌧ Kap. 4.4.4, S. 331). Letztere stellen auch Metadaten dieser Dokumente dar. Mit den Metadaten können die Dokumente und andere Inhalte der Akte zeitlich und inhaltlich und über den Prozess hinweg selektiert, präsentiert und erschlossen werden. Zusätzlich können im Zeitverlauf alle Phänomene gemeinsam aufgelistet werden. So werden z.B. in Arztpraxisinformationssystemen innerhalb der prozessorientierten elektronischen Karteikarte nicht nur die einzelnen Maßnahmen, sondern alle Dokumentationseinträge – also die Maßnahmen, Befunde, Diagnosen und Abrechnungsziffern – mittels so genannter „Zeilentypen" dokumentiert. Die Navigation in diesen prozessorientierten Akten ist gekennzeichnet durch eine geringe Tiefe.

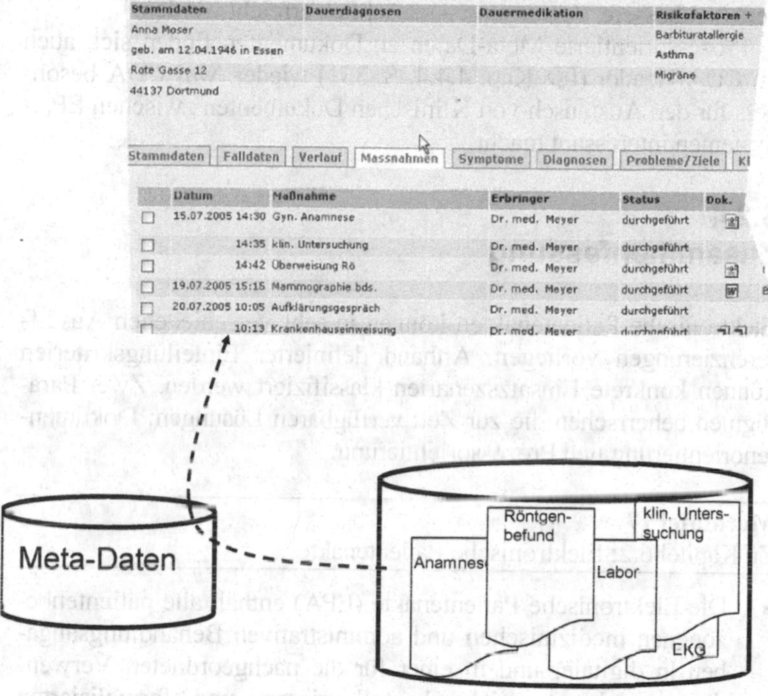

Abb. 6.10: Prozessorientierte Elektronische Krankenakte am Beispiel ohpEPA

Mittels verschiedener Filter – abrufbar über Funktionstasten oder Karteireiter – ist es dabei möglich, nur bestimmte Zeilentypen und somit bestimmte Inhalte eines Typs der Akten zu selektieren um so spezielle Sichten zu erzeugen.

Das Problem vieler Arztpraxisinformationssysteme besteht darin, dass diese ohne hinterlegte semantische Bezugssysteme arbeiten: Was eingegeben wird, ist bis auf einige wenige festgelegte Zeilentypbezeichnungen – die vor allem für die Abrechnung notwendig sind – wahlfrei. Somit ist die implizite Semantik nur sehr schwach ausgeprägt, was vor allem eine semantische Interoperabilität stark einschränkt.

Prozessorientierte EPA ist Voraussetzung für effektive Gesundheitstelematik

Prozessorientierte Elektronische Patientenakten stellen die Basis dar, um Behandlungen prospektiv – z.B. mittels definierter klinischer Pfade, Algorithmen oder Leitlinien (⌧ Kap. 3.3.5, S. 209) – zu planen und zu überwachen. Damit ist die Prozessorientierung Medizinischer Informationssysteme das Implementierungs-Paradigma und Voraussetzung für den Einsatz klinischer Pfade und die Implementierung eines – auch einrichtungsübergreifenden – Case Managements. Nur durch den Einsatz prozessorientierter EPA-Systeme können die Ziele der Gesundheitstelematik – koordiniertere, effektivere und bessere Versorgung – tatsächlich erreicht werden.

Prozessorientierte Meta-Daten zu Dokumenten finden sich auch im CDA-Header (⌧ Kap. 4.4.4, S. 331) wieder, was CDA besonders für den Austausch von Klinischen Dokumenten zwischen EPA-Systemen interessant macht.

6.2.4 Zusammenfassung

Elektronische Patientenakten können in sehr verschiedenen Ausdifferenzierungen vorliegen. Anhand definierter Einteilungskriterien können konkrete Einsatzszenarien klassifiziert werden. Zwei Paradigmen beherrschen die zur Zeit verfügbaren Lösungen: Dokumentenorientierung und Prozessorientierung.

Merktafel 17
Zu Kapitel 6.2: Elektronische Patientenakte

M16.1 ▪ Die Elektronische Patientenakte (EPA) enthält alle patientenbezogenen medizinischen und administrativen Behandlungsangaben in digitaler und in einer für die nachgeordneten Verwendungszwecke ausreichend strukturierten und formalisierten Form.

M16.2 ▪ Der Gegenstandsbereich einer EPA richtet sich nach dem Umfang der Zusammenführung von Informationen aus verschiedenen Organisationseinheiten. Es wird unterschieden zwischen Elektronischen Fallakten, institutionellen Elektronischen Patientenakten (*i*EPA), einrichtungsübergreifenden Patientenakten (*e*EPA) und Gesundheitsakten.

M16.3 ▪ Nach Waegeman (1999) können fünf Ausprägungsstufen einer elektronischen Akte definiert werden, die einhergehen mit dem Umfang und der Differenzierung der elektronischen Dokumentation: Automated Record, Computerized Medcial Record System, Electronic Medical Record System, Electronic Patient Record System und Electronic Health Record System.

- Einteilungskriterien für EPAn sind: Verwendungszweck, Gegenstandsbereich, Umfang der Implementierung, Krankheitsbezug und Moderation. *M16.4*
- EPA-Systeme gehorchen dem dokumentenorientierten oder dem prozessorientierten Paradigma. Das hinter einem EPA-System stehende Paradigma determiniert dessen interne Architektur, die mögliche Repräsentation und die möglichen Inhalte für Interoperabilität. *M16.5*
- Dokumentenorientierte Systeme basieren hinsichtlich der Metadaten und der Interaktionskomponente auf den klassischen Ablagestrukturen: Ordner, Unterordner, Ordnerkapitel etc. *M16.6*
- Prozessorientierte Systeme orientieren sich hinsichtlich der Metadaten und der Interaktionskomponente am Behandlungsprozess und den in dessen Verlauf angefallenen Phänomenen. *M16.7*
- Eine elektronische Akte muss die Kommunikation mit internen und externen Partnern zum Versenden und Empfangen von medizinischen Dokumenten und Informationen unterstützen. *M16.8*

6.3 Allgemeine Architekturaspekte von Patientenaktensystemen

6.3.1 Einführung

Unter dem Begriff „Akte" wird im Allgemeinen die Sammlung von Schriftstücken zu einem Vorgang verstanden, unter einer Elektronischen Patientenakte also die Sammlung aller Schriftstücke und Informationen zu medizinischen Behandlungen eines Patienten. Übliche Bezeichnungen für die konkreten Akten sind international: *Electronic {Health / Patient / Care} Record.* Daneben hat sich für ein Informationssystem das Elektronische Akten verwaltet der Begriff *Electronic {Health / Patient / Care} Record System* etabliert und für dessen Aufbau der Begriff *Electronic {Health / Patient / Care} Record System Architecture.*

Schema, Software-Architektur und funktionale Zergliederung

Hinsichtlich der Architektur von Informationssystemen sind vor allem das dem System zu Grunde liegende Schema und die davon abgeleitete *Datenspeicherungsstruktur*, die *Softwarearchitektur* sowie die *funktionale Zergliederung* des Informationssystems in für den Benutzer sicht- und benutzbare funktionale Einheiten (Module, Funktionen, Masken) von Interesse.

Datenschema deteminiert Funktionsumfang

Vor Allem bei Informationssystemen, die nicht der Überwachung und Steuerung von technischen Prozessen dienen, sondern der Verwaltung von Daten, Dokumenten und der Abwicklung von Geschäftsprozessen, determiniert das dem System zugrunde liegende Schema von dem die persistente Datenhaltung abgeleitet wird weitgehend Funktionalität und Leistungsvermögen. Ein solches Schema repräsentiert die Konzeptualisierung der Realität durch die entsprechenden Entwickler bzw. den Systemhersteller und gehorcht so gewissen Paradigmen hinsichtlich der modellierten Anwendungsdomäne. Wie bereits im vorigen Kapitelpunkt angesprochen, können für EPA-Systeme das dokumenten- und das prozessorientierte Paradigma ausgemacht werden. Am Ende aber müssen die Implementierung die Bedürfnisse der Benutzer erfüllen und in angemessener Weise die Realität repräsentieren können.

Schema und Semantikbasierung determiniert auch Telematikfähigkeit

Auch für eine gesundheitstelematische Vernetzung ist das grundsätzlich hinter einem EPA-System stehende Architekturparadigma von großer Bedeutung, da nur Daten über jene Entitäten ausgetauscht werden können, die in den einzelnen Systemen auch repräsentiert sind. Hinzu kommt die Frage der Fähigkeit zur semantischen Interoperabilität: Verfügt eine EPA-Implementierung nicht über einen Wissensspeicher mit kontrollierten Vokabularen für zumindest die wichtigsten Dokumentationseinträge, kann es auch nicht *semantisch interoperabel* sein. Es sollen daher im Folgenden die drei Aspekte

- Schema,
- grundsätzlicher Aufbau und
- Funktionsumfang

von EPA-Systemen näher betrachtet werden.

6.3.2 Domänenontologie und Datenschema

EPA muss die Anwendungsdomäne abbilden

Datenmodelle stellen eine Konzeptualisierung der Realität dar und werden also durch Analyse dieser synthetisiert. Geht man davon aus, dass Elektronische Patientenakten den Behandlungsprozess widerspiegeln sollen, um jederzeit „Auskunft über den Verlauf und Stand der Dinge" geben zu können, muss ihr Design eben von diesem Prozess her betrachtet erfolgen und alle zu berücksichtigenden Entitäten mit ihren Beziehungen betrachtet werden (Tange 2003). Dabei ist zwischen einer konzeptuellen Repräsentation der Realität im Sinne einer Domänenontologie und einer rekonstruierten Repräsentation im Sinne eines Datenmodells zu unterscheiden, da Letzteres in der Regel durch erkenntnistheoretisch und implementierungstechnisch induzierte Generalisierungen abstrakter ist.

Es sollen daher in der Folge die zu betrachtenden Entitäten durch Analyse des Behandlungsprozesses und der damit in Zusammenhang stehenden Aspekte und Dokumentationen erarbeitet werden.

Dokumente und Phänomendokumentation

Die wesentlichen zu dokumentierenden Sachverhalte ergeben sich aus der Betrachtung des medizinischen Handelns und der den Handlungen verknüpfenden Behandlungsprozessen und den damit in Verbindung stehenden Entitäten. Eine detaillierte Herleitung der zu berücksichtigenden Handlungs- und Betrachtungsobjekte aus dem Behandlungsprozess heraus wird in Haas (2005 A) vorgenommen, wo Handlungs-, Ergebnis-, Interpretations-, Problemraum und Zielsystem unterschieden werden. Allgemein kann formuliert werden:

- Aufgrund eines Behandlungsanlasses sucht ein *Patient* einen *Arzt* auf.
- Der Arzt führt indikationsbezogen bestimmte *Maßnahmen* durch und dokumentiert deren Ergebnis in vorgegebenen Formularen oder Freitextnotizen. Die Summe dieser *Ergebnisdokumente* ergibt die *Patientenakte*.
- Bedeutungserteilte Beobachtungen werden als *Symptome* identifiziert und auf Basis der Symptomatik werden Hypothesen in Form von *Verdachtsdiagnosen* oder – falls beweisende Symptome vorliegen – *Diagnosen* formuliert und dokumentiert.
- Bestimmte Symptome und Diagnosen, aber auch andere Aspekte z.B. im sozialen Umfeld können als besonders zu lösende *Probleme* identifiziert werden.
- Für die Behandlung werden *Ziele* formuliert, die durch entsprechende therapeutische Maßnahmen erreicht werden sollen.

In Elektronische Patientenakten müssen also einerseits beliebige Dokumente als auch die diesen Dokumenten zugrunde liegenden Handlungen sowie spezielle sich in oder aus diesen Handlungen bzw. Dokumenten ergebenden Aspekte wie Diagnosen, Symptome, spezielle Messwerte etc. verwaltet werden können. Dabei sind Behandlungsdokumente in der Regel das Ergebnis zuvor durchgeführter Handlungen und sollen in der Folge als *Ergebnisdokumente* bezeichnet werden.

Abb. 6.11: Behandlungsprozess und Dokumentation im Zusammenhang

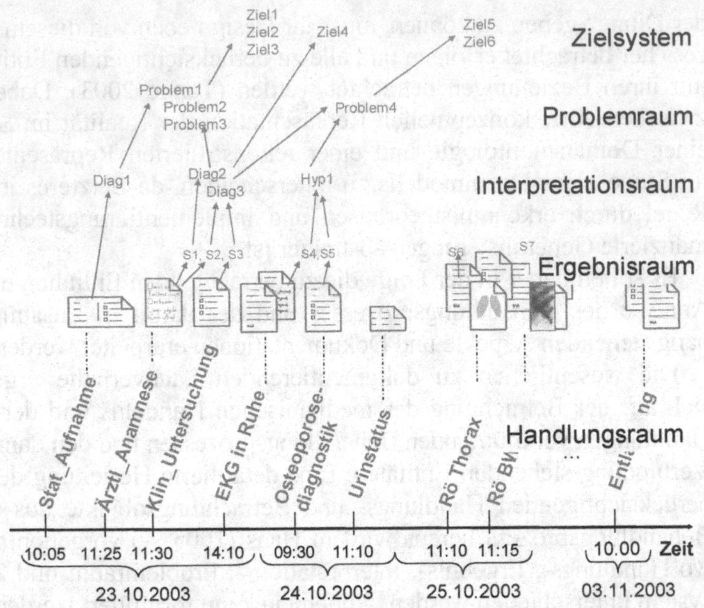

Über welche Entitäten ist in einer Akte Buch zu führen?

Welche Entitäten sind nun wesentlich für Elektronische Patientenakten und müssen bei der Modellierung entsprechender Schemata für EPA-Systeme berücksichtigt werden? Vor dem Hintergrund der vorangehend abgebildeten Prozessbetrachtung soll der in ⌧ Kapitel 1.7 Seite 22 geschilderten Fall nochmals aufgegriffen werden:

Frau Knaspers erscheint zum vereinbarten Termin beim Gynäkologen. Ihre Daten werden von der Arzthelferin aufgenommen und eine Karteikarte angelegt. Danach wird sie gebeten im Wartezimmer Platz zu nehmen und wird nach ca. 10 Minuten in den Behandlungsraum 1 aufgerufen, wo sie von der Gynäkologin Frau Dr. Meyer begrüßt wird.

handelnde und behandelte Personen

⇨ Zuerst einmal sind also die handelnden und behandelten Personen im Schema zu berücksichtigen: Der *Patient* und die *Heilberufler* (Ärzte, Pflegekräfte, Med. Techn. Assistenzkräfte usw.) – letztere auch oft als „Health Professionals" bezeichnet.

Maßnahmen und Patientenmaßnahmen

Frau Dr. Meyer beginnt nun mit der Anamnese und erfragt Behandlungsanlass und Beschwerden. Danach führt sie eine körperliche Untersuchung durch und dokumentiert das Ergebnis. ⇨ Des Weiteren stehen also im Zentrum die *medizinischen Handlungen*, die im Rahmen der Diagnostik zum Erkenntnisgewinn über den Patienten und im Rahmen der Therapeutik zur Behandlung dienen. Werden konzeptuell beschriebene mögliche *Maßnahmen* in einer konkreten Situation für oder mit einem Patienten durchgeführt oder geplant, ist die *Patientenmaßnahme* also eine weiter wichtige Entität.

Frau Dr. Meyer notiert die Ergebnisse der Anamnese und der körperlichen Untersuchung jeweils in ihrem Arztpraxisinformationssystem mittels dafür vorgegebener Formulare oder in Form von kurzen Freitexteintragungen. Wie bereits eingangs erläutert, ist es u.A. Ziel von Akten, dass zu jedem Zeitpunkt Auskunft über den Stand der Dinge gegeben werden kann. Damit dies möglich ist, existieren zu jeder durchgeführten Maßnahme auch vor dem Hintergrund der in der Ärztlichen Berufsordnung festgeschriebenen Dokumentationspflicht ein oder mehrere *Ergebnisdokumente* in Form von Formularen, Graphiken, Bildern, Messwertkurven usw., die selbst eine definierte Menge von *Ergebnisattributen* beinhalten können.

Ergebnisdokumente mit Ergebnisattributen

Eine klassische papiergeführte *Kranken-* bzw. *Patientenakte* ist also das Aggregat aller Ergebnisdokumente zu einem Patienten, die darin nach bestimmten Ordnungskriterien – chronologisch oder nach Registern sortiert – abgelegt werden.

Patientenakte = Aggregat aller Ergebnisdokumente

Bei der Abtastung der linken Brust fällt Frau Dr. Meyer eine kleine Verdickung auf, diese Beobachtung notiert sie gesondert in ihrer elektronischen Karteikarte. Die als auffällig oder gar pathologisch bewerteten Ergebnisse sind Krankheitszeichen bzw. *Patientensymptome* und dienen als *Indikationen* zur Verordnung bzw. Durchführung weiterer Maßnahmen. Auch hier kann wieder unterschieden werden zwischen den abstrakten Konzepten bzw. Benennungen von *Symptomen* und deren konkreten Ausprägung bei einem Patienten.

Symptome und Patientensymptome

Nach Abschluss der Untersuchung formuliert Frau Dr. Meyer eine Verdachtsdiagnose, bespricht dies mit Frau Knuspers und überweist sie zur Mammographie an einen Radiologen. Eines oder eine Menge von Patientensymptomen – also die Symptomatik die ein kranker Mensch zeigt – beweisen oder weisen hin auf eine Krankheit, eine *Patientendiagnose*. Diese findet ebenfalls ihre Entsprechung im abstrakten Wissensraum – als Konzept *Diagnose* mit der entsprechenden Benennung.

Diagnosen und Patientendiagnosen

Am Ende stehen in Abhängigkeit der Diagnose Handlungsziele. Für Symptome, Diagnosen und Handlungsziele können *klinische Pfade* definiert sein, die bei Anwendung auf einen Patienten zu konkreten *Patientenbehandlungsplänen* für diesen werden. Die Bausteine für Behandlungspläne sind die im Wissensraum bekannten Maßnahmen, die konkreten Handlungen eines Behandlungsplanes die Patientenmaßnahmen.

Klinische Pfade und Patientenbehandlungspläne

Eine auf minimaler Semantik beruhende EPA verfügt also zumindest über kontrollierte Vokabulare für Maßnahmen, Symptome und Diagnosen, was auch die Hauptkategorien („Main Hierarchies") des SNOMED-CT sind.

Notwendigkeit kontrollierter Vokabulare

Als Ergebnis aus diesen Betrachtungen ergibt sich die nachfolgend gezeigte Domänenontologie. Dabei ist in Ergänzung zu der in

Haas (2005 A) vorgestellten Ontologie auf der rechten Seite die *abstrakte Konzeptwelt* mit ihren begrifflichen Repräsentationen hinzugefügt worden, da diese für eine semantische Interoperabilität von entscheidender Bedeutung ist. Nur wenn in einem Anwendungssystem streng kontrollierte Vokabulare benutzt werden, ist die Kardinalität auf Seiten der Vokabularklassen 1,1 – ansonsten 0,1!

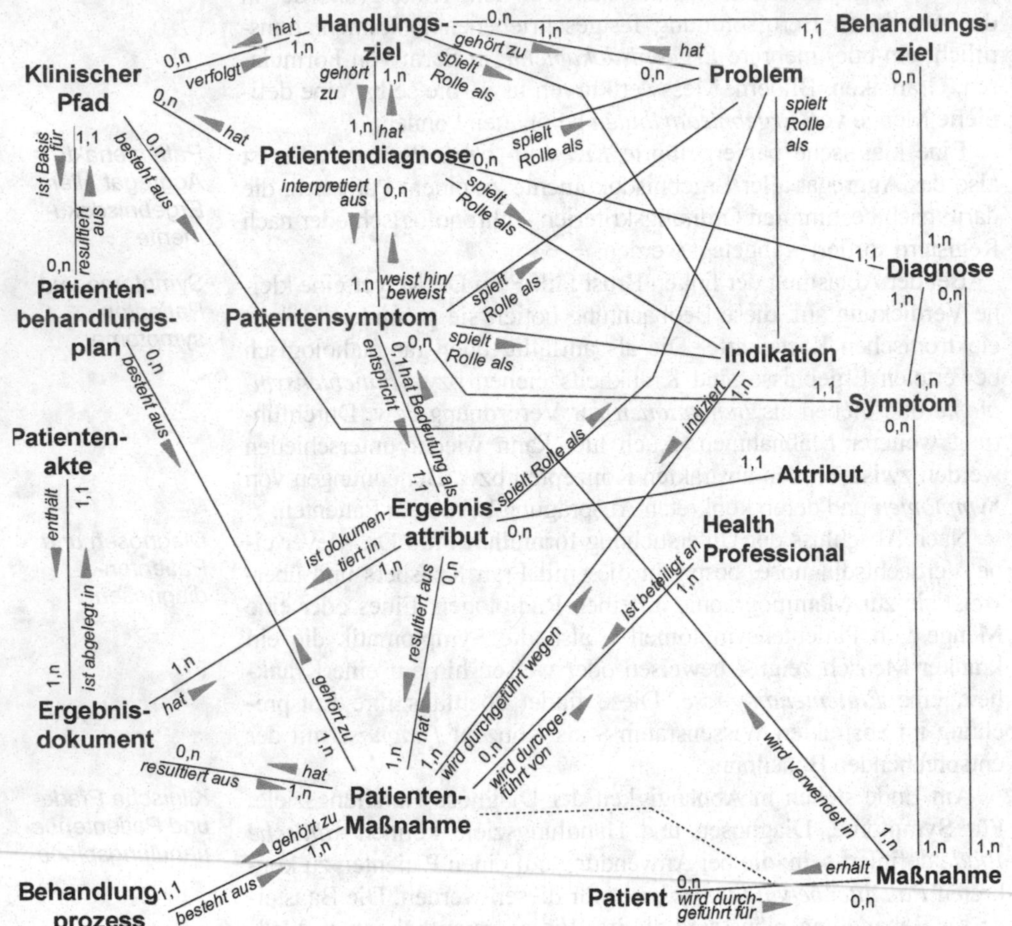

Abb. 6.12: Domänenontologie zur EPA

Anmerkung: Der Übersichtlichkeit halber wurde die Beziehung zwischen dem Health Professional und Ergebnisattribut, Patientensymptom, Patientendiagnose, Indikation und Handlungsziel nicht eingezeichnet. Ein Health Professional hat zu allen diesen Entitäten eine Beziehung im Sinne „Health Professional" identifiziert Patientensymptom, stellt Patientendiagnose, stellt Indikation und legt Handlungsziel fest.

Während die Explifizierung der einzelnen zu betrachtenden Entitäten und deren Beziehungen untereinander eine wesentliche Motivation von Domänenontologien ist, ist es aus system-konstrukiver Sicht der Informatik von Interesse, eine weitere Generalisierung dieser Domänenmodelle hin zu generischen Klassenmodellen als Grundlage für die Datenschemata der zu implementierenden Informationssysteme vorzunehmen. Wendet man dieses Vorgehen auf das Domänenmodell aus der ⌧ vorangehenden Abbildung an, so kann in der betrachteten Wissensdomäne für die Maßnahmen, Symptome, Diagnosen und Handlungsziele eine Generalisierung erfolgen – die als Entität „*Term*“ betrachtet werden kann –, und analog für die konkreten patientenbezogenen Inkarnationen dieser abstrakten Konzepte in Form von Patientenmaßnahmen, Patientensymptomen, Patientendiagnosen eine Generalisierung – die als Entität „*Patientenphänomen*“ (oder als „clinical event“ (Coyle 2003) oder „incident“ (Takeda 2003)) betrachtet werden kann – vorgenommen werden, da diese eine wesentliche Menge gleicher Attribute, Assoziationen und Funktionen haben. Überführt man also die zuvor gezeigte Domänenontologie in ein mehr generisch orientiertes Datenschema, ergibt sich die ⌧ nachfolgende Abbildung.

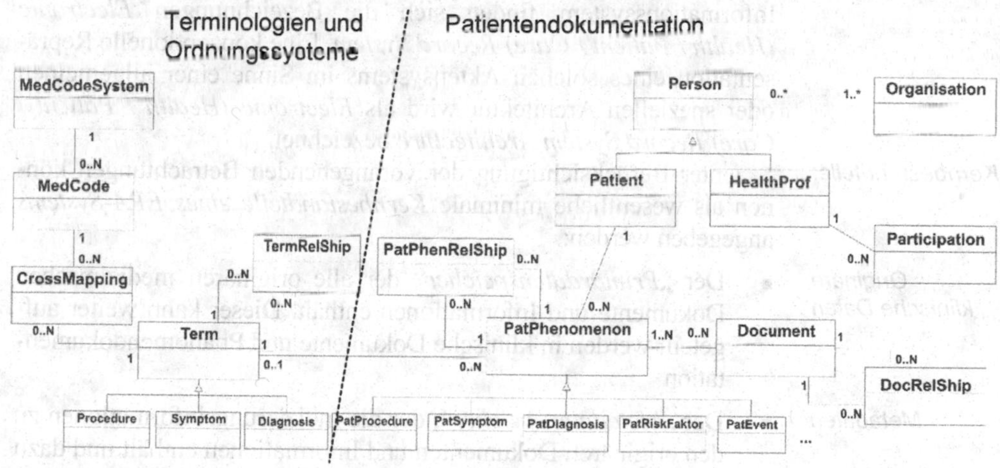

Abb. 6.13: Grundschema für EPA-Systeme

Wie nun deutlich wird, ist dies zwar ein direkt implementierbares und für *i*EPA- und *e*EPA-Systeme zugrundelegbares Modell, die Semantik der Assoziationen zwischen den Phänomenen verschiedenen Typs – in der Domänenontologie noch explizit sichtbar – sind jedoch nun nicht mehr explizit und damit nicht mehr sichtbar. Die sinnvollen in diesem Sinne erlaubten Relationen zwischen den Generalisierungen müssen daher als entsprechende Constraints bei der Implementierung berücksichtigt werden, damit z.B. nicht Assoziationen wie „Diagnose ist Indikation für Diagnose" oder „Symptom sichert Maßnahme" dokumentiert werden können.

Reflektiert man dieses Modell am zentralen Paradigma des RIM von HL7 (⌧ Kap. 4.5.4, S. 359), so wird die prinzipielle Schwäche des RIM deutlich: Die starke Stellung des „Act" reflektiert die Einführung dieses Objekttyps vor dem Hintergrund, eine Repräsentation für die Trigger-Events zur Aktivierung von Nachrichtenübermittlungen für den HL7-Kommunikationsstandard zu schaffen, verhindert aber, dass das RIM-Modell den medizinischen Handlungs- und Betrachtungsraum adäquat abbilden kann und ist damit ein eher suboptimales Modell für die konkrete Implementierung von EPA-Systemen.

6.3.3 Prinzipielle Komponenten

Elektronische Akten sind ohne technische Hilfsmittel und Software weder les- noch bearbeitbar. Hierzu wir also Hard- und Software benötigt – so z.B. eine Interaktionskomponente („Aktenbrowser") zum einsehen, filtern und Bearbeiten der Akten. Für das dazu notwendige Informationssystem finden sich die Bezeichnungen *Electronic (Health / Patient / Care) Record System*. Eine konzeptionelle Repräsentation eines solchen Aktensystems im Sinne einer allgemeinen oder speziellen Architektur wird als *Electronic (Health / Patient / Care) Record System Architecture* bezeichnet.

Kernbestandteile:

Unter Berücksichtigung der vorangehenden Betrachtungen können als wesentliche minimale *Kernbestandteile eines EPA-Systems* angegeben werden:

Originäre klinische Daten

- Der „*Primärdatenspeicher*" der alle originären medizinischen Dokumente und Informationen enthält. Dieser kann weiter aufgeteilt werden in klinische Dokumente und Phänomendokumentation

Metadaten

- Der „*Metadatenspeicher*", der die Indizierungsinformationen zu den originären Dokumenten und Informationen enthält und dazu dient, ein aufgabenangemessenes Navigieren in und Filtern der der Akte zu ermöglichen.

Wissenshintergrund

- Der „*Wissensspeicher*", der Informationen zu Ordnungssystemen, Vokabularen, Nomenklaturen, Ontologien, Leitlinien, klinischen Pfaden und Dokumententaxonomien enthält und dessen Einträge in geeigneter Weise mit den Inhalten des Primär- und Metadatenspeichers verknüpft sind. Bei „semantiklosen" Implementierung fehlt dieser Wissensspeicher.

- Eine „*Interaktions- und Präsentationskomponente*" – auch als „Aktenbrowser" bezeichnet – mit der die elektronischen Akten geführt werden können und die auch den Aufruf gegebenenfalls anderer Programme zur Dokumentenansicht und -bearbeitung – z.B. spezieller Viewer – steuert.

Aktenbrowser

In Anlehnung an Haas (2005 A) zeigt die ⌧ nachfolgende Abbildung diese grundsätzlichen Bestandteile eines EPA-Systems im Zusammenhang.

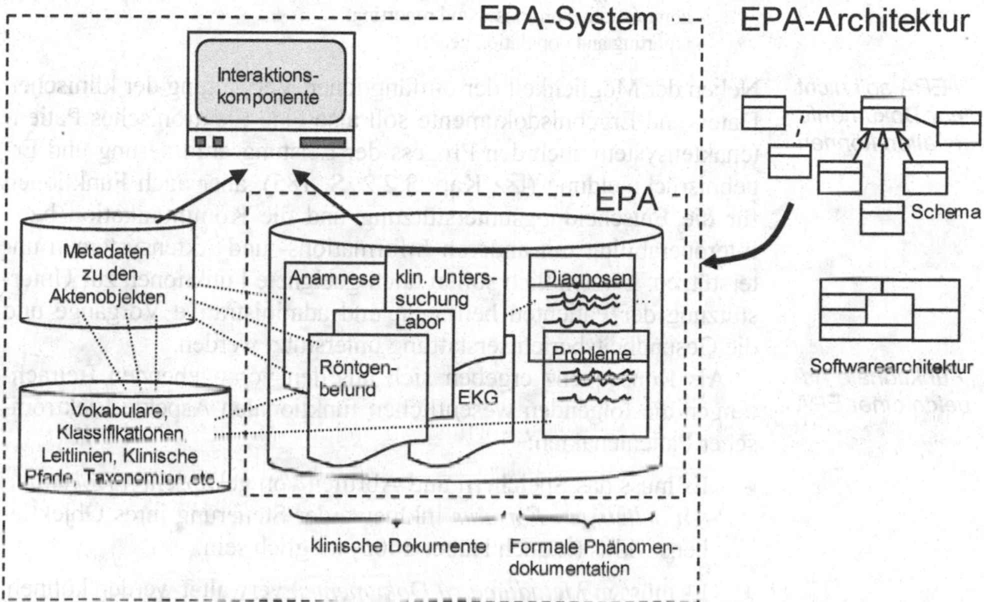

Abb. 6.14: Patientenakte, Patientenaktensystem, Architektur

Das Schema eines EPA-Systems kann dabei prinzipiell aufgeteilt werden in das Schema für die Metadaten und das Schema für die originäre klinische Dokumentation, wobei letzteres wieder unterteilbar ist in das Schema für die differenzierte Dokumentation von Phänomenen wie Maßnahmen, Diagnosen, Symptomen etc. und jenes für die detaillierte Ergebnisdokumentation einzelner Maßnahmen z.B. die OP-Dokumentation, Röntgen-Dokumentation usw.

6.3.4 Funktionsmodell, Module eines EPA-Systems

Hinsichtlich der generellen Funktionalität von „Electronic Health Care Record Systems" (EHCRS) heißt es im Letter Report des „Comitee on Data Standards for Patient Safety" (http://www.nap.edu/

catalog/10781.html, letzter Zugriff 24.03.2006) (Institute of Medicine 2003):

„The eight core functions are
- health information and data,
- result management,
- order entry/management,
- decision support,
- electronic communication and connectivity,
- patient support,
- administrative processes and reporting,
- reporting and population health. "

EPA soll nicht nur Dokumente verwalten können

Neben der Möglichkeit der umfänglichen Verwaltung der klinischen Daten und Ergebnisdokumente soll also eine Elektronisches Patientenaktensystem auch den Prozess der Leistungsanforderung und Ergebnisrückmeldung (⌦ Kap. 3.2.2, S. 185), aber auch Funktionen für die Entscheidungsunterstützung und die Kommunikation bzw. Interoperabilität mit anderen Informations- und Aktensystemen unterstützen. Letztendlich sollen auch geeignete Funktionen zur Unterstützung der Patienten beitragen und administrative Vorgänge und die Gesundheitsberichtserstattung unterstützt werden.

Funktionale Aspekte einer EPA

Als Konsequenz ergeben sich aus den vorangehenden Betrachtungen die folgenden wesentlichen funktionalen Aspekte Elektronischer Patientenakten:

- Es muss das Speichern und Abrufen von gekapselten *Dokumenten beliebigen Formats* inklusive der Steuerung ihres Objektlebenszyklus (s. auch Häber 2005) möglich sein.
- Es müssen *Metadaten zu Dokumenten* verwaltet werden können, um die Dokumente zu Indexieren und über eine explizite maschinenverarbeitbare Beschreibung zu verfügen. Die Metadaten müssen sich an der Anwendungsdomäne orientieren.
- Es muss eine standardisierte *Phänomendokumentation* auf Basis von kontrollierten Vokabularen möglich sein. Diese sollte zumindest enthalten eine
  - Diagnosendokumentation,
  - Maßnahmendokumentation,
  - Symptomdokumentation,
  - Ereignisdokumentation,
  - Problemdokumentation,
  - Behandlungszieldokumentation,
  - Klinische (Verlaufs)Notizen

  und
  - Medikationsdokumentation

- Es muss eine beliebige Inbezugsetzung d.h. Verknüpfung zwischen den Einträgen möglich sein.
- Für alle Einträge muss die Beteiligung von Heilberuflern in ihren verschiedensten Rollen dokumentiert werden können.
- Es muss ein „Wissensspeicher" für die Verwaltung von semantischen Bezugssystemen und Klassifikationen vorhanden sein, auf dem die Phänomendokumentation beruht.

Bringt man die notwendigen Funktionalitäten in ein Schichtenmodell, so resultiert unter Berücksichtigung einiger weiterer wichtiger Module wie z.B. der Patienten- und Falldatenverwaltung das nachfolgend gezeigte Modell (Haas 2005 A).

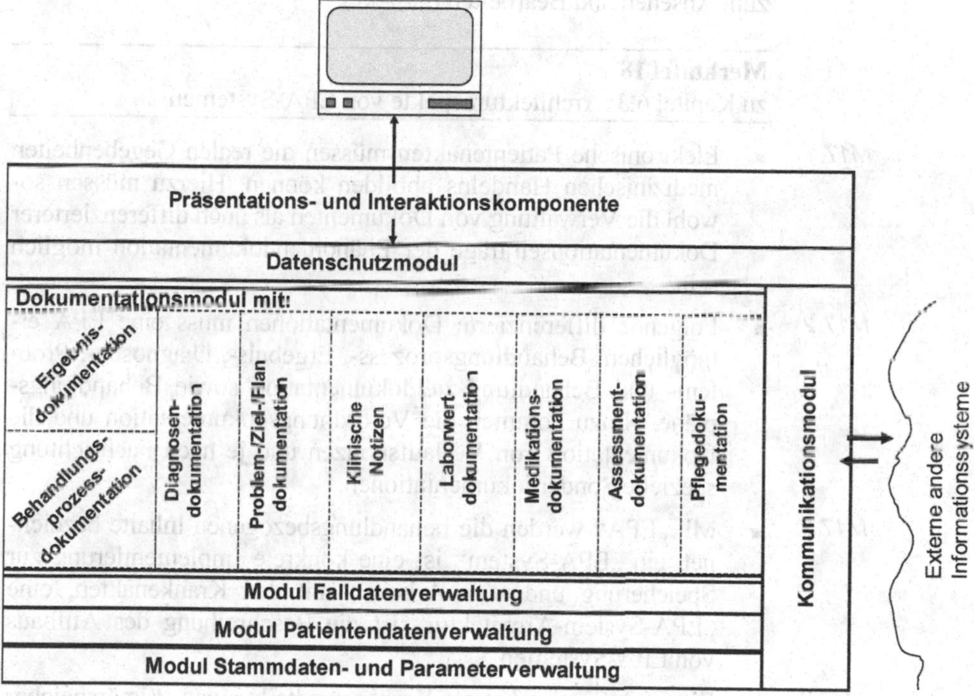

Daneben wird aus funktionaler Sicht eine Präsentations- und Interaktionskomponente („Aktenbrowser") zur Navigation, zum Filtern und für das Retrieval von bzw. in Akten notwendig. Eine funktionale Beschreibung zu den einzelnen Modulen und dem jeweiligen Dokumentationsumfang findet sich ebenfalls bei Haas (2005 A).

Abb. 6.15: Funktionales Schichtenmodell eines EPA-Systems

6.3.5 Zusammenfassung

EPA-Systeme müssen die Dokumentation aller im Rahmen von medizinischen Behandlungen erfolgten Handlungen, Beobachtungen, Vorkommnisse, Annahmen, Ereignisse und angefallenen Dokumenten ermöglichen. Hierzu muss dem EPA-System ein Schema zu Grunde liegen, das als konzeptuelle Repräsentation des medizinischen Handlungs- und Betrachtungsraumes alle wesentlichen Entitäten berücksichtigt. Ein EPA-System muss über Speicherstrukturen für die originären Daten und Dokumente, den semantischen Wissenshintergrund und Metadaten verfügen sowie über Funktionen zum Ansehen und Bearbeiten der Akte.

Merktafel 18
zu Kapitel 6.3: Architekturaspekte von EPA-Systemen

M17.1 ▪ Elektronische Patientenakten müssen die realen Gegebenheiten medizinischen Handelns abbilden können. Hierzu müssen sowohl die Verwaltung von Dokumenten als auch differenzierterer Dokumentationseinträge der Phänomendokumentation möglich sein.

M17.2 ▪ Folgende differenzierte Dokumentationen muss eine EPA ermöglichen: Behandlungsprozess-, Ergebnis-, Diagnosen-, Problem- und Behandlungszieldokumentation sowie Behandlungspläne. Hinzu kommen die Verordnungsdokumentation und die Dokumentation von Verlaufsnotizen und je nach Fachrichtung spezielle Sonderdokumentationen.

M17.3 ▪ Mit „EPA" werden die behandlungsbezogenen Inhalte bezeichnet, ein „EPA-System" ist eine konkrete Implementierung zur Speicherung und zum Arbeiten mit den Krankenakten, eine „EPA-System-Architektur" ist die Beschreibung des Aufbaus von EPA-Systemen.

M17.4 ▪ Ein EPA-System hat als Kernbestandteile einen Primärspeicher mit den personenbezogenen Daten und Behandlungsdaten, einen Metadatenspeicher zur Indizierung der Behandlungsdaten, einen Wissensspeicher mit terminologischem und ontologischem Wissen und eine Interaktionskomponente zur Navigation und dem Arbeiten mit der Akte.

M17.5 ▪ Die auch als „Aktenbrowser" bezeichnete Interaktionskomponente stellt die externe und eventuell benutzerbezogene Sicht auf die Elektronische Patientenakte her.

- Umfang und Struktur der Metadaten entscheiden über die Funktionalität der Präsentations- und Interaktionskomponente einer elektronischen Akte und somit über die aufgabenangemessene Benutzbarkeit für das medizinische Personal. *M17.6*

6.4 Die einrichtungsübergreifende Elektronische Patientenakte

6.4.1 Einführung

Einrichtungsübergreifende Elektronische Krankenakte ist Rückgrad der Gesundheitstelematik

Die einrichtungsübergreifende Elektronische Patientenakte (*e*EPA) wird im Allgemeinen als Rückgrat einer effektiven Gesundheitstelematik angesehen. Hierunter wird ein – wie auch immer physikalisch zentralisiert oder verteilt realisiertes – System zur einrichtungsübergreifenden Verwaltung von individuellen elektronischen Patientendokumentationen verstanden, wobei es aus logisch-konzeptueller Sicht unerheblich ist, ob die Datenhaltung für diese Akten auf mobilen Datenträgern wie Chipkarten oder Mini-CDs, zentralen bzw. verteilten Servern oder hybrid realisiert ist.

Ziele einer eEPA

Ziel einer *e*EPA ist es, dass Patient und alle an der Behandlung beteiligten Ärzte und ärztliche Hilfskräfte in den verschiedenen Versorgungsinstitutionen im Rahmen der für sie geltenden Zugriffspolicy unabhängig von Raum und Zeit Zugriff auf die Dokumentation haben, um diese – je nach erteilten Rechten und Nutzungssituation – einsehen und fortschreiben zu können. Daneben soll die *e*EPA ein prospektives Behandlungsmanagement ermöglichen. Eine solche Akte steht also im Zentrum der – im Idealfall lebenslangen – Gesundheitsversorgung eines Patienten und soll auch zur Umsetzung von Konzepten der Integrierten Versorgung (⌧ Kap. 3.3.2, S. 194) und des Disease und Case Managements (⌧ Kap. 3.3.3, S. 198) beitragen.

Das Entstehen einrichtungsübergreifender Patientenakten muss im Kontext des fortschreitenden und von vielen Institutionen begleiteten Behandlungsprozesses gesehen werden.

Greifen wir also ⌧ Abbildung 3.3, S. 189 ausschnittsweise auf und betrachten

- den Behandlungsprozess mit seinen institutionellen Interaktionen,

- die dabei entstehende Dokumentation in den institutionellen Systemen sowie
- die „Gesamtdokumentation“

so werden zwei Aspekte deutlich:

- Die *e*EPA ist im Maximalfall die Vereinigungsmenge der in den institutionellen Systemen geführten Dokumentationen, also der *i*EPAn. Allgemein: *i*EPA1 + *i*EPA2 + *i*EPA3 … = *e*EPA.
- Eine direkte physische Kommunikation von Überweisungen, Arztbriefen etc. kann bei Verfügbarkeit einer *e*EPA entfallen. Trotzdem muss mit geeigneten Mitteln erreicht werden, dass „Adressaten“ über neue Informationen und Dokumente in geeigneter Weise benachrichtigt werden. Ein *e*EPA-System muss also neben seiner Funktion als globaler Speicher auch kommunikative Funktionen beinhalten.

Abb. 6.16: Behandlungsprozess, iEPAn und eEPA

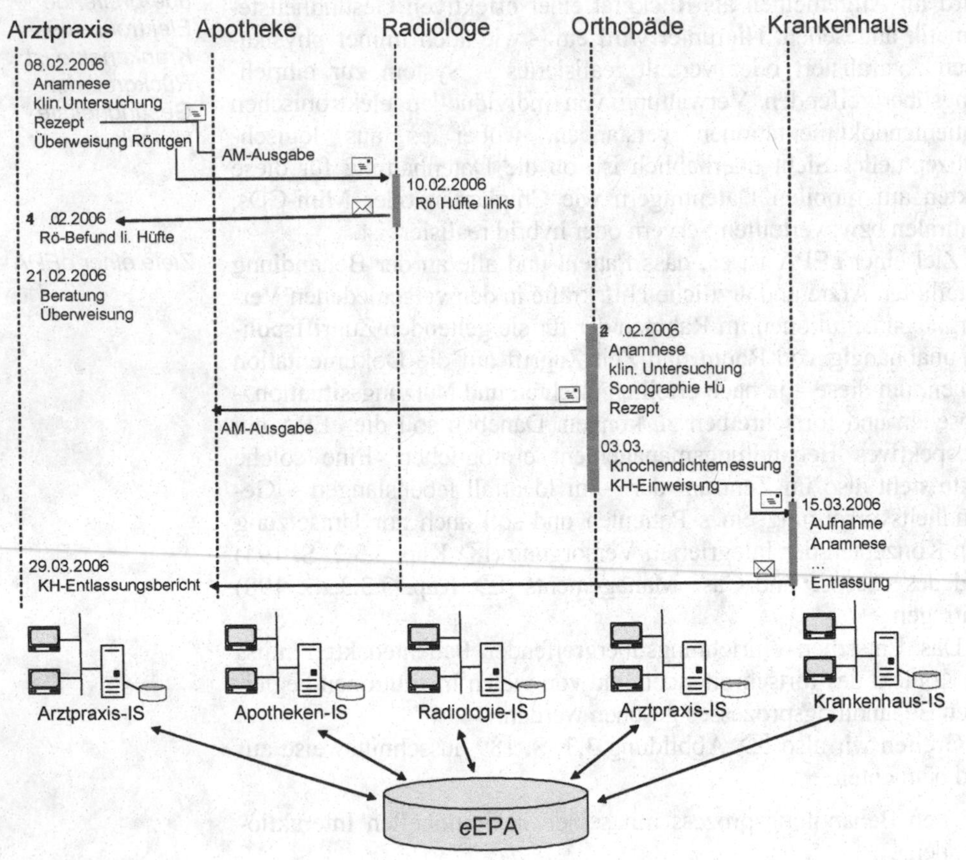

Hinsichtlich der Rolle als „zentraler" Speicher kann jedoch auf unabsehbare Zeit sowohl aus technischen als auch aus forensischen Gründen nicht davon ausgegangen werden, dass solche einrichtungsübergreifenden Elektronischen Patientenakten die elektronischen Akten in den einzelnen institutionellen Informationssystemen ersetzen werden, da die einzelnen Behandlungsinstitutionen verpflichtet sind, eine lückenlose Aufzeichnung der ihr während der Behandlung zur Kenntnis gekommenen Informationen und der daraus gezogenen Schlüsse und resultierenden Anordnungen zu führen hat.

Lokale Dokumentation werden bestehen bleiben

Die institutionellen Systeme stellen daher einerseits ihre Akten oder Teile davon – wie am Ende des Fallbeispiels in ⌧ Kapitel 6.1 gezeigt – in die einrichtungsübergreifende Dokumentation ein und müssen ebenfalls aus forensischen Gründen zumindest alle aus der zentralen Akte zur Kenntnis gelangten Informationen oder je nach Vereinbarung alle Informationen aus dieser in die eigene Dokumentation übernehmen bzw. importieren.

Betrachtet man die eEPA als zentrales „übergeordnetes" System, ergibt sich also die Notwendigkeit einer Buttom-Up und Top-Down-Synchronisation, die mittels Push- oder Pullverfahren realisiert werden kann. Je nach Standpunkt und Interaktion kann das *e*EPA-System oder das *i*EPA-System als „Master" im Sinne einer „Master /Slave-Beziehung" bzw. als „Server" im Sinne einer „Client/Server-Betrachtung" angesehen werden. Da die *e*EPA aber das zentrale Integrationswerkzeug ist, wird im Folgenden dieses als „Server" und die institutionellen Systeme als „Clients" betrachtet. In Vereinfachung der vorangehenden Abbildung soll für die folgenden Betrachtungen und Beispiele das nachfolgend gezeigte Szenario mit drei beteiligten Institutionen als Referenz benutzt werden.

Wechselseitige Synchronisation von Inhalten notwendig

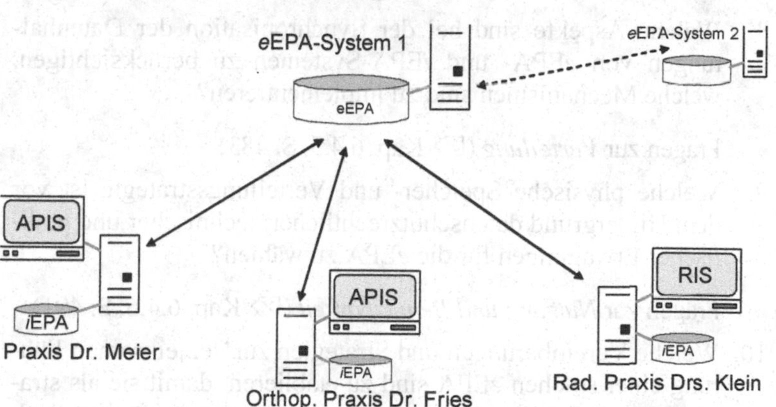

Abb. 6.17: Beispielszenario eEPA und Versorgungsnetz

Zum Betrieb einer eEPA müssen also die institutionellen Systeme mit dem *e*EPA-System sowie diese untereinander in geeigneter Weise interoperieren können. Dadurch ergeben sich eine Reihe von Fragestellungen, die sowohl strategischer als auch implementierungstechnischer Natur sind und als generelle Anforderungen an *e*EPA-Systeme und deren Betrieb betrachtet werden können.

Aufbau und funktionale Kompetenz

- Fragen zu *Architektur* und *Funktionsumfang* (⌧ Kap. 6.4.2, S. 459)

1. Welches konzeptuelle Datenschema liegt einer *e*EPA zugrunde bzw. welche Daten in welchem Differenzierungsgrad können darin gespeichert werden?
2. Welche anwendungslogischen Kommunikationsfunktionen bietet ein *e*EPA-System?
3. Welche weiteren Funktionalitäten neben der reinen Datenspeicherung bietet ein *e*EPA-System?
4. Zu welchen internationalen Standards ist ein *e*EPA-System kompatibel?

Interoperabilität mit iEPAn

- Fragen zur *Interoperabilität* (⌧ Kap. 6.4.4, S. 476)

5. Welche Transaktionen gegen eine *e*EPA sollen möglich sein bzw. mit welcher Granularität sollen die institutionellen Informationssysteme Informationen in die *e*EPA einstellen können?
6. Wie ist die Interoperabilität zwischen *e*EPA-Systemen untereinander auszugestalten?
7. Wie ist die technische Anbindung zwischen institutionellem System und *e*EPA-System möglich?
8. Welche Aspekte sind bei der Synchronisation der Datenhaltungen von *e*EPA- und *i*EPA-Systemen zu berücksichtigen, welche Mechanismen sind zu implementieren?

Verteilungs- und Nutzungsstrategien

- Fragen zur *Verteilung* (⌧ Kap. 6.4.5, S. 483)

9. Welche physische Speicher- und Verteilungsstrategie ist vor dem Hintergrund datenschutzrechtlicher, technischer und praktischer Erwägungen für die *e*EPA zu wählen?

Nutzung und Benutzbarkeit

- Fragen zur *Nutzung und Benutzbarkeit* (⌧ Kap. 6.4.6, S. 491)

10. Welche Vereinbarungen und Strategien zur gemeinsamen Führung einer solchen *e*EPA sind zu etablieren, damit sie als strategisches Behandlungsinstrument überhaupt nutzbar ist? Welche Informationen aus den institutionellen Akten sollen darin

abgelegt werden, damit die Zweckerfüllung nicht durch eine Unmenge auch unwichtiger Angaben nicht erreicht wird?

11. Wie kann eine aufgabenangemessene Einbindung in die institutionellen Anwendungssysteme realisiert werden?

- Fragen zum *Datenschutz* und zur *informationeller Selbstbestimmung*(⌧ Kap. 6.4.7, S. 497)

Datenschutz-aspekte

12. Wie wird die Vertraulichkeit der in der *e*EPA gespeicherten Informationen sichergestellt, d.h. welche Zugriffskonzepte sind möglich und welche Pseudonymisierungs- und Verschlüsselungstechniken werden angewandt?
13. Wie kann das informationelle Selbstbestimmungsrecht angemessen berücksichtigt werden?

Diese Fragestellungen und mögliche Lösungsansätze sollen im Folgenden andiskutiert werden.

6.4.2 Aufbau und Funktionalität eines eEPA-Systems

6.4.2.1 Schema und Umfang der Datenhaltung

Grundsätzlich gibt es keinen Anlass, dass *e*EPA-Systeme hinsichtlich des generellen internen Aufbaus von den in ⌧ Kapitel 6.3 Seite 443 geschilderten Grundprinzipien institutioneller EPA-Systeme abweichen sollten. Es müssen natürlich hinsichtlich Schema und Architektur Ergänzungen berücksichtigt und die Datenschutzmechanismen an den Charakter übergreifender Akten angepasst werden.

Prinzipiell wäre denkbar, dass ein *e*EPA-System im Wesentlichen nur dazu genutzt wird, elektronische Dokumente beliebigen Formats zu speichern. Viele heute angebotene *e*EPA-Systeme können als solche „BLOB"-Akten angesehen werden, die lediglich in generischer Weise das Ablegen und Wiederfinden von „Binary Large Objects" ermöglichen und selbst keine Information über den Inhalt oder Dokumententyp dieser gespeicherten Dokumente haben. Insofern ist das Kriterium „Implementierungsumfang" (⌧ Kap. 6.2.2., S. 436) für eine *e*EPA entscheidend zur Klassifikation der verschiedenen Lösungsansätze bzw. angebotener Lösungen.

Reine Dokumentenspeicher bringen keinen Nutzen

Reine Dokumentenspeicher sind zur Unterstützung einer integrierten Versorgung wenig hilfreich, da wie in ⌧ Kapitel 6.3.2 Seite 444 aufgezeigt die Medizinische Dokumentation und damit eine Krankenakte nicht nur aus Dokumenten besteht – welche ja das Resultat einer zuvor durchgeführten Handlung sind, sondern aus einer zielgerichteten Dokumentation des gesamten Behandlungsgeschehens und den dahinter stehender ärztlichen Überlegungen. Für den Gesamtzusammenhang von Behandlungsprozess, Dokumenten und wesentlichen Teildokumentationen sollte die ⌧ Abbildung 6.12 Seite 448 in Erinnerung gerufen werden! Diese macht deutlich, dass die meisten Informationen in der Patientenakte im Zeitverlauf direkt oder indirekt als Folge der Durchführung unterschiedlichster medizinischer Handlungen – den so genannten Prozeduren bzw. Maßnahmen – entstehen, und auch die explizite Dokumentation dieser Maßnahmen sowie der Symptome, Diagnosen und Behandlungsziele wichtige Teile einer Patientenakte sind. *Eine Reduktion einer Patientenakte auf eine Sammlung von „Dokumenten" wird also der Anwendungsdomäne und den Zielen einer eEPA nicht gerecht.*

Abb. 6.18: eEPA- und iEPA-Systeme

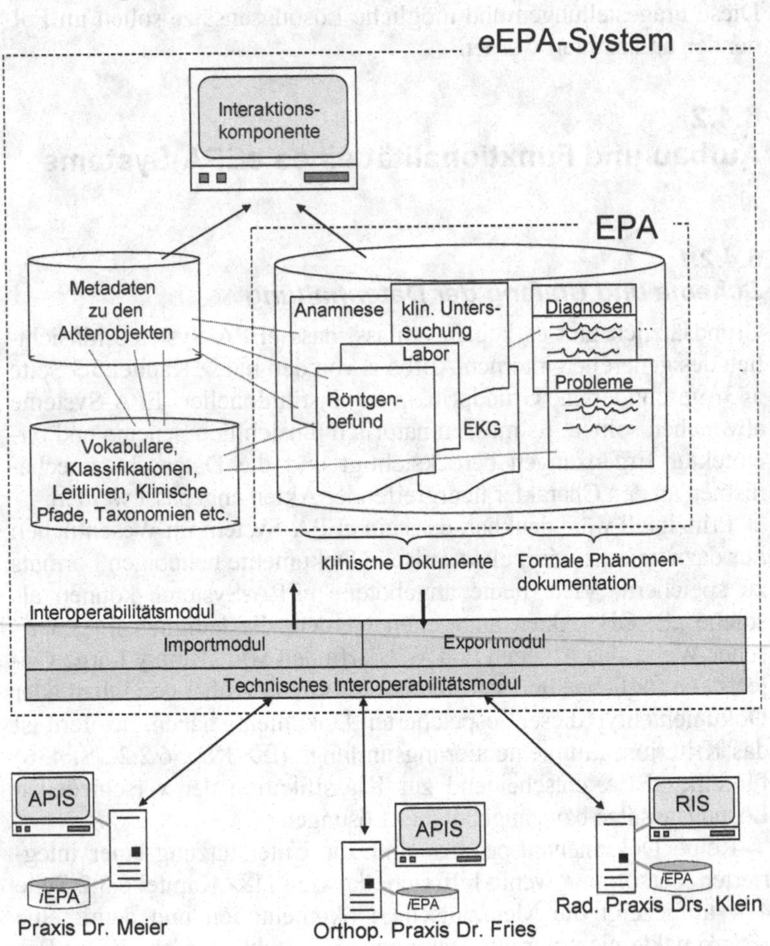

Eine einrichtungsübergreifende Elektronische Patientenakte (*e*EPA) muss daher einerseits in der Lage sein, sowohl medizinische Ergebnisdokumente und ggf. auch administrative Dokumente in geeigneter Form einzulagern und über entsprechende Metadaten recherchier- und verfügbar zu machen, andererseits muss aber auch eine differenzierte Phänomendokumentation für Maßnahmen, Diagnosen, Symptome, Vorfälle und Behandlungsziele möglich sein.

6.4.2.2 Funktionalitäten einer eEPA

Hauptfunktion: Einrichtungsübergreifende Dokumentation

Die meisten der für institutionellen EPA-Systeme z.B. in Arztpraxen und Krankenhäusern notwendigen Anwendungsfunktionen sind für *e*EPA-Systeme nicht relevant. Ein *e*EPA-System dient primär zum einrichtungsübergreifenden Speichern und Abrufen von Dokumenten und Phänomeneinträgen und muss hierzu vor allem über ein entsprechendes *Interoperabilitätsmodul* zur Zusammenarbeit mit institutionellen Informationssystemen verfügen, das entsprechende Transaktionen in ausreichender Granularität unterstützt (⌧ Kap. 6.4.4.1, S. 476).

eEPA als aktives Instrument

Wird ein *e*EPA-System jedoch auch als aktives unterstützendes System implementiert, können weitere Funktionalitäten dazukommen, die vor allem die kooperative Zusammenarbeit zwischen den Behandlungseinrichtungen und zwischen diesen und dem Patienten unterstützen (Schmücker 2003). Dabei können

- Funktionen für die Systemverwaltung und Parametrierung des *e*EPA-Systems,
- Funktionen für die Interoperabilität,
- Überwachungs-, Erinnerungs- und Benachrichtigungsfunktionen und
- Vermittlungs-/Koordinationsfunktionen unterschieden werden.

Alle patientenbezogenen Funktionalitäten sollten aber patientenindividuell und nur nach Zustimmung des Patienten aktiviert werden können.

Systemverwaltung

Erstgenannte Funktionen dienen vor allem der Systemeinrichtung und Pflege des Systems, so müssen vor allem im Rahmen der Definition von Zugriffsrechten die globalen Datenschutzrichtlinien eingerichtet werden können, ggf. falls nur definierte Institutionen teilnehmen sollen deren Informationssysteme und technischen Spezifika parametriert werden können und umfangreiche Einstellungen für das Interoperabilitätsmodul möglich sein.

Interoperabilitäts-funktionen

Für eine Interoperabilität muss ein *e*EPA-System sowohl Funktionen zum Einfügen neuer Inhalte als auch zum Selektieren und Zurückgeben von Inhalten unterstützen. Je nach der *e*EPA zugrundeliegenden Schema kann dies bezüglich der einzelnen Dokumentationsanteile sehr granular geschehen (z.B. INSERT Diagnose, UPDATE Diagnose usw.), oder aber auf einem anwendungsbezogen logischen „Paketniveau", bei dem ein ganzer Satz von Daten und Dokumenten eingefügt bzw. abgerufen wird (INSERT Patientenmaßnahme, INSERT Rezept, GET ALL Diagnose, GET ALL Entlassbriefe, GET Basisdokumentation). Zur Diskussion der Transaktionen siehe ⌦ Kapitel 6.4.4.1, Seite 476.

Überwachungs-, Erinnerungs- und Benachrichtigungsfunktionen

Bei Funktionen dieses Typs werden auf Basis definierter patientenbezogener Einstellungen bestimmte Termine und Vorgänge überwacht und entsprechende elektronische Nachrichten an den Patienten und/oder den behandelnden Arzt übermittelt. Die Verwendung einer solchen Funktionalität ist vielfältig und kann bis zu Unterstützung eines Telemonitorings reichen. Positiven Effekte entsprechender „Watchdog"- und „Reminder"-Funktionen auf die Kontinuität der Versorgung konnten z.B. von Balas (1997), Liedermann (2003) und Worth (1997) vor allem für chronisch Kranke gezeigt werden. Denkbar sind z.B. eine automatisierte Überwachungsfunktionen für Vital- oder Laborwerte sowie vom Patienten selbst in die *e*EPA eingestellte Messwerte oder Beobachtungen, die Überwachung der Medikationscompliance oder die Überwachung der Wahrnehmung von im Rahmen von klinischen Pfaden geplanten Therapieterminen. Durch Letzteres kann eine *e*PEA zu einem aktiven Element der Behandlungssteuerung werden.

Vermittlungs- und Koordinations-funktionen

Bei Vermittlungsfunktionen nimmt das *e*EPA-System Anfragen entgegen und koordiniert deren Bearbeitung. Dies können z.B. Anfragen nach durchzuführenden Leistungen sein – in diesem Sinne Überweisungen oder Krankenhauseinweisungen – für die dann das System in automatischer Kooperation mit in Frage kommenden institutionellen Systemen mögliche Terminvorschläge aushandelt und dem Patienten zur Terminauswahl und -bestätigung zur Verfügung stellt. Unterstützende Funktionalitäten im Sinne der beiden letztgenannten Klassen sind z.B.:

- Terminmanagement und -erinnerung
  Für vereinbarte Untersuchungs- oder Therapietermine kann mit einem definierten Vorlauf von z.B. einigen Tagen eine Email an den Patienten gesendet werden, einen geplanten Termin einzuhalten. Denkbar ist auch, dass z.B. für im Rahmen der Nachsorge geplante aber noch nicht fest vereinbarte Untersuchungen der Patient frühzeitig darauf hingewiesen wird, mit dem Arzt seiner Wahl einen entsprechenden konkreten Termin zu vereinbaren.

- (Soll)Wertüberwachung
  Bei Eintreffen neuer Laborwerte oder anderer strukturierter und deterministisch auswertbarer Befunde können diese auf Auffälligkeiten überprüft und entsprechende Warnmeldungen an den behandelnden Arzt übermittelt werden. Darüber hinaus ist möglich, dass die Ergebnisse von regelmäßig durch den Patienten oder Gesundheitseinrichtungen vorgenommene Messungen – z.B. die täglichen Blutzuckerbestimmungen eines Diabetikers, die zweitägliche Blutdruckmessungen eines Hypertonikers, Lungenfunktionstests eines Asthmatikers u.v.a.m. automatisch überwacht und frühzeitig negative Trends erkannt werden können. Auch hier ist dann eine entsprechende Warnmeldung an ein Mitglied des Behandlungsteams möglich.
- Arzneimittelwechselwirkungsprüfung
  Wird eine neue medikative Verordnung in die *e*EPA eingestellt, kann – auch ohne dass der die Verordnung einstellende Behandler alle aktuellen Medikationen kennt – eine Überprüfung auf eventuell mögliche Wechselwirkungen erfolgen.
- Arzneimittelkontraindikationsprüfung
  Enthält die *e*EPA auch eine gut geführte Phänomendokumentation bzw. die aktuellen Diagnosen eines Patienten, können beim Einfügen einer medikativen Verordnung auch vorliegende Kontraindikationen geprüft werden.
- Eintragsbenachrichtigung
  Durch entsprechend parametrierbare Vorgaben, in denen angegeben wird, wer wann über welche Neuigkeiten zu informieren ist, sollte eine *e*EPA in der Lage sein, Mitglieder des Behandlungsteams über neu eingegangene Befunde, Informationen, Vorfälle etc. elektronische zu benachrichtigen.
- Zyklisches Status-Reporting
  Durch entsprechend parametrierbare Vorgaben, in denen angegeben wird, wer wann über den Gesundheitsstatus eines Patienten zu informieren ist, sollte eine *e*EPA in der Lage sein, Mitglieder des Behandlungsteams regelmäßig über den Gesundheits- und Behandlungsstatus eines Patienten zu informieren. Ein solcher Status-Report könnte sehr dediziert medizinische Assessments einbeziehen oder aber den Umfang einer klinischen Basisdokumentation (s. ⌧ Kap 6.4.6.3, S. 493) haben.
- Leistungsanforderungsterminkoordination
  Ein *e*EPA-System kann bei jenen Überweisungen und Aufträgen, die einer Terminabstimmung bedürfen, durch Mechanismen des „automatischen“ Verhandelns diese Terminabstim-

mung weitgehend selbstständig übernehmen, mögliche Termine bei den Teilnehmersystemen abfragen und dem Patienten oder Arzt eine Terminliste zur Auswahl zurücksenden.

- Patientenbezogenes Diskussionsforum
  Konsiliarische „Diskussionen" können mittels Diskussionsforen auch asynchron geführt werden. Dabei handelt es sich wie bei allgemeinen Foren üblich um einen „offenen" Dialog vieler Teilnehmer – hier jedoch der Mitglieder des Behandlungsteams eines Patienten – zu einem bestimmten Sachverhalt – hier dem speziellen Patienten und eventuell spezieller aktueller Probleme.
- Case Management Modul
  In einem Case Management-Modul können Klinische Pfade für die Behandlungsplanung angewandt und deren Einhaltung überwacht werden. Mit dieser Funktionalität ermittelt das *e*EPA-System bei Neueintragungen, ob eventuell die Indikation für einen klinischen Pfad vorliegt. Ist dies der Fall erfolgt eine entsprechende Meldung an den behandelnden Arzt, der die Pfadaktivierung optimal vornehmen kann. Automatisch werden dann alle geplanten Maßnahmen in die Akte eingefügt und – falls im Behandlerteam entsprechende Rollen vertreten sind – die Überweisungen bzw. Beauftragungen angestoßen. Ebenso kann eine automatische Terminaushandlung erfolgen.
- Risikoermittlung
  In der Medizin existieren eine ganze Reihe von Scores und Verfahren zur Ermittlung von individuellen Risiken. Als Funktionalität in *e*EPA-Systemen ist also denkbar, dass spezielle kleine Module auf Basis der individuellen Datenlage eines Patienten immer bei Neueintragungen die Patientenakte auf das eventuelle Vorliegen eines Risikos oder eines risikanten Trends analysieren und bei entsprechendem Ergebnis den behandelnden Arzt darauf hinweisen.
- Qualitätsmanagement
  Die Verbesserung der Qualität der medizinischen Versorgung durch ein kontinuierliches Qualitätsmanagement ist ein wesentliches Potenzial der Gesundheitstelematik. Hierzu kann die kontinuierliche anonymisierte Auswertung von Behandlungs- und Gesundheitsparametern beitragen. Mit einem entsprechenden Modul kann also der PDCA-Zyklus im Rahmen eines Disease Management (⌧ Abb. 3.3.3, S. 198) unterstützt werden.
- Studienzuteilung
  Die Rekrutierung von geeigneten Patienten für klinische Studien und vor allem für Studien der Versorgungsforschung stellt sich

weiterhin als schwierig dar. Damit entgehen der Gesellschaft wesentliche Chancen für neuen epidemiologischen Erkenntnisgewinn. Durch entsprechend parametrierbare Einschlusskriterien kann innerhalb eines *e*EPA-Systems in einfacher Weise kontinuierlich oder Stichtagbezogen ermittelt werden, welche Patienten sich für eine klinische Studie eignen.

- Automatisches Meldewesen und Gesundheitsberichtserstattung
  In einigen Fällen bestehen Meldepflichten. Diese können automatisiert durch ein *e*EPA-System übernommen werden. Ebenso ist denkbar, dass einzelne Parameter für die Gesundheitsberichtserstattung regelmäßig ermittelt und der Politik und Öffentlichkeit z.B. über ein entsprechendes Portal zur Verfügung gestellt werden.
- Complianceermittlung
  Prinzipiell denkbar wenngleich ethisch problematisch ist die Möglichkeit, in anonymisierter Weise die Compliance von Patientengruppen zu ermitteln: Werden die verordneten Medikamente auch abgeholt, werden die regelmäßigen Messungen durchgeführt, werden Überweisungen d.h. verordnete Untersuchungen und Therapien wahrgenommen, folgt die Behandlung dem vorgesehenen klinischen Pfad? Alle diese Fragen können mittels spezieller Auswertungsmodule beantwortet werden.
- Epidemiologische Auswertungen
  Auf Basis einer hinreichend strukturierten und formalisierten *e*EPA können umfangreiche epidemiologische Auswertungen zeitnah erfolgen.

Die Beispiel zeigen, dass auf Basis eines hinreichend strukturierten und formalisierten Schemas *e*EPA-Systeme einen wertvollen Beitrag zur Verbesserung der Kontinuität, Zeitnähe und Qualität der Gesundheitsversorgung leisten können. Hierzu müssen sie jedoch die entsprechenden Funktionalitäten in Form von patientenindividuell aktivierbaren Modulen enthalten sein.

6.4.2.3 Kommunikationsfunktionen

Wie bereits in den ⌧ Kapiteln 3 und 5 dargestellt, spielt die Kommunikation im Gesundheitswesen eine wichtige Rolle. Dabei wird in adressierte, gerichtete und ungerichtete Kommunikation eingeteilt (⌧ Kap. 5.2, S. 383). Während eine *e*EPA die Implementierung für eine ungerichtete Kommunikation schlechthin ist, kann sie nicht gänzlich die bestehenden anderen Kommunikationserfordernisse für eine adressierte und gerichtete Kommunikation ersetzen – auch wenn alle an der Behandlung Beteiligten Einblick haben. Dementsprechend sollte ein *e*EPA-System auch kommunikative Funktionen übernehmen können.

Adressierte Kommunikation

Für die adressierte Kommunikation entspricht dies dem gängigen Email-Verfahren, hier jedoch mit dem Unterschied, dass sowohl die Kommunikation zwischen Menschen als auch zwischen Anwendungssystemen unterstützt werden muss. Ein *e*EPA-System muss also in der Lage sein, Nachrichten direkt zu vermitteln. Eine besondere Funktionalität ist hierbei, dass auch nach dem Einfügen einer Information oder eines Dokumentes in eine Patientenakte automatisch auf Basis einer generellen oder patientenindividuellen Parametrierung Mitglieder des Behandlungsteams die Information oder das Dokument direkt übermittelt werden. Beispiel: Ein Krankenhaus stellt einen Entlassbrief in die *e*EPA ein. Automatisch wird dieser an den einweisenden Arzt sowie alle mitbehandelnden Ärzte des Patienten versandt.

Gerichtete Kommunikation

Bei der gerichteten Kommunikation muss sichergestellt sein, dass entsprechende Informationsobjekte – also Verordnungen und Überweisungen – nur von Institutionen mit der entsprechenden Rolle (also Rezepte nur von Apotheken, radiologische Überweisungen nur von radiologischen Instituten usw.) eingesehen und angenommen werden können. Auch diese Kommunikationsform muss von einem *e*EPA-System unterstützt werden, denn auf entsprechende Rezepte und Überweisungen sollen berechtigte Nutzer auch erst zugreifen können, wenn der Patient sie in einer Institution seiner Wahl eingelöst hat. Ein *e*EPA-System sollte also auch das in ⌧ Kapitel 5.2 Seite 383 beschriebene Ticket-Verfahren unterstützten.

6.4.3 Das Demonstrationsprojekt ophEPA

Vor den vorangehend geschilderten allgemeinen und speziellen Prinzipien von *e*EPA-Systemen wurde im Rahmen des Projektes ophEPA (ontologie- und phänomenbasierte Elektronische Patientenakte) an der FH Dortmund ein *e*EPA-System als Demonstrator und für Lehrzwecke realisiert (Haas 2005 B). Für die folgenden implementierungstechnischen Betrachtungen zu speziellen Aspekten von einrichtungsübergreifenden Elektronischen Patientenakten soll die ophEPA als Beispiel dienen.

Internationale Standards berücksichtigen: RIM, CDA, ISO 21549

Die Implementierung von *e*EPA-Systemen erfordert eine Interoperabilität vor dem Hintergrund internationaler Standards. Dies gilt sowohl für die die strukturellen als auch die semantischen Aspekte. Für die strukturellen Aspekte – als für das einem *e*EPA-System zugrunde liegende Datenmodell – haben hierfür wie bereits in ⌧

Kapitel 4.4 und Kapitel 4.5 dargestellt eine besondere Bedeutung und sollten daher entsprechend berücksichtigt werden:

- das Reference Information Model (RIM) der HL7-Organisation (⌧ Kap. 4.5.4, S. 359),
- die daraus abgeleitete CDA – Clinical Document Architecture (⌧ Kap. 4.4.4, S. 331),
- das Projekt openEHR (⌧ Kap. 4.6.4, S. 366)
- der ISO-Standard 21549 „Patient Healthcare Data" (⌧ Kap. 4.5.3, S. 356).

Während letztgenannter Standard eine einrichtungsübergreifende Minimaldokumentation definiert, liefern die generisch angelegeten Informationsmodelle RIM und openEHR sowie der konkretere CDA-Header eine gute Grundlage für das Schema bzw. Persistenzmodell einer *e*EPA. CDA stellt darüber hinaus aber auch ein Austauschformat dar, das wesentliche syntaktische und semantische Aspekte für die Kommunikation nicht nur zwischen Informationssystemen sondern auch zwischen *i*EPA-Systemen selbst und zwischen diesen und *e*EPA-Systemen standardisiert. Eine reibungslose Interoperabilität ohne Schema-Missmatches kann erreicht werden, wenn Nachrichtenformate (hier: CDA) als Inkarnation eines Persistenzmodells verstanden werden (⌧ Abb. 2.37, S. 128) – das Schema eines *e*EPA-Systems also vollständig kompatibel dazu ist. Dies bedeutet im Umkehrschluss, dass das Schema eines *e*EPA-Systems selbst eine Ableitung aus den den Kommunikationsstandards zugrunde liegenden Modellen sein sollte. Aufgrund des weitestgehend generischen Charakters des RIM-Modells eignet sich dieses nicht zu direkten Implementierung für eine *e*EPA.

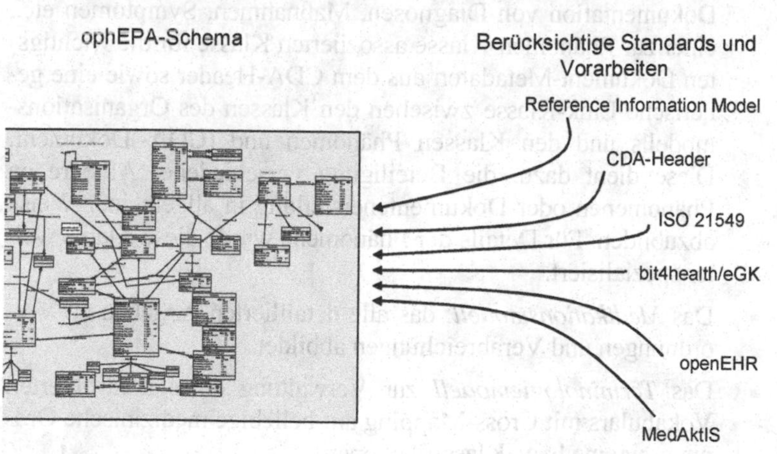

Abb. 6.19: eEPA-Schema und Standards

CDA- und ISO 21549-kompatibles Schema

Vor diesem Hintergrund und den in ⌧ Kapitel 6.3 Seite 443 definierten wesentlichen Dokumentationsteilen einer EPA wurde der ophEPA das in ⌧ Abbildung 6.13 auf Seite 449 gezeigte Schema zugrundegelegt und bei der Attributierung die Attribute des CDA-Headers vollständig und typkonform berücksichtigt, um eine 100 %-ige Kompatibilität zu CDA ohne Schema-Missmatches zu gewährleisten. Darüber hinaus wurden auch Modellaspekte des ISO-Standards zur Patient Healthcard Data (ISO 2004) mit einbezogen. Das Schema wurde werkzeuggestützt in ein relationales Tabellenmodell überführt und in MySQL implementiert.

Bei der Modellierung des Klassenmodells zeigte sich, dass die Standards sehr verschiedenen Paradigmen folgen: Während CDA – wie dies die Intention der Entwickler war – einen rein dokumentenzentrierten Ansatz wählt, definiert der ISO Standard 21549 Teildokumentationen für die im Notfall relevanten Diagnosen, für Transfusionen, durchgeführter Immunisierungen (Part 3 – Limited Clinical Data) und das elektronische Rezept (Part 7 – Electronic Prescription).

RIM und CDA liefert kein Modell für Phänomendokumentation

Es wurde deutlich, dass der CDA-Header zwar viele wichtige Attribute für eine service- und maßnahmenorientierte Dokumentation enthält, aber nicht eine dedizierte strukturierte und teilformalisierte Dokumentation von Symptomen, Diagnosen, Problemen etc. berücksichtigt (im Folgenden als „Phänomene" bezeichnet).

Das auf Basis dieser Betrachtungen implementierte Modell besteht aus folgenden wesentlichen Teilmodellen:

- Das *Organisationsmodell* mit den Klassen für Institutionen, Personen, Geräten etc.
- Das *Phänomen-Modell* mit einer generischen Klasse für die Dokumentation von Diagnosen, Maßnahmen, Symptomen etc., einer zur Phänomen-Klasse assoziierten Klasse für die wichtigsten Dokument-Metadaten aus dem CDA-Header sowie eine generische Link-Klasse zwischen den Klassen des Organisationsmodells und den Klassen Phänomen und (CDA-)Dokument. Diese dient dazu, die Beteiligung verschiedener Akteure an Phänomenen oder Dokumentenerstellung in allgemeiner Weise abzubilden. Für Details der Phänomene wurde diese Klasse weiter spezialisiert.
- Das *Medikationsmodell*, das alle detaillierten Angaben zu Verordnungen und Verabreichungen abbildet.
- Das *Terminologiemodell* zur Verwaltung eines kontrollierten Vokabulars mit Cross-Mapping auf beliebige medizinische Ordnungssyteme bzw. Klassifikationen.

Anschließend wurde das Modell mit den Klassen und Attributen des ISO Standard 21549 abgeglichen und erweitert. Dabei zeigte sich, dass teilweise im Modell ein semantisches Mapping zwischen Originaldokumentation und klassifizierenden Attributen des ISO-Standards (z.B. Notfalldaten in Form einer diagnosenklassenbezogenen Bit-Leiste) notwendig ist, andererseits aber auch weitere Spezialisierungen der Klasse Phänomen bzw. der Spezialisierungen dieser Klasse erfolgen mussten – z.B. eine Spezialisierung der Klasse PatProcedure für die Transfusionsdokumentation. Auf Basis dieser so weitgehend aus den internationalen Standards abgeleiteten Persistenzstruktur wurden dann

- ein *Interoperabilitätsmodul* mit Import- und Exportfunktionen realisiert,
- verschiedene technische *Interoperabilitätsmechnismen* implementiert, sodass institutionelle Anwendungssysteme Inhalte sowohl mittels Emails oder aber über eine Web-Service-Schnittstelle einstellen können,
- eine *Interaktions- und Präsentationskomponente* für die wesentlichen Teile der *e*EPA auf Basis von PHP (Hypertext Preprozessor) umgesetzt, damit die Inhalte der *e*EPA auch interaktiv betrachtet werden können.
- eine *generische Terminologieverwaltung* realisiert, mittels der z.B. SNOMED CT oder aber beliebig andere Terminologien als semantisches Bezugssystem der *e*EPA zugrunde gelegt werden können.

Um eine beliebige Granularität und eine Kompatibilität zu dokumenten- und prozessorientierten institutionellen Systemen (⌧ Kap. 6.2.3, S. 439) zu gewährleisten, wurde berücksichtigt, dass im Minimalfall institutionelle Systeme nur Dokumente mit wenig Metadaten einstellen können, aber auch CDA-Dokumente und differenzierte Einträge der Phänomendokumentation möglich sind.

Die ophEPA-Implementierung berücksichtigt so die differierenden Architekturparadigmen der Primärsysteme im stationären und ambulanten Sektor und kann als föderiertes Schema zur Implementierung einer „Top-Down-Integration" (Conrad 2005) dienen. Den Gesamtzusammenhang zur Integration mit institutionellen Systemen zeigt ⌧ nachfolgende Abbildung.

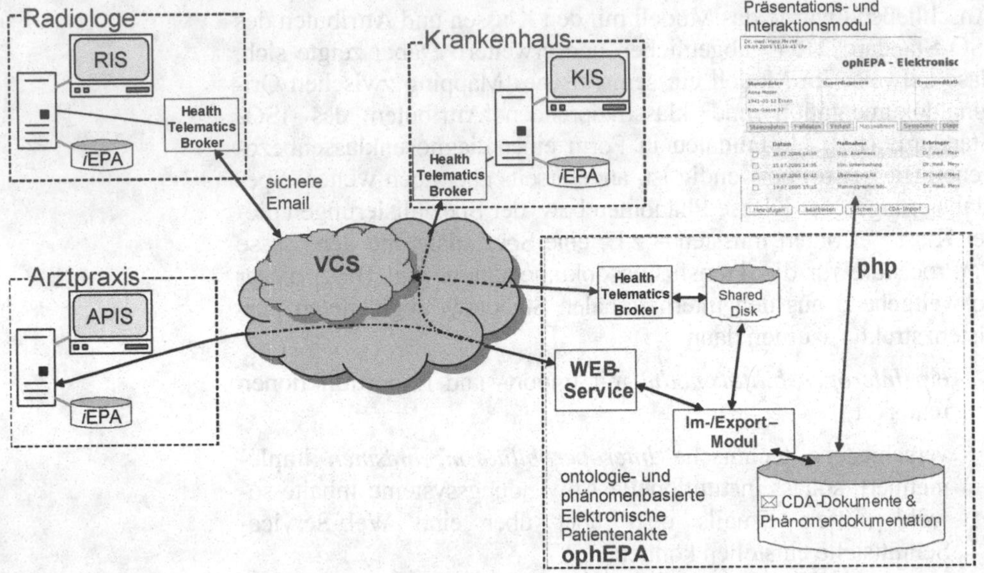

Abb. 6.20: ophEPA und institutionelle Systeme

Das *technische Interoperabilitätsmodul* ermöglicht die Kommunikation zwischen den institutionellen Anwendungssystemen und der *e*EPA über Email-Kommunikation oder über eine WEB-Service-Schnittstelle. Als Projektbesonderheit wurde für den sicheren und signierten Email-Verkehr das VCS-Verfahren implementiert.

6.4.3.1 Interoperabilitätsmodul

Wie bereits in ⌧ Kapitel 2.5.6 Seite 121 aufgezeigt, kann eine Kopplung von Anwendungssystemen über Nachrichtenkommunikation, Interprozesskommunikation, verteilte Objekte oder spezielle Infrastrukturdienste wie eine Middleware realisiert werden. Für lose Kopplungen kommen meistens Verfahren der Nachrichtenkommunikation zum Einsatz. Für die ophEPA wurden in einem ersten Lösungsansatz daher die Kommunikation via Email und eine Web-Service-Schnittstelle gewählt.

Bei der Implementierung des Import-Moduls für CDA-Dokumente zeigte sich, dass diese Dokumente ohne notwendige Formatkonvertierungen bruchlos in die *e*EPA eingefügt werden können und die algorithmische Komplexität und Fehleranfälligkeit des Import-Moduls damit sehr gering ist. Da hierbei automatisch Einträge in den Klassen Phänomen, Participation und Document erfolgen, entstehen die Akten und ihre Akteneinträge bei Kommunikation von CDA-Dokumenten quasi automatisch.

6.4.3.2
Präsentations- und Interaktionskomponente

Über die realisierte Präsentations- und Interaktionskomponente kann der Inhalt der Akten im ophEPA-System eingesehen und die Detailinformationen durch Drill-Down abgerufen werden. Die Oberfläche wurde hierbei an den in Haas (2005 A) geschilderten Prinzipien orientiert: Für jede dedizierte Phänomendokumentation existiert ein Karteireiter. Ergänzend wurde jedoch auch ein Karteireiter aufgenommen, der den Inhalt bzw. den in der Akte dokumentierten Behandlungsverlauf in seiner Gesamtheit widerspiegelt und im Zeitverlauf auf- oder absteigend alle Einträge zusammenstellt. (s. ⌧ nachfolgende Abbildung). Ausgehend von der Oberfläche sind auch direkte Uploads von Dokumenten sowie die Dialogerfassung von Phänomenen möglich.

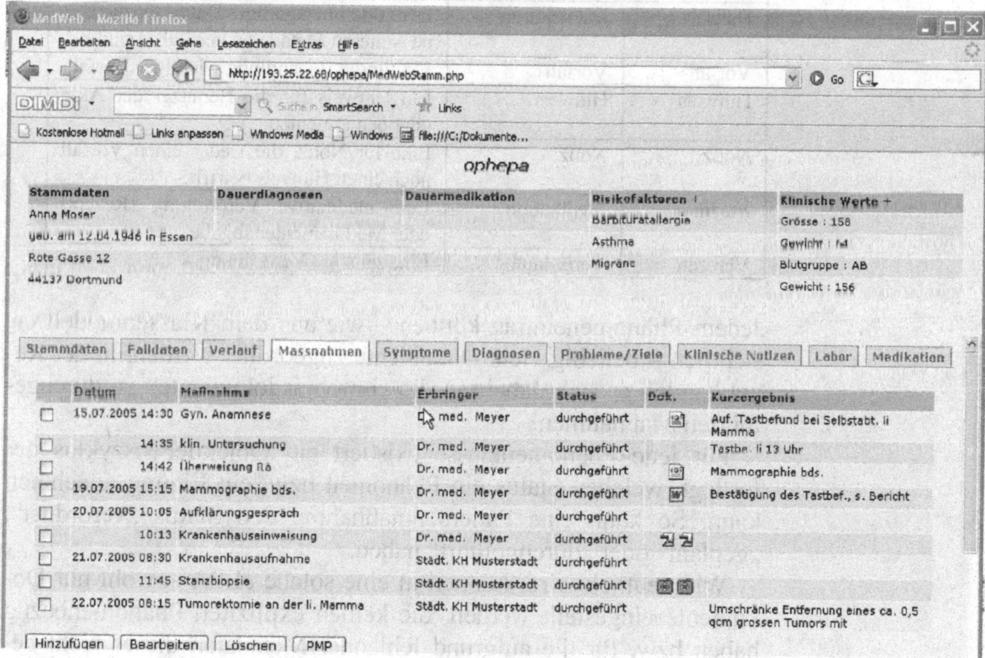

Abb. 6.21: Behandlungsprozessübersicht in ophEPA

Wie im Schema auf ⌧ Seite 449 dargestellt, werden zeitbezogen Phänomene dokumentiert, die Typisierung bzw. Spezialisierungen dieser Phänomene wird durch die Angabe in der Spalte „Typ" deutlich, wobei der Typ den im Klassenmodell möglichen Spezialisierungen der Klasse PatPhenomenon entspricht. Eine Spezialisierung ist notwendig, um klassenspezifische charakterisierende Attribute abbilden zu können. So hat eine Diagnose andere Attribute, als eine Maßnahme oder eine Klinische Notiz. Der voranstehend gezeigte

Behandlungsverlauf bildet so einerseits den Prozess ab, ist aber auch gleichzeitig „Inhaltsverzeichnis" der *e*EPA.

Ein solcher Lösungsansatz erlaubt es, je nach Bedarf das Modell inkrementell um neue Spezialisierungen der Klasse PatPhenomenon zu erweitern und diese in die Akte zu integrieren. Mögliche Spezialisierungen und damit Eintragstypen sind z.B.:

Tabelle 6.1: Zeilentypen in ophEPA

Kürzel	*Bedeutung*	*Anmerkung*
Massn	Massnahme	Konkret geplante oder durchgeführte Prozedur für den Patienten
Diag	Diagnose	Diagnose des Patienten
Symp	Symptom	Symptom des Patienten
Probl	Problem	Problem entsprechend dem Weed'schen Ansatz
Ziel	Behandlungsziel	Explizit definiertes Behandlungsziel für den Patienten
Datei	Dateieintrag	Der Akte hinzugefügte Datei, für die keine weiteren Metadaten verfügbar sind
Vorfall	Vorfall	Ein für die Behandlung wichtiger Vorfall
Hinweis	Hinweis	Ein Hinweis für die Benutzer der Akte oder den Patienten
Notiz	Notiz	Eine für Notiz, die weder einen Vorfall noch einen Hinweis betrifft.
Medik	Medikation	Eine medikative Verordnung (Rezept) oder Medikamentenabgabe.
Verordn	Verordnung	Eine sonstige Verordnung

Jedem Phänomeneintrag können – wie aus dem Klassenmodell ersichtlich – beliebig viele Dokumente zugeordnet werden, in der Regel handelt es sich dabei um die „Ergebnisdokumente" zu durchgeführten Maßnahmen.

Für jede Phänomenklasse existiert ein Objektlebenszyklus der festlegt, welchen Status ein Phänomen bzw. ein Eintrag annehmen kann. So kann eine Patientenmaßnahme den Status „verordnet", „geplant" oder „durchgeführt" haben.

Wie deutlich wird, können in eine solche *e*EPA sowohl nur Dokumente eingestellt werden, die keinen expliziten Phänomenbezug haben bzw. für die aufgrund fehlender Metadaten dieser nicht bekannt ist, aber eben auch differenziert Angaben zu einzelnen Phänomenen.

6.4.3.3 Fallbeispiel

An einem kleinen Fallbeispiel soll die Nutzung einer konkreten Patienten-*e*EPA dargestellt werden. Dazu greifen wir das ⌦ Beispiel aus Kapitel 1.7 Seite 22 auf:

Frau Knaspers erscheint am 15. Februar morgens aufgrund des vereinbarten Termins in der Gynäkologischen Praxis von Frau Dr. Meyer. Bisher war Sie noch nicht Patientin in dieser Praxis. Frau Knaspers hat sich aber von ihrem Hausarzt Dr. Reich überzeugen lassen, dass es für sie Vorteile haben kann, eine *e*EPA durch die Behandlungsinstitutionen führen zu lassen. Im Moment des Eintreffens ist also ihre Karteikarte im Arztpraxissystem von Frau Dr. Meyer noch leer.

Nach dem sich Frau Knaspers bei der Anmeldung der Praxis vorgestellt hat und ihre elektronische Gesundheitskarte abgegeben hat, werden die von ihr zur Synchronisation an Mitglieder ihres Behandlungsteams freigegebenen Inhalte umgehend in die Karteikarte des Arztpraxisinformationssystems übertragen, wobei sich zuvor dieses gegenüber dem *e*EPA-System entsprechend authentifiziert hat. Zum Zeitpunkt des ersten Patienten-Arzt-Kontaktes hat Frau Dr. Meyer in ihrem Praxisinformationssystem also nun bereits die Vorinformationen eingespielt.

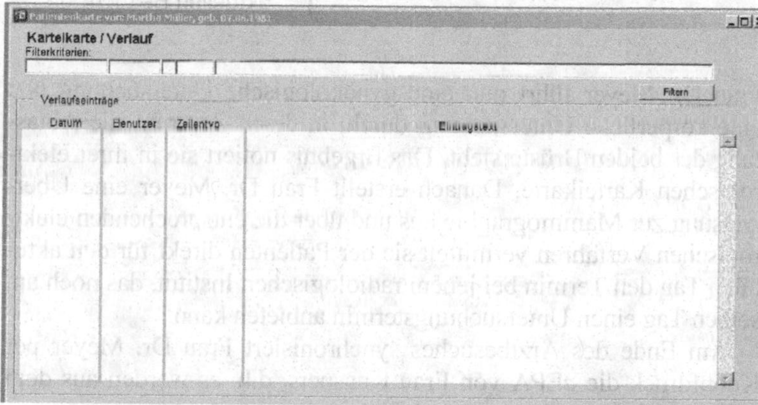

Karteikarte / Verlauf
Filterkriterien:
Filtern
Verlaufseinträge

Datum	Benutzer	Zeilentyp	Eintragstext
17.01.06	Dr. Reich	AN	Seit 3 Wochen unregelmässig Schmerzen nach dem Essen
		KUNT	Oberbauch unauffällig
		D	Chronische Gastritis
		RP	Gelusil
19.01.06	Dr. Reich	AN	Starke Atembeschwerden heute Nacht
		KUNT	Asthmatisches Pfeiffen
		Diag	Allergisches Asthma
		RP	Sultanol Spray
22.03.06	Dr. Reich	Anamn	Sturz beim Kochen (nasser Boden) und Hand an Herdplatte verbrannt
	Dr. Reich	D	Leichte Verbrennungen an der Handfläche
	Dr. Reich	RP	

Abb. 6.22: eEPA-Inhalt vor Arztbesuch und nach Synchronisation

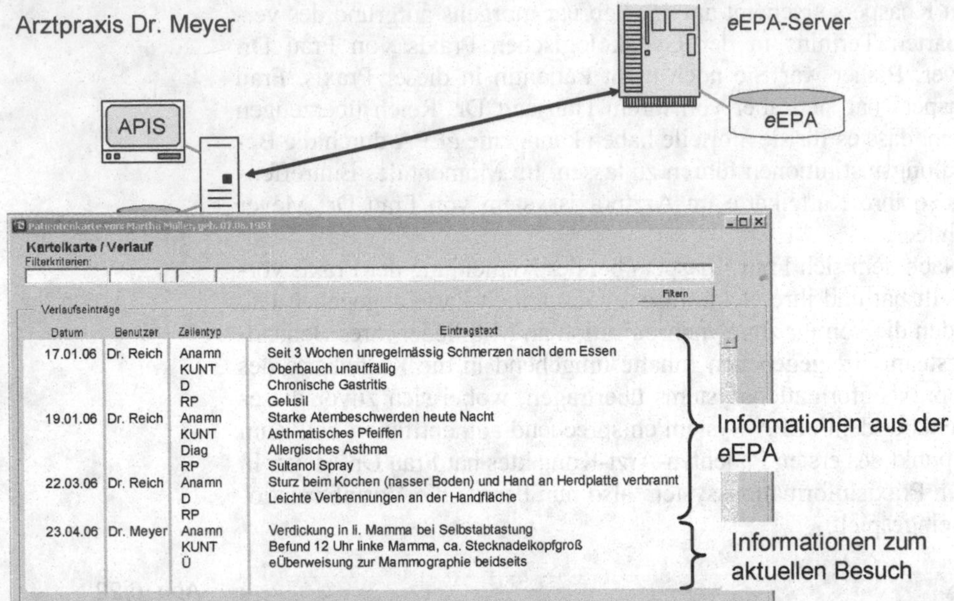

Abb. 6.23: Karteikarte im APIS nach Arztbesuch

Frau Dr. Meyer führt nun eine gynäkologische Untersuchung und eine körperliche Untersuchung durch, in deren Zentrum die Abtastung der beiden Brüste steht. Das Ergebnis notiert sie in ihrer elektronischen Karteikarte. Danach erstellt Frau Dr. Meyer eine Überweisung zur Mammographie aus und über die entsprechenden elektronischen Verfahren vermittelt sie der Patienten direkt für den aktuellen Tag den Termin bei jenem radiologischen Institut, das noch am selben Tag einen Untersuchungstermin anbieten kann.

Am Ende des Arztbesuches synchronisiert Frau Dr. Meyer per Knopfdruck die *e*EPA von Frau Knaspers, d.h. es werden aus dem Arztpraxisinformationssystem heraus

- ein CDA-Dokument mit den Angaben zur gynäkologischen Anamnese,
- ein Phänomeneintrag des Typs „Notiz" mit dem Besuchsanlass,
- ein Phänomeneintrag des Typs „Massn" zur körperlichen Untersuchung,
- ein Phänomeneintrag des Typs „Diag" mit der Verdachtsdiagnose und
- die Überweisung zur Mammographie ebenfalls in Form eines CDA-Dokumentes (⌧ Kap. 5.5, S. 398 zur eÜberweisung)

an die *e*EPA übermittelt. Nach dem Arztbesuch stellt sich die *e*EPA im Gegensatz zu ⌧ Abbildung also wie folgt gezeigt dar.

Stammdaten	Dauerdiagnosen	Dauermedikation	Risikofaktoren +	Klinisch
Elisabeth Knaspers geb. am 12.12.1950 in Rote Gasse 16 44139 Dortmund				

Stammdaten | Falldaten | Verlauf | Massnahmen | Symptome | Diagnosen | Probleme/Ziele | Klinische Notizen | Labor

Datum	Typ	Phänomen	Erbringer	Status	Dok.	Info
17.01.2006 10:38	Massn	Anamnese	Dr. med. Testarzt	durchgeführt		Seit 3 Wochen Schm Essen
10:39	Massn	Körp.Untersuchung	Dr. med. Testarzt	durchgeführt		Oberbauch unauffälli
10:44	Diag	Chronische Gastritis	Dr. med. Testarzt	erfasst		
19.01.2006 11:22	Massn	Ananmnese	Dr. med. Testarzt	durchgeführt		Starke Atembeschwe
11:25	Massn	Körp.Untersuchung	Dr. med. Testarzt	durchgeführt		Asthmatisches Pfeiffe
11:28	Diag	Allergisches Asthma	Dr. med. Testarzt	erfasst		
11:30	Dat	Rezept	Dr. med. Testarzt		W	Sultanol Spray
22.03.2006 14:20	Massn	Anamnese	Dr. med. Testarzt	durchgeführt		turz beim kochen (na Hand an Herdplatte v
14:24	Diag	leichte Handverbrennung	Dr. med. Testarzt	erfasst		
23.04.2006 09:22	Massn	Anamnese	Dr. med. Testarzt	durchgeführt		Verdickung in li. Mam Selbstabtastung
09:24	Massn	Körp.Untersuchung	Dr. med. Testarzt	durchgeführt		Befund 12 Uhr linke I

Massn. erfassen | Sympt. erfassen | Diagn. erfassen | Notiz erfassen | Datei hochladen | CDA-Import | PMP

Dr. med. Werner Testarzt abmelden | Zur Patientenauswahl

Abb. 6.24: eEPA-Inhalt nach Arztbesuch

Am gleichen Tag nachmittags erscheint Frau Knaspers im radiologischen Institut Henry-Strasse der Drs. Müller und Storz. Dieses Institut hat aufgrund der bereits elektronisch vorgenommenen Terminvereinbarung die Überweisungsangaben sowie jene Daten, die eventuell noch für Mitbehandler der Rolle „Radiologe" freigegeben sind, aus der *e*EPA von Frau Knaspers angefordert und in das Radiologische Informationssystem (RIS) importiert. Der Behandlungsprozess kann nun nahtlos und unter Kenntnis aller relevanten Informationen weitergeführt werden.

6.4.3.4 Zusammenfassung

CDA-Header-Attribute in die eEPA-Datenbank übernehmen

Für das Design von interoperablen *e*EPA-Systemen ist die CDA ein richtungsweisendes Konzept, um die Interoperabilität zwischen institutionellen Anwendungssystemen in Krankenhäusern, Praxen und Pflegediensten und *e*EPA-Systemen effektiv und ohne problematische Formatkonvertierungen zu lösen. Dabei reicht es für die Einstellung von Dokumenten in die *e*EPA aus, wesentliche Angaben aus dem CDA-Header in die formale Datenbankstruktur des *e*EPA-Systems zu übernehmen und das CDA-Dokument selbst als gekapseltes Informationsobjekt der Patientenakte zu behandeln. Die Berücksichtigung des ISO-Standards 21549 ermöglich, selektierte Informationen auf Karten zu schreiben oder von Karten zu lesen und zu in die Akte zu integrieren. Es zeigte sich, dass beide Standards verschiedenen Paradigmen folgen. Der ISO-Standard im Bereich der „Clinical Data" ist sehr rudimentär.

Eine *e*EPA bedarf nur eines domänenorientierten minimalen Kerndatenmodells – besonders für die Phänomen-Dokumentation und die Metadaten der CDA-Dokumente – um eine effektive Interoperabilität und Benutzbarkeit zu ermöglichen. Aufgrund der originären CDA-Basierung hat eine so aufgebaute *e*EPA keinen proprietären Charakter und ist uneingeschränkt transparent nutzbar.

6.4.4 Interoperabilitäts-Aspekte eines eEPA-Systems

6.4.4.1 Transaktionen und Dienste einer eEPA

Für einrichtungsübergreifende Aktensysteme muss eine Interoperabilität geschaffen werden, damit institutionelle Informationssysteme mit der Akte arbeiten können. Ein *e*EPA-System muss also ein flexibles und umfangreiches *Interoperabilitätsmodul* besitzen, um in geeigneter Weise als Komponente einer Gesundheitstelematikplattform fungieren zu können (⌧ Abb. 6.18, S. 460). Dabei stellt sich Frage nach den *Transaktionen*, die gegen eine eEPA möglich sein müssen bzw. die Frage der originären *Methoden einer e*EPA.

Welche Transaktionen soll ein eEPA-System unterstützen?

Die möglichen Transaktionen und ihrer Granularität muss sich an den Zielen des Einsatzes eines *e*EPA-Systems orientieren, wird aber auch vom vorgegebenen (Referenz)Schema determiniert. Eine über viele *e*EPA-Implementierungen hinweg mögliche Interoperabilität zwischen institutionellen Systemen und *e*EPA-Systemen wird nur dann erreicht werden, wenn vor dem Hintergrund eines zumindest auf nationalem Niveau standardisierten *e*EPA-Schemas verbindliche Transaktionsstandards definiert werden, die es jedem Hersteller von institutionellen Informationssystemen ermöglichen, investitionssicher die notwendigen Interoperabilitätsmechanismen zwischen seinem Produkt und beliebigen *e*EPA-Systemen zu implementieren. Darüber hinaus sollte mit diesen Standardtransaktionen auch eine Interoperabilität zwischen *e*EPA-Systemen möglich sein.

Hier stellt sich die Frage, ob neben dem Einfügen von Behandlungsdokumenten mit definierten Metadaten z.B. im CDA-Format auch dediziert einzelne Phänomene wie Symptome, Diagnosen, Risikofaktoren etc. in die *e*EPA eingestellt werden können sollten. Während dies für das Einfügen solcher Einträge bejaht werden muss, ist fraglich, ob ein selektives Auslesen von Einträgen (z.B.

READ Diagnose, READ Risikofaktor) oder sogar einzelner Einträge (READ Diagnose (Nr=7411) überhaupt möglich sein darf und soll, denn wenn das interoperierende Anwendungssystem später Daten zu einzelnen Phänomenen n die *e*EPA zurück schreiben will, deren Ausprägungen es zuvor nicht gelesen hat, kann es zu erheblichen Integritätsproblemen und semantischen Dopplungen kommen (s. auch Ausführungen in ⌧ Kap. 6.4.4.3, S. 481). Auch würde mit solchen selektiven Auslesungen die Gefahr bestehen, dass ein Arzt vorhandene wichtige Informationen gar nicht zu sehen bekommt.

UPDATE und DELETE-Operationen sind problematisch

Während die Ergänzung der *e*EPA um neue Einträge zumindest vordergründig unproblematisch erscheint, ergeben sich für die Operationen UPDATE und DELETE gravierende technische aber auch forensische Fragen: Darf eine Diagnose überhaupt geändert oder gelöscht werden? Wenn nein, wie wird dann mit nicht bestätigten und somit „falschen“ Diagnosen verfahren? Prinzipiell muss es also möglich sein, dass entsprechend dem natürlichen Objektlebenszyklus der Phänomene deren Status und Ausprägung kontrolliert durch die institutionellen Systeme fortgeschrieben werden können. Die angesprochenen Aspekte bedürfen jedoch noch einer genaueren Analyse und können überhaupt nur dann sinnvoll implementiert werden, wenn die Vergabe eindeutiger Objektidentifier (⌧ Kap. 3.8.5, S. 271) in der *e*EPA mit entsprechenden Mappings in den lokalen Systemen auf die dort dokumentierten Inhalte geklärt und realisiert ist.

Im Sinne der Datenkapselung bzw. Objektorientierung erscheint den institutionellen Systemen die *e*EPA als ein komplexes Objekt (d.h. die im Klassenmodell in ⌧ Abb. 6.13, S. 449 gezeigten einzelnen Klassen bzw. deren Implementierung bleiben verborgen), das bestimmte Operationen anbietet. Prinzipiell müssten für alle Klassen die Behandlungsdaten enthalten die Operationen READ, INSERT, UPDATE und DELETE verfügbar sein.

Eindeutige Identifikation der Einträge unabdingbar

Ein wesentlicher Aspekt ist hierbei die Vergabe der eindeutigen Objekt-Identifier für die einzelnen Einträge. Ähnlich den in Datenbanken bekannten Sequences ist es denkbar, dass diese spezifisch vom *e*EPA-System selbst verwaltet und generiert werden, also jede einrichtungsübergreifende Patientendokumentation ihre eigenen „Sequences“ führt und nach Einfügungen neuer Einträge dem einfügenden institutionellen System den entsprechenden Wert zurückliefert. Denkbar ist aber auch, dass jedes schreibende System die OIDs selbst generiert und gekoppelt mit der OID der Institution dann einsetzt – ähnlich wie dies bereits weltweit für DICOM-Objekte funktioniert. Letztgenanntes Verfahren hat den Vorteil, dass nach Einfügungen keine synchrone Rückkommunikation erfolgen muss.

Zeitnahe Synchronisation von höchster Bedeutung

Wichtig für die Synchronisation der Datenhaltung von operativen Informationssystemen und *e*EPA-Systemen ist es, dass die beiden Datenhaltungen zeitnah synchronisiert werden. Zeitnah bedeutet hierbei, dass die Synchronisation nicht erst kurz vor dem Ergänzen der *e*EPA erfolgen darf, sondern eigentlich vor Beginn eines Behandlungskontaktes (⌦ Fallbeispiel ab Seite 472), damit die aktuellen Informationen der *e*EPA auch im lokalen Informationssystem vor den weiteren lokalen Behandlungsschritten bekannt sind (⌦ Kap. 6.4.4.3, S. 481)

Vor diesem Hintergrund sind die wesentlichen Operationen bzw. Methoden – deren Operanden sich aus dem Schema der *e*EPA (⌦ Abb. 6.13, S. 449) und intendierten Selektionskriterien ergeben – die nachfolgend aufgeführten. Dabei muss es auch möglich sein, mittels der Operanden der Methoden Bezüge zu bereits vorhandenen Einträgen herzustellen.

Methoden für Dokumentenmanagement

- Für Dokumente:
  - INSERT PatDocument
  - INSERT PatDocument-CDA
  - GET PatDocument (ALL, ID=<OID>, SelCriteria=<Selektionskriterium 1, 2 …>, SINCE <Timestamp>)

Methoden für Phänomendokumentation

- Für Patientenphänomene mit Werteübergabe zu den Attributen gemäß der Klasse PatPhenomenon und der entsprechenden Spezialisierung:
  - INSERT {PatDiagnosis, PatProcedure, PatSymptom, PatEvent, PatImmunization, PatBloodTransfusion usw.}
  - GET {PatDiagnosis, PatProcedure, PatSymptom, PatEvent, PatImmunization, PatBloodTransfusion usw.} (ALL, ID=<OID>, SelCriteria=<Selektionskriterium 1, 2 …>, SINCE <Timestamp>)
  - UPDATE {PatDiagnosis, PatProcedure, PatSymptom, PatEvent, PatImmunization, PatBloodTransfusion usw.}

Methoden für klinische Werte

- Für die Angabe spezieller klinischer Werte mit Werteübergabe zu den Attributen gemäß der entsprechenden Klasse:
  - INSERT PatClinicalValue
  - GET PatClinicalValue (ALL, ID=<OID>, SelCriteria=<Selektionskriterium 1, 2 …>, SINCE <Timestamp>)
  - UPDATE PatClinicalValue
  - INSERT PatRiskFactor

Methoden für Medikationsdokumentation

- Für die Medikationsdokumentation mit Werteübergabe zu den Attributen gemäß der entsprechenden Klasse, wobei Rezepte insgesamt als Dokumente entsprechenden Typs eingestellt werden sollten:

- □ INSERT {PatPrescibing, PatMedIssuing, PatMedTaking usw.}
- □ GET {PatPrescibing, PatMedIssuing, PatMedTaking usw.}

- Komplexe Methoden
  - □ SYNCHRONIZE {ALL, PatDiagnosis, PatProcedure, PatSymptom, PatEvent, PatImmunization, PatBloodTransfusion usw.} (Timestamp=<Zeitpunkt>)
  - □ GET {PatEmergencyData, PatMinimumDataSet}
  - □ GET ALL

Methoden komplexeren Charakters

- Methoden, um Beziehungen zwischen Einträgen herzustellen, wobei als Parameter die entsprechenden OIDs der an den Beziehungen beteiligten Einträge angegeben werden müssen:
  - □ INSERT {PatPhenRelShip, PatPhenDocRelShip, Participation, DocRelShip}

Methoden für Beziehungen

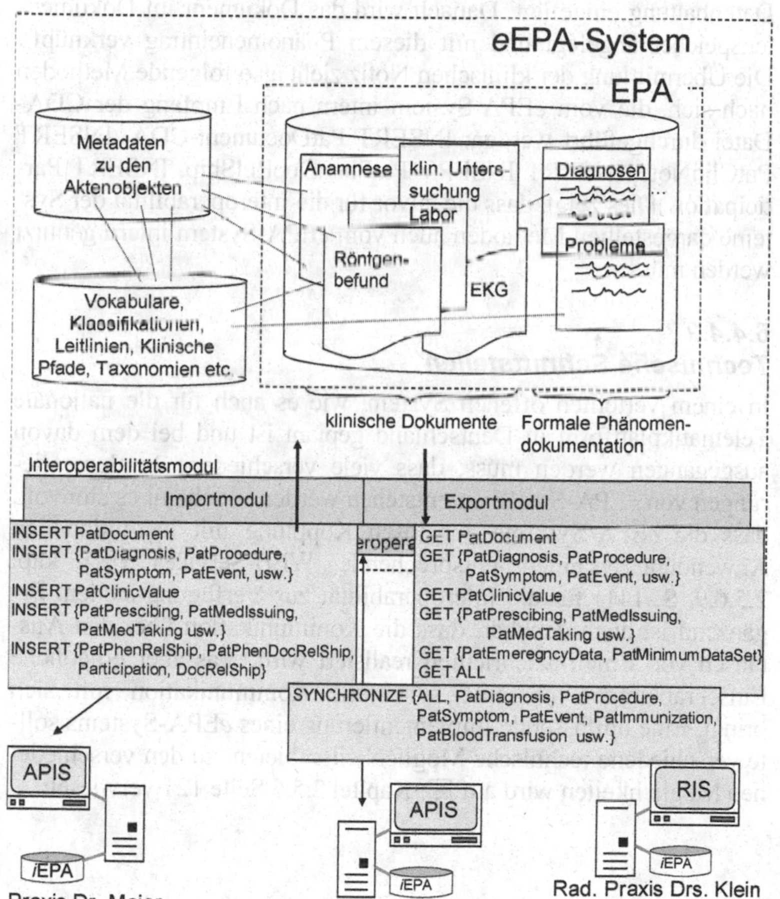

Abb. 6.25: Methodenaufrufe einer eEPA

Neben den aufgeführten Methoden sind weitere zum Identifizieren von Patienten notwendig. So muss ein institutionelles Informationssystem z.B. die Möglichkeit haben, bei der *e*EPA abzufragen, ob ein bestimmte Person bereits eine einrichtungsübergreifende Akte besitzt – z.B. mittels der Methode „FIND PATIENT" und unter Angabe bestimmter Identifikationsmerkmale oder der eindeutigen Krankenversichertennummer.

Automatische Übernahme von Überweisungsdaten in die Phänomendokumentation

Die Übermittlung eines CDA-Dokumentes durch ein institutionelles Anwendungssystem kann auch implizit durch Mechanismen des *e*EPA-Systems zu entsprechende Einfügungen in der Phänomendokumentation führen. Ein kleines Beispiel soll dies verdeutlichen: Ein institutionelles System stellt in die *e*EPA ein klinische Notiz ein. Dieses CDA-Dokument wird vom Empfangsmodul des *e*EPA-Systems geparst, die für den zugehörigen Phänomeneintrag notwendigen Daten werden aus dem Dokument extrahiert und in die Datenhaltung eingefügt. Danach wird das Dokument im Dokumentenspeicher abgelegt und mit diesem Phänomeneintrag verknüpft. Die Übermittlung der klinischen Notiz zieht also folgende Methoden nach sich, die vom *e*EPA-System intern nach Empfang der CDA-Datei durchgeführt werden: INSERT PatDocument-CDA, INSERT PatClinNote, INSERT INSERT PatPhenDocRelShip, INSERT Participation. Dies zeigt, dass die zuvor für die Interoperabilität der Systeme dargestellten Methoden auch vom *e*EPA-System intern genutzt werden müssen.

6.4.4.2 Technische Schnittstellen

Kopplung über Web-Servises

In einem verteilten offenen System, wie es auch für die nationale Telematikplattform in Deutschland geplant ist und bei dem davon ausgegangen werden muss, dass viele verschiedene Implementierungen von *e*EPA-Systemen entstehen werden, erscheint es sinnvoll, dass die *e*EPA-Systeme zur losen Kopplung mit institutionellen Anwendungssystemen entsprechende WEB-Services (⌧ kap. 2.5.6.9, S. 141) für die Interoperabilität zur Verfügung stellen. Ergänzend ist auch denkbar, dass die Kommunikation über den Austausch von Email-Nachrichten realisiert wird, was aber erhebliche Einschränkungen für eine synchrone Kommunikation mit sich bringt. Eine umfassende Implementierung eines *e*EPA-Systems sollte verschiedene technische Möglichkeiten bieten, zu den verschiedenen Möglichkeiten wird auf ⌧ Kapitel 2.5.6 Seite 121 verwiesen.

6.4.4.3 Synchronisationsaspekte

Synchronisation von eEPA und iEPA

Hinsichtlich der Synchronisation von *e*EPAn und *i*EPA sind wichtige Aspekte

- die Aktualität

und gemessen am strategisch intendierten inhaltlichen Umfang (☒ Kap. 6.4.2.1, S. 459)

- die Vollständigkeit,
- die Integrität der Dokumentation,
- der Umgang mit Mehrfacheinträgen und semantischen Dopplungen und
- die Fortschreibungen des Status der Phänomene.

Korrekte Synchronisation ist ein schwieriger Prozess

Die *e*EPA ⇨ *i*EPA-Synchronisation im Hinblick auf neue Einträge und Objekte wird dann problematisch, wenn beide Systeme über abweichende Dokumentationsstände bezüglich der einzufügenden Sachverhalte verfügen. Soll z.B. eine Dauermedikation oder eine Diagnose eingefügt werden, ohne dass zuvor die bereits in der *e*EPA dokumentierten Medikationen bzw. Diagnosen gelesen wurden, kann es zu Doppeleinträgen kommen, die ohne Nutzung eines einheitlichen Bezugssystems – für die Medikamente z.B. PZN und für Diagnosen z.B. SNOMED CT – von der *e*EPA nicht erkannt und zurückgewiesen werden können. Dies gilt auch für Änderungen von Einträgen im Sinne von „Fortschreibungen", die – wenn nicht so behandelt – zu semantischen Doppelungen und damit zu einem unübersichtlichen und für den Benutzer verwirrenden Stand einer konkreten *e*EPA eines Patienten führen. Letztendlich sind Synchronisations- und Sperrmechanismen ähnlich wie sie in Datenbanksystemen zum Einsatz kommen notwendig, um eine integre Dokumentation in der *e*EPA sicherzustellen. Dies zeigt, dass eine im objektorientierten Sinne verstandene *e*EPA auch über eigene auch nichtöffentliche Methoden zur Sicherstellung der Integrität des Inhaltes – also Objektintegrität, der refrentiellen und semantischen Integrität – verfügen muss, und nicht nur als reiner Ablagespeicher angesehen werden darf. Wichtig für die Synchronisation ist es daher, dass die *e*EPA ⇨ *i*EPA-Synchronisation zeitnah erfolgt. Zeitnah bedeutet, dass eine Synchronisation nicht erst kurz vor dem Ergänzen der *e*EPA – also nach dem Arztbesuch – erfolgen darf, sondern eigentlich vor Beginn eines Behandlungskontaktes, damit der aktuelle Informationsstand auch im lokalen Informationssystem bekannt bzw. synchronisiert ist. Dies ist eine wichtige unabdingbare organisatorische Anforderung. Damit ein lokales System effektiv erkennen kann, ob neue Informationen seit der letzten „Synchronisation" vorhanden sind, sollte einerseits innerhalb des lokalen Systems ein Zeitstempel der letzten Synchronisation mit der *e*EPA geführt werden, andererseits braucht es auch eine Methode auf dem *e*EPA-System, die ab diesem Zeitstempel alle Eintragungen und Änderungen die gemäß der für die die *i*EPA betreibende Institution parametrierte Zugriffsberechtigung zurückliefert.

Automatische Benachrichtigungen

Der nahe liegende Ansatz, dass ein *e*EPA-System die zuliefernden *i*EPA-Systeme über Neueinfügungen, Änderungen und Löschungen der sie betreffenden Akten informiert, ein z.B. mittels Datenbanktriggern einfach zu realisierendes Verfahren, verbietet sich aus datenschutzrechtlichen und juristischen Gründen, da nicht davon ausgegangen werden kann, dass der Patient die betreffende Institutionen wieder aufsucht. Selbst wenn ein Eintrag im institutionellen System nicht mehr aktuell oder sogar falsch ist, muss er dann so dort belassen werden, da dies den letzten vorliegenden Informationsstand aller dort vorgenommenen Handlungen und Entscheidungen dieser Einrichtung widerspiegelt. Synchronisationen müssen also vor und nach einem Patientenkontakt zeitnah und in Form eines bewussten Willensaktes des Arztes und Patienten erfolgen.

Wie lange sind Einträge von Relevanz?

Ein weiterer Aspekte kann in der Unterscheidung der Dauerhaftigkeit der Speicherung von Informationen in der *e*EPA bestehen. Aktuell wichtige Informationen können in wenigen Wochen oder Jahren keinerlei Rolle mehr spielen und überfrachten die *e*EPA. Prinzipiell ist denkbar, dass solche Informationen abhängig von der zeitbezogenen Relevanz nur eine bestimmte Zeit in der Akte verbleiben. Da ja alle institutionelle Systeme die im Rahmen der Beteiligung am Behandlungsprozess relevanten Daten und Dokumente in die eigene Datenhaltung redundant spiegeln, ist eine Löschung nach definiertem „Ablaufdatum" möglich. In einer ausführlichen Darstellung zu Aspekten der Fortschreibung von Patientenakten unterscheidet Wieg (2005) daher „kurzfristige Diagnosen" und „temporäre Befunde" von „unbefristeten Diagnosen und Befunden". Daneben diskutiert er „Sichtbarkeitszeiträume" bestimmter Angaben für Mitbehandler. Die Daten werden hierbei zwar nicht gelöscht, aber nach einem definierten Zeitraum sind sie nur noch mit Zustimmung des Patienten einsehbar. Beispiel: Ein Patient erhielt im Rahmen eines OP-Verfahrens Marcurmar. Diese Angabe mit zugehöriger OP-Information sollte solange für jeden Behandler einsehbar sein, solange die Wirkung anhält, danach nur noch mit Zustimmung des Patienten. Ähnlich könnte bei der Arzneimitteldokumentation verfahren werden.

6.4.5 Verteilungsaspekte einer eEPA

6.4.5.1 Einführung

Vielfältige Verteilungsalternativen

Wie bereits bei der Diskussion der Interoperabilität von Anwendungssystemen zur Herstellung einer Datenintegration diskutiert, existieren unterschiedliche physische Verteilungsalternativen für Datenhaltungen im Rahmen von Anwendungen der Teledokumentatiton. Dies gilt auch für die physikalische Verteilung von einrichtungsübergreifenden Elektronischen Patientenakten. In Anlehnung an Bultmann (2003) können folgende Alternativen unterschieden werden:

- Zentrale Datenhaltung
- Dezentral Datenhaltung mit
  - wechselseitigen Replikaten oder
  - Agentenlösung.
- Hybridlösung aus zentraler und dezentraler Datenhaltung mit
  - wechselseitigem Replizieren aller Informationen – ggf. intelligent über hinterlegtes Rollenmodell oder
  - wechselseitigem Replizieren mit automatischem Buttom-Up und manuellem Top-Down oder
  - Speicherung eines reduzierten Datenumfangs in der zentralen Datenhaltung in Form einer klinischen Basisdokumentation und von Notfalldaten mit wechselseitigem Replizieren nur ausgewählter Inhalte oder
  - Betrieb einer zentralen Verweisakte mit semantisch angereicherten Verweisen bei ausschließlicher Buttom-Up-Replikation von Verweisen oder
  - Betrieb eines zentralen Repository mit minimalen Angaben z.B. in Form eines Master Patient Index (MPI).

An einem kleinen Fallbeispiel in Anlehnung an das bereits ab ⌧ Seite 111 erläuterten sollen diese Varianten und ihre Auswirkungen diskutiert werden.

Fallbeispiel: Ärztenetz und eEPA

In einer Region wollen sich mehrere zig Ärzte zu einem regionalen IT-gestützten Praxisnetz zusammenschließen und für die gemeinsam behandelten Patienten in geeigneter Weise auch eine gemeinsame Dokumentation – eine so genannte einrichtungsübergreifende Patientenakte (*e*EPA) – führen. Beispielhaft greifen wir 3 Praxen heraus, um die verschiedenen Verteilungsalternativen zu diskutieren. Die Fragestellung lautet – unabhängig von der ebenfalls wichtigen Diskussion der Architektur einer solchen eEPA nun: Wo sollen die Daten dieser *e*EPA gespeichert werden?

Für das Beispiel sind also die prinzipiellen Anwendungssysteme APIS und *e*EPA-System zu betrachten. Damit ergibt sich folgende Ausgangssituation:

Abb. 6.26: Ausgangssituation für Verteilungsalternativen

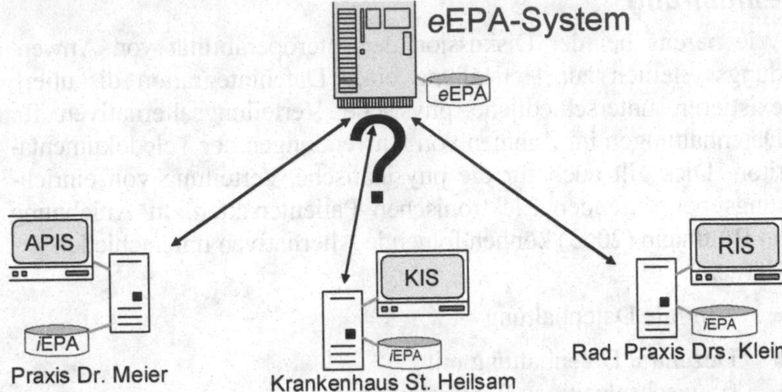

Zentral bedeutet nicht zwangsläufig physisch zentral

Unterschieden werden müssen also die dezentralen institutionellen Systeme mit ihren dezentralen Datenhaltungen (*i*EPA) und das zentrale System als Teil der Telematikplattform mit seiner zentralen Datenhaltung. Bei der zentralen Datenhaltung muss es sich nicht zwangläufig um einen einzigen zentralen physischen Server bzw. eine *e*EPA-System handeln, sondern es kann sich dabei ebenfalls um ein verteiltes System handeln. Das in der ⌧ voranstehenden Abbildung gezeigte *e*EPA-System ist also Stellvertreter für eine wie auch immer realisierte und ggf. verteilte *zentrale Datenhaltung*.

6.4.5.2 Exklusive zentrale Datenhaltung

Dezentrale Systeme werden zu „datenhaltungslosen" Clients

Als naheliegendste Lösung zur Realisierung einer Datenintegration erscheint die Verwendung einer gemeinsamen „zentralen" Datenhaltung für die gemeinsamen Daten. Für das Fallbeispiel ergäbe sich nachfolgend dargestellte Situation, wobei gegenüber der vorigen Abbildung die lokalen Datenhaltungen ganz oder zumindest für die gemeinsam zu verwaltenden Daten entfallen sind und die lokalen aus Sicht der Telematikplattform „dezentralen" Systeme somit quasi zu „datenhaltungslosen Clients" degradiert werden.

Die zentrale Datenhaltung muss dabei über entsprechende Zugriffrichtlinien so gestaltet werden, dass jeder Teilnehmer nur auf nur auf jene Akten Zugriff hat, deren Patienten bei ihm in Behandlung sind. auch bei ihm behandelter Patienten Zugriff hat.

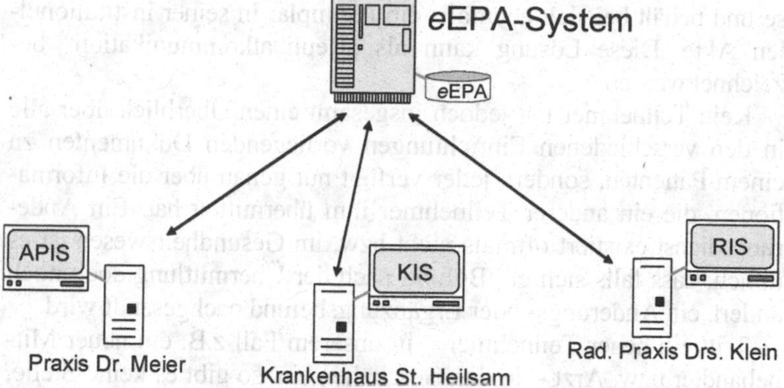

Abb. 6.27: Zentrale Datenhaltung für eEPA

Gemeinsame Datenhaltung ist keine realistische Alternative

Damit müssen aber alle drei institutionellen Anwendungssysteme ihre internen Zugriffe auf ihre lokale Datenhaltung (*i*EPA) komplett durch Zugriffe auf die zentrale Datenhaltung des *e*EPA-Systems ersetzen. Dafür sind – da das Schema der *e*EPA sicher nicht exakt dem Schema in den lokalen Systemen entspricht – fast alle Anwendungsfunktionen in den einzelnen Systemen zu ändern – ein enormer Entwicklungsaufwand. Auch hat eine Praxis nun nicht mehr „ihre" Daten der betreffenden Akten bei sich lokal gespeichert – also keine *i*EPA mehr, was forensisch problematisch ist.

Bei dieser Alternative kann also nicht von einem verteilten System im Sinne der in ⌧ Kapitel 2.5.1 Seite 87 aufgezeigten Definitionen gesprochen werden, da die einzelnen Systeme nicht mehr isoliert und souverän betrieben werden können.

6.4.5.3 Dezentrale Datenhaltungen mit wechselseitigen Replikaten

Datenhaltung in dezentralen Systemen ist unumgehbar

Aus rechtlichen Gründen, aber auch aufgrund hoher Anforderungen an Verfügbarkeit und Performanz sowie Finanzierbarkeit einer Lösung, müssen die dezentralen Systeme mit ihren Datenhaltungen unverändert weiter betrieben werden können. Um trotzdem zu einer „gemeinsamen" Dokumentation zu kommen, könnten diese Systeme mittels Nachrichtenaustausch die für andere Netzteilnehmer relevanten Informationsobjekte auszutauschen. Dies bedeutet, dass jedes dezentrale System jedes andere System über relevante Datenänderungen bzw. neue Dokumente mit geeigneten technischen Mitteln (⌧ Kap. 2.5.6., S. 121) zeitnah informiert. Es ergibt sich also die in ⌧ Abbildung 6.28 auf der Folgeseite gezeigte Lösung, die prinzipiell der heute auf Papierbasis vorliegenden Organisation entspricht, denn jeder Teilnehmer verschickt quasi seine für andere relevanten Dokumente bzw. Datenänderungen per „elektronischer Post" an diese und behält bei sich ebenfalls ein Exemplar in seiner institutionellen Akte. Diese Lösung kann als „Replikatkommunikation“ bezeichnet werden.

Gesamtüberblick fehlt

Kein Teilnehmer hat jedoch insgesamt einen Überblick über alle in den verschiedenen Einrichtungen vorliegenden Dokumenten zu einem Patienten, sondern jeder verfügt nur genau über die Informationen, die ein anderer Teilnehmer ihm übermittelt hat. Ein Änderungsdienst existiert oftmals nicht bzw. im Gesundheitswesen ist es üblich, dass falls sich ein Befund nach der Übermittlung doch noch ändert, ein Änderungs- oder Ergänzungsbefund nachgesandt wird.

Tritt ein neuer Teilnehmer – in unserem Fall z.B. ein neuer Mitbehandler bzw. Arzt – in das Geschehen ein, so gibt es keine Stelle, bei der er sich einen Überblick zur aktuellen Situation und Historie des Patienten verschaffen kann. In der Regel wird der Patient also im Rahmen der Anamnese befragt, eventuell gibt es minimale Informationen im Rahmen einer Überweisung.

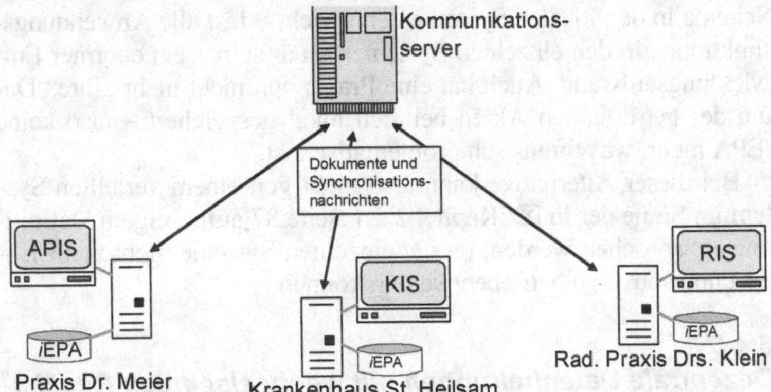

Abb. 6.28: Dezentrale Datenhaltung und wechselseitige Replikate

Das Bild erscheint einfach, ist aber aus ⌧ Kapitel 2.5.2.4, Seite 103 bereits bekannt: Es ergibt sich das Problem der kombinatorischen Explosion und selbst wenn dieses durch eine Standardisierung der Nachrichten (⌧ Kap. 2.5.6.4, S. 127) behoben werden kann, verbleibt die Problematik, in einem solchen verteilten System mit hoher Teilnehmerzahl die nun virtuelle „einrichtungsübergreifende“ Dokumentation in sich integer zu halten. Außerdem gibt es an keiner Stelle eine abrufbare „Gesamtdokumentation“.

6.4.5.4 Dezentrale Datenhaltungen und Agenten

Koordinierende Agenten

Agenten sind Softwareprogramme, die als Teile einer Middleware bzw. der Telematikplattform Dienste für Recherchen oder Koordinationen im verteilten System anbieten und übernehmen. Teilnehmende Systeme können an diesen Agenten quasi Anfragen abgeben oder Aufgaben in Auftrag geben, die dieser dann asynchron ausführt und das Ergebnis zurückmeldet. Ansätze mit Software-Agenten bilden vor allem die Basis für das Semantic Web, zu den dort notwendigen Agenten wird ausgeführt:

> „The real Power of the Semantic Web will be realized when people create many programs that collect Web content from diverse Sources, process the information an exchange the results with other programs." (Berners-Lee 2001).

Teilnehmersystem muss mit Agenten kommunizieren können

In der Regel müssen Teilnehmersysteme hierzu über entsprechende Interoperabilitätsmodule verfügen, mittels denen sie mit den Agenten zusammenarbeiten. Auch einem solchen Lösungsansatz muss ein domänenspezifisches Schema zu Grunde liegen, damit die Agenten auf Basis eines syntaktisch/semantischem Wissenshintergrundes agieren können.

Alle Daten bleiben also in den lokalen Systemen gespeichert, jedes lokale System stellt aber dem Agenten die für eine Zusammenarbeit im verteilten System notwendigen Informationen zur Verfügung – z.B. in Form eines für den Agenten zugreifbaren Speicherbereiches oder eines Dienstes der es ihm ermöglicht, das Inhaltverzeichnis der lokal verfügbaren Informationen bzw. Akten abzurufen oder abzufragen und auch auf Anforderung einzelne Dokumente bzw. Informationen zu erhalten.

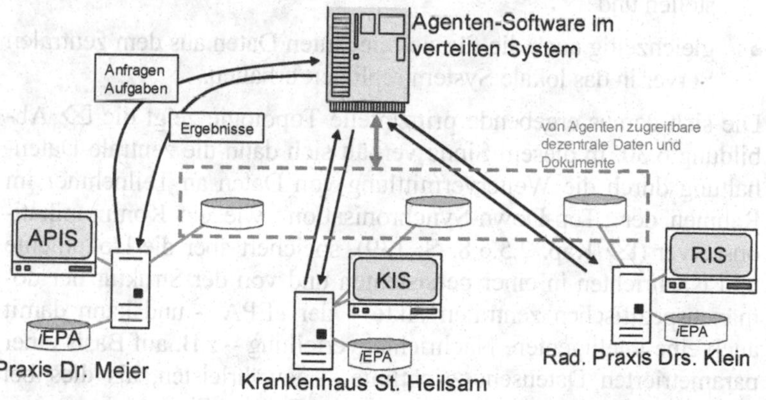

Abb. 6.29: Dezentrale Datenhaltungen und Agenten

Zur Kommunikation mit Agenten muss eine standardisierte Sprache benutzt werden. Grütter (2006) stellt auf Basis der von Genesereth

(1994) vorgestellten Sprache ACL – Agent Communication Language Prinzipien und Anforderungen an Sprachen zur Kommunikation mit Software-Agenten vor. Ziel ist es, dass Agenten durch den Austausch von semantisch beschriebenen Daten zur Zusammenarbeit befähigt werden. ACL basiert auf einem Vokabular oder einer Ontologie, aus einer inneren Sprache, aus einer Nachrichten- und einer Kommunikationsschicht. Neuere Entwicklungen für Agentensprachen sind die Rule Markup Language (RuleML) und die OWL Query Language (OWL-QL), die auch ein Protokoll für Frage-Antwort-Dialoge zwischen Agenten vorsieht. Letztere basiert auf XML. Gegenüber dem Ansatz von verteilten Objekten können auf Basis solcher Agentensprachen Nachrichten einerseits unabhängig von konkreten Objektmodellen versandt werden, andererseits wird dadurch die Schnittstelle zum Agenten von dessen Implementierung entkoppelt.

Hochverfügbarkeit der dezentralen Systeme ist unrealistisch

Problematisch an diesem Ansatz ist, dass die einzelnen institutionellen Systeme die von ihnen bereitgestellten Informationen hochverfügbar halten d.h. zu jeder Zeit immer zugreifbar sein müssen – eine Anforderung, die für kleinere Organisationen wie z.B. Arztpraxen und Pflegedienste weder technisch noch finanziell erfüllt werden kann.

6.4.5.5 Hybridlösungen: Zentrale und dezentrale Datenhaltungen

Hybridansatz ist Lösung der Wahl

Eine Hybridlösung: besteht darin, dass alle Teilnehmer

- die für die anderen Teilnehmer relevanten Daten und Dokumente in Form eines Replikates in eine zentrale Datenhaltung einstellen und
- gleichzeitig auch die für sie relevanten Daten aus dem zentralen Server in das lokale System repliziert erhalten.

Die sich daraus ergebende prinzipielle Topologie zeigt die ⌧ Abbildung 6.30. In diesem Sinne verhält sich dann die zentrale Datenhaltung durch die Weitervermittlung von Daten an Teilnehmer im Rahmen der „Top-Down-Synchronisation" wie ein Kommunikationsserver (⌧ Kap. 2.5.6.8, S. 139), speichert aber die Dokumente und Nachrichten in einer persistenten und von der Struktur her domänenspezifischen zentralen Akte – der *e*EPA – und kann damit auch eine intelligentere Nachrichtenverteilung – z.B. auf Basis einer parametrierten Datenschutzrichtlinie – gewährleisten, als dies bei klassischen Kommunikationsservern der Fall ist. Eine solche zentrale Datenhaltung kann also als Weiterentwicklung von Kommunikationsservern angesehen werden.

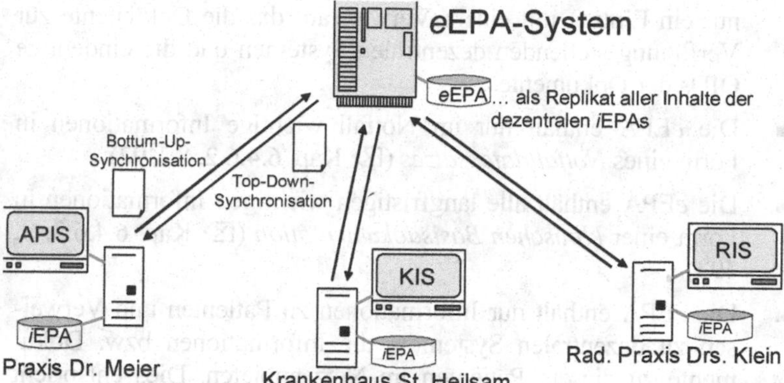

Abb. 6.30: zentrale und dezentrale Datenhaltung

Eine Modifikation dieses Lösungsansatzes stellt es dar, in der zentralen Datenhaltung nur verdichtete oder ausgewählte Daten zu replizieren – im Gesundheitswesen z.B. die Notfalldaten (⌧ Kap. 4.5.5, S. 361) oder jene der Medizinischen Basisdokumentation (⌧ Kap. 6.4.6.3, S. 493).

6.4.5.6 Hybridlösung: Dezentrale Datenhaltungen und zentraler Broker

Nur wenige Daten im zentralen System

Eine abgeschwächte Form des im vorangehenden Kapitelpunkt vorgestellten Lösungsansatzes ist es, dass das Zentralsystem nur noch als koordinierenden Broker zwischen den einzelnen Systemen wirkt und wenige domänenspezifische Metadaten zu den verteilten Datenobjekten speichert, die es den Teilnehmern ermöglichen, Detailinformationen bei Bedarf beim direkt die Daten haltenden Teilnehmersystem anzufordern. In diesem Falle fragt ein Teilnehmer beim lokalen Zugriff auf Business-Objekte – z.B. eine Karteikarte eines Patienten – beim zentralen Broker an, ob andere Teilnehmer eventuelle neuere bzw. andere Daten zum Patienten gemeldet haben und fordert diese dann ggf. direkt beim entsprechenden Teilnehmer an. Dieses Zusammenspiel kann umso detaillierter optimiert und auch hinsichtlich der Implementierung von Datenschutzrichtlinien ausgestaltet werden, je differenzierter im zentralen Broker Metadaten zu den im verteilten System vorhandenen Daten und Dokumenten vorliegen. Eine detaillierte Beschreibung zu einem solchen Lösungsansatz gibt Schabetsberger (2006).

Schema der eEPA ist entscheidender Erfolgsfaktor

Bei einer solchen Lösung ist also der kritische Erfolgsfaktor das Schema für diese zentrale Metadatenhaltung. Dabei sind folgende Varianten denkbar:

- Die *e*EPA enthält *alle Einträge der iEPAn der Phänomendokumentation*, nicht aber die konkreten Dokumente. Für diese ist nur ein Eintrag mit einem Verweis auf das die Dokumente zur Verfügung stellenden dezentralen Systemen und die eindeutige OIDs der Dokumente.

- Die *e*EPA enthält nur im Notfall wichtige Informationen in Form eines *Notfalldatensatzes* (⌧ Kap. 6.4.6.2, S. 492).
- Die *e*EPA enthält alle langfristigen wichtigen Informationen in Form einer *klinischen Basisdokumentation* (⌧ Kap. 6.4.6.3, S. 493).
- Die *e*EPA enthält nur Informationen zu Patienten und Verweisen zu dezentralen Systemen, die Informationen bzw. Dokumente zu diesem Patienten im Netz anbieten. Dies entspricht dann einem *Master Patient Index* (MPI).

Abb. 6.31: Zentraler Broker und dezentrale Datenhaltungen

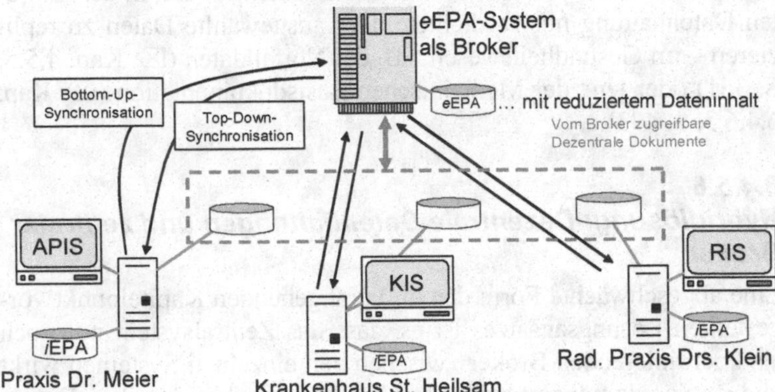

Der zentrale Broker enthält also nur eine „Link"-Sammlung zu im verteilten System vorhandenen Objekte, so wie dies z.B. Suchmaschinen für Internetseiten realisieren, nur mit dem Unterschied hier, dass die Zusammenstellung der Links nicht durch automatisches Suchen von Inhalten in den dezentralen Systemen durch das zentrale System erfolgt, sondern die dezentralen Systeme ihre Links aktiv an das zentrale System melden.

Ein solcher Ansatz wird auch als „Master Patient Index" (MPI) bezeichnet.

6.4.6
Nutzung und Benutzbarkeit

6.4.6.1
Einführung

Prinzipiell ist es beim Einsatz eines *e*EPA-Systems denkbar, dass alle an einer konkreten Behandlung beteiligten Institutionen alle ihre Informationen in die eEPA des entsprechend Patienten ablegen – diese also die Vereinigungsmenge aller in den Institutionen geführten Dokumentationen ist Dies hat aber zur Folge, dass eine Unmenge auch perspektivisch nicht relevanter Informationen angesammelt und die gezielte Nutzung dieser *e*EPA in konkreten Behandlungssituationen immer schwieriger, da unüberschaubarer wird. Ohne klare Regelungen, was kommuniziert bzw. in die *e*EPA eingestellt werden sollte, kann die Zweckbestimmtheit einer *e*EPA nicht gewährleistet werden. Es bedarf daher einer klaren auch unter ethischen Aspekten definierten Kommunikations- und Verteilungs-Policy (Rigby 1999), um die Aufgabenangemessenheit einer *e*EPA und die Privatsphäre und Autonomie des Patienten zu gewährleisten. Dies bedeutet, dass für alle Handelnden festgeschrieben sein muss, welche Informationen in eine einrichtungsübergreifende Patientenakte einzustellen sind. Oberste Prämisse zur Führung einer *e*EPA muss daher sein, dass nur jene Sachverhalte von den einzelnen Behandlern eingestellt werden, die für den weiteren Versorgungsverlaufes des Patienten wichtig sind bzw. von Bedeutung sein können. Die Entscheidung, was strategisch wichtig ist, kann vor dem Hintergrund des medizinischen Fachwissens einerseits nur der behandelnde Arzt treffen. Um die informationelle Selbstbestimmung zu wahren, muss aber der Patient andererseits ausreichend in diese Entscheidung einbezogen bzw. diese mit ihm besprochen werden.

Vereinigungsmenge aller dezentralen Informationen führt evtl. zu Chaos

Am Ende jedes Praxisbesuches oder Krankenhausaufenthaltes sollte also gemeinsam durch Patient und Arzt abgesprochen und entschieden werden, welche aktuellen neuen Behandlungsinformationen in die *e*EPA eingefügt werden sollen. Auch erfordert der Einsatz eines *e*EPA-Systems eine neue Dokumentationskultur der Ärzteschaft, die nun nicht mehr – wie vielerorts und vor allem in den Arztpraxen noch praktiziert – geprägt ist von der Führung der Akte als „eigene Aufzeichnung zu eigenen Zwecken“, sondern die Dokumentation muss vor dem Hintergrund der Adressierung eines großen und heute noch nicht bekannten Kreises von Lesern – nämlich zukünftigen Behandlern – erfolgen. Präzise und eindeutige Formulierungen möglichst auf Basis einer vereinheitlichten Nomenklatur

Patient und Arzt entscheiden über Inhalte der eEPA

bzw. kontrollierter Vokabulare sind daher unerlässlich. Was nun sollte auf jeden Fall persistent hierin abgelegt werden? Orientiert an dem Konzept einer klinischen Basisdokumentation sollten dies sein: Alle Dauerdiagnosen, alle Risikofaktoren, die wichtigsten Maßnahmen (Operationen, CT-Untersuchungen etc.) mit ihren Ergebnissen, Krankenhausaufenthalte mit den zugehörigen Epikrisen sowie die Dauermedikation. Temporär können jene Informationen hinzukommen, die im Verlauf aktuell laufender Behandlungen eher „kommunikativen" Charakter zur aktuellen Kooperation zwischen den Gesundheitsversorgungseinrichtungen haben und nach Abwicklung dieser Vorgänge wieder gelöscht werden können.

6.4.6.2 Notfalldaten

Daten für den Notfall

Als Notfalldaten werden Daten bezeichnet, die für die Versorgung im Notfall relevant sind. Dabei ist in der Fachdiskussion strittig, was genau diese Daten beinhalten sollten. Unter http://www.die-gesundheitskarte.de/gesundheitskarte_aktuell/notfalldaten/index.html, letzter Zugriff 18.04.2006 heißt es hierzu:

> „Für einen sogenannten Notfalldatensatz der elektronischen Gesundheitskarte können folgende Angaben verfügbar gemacht werden:
>
> **Diagnosen**: zum Beispiel Grunderkrankungen, Allergien und individuelle Risiken des Versicherten
>
> **Arzneimittelunverträglichkeiten**: zum Beispiel eine Penicillinunverträglichkeit
>
> Informationen zu wichtigen **operativen Eingriffen** oder sonstigen therapeutischen Maßnahmen
>
> Informationen zur letzten **Schutzimpfung** gegen Tetanus und Hepatitis B
>
> Informationen zur gegenwärtigen notfallrelevanten **Medikation**
>
> Darüber hinaus sollte für den Versicherten die Möglichkeit bestehen, wichtige **Kontaktdaten** zu speichern. Dies ermöglicht im Notfall eine rasche Information nahe stehender Menschen oder des behandelnden Arztes.
>
> Auf Wunsch des Versicherten soll die elektronische Gesundheitskarte auch Hinweise darauf ermöglichen, ob eine **Patientenverfügung** vorhanden ist oder eine Erklärung zur **Organspende** vorliegt und an welchem Ort diese Dokumente gegebenenfalls hinterlegt sind."

Wie dies zeigt, handelt es sich also um ausgewählte Einträge der Phänomendokumentation, denn operative Eingriffe und Schutzimpfungen können der Klasse PatProcedure zugeordnet werden. Die zentrale Datenhaltung wird dabei wie in ⌧ Kapitel 6.4.5.5 Seite 488 geschildert eingebunden. Dabei muss bei neuen Einträgen in den institutionellen Akten jeweils manuell oder auf Basis dort hinterlegter Abbildungsparametrierungen – für Diagnosen z.B. die ICD-Klassen – angegeben werden, ob diese Einträge als Notfalldaten relevant sind. Einen weiteren generischen Ansatz zur Verfügbarmachung von Notfalldaten für Katastrophenfälle wurde in Amerika entwickelt – das Common Alerting Protocol (CAP) und die Emergency Exchange Language (EDXL) zur schnellen Benachrichtigung in Krisensituationen und zum Abruf u.A. von medizinischen Notfalldaten von Betroffenen.

Zu weiteren Ausführungen wird auf die ⌧ Kapitel 4.5.2 Seite 354, Kapitel 4.5.3 Seite 356 und Kapitel 4.5.5 Seite 361 verwiesen.

6.4.6.3 Medizinische Basisdokumentation

Minimalakte mit allen wichtigen Inhalten

Unter einer Medizinischen Basisdokumentation wird nach Immich (1975) die „einheitliche, dokumentationsgerechte Erfassung einer festgelegten Anzahl von Merkmalen, die bestimmte Daten zur Person eines Patienten, seine Diagnosen und gewisse verwaltungstechnische Sachverhalte betreffen, verstanden."

Für den klinischen Bereich wurde in Deutschland bereits 1959 mit den Arbeiten zum „Allgemeinen Krankenblattkopf" begonnen und vom Arbeitsausschuss Medizin in der DGD 1961 publiziert. Immich schlug die in ⌧ nachfolgender Abbildung gezeigten Merkmale für eine krankenhausbezogene Basisdokumentation vor.

01. Laufende Krankenblattnummer
02. Aufnahmejahrgang
03. Tag & Monat der stationären Aufnahme
04. Geschlecht des Patienten
05. Mehrlingseigenschaft
06. Geburtsdatum
07. Anfangsbuchstabe des Familien- bzw. Mädchennamens
08. Lebensalter bei der Aufnahme
09. Altersgruppe bei Säuglingen und Kleinkindern
10. Personenstand
11. Wohnsitz (Wohnkreis) des Patienten
12. Nationalität
13. Kostenträger
14. Pflegeklasse
15. Aufenthaltsdauer in Tagen
16. Anlaß des stationären Aufenthalts
17. Behandlungsergebnis (Art der Entlassung)
18. Diagnosen Hauptdiagnose
---> Anlass der Einweisung
19. Anzahl der Diagnosen
20. Tag, Monat, Jahr der Entlassung
21. Entlassungsarzt
22. Wievielter Krankenblattkopf
23. Kartenart
24. Behandelnde Klinik

Abb. 6.31: Merkmale des Klinischen Basisdatensatzes nach Immich

Das Konzept der Basisdokumentation kann sowohl für eine Institution, institutionsübergreifend und sogar länderübergreifend genutzt werden. Für eine Institution wie ein Krankenhaus wäre es z.B. denkbar, dass eine Minimaldokumentation bestimmter Angaben über alle Fachabteilungen hinweg definiert wird. Dies hätte z.B. Vorteile bei internen Verlegungen sowie bei Auswertungen zum Krankengut des Krankenhauses. Auf nationaler Ebene wären es dann Angaben, die unabhängig von der Art der Versorgungsinstitution von allen Einrichtungen gleichartig dokumentiert und in die Basisdokumentation eines Patienten eingestellt werden. Zusätzlich sind auch krankheitsartenspezifische Ausprägungen oder Ergänzungen denkbar, als Beispiel sei hier die Basisdokumentation für Tumorkranke (Dudeck 1994) genannt.

Konsentierung eines MDS-Schemas schwieriger Prozeß

Dabei liegt es in der Natur der Sache, dass, je größer der Nutzerkreis sein soll, desto schwieriger es wird, den Dokumentationsumfang einer Basisdokumentation zu konsentieren. Dadurch nimmt die Anzahl der Merkmale (Synonym: Angaben, Attribute) – da diese dann den kleinsten gemeinsamen Nenner repräsentieren – ab, je weiter gefasster der Einsatzbereich einer Basisdokumentation ist. So stellt der europäische Notfalldatensatz nur – wenn überhaupt - eine sehr rudimentäre Basisdokumentation dar. Ein entsprechend definierter klinischer Datensatz wird heute international als „Minimum Data Set“ (MDS) bezeichnet. Gemeint ist damit ein definiertes Schema für diese minimalen medizinischen Daten. Eine Basisdokumentation ist also eine horizontale Dokumentation – enthält wenige bzw. die vor dem Hintergrund der Zielsetzung wichtigsten Angaben für alle Patienten des Patientenkollektivs, für das die Basisdokumentation Anwendung findet. Die Definitionen zum Notfalldatensatz für die deutsche Gesundheitstelematikplattform haben eher den Charakter einer Basisdokumentation als eines Notfalldatensatzes.

Ziele einer Basisdokumentation

Heute gehen die Ziele einer Medizinischen Basisdokumentation über die ursprüngliche von Wagner diskutierte Motivation nach Auswertbarkeit weit hinaus. Eine Basisdokumentation hat u.A. die folgenden Ziele:

- Institutionsübergreifende versorgungsbezogene Nutzung (=Primärnutzung):
  - Schneller Überblick über wichtigste medizinische Aspekte zu Vorgeschichte und momentanem Status eines Patienten
  - Einfache einheitliche inhaltliche Ergänzbarkeit durch alle an der Versorgung beteiligten Institutionen
  - Unterstützung der Versorgungskontinuität
  - Gemeinsame Dokumentationsbasis z.B. für Disease-/Case-Management
  - Einfache Kommunizierbarkeit zwischen Informationssystemen
- Sonstige institutionsübegreifende Folgenutzung (= externe Sekundärnutzung, nur mit anonymisierten Daten):
  - Auswertung für Versorgungsforschung
  - Auswertung für Qualitätssicherung
  - Auswertung für Langzeitstudien
  - Auswertung für Gesundheitsberichtserstattung

- Fallverlaufsvergleiche
- Institutionsinterne Folgenutzung (= interne Sekundärnutzung):
  - Vergleichbarkeit von Fällen
  - Ermöglichung der Auswertbarkeit und Bildung von Kollektiven
  - Inhaltsbezogene Zugreifbarmachung von Krankenunterlagen
  - Unterstützung der Abrechnung
  - Unterstützung des Qualitätsmanagements

Teile einer Basisdokumentation

Um diese Ziele zu erfüllen, sollte eine Medizinische Basisdokumentation aus praktischer Sicht aus folgenden Teilen bestehen:

- Eine Minimaldokumentation invarianter klinischer Angaben
- Eine Diagnosendokumentation
- Eine Dokumentation der Risikofaktoren und Arzneimittelunverträglichkeiten
- Eine Minimaldokumentation zu Krankenhausaufenthalten
- Eine Minimaldokumentation der wichtigsten Maßnahmen
- Eine Minimaldokumentation der Dauermedikation
- Eine Dokumentation klinisch hochrelevanter Vorfälle bzw. Notizen

Für die Langzeitversorgung chronisch Kranker und älterer Patienten sind vom U.S. Department of Health an Human Services z.B. folgende Inhalte eines MDS definiert worden:

„The MDS is organized into 18 sections, with a varying number of items in each section that specify a focused type of assessment.

Section A: Identification Information, Demographic Information, Customary Routine, and Face Sheet Signatures

Section B: Cognitive Patterns
Section C: Communication/Hearing Patterns
Section D: Vision Patterns
Section E: Mood and Behavior Patterns
Section F: Psychosocial Well-being
Section G: Physical Functioning and Structural Problems
Section H: Incontinence in Last 14 Days
Section I: Disease Diagnoses
Section J: Health Conditions
Section K: Oral/Nutritional Status
Section L: Oral/Dental Status
Section M: Skin Condition
Section N: Activity Pursuit Patterns
Section O: Medications

Section P: Special Treatments and Procedures

Section Q: Discharge Potential and Overall Status

Section R: Assessment Information

The MDS data elements that are actually encoded and stored are selected from pick-lists of responses to a number of items or questions within each of these sections. Many sections of the MDS are further subdivided with sub-headings that organize specific items."

ICD-Codes sind ungeeignet

Soll eine solche Basisdokumentation die Versorgung unterstützen und nicht nur zu Zwecken der Auswertung dienen, reicht darüber hinaus die Angabe von Schlüsseln einer Klassifikation für die zentralen Sachverhalte (also z.B. ICD für Diagnosen, OPS für Maßnahmen) nicht aus. Es müssen auch die freitextlichen Einträge aus den institutionellen Systemen enthalten sein, wie sie der dokumentierende Arzt in notiert hat. Im Vordergrund muss daher die Verständlichkeit und Klarheit der Dokumentation stehen. Für die Dokumentation der Maßnahmen ist es sinnvoll, ein nationales kontrolliertes Vokabular zu Grunde zu legen

Basisdokumentation ist eine Sicht auf iEPA

Dabei darf die Basisdokumentation innerhalb der institutionellen Informationssysteme nicht als isolierte umschränkte strukturell eigenständige Dokumentation verstanden werden, sondern stellt eine spezielle Sicht – tatsächlich auch im Sinne der Datenbanktechnologie einen „View" – auf die weitaus komplexere Gesamtdokumentation in einer *i*EPA bzw. *e*EPA dar. Zur Extraktion sind sowohl Selektionen (z.B. alle Dauerdiagnosen) als auch Projektionen (z.B. nur bestimmte Attribute der Diagnosendokumentation) notwendig.

Unsinnig wäre es also, in einem institutionellen System eine spezielle Erfassungsfunktion „Basisdokumentation" zu implementieren, da dies nicht der natürlichen Datenentstehung im Behandlungsverlauf entspricht. Demgegenüber ist es sinnvoll, eine Anzeige- und Exportfunktion zu implementieren, die auf einen Blick alle relevanten Angaben – also die der Basisdokumentation – auf Basis des zuvor erwähnten „Views" abrufbar macht zur Übermittlung – in Form einer eBasisdokumenatation – an eine andere Einrichtung oder die *e*EPA bereitstellt. Eine enge Verwandtschaft hat die Basisdokumentation zum eArztbrief (⌧ Kap. 5.7, S. 408), der – wenn mittels diesem Behandlungskontext übermittelt werden soll – als Teilmenge alle Angaben der Basisdokumentation enthalten sollte.

Zusätzliche Methoden notwendig

Hinsichtlich der in ⌧ Kapitel 6.4.4.1 Seite 476 aufgelisteten Methoden bedeutet dies auch, dass die Menge der komplexen Methoden erweitert werden muss um die Methoden „GET MDS" und „SYNCHRONIZE MDS".

Den Gesamtzusammenhang beim Einsatzes des Konzeptes „Basisdokumentation" für einrichtungsübergreifende elektronische Patientenakten zeigt in Anlehnung an Haas (2005 A) die ⌧ nachfolgende Abbildung.

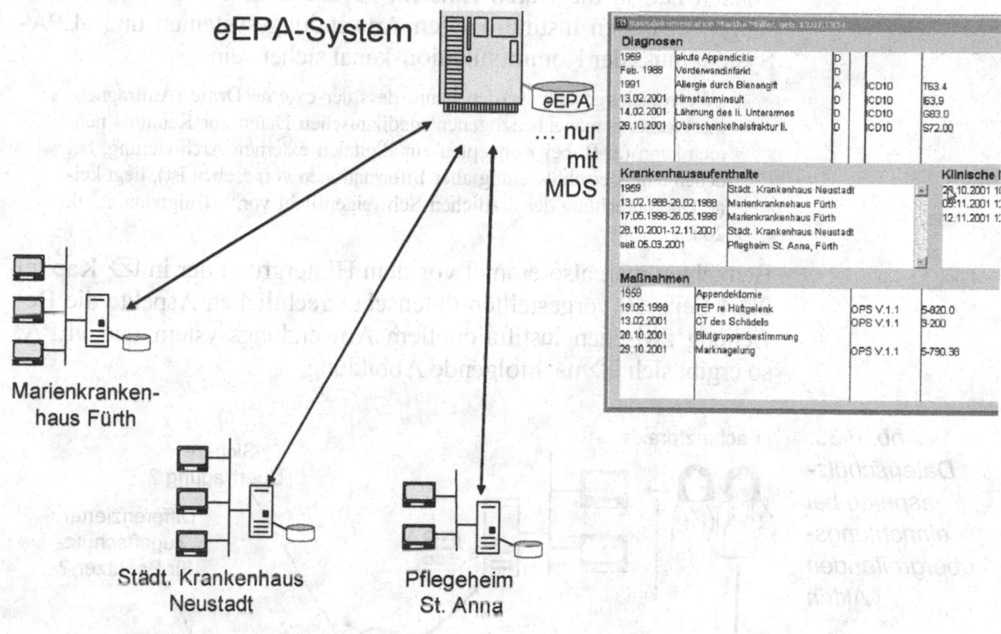

Abb. 6.32: eEPA mit Basisdokumentation

6.4.7 Datenschutz

6.4.7.1 *e*EPA und Vertraulichkeit

Für eEPA-Systeme reichen Mechanismen der institutionellen Systeme nicht aus

Der Betrieb von *e*EPA-Systemen als Komponenten einer Gesundheitstelematikplattform muss nicht nur Datenschutzmechanismen wie sie für institutionelle Systeme (⌧ auch Haas 2005 A, Kap. 5.17) als notwendig erachtet werden beinhalten, sondern es müssen weitere Vorkehrungen getroffen werden, die dem Gesamtzusammenhang Rechnung tragen.

Besondere Fragestellungen

Eine besondere Anforderung stellt die Sicherstellung der Vertraulichkeit der Informationen in einer *e*EPA dar. Hierfür muss sichergestellt sein, dass nur zugriffsberechtigte Nutzer bzw. Institutionen Zugriff und auch nur auf jene Inhalte haben, die im gegebenen Verwendungskontext relevant oder je nach Berechtigungsdefinitionen durch den Patienten erlaubt sind. Ein Modell hierzu stellen Blobel (2004) und Sergl (2001) vor, eine Implementierungsbeschreibung findet sich z.B. bei Naujokat (20055). Des Weiteren muss sichergestellt sein, dass die das *e*EPA-System speichernde Stelle keine Möglichkeit hat, in die Daten Einsicht zu nehmen. Bei Datenübermittlungen zwischen institutionellen Anwendungssystemen und *e*EPA-System muss der Kommunikationskanal sicher sein.

> „Wenn sichergestellt werden kann, dass der externe Dritte (Auftragnehmer) keine personenbenzogenen medizinischen Daten zur Kenntnis nehmen kann (z. B. bei Konzepten zur digitalen externen Archivierung, bei denen eine Verschlüsselung aller Informationen vorgesehen ist), liegt keine Durchbrechung der ärztlichen Schweigepflicht vor." (Bultmann et. al. 2003)

Betrachten man also einmal vor dem Hintergrund der in ⌧ Kapitel 2.2.4 Seite 50 vorgestellten datenschutzrechtlichen Aspekte die Beziehung zwischen institutionellem Anwendungssystem und *e*EPA, so ergibt sich ⌧ nachfolgende Abbildung.

Abb. 6.33: Datenschutzaspekte bei einrichtungsübergreifenden Akten

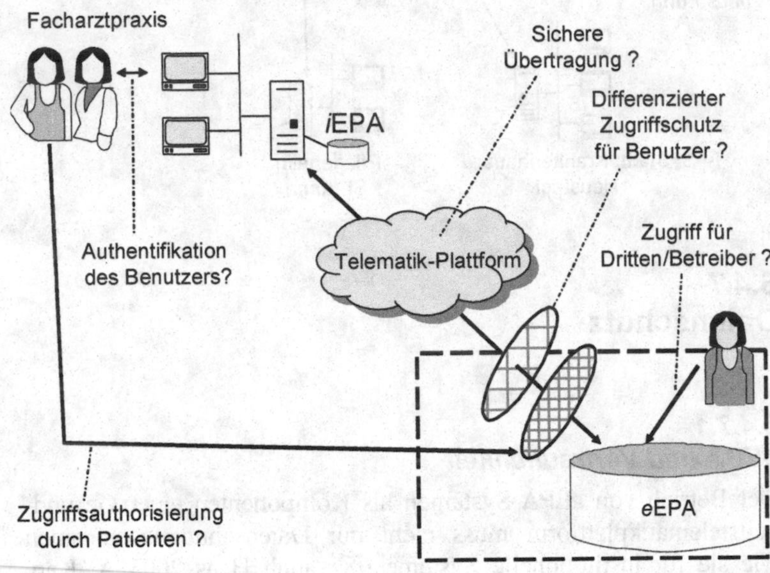

Die Abbildung macht einige der zentralen dateschutzrechtlichen Fragestellungen an *e*EPA-Systeme deutlich, u.A: sind dies:

Fragestellungen zu erweiterten Datenschutzmechanismen

- Mit welchen Verfahren wird die Benutzer- bzw. Anwendungssystemauthentifikation durchgeführt? Kann diese vom institutionellen System an das *e*EPA-System durchgereicht werden?
- Wie ist die sichere Übertragung zwischen dezentralem System und *e*EPA-System realisiert?

- Wie ist ein differenzierter Zugriffsschutz für prinzipiell zugriffsberechtigte Benutzer bzw. institutionelle Informationssysteme möglich?
- Wie kann der Patient sein informationelles Selbstbestimmungsrecht wahrnehmen?
- Wie werden die Inhalte der *e*EPAn auf dem zentralen *e*EPA-System vor Mitarbeitern des Betreibers geschützt?

Für viele Aspekte sind Standardtechnologien verfügbar

Während für die Punkte 1 bis 3 heute Standardtechnologien und Konzepte zur Verfügung stehen und dafür auch im Rahmen des Aufbaus der deutschen Gesundheitstelematikplattform entsprechende Vorbereitungen – z.B. die Ausgabe von Heilberufsausweisen und die Einführung von Konnektoren – getroffen werden (⌧ Kap. 3.8.3, S. 250) und die viertgenannte Anforderung im Rahmen der Sicherstellung der informationellen Selbstbestimmung durch entsprechende Datenschutzpolicies realisiert werden kann, impliziert die letzte Anforderung erhöhte technische Anstrengungen in Form einer Verschlüsselung aller Informationen auf dem *e*EPA-System oder eine Pseudonymisierung, sodass nur Zugriffsberichtigten eine Pseudonymauflösung möglich ist. Ein Beispiel findet sich bei Seitz (2005).

Hybridlösung notwendig

Beide Ansätze – Verschlüsselung und Pseudonymisierung – werden zurzeit verfolgt. Sinnvoll erscheint eine Hybridlösung: Während die komplette Verschlüsselung der Daten auf dem *e*EPA-Server einen sinnvollen Umgang und selektiven Zugriffsschutz mittels Filterung weitgehend unmöglich macht – Zugriffsberechtigte also immer die gesamte Akte laden und entschlüsseln müssten, um lokal zu entscheiden, welche Inhalte relevant sind bzw. synchronisiert werden müssen –, ist eine reine Pseudonymisierungslösung ebenfalls ausgeschlossen, da innerhalb der einzelnen Befunddokumente personenbezogene Angaben wie Name des Patienten, Adresse etc. beinhaltet sein müssen, um diese im Idealfall digital signierten Dokumente als justiziable Objekte behandeln zu können. Bezogen auf das in ⌧ Abbildung 6.13 Seite 449 gezeigte Schema bedeutet dies, dass eine Pseudonymisierung der Phänomendokumentation in Kombination mit einer verschlüsselten Speicherung der den Phänomäneintragungen assoziierten Dokumente ein sinnvoller Lösungsansatz sein kann. Damit wird ein optimaler Mix an Handhabbarkeit und Vertraulichkeit erreicht und bereits auf dem *e*EPA-Server können datenkontextsensitive Zugriffsberechtigungsprüfungen oder entsprechende Filterungen durchgeführt werden. Die Verschlüsselung der Dokumente ist dabei unproblematisch, da in eine eEPA nur freigegebene signierte und nicht mehr änderbare Dokumente eingestellt werden sollten. Die Hersteller von *e*EPA-Systemen verfolgen heute sehr verschiedene Konzepte, die aus reiner Verschlüsselung oder einem Hybridverfahren aufbauen. Einen Lösungsansatz, bei dem die Prüfung der Zugriffsrechte auf verschiedene *e*EPAn sowie die Datenbereitstellung durch eine koordinierende Middleware erfolgt, stellt Naqvi (2005) vor. Damit werden Zugriffsregeln, -algorithmen und –überpüfungen selbst zu einer eigenständigen Infrastrukturkomponente der Telematikplattform.

6.4.7.2 Informationelle Selbstbestimmung

Patient soll Herr seiner Daten sein

In jeder Situation sollte der Patient Souverän der Entscheidung sein, welche Informationen an welche Mitbehandler weitergegeben werden bzw. einsehbar sind. Während man lange Zeit von einer „konkludenten" Einverständniserklärung ausging und daraus die Weitergabe beliebig vieler Informationen an Mitbehandler als unkritisch ansah, hat sich inzwischen die Auffassung durchgesetzt, dass Datenweitergaben nur in einem eng begrenzten Bezug z.B. zur Überweisung oder Krankenhauseinweisung rechtens sind. Dies steht aber kontraproduktiv zu den mit einer *e*EPA angestrebten Zielen. Dementsprechend müssen *e*EPA-Systeme über differenzierte Zugriffsberechtigungen verfügen, für deren Definition aber Handhabbarkeit und Überschaubarkeit gewährleistet sein müssen. Ansätze auf Basis von Zugriffsmatrizen auf Basis von konkreten Informationsobjekt-Arzt-Beziehungen sind in Pilotprojekten – weil unpraktikabel – gescheitert, da hierzu der Patient für jedes Dokument bzw. jeden Dokumenttype entscheiden müsste, genau welche konkreten Ärzte oder Institutionen zugreifen dürfen.

Rollenbezogene Zugriffsrechte notwendig

Es müssen also Mechanismen implementiert werden, die sowohl die berufliche Rolle der (Mit)Behandler als auch den Datenkontext berücksichtigen und es jedem Patienten für seine Akte ermöglichen, eine individuelle Policy zu definieren. Regeln auf Basis der Semantik der Einträge in der *e*EPA (Radiologen dürfen nur auf radiologische Maßnahmen und Vorbefunde zugreifen, nur Ärzte der Fachgruppe „Psychiatrie" dürfen auf die psychiatrischen Diagnosen, Maßnahmen und Befunde zugreifen usw.) sind hierbei die Methode der Wahl (zu ausführlichen Beispielen siehe Haas (2005 A)), was aber eine entsprechende Klassifikation bzw. Taxonomien für die Einträge erfordert. Ebenso ist denkbar, dass behandlungsbezogene Teilakten für Mitglieder bestimmter Fachgruppen oder bestimmte Ärzte/Institutionen freigegeben werden. Jede Institutionen hat also gesteuert über die aktenindividuelle Policy des Patienten nur eine eingeschränkte Sicht auf die Gesamtakte, wobei sehr restriktive Policies das Ziel einer *e*EPA bzw. den Nutzen drastisch in Frage stellen können. Es ist also eine sinnvolle Ausbalancierung von Schutz und Zielerreichung notwendig.

6.4.8 Der Einsatz mobiler Datenträger

eGK als alternativer Speicher?

Während in den vorangehenden Darstellungen als Träger einer *e*EPA ein Serversystem dargestellt wurde, kann als Alternative auch ein mobiler Datenträger zum Einsatz kommen. So ist das Ziel des „ISO-Standards 21549 – Patient Healthcard Data" die Definition von minimalen medizinische Daten zur Speicherung auf Gesundheitskarten. Der limitierte Speicherplatz lässt jedoch nicht zu, dass gesamte Akten auf einer solchen Karte abgelegt werden. Karten sind also nur geeignet, Notfalldaten oder die klinische Basisdokumentation aufzunehmen. Andere Ansätze zielen darauf ab, die Informationen auf mobilen Datenträgern mit ausreichendem Speicherplatz abzulegen – z.B. CDs oder Speichersticks. Gegenüber den Chipkarten haben diese aber den Nachteil, dass sie keine „aktiven" Komponenten darstellen, also keine eigene Intelligenz besitzen, um den Zugriffsschutz durch Mechanismen auf dem Datenträger zu gewährleisten. Dies kann dann nur wieder durch entsprechende Verschlüsselte Speicherung realisiert werden, wobei die Schlüssel dann außerhalb des Datenträgers auf einem anderen Medium verwaltet werden müssen – ein unpraktikables Unterfangen.

Ausreichende Synchronisation von mobilen Datenträger ist kaum möglich

Problematisch an allen Lösungsansätzen, bei denen medizinische Daten auf mobilen Datenträgern gespeichert werden ist die begrenzte Verfügbarkeit, denn Lesen und Speichern ist nur möglich, wenn der Datenträger und damit der Patient anwesend ist. Wichtige und auf dem mobilen Datenträger zu speichernde Informationen, die nach dem besuch des Patienten erst bekannt werden, können nicht aufgebracht werden bzw. dazu müsste der Patient wieder einbestellt werden – ebenso ein unpraktikables Unterfangen.

eGK als Mittel für Zugriffssteuerung

Vor diesem Hintergrund werden Gesundheitskarten heute vor allem als Mittel zur Steuerung von Zugriffsberechtigungen auf Daten angesehen, die auf Servern der Telematikplattform gespeichert sind. Auf die Karten werden dann Zugriffs-Transaktionsnummern (TANs) und symmetrische Schlüssel von verschlüsselten Dokumenten abgelegt, die nur jenem Arzt eine Einsichtnahme in die Dokumente ermöglichen, der von seinem Patienten durch Erhalt der Gesundheitskarte dazu autorisiert wurde.

6.4.9 Zusammenfassung

Einrichtungsübergreifende *e*EPA-Systeme sind wichtige Infrastrukturkomponenten einer Gesundheitstelematikplattform. Ihre Interoperabilität mit institutionellen Anwendungssystemen sowie zwischen ihnen selbst ist unabdingbare Voraussetzung für einen gewinnbringenden Betrieb. Die notwendige Interoperabilität muss dabei auf konsentierten offen gelegten (inter)nationalen Standards und Vereinbarungen beruhen, damit alle Anbieter von institutionellen und *e*EPA-Systemen investitionssicher die notwendigen Anwendungsfunktionen und Interoperabilitätsmodule entwickeln können.

Teledokumentation kann maßgeblich zu einer besseren Gesundheitsversorgung beitragen

Der Einsatz informationstechnologischer Verfahren Teledokumentation – meist in Verbindung mit Verfahren der Telekommunikation – kann erheblich zu einer koordinierteren und effektiveren Gesundheitsversorgung beitragen. Mittels einfachen Verfahren der elektronischen Kommunikation zwischen den institutionellen Anwendungssystemen in den einzelnen Gesundheitsversorgungseinrichtungen können die heute vorherrschenden Kooperationsszenarien bereits gut unterstützt werden. Hierzu ist aber eine Standardisierung der wesentlichen zu kommunizierenden Informationsobjekte (Überweisung, Krankenhauseinweisung, Rezept, Arztbrief) notwendig. Erste Vorschläge auf Basis der Clinical Document Architecture (CDA) liegen hierfür vor. Ein geführte und koordinierte prospektive Versorgung auf Basis von Leitlinien und klinischen Pfaden ist aber mit rein kommunikativen Lösungsansätzen nicht möglich, sodass der Einsatz von einrichtungsübergreifenden Elektronischen Patientenakten (eEPA) zunehmend Interesse findet. Diese werfen aber eine ganze Reihe von technischen, rechtlichen und ethischen Fragen auf, die heute noch nicht national konsentiert beantwortet sind.

Ängste müssen ernst genommen werden

Vor dem Hintergrund der vielerorts vorherrschenden Ängste vor dem Verlust der Vertraulichkeit beim Einsatz solcher Systeme ist eine gesellschaftliche Diskussion zu erwarten, die nur durch Lösungskonzepte zu einem positiven Konsens geführt werden kann, die Vertraulichkeit wahren und die informationelle Selbstbestimmung berücksichtigen. Das Zusammenspiel von institutionellen Systemen und einrichtungsübergreifenden Elektronischen Patientenaktensystemen realisiert ein verteiltes System, bei dem die Interoperabilität der teilnehmenden Systeme nicht nur geprägt ist durch die technischen Anforderungen an die Integrität und Aktualität, sondern aufgrund rechtlicher und datenschutzbezogener Aspekte sogar Nichtintegrität ein gewollter Zustand ist. Klassische Synchronisationsmechanismen müssen daher vor dem Hintergrund der Spezifika im Gesundheitswesen angepasst werden. Auch sind für die zentrale Speicherung Pseudonymisierungs- und Verschlüsselungsverfahren in Kombination einzusetzen, damit eine Balancierung von Datenschutz und Benutzbarkeit in optimaler Weise erreicht wird. Die IT-gestützte Integration der medizinischen Versorgung stellt so ein interessantes

Forschungs- und Entwicklungsgebiet der Informatik dar. Wesentliche Forschungs- und Entwicklungsfelder sind (Kuhn 2001):

- Die Standardisierung von Referenzmodellen und Nachrichtentypen,
- die Integration institutioneller Systeme,
- die Strukturierung von Daten, Informationen und Wissen,
- die Überwindung sozio-technischer und organisatorischer Vorbehalte sowie
- die Entwicklung adaptiver Workflow-unterstützender Lösungen für die einrichtungsübergreifende Prozessabwicklung.

Merktafel 19

Zu Kapitel 6.4: Einrichtungsübergreifende Patientenakte

- Einrichtungsübergreifende Elektronische Patientenakten (*e*EPA) werden als Rückgrat der Gesundheitstelematik angesehen. *M18.1*
- Ziel einer *e*EPA ist es, dass der Patient und alle an seiner Behandlung beteiligten Ärzte und ärztlichen Hilfskräfte in den verschiedenen Versorgungsinstitutionen im Rahmen der für sie geltenden Zugriffspolicy unabhängig von Raum und Zeit Zugriff auf die medizinische Dokumentation haben, um diese – je nach erteilten Rechten und Nutzungssituation – einsehen und fortschreiben zu können *M18.2*
- Das Entstehen einrichtungsübergreifender Elektronischer Patientenakten muss im Kontext des fortschreitenden und von vielen Institutionen begleiteten Behandlungsprozesses gesehen werden. *M18.3*
- Aus forensischen und technischen Gründen sind die Daten und Dokumente in einrichtungsübergreifenden Elektronischen Patientenakten kontrolliert redundante Informationen zu den in den institutionellen Akten enthaltenen. *M18.4*
- Der Betrieb von *e*EPA-Systemen erfordert eine Interoperabilität zwischen institutionellen Anwendungssystemen in Praxen, Krankenhäusern, Pflegediensten usw. und den *e*EPA-Systemen sowie zwischen diesen selbst. *M18.5*
- Wesentliche Fragestellungen zu *e*EPA-Systemen betreffen *M18.6*
  - die Architektur und den Funktionsumfang,
  - die Interoperabilität,
  - die physische Verteilung der Daten zwischen dezentralen und zentralen Akten,

- die Nutzung und Benutzbarkeit sowie
- den Datenschutz.

M18.7 ■ Grundsätzlich gibt es keinen Anlass, dass das Schema einer *e*EPA von den Prinzipien der Modellierung institutioneller Akten abeichen muss, lediglich Ergänzungen sind notwendig.

M18.8 ■ Für das Schema einer *e*EPA ist eine Balancierung von Generizität und sinnvoller Nutzbarkeit notwendig.

M18.9 ■ *e*EPA-Systeme, die nur gekapselte Dokumente verwalten können, sind wenig gewinnbringend.

M18.10 Eine *e*EPA sollte bestehen aus
- einem Dokumentenspeicher
- sowie strukturierten Datenhaltungen für
- die Phänomendokumentation,
- die Metadaten zu gespeicherten Objekten und
- die kontrollierten Vokabulare.

M18.11 ■ Neben der Funktionalität zur Speicherung von Daten und Dokumenten sollte ein *e*EPA-System weitere Funktionen enthalten, die eine kooperative Zusammenarbeit zwischen den Behandlungseinrichtungen und zwischen diesen und dem Patienten unterstützen. Dies sind u.A.
- Funktionen für die Systemverwaltung und Parametrierung des *e*EPA-Systems,
- Funktionen für die Interoperabilität,
- Überwachungs-, Erinnerungs- und Benachrichtigungsfunktionen und
- Vermittlungs-/Koordinationsfunktionen.

M18.12 ■ Zur Sicherstellung der Integrität von dezentralen und zentralen Akten müssen geeignete Synchronisationsmechanismen für die „Buttom-Up"- und „Top-Down"-Synchronisation implementiert sein.

M18.13 ■ Ein *e*EPA-System muss die Interoperabilität durch die Zurverfügungstellung definierter Methoden zur Durchführung bestimmter Transaktionen für das Einstellen und Abrufen von Dokumentationseinträgen und Dokumenten unterstützen.

M18.14 ■ Ein *e*EPA-System muss auch Funktionen eines Kommunikationsservers beinhalten und auch die adressiert und gerichtete Kommunikation unterstützen.

M18.15 ■ Die Interoperabilität mit institutionellen Anwendungssystemen muss auf technischer Basis mittels alternativer Verfahren wie Web-Services, RPC, RMI oder Email möglich sein.

- Die Synchronisation zwischen *i*EPA- und *e*EPA-Systemen muss folgende Aspekte sicherstellen: M18.16
  - Die Aktualität der Dokumentation,
  - die Vollständigkeit der Dokumentation,
  - die Integrität der Dokumentation,
  - den Umgang mit Mehrfacheinträgen und semantischen Dopplungen und
  - die Fortschreibungen des Status der Phänomene.
- Ein Problem zentraler Akten sind semantische Dopplungen der Einträge, dies kann nur durch den Einsatz kontrollierter Vokabulare in allen teilnehmenden Systemen verhindert werden. M18.17
- Für die Datenverteilung einer *e*EPA können zentrale, dezentrale hybride Lösungsansätze verfolgt werden. M18.18
- Bei einer rein zentralen Datenhaltung verfügen die dezentralen Systeme nicht über eigene Daten. Ein solcher Lösungsansatz ist aus forensischen und technischen Gründen wenig praktikabel. M18.19
  - Bei einer rein dezentralen Datenhaltung informieren sich die institutionellen Anwendungssysteme selbstständig gegenseitig über neue Dokumente und Datenänderungen durch den wechselseitigen versand von Replikaten. Alternativ können Agenten
- Hybridlösungen nutzen sowohl eine zentrale als auch dezentrale Datenhaltungen. Die Lösungsansätze hierfür sind M18.20
  - Wechselseitigem automatisches Replizieren „Top-Down" und „Bottom-Up" aller Informationen – ggf. intelligent über hinterlegtes Rollenmodell oder
  - wechselseitigem Replizieren mit automatischem Buttom-Up und manuellem Top-Down oder
  - Speicherung eines reduzierten Datenumfangs in der zentralen Datenhaltung in Form einer klinischen Basisdokumentation oder von Notfalldaten mit wechselseitigem Replizieren nur ausgewählter Inhalte oder
  - Betrieb einer zentralen Verweisakte mit semantisch angereicherten Verweisen bei ausschließlicher Buttom-Up-Replikation oder
  - Betrieb eines zentralen Repository mit minimalen Angaben z.B. in Form eines Master Patient Index (MPI).
- Die Benutzbarkeit einer *e*EPA hängt nicht nur von deren ausreichenden Strukturierung und Formalisierung ab, sondern auch von Relevanz und Umfang der darin gespeicherten Daten. M18.21

M18.22 ▪ Eine *e*EPA, die die Vereinigungsmenge aller in den einzelnen institutionellen Systemen gespeicherte Informationen zu einem Patienten enthält, kann die Benutzbarkeit in konkreten Situationen erheblich einschränken. Es sind daher Strategien und Vereinbarungen notwendig, welche Informationen als längerfristig vorzuhalten anzusehen sind.

M18.23 ▪ Die Klinische Basisdokumentation stellt ein Konzept dar, wenige und wichtige medizinische Daten zu einem Patienten aktuell zur Verfügung zu stellen.

M18.24 Ein *e*EPA-System muss die Vertraulichkeit gewährleisten. Wesentliche Fragen hierzu sind:

- Mit welchen Verfahren wird die Benutzer- bzw. Anwendungssystemauthentifikation durchgeführt? Kann diese vom institutionellen System an das *e*EPA-System durchgereicht werden?
- Wie ist die sichere Übertragung zwischen dezentralem System und *e*EPA-System realisiert?
- Wie ist ein differenzierter Zugriffsschutz für prinzipiell zugriffsberechtigte Benutzer bzw. institutionelle Informationssysteme möglich?
- Wie kann der Patient sein informationelles Selbstbestimmungsrecht wahrnehmen?
- Wie werden die Inhalte der *e*EPAn auf dem zentralen *e*EPA-System vor Zugriffen durch Mitarbeiter des Betreibers geschützt?

M18.25 ▪ Neben der Speicherung auf zentralen Servern ist auch die Speicherung wichtiger Informationen auf mobilen Datenträgern denkbar. Diese Lösungen haben aber organisatorische Einschränkungen, durch die die Praktikabilität und der Nutzen mobiler *e*EPAs eingeschränkt wird.

6.5 Patientenmoderierte Akten, Gesundheitsakten

Der Patient führt die Akte

Wie bereits in ☒ Kapitel 6.2.2 Seite 436 aufgezeigt, ist ein Einteilungskriterium für Elektronische Patientenakten, wer diese verantwortlich führt – d.h. Informationen einstellt. Hier werden arztmoderierte Akten und patientenmoderierte Akten unterschieden. Während Erstgenannte den in vorangehenden Kapiteln behandelten Akten entsprechen, sind Letztgenannte eine besondere Form und werden auch als *„Gesundheitsakten“* (EGA) bezeichnet. Im SGB V heißt es hierzu:

> „§ 68
>
> Finanzierung einer persönlichen elektronischen Gesundheitsakte
>
> Zur Verbesserung der Qualität und der Wirtschaftlichkeit der Versorgung können die Krankenkassen ihren Versicherten zu von Dritten angebotenen Dienstleistungen der elektronischen Speicherung und Übermittlung patientenbezogener Gesundheitsdaten finanzielle Unterstützung gewähren. Das Nähere ist durch die Satzung zu regeln.“

Nach Sittig (2002) ist eine Gesundheitsakte sinngemäß:

> „Die elektronische Gesundheitsakte ist ein über das Internet zugängliches Programm zur Erstellung, Betrachtung und Pflege einer persönlichen Akte über jeden gesundheitlichen Aspekt des Benutzers“

EGA ist im Besitz des Patienten

Eine EGA ist also eine Elektronische Akte, die im Besitz eines Patienten ist und über die er frei verfügen kann – auch hinsichtlich der Zugriffsrechte die er vergibt. Gesundheitsakten können sehr verschieden ausgeprägt sein – von einfachen Anwendungen, die es dem Patienten ermöglichen, eigen Informationen und Notizen zu erfassen und elektronische Dokumente einzustellen bis hin zu differenzierten Lösungsansätzen, die eine Strukturierung der Akte wie in ⌧ Kapitel 6.3.3 aufgezeigt aufweisen. Dabei darf diese Akte nicht mit der in ⌧ Kapitel 6.4 behandelten verwechselt werden, denn jene dient der Erfüllung der Dokumentationspflicht des Arztes und hat hohe forensische Bedeutung, die EGA dient der Information und der Verantwortungsübernahme durch den Patienten für den Informationsstand zu seiner Gesundheitszustand, den er für persönliche Zwecke oder die weitere Behandlung unter seiner Kontrolle im Zugriff haben möchte.

Merkmale eines EGA-Systems

Ein EGA-System muss nach Sittig folgende Merkmale aufweisen, damit für den Patienten tatsächlicher Nutzen entsteht:

- Der Nutzer (=Besitzer) muss selbst Daten eingeben können.
- Der Benutzer muss Dokumente aus klinischen Systemen importieren können.
- Die Daten sollten nach einem einheitlichen Standard kodiert sein.
- Die Speicherung sollte in einer Datenbank für eine flexible Nutzung und Präsentation erfolgen.
- Es muss eine für den Benutzer geeigneten Präsentationsoberfläche vorhanden sein, die verständlich und leicht zu benutzen ist.

Damit eine solche Akte sinnvoll funktionieren kann, sollte es aber nicht nur möglich sein, dass der Patient Dokumente die er z.B. auf mobilem Datenträger von seinem Arzt erhalten hat in die Akte hochladen kann, sondern es sollte direkt eine Interoperabilität zwischen institutionellen Systemen, *e*EPA-Systemen und dem EGA-System möglich sein. Die Beschreibung der Architektur und des Funktionsumfanges einer EGA-Implementierung findet sich bei Schwarze (2005), detaillierte Beschreibungen zu den existierenden Systemen gibt Warda (2005). Dieser gibt auch einen Überblick zu den einzelnen Funktionen einer EGA:

Funktionen einer EGA nach Warda (2005)

- Allgemeine Verwaltungsfunktionen
- Strukturierte Dokumentation von medizinischen Daten
- Upload von Dokumenten
- Import aus Praxis- und Klinik-EDV-Systemen
- Arzneimitteldokumentation und Interaktionscheck
- Anbindung an Online-Apotheke
- Laborwertverwaltung
- Therapie- und Terminplanung
- Notfallzugriff
- Darstellung vorhandener Funktionen
- Rollenbasierte Zugriffsberechtigungsverwaltung
- Erinnerungs- und Nachrichtenfunktionen
- Einbindung von Medizingeräten
- Einbindung von Gesundheitsinformationen

Folgende Implementierung werden beschrieben, Informationen zu diesen sind teilweise auch im Internet verfügbar:

Tabelle 6.2: Gesundheitsakten im Überblick

LifeSensor	InterComponentWare AG	www.LifeSensor.de
avetanaFile	avetana GmbH	
careon	careon.de GmbH	www.careon.de
Clinixx-WEGA	AMC Medical Communication GmbH	www.amc-gmbh.com
akteonline.de	Gesakon GmbH	
Cepco	CEPCO Deutschland AG	
vita-X	CompuGROUP Health Services GmbH	
MEDNET	MEDNET/T-Systems	www.mednet.com

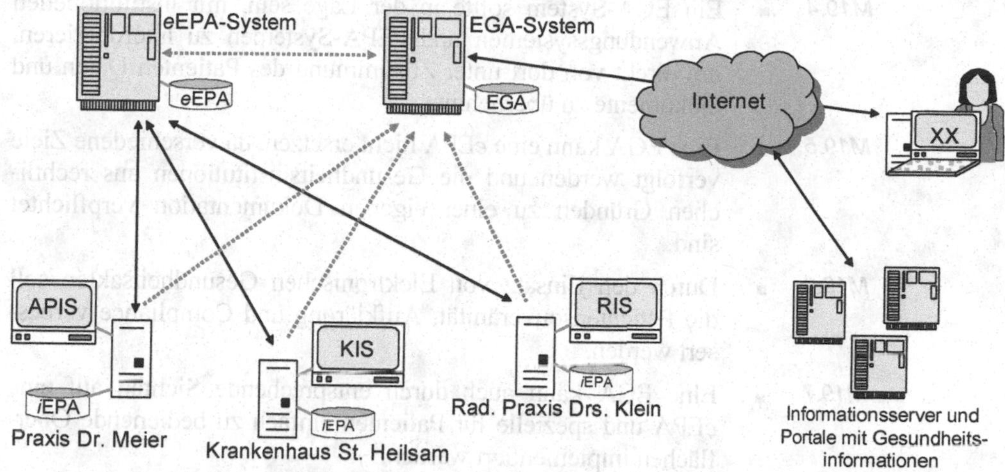

Abb. 6.34: Elektronische Gesundheitsakte im Systemverbund

Durch den Einsatz von Elektronischen Patienten- und Gesundheitsakten soll die Patientensouveränität und Selbstbestimmtheit verbessert, die Compliance für Behandlungen gesteigert und ein Beitrag zu besserer Patientenaufklärung geleistet werden (Beun 2003, Hurrelmann 2001, Safran 2001, Warda 2005). Der Patient – vor allem chronisch kranke Patienten – soll eine bessere Möglichkeit zum Selbstmanagement seines Behandlungsgeschehens haben und jederzeit Ärzten seiner Wahl die aus seiner Sicht wichtigen Informationen zur Verfügung stellen können.

Hinsichtlich der Finanzierung der Nutzung dieser Akten existieren verschiedene Modelle, die üblichste Variante sind Jahresnutzungsgebühren oder eine Abrechnung nach Transaktionen oder Speicherplatz oder in Anspruch genommene Funktionen erfolgen. Die Bezahlung erfolgt durch den Patienten oder wenn entsprechende Vereinbarungen mit dem Kostenträger existieren durch diesen.

Mertafel 20
zu Kapitel 6.5: Elektronische Gesundheitsakten

- Elektronische Gesundheitsakten (EGA) sind von Patienten in eigener Verantwortung geführte Akten. *M19.1*
- In einer EGA sollten prinzipiell alle Informationen abgelegt werden können wie sie auch für einrichtungsübergreifende Elektronische Patientenakten notwendig sind. *M19.2*
- Der Patient kann – in der Regel mittels einer WEB-Anwendung – eigenständig Dokumente einstellen oder eigene Eintragen vornehmen. *M19.3*

M19.4 ■ Ein EGA-System sollte in der Lage sein, mit institutionellen Anwendungssystemen und *e*EPA-Systemen zu interoperieren, um direkt von dort unter Zustimmung des Patienten Daten und Dokumente zu übernehmen.

M19.5 ■ Eine EGA kann eine *e*EPA nicht ersetzen, da verschiedene Ziele verfolgt werden und die Gesundheitsinstitutionen aus rechtlichen Gründen zu einer eigenen Dokumentation verpflichtet sind.

M19.6 ■ Durch den Einsatz von Elektronischen Gesundheitsakten soll die Patientensouveränität, Aufklärung und Compliance verbessert werden.

M19.7 ■ Eine EGA kann auch durch entsprechende Sichten auf eine *e*EPA und spezielle für Patienten einfach zu bedienende Oberflächen implementiert werden.

6.6 Krankheitsregister, Registerakten

Zentrale Datensammlungen für Forschung, Qualitätssicherung und Gesundheitsberichterstattung

Neben der Führung einrichtungsübergreifender Akten für die Behandlungsdokumentation kommen in der epidemiologischen Forschung zunehmend auch elektronische Registerakten zum Einsatz. Dabei handelt es sich pseudonymisierte Datensammlungen für die medizinische Forschung, die Qualitätssicherung und die Gesundheitsberichtserstattung. Diese Registerakten sind immer krankheitsartenspezifisch, heute zumeist für Krebserkrankungen und enthalten nur Informationen über Patienten die einer bestimmten Population angehören. Entsprechend strenge Einschlusskriterien für die Datenmeldung stellen dies sicher. Mit Registern können z.B. Informationen zum Auftreten von Erkrankungen und deren Letalität gewonnen werden sowie Veränderungen der Maßzahlen über die Zeit – z.B. Trends – feststellen. Damit können die Ergebnisse auch zu Zwecken der Versorgungsforschung herangezogen werden. Unter www.krebsregister.nrw.de/ziele_und_aufgaben/index.htm, letzter Zugriff 18.04.2006) heißt es:

> „Bevölkerungsbezogene (epidemiologische) Krebsregister sind Einrichtungen zur Erhebung, Speicherung, Verarbeitung, Analyse und Interpretation von Daten über das Auftreten und die Häufigkeit von Krebserkrankungen in definierten Erfassungsgebieten (zum Beispiel einem Bundesland). Damit unterscheiden sie sich deutlich von klinischen Krebsregistern. …“

Bevölkerungsbezogene Krebsregister werden heute in vielen Bundesländern betrieben – zumeist wurden für sie sowohl spezielle Gesetze als auch spezielle Organisationsformen geschaffen wurden. Dies ist notwendig, um die für eine wissenschaftliche Auswertung notwendigen Vollständigkeitsgrad durch Festschreibung einer Meldepflicht zu garantieren.

Spezielle Gesetze und Organisationsformen

Registerakten sind nicht mit Elektronischen Patientenakten in Praxen und Kliniken zu vergleichen, da sie zum Einen nur einen rudimentären Datenumfang haben und zum Anderen auch nur Daten zu einem bestimmten Zeitpunkt des Krankheitsverlaufes erhalten – z.B. bei gesicherter Feststellung der Diagnose, zu bestimmten Kontrollzeitpunkten und zum Abschluss der Behandlung oder dem Tod des Patienten. Ein wesentlicher zu lösender Aspekt ist dabei die Vollständigkeit der Daten zu den Fällen über den Zeitverlauf, die durch Arzt- und/oder Wohnortwechsel oftmals erschwert wird. So arbeiten viele Register auf Basis der speziellen gesetzlichen Regelung mit den Melderegistern und statistischen Landesämtern zusammen, um einen Datenabgleich v.a. zu Sterbefällen bzw. tumorbedingte Todesursachen.

Registerakten sind keine EPAn

Ein weiterer wichtiger Aspekt ist die Pseudonymisierung, sodass das Register selbst keine Informationen zu den Personen hinter den Krankheitsfällen hat. Hier stellt sich also ein ähnliches Problem, wie bereits in ☒ Kapitel 6.4.7.1, Seite 497 für *e*EPAn diskutiert ein: An der Behandlung unbeteiligte Dritte dürfen keine Kenntnis von personenbezogenen medizinischen Daten erlangen. Andererseits ist es notwendig, Behandlungsdaten bzw. Meldungen zu einer Person über einen längeren Zeitraum zu sammeln und zusammenzuführen. Um dieses Problem zu lösen, kommen *Pseudonymisierungsverfahren* zum Einsatz. In Nordrhein-Westfalen wird z.B. folgendes Verfahren angewandt:

Pseudonymisierung unabdingbar

> „Die Identitätsdaten der zu meldenden Patienten werden bereits im "Hoheitsgebiet" der meldenden Ärzte und Krankenhäuser einwegverschlüsselt. Diese s.g. Identitätskryptogramme werden via ISDN-Leitung an den Pseudonymisierungsdienst bei der Kassenärztlichen Vereinigung Westfalen-Lippe übertragen. Dort werden die Identitätskryptogramme maschinell einer zweiten Verschlüsselung (symmetrisch) zugeführt. Die dabei entstehenden sogenannten Pseudonyme werden an das Krebsregister übertragen und dort wieder mit den klinischen Informationen, die direkt vom Melder übermittelt wurden, zusammengeführt. Die mehrstufige Verschlüsselung verhindert einen Missbrauch der Daten sowohl durch bei unerlaubten externe Zugriffen als auch durch im Krebsregister tätiges Personal (§3 Abs.9; §8). … „

In der Regel müssen Ärzte und Zahnärzte die Krebserkrankungen diagnostizieren und behandeln für jeden Patienten aus dem ersten Kontakt nach gesicherter Krebsdiagnose Informationen an das

Meldungen bei definierten Ereignissen

Krebsregister zu übermitteln. Je nach Organisationsform werden auch jene Institutionen mit einbezogen, die die Diagnose sichern – bei Krebserkrankungen also die pathologischen Institute.

Zunehmend elektronische Meldeverfahren

Während in der Vergangenheit Meldungen an Register mittels standardisierter Formulare vorgenommen wurden, etablieren sich zunehmend *elektronische Meldeverfahren*, zumal hier einfacher und korrekter Pseudonymisierungsmechanismen integriert werden können. Dabei werden verschiedene Varianten verfolgt bzw. eingesetzt:

- Direkteingabe der Meldungen über eine Anwendung des Krebsregisters z.B. eine WEB-Anwendung über VPN-Verbindung.
- Isolierte dezentrale Erfassungsprogramme und Stapelübermittlung der erfassten Meldungen mittels DFÜ-Leitung oder mobilem Datenträger.
- Exportfunktionen in den institutionellen Informationssystemen, die auf manuelle Aktion eines Benutzers hin die Meldungen aus der betreffenden EPA extrahieren und an das Krebsregister übermitteln.
- Automatisierter Export durch aktives Erkennen von Meldeanlässen durch das institutionelle Informationssystem.

Für die beiden letztgenannten Alternativen wird wie in ⌧ Kapitel 5.3 Seite 388 beschreiben, ein Kommunikationsmodul notwendig, mittels dem die Benutzer Meldungen verwalten und versenden. Den Gesamtzusammenhang zeigt ⌧ nachfolgende Abbildung.

Abb. 6.35: Institutionelle Systeme und Register

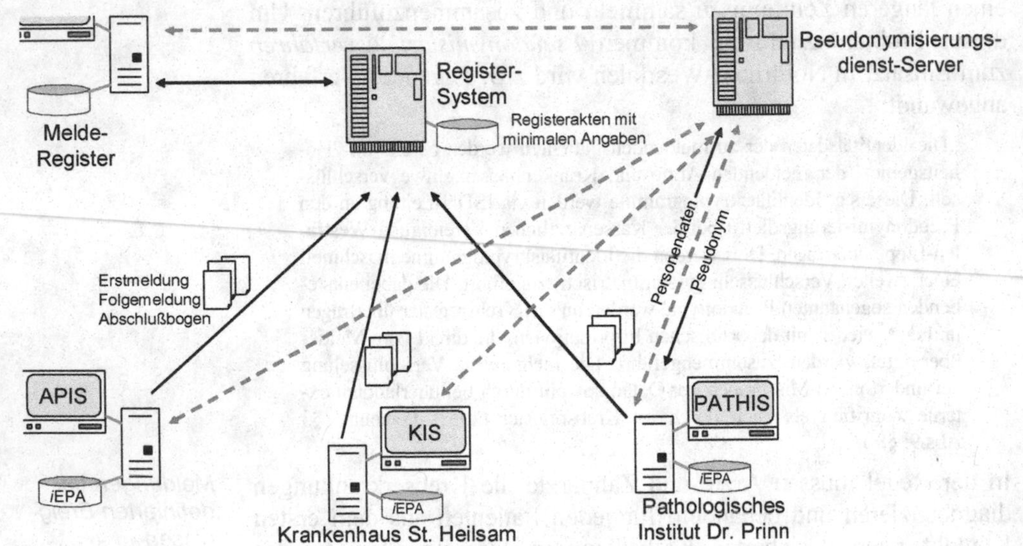

Merktafel 21
Zu Kapitel 6.6: Krankheitsregister, Registerakten

- Die in Krankheitsregistern geführten Dokumentationen dienen der epidemiologischen Forschung, der Qualitätssicherung, der Gesundheitsberichterstattung und der Versorgungsforschung. *M20.1*
- Registerakten enthalten nur minimale am Verwendungszwecke des Registers orientierte Behandlungsdaten, die auch nur zu bestimmten Zeitpunkten innerhalb des Behandlungsprozesses erhoben und gemeldet werden. *M20.2*
- Registerakten sind pseudonymisiert, der Betreiber hat keine Informationen zu den Personen hinter den dokumentierten Behandlungsfällen. *M20.3*
- Register sind darauf angewiesen, dass die Dokumentation vollständig und valide ist. *M20.4*
- Für den Betrieb von Registern existieren spezielle gesetzliche Regelungen, in denen auch detailliert die Meldepflichten festgelegt sind. Darüber hinaus gibt es spezielle Organisationsformen. *M20.5*
- Meldungen an Registern erfolgen zunehmend auf elektronischem Wege auf Basis definierter Nachrichtentypen und unter Einbeziehung automatisierter Verfahren für die Pseudonymisierung. *M20.6*
- Institutionelle Systeme benötigen entsprechende Export- und Kommunikationsmodule, um Registermeldungen effektiv vornehmen können. *M20.7*
- Registerakten ersetzen nicht die Behandlungsdokumentation oder einrichtungsübergreifende Elektronische Patientenakten. Eine Interoperabilität zwischen *e*EPA-System und Register-System kann die Meldorganisation positiv beeinflussen. *M20.8*

6.7 Zusammenfassung

Gemeinsame Dokumentation über Raum und Zeit

Verfahren der *Teledokumentation* im Gesundheitswesen ermöglichen Heilberuflern und Patienten – sei dies unmittelbar durch entsprechende Anwendungen wie Web-basierte Dokumenten- und Contentmanagementsysteme oder mittelbar durch Nutzung von institutionellen Anwendungssystemen in Krankenhäusern, Arztpraxen, Pflegediensten, Apotheken etc. – unabhängig von Raum und Zeit gemeinsam eine logisch zentrale Dokumentation zu nutzen und diese je nach Berechtigung einzusehen, fortzuschreiben und zu löschen.

Die einrichtungsübergreifende Elektronische Patientenakte

Eine der wesentlichsten Anwendungen der Teledokumentation ist die *einrichtungsübergreifende Elektronische Patientenakte* (*e*EPA). *e*EPA-Systeme sind Implementierungen zur Speicherung konkreter Patientenakten und wesentliche Infrastrukturkomponenten einer Gesundheitstelematikplattform. Ziel ist es, eine bessere Informationstransparenz und Versorgungseffizienz zu erhalten. Eine *e*EPA wird im Gegensatz zu einer *Elektronischen Gesundheitsakte* (EGA) – die ausschließlich vom Patienten selbst geführt wird – von den behandelnden Institutionen gemeinsam geführt. Da die institutionellen Elektronischen Patientenakten (*i*EPA) weiterhin bestehen bleiben, ist eine Synchronisation der institutionellen Dokumentation mit der einrichtungsübergreifenden notwendig. Hierzu ist eine Interoperabilität zwischen den institutionellen Anwendungssystemen in den Gesundheitsversorgungseinrichtungen und dem *e*EPA-System notwendig. Aufgrund des Charakters von einrichtungsübergreifenden Elektronischen Patientenakten als von vielen Akteuren geführte und genutzte Dokumentation sind besondere technische und organisatorische Maßnahmen zu treffen, um Aktualität, Integrität, Benutzbarkeit und Vertrauenswürdigkeit zu gewährleisten.

Die Elektronische Gesundheitsakte

Eine *Elektronische Gesundheitsakte* ist demgegenüber eine zumeist Web-basierte Anwendung, die dem Patienten ermöglicht, eigene Aufzeichnungen und Daten und Dokumente der ihn behandelnden Einrichtungen darin abzulegen, zu verwalten und Personen seines Vertrauens zugreifbar zu machen. EGA-Systeme sind eigenständige Infrastrukturkomponenten, für deren Nutzung der Patient oder seine Krankenkasse Gebühren entrichten. Für einen effektiven Einsatz sollte eine Interoperabilität zwischen EGA und *i*EPA- und *e*EPA-Systemen bestehen. Eine EGA kann aber auch nur in Form einer speziellen und für den Patienten verständlichen Benutzeroberfläche für eine *e*EPA und entsprechenden Erweitungen der *e*EPA-Struktur um die Möglichkeit der Speicherung von Patientenselbstaufzeichnungen bestehen. Ziel ist eine Stärkung der Patientensouveränität und Selbstbestimmtheit.

Registerakten

Registerakten sind elektronische Patientenakten, die nur minimalen Inhalt haben, krankheitsorientiert sind und in pseudonymisierter Form vorliegen. Sie dienen ausschließlich der Auswertung und haben keine Relevanz für die individuelle konkrete Behandlung. Die Meldungen an Registerakten erfolgen zunehmen auf elektronischem Wege auf Basis hierfür definierter Nachrichtentypen. Hierzu ist eine Interoperabilität zwischen iEPA-Systemen und Registersystemen notwendig, aber auch die Zusammenarbeit von *e*EPA-Systemen mit Registersystemen ist ein sinnvoller Lösungsansatz, da damit das „Record-Linkage“-Problem bereits im *e*EPA-System gelöst wird.

7 Telekooperation, eCollaboration

7.1 Einführung

Unter Telekooperation werden alle jene IT-Anwendungen verstanden, bei denen die einzelnen Handlungsträger in einer wie auch immer gearteten Weise mittels der Funktionen des IT-Systems kooperieren. Unter http://www.imittelstand.de/loesungsguide/begriff/ecollaboration.html (Letzter Zugriff 18.04.2006) heißt es hierzu treffend:

Zusammenarbeit steht im Vordergrund

> „eCollaboration bezeichnet die internetbasierte, vernetzte Zusammenarbeit(Collaboration) aller Beteiligten (Intern auch Extern) einer Wertschöpfungskette - vom Rohstofflieferanten bis zum Endverbrauchern. eCollaboration ist kein eigenständiges Geschäftsmodell, sondern soll die Effizienz und die Abwicklungsgeschwindigkeit von Unternehmensprozessen verbessern. eCollaboration-System umfasst vier Hauptbereiche: Groupware, Dokumentenmanagement, Workflow-Management und Wissensportale. eCollaboration wird als nächster logischer Schritt nach eProcurement angesehen."

Dabei können alle Partner eine aktive Rolle einnehmen oder wie bei telemedizinischen Verfahren der Fall, ein Partner – hier der Patient – zwar kooperieren, aber eher eine passive Rolle einnehmen. Im Gegensatz zu der im ⌧ vorigen Kapitel beschriebenen *Teledokumentation* steht nicht nur die Dokumentation im Vordergrund, sondern auch die Abwicklung von gemeinsamen Prozessen und Arbeitsabläufen, bei denen ein hohes Maß an Koordination und Überwachung notwendig ist. Für eine sinnvolle Telekooperation müssen aber auch Verfahren der Teledokumentation zur Verfügung stehen.

Unterstützung der Abwicklung gemeinsamer Prozesse und Arbeitabläufe

Für das digitalen Wirtschaften werden verschiedenste Kooperationsszenarien beschrieben – beginnend bei einfachen einrichtungsübergreifenden Workflow-Anwendungen bis hin zu komplexen Anwendungen des automatischen Verhandelns in elektronischen

Marktplätzen. Auch hier spielen sowohl personelle als auch maschinelle Aktionsträger eine Rolle, Verfahren der Telematik werden – analog zu Anwendungen der Kommunikation –zur mittelbaren oder unmittelbaren Kooperation genutzt. Auch bei der Kooperation können die Anwendungen nach den beteiligten Rollen unterschieden werden: Bei B2B-Anwendungen kooperieren Gesundheitsversorgungsinstitutionen untereinander, bei B2C- oder C2B-Anwendungen Institutionen mit Patienten und bei C2C-Anwendungen Patienten mit Patienten, z.B. im Rahmen von krankheitsartenbezogenen Communities.

Von einfachen Buchungsportale bis zum IT-gestützten Behandlungsmanagement und telemedizinischer Betreuung

Die einfachste Art der Kooperation zwischen Versorgungsinstitutionen ist die Möglichkeit der Online-Buchung von Untersuchungsterminen und stationären Bettenbelegungen (*Buchungsportale*). Werden nicht nur Termine gebucht, sondern auch Informationen ausgetauscht bzw. zur Verfügung gestellt, handelt es sich um *Kooperationsportale*, wie sie in größerem Stil zwischenzeitlich von Krankenhäusern als sogenannte „Einweiserportale" zur Nutzung ihren einweisenden Ärzten angeboten werden. Geht die behandlungsbezogene Kooperation z.B. im Rahmen einer Integrierten Versorgung bis hin zur gemeinsamen prospektiven Planung, kommen Verfahren des IT-basierten Case Managements zum Einsatz.

Die Kooperation zwischen Patienten und Ärzten kann im Rahmen von Verfahren der Telebetreuung und der Teleüberwachung unterstützt werden, die Kooperation zwischen Behandlern im Rahmen telemedizinischer Verfahren wie Teleradiologie und Telpathologie, Diskussionsforen und elektronischer Konsile mittels Telekonferenzen. Durch telemedizinische Verfahren können Transportkosten und -belastungen verringert werden und Expertise auch in abgelegene Gebiete gebracht werden. Dadurch entstehen völlig neue Kooperations- und Geschäftsmodelle, die aber im deutschen Abrechnungsrecht noch nicht ihren Niederschlag gefunden haben. Die ⌧ nachfolgende Abbildung zeigt einige dieser Anwendungen im Zusammenhang. Art, Umfang und Differenzierung gesundheitstelematischer Kooperationsanwendungen sind inzwischen fast unüberschaubar geworden, was den großen Bedarf hierfür zeigt. Einen guten Querschnitt zu solchen Verfahren sowie einen Eindruck zur Dynamik der Entwicklung gibt der jährlich und im Jahr 2006 in der 7. Ausgabe von Jäckel (z.B. Jäckel 2006) herausgegebener „Telemedizinführer Deutschland". Über die vergangenen 7 Jahre ist hier eine Sammlung von über 200 Anwendungsbeschreibungen entstanden.

7.2 Platzbuchungsverfahren

Eine relative einfache aber effektive Kooperationsanwendung sind sogenannte Platzbuchungsverfahren, bei denen Patienten oder Versorgungsinstitutionen Untersuchungstermine oder stationäre Betten direkt elektronisch bei einer Einrichtung buchen können. Im ⊠ Fallbeispiel 1 ab Seite 22 wurde diese Möglichkeit bereits vorgestellt. Entgegen den z.B. etablierten Buchungsportalen im Hotelgewerbe für Zimmerbuchungen gibt es aber im Gesundheitswesen bisher keinen zentralen Anbieter einer solchen Dienstleistung, was aber auch mit den fehlenden Möglichkeiten der institutionellen Anwendungssysteme Bei einfachen Implementierungen stellen die Gesundheitsversorgungsinstitutionen selbst mittels einer WEB-Anwendung Ihre freien Terminslots für autorisierte Benutzer oder für jeden Interessenten – was aber nur Sinn macht, wenn sich dieser eindeutig authentifizieren z.B. mittels eines Heilberufsausweises oder einer elektronischen Gesundheitskarte können – zur manuellen Buchung zur Verfügung.

Ein solches Portal findet sich z.B. unter http://www.reha-portal.info/ (letzter Zugriff 18.04.2006) Die ⊠ nachfolgende Abbildung zeigt den Zusammenhang.

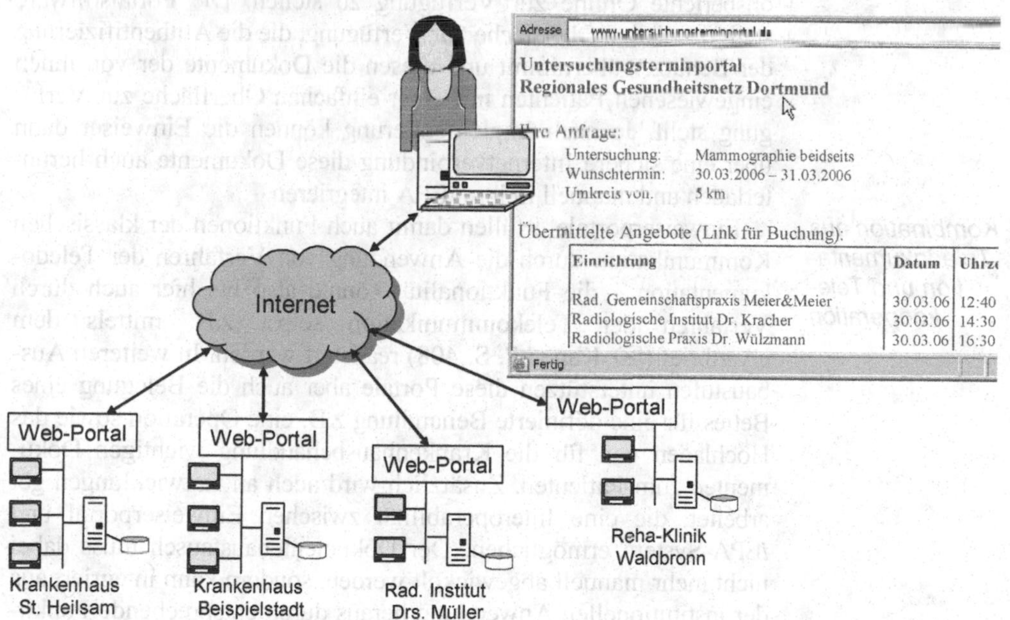

Abb. 7.1: Einfaches Platzbuchungsverfahren

Schließen sich mehrere Anbieter zusammen, kann hier von einem einrichtungsübergreifenden Platzbuchungsportal gesprochen werden. Alle institutionellen Informationssysteme stellen ihre für das öffentliche Buchungsverfahren freien Terminslots in die Datenhaltung des Buchungsportals ein und erhalten von diesem entsprechend Nachricht, wenn ein Termin belegt wurde. Der Vorteil für den Patienten bzw. den Arzt ist deutlich: Während im erstgenannten Fall institutioneller Buchungsverfahren ein Patient der einen Termin in einer beliebigen Institution für eine bestimmtc Untersuchung sucht manuell alle diese einzelnen Institutionen absuchen muss, kann er beim Buchungsportal – wie die z.B. bei entsprechenden Portalen zur Buchung von Hotelzimmern üblich ist – sich vom Portal Alternativen ermitteln lassen und aus diesen auswählen.

7.3 Einweiserportal

Kooperation Krankenhaus – Arztpraxis

Einweiserportale sind Kooperationsplattformen in Form von WEB-Anwendungen, die von Krankenhäusern für ihre zuweisenden Ärzte zur Verfügung gestellt werden. In den ersten Implementierungen dienten sie vor allem dazu, den Einweisern und ggf. Mitbehandlern die Entlassbriefe und ggf. weitere wichtige Dokumente wie Operationsberichte Online zur Verfügung zu stellen. Die Portalsoftware stellt dabei eine Oberfläche zur Verfügung, die die Authentifizierung der Benutzer übernimmt und diesen die Dokumente der von ihnen eingewiesenen Patienten mit einer einfachen Oberfläche zur Verfügung stellt. Je nach Implementierung können die Einweiser dann über eine sichere Internetverbindung diese Dokumente auch herunterladen und manuell in ihre *i*EPA integrieren.

Kombination aus Teledokumentation und Telekooperation

Einweiserportale erfüllen damit auch Funktionen der klassischen Kommunikation durch die Anwendung von Verfahren der Teledokumentation – die Funktionalität könnte also bis hier auch durch Verfahren der Telekommunikation selbst z.B. mittels dem eArztbrief (⌧ Kap. 5.7, S. 408) realisiert werden. In weiteren Ausbaustufen unterstützen diese Portale aber auch die Belegung eines Bettes für eine definierte Behandlung z.B. eine Operation sowie das Hochladen von für die Krankenhausbehandlung wichtigen Dokumenten zum Patienten. Zusätzlich wird auch an Entwicklungen gearbeitet, die eine Interoperabilität zwischen Einweiserportal und *i*EPA-System ermöglichen: Der Dokumentenaustausch muss dabei nicht mehr manuell abgewickelt werden, sondern kann integriert aus der institutionellen Anwendung heraus durch entsprechende Funktionen erfolgen.

Bei bestehenden Implementierungen sind dabei zwei verschiedene Lösungsansätze zu beobachten:

Zwei Lösungsansätze

- Die Software des Einweiserportals greift direkt auf die Daten im Krankenhausinformationssystem zu. Die Web-Oberfläche stellt also eine Benutzerschnittstelle zum KIS dar.
- Für das Einweiserportal werden die relevanten Dokumente automatisiert aus der Datenhaltung des KIS in eine spezielle Datenhaltung des Einweiserportals bereitgestellt. Dies kann z.B. über eine Shared Disk geschehen. Das Einweiserportal stellt damit eine eigenes abgeschlossenes Anwendungssystem dar, welches mit dem KIS interoperiert.

Im erstgenannten Fall ist die Portalsoftware also ein Modul des Krankenhausinformationssystems, welches zumeist vom Hersteller des KIS entwickelt wurde, im zweiten Fall handelt es sich um ein von Spezialanbietern erstelltes Portal, das über offen gelegte Schnittstellen verfügt und so mit beliebigen Krankenhaussoftware-Produkten zusammenarbeiten kann. Die beiden Alternativen mit den möglichen Schnittstellen zeigt ⊠ nachfolgende Abbildung.

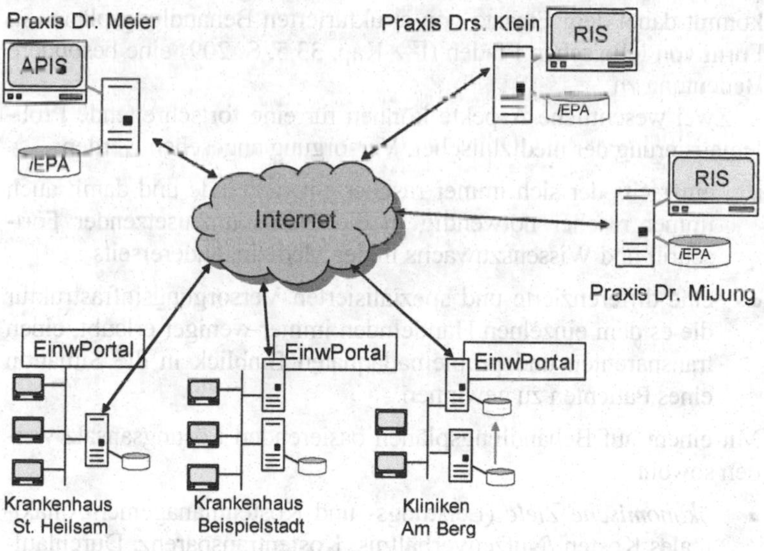

Abb. 7.2: Einweiserportale und institutionelle Systeme

Die Ziele von Einweiserportalen sind:

Ziele von Einweiserportalen

- Erhöhung des Images des Krankenhauses,
- Steigerung der Attraktivität des Krankenhauses für die Einweiser und damit eine bessere Bindung dieser („Kundenbindung"),
- die Schaffung der Grundlage für eine integrierter Versorgung zwischen Praxis und Klinik, z.B. im Rahmen der Nachsorge,

- Steigerung der Attraktivität des Krankenhauses für die Patienten, da Arztbriefe und wichtige Befunde schneller beim behandelnden Arzt sind.

Problematisch an dieser Entwicklung ist, dass ein Arzt, dessen Patienten in verschiedenen Kliniken behandelt werden, mit verschiedenen Einweiserportalen arbeiten muss – er findet also mehrere verschiedene Oberflächen, Zugangsverfahren vor, auch die Interoperabilitätsschnittstellen dieser Portale sind unterschiedlich, sodass eine kostengünstige Anbindung seines Praxissystems kaum möglich ist. Perspektivisch werden daher Einweiserportal mit der zunehmenden Verfügbarkeit von *e*EPA-Systemen funktional wieder reduziert werden auf Buchungsportale.

7.4 IT-gestütztes Case Management

Ein wesentliches Konzept der Integrierten Versorgung (⌧Kap. 3.2.2., S. 194) sind Methoden des Disease und Case Managements (⌧ Kap. 3.3.3, S. 198). Im Rahmen einer „geführte Versorgung" kommt dabei dem Einsatz von strukturierten Behandlungsplänen in Form von Klinischen Pfaden (⌧ Kap. 33.5, S. 209) eine besondere Bedeutung zu.

Immenser Wissenszuwachs und immer differenziertere Versorgungsstrukturen

Zwei wesentliche Aspekte können für eine fortschreitende Problematisierung der medizinischen Versorgung angesehen werden:

- einerseits der sich immer rascher entwickelnde und damit auch immer rascher notwendig in die Praxis umzusetzender Fortschritt und Wissenszuwachs in der Medizin, andererseits
- eine differenzierte und spezialisierten Versorgungsinfrastruktur die es dem einzelnen Handelnden immer weniger erlaubt, einen transparenten und problemadäquaten Einblick in die Situation eines Patienten zu gewinnen.

Ziele des IT-gestützten Case Management

Mit einem auf Behandlungsplänen basierenden Lösungsansatz werden sowohl

- *ökonomische Ziele* (Leistungs- und Kostenmanagement, maximales Kosten-/Nutzenverhältnis, Kostentransparenz, Durchlaufzeitenverkürzung),
- *medizinische Ziele* (gleiches Vorgehen bei gleicher Ausgangssituation, Behandlungsplanung und -überwachung, Verbesserung der Ergebnisqualität, Abweichungsanalysen) als auch
- *organisatorische Ziele* (Vorbelegung von Ressourcen, Termin- und Zeitmanagement, Ablaufoptimierung)

verfolgt. Bei der Implementierung entsprechender IT-Instrumente müssen die Bedürfnisse der Patienten sowie der verschiedenen medizinischen Handlungsträger berücksichtigt werden. Mit Blick auf die Abbildung 3.14 auf Seite 215 kommt es für den betreuenden Arzt dabei vor allem darauf an, dass er

Aspekte aus Sicht des Case Managers

- die abstrakten Behandlungspläne in elektronischer Form verwalten kann,
- die abstrakten Behandlungspläne für Patienten anwenden und ggf. individualisieren kann,
- die durch die Anwendung des Pfades für einen Patienten notwendigen medizinischen Maßnahmen einfach bzw. automatisiert bei Mitbehandlern bzw. Mitgliedern des Behandlungsteams – z.B. mittels geeignet zusammengestellter eÜberweisungen (⌧ Kap. 5.5, S. 398) – in Auftrag geben kann,
- die fortschreitende Abarbeitung des Behandlungspfades automatisiert überwachen kann, in dem zu den durchgeführten Maßnahmen eine Rückmeldung erfolgt,
- in Ausnahmesituation schnell und adäquat reagieren kann, in dem z.B. die verbleibenden Pfadmaßnahmen abgesetzt werden,
- in einfacher Weise mit dem Patienten kommunizieren kann bzw. für diesen Anweisungen und Übersicht-/Terminpläne ausdrucken kann.

Transparenz für den Patienten

Für den Patienten ist von Interesse, dass er über das weitere Vorgehen ebenfalls informiert ist und damit die Zukunft für ihn transparent wird. Ergänzend ist es eine Hilfe, wenn er über anstehende Termine mittels Erinnerungsbriefen oder Emails entsprechend informiert wird.

Transparenz für Mitbehandler

Daneben ist es von besonderer Bedeutung, dass nicht nur der Case-Manager die volle Transparenz über den Kernbehandlungsprozess hat, sondern auch alle an der Behandlung Beteiligten soweit für sie relevant auf diesen - respektive auf die bereits durchgeführten bzw. geplanten Maßnahmen - einen Blick haben. Dies bedeutet aber nicht, dass alle Beteiligten einen vollständigen transparenten Zugriff auf die elektronische Patientenakte eines Patienten haben müssen. Im Gegensatz: die Fokussierung auf das Wesentliche für alle Beteiligten erfordert geradezu eine Beschränkung auf jene Teile der Patientenakte, die bezogen auf die Initialzündung des Ingangsetzens der geführten Versorgung wesentlich sind.

Eine ausführliche Diskussion der Funktionen eines IT-Moduls für das Behandlungsmanagement findet sich bei Haas (2005 A). Dort werden auch die einzelnen Komponenten eines solchen Moduls angegeben (⌧ nachfolgende Abbildung).

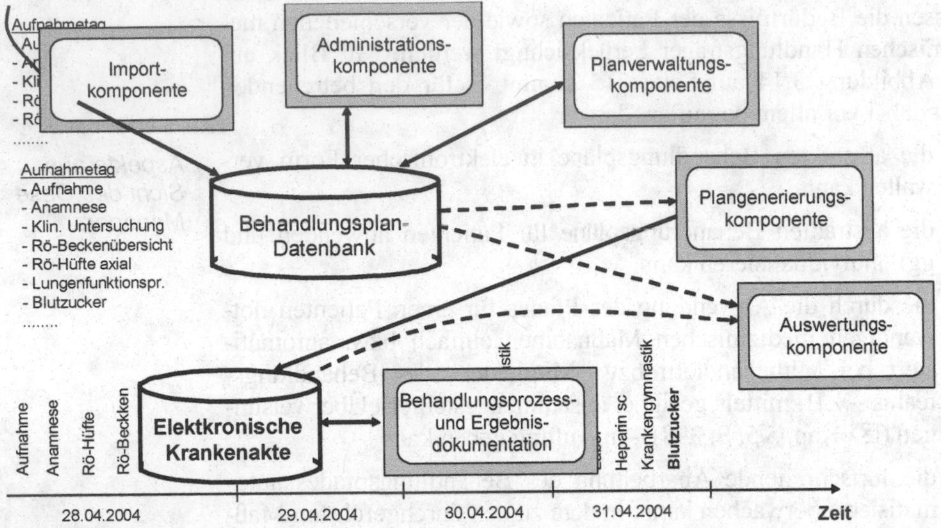

Abb. 7.3: Komponenten eines IT-gestützten Case Management Moduls

Die einzelnen Komponenten habe dabei folgende Funktionen:

- Planverwaltungskomponente
  Zur Verwaltung und Zusammenstellung von abstrakten sowie davon abgeleiteten individualisierten Behandlungsplänen müssen Funktionen vorhanden sein, mit denen einerseits die Pläne verwaltet und andererseits erstellt und editiert werden können. Dabei muss auch die Möglichkeit bestehen, diese Pläne mit Indikationen wie z.B. Symptomen, Problemen, Diagnosen und Behandlungszielen zu assoziieren, damit in den *i*EPA-Systemen bei Eintreten entsprechender Aktivierungsgründe die Pläne dem Arzt automatisch vorgeschlagen werden können.

Pläne für einen Patienten anwenden

- Plangenerierungskomponente
  Soll ein mittels der Administrationskomponente erstellter Behandlungsplan für einen Patienten zum Einsatz kommen, muss dieser in Form von geplanten Maßnahmen in die Akte des Patienten generiert werden. Dies geschieht in 2 Schritten:
  - □ Individualisierung des Planes
  - □ Generierung des patientenbezogenen Prozess

Durchführung der Maßnahmen dokumentieren

- Dokumentation der Maßnahmendurchführung
  Die Dokumentation der Maßnahmendurchführung erfolgt im Rahmen der Behandlungsprozessdokumentation in den einzelnen institutionellen Anwendungssystemen jener Einrichtungen, die mittels Überweisung die Durchführung einiger Maßnahmen übernehmen.

- Planauswertungskomponente/Soll- Ist-Vergleiche
  Zur Durchführungsüberwachung und zur kontinuierlichen Qualitätsverbesserung müssen Auswertungen mit der Möglichkeit zur Verfügung stehen, abstrakte Pläne mit konkret durchgeführten Behandlungen zu vergleichen und die Ergebnisse als Basis für Qualitätsmanagementzirkel zu nutzen bzw. Planabweichungen als Basis für neue Entscheidungen oder Interventionen heranzuziehen.

Plandurchführung überwachen

- Planimportkomponente
  Zunehmend liegen Klinische Pfade nicht nur in informaler freitextlicher Form vorliegen, sondern in einer informationstechnisch strukturierten Weise und können somit automatisiert in Anwendungen importiert werden können. Hierzu wird eine Import-Schnittstelle benötigt, die auf Basis eines definierten Leitlinien-Austauschformates (z.B. GLIF ⌧ Kap. 4.4.8, S. 347) Pfade in die institutionelle Plan-Datenbank integrieren kann.

Importieren von Leitlinien und Behandlungsplänen

- Schnittstellenkomponente
  Ein Case Management Modul muss in der Lage sein, mit beliebigen institutionellen Systemen bzw. deren Elektronsicher Patientenakte zu interoperieren. Hierzu benötigt diese ebenfalls eine Import-/Export-Komponente, um Daten aus dem Arztpraxis oder Krankenhausinformationssystem entgegenzunehmen oder generierte Patientenpfade an diese Systeme zur Speicherung der Maßnahmen in der EPA zu übergeben.

Ein entsprechendes IT-Modul für das Case-Management kann nicht nur Teil eines institutionellen Anwendungssystems sein, sondern noch effektiver kann der Einsatz gestaltet werden, wenn ein solches Modul Teil eines *e*EPA-Systems ist. Darüber hinaus kann es in Kombination mit Platzbuchungsportalen und Call Centern zu einem Gesamtsystem für das kontinuierliche Fallmanagement (Hecke 2005) ausgebaut werden.

Die ⌧ nachfolgende Abbildung zeigt den Gesamtzusammenhang an dem aus ⌧ Kapitel 3.3.5, Seite 209 bekannten Beispiel des Nachsorgepfades bei Kolonkarzinom: Der betreuende Arzt benutzt das Case-Management-IT-Modul um den leitliniengerechten Nachsorgepfad für den Patienten anzuwenden – ggf. unter Individualisierung des Standardpfades. Auf Basis der Definitionen zu durchzuführenden Maßnahmen und zeitlichen Abständen wird dann der konkrete Behandlungsprozess in die *e*EPA des Patienten generiert. Da für den Patient in den Stammdaten bereits ein behandlerteam festgelegt ist, werden die Maßnahmen den entsprechenden Teammitgliedern zugewiesen und elektronisch übermittelt. D.h. der Gastroenterologe die Koloskopien, der Radiologe die radiologischen Untersuchungen etc. Sind die Maßnahmen dann durchgeführt, erfolgt eine Rückmeldung an die eEPA und die Steuerung bzw. Einhaltung des Nachsorgepfades kann beobachtet werden. 2 Wochen vor einem anstehenden Termin erhält der Patient automatisch ein Erinnerungsschreiben oder je nach Wunsch eine E-Mail.

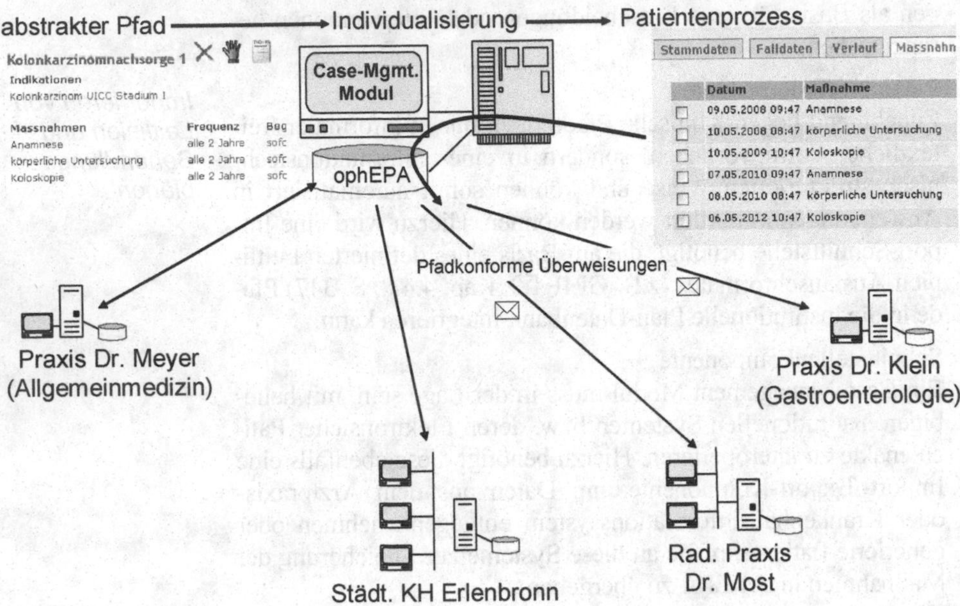

Abb. 7.4: eEPA und Case Management

7.5 Telemedizinische Verfahren

Als „telemedizinische Anwendungen" werden heute jene Verfahren bezeichnet, bei denen direkt die Überwachung oder Behandlung von Patienten zeitnah unterstützt wird. Wie in der Einführung bereits dargestellt, schreibt das DIMDI hierzu:

> „… Als enger gefasster Begriff bezeichnet dagegen Telemedizin konkret den Einsatz von Telematikanwendungen (-Diagnostik, -Konsultation, -Radiologie etc.), bei denen die Überwindung einer räumlichen Trennung von Patient und Arzt oder zwischen mehreren Ärzten im Vordergrund steht." (www.dimdi.de, letzter Zugriff 10.03.2005)

Die Verfahren sind also wiederum einteilbar in solche, bei denen Ärzte bzw. beliebige Behandler kooperieren und solche, bei denen Patienten im Rahmen der Überwachung bestimmter Vitalparameter direkt beteiligt sind.

Unter die erste Klasse von Anwendungen zur Unterstützung der ärztlichen Kooperation fallen z.B. (Mohr 2004):

- Teleradiologie
- Telepathologie
- Teledermatologie
- Telegastroenterologie
- Telechirurgie

Originäre oder konsiliarische Beurteilung von Bild- und Videomaterial

Bei den meisten dieser Anwendungen geht es vor allem um die Übertragung von medizinischem Bild- und Videomaterial zur zeitnahen Einholung von Zweitmeinungen oder zur Durchführung von Konsilen. Während diese Techniken vor allem in Flächenstaaten mit schlechter Infrastruktur von großem Interesse sind – was die WHO dazu bewogen hat, Gesundheitstelematik zu einem Schwerpunktthema zu machen – haben sich diese Verfahren in Deutschland vor allem für die Hinzuziehung von Expertise zu Nachtzeiten oder die Einbeziehung des Hintergrunddienstes ohne physische Präsenznotwendigkeit. Die Anwendungen werden auch unter dem „Telekonsile" subsummiert.

Direkte Manipulation von Objekten

Aber auch die direkte Manipulation von Objekten über große Distanzen wird erprobt. So können Pathologen Mikroskope an entfern ten Orten fernsteuern und einen Gewebeschnitt genauso untersuchen, als läge dieser vor ihnen auf dem Tisch. Auch über die Durchführung von „Fern-Operationen" wurde berichtet – ein Thema das eher der Forschungslandschaft zuzuordnen ist.

Bei der Teleüberwachung von Patienten werden je nach Erkrankung spezifische Vitalparameter bzw. Biosignale überwacht. Die Anwendungsmöglichkeiten sind vielfältig und mit zunehmender Verkleinerung von Meßwertaufnehmern und zugehörigen Verarbeitungseinheiten die über integrierte Kommunikationsmöglichkeiten z.B. über das UMTS-Netze verfügen, ergeben sich auch hier neue Anwendungsfelder und Geschäftsmodelle. Entsprechende Anwendungen sind z.B.

- Überwachung von Biosignalen
  Die gängigste Anwendung ist hier die Überwachung des EKGs mit am Körper tragbaren Analyseeinheiten, die auf Anforderung des Patienten oder bei kritischen Verläufen automatisch das EKG an ein Überwachungszentrum übertrage. Aber auch Langzeitüberwachung von Blutdruck oder Pulsfrequenz sind möglich sowie die Aufzeichnung von EMGs und ENGs.

- Überwachung von Blutzuckerwerten

Diabeter messen täglich mehrfach ihren Blutzuckerspiegel. Mit geeigneten Geräten können die gemessenen Werte automatisch an die *e*EPA oder die EGA des Patienten übertragen werden.

- Standortüberwachung
  Die Standortüberwachung mit Technoligen der Navigationssysteme kann bei verwirrten oder temporär desorientierten Patienten Aufschluss über deren Aufenthaltsort geben.

Für entsprechende Anwendungen findet auch der Begriff „mobile Health" Anwendung (Preuß 2006).

7.6 Telekonferenzen

Verfügbare Telekonferenzsysteme auf Basis des Internets machen zunehmend auch die Durchführung medizinischer Telekonferenzen interessant. Eine große Unterstützung ist hierbei, wenn es die die Telefonferenzplattformen ermöglichen, dass Fallbeschreibungen bzw. Extrakte aus den institutionellen oder der einrichtungsübergreifenden Patientenakte in das Telekonferenzsystem vorab eingestellt werden können. Das Konferenzsystem enthält in diesem Fall selbst eine Elektronische Fallakte, in die temporär Teile der *i*EPA oder *e*EPA für die Konferenz gespiegelt werden. Zu vereinbarten Zeitpunkten schalten sich dann Experten verschiedener Fachrichtungen – z.B. der betreuende Arzt in der Arztpraxis, ein Chirurg, ein Pathologe und ein Gastroenterologe – zusammen und der den Fall vorstellende Arzt erläutert Fragestellung und zu treffende Entscheidungen anhand der für alle zeitgleich einsehbaren Unterlagen und Bilder. Die Konferenz kann sowohl durch Chatten oder durch Sprachübertragung abgewickelt werden, in beiden Fällen kann sie für spätere Zwecke oder aus rechtlichen Gründen aufwandslos mitgeschnitten werden. Das Ergebnis selbst wird ebenfalls zeitnah Online dokumentiert und kann dann wieder in das Informationssystem des behandelnden Arztes übernommen werden.

7.7 Medizinische Call-Center

Problematisch vor dem deutschen Rechthintergrund – da Ärzte einen Patienten nur beraten dürfen, wenn er physisch vorstellig ist oder telefonisch, wenn er ihnen hinreichend bekannt ist – und auch dann nur in Bagatellfragen – haben sich in anderen Ländern, so z.B. in der Schweiz und in England, inzwischen spezialisierte Call-Center für eine „First-Level-Beratung“ etabliert, die 24 Stunden erreichbar sind und bei denen Patienten telefonisch oder mittels Email-Anfragen Expertise abrufen können. Oftmals geht es nur darum zu entscheiden, wie in einer konkreten Problemsituation – z.B. nachts – weiter verfahren werden soll und ob dringend direkt ein Arzt oder Notfalldienst einzuschalten ist. Die Finanzierung dieser Center erfolgt teilweise staatlicherseits oder durch die Kostenträger. Das Ziel ist hier, unnötige Arztbesuche zu vermeiden und gleichzeitig dem Patienten eine durchgehende Sicherheit zu geben. Call-Center können auch gekoppelt werden mit Verfahren der Teleüberwachung, sodass Risikopatienten immer einen Ansprechpartner haben, der auch über die aktuellen Messwerte informiert ist.

7.8 Zusammenfassung

Die Unterstützung der Kooperation der im Gesundheitswesen Tätigen untereinander sowie dieser mit dem Patienten ist ein wichtiges Ziel gesundheitstelematischer Anwendungen. Anwendungen der Klasse eCollaboration setzen oftmals auf Verfahren der eCommunication und eDocumentation auf, bieten aber einen Mehrwert durch die dynamische Unterstützung von Geschäftsprozessen und bei der direkten Zusammenarbeit.

Merktafel 21
Zu Kapitel 7: Telekooperation

- Anwendungen der Telekooperation unterstützen die Zusammenarbeit im Rahmen von Arbeitsprozessen in dynamischer Weise. *M20.1*
- Anwendungen der Telekooperation sind z.B. *M20.2*
  - Platzbuchungsportale,
  - Case-Management-Anwendungen
  - Telemedizinische Anwendungen zur Unterstützung der Kooperation von Ärzten,
  - Anwendungen für Telekonferenzen,
  - Anwendungen der Teleüberwachung und
  - Medizinische Call-Center.
- Telekooperationsanwendungen nutzen auch Anwendungen der Telekommunikation und Teledokumentation. *M20.3*
- Platzbuchungsportale unterstützen die Ressourcenbelegungsplanung und ermöglichen die schnellere Abwicklung von Auftragsleistungen.

M20.4 ▪ Case-Managament-Anwendungen unterstützen die Anwendung von klinischen Pfaden durch

- ▫ die Möglichkeit der patientenbezogenen Anwendung von Pfaden in den institutionellen Systemen oder der *e*EPA,
- ▫ die automatisierte Vergabe von Beauftragungen für einzelne Leistungen oder Leistungsbündel an Mitbehandler,
- ▫ die Überwachung der Einhaltung des klinischen Pfades,
- ▫ die Kommunikation mit dem Patienten und
- ▫ die Transparenz des prospektiven Geschehens.

M20.5 ▪ Telemedizinische Verfahren unterstützen die konsiliarische Beratung z.B. durch die Übertragung von Bild- und Videodateien. Sie ermöglichen, räumlich entfernte Expertise hinzuzuziehen.

M20.6 ▪ Telekonferenzen ermöglichen heterogenen Expertengremien die Besprechung von Fällen. Dazu können Fallbeschreibungen und für die Besprechung wichtige Dokumente vor der Konferenz in das System eingestellt und während der Besprechung allen Teilnehmern zeitgleich präsentiert werden. Eine Protokollierung der Konferenzen ist möglich.

M20.7 ▪ Medizinische Call-Center sind hochverfügbare Anlaufstellen für Patienten oder Ärzte zum Abruf von Expertise.

Elektronische Karteikarte in Arztpraxisinformationssystemen

Die Funktionalität der meisten Arztpraxissysteme ist hinsichtlich der Medizinischen Dokumentation sehr ähnlich. Da in den verschiedenen Fallbeispielen auf diese prinzipielle Funktionalität Bezug genommen wird, soll diese in der Folge kurz erläutert werden. Umfangreiche Listen zu geforderten Funktionalitäten von Arztpraxisinformationssystemen finden sich bei Schönauer (2002).

Kern vieler Arztpraxisinformationssysteme um den herum sich eine vielfältige Menge von Funktionalitäten gruppieren ist die sogenannte *Karteikarte*. Sie enthält die chronologische Behandlungsprozessdokumentation mit allen Einträgen – den sogenannten *Karteikarteneinträgen* – zu Symptomen/Befunden, Diagnosen, Fremdbefunden, Überweisungen etc. Diese Einträge werden über z.T. vom Hersteller fest vorgegebene aber auch von der nutzenden Einrichtung selbst definierbaren Zeilentypen unterschieden. Daneben werden das Datum – meist nicht die Uhrzeit, der dokumentierende Arzt anhand seines Kürzels und ein Freitext oder Verweis aufgeführt. So entsteht eine tabellarische des Behandlungsgeschehens. Bei einigen Systemen können jedem Zeileneintrag zusätzlich Dokumente assoziiert werden, bei anderen Systeme ist dies nicht möglich, Dokumente werden ohne Zusammenhang als eigene Zeilen in die Dokumentation eingereiht. Betrachtet man diesen Lösungsansatz aus modelltechnischer Sicht, spezialisieren die verschiedenen Zeilentypen den Eintrag und legen fest, welche differenzierten Angaben je Zeilentyp möglich sind – z.B. für Diagnosen die Eingabe des ICDs und weiterer Attribute, zur Eingabe von Symptomen Schweregrad, Lokalisation usw.. Ein einfaches Klassenmodell zu diesem Lösungsansatz zeigt die nachfolgende Abbildung: In seiner *i*EPA in der Arztpraxis hat ein Patient beliebig viele Karteikarteneinträgen verschiedensten Typs. Jedem Eintrag können mehrere Dokumente assoziiert werden, in fortgeschrittenen Ansätzen kann auch ein Dokument zu mehreren Zeileneinträge gehören (z.B. ein Kumulativbefund).

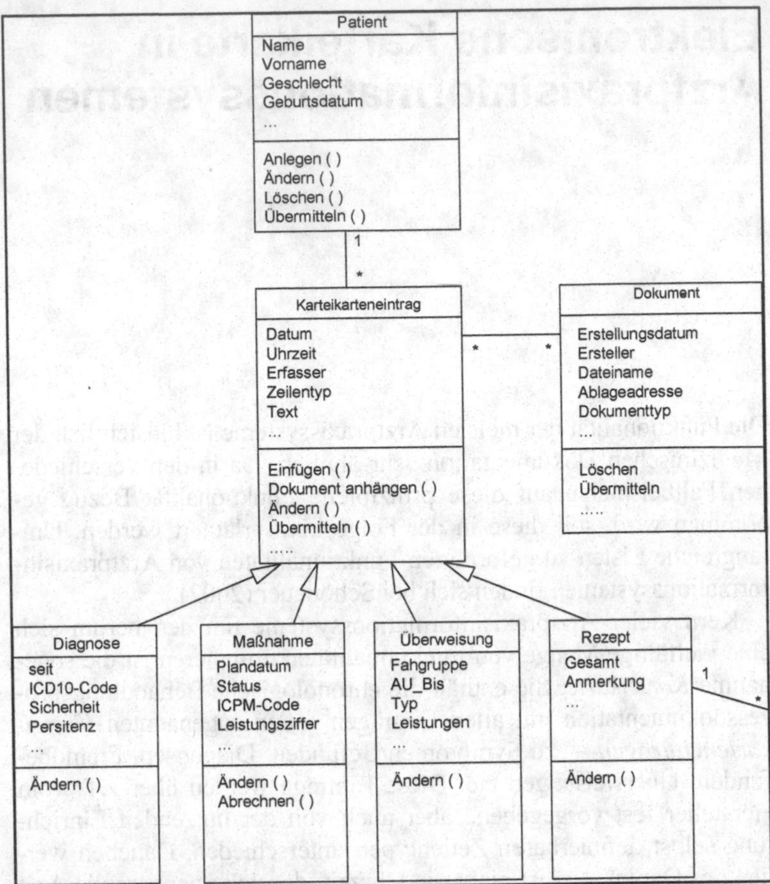

Im Mittelpunkt eines APIS steht die so genannte „elektronische Karteikarte", über die alle Dokumentationen erfolgen. In diese werden *alle* Dokumentationen – also die Behandlungsprozess-, Ergebnis-, Symptom- und, Diagnosendokumentation sowie die Abrechnungsdokumentation – eingegeben. Ihr Grundaufbau ähnelt sich in fast allen Praxisinformationssystemen sehr stark und ihre tabellenartige zeitverlaufsorientierte Form wurde aus der Papierkarte übernommen.

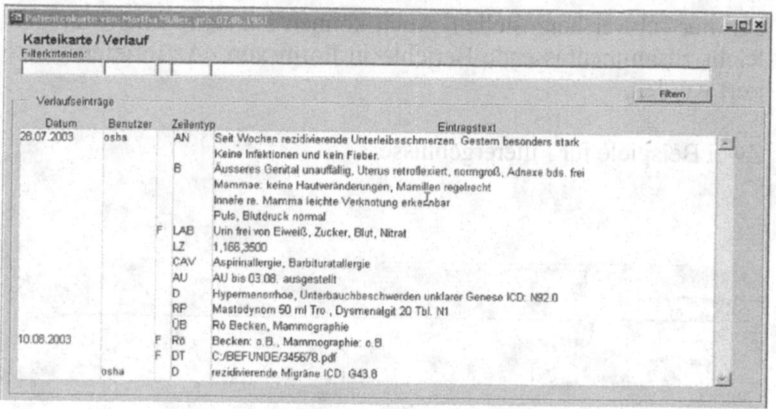

Die Funktionalitäten ausgehend von dieser Karteikarte sind dabei vielfältig. Einerseits ist ein Filtern nach dem Zeilentyp oder nach dem Datum möglich (⌦ nachfolgende Abbildung) möglich, meist werden die Filterkriterien nicht wie vorangehend gezeigt oberhalb der Verlaufsdarstellung angezeigt, sondern über ein gesondertes Fenster eingegeben. Von der Karteikarte aus können alle evtl. vorhandenen Detailinformationen abgerufen werden. Dies können zum Zeilentyp gehörende Standardformulare sein (z.B. zum Zeilentyp „ÜB" für Überweisung das Überweisungsformular, zum Zeilentyp „RP" für Rezept das Rezept usw.) oder aber speziell vom Hersteller gelieferte oder vom Praxisinhaber mittels eines vom Lieferanten integrierten Formulargenerators erstellte eigene sein. Dabei wird meist das Vorliegen von Zusatzinformationen und Formularen nicht angezeigt, sondern es handelt sich um „implizites" des Benutzers, hinter welchem Zeilentyp weitere Informationen hinterlegt sind.

Sollen also nur alle Diagnosen eingesehen werden, wird nach dem Zeilentyp „D" gefiltert, sollen alle Arbeitunfähigkeitsbescheinigungen herausgesucht werden, nach dem Zeilentyp AU usw.. Eine Interoperabilität zwischen Arztpraxissystemen kann also z.B. dadurch hergestellt werden, dass diese gegenseitig Karteikarteneinträge austauschen. Da die Karteikarten in den verschiedenen Produkten alle sehr ähnlich sind, ist dies leicht zu bewerkstelligen. Auch die Meldung einzelner Einträge an ein *e*EPA-System ist dann unproblematisch, wenn dieses zusätzlich zum Dokumentenspeicher auch über eine dedizierte Phänomendokumentation verfügt. So könnte z.B. ein Arztpraxissystem durch Selektion aller Diagnosen und Übermittlung dieser an das *e*EPA-System in einfacher Weise Krankheitskontext für andere Mitbehandler zur Verfügung stellen und in umgekehrter Weise Diagnosen aus der *e*EPA in die *i*EPA übernehmen. Eine Interoperabilität mit reinen „Dokumentenspeichern", also *e*EPA-System, die nur dem Dokumentenparadigma folgen, ist dagegen nur schwer herzustellen. Auch können aus den Zeileneinträgen leicht zusammenfassende Berichte in Form von eArztbriefen generiert werden.

Zwei Beispiele für Filterergebnisse:

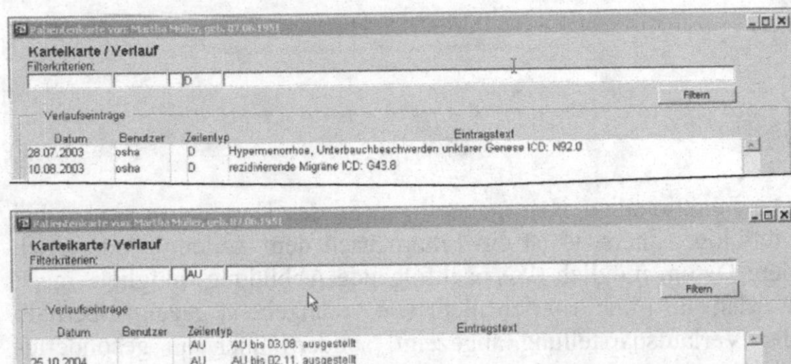

Beispiel für den Aufruf eines Detailformulars in Abhängigkeit vom Zeilentyp (AN = Anamnese)

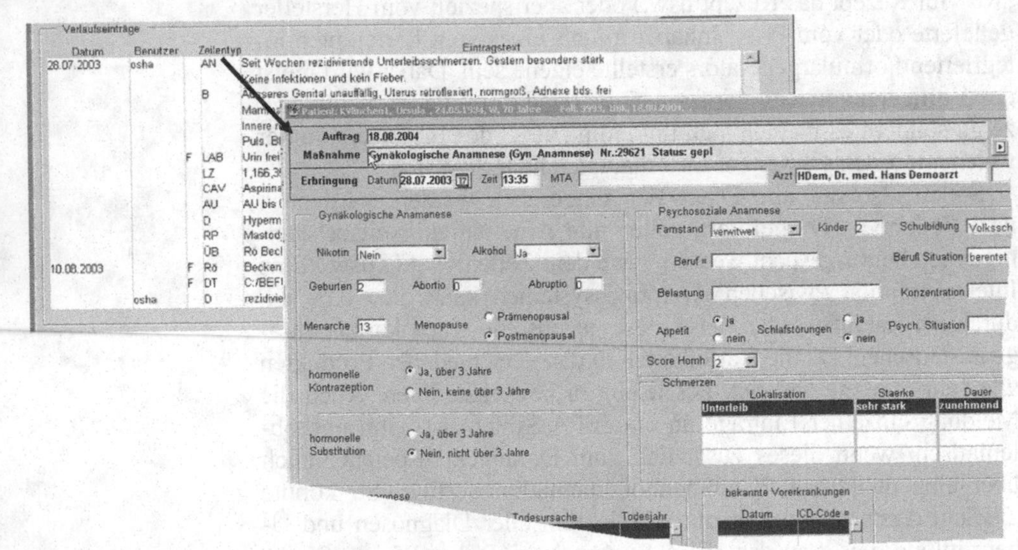

Übersichten zu Standards

Übersicht zur Liste der bei der WHO geführten Standards (http://www.who.int/ehscg/resources/en/ehscg_standards_list.pdf, letzter Zugriff 04.04.2006):

Standards List

This compilation collects the most important standards in all technical and non-technical areas of e-health. The document is broken into two sections – the 'table-of-contents', and a more detailed description. Each description is bookmarked, and tied to the table-of-contents entry.

Here follows a brief explanation of the fields associated to each standard:
Url: gives an URL where the standard is available, for free if possible.
Category: field shows the medical environment in which the standard is used.
Others: other interesting and latest information.
Relevance: in a range from 0 to 100, the relevance is a subjective parameter which designates the importance of the standard in relation to e-Health.
Other fields, like *name, brief name, organization, description* or *used in* need no further explanation.

Organization	Brief Name	Name
AENOR	UNE-CR 13694	Safety and Security Related Software Quality Standards for Healthcare (SSQS)
ANSI	HL7v2 XML	HL7 Version 2.5
ASTM	E2212-02a	Standard Practice for Healthcare Certificate Policy
ASTM	E2184-02	Standard Specification for Healthcare Document Formats
ASTM	E1713-95	Standard Specification for Transferring Digital Waveform Data Between Independent Computer Systems
ASTM	E1762-95 (2003)	Standard Guide for Properties of Electronic Health Records and Record Systems
ASTM	e1467	Specification for transferring neurophysiologic data between independent computer systems
ASTM	E1239-00	Standard guide for description of reservation/registration-admission, discharge, transfer systems for Electronic Health Record (EHR) systems
ASTM	E1384-02a	Standard guide for content and structure of the Electronic Health Record (EHR)
ASTM	E1744-98	Standard guide for view of emergency medical care in the computerized-based patient record

CEN	ENV13606	Electronic healthcare record communication
CEN	ENV12967	Healthcare Information System Architecture (HISA)
CEN	ENV12612	Messages for the exchange of healthcare administrative information
CEN	ENV12537	Registration of information objects used for EDI in healthcare
CEN	ENV12443	Healthcare Information Framework (HIF)
CEN	ENV12018	Identification, administrative, and common clinical data structure for ICDs
CEN	env 12017	Medical Informatics Vocabulary (MIVoc)
CEN	ENV1613	Messages for exchange of laboratory information
CEN	ENV12264	Categorical structures of systems of concepts - Model for representation of semantics
CEN	ENV12381	Time Standards for Healthcare Specific Problems
CEN	ENV12538	Messages for Patient Referral and Discharge
CEN	ENV12539	Request and Report Messages for Diagnostic Services Departments
FDA		63 FR 64998
HL7	CCOWV1.5	Clinical Context Object Workgroup Version 1.5
IEEE	IEEE 1073.5.x	Point-of-care medical device communication
IEEE	IEEE 1073.2.1.2	Point-of-care medical device communication – Application Profiles – MIB Elements
IEEE	IEEE 1073.3.2	Medical Device Communications – Transport Profile – IrDA Based – Cable Connected
ISO	DTR16056	Interoperability of Telehealth Systems and Networks
ISO	ISO9241	Ergonomics requirements for office work with visual display terminals
ISO	ISO18812	Clinical analyser interfaces to laboratory information systems

ASTM	E1715-01	An object-oriented model for registration, admitting, discharge, and transfer functions in computer-based patient record systems
ASTM	E1714-00	Standard guide for properties of a Universal Healthcare Identifier
ASTM	E1902-02	Specification for management of the confidentiality and security of dictation, transcription, and transcribed health records
ASTM	E2211-02	Specification for relationship between a person and a supplier of an electronic personal health record
ASTM	E2185-02	Standard specification for clinical XML DTDs in healthcare
ASTM	E2085-00a	Standard guide on security framework for healthcare information
ASTM	E2117-00	Standard guide for identification and establishment of a quality assurance program for medical transcription
ASTM	E1986-98	Standard guide for information access privileges to health information
ASTM	E1987-98	Standard guide for individual rights regarding health information
ASTM	E2084-00	Standard Specification for Authentication of Healthcare Information Using Digital Signatures
CEN	ENV13734	VITAL
CEN	EN12052	MEDICOM
CEN	ENV1064	Computer-assisted electrocardiography
CEN	CR14300	Interoperability of healthcare multimedia report systems
CEN	CR12069	Profiles for medical image interchange
CEN	ENV12388	Algorithm for Digital Signature Services in Health Care
CEN	ENV13608	Security for healthcare communication
CEN	ENV12251	Management and security of authentication by passwords
CEN	ENV13939	Medical Data Interchange: HIS/RIS-PACS and HIS/RIS
CEN	ENV13735	Interoperability of patient connected medical devices
CEN	ENV13607	Messages for the exchange of information on medicine prescriptions

ISO	ISO11073-20301	Point-of-care medical device communication – Application profile – Optional package, remote control
ISO	ISO/TR 18307	Interoperability and compatibility in messaging and communication standards – Key characteristics
JAHIS		MDS A 0001 - 0017
NEMA	DICOM 3.0 2004	Digital Imaging and Communications in Medicine
Regenstrief Institute	LOINC	Logical Observation Identifiers Names and Codes

Liste der verabschiedeten CEN-Standards

ISO/NP TS 11073-90201	Health Informatics: Medical Waveform Format Part 90201: Encoding Rules
ISO/DIS 12052	Health informatics -- Digital imaging – DICOM Communication, workflow and data management
ISO/CD 13606-1	Health informatics - Electronic health record communication Part 1: Reference model
ISO/DIS 17090-1	Health informatics -- Public key infrastructure Part 1: Overview of digital certificate services
ISO/DIS 17090-2	Health informatics -- Public key infrastructure Part 2: Certificate profile
ISO/DIS 17090-3	Health informatics -- Public key infrastructure Part 3: Policy management of certification authority
ISO/NP 17113	Health informatics -- Exchange of information between healthcare information systems -- Development of messages
ISO/DIS 17115	Health informatics -- Vocabulary for terminological systems
ISO/NP TS 17117	Health informatics -- Controlled health terminology -- Structure and high-level indicators
ISO/PRF 18232	Health Informatics -- Messages and communication -- Format of length limited globally unique string identifiers
ISO/DIS 20301	Health informatics -- Health cards -- General characteristics
ISO/DIS 20302	Health informatics -- Health cards -- Numbering system and registration procedure for issuer identifiers
ISO/CD 21298	Health informatics -- Functional and structural roles
ISO/DIS 21549-4	Health informatics -- Patient healthcard data Part 4: Extended clinical data
ISO/CD 21549-5	Health informatics -- Patient healthcard data Part 5: Identification data
ISO/CD 21549-6	Health informatics -- Patient healthcard data Part 6: Administrative Data
ISO/DIS 21549-7	Health informatics -- Patient healthcard data Part 7: Electronic prescription (medication data)
ISO/HL7 FDIS 21731	Health informatics: HL7 version 3 -- Reference information model, release 1
ISO/NP TS 22224	Health Informatics -- Electronic Reporting of adverse drug reactions
ISO/NP TS 22226	Business requirements for an international standard terminology system for medicinal products
ISO/PRF TS 22600-1	Health informatics -- Privilege management and access control Part 1: Overview and policy management
ISO/PRF TS 22600-2	Health informatics -- Privilege management and access control Part 2: Formal models
ISO/NP TS 22789	Conceptual framework for patient findings and problems in terminologies
ISO/NP TR 22790	Functional requirements on prescription support systems
ISO/NP TS 25720	Polymorphism Markup Language (PML) for Single Nucleotide Polymorphism (SNP) and Short Tandem Repeat Polymorphism (STRP)
ISO/CD 27285	Point-of-care connectivity specification
ISO/CD 27799	Health informatics -- Security management in health using ISO/IEC 17799

Verwendete Abkürzungen

3D	3-dimensional
ACR	American College of Radiology
ADT	Abrechnungsdatenträger für die Abrechnung von ärztlichen Leistungen
AG	Arbeitsgemeinschaft
AMIS	Arzneimittelinformationssystem
APIS	Arztpraxisinformationssystem
ATG	Aktionsforum für Telematik im Gesundheitswesen
BA	Berufsausweis
bps	Bytes per Second
BDSG	Bundesdatenschutzgesetz
BDT	Behandlungsdatenträger für die Kommunikation von Arztpraxen
BLOB	Binary Large Object
BMI	Bundesministerium des Inneren
BMWA	Bundesministerium für Wirtschaft und Arbeit
BMBF	Bundesministerium für Bildung und Forschung
BSI	Bundesamt für die Sicherheit in der Informationstechnik
BVA	Bundesversicherungsanstalt
CBPR	Computer-Based Patient Record
CCIT	Secure Interoperable Chip Card Terminal
CCOW	Clinical Context Object Working Group
CD	Compact Disk
CDA	Clinical Document Architecture
CDIR	Classless Interdomain Routing
CECR	Continuous Electronic Care Record
CEN/TC	European Committee for Standardization/Technical Comitee
CMR	Computerized Medical Record
CMS	Content Management System
CORBA	Common Object Request Broker Architecture
CPR	Computerized Patient Record

CT	Computertomographie
DB	Datenbank
DBMS	Datenbankmanagementsystem
DFÜ	Datenfernübertragung
DGD	Deutsche Gesellschaft für Dokumentation
DICOM	Digital Imaging and Communications in Medicine
DIMDI	Deutsches Institut für medizinische Dokumentation und Information
DIN	Deutsches Institut für Normung e. V.
DIS	Draft International Standard
DMP	Disease Management Program
DMS	Dokumentenmanagementsystem
DNS	Domain Name Service
DTD	Document Type Definition
DV	Datenverarbeitung
EAI	Enterprise Application Integration
EBM	Evidenzbasierte Medizin
EDV	Elektronische Datenverarbeitung
EEG	Elektro-Encephalogramm
eGK	Elektronische Gesundheitskarte
eEPA	einrichtungsübergreifende Elektronische Patientenakte
EFA	Elektronische Fallakte
EGA	Elektronische Gesundheitsakte
EHCR	Electronic Health Care Record
EHR	Electronic Health Record
EKA	Elektronische Krankenakte
EKG	Elektrokardiogramm
EMG	Elektromyologramm
EMR	Electronic Medical Record
EPA	Elektronische Patientenakte
EU	Europäische Union
FTP	File Transfer Protocol
GALEN	Generalised Architecture for Languages, Encyclopaedias and Nomenclatures in medicine
GAN	Global Area Network
GDT	Gerätedatenträger für die Ansteuerung medizintechnischer Geräte
GG	Grundgesetz
GKV	Gesetzliche Krankenversicherung
GLIF	Guideline Interchange Format
GMG	Gesundheitsmodernisierungsgesetz
GOÄ	Gebührenordnung für Ärzte
GVG	Gesellschaft für Versicherungswirtschaft und Gestaltung e.V.

GVV	Gesetz zur Verwaltungsvereinfachung
HBA	Heilberufsausweis
HCP	Health
HL7	Health Level 7
HPC	Health Professional Card
HTC	Health Telematics Connector
HTML	Hypertext Markup Language
HW	Hardware
IA	Institutionsausweis
ICD	International Classification of Disease
ICF	International Classification of Functioning, Disability and Health
ICNP	International Classification of Nursing Practice
ICPM	International Classification of Procedures in Medicine
IHE	Integrating the Healthcare Enterprise
*i*EPA	institutionelle Elektronische Patientenakte
ID	Identifikationsnummer
IEEE	Institute of Electrical and Electronical Engineers
IGV	Intergrierte Versorgung
IPsec	Internet Protocol Security
IS	Informationssystem
ISDN	Integrated Services Digital Network
ISO	International Organization for Standardization
IT	Informationstechnologie
KBV	Kassenärztliche Bundesvereinigung
KHG	Krankenhausgesetz
KIS	Krankenhausinformationssystem
KPM	Kommunikations- und Prozessmodul
KV	Kassenärztliche Vereinigung
KVB	Kassenärztliche Vereinigung Bayern
KVDT	Einheitlicher Datenaustausch zwischen Arztpraxis und Kassenärztlicher Vereinigung
LAN	Local Area Network
LDT	Labordatenträger
LIS	Laborinformationssystem
LOINC	Logical Observation Identifiers Names and Codes
MAN	Metropolitan Area Network
MDBS	Medizinischer Basisdokumentationssatz
MDS	Minimum Data Set
MESH	Medical Subject Heading
MPI	Master Patient Index
MLM	Medical Logic Modules
MVZ	Medizinische Versorgungszentrum
NAMed	Normenausschuss Medizin der DIN

NDT	Notfalldatenträger
NEMA	National Electrical Manufacturers Association
NHS	National Health Service
NRW	Nordrhein Westfalen
NYHA	New York Heart Association
ODT	Onkologischer Datenträger für die Tumordokumentation
OID	Objektidentifikator
OMG	Object Management Group
OO	Objektorientiert
OP	Operation
ORB	Object Request Broker
OSI	Open System Interconnection
PACS	Picture Archiving- and Communication System
PatPIN	Patienten PIN
PC	Personal Computer
PCIS	Patient Care Information System
PCS	Patient Care System
PDA	Personal Digital Organizer
PDF	Portable Document Format
PEN-PAD	Stiftcomputer
PflegeSys	Pflegeinformationssystem
PIN	Persönliche Identifikationsnummer
PKI	Public Key Infrastructure
PMP	Patient Management Path
PPTP	Point-to-Point Tunnel Protokoll
PT	Projektteam
PZN	Pharmazentralnummer
RehaSys	Rehabilitationsinfromationssystem
RIM	Reference Information Model
RIS	Radiologie-Informationssystem
RMI	Remote Method Invocation
RPC	Remote Procedure Call
RSAV	Risikostruktur-Ausgleichsverordnung
SCIPHOX	Standardized Communication of Information Systems in Physician Offices and Hospitals using XML
SGB	Sozialgesetzbuch
SICCT	Secure Interoperable Chip Card Terminal
SigV	Signaturverordnung
SigG	Signaturgesetz
SM	Secure Messaging
SMC	Secure Modul Card
SMS	Short Message Service
SNOMED	Standardized Nomenclature of Medicine

SNOMED-CT	SNOMED-Clinical Terms
SOAP	Simple Object Access Protocol
SSL	Secure Socket Layer
SSU	Small Semantic Unit
SW	Software
TC	Technical Commitee
TCP/IP	Transmission Control Protocol/Internet Protocol
TNM	Tumor Nodes and Morphology
UDDI	Universal Description Discovery and Integration
UML	Unified Modeling Language
UMLS	Unified Medical Language System
USB	Universal Serial Bus
VCS	VDAP Communication Standard
VITAL	Vital Signs Information Representation
VPN	Virtual Privat Network
W3C	World Wide Web Consortium
WADO	Web Acces to DICOM Persistent Objects
WAN	Wide Area Network
WFMS	Workflowmanagement-System
WHO	World Health Organization
WSDL	Web Service Description Language
xDT	x-beliebiges Datenträgeraustauschverfahren
XSD	eXtensible Schema Discription
XSL	eXtensible Sylesheet Language
XML	eXtensible Markup Language
ZRA	Zentraler Referenz- und Austauschserver

Verzeichnis der Abbildungen

Kapitel 5 Telekommunikation, eCommunication

Kapitel 6 Teledokumentation, eDocumentation

Kapitel 7 Telekooperation, eCollaboration

Verzeichnis der Tabellen

Verzeichnis der Merktafeln

Fallbeispiele

Literaturverzeichnis

Alschuler, L., Dolin, R.H., Boyer, S., Beebe, C., Biron P.V., Sokolowski, R. (eds.): Clinical Document Architecture Framework Release 1.0, 2001

Amelung, V.E., Schumacher, H.: Managed Care – Neue Wege im Gesundheitsmanagement. Wiesbaden: Gabler Verlag 1999

ATG – Aktionsforum Telematik im Gesundheitswesen: Managementpapier „Elektronisches Rezept" Bericht 1. Meilenstein. Köln: Eigenverlag 2000

ATG – Aktionsforum Telematik im Gesundheitswesen: Managementpapier „Sicherheitsinfrastruktur". Köln: Eigenverlag 2001

ATG – Aktionsforum Telematik im Gesundheitswesen: Managementpapier „Elektronisches Rezept". Köln: Eigenverlag 2001

Balas, E. A., F. Jaffrey, G. J. Kuperman, S. A. Boren, G. D. Brown, F. Pinciroli, and J. A. Mitchell: Electronic Communication With Patients. Evaluation of Distance Medicine Technology. In: JAMA 278 (2):152-9 (1997)

Balas, E.A., Boren S.A., Brown G.D. (eds): Information Technology Strategies from United States and European Union. Amsterdam: IOS Press (2000)

Bales, S.: Die Einführung der elektronischen Gesundheitskarte in Deutschland. Bundesgesundheitsbl – Gesundheitsforsch – Gesundheitsschutz 2005 · 48:727–731

Balfanz, J., Wendenburg, J.C.E. (Hrsg.): Digitale Signaturen in der Praxis. Eschborn: AWV-Verlag 2003.

Bates, D.W., O'Neil, A.C., Boyle, D., Teich, J., Chertow, G.M., Komaroff, A.L., Brennan, T.A.: Potential identifiability and preventability of adverse events using information systems. J Am Med Inform Assoc. 1(5), 404–11 (1994)

Becker, J., Rosemann, M., Schütte, R.: Grundsätze ordnungsmäßiger Modellierung. Wirtschaftsinformatik 37 (5), S. 435–445 (1995)

Beier, J.: Informationsmanagement und –Recherche. In: Jähn (2004), S. 78–84

Benninghoven, N.: Analyse und Design von behandlungsprozessorientierten CDA-basierten Schnittstellen für ein gesundheitstelematisches Netzwerk. Thesis im Studiengang Medizinische Informatik an der Fachhochschule Dortmund, 2003

Beun, J. G.: Electronic healthcare record; a way to empower the patient. In: IntJMedInf 69 (2003): 191–196

Berg, M.: Medical Work and the Computer-Based Patient Record: A Sociological Perspective. Methods of Information in Medicine 37 (3): 294–301 (1998)

Bernus, P., Mertins, K., Schmidt, G. (eds.): Handbook on Architectures of Information Systems. New York: Springer 1998

Bernus, P., Schmidt, G.: Architectures of Information Systems. In Bernus (1998), pp. 1–9

Berthold, O., Freytag, J.-Chr.: Privacy-Techniken im Überblick. Datenbankspektrum 16/2006: S. 3–14

Bieber, H.: Datenschutz und ärztliche Schweigepflicht. Aachen: Shaker 1995

BITKOM, VDAP, VHitG, ZVEI: Einführung einer Telematik-Architektur im deutschen Gesundheitswesen – Expertise. Berlin: Eigenverlag 2003. Auch unter http://www.ztg-nrw.de/down/262/telematik_expertise.pdf (Letzter Zugriff: 03.03.2006)

Bit4health – Better Information Technology For Health Projektgruppe: Erarbeitung einer Strategie zur Einführung der Gesundheitskarte: Telematikrahmenarchitektur für das Gesundheitswesen – Ein Überblick. Bonn: Eigenverlag 2004

Blittersdorf, F.: Krankenblattabschluss. In: Koller (1975), S. 443–452

Blobel, B., Pommerening, K.: Datenschutz und Datensicherheit – Anforderungen, Probleme, Lösungskonzepte. f&w führen und wirtschaften im Krankenhaus 14 (2), 133–138 (1997)

Blobel, B.: Authorisation and access control for electronic health record systems. Intern J Med Inf 73 (2004), pp. 251–257

Blobel, B.: Die Implementierung von BIT4health im Spiegel der europäischen Initiativen sowie der fortgeschrittenen Programme anderer Länder. In: Steyer (2005), 88–95

BMI – Bundesministerium des Inneren (Hrsg.): Registraturrichtlinie für das Bearbeiten und Verwalten von Schriftgut in Bundesministerien – Beschluss des Bundeskabinetts vom 11. Juli 2001. Berlin: Eigenverlag 2001

BMI – Bundesministerium des Inneren – Koordinierungs- und Beratungsstelle der Bundesregierung für Informationstechnik in der Bundesverwaltung (Hrsg.): Standadds und Architekturen für E-Government-Anwendungen SAGA Version 2.1, Schriftenreihe des KBSt Band 82. Berlin: KBST (2005)

BMWA/BMBF - Bundesministeriums für Wirtschaft und Arbeit - Bundesministerium für Bildung und Forschung (Hrsg.): Informationsgesellschaft Deutschland 2006 – Aktionsprogramm der Bundesregierung. Berlin: Eigenverlag. 2003

BMWA Bundesministeriums für Wirtschaft und Arbeit: Sichere und verlässliche Transaktionen in offenen Kommunikationsnetzen - Ergebnisse des Leitprojektes VERNET des Bundesministeriums für Wirtschaft und Arbeit. Berlin: BMWA Eigenverlag 2005

Borghoff, U. M., Rödig, P., Scheffczyk, J., Schmitz, L.: Langzeitarchivierung. In: Informatik_Spektrum_1_Dezember_2005: 489–492

Bott, O. J., Pretschner, D. P.: Standards für die Elektronsiche Gesundheitsakte – Stand der Revisionen des CEN ENV 13606 zur Electronic Healthcare Record Communication. In: Forum der medizin_Dokumentation und Medizin_Informatik. 3 (2005), S. 105 – 111.

Boxwala, A.A. et.aAl.: GLIF3: A Representation Format for Sharable Computer-Interpretable Clinical Practice Guidelines. Journal of Biomedical Informatics, 37 (3), pp. 147-161 (2004)

Brockhaus Mannheim: Bibliographische Institut & F.A. Brockhaus 2000

Brenner, G. van Eimeren, W., et. al.: Telematik-Anwendungen im Gesundheitswesen, Nutzungsfelder, Verbesserungspotentiale und Handlungsempfehlungen, Schlussbericht der Arbeitsgruppe 7 (Gesundheit) des Forum Info2000. Baden-Baden: Nomos-Verlag 1998

Brill, C.W., Förster, K., Keil, W.: Patientenfach und Elektronisches Rezept. In: Bundesgesundheitsbl - Gesundheitsforsch - Gesundheitsschutz 2005 48:732–735.

Bultmann, M., Wellbrock, R. et. al.: Datenschutz und Telemedizin – Anforderungen an Medizinnetze – Stand 10/02, Positionspapier des Bundesbeauftragten für den Datenschutz und der Landesdatenschutzbeauftragten 2002

BSI – Bundesinstitut für Sicherheit in der Informationstechnik: IT-Grundschutzhandbuch. Berlin: Eigenverlag 2002

Cimino, J.J.: Desiderata for Controlled Medical Vocabularies in the Twenty-First Century. Methods of Information in Medicine 37 (4-5); 394–403 (1998)

Claerhout, B., De Moor, G. J. E.: Privacy Protection for HealthGrid Applications. In: Methods of Information in Medicine 2005 (44): 140–143

Conrad, S., Hasselbring W., Koschel A., Tritsch R.: Enterprise Application Integration. Grundlagen – Konzepte – Entwurfsmuster – Praxisbeispiele. München: Elsevier 2006

Coulouris, G., Dollimore, J., Kindberg, T.: Verteilte Systeme – Konzepte und Design. München: Pearson Studium 2002

Coopers & Leybrand Unternehmenberatung: Broschüre „Gestaltung der Zukunft: Ein Rahmen für Managed Care in Europa.“, Eigenverlag 1997

Coy, W. et. al. (Hrsg.): Sichtweisen der Informatik. Braunschweig Wiesbaden: Vieweg Verlag 1992

Coyle, J. F., Rossi Mori, A., Huff, S. M.: Standards for detailed clinical models as the basis for medical data exchange an decision support. In: IntJMedInf 69 (2003): 157–174

Denz, M.: eHealth als musikalisches Gesamtkunstwerk. In: Steyer 2005, S. 3–6

DGD Arbeitsausschuss Medizin in der DGD: Ein dokumentationsgerechter Krankenblattkopf für stationäre Patienten aller klinischen Fächer In: Med. Dok. 5 (1961): 57–70 (1961)

Dick, R.S., Steen, E.B. (eds.): The Computer-Based Patient Record. Washington: National Academy Press 1991

Dierstein, R.: Sicherheit in der Informationstechnik – der Begriff der IT-Sicherheit. Informatik Spektrum 27 (4): 343–353 (2004)

Dierks, Chr., Nitz, G., Grau, U.: Gesundheitstelematik und Recht – Rechtliche Rahmenbedingungen und legislativer Anpassungsbedarf. Frankfurt: MedizinRecht.de Verlag 2003

Dierks, Chr.: Rechtliche Aspekte der Gesundheitstelematik. Bundesgesundheitsbl - Gesundheitsforsch - Gesundheitsschutz 48: 635–639 (2005)

Dietzel, G. T. W.: Chancen und Probleme der Telematik-Entwicklung in Deutschland. in: Jäckel 1999, S. 14 - 19

Dolin, R.H., Alschuler, L., Behlen, F., Biron, P.V., Boyer, S., Essin, D., Harding, H., Lincoln, T., Mattison, J.E., Rishel, W.; Sokolowski, R., Spinosa, J., Williams, J.P.: HL7 Document Patient Record Architecture: An XML Document Architecture Based on a Shared Information Model. Proc. AMIA Symp.: 52–56 (1999)

Dolin, R.H., Alschuler, L., Boyer, S., Beebe, C.: An update on HL7's XML based document represenation standards. Proc. AMIA Symp. 2000: 190–194 (2000)

Dudeck, J., Wagner, G., Grundmann, E., Hermanek, P. (Hrsg.). Basisdokumentation für Tumorkranke. Berlin Heidelberg New York: Springer 1994

Dudeck, J.: SNOMED CT – Terminologie der Zukunft?. In: HL7-Mitteilungen Nr. 20 2006, S. 13–25

Dykes, K.W. (Hrsg.): Critical Pathways – Interdisziplinäre Versorgungspfade. Bern: Huber 2002

Esswein, W., Zumpe, S.: Realisierung des Datenaustauschs im elektronischen Handel. Informatik Spektrum 25 (4), 251–261 (2002)

European Commission DG XIII C/E: Building the Information Society: The Telematics Applications Programme (1994 - 1998). Brüssel: Eigenverlag (1994)

Ewers, M., Schaeffer D. (Hrsg.): Case Management in Theorie und Praxis. Bern Göttingen Toronto Seattle: Huber 2000

Fleck, E. (ed.): open Systems in Medicine, Amsterdam Oxford Wachington DC: IOS Press 1995.

Fraunhofer Institut für sichere Telekommunikation: German Health Professional Card and Security Module Card Specification. Darmstadt: Fraunhofer Institut Eigenverlag 2003

Fraunhofer Gesellschaft: Spezifikation der Lösungsarchitektur zur Umsestzung der Anwendungen der elektronischen Gesundheitskarte. Erste Fassung Eigenverlag 2005

Frazier, P., Rossi-Mori A., Dolin R.H., Alschuler L., Huff S.M.: The creation of an ontology of clinical document names. In: Medinfo 2001: 94-98.

Frost, N.: Europäische und Internationale Dimensionen von Telematik im Gesundheitswesen – Eine Studie im Auftrag der GVG-Köln. Köln. ATG Eigenverlag. 2001

Frank, U., Schauer, H.: Software für das Wissensmanagement - Einschlägige Systeme und deren Einführung (http://www.uni-koblenz.de/~iwi/publicfiles/PublikationenFrank/wisuWM.pdf, letzter Zugriff: 06.03.2005)

Funck-Bretano, J.-L.: Der Einsatz der Informatik in Medizin und Gesundheitswesen. In: Nora, S., Minc (1979), S. 239–245

Gematik: Basisarchitektur für Testvorhaben – Rahmenbedingungen. Version 0.8, Dezember 2005. Berlin: Eigenverlag Gesellschaft für Telematikanwendungen im Gesundheitswesen. 2005

Gesundheitsministerkonferenz: Beschluss zu Top 6.6 Telematik im Gesundheitswesen im Rahmen der 74. Gesundheitministerkonferenz am 21./22.06.2001 in Bremen. 2001, auch unter: http://www.ztg-nrw.de/down/139/74_gmk_beschluss-od.pdf, letzter Zugriff 01.03.2006

Geis, I.: Die elektronische Patientenakte als Weg zur Erfüllung der Dokumentationspflicht. Kanzlei Ortner/Geis/Dobinsky, Hamburg 1998

Genesereth, W. R., Ketchpel, S. P.: Software Agents. In: Communications of the ACM 37 (7), 48-53 (1994)

Gerullat, M.: Guidline Interchange Format – Eine Einführung. Dortmund: Masterprojektarbeit an der FH Dortmund. (2003)

GI Gesellschaft für Informatik – Arbeitskreis Informatik und Verantwortung der GI: Ethische Leitlinien der GI – Entwurf des Arbeitskreises „Verantwortung“. Informatik Spektrum 26 (6), 418–422 (2003)

Gesellschaft für Informatik: Electronic Government als Schlüssel zur Modernisierung von Staat und Verwaltung - Ein Memorandum des Fachausschusses Verwaltungsinformatik der Gesellschaft für Informatik e.V. und des Fachbereichs 1 der Informationstechnischen Gesellschaft im VDE. 2000 Unter: www.gi-ev.de/informatik/presse/presse_memorandum.pdf

Gillis, G.: Developments and Initiatives – The future of health informatics standardizasion. In.: ISO Focus July-August 2005, S. 33-35

GMG Gesetz zur Modernisierung des Gesundheitswesens GKV-Modernisierungsgesetz vom 14. November 2003 im BGBl. I Nr. 55 vom 19. November 2003, S. 2190

GOT Gesetz zur Organisationsstruktur der Telematik im Gesundheitswesen vom 22. Juni 2005 im BGBl. I Nr. 36 vom 27. Juni 2005, S. 1720

Goetz, C.–F.J.: Elektronische Heilberufsausweise als unverzichtbare Elemente der kommenden Telematikinfrastruktur im Gesundheitswesen. in: Bundesgesundheitsbl – Gesundheitsforsch – Gesundheitsschutz 48: 7427-754 (2005)

Graubner, B.: Wesentliche Klassifikationen für die klinische Dokumentation. In: Kunath, Hildebrand et. al. (Hrsg.): Klassifikation als Voraussetzung für Qualitätssicherung. Landsberg: ecomed 1998, S. 161–207

Grohs, B., Uedelhofen, K.W.: Telematik im Gesundheitswesen. f&w führen und wirtschaften im Krankenhaus 15 (2), 92-96 (1998)

Gruber, T. R. : A translation approach to portable ontologies. Knowledge Acquisition, 5 (2) pp. 199-220, 1993

Grütter, R.: Software-Agenten im Semantic Web. In: Informatik_Spektrum 29 (1): 3-13 (2006)

GVG Gesellschaft für Versicherungswissenschaft- und Gestaltung e.V.: Managementpapier „Elektronischer Arztbrief". Köln: Eigenverlag 2001

GVG Gesellschaft für Versicherungswissenschaft- und Gestaltung e.V.: Managementpapier zur Elektronischen Patientenakte. Köln: Eigenverlag 2003

GVG Gesellschaft für Versicherungswissenschaft und -gestaltung e.V.. (Hrsg.): Schug, S. H.: Europäische und internationale Perspektiven von Telematik im Gesundheitswesen. Internationale Studie des Aktionsforums Telematik im Gesundheitswesen. Köln: Eigenverlag 2001

GVV Gesetz zur Vereinfachung der Verwaltungsverfahren im Sozialrecht (Verwaltungsvereinfachungsgesetz) vom 21. März 2005 im BGBl. I Nr. 18 vom 29. März 2005, S. 818

Haas, H., Brown: A.:Web services glossary. W3C Working Draft, August 2003. (http://www.w3.org/TR/2003/WD-ws-gloss-20030808/, letzter Zugriff 15.01.2006)

Haas, P.: Medizinische Informationssysteme und Elektronische Krankenakten. Berlin Heidelberg: Springer 2005 (A)

Haas, P.: Kritische Thesen zu patientenbezogenen Anwendungen der Gesundheitstelematik, in: Bundesgesundheitsbl – Gesundheitsforsch – Gesundheitsschutz 48 (2005):771–777 (B)

Haas, P.: Design und Implementierung einer WEB- und CDA-basierten einrichtungsübergreifenden Elektronischen Krankenakte. Tagungsband Jahrestagung der GMDS 2005 (C)

Häber, A., Dujat, C., Schmücker, P.: Leitfaden für das rechnergestützte Dokumentenmanagement und die digitale Archivierung von Patientenunterlagen im Gesundheitswesen. Darmstadt: GIT Verlag 2005

Hänsch, H., Fleck, E.: Vernetzung und integrierte Versorgung. In: Bundesgesundheitsbl – Gesundheitsforsch – Gesundheitsschutz 48: 755-760 (2005)

Hammerschall U.: Verteilte Systeme und Anwendungen – Architekturkonzepte, Standards und Middleware-Technologien. München: Pearson Studium 2005

Hammond, E.: Call for a Standard Clinical Vocabulary. J Am Med Inform Assoc. 4 (3): 254–255 (1997)

Haux, R. et. al.: Gesundheitsversorgung in der Informationsgesellschaft – Eine Prognose für das Jahr 2013, in: Informatik, Biometrie und Epidemiologie in der Medizin und Biologie 35(3): 138 - 163 (2004)

Hecke, T. L., Erzberger, M., Rupp, K.: Kontinuierliches Fallmanagement bei einer gesetzlichen Krankenkasse in Deutschland. In: Schlette (2005) S. 60–76

Heitmann, K. U.: Standards für elektronische Dokumente im Gesundheitswesen – Die Clinical Document Architecture release 2. In: Formun der Medizin_Dokumentation und Medizin_Informatik. 2 (2005), S. 49 - 54

Hellmann, W.: Einführung von Klinischen Pfaden in deutschen Krankenhäusern – Nutzen, Hemmnisse und terminologische Problematik. In: Hellmann 2002, S. 11–18

Hellmann, W. (Hrsg.): Klinische Pfade – Konzepte, Umsetzung, Erfahrungen. Landber: ecomed. 2002

Henze, M., Steyer, G.: Prozessorientierte Unterstützung von Leistungsallianzen. In: Jäckel (2006) S. 43–51

Hernández, V., Blanquer, I.: The Grid as a Healthcare Provision Tool. In: Methods Inf Med 2005 (44): 144–148

Herwig, V., Schlabitz, L.: Unternehmensweites Berechtigungsmanagement. Wirtschaftsinformatik. 46 (4): 289–294 (2004)

Hesse, W., Barkow, G., von Braun, H., Kittlaus, H.-B., Scheschonk, G.: Terminologie der Softwaretechnik – Ein Begriffssystem für die Analyse und Modellierung von Anwendung Teil 1. Informatik Spektrum 1994 17 (2), 39–47 (1994)

HL7 Standards: HL7 Version 3. Health Level Seven Inc., Ann Arbor, MI. http://www.hl7.org/library/standards.cfm, Letzter Zugriff: 18. Oktober 2000

Hollerbach, A., Brandner, R., Beß, A.: Geeignete Datenformate. In: Roßnagel (2006), S. 65 – 79

Hölzel, D., Adelhard, K., Eckel, R., Tretter, W.: Die elektronische Krankenakte. Landsberg: ecomed 1994

Horbach, L.: Verlaufsdokumentation. In: Koller (1975), S. 431–442

Hornung, G., Goetz, Chr. F.–J., Goldschmidt, A. J. W.: Die künftige Telematik-Rahmenarchitektur im Gesundheitswesen – Recht, Technologie, Infrastruktur und Öknomie. Wirtschaftsinformatik 47 (2005) 3, 171–179

Hurrelmann, K., Leppin A. (Hrsg.): Moderne Gesundheitskommunikation – Vom Aufklärungsgespräch zur E-Health. Bern: Huber 2001

IEEE: IEEE Standard Computer Dictionary: A Compilation of IEEE Standard Computer Glossaries, IEEE, 1990

Ihls, A.: „Die IHE – eine Initiative für mehr Kommunikation!“ 10. Fachtagung Praxis der Informationsverarbeitung in Krankenhaus und Versorgungsnetzen (KIS) Hamburg: Eigenverlag (2005)

Immich, H., Wagner, G.: Basisdokumentation in der Klinik. In: Koller (1975), S. 335–376

Institute of Medicine: KEY CAPABILITIES OF AN ELECTRONIC HEALTH RECORD SYSTEM – Letter Report. Washington: The National Academic Press (2003)

ISO/TC 215: Health Informatics – Patient Healthcard Data, ISO/FDIS 21549 Part 1 – 7 (2004)

Ingenerf, J.: Interoperabilität zwischen medizinischen Anwendungssystemen. Informatik, Biometrie und Epidemiologie in Medizin und Biologie 29 (1), 69–76 (1998)

Jäckel, A. (Hrsg.): Telemedizinführer Deutschland – Ausgabe 2000. Bad Nauheim: Deutsches Medizin Forum. 1999

Jäckel, A. (Hrsg.): Telemedizinführer Deutschland – Ausgabe 20001 Bad Nauheim: Deutsches Medizin Forum. 2001

Jäckel, A. (Hrsg.): Telemedizinführer Deutschland – Ausgabe 2006. Bad Nauheim: Deutsches Medizin Forum. 2006

Jähn, K., Nagel, E.: e-Health. Berlin: Springer 2004

Jähn, K., Strehlow, I.: Internet und Medizininformation. In: Jähn (2004), S. 85–90

Kay, S., Purves, I.N.: Medical records and Other Stories: a Narratological Framework. Methods of Information in Medicine 35 (2), 72–87 (1996)

KBV: Zertifizierte Software KVDT für die vertragsärztliche Abrechnung Stand: 23.12.2003 Köln: Kassenärztliche Bundesvereinigung Eigenverlag 2003

KBV: Bundesmanteltarifvertrag-Ärzte. Stand 08.12.2004. Köln: Kassenärztliche Bundesvereinigung. 2004

KBV: Dokumentation Elektronisches Rezept Apothekenpflichtige und verschreibungspflichtige Arzneimittel - elektronisches Rezept und elektronisches Privatrezept. Body und Header Schnittstellenbeschreibung. Berlin: Eigenverlag 2005.

Kassenärztliche Bundesvereinigung: Austausch von XML-Daten in der vertragsärztlichen Versorgung Richtlinie, Stand 02.02.2006. Köln: Kassenärztliche Bundesvereinigung Eigenverlag. 2006

Kienbaum Unternehmensberatung: Multimediale Anwendungen im Gesundheitswesen – Bestandsanalyse, Potentiale und Empfehlungen. Düsseldorf Eigenverlag 1998

Kilina, W.: Typen medizinischer Informationen und juristische Regelungen. In: Reichertz, P.L. et. al. (Hrsg.): Arztgeheimnis-Datenbanken-Datenschutz Berlin Heidelberg New York: Springer 1982, S. 21–26

Kirn, St., Schwartmann, D.: Telematik-Rahmenarchitektur Gesundheitswesen und das Projekt „bit4heahth", internes Kommentierungspapier vom 4.1.2004

Klischewski, R., Wetzel, I.: Serviceflow Management. Informatik Spektrum 23 (1) 2, S. 38–46 (2000)

Kluge, E. H.-W.: The medical record: Narration and Story as a Path Through Patient data. Methods of Information in Medicine 35 (1996) 2: 88–92

Kluge, E. H.-W.: Medical Narratives and Patient Analogs: The Ethical Implications of Electronic Patient Records. Methods of Information in Medicine 38 (1999): 253–259

Köhler, C.O.: Telemedizin – Eine Chance für Patienten? In. Steuer G., Engelhorn M., Fabricius W., Löhr K.-P., Tolxdorf Th.: Tagungsband zur 4. Fortbildungsveranstaltung und Tagung TELEMD. Berlin: FU Berlin Selbstdruck. 1999: 28-34

Koller, S., Wagner, G.: Handbuch der Medizinischen Dokumentation und Datenverarbeitung. Stuttgart New York: Schattauer Verlag 1975

Korb H. et. al.: Effektivität eines telemedizinischen Monitorings bei Koronarer Herzerkrankung unter klinischen und gesundheitsökonomischen Aspekten. In: Jäckel (2006), 78–82

Kötke, H., Foit, O.: Telemedizin – Mehr Sicherheit für den Patienten. In: Jäckel (2006), 120–123

Kossmann, D., Leymann, F.: Web-Services. In: Informatik Spektrum 27 (2) 2004, S. 117 – 128

Krüger, G., Rechke D.: Lehr- und Übungsbuch Telematik. München Wien: Carl Hanser 2004

Kuhn, K, Giuse, D.A.: From Hospital Information Systems to Health Information Systems – Problems, Challenges, Perspectives. In: Haux, R, Kulikowski, C. (eds): Yearbook of Medical Informatics 01. New York: Schattauer 2001, pp. 63–76

KVB Kassenärztliche Vereinigung Bayern: HPC-Protokoll Spezifikation Version 0.86. München: Eigenverlag 2001

Lauterbach K., : Disease Management in Deutschland - Voraussetzungen, Rahmenbedingungen, Faktoren zur Entwicklung, Implementierung und Evaluation. Gutachten im Auftrag des Verbandes der Angestellten-Krankenkassen e.V. (VdAK) und des Arbeiter-Ersatzkassen-Verbandes e.V. (AEV). Köln: Institut für Gesundheitsökonomie und Klinische Epidemiologie der Universität zu Köln. (Ohne Jahresangabe)

Lauterbach, K., Lindlar, M.: Informationstechnologien im Gesundheitswesen – Telemedizin in Deutschland. Ein Gutachten im Auftrag der Friedrich Ebert Stiftung. Bonn: Friedrich Ebert Stiftung 1999

Lehmann, M., Meyer zu Bexten, E.: Handbuch der Medizinischen Informatik 2. Aufl. München: Hanser 2006

Leiner, F., Gaus, W., Haux, R., Knaup-Gregori, P.: Medizinische Dokumentation. Stuttgart: Schattauer 1999

Liederman, E. M., and C. S. Morefield: Web Messaging: a New Tool for Patient-Physician Communication. In: Journal Am Med Inform Assoc 10 (3):260-70. (2003)

Lenz, R., Beyer, M., Meiler, Chr., Jablonski, S., Kuhn, K.: Informationsintegration in Gesundheitsversorgungsnetzen. In: Informatik_Spektrum_22_April_2005, S. 105– 119

Lux, A.: Ökonomische Aspekte der Gesundheitstelematik. In: Bundesgesundheitsbl – Gesundheitsforsch – Gesundheitsschutz 48: 640–645 (2005)

Mahr, B.: Principles of Open Distributed Processing in Medicine The Berlin Approach. In: Fleck (1995), S. 6 - 23

Mainz, R (1999) Das Aktionsforum Telematik im Gesundheitswesen (ATG) und sein Beitrag zur weiteren Entwicklung. In: Steyer et al. (Hrsg.) Telemed 99, Tagungsband zur 4. Fortbildungsveranstaltung und Arbeitstagung. Berlin: Zentrale Universitätsdruckerei FU Berlin 1999

Mädche, A., Staab, S., Studer, R: Ontologien. Wirtschaftsinformatik 43 (4), 393–395 (2001)

Mannebach, H.: Die Struktur des ärztlichen Denkens und Handelns. London: Chapman & Hall 1997

Meister, J.: Elektronische Gesundheitskarte: Basis einer neuen Kommunikationsinfrastruktur im Gesundheitswesen. Das Krankenhaus 9 (2005), 741–747

Matthies, H.K. et. al.: eLearning in der Medizin und Zahnmedizin. Berlin: Quintessenz Verlags-GmbH 2005

Merz, M., Tu, T., Lamerdorf, W.: Electronic Commerce Technologische und organisatorische Grundlagen. Informatik Spektrum 22 (5), 328–343 (1999)

Merz, M.: Electronic Commerce – Marktmodelle, Anwendungen und Technologien. Heidelberg: dpunkt. (1999)

Mitchell, J.: From Telehealth to E-health: the Unstoppable Rise of E-health. Canberra: Commonwealth Department of Communications, Information Technology and the Arts 1999

Müller, G., Eymann, T., Kreuter, M.: Telematik- und Kommunikationssysteme in der vernetzten Wirtschaft. München, Wien: Oldenbourg 2003

Müller, J.H.: Gesundheitstelematik und Datenschutz. Bundesgesundheitsbl - Gesundheitsforsch - Gesundheitsschutz 48: 629–634 (2005)

Naqvi, S., Riguidel, M., Demeure, I.: Security Architecture for Health Grid Using Ambient Intelligence. In: Methods Inform Med 2005 (44): 202–206

Naujokat, F., Heupel, R.: Spezifikation und Implementierung einer umfassenden Zugriffs-Policy für einrichtungsübergreifende Krankenakten. Dortmund: Masterthesis am Studiengang Medizinische Informatik der FH Dortmund. 2005

NEMA Standards Publication: Digital Imaging and Communications in Medicine (DICOM). Washington: national Manufactorers Association. (2003)

Niederlag, W.: Szenario II: Tele Home Care und Telemonitoring. In: Niederlag, W. (Hrsg.): Health Academy 02/2003 – Ethik und Informaitonstechnik am Beispiel Telemedizin. Dresden: Health Academy Eigenverlag 2003

Niemeyer, A., Stettin, J.: Telematik und Qualität. In: Bundesgesundheitsbl – Gesundheitsforsch – Gesundheitsschutz 48: 761–770 (2005)

Noelle, G.: Die Telematikplattform – Versuch einer Begriffs- und Standortbestimmung. Bundesgesundheitsbl - Gesundheitsforsch - Gesundheitsschutz 48: 646–648 (2005)

Nora, S., Minc, A.: Die Informatisierung der Gesellschaft. Frankfurt New York: Campus Verlag 1979

Norgall, Th.: e-Health-Standards für Kommunikation und Interoperabilität. Vortrag im Rahmen der HL7-jahrestagung 2005. Göttingen. (Vortragsfolien unter www.hl7.de/download/veranstaltungen/jahrestagungen/2005/2005_HL7_Goettingen_nor_0.pdf letzter Zugriff 14.04.2006)

Orfali, R., Harkey D., Edwards, J.: The Essential Distributed Objects Survival Guide. New York: John Wiley & Sons Inc. 1996

Paland, S., Riepe, C.: Politische Aspekte und Ziele der Gesundheitstelematik. In: Bundesgesundheitsbl – Gesundheitsforsch – Gesundheitsschutz 48: 623–628 (2005)

Pedersen, S.: Interoperabilität heterogener Informationsquellen im Gesundheitswesen auf Grundlage von Standards für die medizinische Dokumentation. Dissertation Universität Oldenburg 2005

Pöhrings, R. Schmitz, U.: Sprache und Sprachwissenschaft. Eine kognitiv orientierte Einführung. Tübingen: Gunter Narr Verlag, 1999, S. 28-31

Posch, R., Leitold, H.: Weißbuch Bürgerkarte. Im Auftrag des Bundesministeriums für öffentliche Leistung und Sport, IT Koordinator des Bundes. Graz: A-SIT Zentrum für sichere Informationstechnologie Eigenverlag (2001)

Rachold, U.: Neu Versorgungsformen und Managed Care – Ökonomische Steuerungsmaßnahmen der Gesundheitsversorgung. Stuttgart Berlin Köln: Kohlhammer Verlag 2000

Rebstock, M.: Elektronische Unterstützung und Automatisierung von Verhandlungen. Wirtschaftsinformatik 43 (6), 609–617 (2001)

Rebstock, M., Lipp, M.: Webservices zur Integration interaktiver elektronischer Verhandlungen in elektronischen Marktplätzen. Wirtschaftsinformatik 453, S. 293–306 (2003)

Rector, A.L.: Thesauri and formal classification: terminologies for people and machines. Methods Inf Med 37 (4-5), 501–509 (1998)

Reddy, R. et al.: Transforming Health Care Through Information Technology. Washington: PITAC 2001

Reiner, J.L.: Terminologiesysteme als Grundlage für semantische Interoperabilität von heterogenen Anwendungssystemen sowie deren fachsprachlicher Zugang. Berlin: Akademische Verlagsgesellschaft 2003

Rigby, M., Draper, R., Hamilton, I.: Finding Ethical Principles and Practical Guidelines for the Controlled Flow of Patient Data. Methods of Information in Medicine 38 (4-5), 345–349 (1999)

Roland Berger und Partner: Telematik im Gesundheitswesen – Perspektiven für die Telemedizin in Deutschland. München: Eigenverlag 1998

Roßnagel, A., Schmücker, P.: Beweiskräftige elektronische Archivierung – Bieten elektronische Signaturen Rechtssicherheit? Heidelberg: Economia 2006.

Roßnagel, A.: Verantwortung für Datenschutz. In: Informatik_Spektrum_1_Dezember_2005: 462–473

Sachverständigenrat für die Konzertierte Aktion im Gesundheitswesen: Bedarfsgerechtigkeit und Wirtschaftlichkeit, Band III Über- Unter- und Fehlversorgung. (2001)

Sackett, D.L., Richardson, S., Rosenberg, W. Haynes, R.B.: Evidenzbasierte Medizin. Bern Wien New York: W. Zuckschwerdt Verlag 1999

Sackmann, S., Strüker, J.: Electronic Commerce Enquete 2005 – 10 Jahre Electronic Commerce: Eine stille Revolution in deutschen Unternehmen. Freiburg: Institut für Informatik und Gesellschaft der Ludwigs-Universität Freiburg Eigenverlag 2005

Sagran, Ch.: The collaborative edge: patient empowerment for vulnerable populations. In: IntJMedInf 69 (2003): 185–190

Schabetsberger, Th.: health@net – Ansätze einer Vernetzung der Akteure des Gesundheitssystems in Westösterreich. In: ForumMedizin_Dokumentation und Medizin_Informatik 1/2006: S. 4–9

Schäfer, M.: Arzneimitteldokumentation. In: Bundesgesundheitsbl - Gesundheitsforsch - Gesundheitsschutz 2005 (48):736–741

Schiprowski, W.: Web Service basierte Elektronische Patientenakte. Dortmund: Masterthesis im Studiengang Medizinische Informatik an der FH Dortmund. (2004)

Schlette, S., Knieps, F., Amelung, V.: Versorgungsmanagement für chronisch Kranke – Lösungsansätze aus den USA und aus Deutschland. Bonn: KomPart 2005

Schlette, S.: Versorgung chronisch Kranker in Deutschland und in den USA – Defizite, Herausforderungen, Lösungsansätze. In: Schlette (2005), S. 7–29

Schlüter, Hühnlein: Ausgabe der Health Professional Card durch die Landesärztekammern – Teil I: Anforderungsanalyse. Essen: Secartis AG Eigenverlag 2004

Schmidt, S., Koch, U.: Akzeptanz der Gesundheitstelematik bei ihren Anwendern. In: Bundesgesundheitsbl – Gesundheitsforsch – Gesundheitsschutz 48: 778-788 (2005)

Schmücker, P.: Grundlagen. In: Roßnagel 2006, S. 9 – 16

Schmücker, P. (Hrsg.): SEPA BaWü – die sektorübergreifende elektronische Patientenakte. Mannheim: FH Mannheim Eigenverlag 2003

Schmücker, P., Ohr, Ch., Beß, A., Bludau, H.B., Haux, R., Reinhardt, O.: Die elektronische Patientenakte. Informatik, Biometrie und Epidemiologie in Medizin und Biologie 29 (3-4), 221–241 (1998)

Schölgens, B.: eGovernment, eDemocracy, e Administration – Ausgewählte Materialhinweise, Beispiele, Links mit Bezügen zur Kommunalpolitik. Wesseling: Konrad-Adenauer-Stiftung e.V. Eigenverlag 2001

Schönauer, H.: Checkliste zur Auswahl eines Praxiscomputer-Programmes. In: Wehrs, H.: Computerführer für Ärzte. Dietzenbach: Antares Computer Verlag 2002, S. 218–223

Schoop, M., Wastell, D.G.: Effective Multidisciplinary Communication in Healthcare: Cooperative Documentation Systems. Methods of Information in Medicine 38 (4-5), 265–273 (1999)

Schrader, T. et. al.: T.Konsult Pathologie – Zweite Meinung im Rahmen des Mamma-Screening-Programms. In: Jäckel (2006), 109–115

Schröder, K. Th.: Die elektronische Gesundheitskarte Schlüssel zur notwendigen Modernisierung des Gesundheitswesens. In: Lehr A. (Hrsg.): Forum für Gesundheitspolitik Juli/August: 185-188 (2004)

Schubert, F.: Das elektronische Rezept: Chancen, Risiken und Gestaltungsmöglichkeiten. Diplomarbeit an der Universität Heidelberg/Fachhochschule Heilbronn im Studiengang Medizinische Informatik. 1999

Schulenburg Graf v. d., J. M. et.al.: Ökonomische Evaluation telemedizinscher Projekte und Anwendungen. Baden-Baden: NOMOS Verlagsgesellschaft 1995

Schwarze, J.-Chr., et. al.: Eine modulare Gesundheitsakte als Antwort auf Kommunikationsprobleme im Gesundheitswesen. In: Wirtschaftsinformatik 47 (2005) 3: S. 187–195

SeidenspinnerA. et. al.: WebDoc: webbasierte Basisdokumentation unter Zugriff auf ophEPA. Projektarbeit am Studiengang Medizinische Informatik der FH Dortmund 2005

Seitz, L., Pierson, J.–M., Brunie, L.: Encrypted Storage of Medical Data on a Grid. In: Methods Inf Med 2005 (44):198–201

Shapiro J.S. et. al.: Document Ontology: Supportino Narrative Documents in Electronic health Records. Proc. AMIA Annu Fall Symp 2005. Unter: http://www.dbmi.columbia.edu/ publications/docs/fulltext/DBMI-2005-053.pdf, Letzter zugriff 08.11.2005

Skornia Chr.: IPsec oder SSL: Was für Wen?. In: Computerwoche 2005/2

Sergl, M.G.: Konzepte und Komponenten für die Zugriffskontrolle in verteilten heterogenen Krankenhausinformationssystemen am Beispiel der Mainzer Universitätsklinik. Dissertation zur Erlangung des Doktorgrades der physiologischen Wissenschaften der Johannes Gutenberg-Universität Mainz, 2001

Seliger, R.: Overview of HL7's CCOW Standard. http://www.hl7.org/library/committees/sigvi/ccow_overview_2001.doc, letzter Zugriff 15.02.2006

SigG: Gesetz über Rahmenbedingungen für elektronische Signaturen vom 16. Mai 2001. Bundesgesetzblatt I 2001, 876

SigV: Verordnung zur elektronischen Signatur vom 16. November 2001. Bundesgesetzblatt I 2001, 3074

Sittig, D. F.: Personal Health Records At The Internet: A Snapshot Of The Pioneers At The End Of The 20th Century. In: International Journal of Medical Informatics 65 (2002), p. 1-6

Söhlke, E., Wagner, W.: Datenbanken für Pharmakovigilanz. In: Jähn (2003), S. 216–222

Stachwitz, P.: Elektronische Gesundheitskarte – die ärztliche Sicht. Arzt und Krankenhaus 11 (2005) 336–341

Stahlknecht, P., Hasenkamp, U.: Einführung in die Wirtschaftsinformatik. Berlin: Springer 1999

Steyer, G., Tolxdorff, Th. (Hrsg.): Telemed 2005 – Nationales Forum zur Telematik für Gesundheit. Berlin: Akademische Verlagsgesellschaft (2005)

Szathmary, B.: Neue Versorgungskonzepte im deutschen Gesundheitswesen – Disease und Case-Management. Neuwied: Luchterhand 1999

Takeda H. et. al.: Health Care quality management by means of an incident report system and a electronic patient record system. In: IntJMedInf 69 (2003): 285–293

Tange, H.J., Dietz J.L.G., Hasman A., de Vries Robbé P.F.: A Generic Model Clinical Practice – A Common View of Individual and Collaborative Care. In: Methods of Information in Medicine 42 (3), 203–211 (2003)

Tatnal, A., Davey, B., Mcconville, D.: Information Systems: Design and Implementation. Heidelberg: Data Publishing 1995

Tanenbaum, A., van Stehen, M.: Verteilte Systeme – Grundlagen und Paradigmen. München: Pearson Studium 2003

TELETRUST Deutschland e.V.: Multifunktionale Kartenterminals – Spezifikation – Version 1.0. Eigenverlag. 1999

TELETRUST Deutschland e.V.: Kryptographische Verfahren im Gesundheits- und Sozialwesen in Deutschland – Kryptoreport. In: Jäckel (2001), 76-107

Thome, R.: e-Business. Informatik Spektrum 25 (2), 151–153 (2002)

Tresch, M.: Middleware: Schlüsseltechnologie zur Entwicklung verteilter Informationssysteme. Informatik-Spektrum 19: 249-256 (1996)

Uslu, A., Stausberg, J.: Nutzen und Kosten der Elektronischen Patientenakte. In: Jäckel (2006), 151– 155

Waegemann, C.P.: Current Status of EPR Developments in the US. Medical Records Institute 1999, pp. 116–118

Warda, F.: Die elektronische Gesundheitsakte in Deutschland, in: Bundesgesundheitsbl – Gesundheitsforsch – Gesundheitsschutz 48: 742-746 (2005)

Warda, F.: Elektronische Gesundheitsakten. Mönchengladbach: Rheinware Verlag. 2005

Wehrs, H.: Computerführer für Ärzte. Dietzenbach: Antares Computer Verlag 2002

Wermke, et. al. (Hrsg.): Duden Fremdwörterbuch. Mannheim Leipzig Wien Zürich: Dudenverlag 2001

Werner, B.: Wohin führen medizinische Leitlinien? krankenhaus umschau 1999 (12), 978- 983 (1999)

Wieg, A.: Telematik, elektronische Gesundheitskarte Konsistente Fortschreibung von Inhalten der elektronischen Patientenakte. Vorschläge zum Verfahren an Hand von Szenarien. Internes Papier. Persönliche Email vom 06.04.2005

Wirtz, B. W.: Electronic Business, Wiesbaden: Gabler 2000

Wolff, A.C.: Patientenzentrierte Dokumentation onkologischer Erkrankungen. Ein generisches XML-basiertes Informationsmodell zur syntaktischen und semantischen Strukturierung einrichtungsübergreifender elektronischer Patientenakten. Dissertation Universität Heidelberg (2002)

Worth, E. R., and T. B. Patrick: Do Electronic Mail Discussion Lists Act As Virtual Colleagues? Proc AMIA Annual Fall Symp :325-9 (1997)

Zelewski, S.: Wissensmanagement mit Ontologien – eine einführende Darstellung. Institut für Produktion und Industrielles Informationsmanagement Universität Essen: Eigenverlag 2002

ZTG Zentrum für Telematik im Gesundheitswesen: NRW.GesundheitsTelematikStrategie, Aufbau einer Gesundheitstelematik-Plattform für sektorübergreifend patientenorientierte Gesundheitsversorgung. Krefeld Eigenverlag 2001 (unter: http://www.ztg-nrw.de/materialien/NRW-GesundheitsTelematikStrategie_V2.0.pdf)

Glossar

A

Ablaufintegrität

Sicherstellung der Datenintegrität bei Transaktionen, die ggf. in mehreren Schritten abgearbeitet werden. Unterbrechungen bzw. Fehler während der Durchführung der einzelnen Schritte führen zu einem Zurücksetzen aller Teilschritte.

adressierte Kommunikation

Elektronische Kommunikation, bei der der Empfänger bekannt ist und diesem eine Nachricht direkt übermittelt werden kann, z.B. per E-Mail.

Agent

Softwareprogramm oder Anwendungssystem, das auf gezielte Anforderung hin bestimmte Leistungen erbringt, z.B. in einem ⇨verteilten System nach Daten oder Ressourcen sucht und das Ergebnis dem anfordernden System zur Verfügung stellt.

Akte

Geordnete Zusammenstellung von Dokumenten mit eigenem Aktenzeichen und eigener Inhaltsbezeichnung.

Aktenbrowser

Softwaremodul, dass mittels einer Benutzeroberfläche dem Benutzer ermöglicht, nach verschiedenen Kriterien eine elektronische Akte durchzugehen um Details wie einzelne Dokumente oder Datensätze abzurufen.

Aktenserver

Anwendungssystem, dass Dokumente und Metadaten – also elektronische ⇨Akten speichert und durch ein Interoperabilitätsmodul anderen Anwendungssystemen das Retrieval von Informationen ermöglicht oder einem Benutzer mittels einem ⇨Aktenbrowser die Inhalte zur Verfügung stellt.

Akteur

⇨Aufgabenträger

Angebotsportal

Ein ⇨Portal, dass die Angebote verschiedener Anbieter dem Benutzer gebündelt zur Verfügung stellt. In einer erweiterten Form ermöglicht es auch die Bestellung von Artikeln und Leistungen bzw. die Buchung von Ressourcen.

Angewandte Informatik

Teilgebiet der Informatik, das sich mit der Implementierung von branchenspezifischen ⇨Anwendungssystemen beschäftigt.

Anwender

Person oder ⇨Organisationseinheit, die ein ⇨Anwendungssystem einsetzt, um damit betriebliche Aufgaben abzuwickeln.

Anwendung

Allgemeine Bezeichnung für jegliche Art von IT-technischen Artefakten in Form von Softwareprogrammen zur Abwicklung von Aufgaben und Geschäftsprozessen.

Anwendungsdienst

Technisch gesehen Dienste die auf Anwendungsebene des ISO-Schichtenmodelles bestimmte Aufgaben übernehmen. Hierzu zählen z.B. Dienste für das Netzwerkmanagement, die elektronische Post, Dateitransfers, Terminal-Emulationen und Dienste für den Aufruf entfernter Prozeduren oder Dienste. Auf einer höheren anwendungslogischen Ebene aber auch anwendungsbezogene Dienste einer ⇨Telematikplattform.

Anwendungsfunktion

Eine für den Benutzer anwählbare und ausführbare Funktion der ⇨Anwendungssoftware, in der Regel eine Maske bzw. ein elektronisches Formular mit Ein- und Ausgaben.

Anwendungsinfrastruktur

Die unabhängig von der physikalischen Realisierung existierenden Anwendungen und ⇨Anwendungsdienste und ihr Zusammenspiel z.B. im Rahmen einer ⇨Telematikplattform zur Abwicklung von Geschäftsprozessen.

Anwendungslösung

⇨Anwendung

Anwendungssoftware
Eine funktional in sich geschlossene und in einem gegebenen Kontext anwendbare Software, also die Gesamtheit der Softwarebauteile, die für einen konkreten ⇨Gegenstandbereich Unterstützung bietet.

Anwendungssystem
Gesamtheit aus Hardware inklusive notwendiger Spezialperipherie und ⇨Anwendungssoftware als anwendbares System zur Unterstützung definierter Aufgaben bzw. zum Einsatz in einem definierten betrieblichen -> Gegenstandsbereich.

Anwendungssystemarchitektur
Softwaretechnischer und hardwaretechnischer Aufbau eines ⇨Anwendungssystems.

Archetyp
Ein Archetyp (Urbild, Grundmuster) ist ein „Mini-Informationsmodell" zur Beschreibung von (klinischen) Konzepten bzw. deren Informationsstruktur. (Beispiel „Blutdruck"). Durch die Kombination bzw. Spezialisierung von Archetypen soll baukastenartig eine medizinische Dokumentation bzw. konkrete Formulare daraus zusammengesetzt werden können.

Architektur
Aufbau und Zusammenhang von Komponenten eines Gebildes, Systems bzw. technischen Artefaktes. Ziel sind Festigkeit, Dauerhaftigkeit, Zweckmäßigkeit und Annehmlichkeit für den Benutzer.

Architekturkomponente
Bauteil bzw. einzelner Bestandteil einer ⇨Architektur.

Architekturparadigma
Paradigma, dem eine Architektur folgt. Hier für ⇨Elektronische Patientenakten: dokumentenorientiertes und prozessorientiertes Entwurfsparadigma.

Architekturstandard
Ein ⇨Standard, der die ⇨Architektur eines ⇨Anwendungssystems oder einer ⇨Anwendungslösung – meist in generischer Weise – beschreibt.

Arzneimitteldokumentation
Dokumentation der Verordnungen und Einnahmen von Medikamenten.

Arzneimittelinformationssystem (AMIS)

Informationssystem mit einer Datenbank, die umfangreiche Informationen wie Stoffzusammensetzung, Indikationen und Kontraindikationen usw. zu jedem Medikament enthält.

Arztbrief

Freitextlicher Brief zu einem definierten Sachverhalt, z.B. zur Beurteilung eines Röntgenbefundes, eines EKGs oder eines stationären Aufenthaltes (Epikrise). Dient der Kommunikation zwischen behandelnden Ärzten sowie der Dokumentation, ist also ein ⇨Ergebnisdokument. Kann auch eine ⇨Strukturierung und ⇨Formalisierung aufweisen.

Arzneimitteldokumentation

Dokumentation der Verordnungen und Einnahmen von Medikamenten (auch Medikationsdokumentation).

Arzneimittelinformationssystem (AMIS)

Informationssystem mit einer Datenbank, die umfangreiche Informationen wie Stoffzusammensetzung, Indikationen und Kontraindikationen usw. zu jedem Medikament enthält.

Arztpraxisinformationssystem

Gesamtheitliches betriebliches ⇨Anwendungssystem für Arztpraxen zur Führung einer elektronischen Karteikarte und Unterstützung aller organisatorischen und administrativen Belange einer Arztpraxis.

Ärztliche Dokumentation

Gesamtheit der im Rahmen einer Behandlung erstellten ärztlichen Aufzeichnungen.

Asymmetrische Verschlüsselung

Verfahren zur ⇨Verschlüsselung von Daten unter Nutzung von zwei Schlüsseln: Einem privaten und einem öffentlichen Schlüssel. Verschlüsselt wird mit dem öffentlichen Schlüssel des Adressaten. Nur dieser kann dann mit seinem privaten Schlüssel die Nachricht bzw. das Dokument wieder entschlüsseln

Asynchrone Kommunikation

Zeitversetzte Kommunikation, bei der Sender und Empfänger entkoppelt sind. Der Empfänger generiert sein Synchronisationssignal in gewissen Zeitabständen, beispielsweise aus dem asynchronen Datenformat oder aus einer selbsttaktenden Codierung. Die zeitliche Folge der einzelnen Operationen wird nicht durch einen zentralen Takt gesteuert. E-Mails sind asynchrone Kommunikation.

Attribut

Einzelangabe zu einem ⇨Objekttyp bzw. ⇨Nachrichtentyp, z.B. Name des Patienten, Dauer einer Operation.

Attributzertifikat

Attributzertifikate dienen im elektronischen Geschäftsverkehr dazu, Qualifikationen oder Rollen von Beteiligten zu dokumentieren und für die ⇨Telematikanwendungen nutzbar zu machen. Diese Rollen dienen u.A. dazu, Berechtigungen des Zerifikatsinhabers zu steuern. Um Rollen justiziabel zu machen, müssen Attributzertifikate gesichert von ausschließlich autorisierten Einrichtungen vergeben werden. In der Regel werden sie auf Signaturkarten gespeichert.

Aufbauorganisation

Statischer Aspekt der betrieblichen Organisation i.A. die Hierarchie aus Unternehmensbereichen, Abteilungen, Bereichen sowie die Aufgabenzuteilung und Kompetenzen.

Aufgabenangemessenheit

Die Eigenschaft eines technischen Artefaktes – hier von Anwendungssystemen – den Benutzer in seiner Aufgabenerfüllung nicht durch umständliche oder unnötige Bedienungsschritte zu behindern, sondern ihn in optimaler Weise zu unterstützen.

Aufgabenträger

Personelles oder maschinelles Subjekte zur Bearbeitung von betrieblichen Aufgaben/Teilaufgaben.

Auftragstyp

Typ eines ärztlichen Auftrages z.B. Laborauftrag, Röntgenauftrag, EKG-Auftrag. Der Auftragstyp determiniert, wer den Auftrag erbringen kann und welche prinzipiellen -> Maßnahmen damit angefordert werden können.

Auftragsüberweisung

Eine ⇨Überweisung, die zur Inauftraggabe von dediziert angegebenen medizinischen Leistungen dient, z.B. der Durchführung einer Röntgenuntersuchung.

Austauschformat

⇨Nachrichtentyp

Austauschschema

Ein zumeist domänenspezifisches ⇨Schema bzw. ⇨Informationsmodell, dass zur Ableitung von ⇨Nachrichtentypen dient und ein besseres Verständnis aller Kommunikationsteilnehmer für die Kommunikation fördern und die kontrollierte Weiterentwicklung von Kommunikationsstandards ermöglichen soll. Es ist so der Wissenshintergrund für die interoperierenden Anwendungssysteme.

Austauschserver

⇨Kommunikationsserver

Authentifikationserver

Ein ⇨Anwendungssystem als Teil der ⇨Telematikplattform, das im Rahmen des globalen Identitätsmanagements Teilnehmer auf Basis definierter Merkmale authentifiziert und ggf. Rechte erteilt. Es prüft die digitale Identität von teilnehmenden Personen und Systemen.

Authentizität

Übereinstimmung der behaupteten mit der tatsächlichen Identität einer Person bzw. eines ⇨Akteurs oder einer technischen ⇨Infrastrukturkomponente.

Authentifizierung

Feststellen der Authentizität aufgrund von Merkmalen, die das zu Authentifizierende hinreichend charakterisieren, im Speziellen der Vorgang der Überprüfung der Identität bzw. Authentizität eines Benutzers durch ein ⇨Anwendungssystem. Mechanismen können auf Basis von Wissen, Besitzen, Biometrie oder aber auch kombiniert funktionieren. Beispiele für Verfahren sind: Passwort-Abfrage, Magnet- oder Chipkarte, Iriserkennung, Gesichtserkennung, Fingerabdruck. Darüber hinaus werden darunter auch Verfahren zur Feststellung der Identität eines Absenders von Nachrichten im Rahmen der elektronischen Kommunikation verstanden.

Autorisierter Benutzer

Ein ⇨Benutzer, der einen Vorgang bzw. Dateneinsichtnahmen und -manipulationen in Übereinstimmung mit der im entsprechenden ⇨Anwendungssystem hinterlegten ⇨ Sicherheitsrichtlinie durchführen kann.

Autorisierung

1. Vorgang, mit dem einem ⇨Benutzer eines ⇨Anwendungssystems die Berechtigungen zur Nutzung bestimmter Funktionen

und zum Zugriff auf bestimmte Daten zugeteilt werden. 2. Summe der ⇨Nutzungsrechte eines ⇨Benutzers eines Anwendungssystems.

B

Backdoor-Programm
Softwareprogramm, das getarnt als nützliche Anwendung in einen lokalen Rechner transferiert wird und dort Schaden anrichten kann.

Basisdokumentation
Unter einer Basisdokumentation wird die einheitliche, dokumentationsgerechte Erfassung einer festgelegten Anzahl von Merkmalen, die bestimmte Daten zur Person eines Patienten, seine Diagnosen und gewisse verwaltungstechnische Sachverhalte betreffen verstanden. (Immich 1975)

Begriff
Denkeinheit, die aus einer Menge von Gegenständen unter Ermittlung der diesen Gegenständen gemeinsamen Eigenschaften mittels Abstraktion gebildet wird (DIN 2342).

Begriffsordnung
Eine Menge von Begriffen, zwischen denen linguistische oder semantische Beziehungen bestehen und die ein zusammenhängendes Ganzes bilden.

Behandlungsdatenträger (BDT)
Behandlungsdatenträger, ein von der Kassenärztlichen Bundesvereinigung definiertes ⇨Austauschformat zum Datenaustausch zwischen ⇨Arztpraxisinformationssystemen.

Behandlungsepisode
Eine nach einem definierten Kriterium festgelegte Behandlungszeitspanne mit den zugehörigen ⇨Patientenphänomenen. Dies kann z.B. ein stationärer Aufenthalt sein, aber auch bezogen auf eine Erkrankung festgelegten einrichtungsübergreifenden Behandlungsabschnitt.

Behandlungsfall
Rechtliche/versicherungstechnische/organisatorische Klammer um eine ⇨Behandlungsepisode bzw. eine Folge von Maßnahmen. Ein Patient kann in einer Institution auch mehrere Behandlungsfälle gleichzeitig haben.

Behandlungsmanagement
Die koordinierte Planung und Steuerung einer medizinischen Behandlung zumeist auf Basis eines ⇨Behandlungsplanes – z.B. in Form eines ⇨klinischen Pfades. Die Behandlung wird nicht nur geplant, sondern die Einhaltung des Planes überwacht und bei Vorfällen und Veränderungen entsprechend interveniert.

Behandlungsplan
Ein zeitlich orientierter Ablaufplan aus medizinischen Handlungen und ggf. Entscheidungen für die Diagnostik oder Therapie. In einfacher Form sind dies ⇨klinische Pfade, in komplexerer Form ⇨klinische Algorithmen. Das vorgegebene Muster ist der abstrakte Plan, der durch Anwendung und ggf. Individualisierung zum Patientenbehandlungsplan ausgeprägt wird.

Behandlungsprozess
Summe der stattgefundenen oder geplanten medizinischen ⇨Maßnahmen für einen Patienten.

Behandlungsprozessübersicht
Zeitlich orientierte tabellenartige Darstellung aller im Rahmen einer Behandlung geplanten oder durchgeführten ⇨Maßnahmen. Dient auch als Inhaltsverzeichnis der Elektronischen Krankenakte für die enthaltenen ⇨Ergebnisdokumente. Enthält neben Zeitangaben und Maßnahme auch Anfordernder und Erbringer sowie ein Kurzergebnis. Bekannteste Erscheinungsform: Die Elektronische Karteikarte im ⇨Arztpraxisinformationssystem.

Benutzer
Bezeichnung für eine Person, die mit einem ⇨Anwendungssystem arbeitet, also für die eigene Arbeitsverrichtung ⇨Anwendungsfunktionen hiervon benutzt.

Benutzeroberfläche
Präsentations- und Interaktionselemente einer ⇨Anwendungssoftware, mittels der ⇨Benutzer Informationen und Dokumente eingeben, suchen und bearbeiten können. In der Regel eine definierte Menge von ⇨Anwendungsfunktionen mit den zugehörigen Masken.

Benutzerrecht
Das Recht eines ⇨Benutzers, mit bestimmten ⇨Anwendungsfunktionen Informationen und Dokumente zu erstellen, zu lesen, zu verändern und zu löschen .

Benutzerzertifikat

Ein Benutzerzertifikat ist ein temporäres oder persistentes Zertifikat zum Nachweis der digitalen Identität einer Person bzw. einer Infrastrukturkomponente. Es dient dem Anwendungssystem bzw. dem ⇨Authentifizierungsserver einen Teilnehmer zweifelsfrei festzustellen.

Berechtigungsmatrix

Matrixartige Gegenüberstellung von Anwendungsfunktionen bzw. deren Rechte und konkreten Benutzern zur Verwaltung und Visualisierung von erteilten ⇨Benutzerrechten.

Betriebliches Informationssystem

⇨Unternehmensinformationssystem

Betriebssystem

Ein Betriebssystem (engl.: operating system) stellt das Bindeglied zwischen der Computerhardware und dem Anwender bzw. seinen Programmen dar. Es umfasst Betriebssystemprogramme, die zusammen mit den Eigenschaften des Computers die Grundlage der möglichen Betriebsarten bilden und insbesondere die Abwicklung von Anwendungsprogrammen steuern und überwachen.

Berufsausweis, elektronischer

Ein chipkartenbasierter elektronischer Ausweis, der (zertifizierte) digitale Zertifikate zur Ausbildung bzw. Rolle einer Person gespeichert hat.

Bezugsobjekt

Die digitale Repräsentation einer realen oder gedachten Entsprechung (Person, Organisationseinheit, Material, Gegenstand, Tarifziffer) auf das eine Anwendungssoftware „Bezug" nehmen muss, um eine korrekte Dateninterpretation und Verarbeitung zu gewährleisten, Die Verwaltung von Bezugsobjekten erfolgt im Rahmen der Stammdatenverwaltung einer Anwendungssoftware. Die Daten zu Bezugsobjekten werden in Katalogen bzw. Verzeichnissen vorgehalten (Krankenkassenverzeichnis, Materialkatalog, Benutzerverzeichnis usw.).

Bezugsobjektserver

Ein ⇨Anwendungssystem als ⇨Infrastrukturkomponente der ⇨Telematikplattform, das allen Teilnehmern Daten zu Bezugsobjekten abrufbar zur Verfügung stellt. Der Bezugsobjektserver verwaltet die globalen Stammdaten der ⇨Telematikplattform.

BLOB

Binary Large Object, Bezeichnung für eine Datei, die nur in sich geschlossen behandelt werden kann und keine explizite Strukturierung aufweist.

Broker

Eine Software oder ein ⇨Anwendungssystem, das Vermittlerfunktionen übernimmt.

Browser

Ein Browser ist ein spezielles Programm zur Betrachtung von einer großen Menge von Daten bzw. Metadaten, um darauf basierend weitere Details abzurufen. Im Internet ist die der Web-Browser, mittels dem Internet-Seiten gesichtet, Verknüpfungen gefolgt und Dokumente angefordert und übergeben werden können. Bei ⇨Elektronischen Patientenakten jene ⇨Anwendungsfunktion, mittels der das Inhaltsverzeichnis einer Akte durchgesehen werden kann.

Buttom-Up-Synchronisation

Die Aktualisierung eines zentralen Datenbestandes durch ein dezentrales System, z.B. das Einstellen neuer Behandlungsdaten in eine ⇨*e*EPA durch ein ⇨*i*EPA-System.

C

Case Management

Strategie zur koordinierten und gesamtheitlichen Betreuung eines kranken Menschen unter Berücksichtigung aller bio-psycho-sozialen Aspekte seiner Lebensumstände.

Case Manager

Person, die als zentraler Koordinator für einen Patienten das ⇨Behandlungsmanagement bzw. ⇨ Case Management übernimmt.

CDA

Clinical Document Architecture, ein auf ⇨XML basierendes Dokumentenformat mit medizinischem Bezug zur digitalen Repräsentation beliebiger medizinischer Informationen zur Ermöglichung der herstellerunabhängigen elektronischen Dokumentation und Kommunikation dieser Informationen.

Certification Authority

Instanz, die bescheinigt, dass in der elektronischen Welt ein bestimmter Public Key zu einem Namen also einer Person oder einer Organisationseinheit gehört.

Clinical Document Architecture
⇨CDA, Speziell für die medizinische Dokumentation und Kommunikation definierte XML-basierte Dokumentenarchitektur.

Compliance
Die Akzeptanz des Patienten bezüglich verordneter Maßnahmen, Medikamente etc. und damit die Tatsache, dass er diese befolgt und damit zum Behandlungserfolg aktiv beiträgt.

Constraints
Bedingungen z.B. an Daten und Datensätze und Nachrichten, die eingehalten werden müssen, damit die Integrität gewahrt ist. Dienen also der ⇨Integritätssicherung.

Container
Mit Container wird in der Informatik ist ein abstraktes digitales Objekt bezeichnet, das Elemente des gleichen oder ähnlichen Typs speichern kann. Je nach Anforderungen kommen bei der Realisierung unterschiedliche Datenstrukturen zum Einsatz.

Content-Management-System (CMS)
Ein ⇨Anwendungssystem zur Verwaltung beliebiger Inhalte – meist von Dokumenten mit zugehörigen ⇨Metadaten. Zumeist nicht branchenspezifisch realisiert, sondern von hoher ⇨Generizität.

Cross-Mapping
Die Herstellung von Beziehungen zwischen Einträgen von verschiedenen medizinischen ⇨Ordnungssystemen, z.B. die Abbildung der Begriffe eines Diagnosenvokabulars auf die ICD-Klassen.

Data Repository
⇨Datendiktionär

D

Dateiformat
Bezeichnung für spezielle Speicherformate für Dokumente. Das Anzeigen von Dokumenten spezieller Dateiformate bedarf entsprechender Programme, die den Inhalt der Datei in sichtbare ⇨Bildschirmmasken bzw. ⇨elektronische Formulare oder ⇨elektronische Dokumente umsetzen. Solche Programme werden auch als ⇨Viewer bezeichnet.

Datenaustauschformat
⇨Nachrichtentyp

Datenbeschreibungsserver
Ein ⇨Anwendungssystem als ⇨Infrastrukturkomponente der ⇨Telematikplattform, das allen Teilnehmern Datenbeschreibungen z.B. in Form eines ⇨Daten Repositories zur Verfügung stellt. Damit wird ein gemeinsames Strukturwissen für die Teilnehmer bzw. Anwendungssysteme der Telematikplattform verfügbar gemacht.

Datendiktionär
Eine elektronische Sammlung von Datenbeschreibungen in beliebiger Granularität. In der Regel handelt es sich Attributbeschreibungen. Diese können von Anwendungssystemen ausgelesen und verarbeitet werden

Datenhaltungsschicht
Teil der Softwarearchitektur bzw. eines Anwendungssystems, in dem die Daten persistent gespeichert werden. In der Regel durch ein Datenbankmanagementsystem realisiert.

Datenintegration
Das Konzept der Datenintegration bedeutet, dass alle Anwendungssysteme hinsichtlich der für die gemeinsame Aufgabenerfüllung relevanten Schnittmenge von Daten mit physikalisch denselben Daten bzw. Dokumenten arbeiten – entweder indem sie gemeinsam physikalisch nur auf eine Datenhaltung zugreifen oder aber jedes System über eine eigene kontrollierte Kopie (auch Replikat genannt) der relevanten Daten bzw. Dokumente verfügt oder mit einer wo auch immer verfügbaren Kopie arbeitet.

Datenintegrität
Die Eigenschaft, dass Daten in einem Datenbestand in sich korrekt und schlüssig sind. Wesentliche Aspekte sind die Vollständigkeit, die Richtigkeit und die Widerspruchsfreiheit.

Datenkapselung
Das Verstecken von internen Datenstrukturen vor der Außenwelt. Die Daten sind nur über definierte Methoden von außen abrufbar.

Datenmodellstandard
Ein ⇨Standard, der das ⇨Schema eines ⇨Anwendungssystems oder einer ⇨Anwendungslösung – meist in generischer Weise – beschreibt. Er dient vor allem einem besseren gemeinsamen Ver-

ständnis für die Anwendungsdomäne. Siehe auch ⇨Informationsmodell.

Datenobjekt
⇨Informationsobjekt

Datenschema
Ein implementierbare ⇨Daten- bzw. Informationsmodell, dass die Objekttypen in einer Domäne, deren charakterisierenden Attribute sowie deren Beziehungen und vielfältige Integritätsbedingungen beschreibt. Als Formales Modell in Form eines Entity-Relationship-Modells oder eines Klassenmodells.

Datenschutz
Technische und organisatorische Maßnahmen zum Schutz von Daten gegen unberechtigte Einsichtnahme und/oder Verwendung, Missbrauch, Änderung oder Verfälschung und zur Sicherstellung der informationellen Selbstbestimmung.

Datensicherheit
Technische und organisatorische Maßnahmen zum Schutz von Daten gegen Beschädigung, Verlust oder technische Verfälschung.

Diagnose
Benennung von krankhaften Geschen mit damit verbundener Konzeptualisierung.

Diagnosenvokabular
Eine Sammlung von Diagnosenbezeichnungen.

Digitale Signatur
⇨Elektronische Signatur

Diktionär
⇨Datendiktionär

Disease Management
Strategie zur koordinierten und krankheitsartenbezogenen Betreuung eines kranken Menschen.

Disease Management Program (DMP)
Ein gesamtheitlicher Ansatz zur Organisation und Finanzierung eines Disease Managements. Kernpunkte sind eine leitlinienorientierte und evidenzbasierte Behandlung, die Stärkung der Sensibilität und des Selbstmanagements der Patienten, ein optimaler Mittel-/Ressourceneinsatz und eine zentrale (Benchmar-

king)Dokumentation zur epidemiologischen Auswertung und Qualitätssicherung.

DICOM
Kommunikations- und Interoperabilitätsstandard für Medizinische Bilddaten und Videos.

Dienst
Ein Softwaremodul oder -system, dass bestimmte Aufgaben innerhalb eines Rechnersystems oder eines Rechnernetzes ausführt.

Dokument
Einzelnes Schriftstück, papiergebunden oder elektronisch erstellt und verwaltet, Fax, E-Mail, Datenbank und andere Dateien wie Bilder oder Videos. Hierzu gehören auch alle ergänzenden Angaben (z. B. ⇨Metainformationen), die zum Verständnis der Informationen notwendig sind.

Dokumentationsformular
Spezielles standardisiertes Formular zur Erfassung von Angaben zu speziellen Handlungen, Vorgängen oder Sachverhalten.

Dokumententaxonomie
Eine generisch-hierarchische Klassifikation von ⇨Dokumenttypen. Dient der besseren Interpretation von Dokumenten und der Anwendung von strukturellen Spezialisierungsansätzen bei der Dokumentdefinition und maschinellen Interpretation.

Dokumentenontologie
Beschreibt die Zusammenhänge zwischen Dokumentklassen, eventuell ergänzt durch eine Beschreibung der Struktur und Semantik des Inhalts von Dokumenten dieser. Ist eine Erweiterung der ⇨Dokumententaxonomie.

Dokumenttyp
Bezeichnet eine Klasse strukturell ähnlicher bzw. gleicher Dokumente.

DV-System
Gesamtheit aus den hardwaretechnischen Komponenten inklusive der Betriebssystem- und Anwendungssoftware.

E

eArztbrief
Ein ⇨Arztbrief in elektronischer Form. Zur maschinellen Inter-

pretation bzw. für die maschinelle Extraktion ist der eArztbrief auf Basis eines konsentierten Dokumentenschemas ⇨strukturiert und ⇨formalisiert.

eBasisdokumenatation
Eine ⇨Basisdokumentation in elektronischer Form zum schnellen elektronischen Austausch von Patientenkontext zwischen Anwendungssystemen der verschiedenen Gesundheitseinrichtungen.

eCommunication
Verfahren zur orts- und zeitunabhängigen elektronischen Kommunikation beliebiger ⇨Informationsobjekte.

eDocumentation
Verfahren zur orts- und zeitunabhängigen elektronischen Dokumentation beliebiger ⇨Informationsobjekte.

eEPA
Eine von den Gesundheitsinstitutionen bzw. den Heilberuflern moderierte einrichtungsübergreifende Elektronische Patientenakte als Sammlung aller oder aller wesentlichen medizinischen Informationen zu einem Patienten.

EGA
Patientenmoderierte einrichtungsübergreifende Elektronische Patientenakte, in die der Patient selbst Informationen einstellt – auch digitale Dokumente, die er von seinen Behandlern erhalten hat. Der Patient ist alleiniger Verfügungsberechtigter.

eInformation
Verfahren zur zeit- und ortsunabhängigen Informationsbereitstellung von Fakten und Wissen.

Einrichtungsübergreifende Elektronische Patientenakte
⇨ *e*EPA

Effektivität
Effektivität (Zielerreichung) ist ein Maß dafür, ob ein Ziel erreicht wird. Die Effektivität macht keine Aussage darüber, auf welchem Weg ein Ziel angestrebt wird. Die höchste Effektivität ist gegeben, wenn das Ziel erreicht wird.

Effizienz
Effizienz (Aufwandminimierung) ist ein Maß mit welchem Aufwand ein Ziel angestrebt bzw. erreicht wird. Die Effizienz macht keine Aussage darüber, ob das Ziel erreicht wird.

eHealth
⇨Gesundheitstelematik

Einweiserportal
Ein Internetportal, in dem ein Krankenhaus in gesicherter Weise wichtige Dokumente seiner Patienten für den einweisenden Arzt und evtl. autorisierte Mitbehandler elektronisch orts- und zeitunabhängig zur Verfügung stellt.

eKrankenhauseinweisung
Ein Krankenhauseinweisung in elektronischer Form. Zur maschinellen Interpretation bzw. für die maschinelle Extraktion ist die eKrankenhauseinweisung auf Basis eines konsentierten Dokumentenschemas strukturiert und formalisiert.

Elektronikausweis
Ein elektronischer Ausweis, der ⇨Zertifikate enthält und die digitale Identität des Besitzers darstellt bzw. widerspiegelt. Der zugriff auf die Zertifikate ist oftmals zusätzlich über eine PIN abgesichert.

Elektronische Signatur
Unter einer elektronischen oder digitalen Signatur wird ein rechtlich-/organisatorisch-/technisches Verfahren verstanden, das der klassischen Unterschrift gleichgestellt ist. Es sollen damit digitale Dokumente von einer Person rechtssicher signiert werden können, sodass sie auch in einem Gerichtsverfahren jeglicher Prüfung standhalten

Elektronischer Arztbrief
⇨eArztbrief

Elektronisches Rezept
⇨eRezept

Elektronische Karteikarte
Bezeichnet die verlaufsorientierte Dokumentationsmaske in Arztpraxisinformationssystemen.

Elektronische Krankenakte
Überbegriff für alle möglichen Implementierungen der elektronischen Speicherung von Behandlungsdaten und -dokumenten.

Elektronische Patientenakte
Die (lebenslange) Sammlung aller medizinischen Informationen zu einem Patienten in elektronsicher (digitaler) Form.

Elektronischer Heilberufsausweis

⇨Health Professional Card

eOrganisation

Verfahren zur orts- und zeitunabhängigen elektronischen Kooperation zwischen Teilnehmern an der Telematikplattform.

EPA-System

⇨ Anwendungssystem zur Verwaltung von Elektronischen Patientenakten. Beinhaltet auch die Akten selbst in Form der zugehörigen Datenhaltung.

Epikrise

Rückschauende Darstellung und bewertende Zusammenfassung eines Behandlungsverlaufes mit anschließender prognostischer Beurteilung.

Ergebnisdokument

Dokument in der Elektronischen Krankenakte, das als Folge einer ⇨Maßnahme entstanden ist. Zu unterscheiden sind ⇨interne Ergebnisdokumente, deren Daten in der Datenbank der Elektronischen Krankenakte gespeichert werden und ⇨externe Ergebnisdokumente, die als eigene Dateien definierten Formats außerhalb der Elektronischen Krankenakte gespeichert werden und durch entsprechende Einträge in den ⇨Metadaten mit der Akte verlinkt sind.

Ergebnisformular

Ergebnisdokument in Form eines strukturierten Formulars zur Dokumentation definierter Einzelangaben zu einer Maßnahme.

eRezept

Ein ⇨Rezept in elektronischer Form. Zur maschinellen Interpretation bzw. für die maschinelle Extraktion ist das eRezept auf Basis eines konsentierten Dokumentenschemas – meist 1:1 bezogen auf das Papierrezept – ⇨strukturiert und ⇨formalisiert.

eÜberweisung

Eine ⇨Überweisung in elektronischer Form. Zur maschinellen Interpretation bzw. für die maschinelle Extraktion ist die eÜberweisung auf Basis eines konsentierten Dokumentenschemas – meist orientiert an der Struktur der Papierüberweisung – ⇨strukturiert und ⇨formalisiert.

Evidenz

Deutlichkeit; vollständige, überwiegende Gewissheit; einleuchtende Erkenntnis.

Extensible Markup Languag (XML)

Metasprache für die Definition von Inhaltsstruktur und Semantikvorgaben für Dokumenttypen. XML ist ein Quasi-Standard zur Erstellung und Kommunikation strukturierter Dokumente in einem verteilten System, die maschinenles- und verarbeitbar sind.

Externes Ergebnisdokument

Ein ⇨Ergebnisdokument, das außerhalb der Datenhaltung der Elektronischen Krankenakte in einem definierten ⇨Dateiformat gespeichert wird und mittels eines Links in die Elektronische Krankenakte eingebunden wird.

F

Fall

⇨Behandlungsfall

Fallakte

Gesamtheit aller ⇨Ergebnisdokumente und sonstiger Aufzeichnungen zu einem ⇨Behandlungsfall.

Fallmanager

⇨Case Manager

Falltyp

Rechtlicher Typ eines ⇨Behandlungsfalls, z.B. Notfall, Ambulanter Fall, Stationärer Fall, Vor-/Nachstationärer Fall, Berufsgenossenschaftlicher Fall, Personalfall usw. Der Falltyp legt die versorgungs- und abrechnungstechnischen Rahmenbedingungen für eine Behandlung fest.

Firewall

⇨Router mit lokaler Intelligenz und zentralen Funktion, um den über sie laufenden Datenverkehr zu überwachen und Datenpakete die von nicht erwünschten Adressen eingehen herauszufiltern. Sie dienen dazu, lokale Netze vor unerwünschten Zugriffen und Datenübertragungen zu schützen

Förderiertes Schema

Ein Datenschema als Basis für verteilte Systeme, dass aus der Summe der Schema der beteiligten Systeme entwickelt wurde.

Funktionsarchitektur

Funktionale Zergliederung einer ⇨Anwendungssoftware sowie das Zusammenspiel der Bauteile.

G

Gate Keeper

Bei Konzepten des ⇨Managed Care der zentrale steuernde Arzt, der als erste Anlaufstelle für den Patienten dient und das „Tor" zum Gesundheitsversorgungssystem für den Patienten darstellt. Nur über ihn können diese Leistungen anderer Institutionen in Anspruch nehmen.

Gegenstandsbereich

Bezeichnet bei IT-Systemen die durch deren funktionale Leistungsfähigkeit möglichen betrieblichen Einsatzbereiche.

gerichtete Kommunikation

Bei der gerichteten Kommunikation ist nur die Rolle des Empfängers bzw. seine Gruppenzugehörigkeit bekannt, nicht aber, wer genau die Nachricht letztendlich erhalten soll. Dies ist vor allem bei Überweisungen und Rezepten der Fall, bei denen der Patient selbst entscheidet, zu welchem Arzt/zu welcher Apotheke er gehen möchte. Erst wenn er dort angekommen ist, ist also bekannt, wer die Nachricht bzw. das Dokument erhalten hat. Gerichtet bezieht sich daher auf: „gerichtete an eine Person/Praxis einer bestimmten Fachgruppe".

Geschäftsprozess

Ein Geschäftsprozess ist ein Bündel von Aktivitäten, für das unterschiedliche Inputs benötigt werden und das für den Kunden ein Ergebnis von Wert erzeugt. Prozesse sind Tätigkeitsfolgen, die Kundenwert schaffen.

Geschäftsvorfall

Kleinste Bearbeitungseinheit im Rahmen der Aufgabenwahrnehmung. Aus der Bearbeitung des Geschäftsvorfalls entsteht der Vorgang.

Gesundheitsakte

Einrichtungsübergreifend zusammengeführte und um die Selbstdokumentation des Patienten und um Einträge weiterer paramedizinischer Leistungserbringer ergänzte Elektronische Krankenakte, die in eigene Verantwortung vom Patienten geführt wird. Siehe auch ⇨EGA.

Gesundheitskarte

Chipkarte mit den wichtigsten medizinischen Informationen zu einem Patienten.

Gesundheitstelematik

Kunstwort, das sich aus Gesundheitswesen, Telekommunikation und Informatik zusammensetzt. Gemeint sind Aktivitäten, Projekte und Lösungen zur institutionsübergreifenden IT-gestützten Zusammenarbeit von Gesundheitsversorgungsinstitutionen, um Behandlungsprozesse bruchlos durchführen zu können.
Unter dem Begriff „Gesundheitstelematik" – synonym auch „e-Health" oder „Health Telematics" – werden alle Anwendungen des integrierten Einsatzes von Informations- und Kommunikationstechnologien im Gesundheitswesen zur Überbrückung von Raum und Zeit subsummiert.

Gesundheitsversorgungseinrichtung

Spezielle ⇨Organisationseinheit zur Krankenversorgung und Prävention und Rehabilitation.

Gesundheitstelematikplattform

⇨Eine Telematikplattform für das Gesundheitswesen.

Gesundheitstelematikportal

Ein Anwendungssystem als ⇨Infrastrukturkomponente der ⇨gesundheitstelematikplattform, das anteilig entsprechende (auch automatisiert abrufbare und maschinenverarbeitbare) Informationen über Standards und Komponenten der Telematikplattform selbst enthält (z.B. ein dienstebasiertes Daten-Dictionär sowie der syntaktische und semantische Aufbau von Kommunikationsnachrichten, rechtliche Regelungen u.v.a.m.). Es stellt quasi maschinenles- und verarbeitbar Wissen über die ⇨Gesundheitstelematikplattform zur Verfügung.

Groupware

Anwendungssoftware zur Unterstützung der kooperativen Zusammenarbeit in Arbeitgruppen.

H

Handlungsinfrastruktur

Beinhaltet alle Aspekte, die zwar nicht selbst als ⇨Infrastrukturkomponente angesehen werden, aber notwendige theoretische oder rechtliche Basis sind, um überhaupt eine Telematikplattform realisieren und betreiben zu können. Sie stellt also den Rahmen für alle Handelnden dar – sowohl für jene, die Lösungskomponenten implementieren als auch jene, die diese betreiben oder nutzen.

Hardware

Alle materiellen Komponenten eines elektronischen Datenverarbeitungssystem. Zur Hardware zählen der Computer selbst, Drucker, Bildschirme, Scanner aber auch die einzelnen Bauteile dieser Geräte wir Prozessoren, Chips, Festplatten, Disketten, usw.

Health Professional

Englische Bezeichnung als Überbegriff für alle zu Gesundheitsberufen gehörenden Personen. Umfasst also Ärzte, Pflegekräfte, Apotheker, Medizinisch-technische Assistenten usw. Als deutsche Übersetzung findet sich selten der Begriff „Heilberufler".

Health Professional Card (HPC)

Chipkarte zur Identifikation und Signatur für ⇨Health Professionals. Enthält also die digitale Identität und Rolle des Health Professionals – s. auch ⇨Heilberufsausweis.

Heilberufsausweis

Der Heilberufsausweis ist ein personenbezogener Ausweis im Gesundheitswesen, der (neben einer visuellen Ausweisfunktion) eine Authentifizierung, Verschlüsselung und elektronische Signatur ermöglicht und in der „elektronischen Welt" die Person als Angehörigen eines Gesundheitsberufes mit den entsprechenden Rechten ausweist. Für den Zugriff auf die elektronische Gesundheitskarte ist in vielen Fällen ein HBA erforderlich.

Heilberufler

Deutsche Bezeichnung als Überbegriff für alle zu Gesundheitsberufen gehörenden Personen. Umfasst also Ärzte, Pflegekräfte, Apotheker, Medizinisch-technische Assistenten usw. Als englische Übersetzung findet sich der Begriff „Health Professional".

Historisierung

In der Informatik das Konzept, bei der Änderungen von Daten nicht nur den geänderten neuen Inhalt zu speichern, sondern auch den Inhalt vor der Änderungen. Bei einer systeminternen Historisierung hat der Benutzer keinen Einblick in die vorangehenden Ausprägungen – sie dient im Wesentlichen zu Nachweis- und Datensicherheitsgründen. Bei einer externen Historisierung kann der Benutzer die vormals vorhandenen Ausprägungen einsehen.

HL7

Health Level 7 ⇨Kommunikationsstandard für den Nachrichtenaustausch zwischen Medizinischen Informationssystemen mit umfangreichen Definitionen zu ⇨Nachrichtentypen und Trigger-Events, die die Nachrichtenübermittlungen auslösen. Liegt in der

Version 3 vor, hier werden alle Nachrichtentypen von einem Referenzschema abgeleitet.

I

iEPA

Die institutionelle Elektronische Patientenakte enthält alle medizinischen Informationen zu einem Patienten, die die aktenführende Institution selbst erhoben oder von anderen Einrichtungen übermittelt bekommen hat

Importmodul

Softwaremodell eines Anwendungssystems, das von anderen Anwendungssystemen mittels elektronischer Nachrichten erhaltene Daten in die Datenhaltung des lokalen Systems einfügt und dabei auch die ⇨Datenintegrität der lokalen Datenhaltung sicherstellt.

Informationsmodell

Ein abstraktes Modell der realen Objekte und Artefakte sowie deren Beziehungen und Eigenschaften und ggf. funktionale Merkmale. Informationsmodelle werden meist in einer formalen Notation angegeben, heut in UML-Klassenmodellen. Informationsmodelle sind Konzeptualisierungen von Ausschnitten der realen Welt als Basis für die Implementierung von Anwendungssoftware und Nachrichtenkommunikation.

institutionelle Elektronische Patientenakte

⇨*i*EPA

Informationelle Selbstbestimmung

Das Recht einer Person, frei und eigenständig darüber zu bestimmen, welche Daten von wem und zu welchem Zweck über sie gespeichert und verarbeitet werden.

Information Retrieval

Das gezielte oder mengenbezogene Suchen nach Informationen in einem oder mehreren großen Informationssammlungen.

Informationsobjekt

Einheit von verschiedenen Informationen und ggf. Funktionen zur Repräsentation eines realen oder künstlichen Objektes der realen Welt. In diesem Sinne Überbegriff für jede Art elektronischer Dokumente, Daten oder Nachrichten.

Informationssystem
Mensch-Organisation-Technik-System zur Erfüllung definierter Aufgaben.

Integration
Integration ist der zusammenfügen von Teilen zu einem Ganzen. Ein integriertes System ist aber nicht nur ein Zusammenschluss einzelner Informationssysteme, sondern schafft einem Mehrwert für alle Teilnehmersysteme. Die Integration in einem verteilten System muss auf verschiedenen Ebenen geleistet werden: Technikintegration, Datenintegration, Funktionsintegration, semantische Integration und Prozessintegration.

Integrierte Versorgung (IGV)
Mittels einer Integrierten Versorgung soll die Koordination und Kooperation im Rahmen von ⇨Behandlungsprozessen insgesamt und speziell zwischen ambulanter, stationärer und rehabilitativer Versorgung sowie ambulanter Pflege verbessert werden. Hierzu wurden gesetzlich Rahmenbedingungen für Anreizsysteme bzw. spezielle Vergütungsvereinbarungen zwischen Kostenträgern und Leistungserbringern zur Erreichung einer verbesserten Kooperation geschaffen. Dabei wird sowohl eine vertikale Vernetzung zwischen den Sektoren – also z.B. stationär/ambulant – als auch eine innersektorale zwischen den Einrichtungen unterstützt (horizontale interdisziplinäre Vernetzung).

Integrität
-> Datenintegrität

Internes Ergebnisdokument
Ein ⇨Ergebnisdokument, dessen Daten in den internen Strukturen bzw. der Datenbank der ⇨Elektronischen Krankenakte gespeichert werden und die nur über eine entsprechend spezielle Bearbeitungs- und Anzeigefunktion des Herstellers des Systems betrachtet werden können.

Interoperabilität
Fähigkeit von Anwendungssystemen oder Anwendungssoftware mit anderen Anwendungssystemen zusammenzuarbeiten oder zu kommunizieren.

Interoperabilitätsmechanismen
Mechanismen zur Herstellung der interoperabilität auf den verschiedenen Ebenen der ⇨Integration, so z.B. Remote Procedure Call, Einsatz von Shared Disks, Remote method Invocation.

Interoperabilitätsmodul

Module eines Softwaresystems, das speziell implementiert wurde, um die ⇨Kommunikation mit einer externen Infrastruktur – z.B. einer ⇨Telematikplattform – zu ermöglichen. Es enthält in der Regel ein ⇨Empfangs-/Import-Modul und ein ⇨Export-/Sende-Modul.

Interprozesskommunikation

Kommunikation zwischen auf zwei verschiedenen Rechnersystemen laufenden Prozessen, z.B. um interoperabilität auf höherer Ebene zu ermöglichen.

K

Karteikarte, elektronische

Dokumentationsträger z.B. in Arztpraxen, Gesundheitsämtern, Pflegediensten, Physiotherapie-Einrichtungen etc. Meist in Form von DIN-A5 großen Karteikarten mit Einlegefach. Synonym auch für die -> Verlaufsübersicht in Arztpraxisinformationssystemen.

Kiosksystem

Ein ⇨Anwendungssystem, dass es im Rahmen der Gesundheitstelematikplattform dem Patienten auch ohne eigene Ausstattung in sicherer Weise ermöglicht, Daten die auf seiner ⇨Gesundheitskarte gespeichert sind einzusehen und ggf. zugriffsrechte zu ändern.

Klassenmodell

Ein konzeptuelle Repräsentation der Objekte und Artefakte der realen Welt mit ihren Beziehungen. Es besteht u.A. aus Objekttypen (Klassen) mit ihren charakterisierenden Attributen, den Beziehungen zwischen den Objekttypen und den Methoden der Objekttypen.

Klassifikation

Eine ⇨Begriffsordnung, bei dem die einzelnen Begriffe Klassen von ⇨Objekttypen oder Konzepten repräsentieren. Die Definition der klassenbildenden Merkmale kann intensional oder extensional sein.

Klinische Pfade

Definierte klinische Handlungsketten – meist linear mit nichtkonditionellen Verzweigungen – zur Standardisierung von Behandlungsprozessen bei definierten Indikationen.

Klinischer Pfad Server

Ein ⇨Anwendungssystem als ⇨Infrastrukturkomponente der ⇨Telematikplattform, das allen Teilnehmern klinische Pfade – z.B. im GLIF-Format – abrufbar zur Verfügung stellt.

Kommunikation

Kommunikation ist der wechselseitige Austausch (Übertragung) von Nachrichten zwischen einem Sender und einem Empfänger. Um Nachrichten zu übertragen, müssen diese in eine Signalfolge umgewandelt werden. Dazu wird die Nachricht vom Sender in ein Signal kodiert. Das Signal wird über einen Übertragungskanal zum Empfänger übertragen und von diesem wieder zur Nachricht dekodiert. Im weiteren Sinne wird darunter aber auch ein wechselseitiger Dialog verstanden, der einen gemeinsamen Sprach- und Wissensraum der Kommunikationspartner voraussetzt.

Kommunikationsinfrastruktur

Technische Infrastruktur, die eine technisch verlässliche Kommunikation zwischen Anwendungssystemen ermöglicht.

Kommunikationsserver

Spezielles ⇨Anwendungssystem zur Koordination und Kopplung von verschiedenen Anwendungssystemen zum Empfang und zur Verteilung von Nachrichten zwischen diesen. Ein Kommunikationsserver bietet umfangreiche zusätzliche Funktionalitäten wie Pufferung, Auditing, Formatkonvertierung etc.

Kommunikationsstandard

Gesamtheit der Definitionen zu Syntax und Semantik von ⇨Nachrichtentypen sowie der Organisation der ⇨Kommunikation als Basis für die Implementierung der kommunikativen Kopplung von ⇨Anwendungssystemen.

Komponentenausweis

Ein ⇨elektronsicher Ausweis für ⇨Infrastrukturkomponenten der ⇨Gesundheitstelematikplattform. Damit kann auch technischen Komponenten eine digitale Identität gegeben werden, was für die Überprüfung von Teilnahmeberichtigung und Rechten bezl. bestimmter Infrastrukturdienste wichtig ist.

Konnektor

Software zur Kopplung von lokalen (institutionellen) Anwendungssystemen an die ⇨Telematikplattform. Soll einen sicheren und vertrauenswürdigen Zugang ermöglichen und gleichzeitig auch das lokale Netz vor Eindringlingen schützen.

Kontextmenü
Menü, welches je nach gerade in Bearbeitung befindlichen Vorganges, Funktion oder Attribut bestimmte Aktionen anbietet. Der Kontext wird meist in die aufrufbare Anwendungsfunktion übernommen, sodass eine schnelle Navigation und Bearbeitung bei hoher Freizügigkeit der Navigation selbst möglich ist.

Kontrollierte Redundanz
Die Speicherung von Kopien von Daten und Dokumenten eines Anwendungssystems in einem anderen System, wobei die Synchronisation dieser Kopien bei Änderungen im Hauptsystem immer automatisch erfolgen. Die Kopie ist also immer aktuell und weicht nie vom Original ab.

Kontrolliertes Vokabular
Vokabular, das nur Begriffe enthält, die durch eine kontrollierende Instanz (z.B. einen Administrator innerhalb einer Einrichtung, eine nationale Organisationseinheit usw.) aufgenommen wurden. Dient der Einheitlichen Sprache Dokumentation zur Verbesserung des personen- und einrichtungsübergreifenden Verständnis für dokumentierte Sachverhalte.

Konventionelle Krankenakte
Krankenakte auf Papierbasis.

Konzeptbasierung
Umfang und Tiefe der Berücksichtigung von ontologischen und linguistischen Vereinbarungen in einem Informationssystem.

Krankenakte
⇨konventionelle Krankenakte

Kryptologie
Wissenschaft zur Verschlüsselung von Daten und Nachrichten sowie der Schaffung sicherer digitaler Identitäten.

Kryptoverfahren
Verfahren zur Verschlüsselung von Daten und für die ⇨elektronische Signatur.

L

Labordatenträger (LDT)
LDT steht für Labor Datenträger. Es handelt sich um ein Nachrichtenformat für den Austausch von Labordaten wie Laborauf-

trag und Laborbefund. Das LDT Format gehört zur Familie der xDT Formate und ist von der KBV initiiert.

LAN
Local Area Network, ein auf einen eng umgrenzten Raum betreibbares Rechnernetz.

Leitlinie
Handlungsanweisung für definierte Indikationen z.B. in Form von ⇨klinischen Pfaden. Enthält auch Angaben zur Entstehung und Pathogenese sowie epidemiologische Maßzahlen zur Erkrankung und basiert auf den aktuellsten medizinischen Erkenntnissen.

Leitlinienserver
Ein ⇨Anwendungssystem als ⇨Infrastrukturkomponente der ⇨Telematikplattform, das allen Teilnehmern klinische Pfade – z.B. im GLIF-Format – abrufbar zur Verfügung stellt.

Leistungserbringer
Gesundheitsversorgungseinrichtungen, diagnostische, therapeutische oder rehabilitative die medizinische Leistungen erbringen. Dies sind z.B. Arztpraxen, Krankenhäuser, Pflegeeinrichtungen.

Letzte Meile
Verbindungsstrecke zwischen einem Endsystem in einem Unternehmen oder Privathaushalt und dem Zugangspunkt zur externen Kommunikationsinfrastruktur.

Link
IT-technischer Begriff für die Speicherung des Speicherortes einer Information, eines Dokumentes, um mittels diesem Verweis schnell auf die Information/das Dokument zuzugreifen.

LOINC
Bei LOINC handelt es sich um eine internationale Standardnomenklatur für Labor-, Vitalparameter- und weitere klinische Untersuchungen. LOINC steht für: Logical Observation Identifiers Names and Codes

Logging
Mitschreiben/Protokollieren aller Einfügungen, Änderungen, Einsichtnahmen und Löschungen von Daten.

M

Maßnahme

Eine im Rahmen einer Patientenbehandlung mögliche administrative oder medizinische Handlung mit einem Patienten, einer Probe oder einem Schriftstück mit definierter Indikation und Zielstellung. Abzugrenzen: ⇨Verrichtung

Maßnahmenvokabular

Eine Zusammenstellung von Begriffen zu medizinischen Maßnahmen.

Master-Patient-Index

Ein ⇨Anwendungssystem, das rudimentäre Informationen – meist nur demographische Informationen – zu einem Patienten enthält und einrichtungs- bzw. systemübergreifend die eindeutige Patientenidentifikation sicherstellt und verwaltet, welche Anwendungssysteme im verteilten System Informationen zu einem Patienten gespeichert haben.

Medienbruch

Als Medienbruch wird der Wechsel zwischen verschiedenen Dokumentationsmedien verstanden, zumeist zwischen Papier und digitalen Verfahren.

Medium

Unter einem Medium (v. lat.: *medium* = Mitte(lpunkt), Zentrum, dazwischen liegend, in der Mitte befindlich) wird im Allgemeinen ein Träger oder ein Übermittler von Jemandem oder Etwas verstanden, in der Informatik vor allem auch Speicher- und Kommunikationsmedien wie Paper, Festplatte, CD. (erweitert aus http://de.wikipedia.org/wiki/Medium)

Medikationsdokumentation

Die Medikationsdokumentation repräsentiert patientenbezogen die medikamentöse Therapie und enthält alle Angaben zu Verordnungen – die ggf. zusammengefasst sein können zu Rezepten – zu tatsächlichen Ausgaben und zu tatsächlichen Einnahmen. Darüber hinaus enthält sie Angaben zu Arzneimittelunverträglichkeiten bzw. -risiken des Patienten.

Medizinische Basisdokumentation

⇨Basisdokumentation

Medizinische Dokumentation

Fach und Tätigkeitsbereich der sich mit der Aufzeichnung, Archivierung und dem Wiederfinden von medizinischen Informationen und Dokumenten beschäftigt.

Medizinische Informatik
Spezialisierungsrichtung der ⇨Angewandten Informatik. Beschäftigt sich mit Analyse, Entwurf und Realisierung von technischen und betrieblichen Informationssystemen für Gesundheitsversorgungssysteme mit Methoden der Informatik.

Medizinisches Informationssystem
Spezielles ⇨Anwendungssystem für den Einsatz in ⇨Gesundheitsversorungseinrichtungen. Typische Beispiele sind ⇨Krankenhausinformationssysteme, ⇨Arztpraxisinformationssysteme, ⇨Betriebsärztliche Informationssysteme, Informationssysteme im Rettungsdienst.

Medline
Umfangreiche Literaturdatenbank, enthält alle Beiträge indizierter medizinisch wissenschaftlicher Fachzeitschriften.

Mehrschicht-Architektur
Softwarearchitektur für z.B. Anwendungssoftware, bei der zentrale funktionale Aspekte in voneinander unabhängige und miteinander kommunizierende Softwaremodule realisiert sind. Bei einer sogenannten 3-Tier-Architektur zumindest in die 3 Schichten: Datenzugriff, Fachlogik und Benutzeroberfläche.

Messagebroker
Eine ⇨Anwendungssystem als Teil der Telematikinfrastruktur, das die Nachrichtenübermittlung übernimmt. Meist in form eines ⇨Kommunikationsservers.

Message-Routing
Verfahren, die die Zustellung von elektronischen Nachrichten in einem verteilten System auch über mehrere Netzknoten hinweg sicherstellen. In großen Rechnernetzen sind hierfür hierarchische Adressierungskonzepte wie es bei den IP-Adressen realisiert ist notwendig.

Meta-Daten
Inhaltliche Merkmale und (formale) Ordnungsmerkmale zu Datenobjekten, Dokumenten, Vorgängen und Akten.

Metainformationen
⇨Meta-Daten

Middleware
Unter Middleware wird Software verstanden, die als eigene

Schicht zwischen den verteilten Applikationen und der Infrastruktur liegt. Middleware verbirgt die Heterogenität der Infrastruktur und verbessert die Verteilungstransparenz, in dem zentrale und von den einzelnen Teilnehmersystemen unabhängige Dienste angeboten werden, die eine lose Kopplung aller Anwendungssysteme erlauben.

Minimum Data Set
Minimaler klinischer Basisdatensatz mit gleichem oder weniger Umfang als bei der ⇨Basisdokumentation aber mehr Umfang als ein ⇨Notfalldatensatz.

N

Nachricht
Eine Nachricht besteht aus Daten, die in einer Sprache dargestellt sind. Diese Sprache kann ein natürliche bzw. künstliche Sprache sein. Grundvoraussetzung für die Kommunikation ist, dass Sender und Empfänger, die gleiche Sprache sprechen. Sender und Empfänger müssen nicht unbedingt Personen sein, sondern es können z.B. auch Informationssysteme sein. Nachrichten sind durch Syntax und Semantik definiert.

Nachrichtenstandardisierung
Die Festlegung von Syntax, Konzepten und Semantik von nachrichten in Form definierter ⇨Nachrichtentypen.

Nachrichtentyp
Die Beschreibung von Syntax, Konzeptbezeichnern und Semantik-Festlegungen einer zwischen Informationssystemen austauschbaren Nachricht bzw. Datensatzes. Besteht zumeist aus dem Header mit Metadaten zur Nachricht und Sender und Empfänger und der Nachricht selbst.

Nomenklatur
Nomenklatur ist eine Sammlung von Richtlinien, nach denen sich die Benennung von Objekten in einem bestimmten Themengebiet richten soll. Die Gesamtheit der Benennungen in einem Fachgebiet bilden eine Terminologie.

normatives Schema
Ein ⇨Schema, das in einer Domäne normativen Charakter hat und Systemimplementierungen zugrunde gelegt wird. Meist in Form eines Klassenmodells.

Notfalldatensatz
Minimale medizinische Daten zu einem Patienten wie Dauerdiagnosen, Risikofaktoren, Allergien etc., die im notfall die Behandlung erleichtern und sicherer machen können

O

Objektidentifikationsnummer
Eine Objektidentifikatonsnummer – abgekürzt OID für Object Identifier – ist eine Zeichenkette oder Zahl, die ein ⇨Informationsobjekt – möglichst weltweit – eindeutig identifiziert.

Objektlebenszyklus
Die Beschreibung der verschiedenen Status sowie ihrer Abfolgen, die ein reales oder immatrielles Objekt im Rahmen dessen Existenz einnehmen kann. Die graphische Visualisierung erfolgt mittels so genannter Statusdiagramme. Objektlebenszyklen bilden u.a. die Basis für ein ⇨Workflowmanagement.

Objekt-ID
⇨Objektidentifikationsnummer

Objektintegrität
Die Sicherstellung, dass ein ⇨Informationsobjekt in der digitalen Welt bzw. in einer Dokumentation nur einmal existiert.

Objektreferenzserver
Ein ⇨Anwendungssystem als ⇨Infrastrukturkomponente der ⇨Telematikplattform, das allen Teilnehmern die für alle relevanten ⇨Informationsobjekte maschinenles- und verarbeitbar zur Verfügung stellt. So z.B. ⇨Bezugsobjekte.

Ordnungsgemäße Aktenführung
Eine Aktenführung, die eine justitiable Basis darstellt und sowohl Organisation der Archivierung als auch der Umgang mit einzelnen Akten festgelegt ist und den Prinzipien einer ordnungsmäßigen Aktenführung genügt.

Ordnungssystem
Dokumentationssprache basierend auf einer Begriffsordnung mit evtl. zusätzlichen Ordnungskriterien und -strukturen. Ein Ordnungssystem kann klassierend oder realitätsabbildend sein.

Organisationseinheit
Überbegriff für Einrichtung aus Personen, Gebäuden und Geräten zur Erfüllung definierter betrieblicher Aufgaben. Der Begriff um-

fasst sowohl eigenständige juristische Personen wie Krankenhäuser, Arztpraxen, Gesundheitsämter etc. als auch organisatorische Gliederungen innerhalb dieser Einrichtungen.

Organisationssystem
Das aus Aufgaben und -> Aufgabenträger zusammengesetzte System zur Abwicklung betrieblicher Vorgänge.

OSI-Referenzmodell
Ein Schichtenmodell zur Definition von Leistungsmerkmalen und Eigenschaften von Verfahren und Geräten für die technische Kommunikation eingeteilt in 7 Schichten. Damit sollen einerseits Verfahren und Regeln für die Kommunikation herstellerunabhängig definiert und andererseits die Möglichkeit der Realisierung verschiedenster Komponenten für die einzelnen Schichten durch beliebige Hersteller geschaffen werden. Ziel ist es, dass Rechnersysteme verschiedenster Hersteller miteinander transparent – d.h. ohne genaue Kenntnisse der im Netz verwendeten Verfahren – sicher und verlässlich kommunizieren können.

P

PACS
Anwendungssystem zur Speicherung und Kommunikation umfangreicher Bilddaten mit speziellen Speicher- und Zugriffsstrategien, da die Informationsmenge dieser Objekte um ein Vielfaches höher liegt, als die der textuellen Behandlungsinformationen zu einem Patienten.

Parametrierung
1. Die konkrete Einstellung aller Parameter und Stammdaten in der Datenhaltung eines Anwendungssystems zur Realisierung individueller Funktionalitäten. 2. Das Einrichten der Parameter und Stammdaten im Rahmen der Systemeinführung zur Herstellung der für den konkreten Betrieb notwendigen Individualität.

Patientenakte
Gesamtheitlich zu einem Patienten gehörende Behandlungsdokumente und Einträge/Notuzen, unabhängig von Behandlungsfall und ggf. der Einrichtung.

Patientenbehandlungsplan
Ein z.B. aus einem abstrakten ⇨Behandlungsplan abgeleiteter konkreter Plan für einen Patienten vor dem Hintergrund seiner individuellen Situation.

Patientenmaßahme
Eine konkret durchgeführte oder durchzuführende ⇨Maßnahme im Rahmen einer Patientenbehandlung. Diese hat ein konkretes Datum, handelnde Personen sowie evtl. Ergebnisdokumente.

Polling
Regelmäßiges zyklisches Abfragen eines Dienstes oder einer Speicherstruktur auf neue Nachrichten oder Daten.

Portal
Ein Portal ist ein Anwendungssystem, dass Daten und ggf. Anwendungen, Dienste und Prozesse unabhängig wo sie sich befinden dem Benutzer integriert zur Verfügung stellt. Es unterstützt die Suche und Präsentation von Informationen und unterstützt in erweiterter Form auch eine Personalisierung und Rechteverwaltung. In der einfachsten Form kann es ein Internetportal sein, dass lediglich eine Sammlung von ⇨Links repräsentiert.

Präsentationsschicht
Teil der -> Softwarearchitektur, die alle Funktionalitäten enthält, um einem -> Benutzer das Arbeiten mit einem Informationssystem zu ermöglichen. Enthält als Teil die Benutzeroberfläche.

Primärsystem
Ein Anwendungssystem bei einem ⇨Leistungserbinger.

Problem
Ein im Rahmen der Behandlung aus Sicht des Patienten bzw. Arztes bestehendes Problem. Kann eine Befindlichkeitsstörung, ein Symptom oder eine Diagnose sein.

Prozeßstandards
Ein Standard, der die Geschäftsprozesse in einer Domäne festlegt und damit auch zu einer transparenten und sicheren Abwicklung von einrichtungsübergreifenden Prozessen beiträgt. Er stellt die Basis für eine Prozessintegration dar und ermöglicht Herstellern von Anwendungssoftware, die für eine elektronische Prozessabwicklung notwendigen interoperabilitätsmodule zu erstellen.

Pseudonymisierung
Bei der Pseudonymisierung werden die identifizierenden Merkmale einer Person, also z.B. die Namensangaben und das Geburtsdatum durch ein Pseudonym – zumeist eine Buchstaben- oder Zahlenkombination – den Code – ersetzt, um die Identifizierung des Betroffenen durch Personen die nicht im Besitz der Abbildungstabelle sind auszuschließen oder wesentlich zu erschwe-

ren Die Bezüge verschiedener Datensätze, die auf dieselbe Art pseudonymisiert wurden bleibt erhalten. Daten und Identifikationsmerkmale werden also getrennt aufbewahrt und können nur von Berechtigten zusammengeführt werden.

Public Key Infrastructure

Im Rahmen einer Public Key Infrastructure werden die öffentlichen Schlüssel aller Teilnehmer für alle Teilnehmer der Telematikplattform in einer maschinenles- und verarbeitbaren abrufbar gemacht. Dadurch wird der Einsatz von ⇨asymmetrischen Verschlüsselungsverfahren und der ⇨elektronischen Signatur in einer großen Gemeinschaft in der nicht jeder jeden kennt und je nach Bedarf auf den öffentlichen Schlüssel eines Teilnehmers zugreifen muss erst ermöglicht.

Pull

Verfahren z.B. bei der Kommunikation, bei dem der Sender eine Nachricht direkt dem Empfänger zustellt.

Push

Verfahren, bei dem der Empfänger nachrichten die für ihn bestimmt sind aktiv abholen muss. Dies ist z.B. beim Abholen von E-Mails von einem E-Mail-Server der Fall.

Q

Qualität

Qualität ist die Gesamtheit von Eigenschaften und Merkmalen eines Produktes oder einer Tätigkeit, die sich auf deren Eignung zur Erfüllung gegebener Erfordernisse beziehen.

R

Reanonymisierung

Möglichkeit, nach Anonymisierung von Daten durch die verbleibenden Merkmale wieder den Bezug zur Person herzustellen.

Rechnernetz

Verbund von ⇨Rechnersystemen, die über eine spezielle ⇨Kommunikationsinfrastruktur gekoppelt sind und miteinander in Verbindung treten können.

Rechnersystem

Aus Hardware und Betriebssystem bestehendes System.

Referenzarchitektur

Eine ⇨Anwendungssystemarchitektur, die als Referenz für Implementierungen gilt. D.h. konkrete Systeme stellen Inkarnationen dieser Architektur dar.

Referenzdatenmodell

Eine ⇨Daten- oder Informationsmodell, das als Referenz für Implementierungen gilt. D.h. konkrete Systemimplementierungen liegt für die Datenhaltung eine Inkarnationen dieses Referenzdatenmodelles zugrunde.

Referenzschema

⇨Referenzdatenmodell

Referenzserver

Ein ⇨Anwendungssystem als ⇨Infrastrukturkomponente der ⇨Telematikplattform, das allen Teilnehmern die für alle relevanten ⇨Daten maschinenles- und verarbeitbar zur Verfügung stellt. In konkreter Ausprägung z.B. ⇨Objekt-Referenzserver, ⇨Terminologieserver und ⇨OID-Server.

Refrentielle Integrität

Sicherstellung, dass die innerhalb einer Dokumentation benutzten Verweise (Referenzen) auf Datensätze, Dokumente, Web-Seiten und andere technische Artefakte korrekt sind und nicht ins „Leere" oder auf falsche Informationsobjekte zeigen.

Registerakten

Spezielle elektronische Krankheitskaten, die meist krankheitsartenspezifisch für epidemiologische Forschung, Qualitätssicherung und Gesundheitsberichterstattung geführt werden. Registerakten sind je nach Anwendungsfall anonymisiert oder pseudonymisiert.

Registrieren

Aufzeichnen von Merkmalen (Metainformationen) von Dokumenten. Vorgängen, Akten und Aktenbeständen.

Remote Procedure Call

Verfahren, bei dem ein Programm auf einem ⇨Rechnersystem ein Programm auf einem anderen entfernten Rechnersystem aufrufen kann. Die Infrastruktur ist transparent, der Aufruf erfolgt so, als ob das entfernte Programm auf dem lokalen Rechner abliefe.

Replikat, Replikation

Ein Replikat ist eine gespeicherte Kopie von Daten oder eines Dokumentes. Durch geeignete Mechanismen muss dabei sichergestellt werden, dass das Replikat immer mit dem original übereinstimmt („kontrollierte Redundanz").

Repository
Eine Sammlung von Informationen über „etwas". Allgemeiner Überbegriff. Spezialisierungen sind z.B. Daten-Diktionäre, Maßnahmenrepositories, Sammlungen von Institutionen usw.

Ressource
Ein für die Erbringung bestimmter (Dienst)Leistungen notwendiges Betriebsmittel. Dies kann sich z.B. um ein Gerät, ein Raum, eine Person oder ein Team handeln.

Retrieval
-> Information Retrieval

RIM (Reference Information Model)
Generisches Klassenmodell für Medizinische Informationssysteme, dient auch als Ausgangsbasis zur Definition von Nachrichtentypen für den HL7-Standard Version 3.

S

Satzformat
⇨Nachrichtentyp

Schema
⇨Datenschema

Schema-Missmatch
Die Abweichungen bzw. Unstimmigkeiten zwischen zwei oder mehreren Schemata. Abweichende Schemata können auch die Fähigkeit von Anwendungssystemen miteinander zu interoperieren beeinträchtigen.

Schichtenarchitektur
Eine ⇨Softwarearchitektur, die von mehreren gegeneinander gekapselten Schichten ausgeht, um die Abhängigkeiten der verschiedenen Schichten voneinander zu minimieren und dementsprechend Schichten austauschen zu können. Enthält zumindest eine Datenhaltungsschicht, eine Verarbeitungsschicht und eine Präsentationsschicht.

Schichtenmodell
Ein Modell, dass Funktionalität in verschiedene aufeinander aufbauende Schichten einteilt. Wird meist im Zusammenhang mit

Rerenzmodellen wie z.B. das OSI-Schichtenmodell oder das TCP/IP-Schichtenmodell benutzt.

Schnittstelle

Übergangs- und Verbindungsstelle zwischen Systemen. Wird sowohl für technische Spezifikationen als auch für den softwaretechnischen Teil einer Anwendungssystemkopplung benutzt.

Schriftgut

Alle bei der Erfüllung von Aufgaben des Bundes erstellten oder empfangenen Dokumente, unabhängig von der Art des Informationsträgers und der Form der Aufzeichnung.

Secure Messaging

Verschlüsselte Kommunikation zwischen zwei Partnern auf Basis eines zuvor ausgehandelten (symmetrischen) Schlüssels.

Semantik

Die Semantik beschreibt im Gegensatz zur Syntax den Inhalt und die Bedeutung von Daten.

Semantik-Missmatch

Abweichungen bzw. Inkompatibilitäten zwischen den in verschiedenen Anwendungssystemen benutzten semantischen Bezugssystemen und Vokabularen.

Semantikstandard

Semantikstandards sollen einerseits die Inhalte einer von verschiedenen Akteuren erstellten (Patienten)Dokumentation vereinheitlichen und andererseits als Basis für die Kommunikation von Nachrichten und Dokumenten zwischen Informationssystemen die semantische Interoperabilität verbessern. Sie liegen in form von kontrollierten Vokabularen, Nomenklaturen und Wertebereichen für Attribute vor.

Semantische Integrität

Integrität der Daten und Dokumente bezüglich ihres Inhaltes. So z.B. dürfen keine Diagnosen die ausschließlich bei Frauen auftreten bei Männern dokumentiert sein.

Semantische Interoperabilität

Die Fähigkeit von zwei oder mehr Anwendungssystemen oder Komponenten davon zum Informationsaustausch sowie zum adäquaten Nutzung der ausgetauschten Information. (in Anlehnung an IEEE Standard Computer Dictionary: A Compilation of IEEE Standard Computer Glossaries, IEEE, 1990)

semantisches Bezugssystem

Semantische Bezugssysteme sind Vokabulare, Nomenklaturen und Wertebereiche für Attribute. Ihre konsentierte Benutzung in einer Branche (z.B. Produktklassifikationen, Diagnosevokabulare etc.) ermöglichen ⇨Anwendungsprogrammen kommunizierte Inhalte zu interpretieren und weiter zu verarbeiten oder zu nutzen.

Service-Broker

Ein ⇨Anwendungssystem als Teil der ⇨Telematikplattform, das im verteilten System vorhandene Dienste (Services) lokalisiert und an Teilnehmersysteme vermittelt. Service-Broker erhalten Anfragen und geben z.B. die Serviceadressen und Schnittstellenbeschreibungen der verfügbaren Services zurück.

Shared Disk

Ein Speicherbereich auf einer Festplatte eines Anwendungssystems, der zum Austausch von Daten zwischen Prozessen bzw. Systemen benutzt wird und damit auch anderen Systemen Daten zur Verfügung stellt.

Sicherheitsinfrastruktur

Alle ⇨Infrastrukutrkomponenten, die dazu dienen, sicherheitstechnische Leistungen durchzuführen. Sie stellen auf Basis definierter rechtlicher Regelungen und Handlungsvorgaben auf technischer und anwendungsbezogener Ebene Datensicherheit und Datenschutz sicher. Eine umfassende Sicherheitsinfrastruktur wird z.B. im ISO-Standard 7498 und ISO 10181 beschrieben. Komponenten sind z.B. ⇨elektronische Ausweise, ⇨Konnektor und entsprechende Zugriffsdienste.

Sicherheitsrichtlinie

In einer Sicherheitsrichtlinie werden Schutzziele und allgemeine Sicherheitsmaßnahmen im Sinne offizieller Vorgaben eines Unternehmens oder einer Behörde formuliert. Detaillierte Sicherheitsmaßnahmen sind in einem umfangreicheren Sicherheitskonzept enthalten.

Sicherheitszonen

Abgeschlossene Rechnernetze im Zuständigkeitsbereich einzelner Institutionen, die nur über sichere Brücken wie z.B. einen ⇨Konnektor mit der Gesundheitstelematikplattform verbunden sind. Auch diese stellt in sich eine Sicherheitszone dar („Telematikzone").

Signaturkarte

Ein ⇨elektronischer Ausweis, der auch den privaten Schlüssel des Besitzers enthält und mittels dem dieser digitale Dokumente und Daten rechtssicher signieren kann.

Skalierbarkeit

Unter Skalierbarkeit einer technischen Infrastruktur versteht man die Möglichkeit, die Infrastruktur entsprechend den Anforderungen – z.B. hinsichtlich Mengendurchsatz – inkrementell erweitern zu können.

Socket

Ein Socket (Steckdose) ist ein Kommunikationsendpunkt innerhalb einer Anwendung. Er wird durch eine IP-Adresse und eine Portnummer adressiert.

Software

Nicht materielle Komponenten eines elektronischen Datenverarbeitungssystems. Beispiel: Betriebssystem, Programmiersprachen, Anwendungsprogramme, etc.

Softwarearchitektur

Architektur eines Softwaresystems. Beschreibt die enthaltenen Anwendungsfunktionen und ihren Zusammenhang sowie die softwaretechnischen Implementierungsobjekte in form von Programmen, Prozeduren, transienten und persistenten Klassen. Heute sind Mehrschichtarchitekturen gängig, die Datenhaltung, Verarbeitungslogik und Präsentation trennen.

Softwarekonnektor

Ein Softwaremodul, das die Kommunikation mit der ⇨Telematikplattform übernimmt und durch Interoperation mit dem angeschlossenen ⇨Anwendungssystem spezielle Vorgänge übernimmt. Er stellt auch die Brücke zwischen verschiedenen Sicherheitszonen dar. Die Aufgaben sind vielfältig: Rechteüberprüfungen, Formatkonvertierungen, Zusammenbau von Plattformkonformen Nachrichten, Überwachung und Logging der Transaktionen u.v.a.m.

Stammdaten

Daten eines ⇨Anwendungssystems oder der ⇨Telematikplattform, die nicht selbst Gegenstand der eigentlichen Verarbeitung sind, aber zur Abwicklung der lokalen oder einrichtungsübergreifenden Anwendungsfälle und Geschäftsprozesse benötigt werden. Beispiele: Krankenkassenstammdaten, Organisationsstamdaten, Rechteprofile.

Statusdiagramm

Zusammenstellung möglicher Status und der Statusübergänge (Transitionen) für Informationsobjekte, siehe auch ⇨Objektlebenszyklus.

Syntax

Beschreibung des Aufbaus von Nachrichten, erlaubte Informationsstrukturen, Trennzeichen usw.

T

TAG

Allgemeine Bezeichnung für in Auszeichnungssprachen wie HTML, SGML oder XML benutzte Kürzel zur Kennzeichnung von speziellen Elementen bzw. Feldern in den Dateien. Diese ermöglichen es Programmen, die Dateien zu parsen und gezielt Inhalte für die Weiterverwendung zu entnehmen.

TAN

Transaktionsnummer, die eine ⇨technische oder logische Transaktion eindeutig identifiziert und den Zugriff auf die Daten ermöglicht.

Taxonomie

Eine generisch-hierarchische Klassifikation.

Telebetreuung

Betreuung von Patienten mittels Techniken der Telekommunikation- und Dokumentation zur orts- und zeitabhängigen medizinischen Betreuung.

Telecomputing

Allgemein in einer Telematikinfrastruktur erreichbare Anwendungsdienste zur Verarbeitung von (großen) Datenmengen.

Teledokumentation

⇨eDocumentation

Telekommunikation

⇨eCommunication

Telekooperation

⇨eCollaboration

Telematik

Telematik bezeichnet die Zusammenarbeit von Telekommunikationstechnik und Informatik, d.h. die Nutzung computergestützter

Datenverarbeitungsprozesse in der Telekommunikation oder die Nutzung der Telekommunikation, um den Austausch von Daten und Programmen zwischen Rechnersystemen zu ermöglichen.

Telematikanwendung

Eine telematische Anwendung auf Basis einer ⇨Telematikplattform, die nur durch die Verfügbarkeit dieser möglich ist. An ihr sind meist mehrere ⇨interoperierende Anwendungssysteme beteiligt. Beispiel: eArztbrief, *e*EPA usw..

Telematikinfrastruktur

Alle technischen Komponenten einer ⇨Telematikplattform.

Telematikplattform

„Eine Telematikplattform ist definiert durch eine flächendeckende standardisierte organisatorisch-technische Infrastruktur und festgelegte einheitliche Rahmen- und Randbedingungen politischer, rechtlicher, ökonomischer, medizinischer, sozialer und ethischer Art zur gemeinsamen Nutzung von Daten und Informationen, der Kommunikation der Leistungserbringer zur koordinierten Patientenversorgung." Aus konzeptioneller Sicht macht der Aufbau einer Telematikplattform Vorgaben und Absprachen auf den Ebenen Teilnehmer, Inhalte, Abbildung, Transport und Sicherheit notwenig." (Mainz 1999)

Terminologie

Als Terminologie wird die Gesamtheit aller Begriffe und Benennungen einer Fachsprache bezeichnet. Sie können als Wörterbuch, Glossar oder Thesaurus vorliegen. Werden neue Einträge nur von zentraler Stelle durchgeführt und überprüft, spricht man von einem kontrollierten Vokabular.

Terminologieserver

Ein ⇨Anwendungssystem als ⇨Infrastrukturkomponente der ⇨Telematikplattform, das allen Teilnehmern Terminologien – meist in Form kontrollierter Vokabulare – maschinenles- und verarbeitbar zur Verfügung stellt. Dadurch wird die ⇨semantische Interoperabilität in einem verteilten System unterstützt.

Top-Down-Synchronisation

Die Aktualisierung eines dezentralen Datenbestandes durch ein zentrales System, z.B. das Einstellen neuer Behandlungsdaten in eine ⇨*i*EPA durch ein ⇨*e*EPA-System.

Transaktion

Eine Transaktion ist allgemein eine Folge logisch zusammenhängender aber einzeln durchzuführender Aktionen, die z.B. Operationen auf gemeinsam gespeicherte Daten darstellen. Alle Operationen dürfen in ihrer Gesamtheit nur erfolgreich oder gar nicht stattfinden. Gleiches gilt für die Kommunikation von Daten und Dokumenten auf anwendungslogischer Ebene die nur zusammengehörig verwendet werden dürfen, aber getrennt kommuniziert werden.

Transaktionsnummer

Eine zu einem bestimmten Vorgang oder einer Transaktion (z.B. ein eRezept) gehörige eindeutig identifizierende Nummer. Sie kann z.B. dazu benutzt werden, um auf den Vorgang bzw. die betreffenden Daten zuzugreifen und Vorgänge in verschiedenen Anwendungssystemen zu synchronisieren.

Transaktionssicherheit

Die Eigenschaft eines Systems, ⇨Transaktionen selbstständig sicher abzuwickeln bzw. bei Fehlern Teildurchführungen rückabzuwickeln.

Transparenz

Für die Teilnehmer soll sich ein verteiltes System nicht mehr als Addition vieler nebeneinander stehender Systeme darstellen, sondern als ein Gesamtsystem, mit dem sie transparent arbeiten können. Transparenz wird dabei so verstanden, dass für die Teilnehmer der Infrastruktur die bezüglich ihrer Aufgaben „unwichtigen" Mechanismen versteckt sind bzw. verborgen bleiben. Transparent heißt hier also nicht, dass alles sichtbar und gewahr ist, sondern im Gegenteil, dass man unbehelligt von der technischen Komplexität „hindurchschauen" und damit arbeiten kann.

Trusted Channel

Sicherer Kommunikationskanal, z.B. durch ausgehandelte Verschlüsselung.

Trusted Third Party

Organisationseinheit, der hinsichtlich ihrer übertragenen sicherheitsrelevanten Tätigkeit bedingungslos vertraut wird.

U

Überweisung

Die Überweisung dient im ambulanten Bereich dem überweisenden Arzt heute dazu, bestimmte „Dienstleistungen" bei einem anderen Spezialisten anzufordern oder aber eine Weiter-

/Mitbehandlung zu beauftragen. Es wird unterschieden zwischen Auftragsleistungen, Konsiliaruntersuchung, Mitbehandlung und Weiterbehandlung.

ungerichtete Kommunikation
Hierunter wird eine Nachricht bzw. ein Dokument an einen unbekannten Adressaten verstanden, der je nach Kontext zu einem späteren Zeitpunkt Interesse an der Nachricht/dem Dokument haben kann. Dazu wird diese Nachricht/das Dokument in einem Langzeitspeicher – z.B. einer einrichtungsübergreifenden Elektronischen Patientenakte – zwischengelagert und kann dort später von einem Weiterbehandler auf Basis definierter Zugriffsrechte abgeholt werden.

Unsolicited Updates
Eine Nachrichtenübermittlung, die ohne Anfrage des Empfängers erfolgt und die im verteilten System dazu dient, im Empfängersystem Daten einzufügen, zu ändern oder zu löschen – z.B. wenn dieser ein Replikat eines Datensatzes des Senders hat und der Sender nach Änderungen über diese informiert.

Unternehmensinformationssystem
Ein Informationssystem – bestehend aus einem oder mehreren ⇨Anwendungssystemen – zur gesamtheitlichen Unterstützung aller Aufgaben und Prozesse in einem Unternehmen. Beispiele im Gesundheitswesen: Krankenhausinformationssysteme, Arztpraxisinformationssysteme, Krankenkasseninformationssysteme, Betriebsärztliche Informationssysteme usw.

Unterstützungsdimension
Die wesentlichen und orthogonal zueinander stehenden betrieblichen Aufgaben-Dimensionen, die mit IT-Systemen unterstützt werden können. Diese sind die Verarbeitungsunterstützung, die Dokumentationsunterstützung, die Organisationsunterstützung, die Kommunikationsunterstützung und die Entscheidungsunterstützung. Funktionen zur Unterstützung dieser Dimensionen können sowohl isoliert Nutzen stiften, deren Verzahnung bringt aber eine weitere Effektivierung.

Use Case
Ein Use Case ist die teilformale Beschreibung eines Anwendungsfalles, um die Interaktionen zwischen Akteuren und Anwendungssystem in bestimmten Anwendungssituationen zu beschreiben. Die Beschreibung kann beliebige Granularität haben.

V

Verfügbarkeit

Zeitliche Verfügbarkeit eines Anwendungssystems, die meist in Prozent angegeben wird. Hochverfügbare Systeme wie sie für eine Gesundheitstelematikplattform notwendig werden, müssen eine Verfügbarkeit von 100 % haben. 99 % würde bedeuten, dass ein System ca. 4 Tage pro Jahr nicht verfügbar ist.

Verlaufsnotiz

Eine im Rahmen einer Behandlung anfallende freitextliche Notiz ohne weiteren Bezug zu anderen Dokumentationseinträgen oder mit Bezug zu einem Problem, einem Symptom, einer Diagnose.

Verlaufsübersicht

Chronologische Übersicht über den Behandlungsverlauf eines Patienten, die alle Arten von Einträgen, also ⇨Patientenmaßnahmen, ⇨Patientensymptome und ⇨Patientendiagnosen enthält.

Verschlüsselung

Die rechentechnische Veränderung von Daten und Dokumenten, sodass Unbefugte diese nicht lesen bzw. nicht verstehen können.

verteilte Anwendungen

Eine ⇨Anwendung, die auf Basis eines verteilten Systems über verschiedene Rechner betrieben wird und als Ganzes zu sehen ist.

Verteiltes System

Ein verteiltes System ist ein Verbund interoperierender unabhängiger selbstständig agierender Anwendungssysteme, das sich aus Sicht des einzelnen Teilnehmers transparent darstellt. Basis verteilter Systeme sind Rechnernetze und die dafür verfügbaren Technologien.

Vertraulichkeit

Es muss gewährleistet sein, dass die erhobenen und sodann gespeicherten, übermittelten oder sonst verarbeiteten personenbezogenen Daten nur Befugten zur Kenntnis gegeben werden. Dies kann z.B. durch entsprechende Zugriffsschutzmechanismen und Verschlüsselungen bei Speicherung und Übertragung gewährleistet werden.

Virtual Private Network

In der Regel „getunnelte" und verschlüsselte Verbindungen zwischen Rechnersystemen, wenngleich die Verschlüsselung nicht zwangsläufig innerhalb eines VPN eingesetzt werden muss. Ein Tunnel erlaubt die gesicherte Durchquerung einer Infrastruktur –

beim Internet beliebig vieler Subnetze und Knoten wie es beim Routing notwendig wird – um eine Verbindung zwischen zwei Rechnersystemen herzustellen. Dabei wird die paketorientierte Übertragungsweise des Internet sowie dessen Adressierungsverfahren über IP-Adressen genutzt, um innerhalb der Pakete eigene verschlüsselte und mit privaten Adressen versehene Pakete zu kommunizieren. Es werden also „Pakete im Paket" verschickt.

Viewer
Spezielle oder allgemeine Anzeigefunktion, um Informationen bzw. Dokumente für einen Benutzer darzustellen.

Vokabular
Sammlung von Wörtern, Wortschatz eines Fachgebietes.

VPN
⇨ Virtual Privat Network

W

Wissensarten
Faktenwissen, Erfahrungswissen, Handlungswissen, Terminologiewissen und Objektwissen.

Wissensbasis
Gesamtheit der über einen Diskursbereich verfügbaren Informationen und Dokumente der verschiedenen ⇨Wissensarten.

Wissensmanagement
Strategien, Organisation und Lösungen verstanden, die dazu dienen, lokales organisationsspezifisches Wissen und globales Wissen zu verwalten und in einfacher Weise verfügbar zu machen.

Wissensserver
Ein ⇨Anwendungssystem als ⇨Infrastrukturkomponente der ⇨Telematikplattform, das allen Teilnehmern Wissen der verschiedenen Wissensarten maschinenles- und verarbeitbar zur Verfügung stellt.

Workflow
„Arbeitsfluss", Beschreibung der Ablaufdynamik die im Rahmen der Bearbeitung von Geschäftsvorfällen anfallenden Tätigkeiten und deren Verkettung in arbeitsteiligen Organisationen.

Workflowmanagement
Strategien und Werkzeuge zur Steuerung des Arbeitsflusses.

X

xDT

Bei xDT handelt es sich um ein Nachrichtenformat für den Datenaustausch im Bereich der ambulanten ärztlichen Versorgung. Das xDT Format ist ein EDI - Verfahren (Electronic Data Interchange). Die KBV (Kassenärztliche Bundesvereinigung) initiiert und wacht über die xDT Formate.

XML

Die Extensible Markup Language ist ein vom World Wide Web Consortium (W3C) definierter Quasi-Standard zur Beschreibung des Aufbaus und der Erstellung maschinen- und menschenlesbarer Dokumente. Mittels einer Baumstruktur und der Benutzung von ⇨TAGs können so strukturierte und formalisierte Dokumente zwischen Anwendungssystemen ausgetauscht werden.

XML-Stylesheet

Eine Datei, die die optische Repräsentation einer XML-Datei definiert. Mittels dieser kann ein ⇨Browser das Dokument gut menschenlesbar darstellen.

Z

Zertifizierungsdiensteanbeiter

Zertifizierungsdiensteanbieter (auch „Trust Center" oder „Certification Authority" genannt) geben Zertifikate aus. Sie sind selbst zertifizierte zentrale vertrauenswürdige Institutionen. Das deutsche Signaturgesetz stellt hohe Anforderungen an Zertifizierungsdiensteanbieter, damit die Verwendung ⇨elektronischer Signaturen rechtssicher und belastbar ist.

Zugangskontrolle

Kontrolle über den physischen Zugang zu ⇨Datenendgeräten, um damit Daten einzusehen, zu manipulieren oder zu löschen.

Zugriffsberechtigung

⇨Benutzerrecht

Zurechenbarkeit

Es muss gewährleistet sein, dass alle an der Erhebung und Bearbeitung sowie Übermittlung von (patientenbezogenen) Daten beteiligten Personen immer eindeutig feststellbar sind. Dies betrifft den Erhebenden, den Dokumentierenden sowie den Auslöser bzw. Verantwortlichen eines Verarbeitungsvorgangs.

Index

§

A

B

C

D

E

F

G

H

I

J

K

L

O

P

Q

R

T

U

V

W